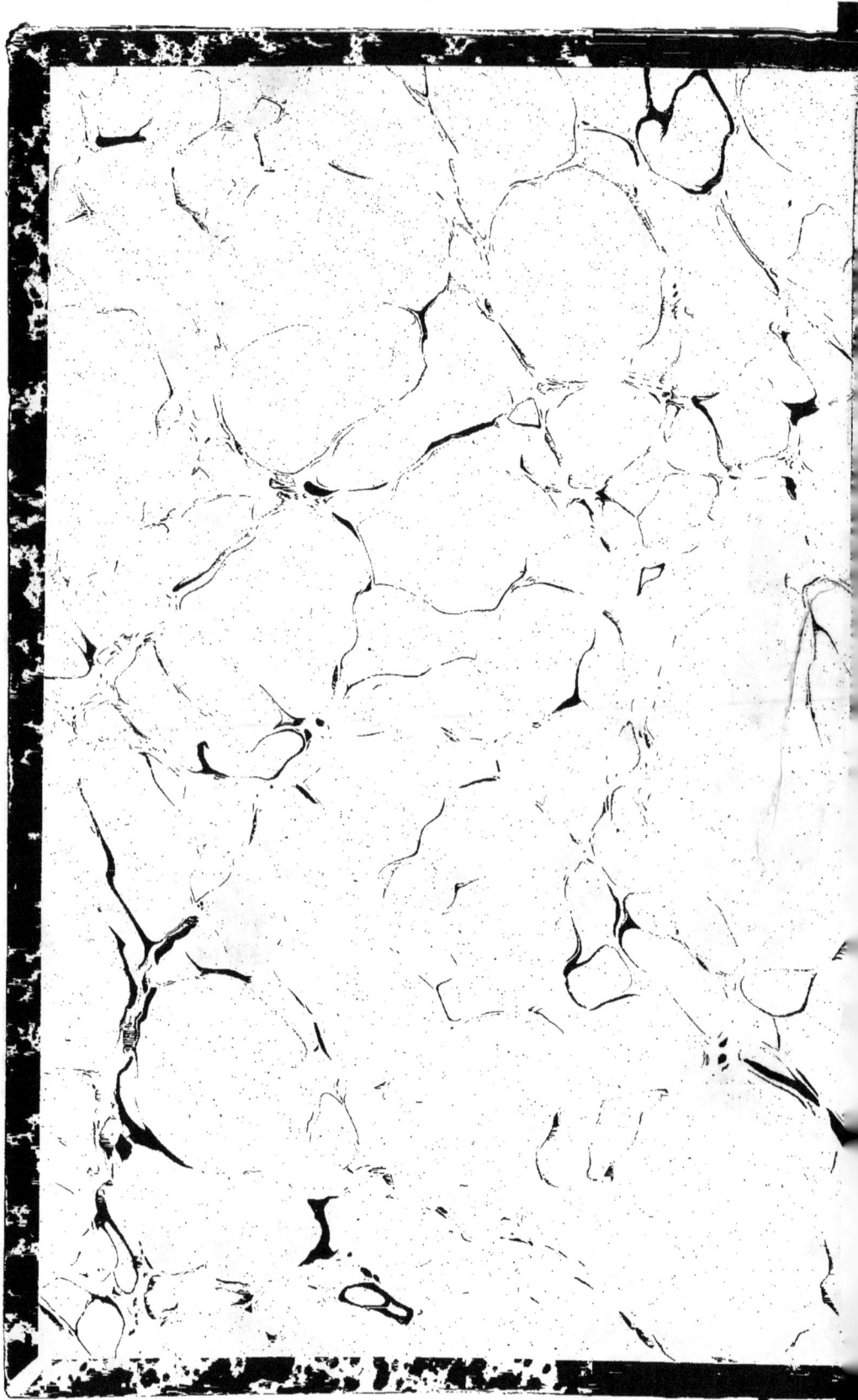

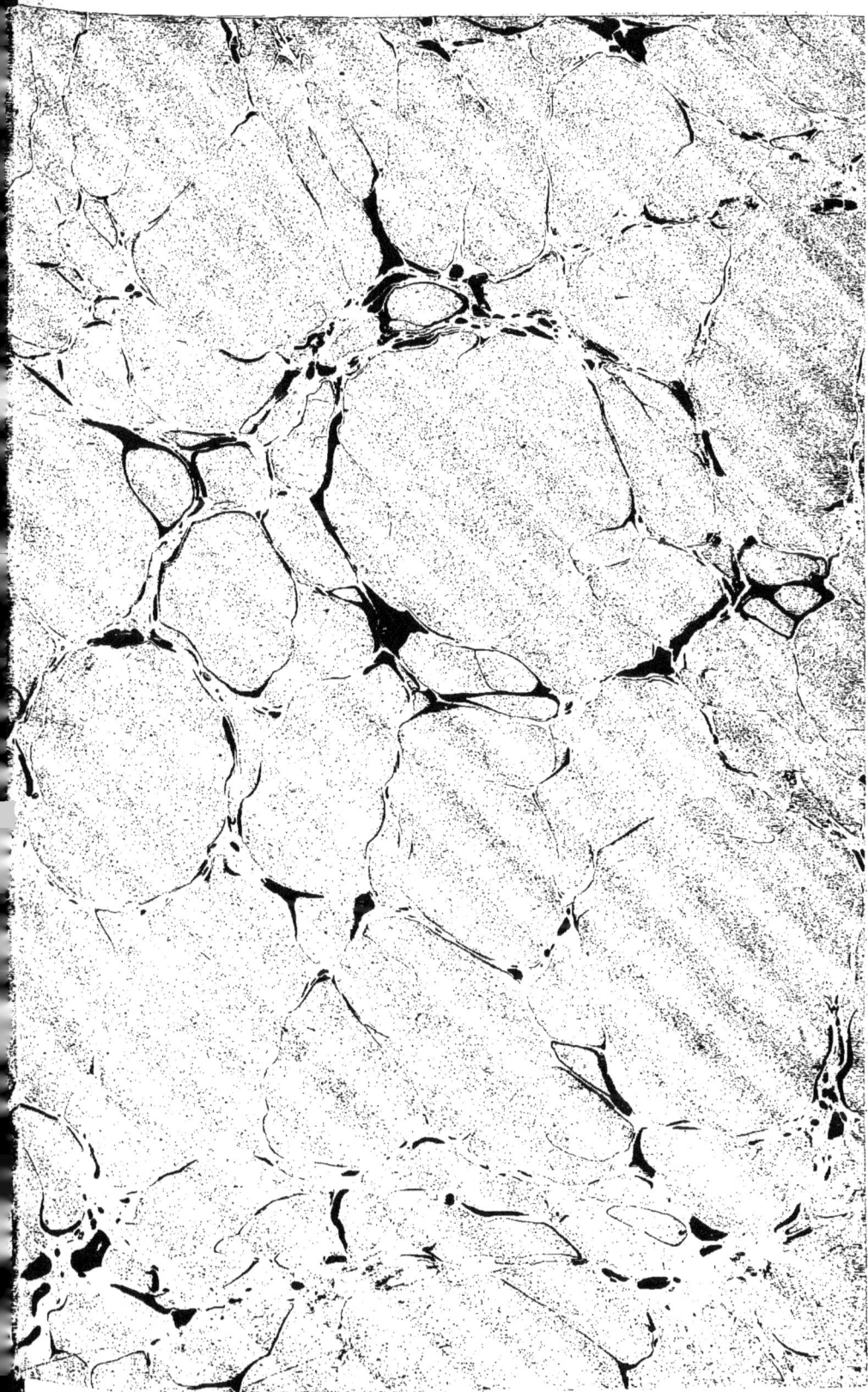

Prof.s *VIAULT* et *JOLYET*

Conserver la Couverture

Traité élémentaire

de Physiologie

humaine

3e Édition

PARIS. Octave Doin, Éditeur, 1898

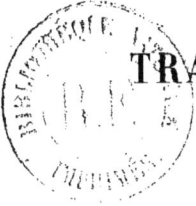

TRAITÉ ÉLÉMENTAIRE

DE

PHYSIOLOGIE HUMAINE

TRAITÉ ÉLÉMENTAIRE

DE

PHYSIOLOGIE

HUMAINE

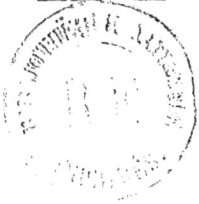

PAR

F. VIAULT | **F. JOLYET**
Professeur d'Anatomie générale | Professeur de Physiologie
à la Faculté de Médecine de l'Université de Bordeaux.

TROISIÈME ÉDITION CORRIGÉE ET TRÈS AUGMENTÉE

Avec 414 figures dans le texte

PARIS

OCTAVE DOIN, ÉDITEUR
8, PLACE DE L'ODÉON, 8
—
1898

PRÉFACE

DE LA TROISIÈME ÉDITION

Le rapide épuisement de la deuxième édition de cet ouvrage confirme et accentue le succès qu'il avait obtenu dès son apparition, et nous oblige à en publier aujourd'hui une troisième édition.

Parmi les marques de bienveillante appréciation que le public nous a prodiguées, il ne nous a même pas manqué la plus flatteuse de toutes, celle d'avoir servi de modèle à des auteurs qui ont bien voulu reproduire notre plan, notre méthode d'exposition, nos figures, et tirer en un mot une sorte d'*épreuve réduite* de notre œuvre. C'est là un témoignage dont nous sommes justement fiers, quelles que soient d'ailleurs nos réserves sur le procédé lui-même.

L'accroissement rapide de nos connaissances qui maintient la science physiologique dans un perpétuel *devenir* nous aurait obligé, malgré le faible laps de temps écoulé depuis la deuxième édition, à augmenter, pour être au courant, la quantité de matières de cette présente édition. Nous avons pensé qu'un livre destiné, avant tout, aux étudiants devait éviter de se grossir démesurément, et, pour rester dans les limites du même nombre de pages, tout en donnant place aux acquisitions nouvelles, nous avons dû supprimer, non sans regrets, les *sommaires synoptiques* mis en tête des chapitres de nos deux précédentes éditions et retrancher plusieurs chapitres de *technique* pure qui n'étaient pas en réalité à leur place dans un livre de la nature du nôtre. Grâce à ce sacrifice, nous avons pu faire de nombreuses additions dont les plus importantes se rapportent aux questions suivantes : *hématopoïèse, fermentations digestives, fonctions du pancréas, ventilation pulmonaire, respiration de luxe, actions vaso-motrices, formation de l'acide urique, régulation de la chaleur animale, centres cérébraux de la vision, fonctions de la moelle d'après les recherches de Van Gehuchten, fonctions psychiques*, etc.

Nous n'avons d'ailleurs rien changé à l'esprit et à la méthode de notre livre qu'expose suffisamment la préface, ci-après reproduite, de la deuxième édition, et, sans avoir plus d'illusions qu'il ne convient sur son degré actuel de perfection, nous soumettons simplement, avec la confiance d'avoir fait une œuvre utile, cette troisième édition aux Étudiants en médecine et aux Médecins.

F. VIAULT, F. JOLYET.

Faculté de Médecine de Bordeaux, le 1er septembre 1897.

PRÉFACE

DE LA DEUXIÈME ÉDITION

Nous disions dans la préface de notre première édition, paruc il y a cinq ans :

« Ce livre s'adresse spécialement aux étudiants en médecine de nos Facultés, à qui nous avons voulu donner un résumé concis, quoique assez complet, de l'*état actuel* de la physiologie. Nous avons essayé, avant tout, d'imprimer à cet ouvrage un caractère positif et expérimental et nous avons laissé systématiquement de côté les considérations historiques qui faisaient le fond de la plupart des anciens traités de physiologie. C'est l'état présent de la science que nous voulons exposer et non les tâtonnements, les erreurs, les hypothèses *a priori* des auteurs qui n'avaient de physiologistes que le nom et qui ont encombré la littérature scientifique d'opinions depuis longtemps reconnues fausses ou même absurdes. La physiologie de « cabinet » n'a plus de raison d'être aujourd'hui et doit être remplacée dans les livres, comme dans l'enseignement, par la physiologie « de laboratoire ». Nous ne pouvons plus accepter aujourd'hui que les seuls résultats dus à la méthode expérimentale, et la moindre expérience d'un Harvey, d'un Spallanzani, d'un Cl. Bernard fait beaucoup mieux notre affaire que les plus sublimes spéculations d'un van Helmont, d'un Stahl ou d'un Blumenbach. Certes, tout n'a pas été inventé de nos jours et, souvent même, telle découverte tenue pour neuve avait déjà été faite depuis longtemps. Mais, d'une façon générale, si la connaissance de l'histoire de la physiologie est indispensable pour celui qui veut faire des recherches nouvelles, elle a beaucoup moins d'importance pour l'étu-

diant qui doit, avant tout, apprendre et connaître les vérités démon-
trées.

« Toutefois, la masse des matériaux accumulés dans ces dernières
années est si grande, qu'il serait difficile, et même dangereux, dans un
livre élémentaire, de les mettre tous en œuvre. Tous, en effet, ne sont
pas de même valeur et on peut dire que la science est encombrée
d'expériences douteuses, de faits mal interprétés qui ne servent que
trop souvent à étayer des conclusions hasardeuses. C'est le rôle de
ceux qui enseignent les générations nouvelles par la parole et par le
livre, de passer au crible de la critique et d'un déterminisme scientifique sévère ces expériences et ces théories, pour n'offrir aux esprits
qu'une nourriture substantielle et profitable. Cela suffit donc à faire
comprendre que, si nous n'avons voulu rien omettre d'essentiel, nous
n'avons pas la prétention d'avoir été absolument complets.

« C'est dans ce même esprit que nous avons traité les indications
d'auteurs, qu'il est aujourd'hui de mode de donner à profusion. Bien
que nous en ayons nous-mêmes donné beaucoup, beaucoup trop
même, à notre gré, nous aurions voulu réagir contre cette tendance et
suivre la voie tracée par Foster qui, dans son excellent *Text book of
Physiology*, un des plus *suggestifs* qui existent, les a radicalement supprimées. La science en effet est impersonnelle, aimait à répéter
Cl. Bernard, et un nom n'ajoute pas grand'chose à une découverte [1]. »

Toutes ces remarques s'appliquent encore à cette deuxième édition,
car nous n'avons rien changé à l'esprit de notre livre, si nous y avons
apporté de nombreux remaniements et d'importantes améliorations.

Le classement des chapitres a été entièrement modifié, car l'ordre
que nous avions dû adopter dans notre première édition, par suite de
nécessités matérielles d'impression, n'était que provisoire.

La Physiologie considère les êtres vivants et leurs diverses parties à
l'*état dynamique*, c'est-à-dire à l'état d'action, tandis que l'Anatomie
les envisage à l'*état statique* ou de repos.

Elle traite donc des divers mouvements ou phénomènes physiques

---

[1] « Que me veut cet homme, dit aussi Renan (à propos des tentatives faites pour
trouver les auteurs de quelques grandes œuvres littéraires ou artistiques restées ano-
nymes), que m'importent les syllabes insignifiantes de son nom et pourquoi viennent-
elles se placer entre ma pensée et la vérité ? Il a beau avoir découvert cette vérité, elle
est devenue aujourd'hui le patrimoine commun de l'humanité. » V. aussi la note de la
première édition.

et chimiques dont ces êtres sont le siège, aux diverses époques de leur vie, de leurs lois et de leurs causes. Or ces mouvements, ces échanges de force et de matière (*Kraftwechsel* et *Stoffwechsel*, comme disent les Allemands) ont en réalité pour substratum, non pas seulement les appareils et les organes, comme le croyaient les anciens physiologistes, mais les tissus eux-mêmes qui forment les organes, et les cellules qui constituent ces tissus. C'est donc par l'étude des propriétés élémentaires de ces cellules et de ces tissus qu'il convient de commencer l'étude de la Physiologie, pour aborder ensuite les fonctions des organes et des appareils qui en sont comme la résultante.

Si nous poussons même plus loin cette analyse décentralisatrice, et si, faisant abstraction de la notion de tissu et même de cellule, nous envisageons la *matière vivante* dans sa plus grande simplicité, nous y trouverons en germe toutes les propriétés des êtres vivants, et nous aurons ainsi la notion fondamentale des *processus généraux de la vie*.

Mais comme, par suite d'une loi d'une portée très générale, ces processus ont la plus grande similitude, non seulement dans la matière vivante des êtres spécifiquement voisins, comme les mammifères et l'homme par exemple, mais encore dans celle des êtres les plus éloignés et même dans celle des animaux et des végétaux, nous serons amenés à rapprocher tous ces faits dans une étude commune, sous le titre de *Principes de Biologie générale*, qui sera l'indispensable introduction à la physiologie propre de l'Homme.

De là, les divisions naturelles de ce livre :

1° *Biologie générale :* Étude des processus généraux de la Vie;

2° *Physiologie générale :* Le Milieu intérieur et les Tissus;

3° *Physiologie spéciale :* Étude des fonctions de Nutrition; étude des fonctions de Relation;

4° *Physiologie de l'espèce :* Reproduction; Évolution.

Nous n'avons pas besoin de développer les avantages de ce classement, l'Étudiant les appréciera bien vite, car il y trouvera un cadre définitif pour toutes ses connaissances physiologiques à venir.

La quantité de matière de cette édition a été considérablement augmentée, et nous avons dû, pour ne pas grossir démesurément ce volume, employer, à côté du caractère courant, un caractère plus petit et un texte plus compact, pour certains détails moins importants, ou pour des résumés anatomiques utiles à rappeler à l'esprit, pour les troubles des fonctions, pour la technique, etc.

Certains chapitres tels que le *milieu intérieur*, les *sécrétions internes*, l'*haleine* envisagée comme sécrétion, une partie de l'étude de la *vision*, l'étude des *fonctions du langage*, si importante pour la psychologie et la clinique, la *circulation cérébrale*, etc., sont absolument nouveaux.

Si la physiologie est la clef de la médecine, c'est que les processus généraux de la *vie normale* et ceux de la *vie pathologique* sont au fond identiques, et que ces derniers ne diffèrent le plus souvent des autres que par leur degré et non par leur nature. Chaque fois que nous l'avons pu, nous avons pris soin d'indiquer brièvement, à la suite de divers chapitres, les conséquences qui découlent du trouble de la fonction étudiée, sûrs de féconder ainsi, par ces petits aperçus de physiologie pathologique, l'enseignement de la physiologie normale et de donner aux élèves le base la plus solide de leurs études ultérieures de pathologie générale.

Plusieurs collaborateurs que nous sommes heureux de remercier publiquement ont bien voulu rédiger pour ce livre plusieurs chapitres : MM. Bergonié et Ferré, professeurs à la Faculté de médecine de Bordeaux, ont écrit, le premier, les chapitres *Chaleur animale*, *Locomotion et Phonation;* le second, le chapitre *Audition*. M. Rochon-Duvigneaud, chef de clinique opthalmologique à la Faculté de Paris, a rédigé le chapitre *Vision*. Les lecteurs apprécieront, comme nous, la haute compétence et le talent de ces jeunes maîtres.

Le succès obtenu par la première édition de ce livre, épuisée depuis plus d'un an, est la preuve que nous avions fait une œuvre utile. Nous espérons que cette deuxième édition sera accueillie avec la même faveur, car nous nous sommes efforcés de l'améliorer, tout en lui conservant ses qualités premières.

F. VIAULT, F. JOLYET.

Faculté de Médecine de Bordeaux, 1er février 1894.

TRAITÉ

DE

PHYSIOLOGIE HUMAINE

PRÉLIMINAIRES

DE

BIOLOGIE GÉNÉRALE

LA VIE ET LES ÊTRES VIVANTS

La Physiologie est la *science de la vie;* elle décrit et explique les phénomènes propres aux êtres vivants en essayant de déterminer leurs causes et de
les ramener aux lois de la physique.

La vie a été, depuis Hippocrate, définie par bien des auteurs qui l'ont considérée *a priori* soit comme *principe,* soit comme un *résultat.* Mais toutes
ces définitions sont insuffisantes, car les phénomènes de la vie ne peuvent
être connus qu'*a posteriori* comme tous les phénomènes de la nature. Il est
donc préférable, au lieu de chercher une formule étroite, d'étudier : 1° les
caractères généraux par lesquels les corps vivants se distinguent des corps
bruts; 2° le *substratum* de la vie, c'est-à-dire la matière vivante ou *protoplasma,* et 3° les *processus* généraux de la vie.

CARACTÈRES GÉNÉRAUX DES ÊTRES VIVANTS

(ANIMAUX ET VÉGÉTAUX)

Quelques caractères facilement reconnaissables tels qu'une forme typique
(jamais géométrique), une individualité propre, le besoin de certaines conditions physiques (air, eau, chaleur, aliments), la provenance d'un germe
antérieur, l'accroissement et la mort permettent à tout le monde, dans l'immense majorité des cas, de distinguer à première vue un être vivant, animal
ou plante, d'un corps brut. Mais, pour avoir de l'être vivant une notion scientifique et complète, il faudra être sûr qu'il possède tous les caractères suivants :

1° Caractères chimiques. — *Hétérogénéité.* — Aucun être vivant, animal
ou végétal, même le plus simple, n'a une composition homogène telle que
celle que peuvent présenter les corps bruts, un morceau de charbon par

exemple, formé d'un seul corps simple. Les corps vivants sont donc des corps composés ou *hétérogènes*. Ils se distinguent des innombrables corps composés bruts en ce que ces derniers ont une composition qui reste *fixe* tant qu'une force extérieure (électricité, chaleur, lumière, etc.) ne vient pas agir sur eux, tandis que les corps vivants ont, tant qu'ils vivent, une composition qui *varie* sans cesse au moins quantitativement et ils modifient leur milieu (air ou eau). Les éléments qui entrent dans cette composition sont les suivants :

Carbone	C.	Soufre	S.	Potassium	K.	Fer	Fe.
Oxygène	O.	Phosphore	Ph.	Sodium	Na.	Silicium	Si.
Hydrogène	H.	Chlore	Cl.	Calcium	Ca.	Fluor	Fl.
Azote	Az.			Magnésium	Mg.		

Ces quatorze éléments (auxquels peuvent s'ajouter quelques autres chez certains êtres : brome, iode, cuivre, etc.) forment des combinaisons nombreuses et variées, binaires, tertiaires, quaternaires, quinaires, etc., et ne sont jamais à l'état libre sauf O et Az, qui peuvent être libres ou combinés.

La plus importante de ces combinaisons est celle que forment les quatre corps simples principaux de la nature C, O, H, Az auxquels s'ajoute toujours un peu de S. Elle constitue l'*albumine* et les substances analogues dites *albuminoïdes*. La complexité de ces substances est très grande et leur stabilité très faible d'où, pendant la vie, une très grande facilité de rénovation moléculaire, après la mort une très grande rapidité de dissociation et de destruction.

La *formule atomique* de l'albumine dont chaque molécule, d'après Schützenberger et Lieberkühn renfermerait 775 atomes. peut nous donner une idée de cette complexité : C^{240}, H^{392}, Az^{65}, O^{75}, S^3. La matière colorante du sang ou hémoglobine, d'après Hoppe-Seyler, serait encore plus complexe et contiendrait près de 2,000 atomes : C^{600}, H^{960}, Az^{154}, $Fe\,S^3$, O^{179}. C'est l'état spécial d'arrangement moléculaire de ces substances réagissant les unes sur les autres qui constitue ce qu'on a appelé l'*état d'organisation*. Cet arrangement donne naissance aux propriétés de la matière vivante qui ne sont que les propriétés physico-chimiques de la matière *organisée*.

2° **Caractères dynamiques.** — Tous les corps vivants dégagent des *forces vives* : chaleur, mouvement, électricité, etc. Les végétaux ne font exception qu'en apparence et le dégagement de chaleur par exemple peut, dans certaines conditions (germination, floraison), devenir très manifeste. Chez eux aussi, le mouvement, sauf dans les formes inférieures, est limité aux mouvements intra-cellulaires du protoplasma dans les parties où est localisée l'activité vitale ou aux mouvements partiels de certains organes, feuilles, fleurs, étamines.

Les êtres vivants ne *créent* pas ces forces vives, ils les *empruntent* : les animaux, à l'énergie chimique contenue dans leurs aliments qui sont fabriqués par les plantes; et les plantes, à la radiation solaire. C'est donc en dernière analyse le Soleil qui est le grand moteur de la vie, et les êtres vivants ne font que *transformer* sans la détruire l'énergie cinétique de ses rayons. Pas plus qu'il ne peut engendrer ni détruire la matière, l'être vivant ne peut donc engendrer ni détruire l'énergie, mais il emprunte au monde extérieur sa matière et ses forces et en varie à l'infini l'arrangement et les manifestations en restant toujours soumis aux deux grands principes de la *conservation de la matière* et de l'*équivalence des forces*.

La *force vitale* distincte des forces du monde physique, et à laquelle les anciens physiologistes et quelques modernes (V. Chauffard, *La Vie*, 1878) attribuaient les phénomènes de la vie normale ou pathologique n'existe donc pas. Même pour ceux qui n'admettent pas entièrement que « la vie n'est qu'un problème complexe de physique et de chimie, en ce sens que les forces physiques et chimiques agiraient *seules* dans les êtres vivants (lisez l'homme), il n'en est pas moins vrai, cependant, que c'est à la physique et à la chimie qu'il incombe *exclusivement* de nous fournir l'*explication mécanique* des phénomènes biologiques ». (Le chanoine Carnoy, *Biologie cellulaire*, p. 30.)

Mais si nous savons en bloc que la matière vivante obéit aux mêmes lois que la matière brute, comme la complexité de la molécule vivante est infiniment plus grande que celle de la molécule inorganique, les relations réciproques des atomes de la molécule vivante nous échappent encore dans beaucoup de cas, et c'est pour cela que les phénomènes vitaux *paraissent* se dérober aux lois de la physique et de la chimie auxquelles ils sont réellement soumis.

3° **Caractères morphologiques.** — Les êtres vivants ont une *forme extérieure typique* qui n'est jamais géométrique et qui est la même à un moment donné pour tous les individus d'une même espèce. Ils tendent toujours à rétablir cette forme dès qu'ils ont subi des blessures et des mutilations (cicatrisation des plaies, régénération de certaines parties : patte de l'écrevisse, queue du lézard, etc.). Ce caractère donné comme exclusif aux êtres vivants se retrouve aussi dans les cristaux (Pasteur). Un cristal mutilé dans une de ses parties, angle ou arête, replacé dans sa solution mère, y répare cette mutilation et redevient régulier par un véritable travail de *cicatrisation* cristalline. Mais, sauf ce point très restreint de ressemblance, l'être vivant se distingue nettement du minéral au point de vue morphologique.

Rien ne limite les dimensions des corps bruts, et quelle que soit la taille d'un cristal, on peut l'augmenter encore. Les êtres vivants ont des *dimensions limitées*, à peu près fixes pour chaque espèce, et les particules élémentaires mais dissemblables qui les composent sont elles-mêmes limitées à des proportions qui ne dépassent jamais quelques dixièmes de millimètre. C'est là un fait général et absolu. Dès qu'une masse protoplasmique a atteint cette taille, elle se divise spontanément en deux ou plusieurs masses distinctes, semblables entre elles et semblables à la masse mère qui se reproduit ainsi et se multiplie. Et ce phénomène se produit sous l'action de causes particulières que nous étudierons plus loin à propos de la *Synthèse morphologique* des organismes.

4° **Caractères évolutifs.** — a. *Naissance.* — Tout être vivant vient de parents antérieurs à lui par l'intermédiaire d'un germe (bourgeon, œuf, graine ou spore) et acquiert, par des différenciations successives, un certain degré de développement. Comme il l'avait reçu, il transmettra lui-même à ses descendants, le principe de ce mouvement intime qui est la vie, ainsi qu'une lampe sacrée, avant de s'éteindre, transmet sa flamme à celle qui la remplace.

b. *Nutrition*. — L'être vivant arrive à son degré normal de développement et il s'y maintient grâce à un travail intérieur, *la nutrition*, qui détruit et renouvelle, d'une façon continue, chacune des parties qui le constituent. Ce travail qui est la plus essentielle des propriétés des êtres vivants a pu servir à quelques auteurs à définir la vie elle-même (*tourbillon vital* de Cuvier). L'organisme en effet est semblable à un tourbillon dont la substance empruntée sans cesse au dehors se renouvelle incessamment. Cette comparaison entre les êtres vivants et les tourbillons qui se forment dans les eaux courantes est aussi juste que frappante. Le tourbillon est permanent, mais les particules d'eau qui le constituent changent sans cesse. Entrant d'un côté, elles sont entraînées dans le mouvement circulaire et constituent temporairement une partie de l'individualité du tourbillon et, quand elles sortent de l'autre côté, leurs places sont prises par de nouvelles arrivées. Il en est de même de l'être vivant qui est continuellement traversé par un courant de matière (les aliments) qui le renouvelle dans sa substance en le maintenant en équilibre dans sa forme.

Nous étudierons plus tard, en détail, les deux termes de ce phénomène : la *synthèse* ou *création organique* et la *destruction organique*. Ajoutons que l'être vivant qui ne peut manifester ses propriétés que dans un milieu spécial, air atmosphérique ou eau aérée, modifie continuellement ce milieu, ce qui ne se produit pas avec les corps bruts.

c. *Mort*. — Tout être vivant n'a qu'une durée limitée au bout de laquelle il meurt, c'est-à-dire disparaît, comme être vivant, pour laisser chacune de ses parties faire retour au monde minéral.

Aucun de ces caractères évolutifs ne se retrouve chez les corps bruts qui ne naissent, ne grandissent, ni ne meurent, mais restent immuables tant qu'aucune force extérieure ne vient agir sur eux et sont indestructibles comme la matière.

CARACTÈRES DISTINCTIFS DES ANIMAUX ET DES VÉGÉTAUX

DUALISME FONCTIONNEL — UNITÉ VITALE

Tous les caractères précédents s'appliquent indistinctement aux animaux et aux plantes, mais il nous faut pénétrer plus avant dans le problème, et voir si, au point de vue de la physiologie générale, ces deux groupes d'êtres se comportent différemment Sans doute si on n'envisage que les fonctions en bloc, que la *résultante* générale de la vie, il paraît y avoir, au point de vue physiologique comme au point de vue morphologique, un abîme entre un végétal et un animal donnés, entre un chêne et un cheval par exemple. Mais si on étudie les *composantes* de la vie, c'est-à-dire les phénomènes élémentaires qui se passent dans l'intimité des cellules, on verra successivement s'abaisser toutes les barrières qu'une science encore enfantine avait cru pouvoir élever entre les deux règnes, et la conception de la vie se dégage dans sa merveilleuse unité. Quelques mots d'historique feront mieux comprendre cette vérité.

Différences apparentes des animaux et des plantes. — Les naturalistes ont, depuis longtemps, divisé tous les corps de la nature en trois règnes ou royaumes : le règne minéral, le règne végétal et le règne animal, et on connaît la formule par laquelle Linné les a caractérisés :

Mineralia sunt.
Vegetalia sunt et crescunt.
Animalia sunt, crescunt et sentiunt.

Nous avons établi plus haut les caractères par lesquels le règne minéral ou des corps bruts se distingue des deux autres règnes.

En ce qui concerne ces derniers, nous voyons que c'est la *Sensibilité* qui sépare les végétaux des animaux d'après Linné. Mais ce critérium n'est pas absolu, car beaucoup de plantes manifestent une certaine aptitude à réagir sous l'influence d'excitations extérieures et ont ainsi un certain degré de sensibilité.

Cuvier chercha un autre caractère et il crut le trouver dans l'existence d'un *appareil digestif* chez les animaux, tandis que les plantes en sont universellement dépourvues. Mais on sait aujourd'hui que beaucoup d'animaux inférieurs n'ont point de tube digestif et que certaines plantes dites *carnivores* ou *insectivores* possèdent des organes qui leur permettent de faire subir aux substances animales une véritable digestion. En outre la nutrition intime étant *indirecte* et se faisant au moyen de *réserves*, on peut constater que les plantes, comme les animaux, forment des réserves nutritives (sucre, amidon, huiles, gluten, etc.), et qu'elles font subir à ces réserves alimentaires une véritable digestion chimique au moyen de ferments digestifs : diastase, pepsine, émulsine, avant de les utiliser pour leur nutrition. Ce caractère de Cuvier n'a donc qu'une valeur grossière.

D'autres auteurs ont cru trouver la distinction dans une différence chimique : l'*azote* serait l'élément essentiel et caractéristique des animaux, tandis qu'il ferait presque absolument défaut dans les plantes. C'est encore là une erreur depuis longtemps dissipée, car, indépendamment de la richesse en azote des champignons et de beaucoup de graines (gluten des céréales), le protoplasma du phytoblaste ou *utricule azoté*, seule partie active dans tous les végétaux, a la même composition que le protoplasma animal. De même pour la *cellulose* qu'on croyait spéciale aux végétaux et qui se retrouve en particulier chez les Ascidies. .

Dualisme fonctionnel. — Mais c'est surtout dans les relations des animaux et des végétaux avec l'atmosphère qu'on a cru constater un antagonisme radical, entre la *vie* des êtres de ces deux règnes. Comme l'a le premier démontré Lavoisier, l'animal absorbe de l'oxygène et exhale de l'acide carbonique, tandis que le végétal, au soleil, absorbe de l'acide carbonique et exhale de l'oxygène. Ce n'est pas tout : l'animal dépense et transforme en chaleur, en mouvement, en électricité, l'énergie chimique contenue dans ses aliments et produit de l'eau, de l'acide carbonique, de l'urée, corps saturés d'oxygène et tombés dans l'inertie chimique. Le végétal, au contraire, par ses parties vertes et sous l'influence de la radiation solaire, reçoit de l'énergie calorifique et lumineuse, l'emmagasine et la transforme en énergie de tension, en fabriquant, aux dépens des corps saturés rejetés par l'animal, des principes immédiats chargés d'énergie chimique en puissance que l'animal pourra de nouveau mettre en œuvre. Il y a ainsi entre l'animal et la plante une *circulation de la matière* et *un échange* constant de *force*. Cette théorie de l'antagonisme vital, développée surtout par Dumas et Boussingault, Liebig, etc., amena les physiologistes à considérer les animaux comme des appareils d'*oxydation*, de *destruction* des principes immédiats, tandis que les végétaux, véritables appareils de *réduction*, de *désoxydation* des combinaisons oxygénées (CO^2 HO, Az H^4 O), en même temps qu'ils dégageaient de l'oxygène, mettaient en œuvre le carbone, l'hydrogène, l'azote ainsi libérés pour en *former* des principes immédiats dont se nourrissent précisément les animaux.

Cette opposition est résumée dans le tableau suivant :

UN VÉGÉTAL (à chlorophylle)	UN ANIMAL
Exhale O.	*Absorbe* O.
Produit des matières sucrées, grasses, albuminoïdes.	*Brûle* et *détruit* des matières sucrées, grasses, albuminoïdes.
Réduit { C O^2 / H O / Az H^4 O (sels ammoniacaux).	*Produit* { C O^2 / H O / Az H^4 O
Absorbe de la chaleur.	*Dégage* de la chaleur.
Est *Immobile*.	Se *Meut*.

Unité vitale. — Or, si, dans leur ensemble, les résultats indiqués par ce tableau sont exacts, les conclusions qu'on en a tirées sur le dualisme vital des animaux et des plantes ne le sont pas et, au point de vue de la physiologie générale, cette différenciation établie par Dumas et son école sur l'antagonisme vital est aussi fausse que celles de Linné et de Cuvier. Il est d'abord inadmissible *a priori* que, la substance vivante étant *identique* dans les deux règnes, comme nous le démontrerons plus loin, les phénomènes de nutrition intime, caractérisés par le double mouvement d'assimilation et de désassimilation, ne soient pas identiques dans le végétal et dans l'animal. En effet, on a confondu une des fonctions secondaires de la plante verte, la fonction *chlorophyllienne*, avec la fonction vitale elle-même, et c'est de là que vient l'erreur. Or le protoplasma végétal, même le protoplasma vert, vit à la manière du protoplasma animal, c'est-à-dire exécute le double travail d'oxydation et de création organiques qui détruit tour à tour et reforme sa substance, et la plante comme l'animal consomme des principes immédiats, absorbe de l'O et exhale du CO^2, comme il est facile de le constater lorsqu'elle est soustraite à l'action de la radiation solaire; c'est ce qu'on peut appeler avec Gautier la *vie animale* de la plante. Mais, quand la radiation solaire intervient, la fonction chlorophyllienne s'exécute énergiquement et vient masquer les phénomènes généraux de la vie. En outre, il n'est pas vrai que les végétaux forment seuls des principes immédiats. Les animaux forment aussi de la graisse, des matières albuminoïdes et du sucre aux dépens des matériaux appropriés et ils ne se bornent pas à utiliser purement et simplement, dans ce but, la graisse, l'albumine et le sucre qu'ils trouvent dans leurs aliments, encore moins à les assimiler directement. Mais ce travail de forma-tion organique qu'ils exécutent, pour se créer des réserves qu'ils brûleront ensuite, est peu apparent, parce que ces réserves, surtout chez les animaux à sang chaud, sont consommées au fur et à mesure qu'elles se produisent, tandis qu'elles s'accumulent d'une façon très manifeste dans certains organes des végétaux et ne sont consommées par eux que longtemps après.

En un mot, les végétaux ne vivent pas autre-ment que les animaux ; le protoplasma chloro-phyllien lui-même, qui a pour fonction de ré-duire l'acide carbonique et de dégager de l'oxy-gène, vit, pour son propre compte, comme tous les protoplasmas, en absorbant de l'oxygène et en dégageant de l'acide carbonique. De même, le muscle, la glande, l'organe électrique, le cer-

Fig. 1. — Cellules végétales avec corps chlorophylliens (proto-plasma vert dans l'épaisseur de l'utricule azoté (Sachs).

veau ont des fonctions spéciales très distinctes, mais vivent cependant de la même façon. Nous pouvons donc conclure que l'animal et le végétal ont beau être pourvus d'appareils variés dont le mode de fonctionnement donne aux phénomènes de leur existence des apparences fort différentes, ils n'en vivent pas moins de la même façon, et la variété de la *fonction* ne doit pas nous dissimuler l'unité de la *vie* (Cl. Bernard).

Il ne faudrait pas cependant pousser trop loin cette identification de la vie végé-tale et de la vie animale. Nous verrons plus loin, en étudiant les processus généraux de la vie, que la cellule végétale jouit de la propriété de se nourrir, c'est-à-dire d'en-tretenir et de renouveler sa propre substance, aux dépens d'aliments purement miné-raux (azote nitrique ou ammoniacal), ce que ne peut pas faire la cellule animale.

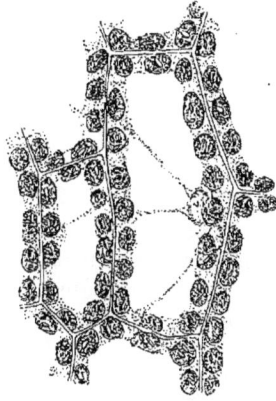

PROTOPLASMA ET CELLULE

CARACTÈRES ET PROPRIÉTÉS DU PROTOPLASMA

Le protoplasma ou matière vivante. —Tout le monde a entendu dire que tous les êtres vivants, même les plus compliqués, résultent de la réunion d'un grand nombre de petites particules microscopiques qui en forment l'élément fondamental et irréductible et qu'on appelle des *cellules*, composées elles-mêmes d'une matière muqueuse albuminoïde, sorte de gelée vivante. Et c'est dans ces éléments, dans ces *unités vitales* dont l'être tout entier n'est que le multiple, qu'on a placé le siège des phénomènes intimes de la vie normale ou accidentellement troublée, de sorte que la physiologie et la pathologie des organismes sont devenues la physiologie et la pathologie *cellulaires.* Cette conception est exacte, en effet, dans son ensemble ; mais, au point de vue de la physiologie générale où nous nous plaçons ici, il importe de faire remarquer que l'*essence* de la vie doit être séparée de la *forme* de son substratum et, de fait, la vie peut exister dans une matière qui n'a aucun caractère morphologique déterminé, c'est-à-dire en dehors de la cellule. Cette matière dont nous avons décrit déjà plusieurs fois le nom est le *Proto-plasma* [1]. — C'est en elle, abstraction faite de toute forme extérieure, que réside l'activité vitale : seule elle vit, travaille, fabrique des produits, se détruit et se reforme sans cesse aux dépens des matériaux du monde extérieur. Aussi mérite-t-elle le nom de *base physique de la vie* que lui a donné Huxley.

Les éléments, les tissus, les organes, les appareils compliqués que l'anatomie fait découvrir dans les organismes élevés ne sont nullement nécessaires à la production de la vie et si leur arrangement réciproque peut donner une direction particulière et une perfection plus grande aux phénomènes vitaux, il ne modifie en rien leur essence. La vie n'est donc pas une *force* particulière et surajoutée animant les organismes ; elle est une *propriété* de

---

[1] Ce nom employé d'abord par H. von Mohl (1846) pour caractériser le corps cellulaire des cellules végétales a été appliqué depuis (1861) à la substance vivante de tous les êtres vivants, végétaux et animaux. Pour ces derniers, le Français Dujardin avait déjà employé le terme de *Sarcode* en 1835, et il avait exactement établi toutes les propriétés du Sarcode, c'est-à-dire du protoplasma dont l'identité dans les deux règnes fut surtout admise après les travaux de Max Schultze (1861).

la substance protoplasmique, propriété indépendante de toute forme déterminée, comme on le voit dans les masses *amorphes* qui forment le corps des *myxomycètes* ou champignons muqueux.

La vie n'est donc pas nécessairement liée à une forme fixe, mais à une composition et à un arrangement physico-chimique déterminé, mélange de substances albuminoïdes ayant des caractères à peu près constants. Ce n'est que par une différenciation morphologique ultérieure que ce substratum matériel passera à un état d'individualisation plus prononcé et deviendra cellule, tube, fibre, etc. Nous allons l'étudier d'abord sous son état le plus simple.

Propriétés physiques. — Structure microscopique. — A l'état amorphe ou dans les organismes très simples, tels que l'amibe ou le globule blanc, le

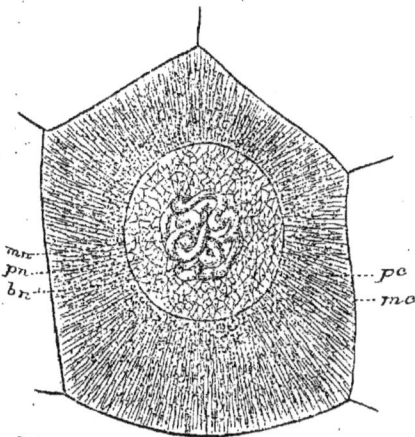

Fig. 2. — Cellule épithéliale de l'intestin d'une larve d'insecte.

mc, ectoplasme. — *pc*, reticulum du corps cellulaire contenant les granulations de l'enchylème. — *mn*, membrane du noyau. — *n*, reticulum (achromatique) du noyau. — *bn*, filament chromatique du noyau (Carnoy).

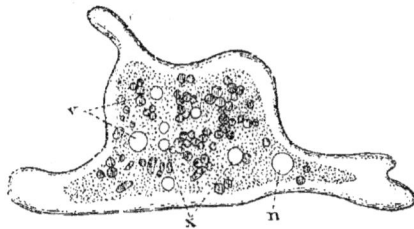

Fig. 3. — *Amæba princeps*,

Ectoplasme. — Endoplasme hyalin granuleux avec des corpuscules nutritifs et des vacuoles (d'après Auerbach).

protoplasma est une substance demi-liquide, plus ou moins visqueuse, incolore et hyaline quoique d'aspect granuleux, très endosmotique, facilement pénétrée par l'eau qui la gonfle, mais ne la dissout pas, ne se teignant pas par les matières colorantes lorsqu'elle est vivante, facilement colorée lorsqu'elle est morte. Vue à de forts grossissements microscopiques, sa structure se montre plus compliquée qu'on ne l'avait cru jusqu'ici. D'après Frommann (1865) et Heitzman (1873), qui ont observé ces faits sur la substance amorphe du cartilage et sur les noyaux des globules du sang de l'écrevisse, il est constitué par un réseau très fin de filaments entre-croisés, contractiles, dont les points nodaux représentent ce qu'on a pris pour des granulations et qui contient un liquide entre ses mailles. Pour Hæckel, les granulations ont une existence propre et sont l'élément primordial du protoplasma. Ces granulations auxquelles il donne le nom de *plastidules*, sont reliées entre elles par de très fins filaments et douées de vibrations comparables à celles dont sont animées les molécules matérielles. Elles présentent fréquemment aussi le mouvement brownien. Pour Carnoy, et cela paraît plus probable, les granulations appartiennent non au *reticulum*, mais au liquide ou *enchylema* (χύλος suc) épanché dans ses mailles (fig. 2).

Vacuoles. — Les masses protoplasmiques, amorphes ou individualisées en globules ou cellules, présentent fréquemment de petites cavités remplies de liquide qui, chez les végétaux et les animaux très simples, peuvent être animées quelquefois de mouvements contractiles réguliers. La formation de ces vacuoles paraît due à des modifications périodiques dans la capacité d'imbibition du protoplasme. L'eau se rassemble alors en gouttes pour être reprise plus tard. Rouget a vu des vacuoles dans divers éléments embryonnaires des vertébrés. On en voit fréquemment dans les globules blancs des batraciens. Quand elles sont très grandes, elles sont irrégulières et non contractiles et quelquefois traversées par des filaments protoplasmiques. Le liquide des vacuoles qui, dans les plantes, forme le *suc cellulaire* est la source où le protoplasme puise l'eau et les substances solubles venues du dehors dont il a besoin pour s'accroître et pour entretenir son activité, et il est aussi le réservoir où s'accumulent les diverses matières solubles qui sont les produits de cette activité. Chez les êtres unicellulaires, ces vacuoles représentent comme un appareil circulatoire rudimentaire.

Enclaves, Inclusions. — A côté des vacuoles, il faut signaler, dans le protoplasma végétal, des grains de chlorophylle, de fécule, d'aleurone ; dans le protoplasma animal, des globules de graisse, des granules de glycogène, des granulations vitellines, ou même des corps étrangers : diatomées, microbes, grains colorés, etc. Les premiers de ces corps se sont formés à l'intérieur même du protoplasma et sont un produit de son activité, momentanément mis en réserve, ce sont les *enclaves;* les seconds y ont été introduits de l'extérieur, mécaniquement, ce sont les *inclusions.* Certaines enclaves protoplasmiques ont été fréquemment prises, dans ces dernières années, pour des parasites cellulaires, notamment pour des *coccidies.*

Propriétés et composition chimiques. — Le protoplasma a la composition chimique générale que nous avons déjà indiquée comme propre à tous les corps vivants et on y trouve les quatorze corps simples caractéristiques C, O, H, Az, S, Ph, Cl, K, Na, Ca, Mg, Fe et des traces de quelques autres. L'eau de constitution et d'imbibition forme les 8 ou 9/10 de son poids. Le résidu solide forme 1 à 2/10.

			Pour 100 de parties solides.
Eau	80 à 90		
		Sels minéraux (sulfates, phosphates, chlorures, etc.).	29
		Graisses, savons, lécithine, cholestérine.	41
Solides	20 à 10	Amidon, glycogène, sucres	
	$\overline{100}$ $\overline{100}$	Albuminoïdes (plastine, vitelline, myosine) . . .	
		Produits *animaux :* urée, acide urique, etc...	
		oxydés *végétaux :* asparagine, glutanine, etc. .	30
		Ferments solubles (diastase, pepsine, etc.). . .	
		Nucléine (dans le noyau des cellules).	

Au point de vue des *réactions* qui le caractérisent, il faut signaler l'action des acides concentrés qui le dissolvent en le colorant de diverses manières :

SO^3 HO en rouge pâle ou brunâtre, HCl en rose ou en violet, AzO^5 en jaune. Cette dernière coloration indique la formation de la *xanthoprotéine*, ce qui prouve la nature albuminoïde du protoplasme. Le réactif de Millon (azotate acide de mercure) le colore en rouge foncé. Comme les albuminoïdes de nature animale, il est coagulé par l'alcool, le chloral, la chaleur; enfin, réaction caractéristique des matières animales, il est dissous par les solutions alcalines concentrées de potasse et surtout d'ammoniaque.

Il est facile d'étudier la composition chimique du protoplasme végétal au moyen des plasmodies adultes de myxomycètes qui ne contiennent ni membranes, ni noyaux, ni suc cellulaire et dont on peut se procurer des kilogrammes. Il est alors très riche en matériaux de réserve (destinés à la reproduction) et contient pour 100 de principes solides : 30 de substances azotées, 41 de substances ternaires et 29 de sels. Les *matières azotées* sont : la plastine (substance voisine de la fibrine), la vitelline, la myosine, des peptones, la pepsine, la lécithine, la guanine, la sarcine, la xanthine et le carbonate d'ammoniaque. Les *hydro-carbonés* sont : la paracholestérine, une résine spéciale, un principe colorant jaune, le glycogène, un sucre non réducteur, des acides gras (oléique, stéarique, palmitique) et des corps gras neutres. Les *sels* sont la chaux combinée aux acides carbonique (pour la plus grande partie), lactique, acétique, formique, oxalique, phosphorique, sulfurique, les phosphates de potasse et de magnésie, le chlorure de sodium, le fer (Van Tieghem). — La composition chimique, à peu près identique, du protoplasma animal peut être étudiée sur les globules du pus.

Au point de vue de la répartition de ces substances, il faut noter que le *reticulum* paraît renfermer une grande quantité de plastine ou d'une substance analogue qui le rend réfractaire aux dissolvants usuels des albuminoïdes. La lécithine phosphorée et, dans les cellules jeunes, les globulines, la vitelline, la myosine y paraissent aussi localisées. En tout cas la plastine augmente avec l'âge. L'*enchylème* renferme tous les autres principes du protoplasma, matériaux nutritifs et produits de désassimilation. Sa composition est donc des plus complexes. Il diminue en vieillissant.

La composition du protoplasme, telle que nous la révèle l'analyse chimique, ne nous donnerait qu'une idée fausse de la nature de cette substance si nous n'ajoutions que cette substance *change sans cesse* et n'a jamais la fixité de celle des composés chimiques. La *nutrition* imprime, en effet, à cette composition une mobilité incessante et les atomes y sont dans un perpétuel mouvement d'entrée et de sortie. Tandis que le corps chimique est immobile et cesse d'être lui-même si on modifie l'architecture de ses atomes, le protoplasme est dans un perpétuel *devenir* et l'édifice de ses atomes s'écroule sans cesse pour se reconstruire aussitôt. Il n'y a de permanent en lui que le mouvement et dès que ce mouvement s'arrête, le protoplasme n'est plus : il se transforme en un mélange de substances albuminoïdes qui retombe sous l'empire des seules forces chimiques.

La vie ne dépend donc pas tant de la composition chimique du protoplasme que des mouvements moléculaires dont ce protoplasme est animé et cette notion nous permet de faire rentrer la vie dans la grande conception mécanique de l'Univers et de ne voir en elle qu'un simple *mode de mouvement* de la matière.

Propriétés vitales. — Nous les distinguerons, comme celles de l'organisme tout entier, en propriétés de *nutrition*, de *relation* et de *reproduction*.

A. NUTRITION. — Le protoplasme ne vit qu'à la condition de se *nourrir.* Il puise dans le monde extérieur et absorbe des principes divers, minéraux, ternaires et quaternaires qu'il digère, assimile et transforme en sa propre substance, tandis que des principes ayant déjà fait partie intégrante de cette substance sont oxydés et transformés en produits inaptes à la vie, c'est-à-dire *désassimilés* et éliminés.

Il *respire* et exécute des échanges avec les gaz des milieux ambiants absorbant O et rejetant CO^2 et, sous l'influence de ces actions chimiques comburantes, il produit de la chaleur, des courants électriques, de la phosphorescence, etc.

Il *sécrète* aussi et, grâce à son activité propre, il élabore et fabrique des principes immédiats nombreux par la mise en œuvre des éléments qu'il puise au dehors et, sous ce rapport, le protoplasma animal ne diffère pas du protoplasme végétal, comme on l'a cru pendant longtemps.

Nous voyons, par exemple : le *protoplasma des plantes* fabriquer de la cellulose (avec son dérivé le ligneux) qui se dépose molécule à molécule dans ses couches les plus externes et lui forme une paroi cellulaire, un *phytocyste ;* des matières colorantes ou pigmentaires (chlorophylle et pigments divers); de la fécule ou amidon et divers isomères (inuline, etc.) ; des matières sucrées (saccharose, glucose, lévulose, mannite, etc.); des gommes ; du tanin et des acides ; des matières grasses (huiles, graisses, cires) ; des essences et des résines ; des substances azotées (gluten, légumine, caséine, asparagine, etc.) et des alcaloïdes nombreux.

De même, le *protoplasma animal* fabrique de la cellulose (tuniciers) ; des matières colorantes : hémoglobine, hémocyanine, pigments divers (des animaux inférieurs) ; des matières amylacées : glycogène ou zoamyline, dextrine ; des matières sucrées : glycose, lactose, inosite ; des matières grasses (graisses neutres, acides gras, savons, cires animales [*sperma-ceti*] ; des acides minéraux, chlorhydrique, sulfurique (*Dolium galea*), et organiques ; les uns azotés : biliaires, urique, hippurique, aspartique, etc., etc., les autres non azotés : formique, acétique, butyrique, benzoïque, lactique, succinique, oxalique, etc.; des substances azotées : albumines diverses, fibrine, caséine, gélatine, etc. ; des corps comparables aux alcaloïdes : leucomaïnes, urée, créatine, leucine, tyrosine, etc... Ajoutons enfin, dans l'un et l'autre cas, la production par le protoplasme de ferments particuliers d'une importance considérable pour les phénomènes intimes de la chimie vivante.

Parmi tous ces principes, les uns sont destinés à servir de *réserves* pour la nutrition et le développement de l'organisme, les autres sont des produits intermédiaires et transitoires des réactions chimiques qui accompagnent les phénomènes de désassimilation.

Quant à savoir quel est le *mécanisme intime* de la production de ces principes, par quelle suite de réactions le protoplasma leur donne naissance, on ne peut, à cet égard, faire que des suppositions, car il est possible que la synthèse chimique opérée par les corps vivants, tout en aboutissant aux mêmes résultats que les synthèses de laboratoire, soit cependant effectuée par des procédés différents et spéciaux. Les corps gras, par exemple, résultent, comme l'a montré Chevreul, de l'union de la glycérine et d'un ou plusieurs acides gras, et M. Berthelot a pu opérer artificiellement la synthèse des substances grasses en faisant réagir les acides gras sur la glycérine. Or, il est possible que dans les corps vivants la formation des graisses ne soit pas due à l'union de glycérine et d'acides gras préexistants.

Nous venons de dire que le protoplasma animal pouvait fabriquer, comme celui des végétaux, de nombreux principes immédiats. Il y a cependant quelques différences, sinon dans la nature même des actes chimiques qui donnent naissance à ces produits, du moins dans la qualité des matières premières qui sont mises en œuvre par chacune de ces deux espèces de protoplasma, et les physiologistes ont séparé complètement, à ce point de vue, le protoplasme *incolore* des animaux et le protoplasme *vert* ou *chlorophyllien* des plantes. Mais, en réalité, pour la physiologie générale, la différence ne réside pas dans le protoplasma qui est partout le même et qui, chez les animaux, peut s'imprégner de matière verte (nombreux infusoires et radiolaires, hydre verte, planaires, bonnellie[1]) comme il peut en être dépourvu chez les végétaux (champignons, plantes étiolées). Elle réside dans le *point de départ* des synthèses hydrocarbonées qui peut être très bas (acide carbonique), si le protoplasma renferme de la matière verte, qui doit être plus haut (hydrates de carbone) s'il n'en renferme pas. Or, de ce simple fait, découlent des conséquences considérables, car, grâce à cette présence de matière verte, à cette fonction chlorophyllienne, les végétaux, qui vivent au fond pour leur compte comme les animaux, n'en sont pas moins en réalité les seuls fabricateurs des hydrates de carbone et des matières azotées dont les animaux ont besoin pour fabriquer leurs principes immédiats.

Bien que le règne animal soit dans une dépendance étroite du règne végétal et ne puisse subsister sans lui, il ne serait cependant pas juste d'admettre une harmonie préétablie, une finalité qui aurait, depuis qu'il existe, destiné le végétal à être le pourvoyeur de l'animal. Comme l'a fort bien rappelé Cl. Bernard, c'est pour lui-même que le végétal travaille, et s'il fabrique de l'amidon, du sucre, des graisses, des albuminoïdes, c'est parce qu'il en a besoin pour son propre compte. Il n'y a pas la moindre finalité dans le monde, et ce n'est pas pour sucrer le café de l'homme que la betterave fabrique du sucre; c'est pour elle, betterave, qu'elle se crée une réserve qu'elle consommera dans sa seconde année, quand viendra le moment de fleurir et de préparer les germes

---

[1] Les animaux pourvus de chlorophylle sont, parmi les infusoires, *Stentor polymorphus*, *Ophrydium versatile*, *Paramecium bursaria*, *Urostyla viridis*, *Dimystax Perrieri*, *Euglena viridis*, *Epistylis plicatilis*, *Chlamidococcus pluvialis*, *Trachelomonas*, etc.; parmi les cœlentérés, *Hydra viridis*; parmi les vers turbellariés, *Vortex viridis*, *Convoluta Schultzii*, etc.; parmi les géphyriens, *Bonnellia viridis*. Chez ces êtres comme chez les plantes, la chlorophylle existe sous deux formes, tantôt à l'état amorphe imprégnant directement le plasma de la cellule (*Dimystax*, *Euglena*, etc.), tantôt localisée sur des grains protoplasmiques différenciés (*Stentor*, *Paramecium*). Si, pour ce dernier cas, on peut admettre à la rigueur l'hypothèse de Brandt et de Geddes à savoir que ces grains de chlorophylle ne seraient autre chose que de petites algues parasites sur des animaux comme d'autres le sont sur des champignons (symbiose de lichens), les cas où la chlorophylle est amorphe dans les tissus des infusoires échappent à cette hypothèse. — Geddes a recueilli dans de petites cloches retournées sous l'eau, l'oxygène dégagé par des planaires marines vertes placées au soleil.

de sa perpétuation. Rien ne prédestine l'herbe à la dent du bœuf, ni l'agneau à celle du loup; mais ils subissent tous la loi de fer de la lutte pour l'existence et c'est le plus faible qui périt.

B. RELATION. — Si obscures qu'elles puissent être, les relations du protoplasma avec le monde extérieur donnent naissance à des réactions qui se manifestent par des changements dans sa forme et par un dégagement plus ou moins considérable d'énergie sous forme de contraction et de mouvement.

1° *Irritabilité.* — Haller a, depuis longtemps, démontré que la matière vivante est essentiellement irritable, c'est-à-dire possède une aptitude particulière à réagir d'une manière qui lui est propre, sous l'influence des excitations extérieures (mécaniques, physiques, chimiques) qui viennent modifier son équilibre moléculaire. Lorsqu'une de ces excitations, telles que le contact d'un corps étranger, vient atteindre cet organisme rudimentaire exclusivement protoplasmique qu'on appelle une Amibe, il s'y produit aussitôt un mouvement. Et ce n'est pas un simple mouvement passif dû à l'impulsion venue

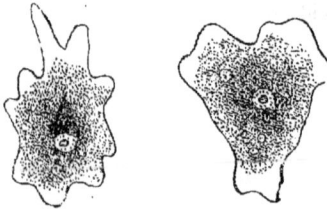

Fig. 4. — *Amœba vulgaris* (amibe).

du corps étranger, c'est une manifestation active de la contractilité du protoplasma. Le stimulus extérieur a mis en liberté une certaine quantité d'énergie accumulée et latente dans ce protoplasma et qui se dégage sous forme de mouvement. Toute matière vivante, qui, au contact d'un excitant, produit ainsi une *explosion d'énergie* (Foster) est dite irritable. Cette irritabilité peut, comme dans le cas de l'Amibe, produire un mouvement, mais, dans d'autres cas, l'énergie dégagée par l'explosion peut prendre une autre forme et se transformer par exemple en chaleur. Une substance peut donc être irritable sans être pour cela contractile, bien que la contractilité soit une forme très commune de l'irritabilité.

Les mouvements présentés par l'Amibe ne peuvent pas toujours être rapportés à des modifications dans les conditions extérieures agissant comme excitants, et, souvent, le dégagement d'énergie a lieu sous l'action de modifications intérieures qui échappent à nos moyens d'observation. Les mouvements qui en résultent sont dits *spontanés* ou *automatiques*, mais ce n'est là, sans doute, qu'une apparence due à ce que nous ne pouvons pas saisir les conditions déterminantes de ces mouvements et il n'y a très probablement pas de véritable spontanéité.

2° *Sensibilité.* — L'aptitude à réagir suppose la faculté d'être impressionné, c'est-à-dire une espèce de *sensibilité*, et c'est en vertu de cette sensibilité, si confuse et si obscure qu'elle soit, qu'on voit le protoplasma être influencé par certaines excitations. La plupart des corps reproducteurs des algues, mousses, etc., certains infusoires, des Amibes recherchent la lumière et, dans un vase en partie soumis à l'obscurité, on les voit se placer dans les parties éclairées; d'autres fois, ils évitent une lumière trop vive. Certains végétaux ferment leurs fleurs ou rapprochent leurs folioles pendant la nuit (sommeil des plantes), ou sous l'influence des contacts extérieurs (sensitive, etc...). De même les étamines de beaucoup de plantes s'inclinent spontanément (rues, géranium, etc.), ou sous l'action d'un contact (épinevinette, etc.), et par un mouvement du protoplasma véritablement approprié à un but déterminé, vers les organes à féconder. La preuve qu'il s'agit là d'une sorte de sensibilité, c'est que les agents *anesthésiques*, tels que l'éther, l'abolissent et paralysent momentanément ces mouvements.

3° *Contractilité*. — Il n'est pas douteux que les mouvements provoqués dans le protoplasma (d'une amibe) soient identiques, dans leur essence, avec ceux qui, dans un muscle, produisent la contraction, laquelle ne diffère que par sa régularité du mouvement amiboïde. L'intéressante expérience de Kühne consistant à remplir un intestin d'insecte avec du protoplasma de myxomycète et à faire contracter, sous l'action d'un courant électrique, cette espèce de fibre musculaire artificielle, montre bien que le protoplasma même diffus jouit d'une véritable contractilité.

Les phénomènes que présente cette contractilité rudimentaire et irrégulière de l'amibe ou de la fibre de Kühne, lorsqu'on l'étudie au moyen de l'électricité, sont en tout comparables, du petit au grand, aux phénomènes de la contraction musculaire et on y retrouve, comme en germe, l'influence plus grande de la rupture et de la fermeture des courants, la sommation latente des excitations, le temps perdu, ou période de contraction latente, la fatigue, le tétanos.

Burdon Sanderson a démontré, en outre, que la contraction du protoplasma des cellules était accompagnée chez les végétaux d'un changement dans l'état électrique de la substance contractile comparable à ce que l'on observe dans les muscles des animaux et que, par exemple, la contraction d'un muscle de grenouille et d'une feuille de dionée donne lieu à des phénomènes identiques.

Enfin, comme pour la contractilité musculaire, on peut voir la contractilité protoplasmique et les mouvements amiboïdes des cellules s'arrêter sous l'influence de la *fatigue*, de l'absence d'O, de l'acide CO_2 ou lactique.

Les mouvements exécutés par le protoplasma cellulaire se rencontrent également chez les végétaux et chez les animaux. On peut les diviser en : 1° mouvements internes ou *de courant;* 2° mouvements *de déformation* ou amiboïdes; 3° mouvements *de masse* (reptation, locomotion vibratile).

Les *mouvements de courant* se voient dans les masses gélatineuses des myxomycètes dont les granulations se disposent en traînées mouvantes; ils se voient dans les cellules des poils urticants de l'ortie, dans les cellules des algues *Characées*, etc., et, chez les animaux, dans les cellules de cartilage, les cellules pigmentaires, l'ovule fécondé.

Les *mouvements amiboïdes* (ἀμοιβός, varié), qui peuvent exister sans déplacement de la masse et produire simplement des *changements de forme* sur place, s'observent chez les myxomycètes, chez les amibes, dans l'ovule fécondé, dans les globules blancs du sang et de la lymphe, les cellules de la cornée, etc., même chez les animaux supérieurs.

Les mouvements de masse. — Tous les organismes amiboïdes peuvent, en même temps qu'ils changent de forme, déplacer leur masse par une sorte de reptation exécutée au moyen de l'émission de prolongements contractiles ou *pseudopodes* qui agissent, en quelque sorte, comme les bras à ventouses des poulpes. Enfin des mouvements plus nets, plus rapides et véritablement indépendants sont exécutés par certaines masses protoplasmiques qui nagent librement avec ou sans l'aide de cils vibratiles. Tels sont les corps reproducteurs de nombreux cryptogames, anthérozoïdes, zoospores, beaucoup d'ani-

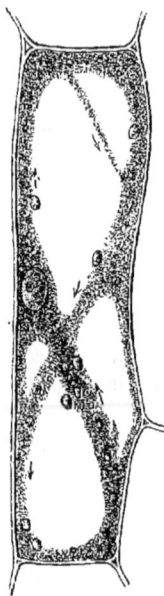

Fig. 5. — Courants proto-
plasmiques dans une cel-
lule végétale.

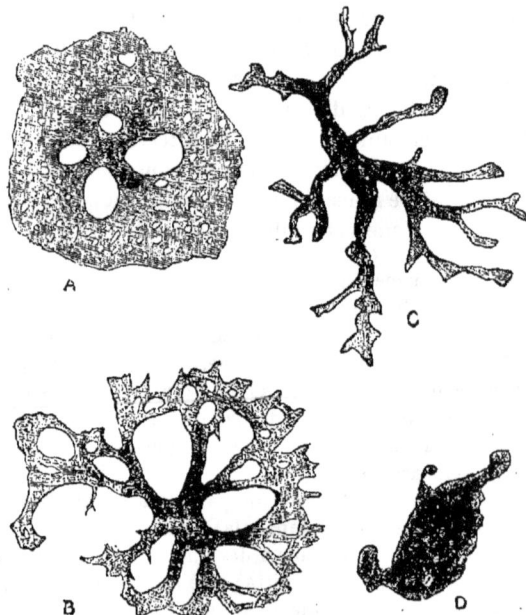

Fig. 6. — Cellules pigmentaires de la queue du têtard.
A, B, C, D, divers états de contraction; — *A,* état passif ou de repos;
D, état actif ou de contraction (Klein).

maux inférieurs et d'embryons ciliés, les spermatozoïdes de la plupart des animaux et les épithéliums vibratiles, beaucoup de bactéries.

C. REPRODUCTION. — Non seulement le protoplasma s'accroît, mais encore il *se reproduit,* comme il est facile de s'en assurer par des observations très simples.

L'amibe qui représente une unité organique peut, après une vie plus ou moins longue, et lorsqu'elle a grossi par l'addition du protoplasma nouveau qu'elle a fabriqué pour son accroissement, se résoudre par *scission* en deux parties dont chacune est capable de vivre comme un individu nouveau. Les globules de levure de bière donnent naissance, par *bourgeonnement,* à d'autres globules qui bourgeonneront à leur tour. Le protoplasma diffus et erratique des myxomycètes se roule en boule à une certaine époque et prodnit dans son intérieur de petites masses sphériques ou *spores* qui s'échapperont plus tard et, en germant, formeront de nouveaux plasmodes.

Toutes les propriétés et les fonctions des organismes même les plus perfectionnés sont donc en germe dans le protoplasma.

A propos de la reproduction du protoplasma, une question se pose : puisque le protoplasma est composé d'éléments chimiques parfaitement connus, dont les proportions sont déterminables et qui se rapproche notamment du groupe chimique des albuminoïdes, peut-on espérer le reproduire, par les procédés ordinaires de la chimie, c'est-à-dire en faisant agir les agents physiques sur les éléments chimiques qui le composent ? Il est permis de répondre NON. Car, même lorsqu'on aura fait la synthèse artificielle des matières albuminoïdes, on ne sera pas plus avancé dans la voie de la synthèse du protoplasma, *lequel n'est pas*, comme on l'a cru longtemps, *un simple grumeau d'albumine, mais présente*, comme nous l'avons vu, *une structure très compliquée.*

INDIVIDUALISATION DU PROTOPLASMA

PLASTIDES ET CELLULES

Le protoplasma est la matière commune à tous les organismes vivants, les plus perfectionnés comme les plus simples ; c'est l'argile plastique du potier avec laquelle on peut fabriquer la brique la plus grossière ou reproduire la Vénus de Milo. Pour cela le protoplasma s'individualise en quelque sorte en petits organismes rudimentaires, les *plastides* ou *cellules* qui sont les éléments les plus simples, les vraies unités dont les organismes, même les plus compliqués, ne sont que les multiples, comme tous les nombres possibles ne sont que des multiples du nombre 1.

Cellule. — La cellule, comme l'ont démontré les recherches modernes, est l'élément anatomique que l'on trouve à la base de toute organisation animale ou végétale. Elle n'est autre chose que la première forme déterminée et individualisée de la vie, une sorte de moule où se trouve enfermée la matière vivante, le protoplasma. Il importe, avant d'aller plus loin, de faire remarquer que l'expression de cellule est aujourd'hui une expression très générale dont le sens s'éloigne notablement de celui que lui avaient attribué ceux qui l'ont d'abord employée. C'était pour eux (Schleiden, Schwann) une petite vésicule microscopique composée d'une membrane d'enveloppe et d'un contenu demi-liquide, dans lequel se trouvait une vésicule plus petite, le noyau, pourvue elle-même d'une granulation, le nucléole. Mais les travaux de Dujardin, de Max Schultze, de L. Beale, de Brücke, etc., ont modifié cette conception et on a reconnu que l'élément anatomique fondamental peut être dépourvu de membrane d'enveloppe et consister en un petit globule de protoplasma avec un noyau. Les éléments sans noyau admis par Hæckel sous le nom de *Cytodes* n'existeraient pas et les Monères (Protozoaires, Myxomycètes, etc.) qui passaient pour dépourvus de noyau en possèdent un. Les bactéries même, loin d'être privées de noyau, seraient surtout formées d'une substance nucléaire (comme le prouve leur intensité de coloration), recouverte d'une très mince lamelle protoplasmique.

Dans son sens le plus large, le terme de cellule désigne aujourd'hui toutes ces formes et il est ainsi devenu synonyme d'élément anatomique primordial, qu'il soit cellule, globule, ou cytode, ces diverses formes se retrouvant d'ailleurs également dans la constitution des animaux et dans celle des plantes. Des divers éléments qui entrent dans la structure d'une cellule nous avons déjà étudié le principal d'entre eux, celui qui constitue le *corps cellulaire*, c'est-à-dire le protoplasma, et nous avons indiqué notamment sa structure *réticulée*. Il nous reste à parler de l'enveloppe, du noyau et du nucléole.

La *membrane d'enveloppe* produit de l'activité du protoplasma et qui manque dans tous les éléments jeunes, est une mince couche hyaline et

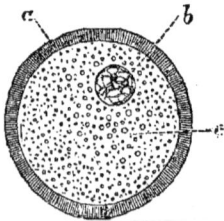

Fig. 7. — Cellule animale complète (ovule de chatte).

a, membrane d'enveloppe ; — *b*, noyau nucléolé ; — *c*, protoplasma ou corps cellulaire (d'après Klein).

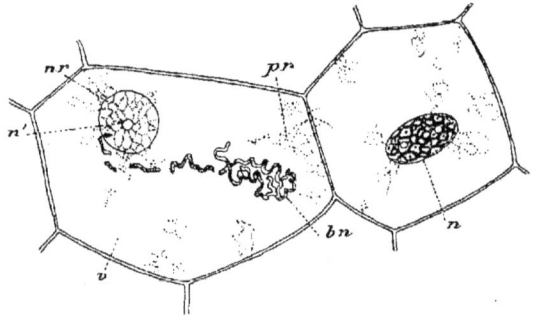

Fig. 8. — Cellules végétales montrant la structure du noyau.

n (cellule de droite), aspect des substances chromatique et achromatique en place. — *nr* (cellule de gauche), réticulum achromatique. — *n'*, nucléole. — *bn*, le filament chromatique entraîné par la lame du microtome et déroulé (Carnoy).

amorphe (elle présenterait, suivant Carnoy, une structure réticulée), à double ou simple contour, suivant son épaisseur, qui délimite l'élément et le maintient sous une forme sphérique ou discoïde l'empêchant d'émettre des expansions sarcodiques. Son importance paraît, en général, peu considérable, surtout chez les animaux, dont la plupart des éléments anatomiques se présentent sous la forme de globules, c'est-à-dire sont dépourvus d'enveloppe : globules nerveux, épithéliaux, conjonctifs, sanguins, etc., et il n'y a guère que l'ovule et quelques autres cellules : cartilagineuse, osseuse, adipeuse, qui soient munies d'une membrane. Cependant, même dans les cellules nues ou globules, il existe toujours une condensation périphérique plus ou moins distincte ou *exoplasme*.

Le *noyau* n'est pas, comme on l'a cru longtemps, une simple condensation de la partie profonde du corps cellulaire. Les recherches récentes ont montré qu'il a une constitution bien plus complexe et se compose d'une *enveloppe* renfermant au milieu d'un *suc nucléaire*, un *filament*, un ou plusieurs *nucléoles* et des *granulations*. Le filament est la partie importante, il est circonvolutionné sur lui-même, ce qui lui donne parfois l'*apparence* d'un réseau (fig. 7 et 8, fig. 15, A, B, C) ; il est composé d'une matière phosphorée, la *nucléine*, et fixe énergiquement le carmin, d'où les noms de filament *chroma-tique*, *chromatine*, qu'on lui a donnés. Le reste de la masse du noyau dans laquelle Carnoy a voulu voir un enchylème et un réticulum plasmatique très fin ne se colore pas, c'est la *substance achromatique*. L'existence très générale du noyau montre qu'il doit jouer un rôle important dans la cellule, comme nous le verrons plus loin, à propos de la multiplication des cellules dont il est l'agent essentiel.} Il a aussi un rôle capital dans la fécon-dation et dans l'hérédité (Weissmann). Au point de vue de la nutrition cellu-laire, il peut avoir aussi une certaine activité et il semble être en particulier l'organe de concentration et d'utilisation du phosphore.

Le *nucléole*. Sous ce nom on a désigné des choses fort dissemblables. Tantôt, c'est le filament chromatique qui se pelotonne étroitement au centre du noyau au lieu d'en occuper la plus grande partie; tantôt, et il y a alors plusieurs nucléoles (ovules des poissons), ce sont des fragments détachés du filament à une certaine phase de la vie de la cellule; tantôt enfin, des corps sans *nucléine* formés de matières protéiques, sortes de réserves qui seront utili-sées par le noyau au moment de sa division.

FORMES ET DIMENSIONS DES CELLULES. — Dans les éléments peu différenciés la *forme* est en général sphérique ou polyédrique par pression réciproque (cellules embryonnaires, cellules glandulaires, beaucoup d'épithéliums), mais cette forme peut se modifier de diverses manières et devenir ovoïde, fusi-forme, cylindrique, prismatique, aplatie, lamelleuse, etc. La surface externe peut présenter des prolongements particuliers, cils, épines, filaments simples ou ramifiés, etc., d'où résultent des formes spéciales et quelques cellules telles que les cellules nerveuses, ou les chromatoblastes de la peau de cer-tains vertébrés peuvent présenter une forme très compliquée (fig. 6).

Les *dimensions* ne sont pas moins variables que la forme et, depuis les glo-bules rouges du sang de l'homme qui sont parmi les éléments les plus petits, (7 μ 5) jusqu'à l'ovule (100 à 200 μ ou 1 à 2 dixièmes de millimètre) on observe de nombreux intermédiaires. Nous avons dit plus haut que cette limitation de la taille des éléments anatomiques à quelques dixièmes de millimètre (sauf certaines cellules pathologiques) est un caractère fondamental des orga-nismes vivants quelle que soit d'ailleurs la taille de ceux-ci. Il en résulte que la baleine n'a pas de cellules plus grosses que le ciron [1].

CONDITIONS PHYSIQUES DE LA VIE DU PROTOPLASMA ET DES CELLULES

La vie ne se manifeste et ne se maintient que lorsque les organismes sont placés dans certaines conditions cosmiques indispensables à la mise en jeu

[1] Il y a même lieu de remarquer que certains invertébrés, les arthropodes, par exemple, ont des cellules beaucoup plus volumineuses que les vertébrés supérieurs et c'est chez eux qu'on devra étudier la structure intime des cellules, du noyau, etc. Les noyaux des cellules génitales du *Masicera velox* (mouche parasite) ont jusqu'à 450 μ (Carnoy).

de leurs propriétés. Et comme la vie des organismes réside en réalité, dans leurs éléments constituants, les cellules, et dans la substance même de ces cellules, le protoplasma, il s'ensuit que le protoplasma ne peut vivre que lorsqu'il rencontre les conditions physico-chimiques qui sont : 1° la présence de l'air, c'est-à-dire de l'oxygène ; 2° un certain degré d'humidité, c'est-à-dire la présence de l'eau ; 3° une certaine chaleur ; 4° un milieu chimique approprié, c'est-à-dire la présence d'aliments. Si l'une de ces conditions fait défaut, la vie n'est plus possible.

1° **Air**. — L'expérience vulgaire a montré, de tout temps, que l'air est indispensable à l'existence des animaux supérieurs (*aer pabulum vitæ*) et que l'asphyxie et la mort surviennent au bout de quelques minutes si on les empêche de capter cet air, c'est-à-dire de respirer. Les animaux à sang froid et les invertébrés survivent plus longtemps en pareil cas, mais finissent aussi par succomber. C'est à l'oxygène seul qu'est due cette propriété vivifiante de l'air et Lavoisier a nettement avancé le premier, que la vie de toute matière vivante est liée à une consommation incessante d'oxygène (1777). Spallanzani montra de son côté (1800), que les tissus vivants, même extraits du corps, absorbent continuellement O et produisent CO^2. Les expériences faites, depuis, sur les éléments anatomiques eux-mêmes ont montré que le protoplasma des amibes cesse de se contracter, que les cils des cellules vibratiles cessent de se mouvoir après un séjour de quelques heures dans une atmosphère d'Az ou d'H, et que ces mouvements reparaissent si on laisse arriver l'air ou l'O. De même le poulet ne se développe pas dans l'œuf si on rend la coquille imperméable à l'air. A ce point de vue les végétaux ne se distinguent pas des animaux et leurs cellules consomment aussi de l'O, ainsi que nous l'avons déjà dit. Sur des graines en germination, il est facile de mettre en évidence la nécessité de cette condition de la présence de l'air sur les manifestations de ce phénomène vital. En effet, en l'absence de l'air, la germination n'a pas lieu et la graine reste dans cet état d'indifférence chimique appelé par Cl. Bernard *vie latente*. Ainsi s'explique l'apparition d'une végétation inconnue sur des sols profondément remués. Des graines depuis longtemps enfouies ont été ramenées à la surface, c'est-à-dire au contact de l'air.

Les recherches de P. Bert ont montré que l'air doit contenir l'O dans des proportions convenables, ni trop, ni trop peu ; car dans l'un et dans l'autre cas, la germination et, d'une façon générale, les phénomènes de la vie n'ont plus lieu. Les fortes tensions d'O paraissent toutefois beaucoup plus nuisibles que les faibles tensions, et peuvent même déterminer la mort du protoplasma lorsque ce gaz pur est comprimé à plus de 3 atmosphères ou l'air à plus de 15 atmosphères.

Pasteur a montré que certains êtres inférieurs (ferments figurés) peuvent vivre dans un milieu privé d'air (*anaérobies*) ; ces êtres désoxydent alors le liquide qui les contient, pour se procurer l'O nécessaire.

2° **Eau**. — L'eau entre pour une part considérable (90 p. 100) dans la constitution du protoplasma et communique aux cellules une mollesse et une délicatesse qui ne leur permet de vivre que dans un milieu très peu résistant ou même absolument liquide. Tous les êtres unicellulaires ou paucicellulaires vivent dans l'eau. Dans les êtres plus compliqués vivant dans l'air, des liquides organiques baignent constamment les éléments anatomiques. L'eau est donc une des conditions de la vie des cellules, aussi bien chez les végétaux que chez les animaux et l'expérience de tous les jours montre que les graines ne germent que lorsqu'elles rencontrent une humidité suffisante, alors même que les autres conditions de chaleur et d'accès de l'oxygène sont réalisées.

Animaux réviviscents. — Un certain nombre d'animaux possèdent la propriété singulière de pouvoir être privés de leur eau, c'est-à-dire d'être desséchés sans mourir, mais en tombant dans un état de suspension vitale qui peut durer très longtemps (des années) et d'où ils ne sortent que si on leur rend leur eau. C'est ce que Cl. Bernard a appelé la *vie latente*. Ces animaux sont dits *ressuscitants* ou *réviviscents*. Ils comprennent certains infusoires (kérones, colpodes, etc.) qui, dans leur période d'enkystement, peuvent être desséchés et conservés indéfiniment ; les *anguillules* du blé niellé dont Spallanzani a pu dessécher et ressusciter des individus jusqu'à seize fois ; les *rotifères*, petits crustacés qui vivent dans la mousse des toits et qui tombent en vie latente pendant la sécheresse pour ressusciter pendant la pluie ; les *tardigrades*, arachnides voisins des acares et pourvus d'une organisation compliquée, qui vivent dans les mêmes conditions que les rotifères. La plupart des microorganismes (bactéries ferments, etc.) présentent des propriétés semblables. Une fois desséchés, ces organismes peuvent supporter sans périr une température de 100 à 140°. C'est pour cela que dans la désinfection par la chaleur des objets contaminés, il faut employer des étuves à production de vapeur d'eau.

Cet état d'activité suspendue, entièrement comparable à celui de la graine qui peut garder pendant des siècles (?) son aptitude à germer, n'est à proprement parler ni la vie ni la mort, et on peut le comparer à celui d'une horloge dont les ressorts sont intacts, mais dont le balancier est arrêté.

3° **Chaleur**. — On sait qu'en chimie un très grand nombre de réactions ne peuvent avoir lieu qu'en soumettant les corps en présence à une certaine chaleur. Il en est de même dans la chimie vivante du protoplasma dont les réactions ne sont possibles qu'à une certaine température. L'énergie de ces réactions, c'est-à-dire des phénomènes vitaux, augmente ou diminue avec la température. Mais les limites sont assez différentes pour les diverses catégories d'êtres vivants et varient surtout avec leur degré de perfectionnement. Au-dessous de 0° toute manifestation de la vie est impossible, sauf dans les mousses et lichens d'une vitalité d'ailleurs si obscure et quelques plantes alpines. La congélation désorganise en général et détruit les tissus des animaux et des végétaux bien qu'on ait signalé le retour possible à la vie après le dégel d'êtres vivants relativement élevés (sangsues, crapauds, etc.)? A 0° la vie est à peu près nulle et les diverses fonctions du protoplasma ne s'exécutent qu'au-dessus de cette température et avec une énergie toujours crois-

sante jusque vers 38 à 40°, comme le montre la courbe de Richet [1]. Au-dessus
de 45 à 50°, le protoplasma animal meurt. Celui de quelques végétaux (algues
des eaux thermales) peut résister jusqu'à 55 à 65°.

Vie oscillante. — Le ralentissement des phénomènes vitaux, dans les
basses températures voisines de 0° et leur réveil avec la chaleur, caractérise
la *vie oscillante* que présentent un très grand nombre d'êtres vivants.

Tous les végétaux des zones tempérées et froides sont engourdis pendant
l'hiver, c'est-à-dire que tous les phénomènes de la nutrition, sans être absolument supprimés, sont réduits au minimum. La végétation ne recommence
qu'au printemps.

Animaux hibernants. — Tous les *vertébrés* à *sang froid* présentent des
phénomènes analogues et s'engourdissent pendant l'hiver. La digestion se
suspend, la respiration se ralentit et les mouvements deviennent nuls. Un
certain nombre de mammifères dits *hibernants*, loir, marmotte, ours, etc.,
tombent également, pendant l'hiver, dans une sorte de léthargie.

La raison de ce fait est que les éléments organiques de ces animaux sont
entourés d'un milieu refroidi puisqu'il se met en équilibre avec la température ambiante, milieu dans lequel les réactions chimiques sont abaissées
proportionnellement. Les animaux à vie oscillante sont dépourvus d'un
mécanisme qui maintienne autour des éléments une température constante,
malgré les variations atmosphériques. C'est le refroidissement et le réchauffement de leur milieu intérieur qui engourdit et réveille ces êtres, et ce n'est
pas par une action primitive sur le système nerveux, régulateur général des
fonctions, que le froid ou la chaleur agissent. Chaque élément anatomique,
au contact d'un sang refroidi, s'engourdit pour son propre compte, car il a
les mêmes conditions d'activité et d'inactivité que l'ensemble. Il en est de
même pour son réveil, qui n'est pas dû non plus à l'intervention du système
nerveux engourdi alors comme les autres, mais au réchauffement du sang
qui vient réveiller successivement chaque élément, suivant son ordre d'excitabilité. Ces faits montrent bien que la vie élémentaire réside en réalité dans
les cellules et que la vie de l'organisme n'est que la résultante de ces innombrables vies locales.

L'engourdissement s'accompagne d'un repos absolu. Si l'animal ne présente
plus d'actes assimilateurs, puisqu'il ne se nourrit pas, la désassimilation est
également, sinon complètement suspendue, comme dans la vie latente, du
moins réduite au minimum. Seuls les muscles respirateurs et le cœur continuent à travailler, mais très faiblement, la respiration est très atténuée ainsi
que les combustions organiques, le sang veineux est aussi rouge que le sang
artériel et il n'y a que très peu de CO^2 excrété. L'animal vit alors, et aussi
dans les premiers moments du réveil, sur les réserves (graisse, glycogène)
qu'il a faites avant de s'endormir.

[1] Charles Richet. — *Les Nerfs et les Muscles.*

Comme les êtres dans l'état de vie latente, les animaux et les végétaux en hibernation résistent à des agents et à des conditions de milieu qui les tueraient s'ils étaient réveillés : tels sont une longue abstinence, la respiration dans une atmosphère pauvre en oxygène, l'action de beaucoup de poisons, etc.

Vie constante. — Les *vertébrés à sang chaud*, oiseaux et mammifères, ont une vie dite *constante* et *libre*, parce que leur milieu intérieur ne change pas suivant les variations atmosphériques, et maintient leurs éléments, leurs tissus et leurs organes dans des conditions de fonctionnement toujours sensiblement égales. La fixité de ce milieu intérieur en ce qui concerne les conditions indispensables, c'est-à-dire l'eau, la chaleur, l'oxygène et les réserves, est assurée par un ensemble de mécanismes que nous étudierons plus loin et où le système nerveux joue un rôle régulateur.

4° Milieu chimique approprié. Milieu intérieur. — La matière de la vie brûlant sa substance et se détruisant, par cela seul qu'elle vit, doit maintenir son équilibre en puisant au dehors les matériaux de sa réparation, c'est-à-dire des *aliments*. Les animaux très simples, composés d'une ou seulement de quelques cellules, vivent dans l'eau, et c'est cette eau qui est le milieu où ils puisent directement ces matériaux. Pour les êtres composés d'un très grand nombre d'éléments, les éléments situés à la profondeur ne pourraient pas emprunter à ce milieu extérieur les principes qui leur sont nécessaires. Cela serait encore moins possible pour les êtres qui vivent dans l'air. D'autre part, ces éléments profonds ne tarderaient pas à *s'infecter* par l'accumulation de leurs propres résidus. Il se constitue alors un *liquide circulant* dans l'organisme, dans lequel chaque élément baigne, comme les êtres unicellulaires dans l'eau. Ce liquide sert d'intermédiaire entre les éléments et le milieu extérieur et leur fournit l'eau, l'oxygène, la chaleur, les aliments dont ils ont besoin, en même temps qu'il emporte leurs déchets, jouant ainsi, vis-à-vis de l'organisme, comme l'ont si bien établi Robin et Cl. Bernard, le rôle de *milieu intérieur*. — Il y a donc réellement deux milieux pour les êtres vivants un peu compliqués, animaux ou plantes : l'un *extérieur* dans lequel est placé l'organisme, l'autre *intérieur* dans lequel vivent les éléments des tissus. Les phénomènes de la vie se déroulent en réalité, non dans le milieu extérieur, air ou eau, mais dans le *milieu liquide intérieur*, lymphe ou plasma interstitiel qui fournit aux éléments l'eau, l'oxygène, la chaleur et les aliments appropriés.

NATURE DES PROCESSUS GÉNÉRAUX DE LA VIE

Nous avons déjà, à plusieurs reprises, parlé du double mouvement d'assimilation et de désassimilation que présentent tous les êtres vivants, du tourbillon dont la forme se maintient, mais dont la matière se renouvelle incessamment. Nous devons maintenant entrer plus avant dans l'étude de ces processus généraux, qui comprennent deux ordres de phénomènes :

1° Les phénomènes de *création vitale* ou *synthèse organique;*
2° Les phénomènes de mort ou de *destruction organique.*

Tout ce qui se passe dans l'être vivant se rapporte soit à l'un, soit à l'autre de ces processus, et la vie est caractérisée par la réunion et l'enchaînement de ces deux ordres de phénomènes qui se produisent dans tous les êtres, les plus compliqués comme les plus simples, et jusque dans les éléments les plus obscurs.

I. — CRÉATION ORGANIQUE

La création vitale comprend deux processus formatifs.

Tantôt elle forme les éléments histologiques des tissus en voie de développement en groupant les principes immédiats de l'organisme sous une *forme* déterminée, c'est la création ou *synthèse morphologique;* tantôt elle assimile simplement la substance ambiante pour en former des principes organiques destinés à nourrir les éléments déjà formés, c'est-à-dire à réparer les pertes résultant de leur fonctionnement ou à constituer la matière des éléments en voie de formation, c'est la *synthèse chimique.* Ces deux temps de la création vitale sont, en réalité, confondus par leur simultanéité, mais ils n'en sont pas moins essentiellement distincts par leur nature et nous devons les étudier séparément.

A. — SYNTHÈSE MORPHOLOGIQUE

Le protoplasma ne représente que la vie sans forme spécifique. C'est une sorte de chaos qui contient en germe toutes les propriétés de la matière vivante, mais ce n'est pas à proprement parler un *être vivant* et *défini.* Il faut nécessairement la forme pour caractériser l'être vivant. Cette forme, à son degré le plus simple, c'est la cellule, laquelle on le sait, présente des différenciations infinies, et, par des combinaisons diverses, donne naissance à d'innombrables formes vivantes. L'étude de ces formes constitue la morphologie et il y a lieu de distinguer la morphologie *animale* ou *zoologie* et la morphologie *végétale* ou *botanique*. Mais, au point de vue de la physiologie générale, c'est-à-dire quand on considère non pas les organismes animaux ou végétaux

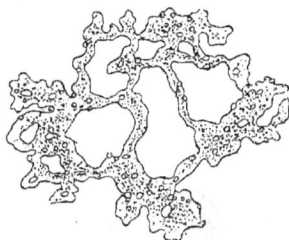

Fig. 9. — *Bathybius Hækelii.*
Simple réseau protoplasmique.

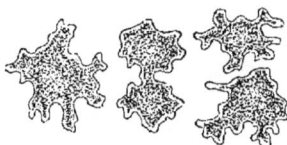

Fig. 10. — *Protamœba primitiva.*
Monère en voie de production scissipare.

pris dans leur ensemble, mais les parties élémentaires qui les constituent, on voit que ces parties élémentaires, ces cellules, se forment par des processus très semblables et souvent identiques dans les deux règnes et que leur étude peut prendre le nom de *Morphologie générale.*

MULTIPLICATION DES CELLULES OU CYTOGÉNIE

Modes de multiplication. — Cependant, ainsi que nous l'avons déjà dit, il peut exister une forme élémentaire plus simple que la cellule. La matière protoplasmique peut exister sans avoir en quelque sorte de structure, sans être à proprement parler individualisée. Les plasmodes des myxomycètes, le *Bathybius Hœckelii,* le *Protamœba primitiva,* et le *Protogenes primordialis,* le *Myxodictium sociale,* la *Monobia confluens,* etc., en un mot tous ces êtres dont Hæckel a fait le groupe des Monères sont en réalité des êtres protoplasmiques amorphes, c'est-à-dire de simples grumeaux de protoplasme homogène sans noyau, des *cytodes,* dont la morphologie n'aurait, d'après quelques auteurs, rien de fixe ni de déterminé, organismes sans organes et qui ne méritent le nom d'organismes que parce qu'ils possèdent les propriétés de la nutrition, de la reproduction, de l'irritabilité et de la motilité.

Quelques-unes de ces Monères ne se reproduisent que par scission. Quand leur corps amiboïde a atteint une certaine taille (quelques centièmes de millimètre), il se partage par le milieu et chaque individu en fournit deux autres. La reproduction est ainsi une conséquence directe de l'accroissement. Chez d'autres monères, *Vampyrella,* *Protomonas,* etc., il y a, comme chez les myxomycètes, formation de corps reproducteurs spéciaux analogues aux zoospores. Ces monères, à un certain moment, rentrent tous leurs pseudopodes, deviennent globuleuses, s'entourent d'une enveloppe (enkystement) qu'elles sécrètent et leur protoplasma se fractionne en nombreux petits corps reproducteurs munis d'un cil qui, après la rupture du kyste, iront chacun former une nouvelle monère. Le premier cas est la division simple, le second la division endogène des cytodes monériennes.

Au-dessus des monères sont les rhizopodes qui représentent une véritable cellule, c'est-à-dire qu'ils sont pourvus d'un noyau nucléolé. Ils émettent également des pseudopodes, et les uns sont pourvus d'un squelette calcaire ou siliceux (foraminifères, radiolaires), les autres sont nus (amibes vraies). La reproduction des amibes unicellulaires se fait par une scission libre portant successivement sur le *noyau* et sur le protoplasma, et aussi, chez quelques espèces, par une scission endogène lorsque l'Amibe s'étant enkystée entre dans une phase de repos et, se comportant

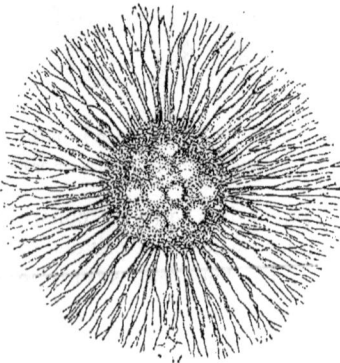

Fig. 11. — *Protomyxa aurantiaca.*
Individu adulte muni de nombreux pseudopodes (d'après Hæckel).

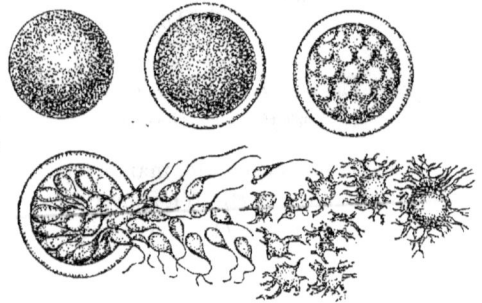

Fig. 12. — *Protomyxa aurantiaca.*
Diverses phases du développement endogène : rétraction de tous les pseudopodes; enkystement; division endogène; mise en liberté des zoospores ciliées qui se transforment en petites monères amiboïdes (d'après Hæckel).

comme un ovule, se segmente en éléments dont chacun donnera une Amibe nouvelle. La formation de ces spores est quelquefois précédée de la conjugaison de deux individus. Ces divers phénomènes, scission simple, division endogène, avec enkystement, conjugaison, se retrouvent aussi chez les autres rhizopodes et dans la classe des Infusoires qui sont également des êtres unicellulaires.

L'organisme des êtres supérieurs, animaux ou végétaux, ne renferme pas de cytodes, mais seulement des cellules, et nous allons voir que ces cellules se multiplient suivant des modes peu nombreux et dont les plus importants viennent de nous être présentés par les amibes et les autres protozoaires.

Ces modes sont au nombre de quatre avec quelques variétés secondaires :

I. Multiplication scissipare { 1° Division partielle ou genèse.
{ 2° Division totale.

II. Bourgeonnement.
III. Fusion ou conjugaison.
IV. Rajeunissement.

I. Multiplication scissipare. — Depuis les observations de Remak (1850), chaque jour confirmées, on n'admet plus qu'une cellule puisse naître sans une cellule antérieure et par un simple processus de génération spontanée au sein d'un liquide organique ou *blastème*, comme le pensait Schwann ou Robin. Botanistes et zoologistes savent que toute cellule provient toujours du protoplasme d'une cellule préexistante dont elle n'est au fond qu'un arrangement nouveau, et l'axiome de Virchow « *Omnis cellula e cellulâ* » reste vrai pour les animaux comme pour les plantes et pour les tissus pathologiques comme pour les tissus normaux. Le noyau, de son côté, procède aussi d'un noyau primitif et antérieur, *Omnis nucleus e nucleo*; en d'autres termes, ni le protoplasme, ni le noyau de la cellule ne naissent à proprement parler; ils se continuent seulement.

1° DIVISION PARTIELLE. — *Formation libre ou genèse.* — Ce qu'on peut appeler encore aujourd'hui la *formation cellulaire libre* ou la *genèse* dif-

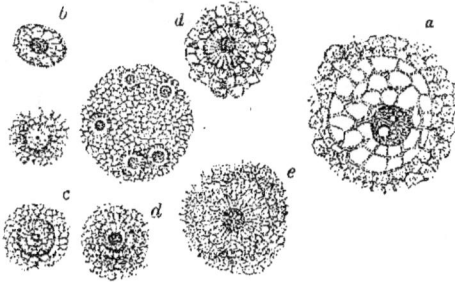

Fig. 13. — Formation libre des cellules dans le sac embryonnaire d'un haricot.

a, premier état, le noyau n'est représenté que par un point grisâtre entouré d'une zone claire; — *b, c, d, e, f, g,* états plus avancés du développement du noyau et du corps cellulaire (d'après Strasbürger).

fère de la genèse de Schwann en ce que ce n'est point un blastème, c'est-à-dire un liquide qui donne naissance à une cellule, mais une *portion* du protoplasma d'une *cellule préexistante* qui produit les éléments nouveaux, c'est-à-dire une division partielle. C'est par ce processus qu'on voit se former, par exemple chez les végétaux phanérogames, les cellules endospermiques à l'intérieur du sac embryonnaire et aux dépens d'une portion seulement du protoplasme qui y est contenu (fig. 13).

Chez les *insectes*, M. Balbiani a vu se former de même les cellules blastodermiques aux dépens d'une partie seulement du vitellus.

Il existe dans les plantes de très nombreux exemples de ce mode de formation auquel sont dues, en particulier, les cellules reproductrices des cryptogames (spores, zoospores, anthérozoïdes, oosphères). On voit dans ces deux cas, le noyau primitivement unique de la cellule se multiplier par une série de bipartitions successives au point que la cellule peut contenir un grand nombre de noyaux et jusqu'à des centaines. Le protoplasme qui entoure chaque noyau se condense, se sépare du protoplasme général par un contour net, puis, chez les végétaux, s'entoure d'une enveloppe de cellulose. Tantôt, les nouvelles cellules ainsi formées simultanément, à une faible distance l'une de l'autre, n'occupent qu'une petite partie de la cellule mère; le résidu proto-plasmique non employé à leur formation est considérable. Tantôt, au con-traire, elles se touchent et remplissent presque complètement la cellule mère; le résidu est très faible et on a ainsi un passage vers la division totale.

2° Division totale. — Ce procédé de division, dans lequel *tout* le proto-plasma de l'élément originel est employé à la constitution des cellules *nou-velles* est le plus général de tous et donne le plus grand nombre des éléments végétaux et la presque totalité des éléments animaux. Une cellule se divise et en donne deux nouvelles qui se séparent, si la cellule primitive est nue (*division simple*), qui restent comprises dans la même enveloppe si la cel-lule mère est pourvue d'une enveloppe (*division endogène*).

Rôle du noyau dans la multiplication des cellules. Karyokinèse ou karyo-mitose. — On a cru longtemps avec Remak, que toute cellule qui se divise

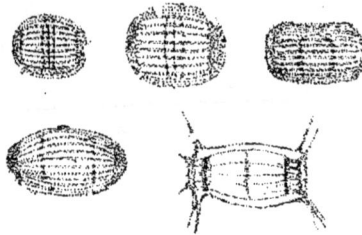

Fig. 14. — Karyokinèse végétale.
Phases successives de la division d'un noyau de *Spirogyra* (d'après Strasbürger).

présente les phénomènes suivants : le noyau ayant grossi, le nucléole s'al-longe, s'étrangle et se divise en deux nucléoles dont chacun occupe une des moitiés du noyau. Celui-ci s'allonge à son tour, s'étrangle en manière de sablier et finit par se diviser en deux noyaux. Puis le corps cellulaire s'étrangle aussi et sa masse se partage en deux moitiés dont chacune contient un des noyaux. Les recherches récentes de Strasbürger, de Guignard, etc., sur la formation des cellules chez les végétaux, celles d'Auerbach, Bütschli, Fol, Hertwig, Pérez, sur les phénomènes qui précèdent la segmentation du vitellus chez les invertébrés, segmentation qui n'est qu'un cas particulier de la formation des cellules par *scission*, ont montré que ce phénomène ne se produit pas aussi simplement qu'on le croyait depuis Remak, par une série d'étranglements portant successivement sur le nucléole, sur le noyau et sur le corps cellulaire. Les recherches de Ed. Van Beneden sur l'ovule du lapin et de certains chéiroptères ont montré que les faits découverts chez les inverté-brés se rencontrent aussi chez les mammifères. Depuis, d'innombrables observations portant sur tous les tissus animaux, ont donné la preuve que les phénomènes qui préparent et accompagnent la division des cellules offrent partout le même caractère essentiel.

Le noyau de la cellule qui va se diviser s'allonge, devient ellipsoïde ou fusiforme, perd sa membrane et se montre composé de fins filaments *achromatiques* (F) étendus dans le sens de son grand axe et qui lui donnent un aspect strié (*fuseau de direction*). En même temps, le filament nucléaire *chromatique* perd sa disposition réticulée (A) et prend la forme d'un peloton (*spirème*) B C), puis d'une guirlande (D). Cette guirlande se divise en segments disposés en étoile (E) qui se groupent dans le plan de l'équateur formant la *plaque nucléaire* (F). Chacun de ces segments (et, par suite, la plaque elle-même) se clive en deux moitiés qui s'éloignent l'une de l'autre en marchant vers l'extrémité du fuseau (H), où elles attirent autour d'elles les

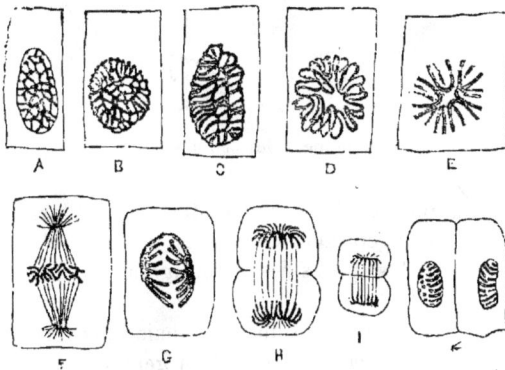

Fig. 15. — Karyokinèse animale.

A, noyau ordinaire d'une cellule épithéliale cylindrique; — *B, C*, le même noyau dans l'état d'enroulement; — *D*, forme de guirlande ou de rosette; — *E*, l'aster ou l'étoile unique; — *F*, un fuseau nucléaire de l'endothélium de Descemet de la grenouille; — *G, H, I*, amphiaster; — *K*, les deux noyaux nouveaux (d'après Klein).

granulations protoplasmiques voisines qui se disposent en lignes rayonnantes donnant à l'ensemble l'apparence du « spectre magnétique » ou de deux soleils accouplés (*amphiaster*).

Les divers segments de chacune des étoiles (*dyaster*) se soudent et reforment un filament unique, d'abord en guirlande, puis en peloton (*dispirème*), puis d'aspect réticulé qui s'entoure d'une membrane et un nouveau noyau se reforme par un processus inverse de celui décrit plus haut. Chaque noyau renouvelé et comme rajeuni va attirer et grouper autour de lui une partie du protoplasma de la cellule primitive qui va se séparer en deux masses (*cellules filles*), soit par une attraction qui étire, puis étrangle ce protoplasma, soit (chez les végétaux) par la formation d'une *plaque cellulaire* analogue à la plaque nucléaire et qui se dédoublera comme cette dernière.

Tel est le phénomène dans ses traits généraux, mais il présente des particularités suivant la nature des éléments qui se divisent, ovule, cellules du cartilage, cellules épithéliales, globules du sang, cellules pathologiques du cancer, etc. (Voy. *Traités d'histologie.*)

II. Bourgeonnement. — Chez les *végétaux*, le bourgeonnement cellulaire n'est en quelque sorte qu'une variété de la scission dans laquelle la division du protoplasma se complique de la formation d'une cloison émanée de la paroi. Ce cloisonnement est simple ou multiple et, dans le premier cas, il est égal ou inégal suivant que la cellule est partagée en deux moitiés égales ou non. Le bourgeonnement est un cloisonnement inégal (Van Tieghem). La cellule mère localise d'abord sa croissance en un point de sa périphérie et forme un petit rameau renflé à base très étroite. Une cloison se forme dans l'étranglement basilaire et la cellule se trouve partagée en deux segments très

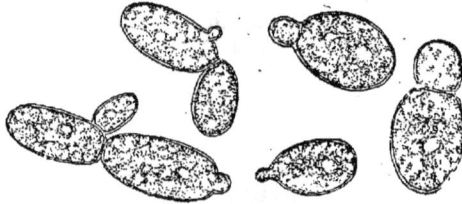

Fig. 16. — Bourgeonnement des cellules de la levure de bière.

inégaux dont le plus petit ou *bourgeon* se détache plus tard et acquiert à son tour la propriété de bourgeonner. C'est ainsi que se multiplie la levure de bière et que se forment les spores des champignons basidiomycètes (agarics, bolets, etc...).

Chez les *animaux* ce processus s'observe, mais sans formation de cloison, dans un certain nombre de cas : reproduction gemmipare de quelques infusoires, bourgeonnement des cellules de la gaine ovigère des insectes, formation des globules polaires de l'ovule (Ch. Robin), bourgeonnement des noyaux de certaines cellules lymphatiques et de la moelle des os (Ranvier), formation des capillaires. On l'observe notamment, d'une façon très manifeste, dans les globules blancs de l'axolotl.

III. Fusion. — La formation d'une cellule ou d'un élément plus différencié (fibre, tube) par fusion peut avoir lieu de deux manières : par *anastomose* et par *conjugaison*.

A. *Anastomose*. — Deux cellules *végétales* pourvues d'une enveloppe se touchent, résorbent leur membrane au point de contact et joignent leurs deux corps protoplasmiques en un seul. Cette fusion est très fréquente dans le thalle de beaucoup de champignons. C'est elle aussi qui donne naissance aux réseaux laticifères de diverses Composées, Aroïdées, etc. Le plasmode des Myxomycètes est formé par l'anastomose de nombreux globules nus amiboïdes, provenant de la germination des spores.

Chez les *animaux* la formation des fibres conjonctives, des fibres musculaires a aussi lieu, d'après certains auteurs, par la soudure bout à bout de cellules conjonctives, musculaires, etc.

B. *Conjugaison. Ovogénèse. Fécondation.* — Deux cellules nues plus ou moins différentes s'unissent, se pénètrent réciproquement au point de perdre leur individualité et se fondent en une masse sphérique plus petite que la somme des volumes des deux cellules et qui ne tarde pas en général à s'entourer d'une membrane. Cette contraction indique une combinaison intime

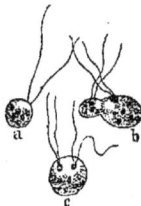

Fig. 17. — Conjugaison de deux zoospores
Pandorina morum.

a, une zoospore isolée ; — *b*, commencement de la conjugaison ; — *c*, la conjugaison achevée.

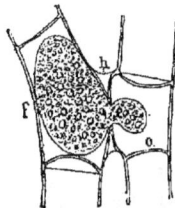

Fig. 18. — Deux cellules de *Sirogonium* pendant la conjugaison.

et explique l'apparition de nouveaux caractères dans la cellule produite qui est réellement *nouvelle.*

C'est toujours par conjugaison que se forme l'*œuf*, c'est-à-dire la cellule mère de la plante et de l'animal.

Le phénomène est assez obscur quoique réel chez les *végétaux* phanérogames, mais il est très net chez les cryptogames où l'on peut distinguer deux cas : 1° les deux corps protoplasmiques qui se combinent pour former la cellule germe ou zygospore sont en apparence égaux, conjugaison *égale.* Exemple : Conjugaison des *Spirogyra, Syrogonium, Mesocarpus ;* conjugaison des zoospores mobiles de *Pandorina, Ulothrix, Monostroma* et autres algues ; 2° les deux corps protoplasmiques sont inégaux ; l'un est dit élément mâle, *Anthérozoïde*, l'autre élément femelle, *Oosphère ;* c'est la conjugaison *différenciée* ou *sexuelle*, c'est-à-dire la *fécondation.* Les algues en offrent de très nombreux exemples.

Chez tous les *animaux*, depuis les polypes jusqu'à l'homme, l'œuf fécondé qui reproduira l'être est constitué par une semblable conjugaison de deux cellules inégales, sexuelles, le spermatozoïde et l'ovule[1].

IV. Rajeunissement (n'existe que chez les végétaux). — Le protoplasma de la cellule mère est en quelque sorte pétri à nouveau, et la cellule nouvelle n'est que l'ancienne rajeunie. Si la masse de la cellule ancienne passe tout entière dans la cellule nouvelle, il y a *rajeunissement total.* C'est le cas pour la formation des zoospores des *Œdogonium, Vaucheria*, etc., et pour la germination des spores de beaucoup de cryptogames. Si une partie seulement de ce protoplasme passe dans la cellule fille, le reste servant soit à nourrir celle-ci pendant les premiers instants, soit à jouer

_____

[1] L'apparition de la conjugaison ou génération sexuée paraît se faire chez les éponges qui sont comme des colonies d'amibes et d'infusoires flagellifères (monades). Elle est très nette chez les polypes (cœlentérés).

quelque rôle utile à son développement, le rajeunissement est *partiel*. La production des anthérozoïdes des Cryptogames vasculaires (fougères, prêles, etc.), nous en offre un exemple.

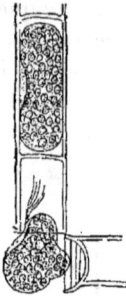

Fig. 19. — Cellules d'*OE-dogonium* donnant naissance à des zoospores par rajeunissement de leur protoplasma.

Tels sont les procédés de la Morphologie générale par lesquels une cellule ou un élément anatomique en général sort d'une autre cellule et dont l'étude nous a montré que *jamais on ne voit se former une cellule de toutes pièces*, ni même du protoplasma amorphe, mais que toute cellule et tout protoplasma ne font seulement que continuer une cellule et un protoplasma antérieurs. De même, pour les organismes composés pris dans leur totalité, le travail morphologique qui les forme est contenu dans l'état antérieur ou héréditaire et n'est qu'une *répétition* de cet état. Nous n'assistons réellement à la naissance d'aucun être : nous ne voyons qu'une continuation périodique, sous l'influence non de causes actuelles, mais d'une action primitive, d'une impulsion initiale liée à un ensemble cosmique général dont les conditions exactes nous échappent.

DIVISION DU TRAVAIL PHYSIOLOGIQUE

Organismes simples et organismes composés. — La synthèse morphologique façonne donc le protoplasma dans un moule très simple, la cellule, qui peut exister à l'état d'être distinct, comme c'est le cas pour les animaux et les végétaux unicellulaires (Amibes, Infusoires, etc.). Mais tous les êtres de ces deux règnes ne sont pas aussi simples et il existe, dans l'un et l'autre, des séries innombrables de formes, composées d'un nombre immense de cellules associées en un organisme complexe. Ces cellules, ainsi constituées en véritables colonies, vivent toutes chacune pour leur compte d'une façon *autonome*, bien que subordonnées à la vie d'ensemble de la colonie. Mais tandis que dans les êtres unicellulaires, la cellule unique exécute à elle seule toutes les fonctions, absorption, sécrétion, locomotion, reproduction, dans les organismes complexes toutes les cellules ne peuvent être dans les mêmes rapports, soit avec le monde extérieur, soit entre elles ; les unes restent à la surface, les autres s'enfoncent dans la profondeur de l'organisme. Placées dans des conditions différentes, elles cessent donc de se ressembler et se différencient, c'est-à-dire se développent d'une façon spéciale attirant à elles, suivant leur position, une fonction déterminée et se chargeant d'un travail plus défini. Nous voyons la première ébauche de cette tendance à la différenciation, à la division du travail, dans le protoplasma fondamental différencié en *réticulum* et en *enchylème*, puis dans la cellule dont la masse se différencie en noyau et en corps cellulaire, et le corps cellulaire en *ectoplasme* et *endoplasme*.

A mesure que cette spécialisation portant sur des groupes de cellules s'ac-

centue davantage, nous voyons surgir des organes particuliers dont les différentes parties montrent à un plus haut degré elles-mêmes la division du
travail. En sorte qu'un organisme est d'autant plus complet, d'autant plus
élevé dans la série, que le travail physiologique est chez lui plus divisé par
la formation d'organes ayant une fonction bien déterminée. Quels que soient

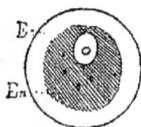

Fig. 20. — Monoplaste.

Ec., ectoplasme; — *En.*, endoplasme.
(Ray-Lankester.)

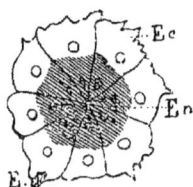

Fig. 21. — Section optique de la morula
(ovule segmenté).

Ec., ectoderme; —*En.*, endoderme; — *F.*, particules
nutritives. (Ray-Lankester.)

d'ailleurs le nombre et la complexité des organes, des appareils, des systèmes constitués par ces perfectionnements successifs, il faut bien savoir
qu'ils n'ont pas en eux-mêmes leur raison d'être et n'existent pas pour eux.
Ils existent pour les cellules seules autour desquelles ils créent et entretiennent le milieu et les conditions nécessaires à la vie de ces éléments.

La cause de cette faculté de spécialisation est due à ce fait que le protoplasme contient *en germe*, comme nous l'avons dit plus haut, *toutes les propriétés* générales des corps vivants. Les cellules se spécialisent et se différencient par *exagération* de l'une de ces propriétés au détriment des autres.
Mais cette différenciation n'est due qu'à une division incomplète du travail
physiologique, puisque chaque élément, en manifestant avec exagération
une propriété, possède naturellement les autres sans lesquelles il ne vivrait
pas. Au milieu de la variété fonctionnelle il y a donc toujours l'unité vitale.

B. — SYNTHÈSE CHIMIQUE — ASSIMILATION

Fabrication des principes immédiats du protoplasma. — La synthèse
chimique qui fabrique, aux dépens des matériaux du monde extérieur, le
protoplasma, la matière première de la vie, que la synthèse morphologique
ne fait que mettre en œuvre et façonner, est réellement, bien que nous en
ayons mis l'étude en second lieu, le phénomène fondamental de la *création
organique.*

Quatorze corps simples entrent dans la composition chimique des organismes, même les plus élevés, pour former les éléments de leurs organes et
ce sont ces quatorze corps simples que la synthèse chimique doit emprunter au
milieu ambiant pour les combiner entre eux de mille manières et en tirer la
substance élémentaire, vivante, le protoplasme et les très nombreux principes
immédiats élaborés par elle. En ce qui concerne le protoplasme lui-même,

nous n'assistons point à la synthèse primitive qui le crée ; nous ne voyons que la synthèse secondaire par laquelle s'accroit et se multiplie un protoplasme préexistant et ancestral qui ne naît point, mais se continue seulement, toujours le même, à travers les générations.

Les *procédés* et les opérations de cette synthèse chimique vitale sont encore très peu connus et ne ressemblent pas nécessairement à ceux qu'emploient les chimistes, pour faire les synthèses des substances organiques, grasses, sucrées, amylacées, etc., qu'ils sont arrivés à reconstituer. Il est même très probable qu'ils sont entièrement différents et tout à fait spéciaux. Mais ces procédés nous échappent et si on a pu faire, à leur égard, des hypothèses plus ou moins ingénieuses, ces hypothèses sont encore discutées et nous ne saurions entrer dans leur examen. (V. *Traités de chimie biologique.*)

Quelle que soit la diversité des organes où se font, chez les animaux comme chez les végétaux, les diverses synthèses de principes immédiats, c'est toujours le protoplasme qui en est l'agent, et nous avons vu précédemment en quoi diffèrent, à ce point de vue, le protoplasme chlorophyllien et le protoplasme incolore.

Le *sens général* de ces synthèses est un phénomène de *désoxydation*, du moins chez les végétaux qui sont les plus puissants, sinon les seuls fabricateurs de principes immédiats organiques. Les matières premières qu'ils mettent en œuvre sont en général des corps fortement oxygénés ou saturés, tandis que les principes fabriqués sont au contraire pauvres en oxygène. La désassimilation agit en sens inverse, *oxydant* ces produits peu oxygénés et les transformant en CO^2, H^2O, AzH^4O.

Mise en réserve. — Entre la *synthèse*, c'est-à-dire le phénomène *chimique* qui produit un principe immédiat, amidon, graisse, albumine et l'*assimilation* proprement dite, c'est-à-dire le phénomène *physiologique* par lequel ce principe immédiat est *rendu semblable* à la substance protoplasmique et sert à sa croissance, il y a la *mise en réserve* de ce principe immédiat. Cette mise en réserve ne donne pas lieu en général chez les animaux (sauf pour la graisse) à une accumulation notable, parce que le principe est consommé, assimilé, au fur et à mesure de sa production ; mais chez les végétaux, et chez les animaux eux-mêmes dans certaines conditions, la réserve peut être considérable et n'est consommée que plus tard. Il résulte de ce fait que la nutrition, la croissance de l'être vivant n'est jamais directe, mais se fait aux dépens des matériaux de réserve et grâce à l'intervention de ferments particuliers (pepsine, diastase, etc.).

Entre la synthèse qui produit ces réserves et l'assimilation nutritive qui les consomme, on constate quelquefois une alternance régulière. Ainsi, pendant le jour, une cellule de *Spirogyra* fabrique et amasse sa réserve, mais ne croit pas et ne se cloisonne pas ; pendant la nuit, elle croît et se cloisonne en dépensant sa réserve, mais ne fabrique pas. Même alors que la synthèse et la nutrition sont simultanées, la nutrition actuelle a lieu aux dépens des produits d'une synthèse antérieure, tandis que la synthèse actuelle reconstitue la réserve à mesure qu'elle s'épuise.

Le mécanisme de l'absorption et de la mise en œuvre de chacun des éléments qui entrent dans la constitution des cellules serait très important à connaître ; mais on n'a quelques notions que sur un petit nombre d'entre eux, les plus essentiels il est vrai.

Assimilation simultanée du carbone, de l'hydrogène et de l'oxygène.— *Synthèse des hydrates de carbone.* — Le carbone, qui existe dans toute combinaison organique et qui forme en général la moitié du poids du protoplasme, entraîne du même coup, dans son assimilation, l'hydrogène et l'oxygène. — C'est seulement [lorsqu'il *contient de la chlorophylle* et qu'il reçoit la *radiation solaire* que le protoplasme assimile le carbone. Le phénomème consiste dans la décomposition du CO^2 absorbé dans le milieu extérieur (air ou sol), avec dégagement d'un volume égal d'O et fixation du C sur les éléments de l'eau (H^2O). Le premier produit de cette assimilation est l'aldéhyde méthylique

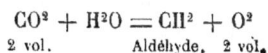

$$CO^2 + H^2O = CH^2 + O^2$$
2 vol.   Aldéhyde.   2 vol.

aldéhyde d'où dérive par polymérisation, déshydratation ou oxydation un hydrate de carbone soluble, dextrine, maltose ou glucose $C^6H^{12}O^4$, qui, dans la plupart des plantes, se trouve produit en excès et se met aussitôt en réserve dans les corps chlorophylliens, sous forme de grains d'amidon (fig. 22).

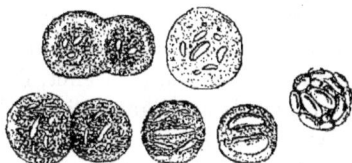

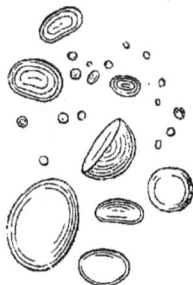

Fig. 22. — Corps chlorophylliens à divers états contenant des grains d'amidon (Sachs).   Fig. 23. — Grains d'amidons du blé.

Si on expose à la lumière, dans un milieu contenant du CO^2, une cellule quelconque aux corps chlorophylliens de laquelle on a, par un séjour préalable à l'obscurité, fait perdre toute trace d'amidon, on voit bientôt apparaître de nouveaux grains d'amidon dans ces corps chlorophylliens. Au soleil, il suffit pour cela de cinq minutes avec une Spirogyre, d'une heure ou deux avec une feuille d'*Élodea*. A la lumière diffuse, il faut deux heures dans le premier cas, quatre ou cinq dans le second. L'apparition de l'amidon est d'ailleurs d'autant plus rapide que la proportion de CO^2 dans le milieu extérieur est plus favorable à sa décomposition (de 8 p. 100 par exemple). Il ne se forme pas d'amidon si la cellule est exposée au soleil dans un air privé de CO^2, et même l'amidon déjà formé disparaît dans ces conditions, comme à l'obscurité. (Van Tieghem, p. 605.)

Les cellules *sans chlorophylle* (champignons, cellules animales) ne peuvent décomposer CO_2 et par suite assimiler le carbone brut. Cet élément doit leur être fourni sous la forme de composés organiques plus ou moins complexes tout au moins ternaires, produits eux-mêmes au préalable, soit par l'assimilation du carbone dans les cellules vertes, comme le sucre ou l'acide tartrique, soit par les synthèses artificielles, comme l'acide acétique, l'alcool. C'est ainsi, par exemple, que M. Pasteur a pu entretenir indéfiniment la nutrition et la croissance de certaines cellules sans chlorophylle, telles que le *Micrococcus aceti* et le *Mycoderma vini* avec un liquide de culture formé des principes suivants, tous empruntés, même l'alcool (par synthèse), au règne minéral : alcool ou acide acétique pur, ammoniaque, acide phosphorique, potasse, magnésie, eau, oxygène gazeux. Dans ce milieu si simple, sans albumine, sans produits organisés, en l'absence de toute matière verte, à l'obscurité une cellule de *Mycoderma* produit une quantité considérable de cellules nouvelles contenant des matières albuminoïdes, de la cellulose, de la graisse, des matières colorantes, de l'acide succinique, etc...

Assimilation de l'azote. — « A l'aide des hydrates de carbone reçus du dehors ou formés dans son sein, la cellule poursuit activement le travail assimilateur en y combinant l'azote pour former, en définitive, les matières albuminoïdes. Ce degré supérieur de synthèse ne dépend plus de la présence de la chlorophylle, et de l'action de la lumière, *il appartient à tout protoplasme.*

Chez les *végétaux*, les matériaux premiers de cette assimilation sont l'acide nitrique ou l'ammoniaque, absorbés par la cellule dans le milieu extérieur, sous forme de nitrates ou de sels ammoniacaux. Mais l'azote libre est aussi assimilé, comme on le sait aujourd'hui, surtout par les légumineuses, reconnues, depuis longtemps, en agriculture, comme plantes *améliorantes.* Cette assimilation se fait par un mécanisme curieux : ce sont, en effet, des bactéries qui, vivant en parasites sur les racines de ces plantes, fixent l'azote gazeux et le transmettent aux cellules des radicelles.

« En entrant en combinaison avec les hydrates de carbone pour former la matière albuminoïde, l'acide nitrique doit subir une réduction et perdre de l'O. Il est vraisemblable qu'il se forme d'abord des amides, asparagine, leucine, tyrosine, etc., et que c'est aux dépens de ces dernières que s'édifient ultérieurement les matières albuminoïdes, par une synthèse finale encore inconnue [1]. »

Chez les *animaux*, le travail synthétique de la cellule est considérablement abrégé sinon supprimé, parce qu'il porte sur des combinaisons azotées toutes faites, résultant d'une synthèse préalable faite par d'autres cellules végétales ou animales. Il suffit alors que ces combinaisons soient dialysables, c'est-à-dire capables de traverser la couche périphérique du protoplasme, et c'est pour réaliser cette condition qu'interviennent les ferments digestifs. Les cellules animales ne possèdent pas d'ailleurs le pouvoir de fabriquer des matières albuminoïdes en fixant de l'azote sur des hydrates de carbone. Tout

[1] Van Tieghem. *Botanique*, p. 606.

au plus peuvent-elles, comme Weiske l'a montré récemment, utiliser l'asparagine, produit de décomposition des albumines végétales, pour reformer
avec elle de l'albumine. De même on a pu cultiver diverses plantes (maïs,
avoine, seigle, moisissures, etc.) en leur donnant l'azote sous forme de corps
amidés (asparagine, leucine, tyrosine, urée, acide hippurique, etc.). Mais,
en général, la culture ne réussit pas avec des matières albuminoïdes parce
qu'elles ne sont pas absorbées par la cellule, à moins que celle-ci ne produise de la pepsine qui les transforme en peptones. On voit que les animaux
et les végétaux se comportent à ce point de vue d'une façon inverse.

Nous reviendrons plus loin à propos de la nutrition sur toutes ces importantes questions.

Digestion intra-cellulaire. — Assimilation finale. — Dans la forme sous
laquelle les principes immédiats sont emmagasinés dans la cellule, ils ne
sont pas directement assimilables. Les uns sont insolubles : amidon, huile,
cellulose, etc., et doivent être rendus solubles par des ferments qui les
hydratent et qui les dissolvent : diastase, saponase, cellulosine, pepsine.
C'est une vraie digestion intra-cellulaire. Les autres sont dissous dans le suc
cellulaire : saccharoses, glucosides, etc., mais doivent être simplifiés et dédoublés aussi par hydratation par des diastases correspondantes : invertine,
émulsine, etc., et c'est encore une digestion.

II. — DESTRUCTION ORGANIQUE

La destruction organique est un phénomène inverse de ceux que nous
venons d'étudier, et il est possible d'y reconnaître également deux degrés :
1° destruction morphologique ; 2° destruction chimique.

1° Destruction morphologique.

Vieillesse et mort des éléments anatomiques. — On peut décrire sous
ce nom les phénomènes qui amènent la disparition des éléments anatomiques soit par un travail physiologique s'opérant pendant la vie et détruisant les éléments plus ou moins complètement, comme la fonte épithéliale
de certaines glandes en activité, la kératinisation et desquamation des revê-
tements cutanés et muqueux, la destruction des globules rouges dans le foie
et la rate ; soit par un travail pathologique amenant la mort de ces éléments :
nécrose, gangrène, fonte granulo-graisseuse, etc.

La *durée de la vie* des cellules est très difficile à déterminer et doit
d'ailleurs être très variable. Pour quelques-unes, comme certaines cellules
glandulaires et les cellules épithéliales de l'intestin, elle est très courte ;
pour d'autres, les cellules épidermiques de la peau et des muqueuses, elle
est de plusieurs mois. L'étude de la croissance des ongles a montré qu'une
cellule onguéale vit quatre mois en été, cinq mois en hiver et qu'un homme

de quatre-vingts ans a eu ses ongles renouvelés deux cents fois. — Mais on ignore combien dure un globule de sang, une cellule conjonctive, et, d'ailleurs, beaucoup d'éléments, tels que les éléments nerveux, osseux, tendineux, musculaires, etc., paraissent vivre aussi longtemps que l'organisme.

Quelques faits tendraient pourtant à prouver que certains éléments qui nous paraissent permanents se détruisent à des intervalles plus ou moins éloignés pour être remplacés par des éléments plus jeunes. Wittich a vu, par exemple, que chez la grenouille un certain nombre de fibres musculaires disparaissent pendant l'hiver, tandis qu'il s'en forme de nouvelles au printemps, suivant le type du développement embryonnaire. Miescher a signalé le même fait chez les saumons de la mer du Nord, qui vont frayer dans le Rhin et qui y restent plusieurs mois sans manger. On a observé aussi cette destruction de fibres musculaires chez l'homme pendant certaines maladies graves, suivie de leur néoformation pendant la convalescence.

D'après cela, il n'est pas déraisonnable de supposer que, longtemps après la période du développement embryonnaire, il persiste dans les divers tissus un certain nombre de *cellules blastodermiques* non différenciées, qui pourront plus tard, à l'occasion, évoluer à leur tour et remplacer des éléments homologues détruits accidentellement. Il est probable que beaucoup de néoformations pathologiques ne sont que le développement intempestif de ces éléments embryonnaires restés dans les tissus.

Enfin, après la mort, tous les éléments anatomiques sont détruits plus ou moins vite, dans leur forme et dans leur substance, mais ces phénomènes ne sont plus d'ordre physiologique et il n'y a pas lieu d'insister.

2° *Destruction chimique.* — *Désassimilation.*

Usure et destruction de la substance vivante. — A l'inverse des phénomènes de synthèse chimique et d'assimilation qui s'exécutent d'une façon obscure et silencieuse, les phénomènes de destruction, d'usure se traduisent aux yeux par des signes qui nous servent, par une contradiction bizarre, à caractériser la vie. Le mouvement, la sécrétion, la pensée s'accompagnent d'une destruction du muscle, de la glande, de la substance nerveuse, destruction que nous pouvons mesurer par ses produits et qui est d'ordre purement physico-chimique.

Rôle des fermentations. — Le processus général de ce travail d'usure est la *fermentation*, dont l'oxydation n'est qu'un épiphénomène. Cette fermentation s'exécute au moyen de *ferments solubles* : diastases, pepsine, trypsine, saponase, émulsine, invertine, etc., qu'on retrouve également chez les animaux et chez les végétaux et qui, fabriqués par les cellules, agissent pour décomposer et transformer les produits des réserves nutritives; ou au moyen de ferments *figurés*, véritables organismes vivants, analogues à la levure de bière, dont la vie s'identifie avec la fermentation même qu'ils produisent (Pasteur). Or, les phénomènes de destruction des matériaux organiques de notre corps paraissent intimement liés à l'activité propre des éléments histologiques de nos organes, activité comparable à celle des globules de levure de bière et produisant aussi une fermentation.

Les *ferments figurés* ne sont en réalité que des cellules libres, toutes semblables entre elles quand le ferment est pur, et que l'on peut faire vivre, à l'exclusion de toutes autres, dans des conditions parfaitement déterminées. Mille cellules de ferment ne font que multiplier par mille l'action d'une seule, sans la compliquer. Suivre tous les détails d'une fermentation, c'est donc observer à un énorme grossissement ce qu'on pourrait appeler la *vie chimique* d'une cellule d'espèce particulière placée dans des conditions déterminées, c'est étudier la vie dans son degré le plus grand de simplicité. La vie d'un végétal ou d'un animal, composé d'un grand nombre de cellules, ne diffère, au point de vue chimique, d'une fermentation, que par le nombre et la variété des phénomènes résultant de l'association d'éléments très divers et dont chacun se comporte comme un véritable ferment. Si l'on pouvait faire vivre et cultiver, en dehors de l'organisme, ces éléments anatomiques, on réussirait à les connaître aussi bien que les *levures* et les *bactéries*, et les mystères les plus intimes de la vie seraient ainsi dévoilés (Edm. Perrier). On est en droit de supposer cependant qu'ils se comportent de la même façon que ces ferments.

Or, parmi ces derniers, comme l'a montré Pasteur, les uns sont essentiellement *aérobies* (ferment du vinaigre, ferment lactique, moisissures, etc.). Les cellules du *mycoderma aceti*, par exemple, ensemencées dans du vin étendu d'eau, absorbent jusqu'à 110 fois leur poids d'oxygène dans les vingt-quatre heures, s'assimilent l'alcool, l'oxydent et le transforment en acide acétique. En même temps elles dégagent de la chaleur et se multiplient activement. C'est là le type de l'activité cellulaire aérobie.

Au contraire, le ferment ou vibrion butyrique, qui transforme l'amidon et le sucre en acide butyrique, est essentiellement *anaérobie*. Il vit sans air et emprunte à la décomposition des matières sur lesquelles il agit toute l'énergie nécessaire à la fabrication des matériaux de sa nutrition, de son accroissement et de sa multiplication. C'est le type de l'activité cellulaire anaérobie. Enfin, certains ferments, tels que la levure de bière, peuvent vivre, selon les conditions où ils sont placés, suivant le mode aérobie ou anaérobie.

De même, quoique plus différenciés, les éléments qui forment les tissus des animaux et des végétaux vivent suivant ces deux modes. Presque tout l'oxygène absorbé par l'animal qui respire est employé à brûler les réserves organiques en produisant de l'acide CO_2 et de l'eau, et un grand dégagement de chaleur. C'est la vie aérobie. Mais une certaine partie des réserves se détruit aussi sans intervention de l'oxygène par *hydratation*, par *dédoublement* direct, en produisant de l'acide CO_2 et de l'eau, et en dégageant une certaine quantité de chaleur et d'énergie qui s'ajoute à celle des combustions directes. C'est la vie anaérobie. L'énergie qui en résulte, mesurée par Gautier, représente, pour les grands animaux, le cinquième de l'énergie totale. Il en est de même chez la plante, mais avec une prédominance du fonctionnement anaérobie. Le volume d'O, contenu dans l'acide CO_2 exhalé par le végétal, à l'obscurité, est supérieur de *plus de moitié* à celui de l'O absorbé. Cet excédent d'O provient des dédoublements anaérobies des réserves, d'où une source d'énergie étrangère aux phénomènes de combustion directe proprement dite.

D'après H. Seyler, l'*oxydation* ne paraît intervenir que dans la *destruction secondaire* des produits de décomposition provenant de la fermentation des substances azotées et hydrocarbonées des tissus. Si le résultat final de la destruction chimique est une oxydation de l'albumine, de la graisse, du sucre, etc., qui sont ainsi transformés en CO^2, H^2O, Az^4O, etc., on ne peut pas dire cependant, comme l'usage s'en est établi depuis Lavoisier, qu'il ne s'agit là que d'un simple phénomène de *combustion*, analogue à la combustion par oxydation directe du carbone ou de l'hydrogène à l'air. Car l'albumine par exemple ne se transforme pas du premier coup en CO^2, H^2O, CO Az^2H^4 (urée) et elle passe auparavant par une série de corps intermédiaires, en sorte qu'on ne saurait considérer la formation de l'urée comme un phénomène d'oxydation directe produit par l'action oxydante de l'oxygène.

La *théorie de la combustion directe*, qui a déterminé un progrès si considérable quand Lavoisier l'a introduite en physiologie, n'a donc pas été confirmée par les recherches modernes et ce sont les fermentations qui jouent le rôle qu'il attribuait à la combustion et qui produisent CO^2 par voie de décomposition et de dédoublement.

La conception du rôle de l'oxygène dans l'économie doit donc être modifiée et si ce gaz est indispensable à la vie, ce n'est pas par sa combinaison directe avec le protoplasma qu'il provoque le fonctionnement vital, c'est probablement en agissant sur lui à titre d'*excitant*, ou, peut-être, en *brûlant* et en rendant inoffensifs pour l'organisme et facilement éliminables, les *toxines animales*, les produits usés (comparables aux résidus industriels) qui résultent du fonctionnement des énergies cellulaires.

En résumé, c'est par un processus analogue à celui de la fermentation avec oxydation secondaire que les substances organiques vivantes se transforment et se détruisent incessamment.

Parmi ces fermentations, celles qui produisent la *putréfaction* et qui sont dues à des organismes inférieurs, vibrions, bactéries, etc., vivant en dehors du contact de l'oxygène libre et dits *anaérobies* paraissent être le type des actions destructives qui siègent au sein des éléments et des tissus.

Hoppe-Seyler a montré que le fait essentiel de la putréfaction est une modification de l'équilibre moléculaire de la substance qui se pourrit avec transport de l'O. de l'atome H. à l'atome C., d'où dérivent des phénomènes secondaires donnant naissance à des produits très nombreux : acides gras volatils, ammoniaques, leucine, tyrosine, CO^2, HS, H et Az, et ce fait est accompli par les ferments figurés, vibrions, bactéries, etc. Or, les éléments anatomiques de l'organisme paraissent jouir de propriétés analogues à celles de ces ferments et se comporter comme eux. On peut donc, jusqu'à un certain point, dire avec Mitscherlich que « la vie n'est qu'une pourriture ».

La fermentation caractérise donc la chimie vivante et son étude rentre ainsi dans le domaine de la physiologie générale.

PHYSIOLOGIE GÉNÉRALE

LE MILIEU INTÉRIEUR ET LES TISSUS

I. — LE MILIEU INTÉRIEUR

Plasma interstitiel, lymphe, sang.

Différenciation du milieu intérieur. — Tous les éléments anatomiques ont besoin d'oxygène capté par l'appareil respiratoire, et de matériaux de rénovation préparés par le tube digestif. Tous, ils ont besoin aussi d'être débarrassés des produits usés de leur désassimilation, qui doivent être entraînés vers l'appareil excréteur. Un liquide formé par les exsudats de tous les éléments anatomiques groupés en une même organisation et contenant lui-même des éléments flottants, détachés de diverses régions du corps, sert d'intermédiaire, au point de vue de la respiration, de l'assimilation, de la dépuration, à tous les éléments associés de l'organisme. C'est dans ce liquide, qui les entoure, que vivent véritablement ceux-ci, c'est-à-dire qu'ils puisent et rejettent tout ce qui leur est utile ou nuisible. Ce liquide (lymphe diffuse, plasma interstitiel) est le véritable *milieu intérieur* de l'organisme.

Chez les *arthropodes* les plus inférieurs il remplit aussi toute la cavité générale du corps qui lui sert de réservoir central, et est continuellement brassé par les contractions mêmes du corps, ou par des cils vibratils dont cette cavité est revêtue, ou par des contractions rythmiques du tube digestif. Il ne présente pas de canalisation propre ni de courant à direction déterminée. Chez les arthropodes supérieurs, il se fait une canalisation centrale avec poche cardiaque, mais elle reste incomplète à la périphérie où elle se perd dans les lacunes des tissus.

Chez les *vers*, il se constitue un appareil vasculaire complètement *clos*. Le liquide unique (*hémolymphe*) des arthropodes se différencie en deux liquides : l'un, le *plasma interstitiel* ou *lymphe*, chargé de corpuscules flottants, reste libre dans la cavité générale aboutissant des lacunes des tissus ; l'autre, le *sang*, est contenu dans des vaisseaux fermés. Il peut être incolore, jaune, vert ou rouge.

Chez les *vertébrés*, l'appareil circulatoire rappelle celui des vers en ce qu'il est complètement clos, mais, en outre, par une nouvelle différenciation, la lymphe diffuse se canalise en partie et il se constitue un ensemble de vaisseaux *blancs* dont les racines plongent dans les lacunes conjonctives de tous les organes, dans la cavité péritonéale (représentant la cavité générale des invertébrés), et dont le sommet vient s'ouvrir dans les vaisseaux *rouges* près du cœur. Il y a ainsi trois *humeurs constituantes* chez les vertébrés : la lymphe interstitielle, la lymphe canalisée et le sang.

Le sang proprement dit, c'est-à-dire le plasma *respiratoire* canalisé, ne se différencie que là où il y a un appareil respiratoire différencié (branchie ou poumon). Dans le cas de respiration diffuse, il n'y a que le plasma interstitiel ou hémolymphe.

La lymphe diffuse ou plasma interstitiel est donc un liquide plus simple (et, par cela même, plus général dans la série) que le sang. Elle doit donc être décrite avant lui. Nous étudierons donc, en suivant le degré de complication de ces humeurs : 1° la lymphe lacunaire ou plasma interstitiel ; 2° la lymphe canalisée ou lymphe proprement dite ; 3° le sang. Mais cet ordre n'implique pas que la lymphe *canalisée* précède, dans la série animale, le sang proprement dit, car c'est le contraire, et le système des vaisseaux et des ganglions lymphatiques est *surajouté* au système vasculaire sanguin plus important et plus général ; la lymphe canalisée devrait être étudiée logiquement après le sang. C'est pour la facilité que nous la plaçons avant.

PLASMA INTERSTITIEL

SON IMPORTANCE. — Bien que les physiologistes n'aient pas l'habitude de l'étudier, ou confondent son étude avec celle de la lymphe, l'importance de ce liquide est considérable. Si dans certains tissus à nutrition peu active ou à éléments très serrés, son rôle est évidemment presque nul, dans tous les autres, son importance est capitale. Nous avons vu en effet que le proto-plasma des cellules contient de 80 à 90 p. 100 d'eau. La plus grande partie de cette eau forme l'*enchylème* ou *paraplasme* dans lequel baignent le *réti-culum* plastique et les granulations diverses. Une substance aussi délicate que le protoplasma ne peut vivre qu'à condition d'être plongée dans une atmosphère liquide qui la soutient mécaniquement et où elle puise tous les principes nécessaires à sa rénovation, où elle verse ses produits d'excrétion, de même que tous les êtres uni ou pauci-cellulaires ne peuvent vivre que dans l'eau douce ou salée.

NATURE DES ÉCHANGES. — Cette atmosphère liquide, intermédiaire obligé entre l'élément et le sang (messager du monde extérieur dans lequel nous vivons) est le milieu intérieur de l'organisme. C'est un lieu d'échanges con-tinuels et faciles, d'une part avec l'élément, d'autre part avec le sang : le sang artériel lui apporte de l'oxygène et des produits de rénovation; le plasma rend au sang capillaire qui en contient moins que lui et qui est plus alcalin du CO_2 et divers produits d'excrétion. Le plasma interstitiel cède aussi à la lymphe canalisée du CO_2, de l'urée et autres déchets. Il y a donc un double appareil de drainage, tandis qu'il n'y a qu'un seul appareil d'ali-mentation, comme si l'organisme redoutait moins la privation d'aliments que l'empoisonnement par ses propres résidus.

La *composition chimique* de ce plasma interstitiel ne saurait être analysée, car il est impossible de s'en procurer une certaine quantité exempte d'autres éléments. Il ne faudrait pas croire *a priori* qu'elle doit ressembler à celle des plasmas sanguin et lymphatique, car il est évident qu'elle est infiniment plus riche en CO_2 libre que le plasma sanguin, et que celui-ci, d'autre part, con-tient des substances destinées à fixer ce CO_2 en combinaisons chimiques qui ne se dissocieront qu'au niveau du poumon. En outre, les parois des capillaires sanguins et lymphatiques ne se comportent pas comme un dialyseur inerte et ne laissent pas pénétrer ni transsuder indistinctement tous les principes de ces plasmas, mais exercent une action élective en quelque sorte *sécrétoire*, comme H. Seyler l'a montré en faisant passer du sérum sous pression à travers l'uretère[1]. Enfin, par le fait même des phénomènes de diffusion continuels dont le plasma interstitiel est le siège, sa composition présente une mobilité incessante.

Le liquide de l'*œdème*, non inflammatoire, dont on peut se procurer d'assez grandes quantités, peut donner une idée de la composition chimique du plasma interstitiel, dont il doit évidemment se rapprocher, surtout si l'œdème est purement mécanique. — Voici une analyse comparée de ce liquide et de la lymphe canalisée :

	Œdème.	Lymphe.
Eau.	975,20	926
Albumine.	5,42	61
Extractifs	3,76	} 8
Sels	15,62	}
Fibrine.	0	4
	1,000	1,000

On remarquera qu'il ne contient point de fibrine et est plus riche en eau et en sels que la lymphe canalisée.

La *quantité* du plasma interstitiel est énorme et c'est l'humeur la plus abondante de l'économie, elle représente (avec la lymphe canalisée) 1/4 à 1/3 du poids du corps. Le sang n'en représente guère que 1/10 à 1/13.

L'*origine* du plasma interstitiel est double : 1° Il provient en partie du plasma sanguin transsudé à travers les parois des capillaires les plus fins, et épanché dans les espaces conjonctifs et les interstices des éléments anatomiques auxquels il apporte les matériaux de leur réparation ; 2° de leur côté, les éléments anatomiques laissent exsuder, avec une partie des liquides de leur *enchylème*, d'une part, les produits *excrémentitiels* de leur incessante activité, produits en général cristallisables et aptes à l'exosmose, et d'autre part, pour certains éléments qui fabriquent ou emmagasinent des matériaux de réserve, des proportions de ces matériaux appropriés aux besoins de l'organisme. L'ensemble des principes et des humeurs provenant de ces diverses sources forme le plasma interstitiel dont la composition chimique se trouve être à la fois très complexe et très mobile.

[1] Voici les chiffres intéressants de l'expérience de H. Seyler :

Sérum avant son passage.			Liquide transsudé.		
Eau.	941,05		953,4		
Résidu sec.	59,00	Rapport	46,6	Rapport	
Albumine.	55,73	1,06	41,6	1,12	

LA LYMPHE

DÉFINITION. — La lymphe est le liquide qui circule dans les vaisseaux lymphatiques. C'est, au point de vue des éléments qui la constituent, une sorte de sang sans globules rouges, de même que le sang peut être considéré comme une lymphe pourvue de globules rouges. Elle provient du plasma interstitiel alimenté lui-même par le plasma sanguin, et se jette dans le sang veineux, près du cœur, après avoir traversé des organes — les ganglions — où elle se charge d'éléments importants, les globules blancs.

Le *chyle*, simple variété locale et momentanée, est la lymphe qui revient de l'intestin mélangée aux produits résorbés de la digestion.

A. — ÉTUDE PHYSIQUE

COULEUR ET ASPECT. — Jaune pâle ou verdâtre (hémaphéine), transparente, pour la lymphe ; blanchâtre, lactée, opaque pour le chyle. La teinte laiteuse n'apparaît que de deux à quatre heures après le repas et peut s'étendre à la lymphe et même au sang, dans le cas d'absorption abondante de graisse.

ODEUR. Celle de l'animal. — SAVEUR. Légèrement salée.

DENSITÉ. — Oscille de 1,015 à 1,045, lymphe ; 1,020, chyle.

RÉACTION. — Alcaline, mais plus faible que celle du sang, due à des sels de soude.

COAGULABILITÉ. — Coagulable comme le sang, après la sortie des vaisseaux, mais plus lentement (15 à 20 minutes), en une gelée tremblotante qui se rétracte, formant un très petit *caillot* nageant dans une grande quantité de liquide ou *sérum*. La coagulation de la lymphe qui obéit aux mêmes causes et aux mêmes influences que la coagulation du sang (voy. plus loin), n'a pas lieu dans les vaisseaux liés, ni sur le cadavre. Par le battage au sortir des vaisseaux, la lymphe est dépouillée de sa fibrine qui se dépose sur la baguette et devient alors incoagulable.

Quantité. — Ne peut être évaluée d'une façon précise. Devrait être en rapport avec cette donnée de Sappey que le système lymphatique aurait la moitié de la capacité du système artériel, si la lymphe était un liquide immobile dans un réservoir clos. Mais elle est incessamment renouvelée dans des canaux qui, à leur origine, communiquent avec les lacunes du tissu conjonctif, et son débit en vingt-quatre heures serait égal ou supérieur à la masse même du sang, égal au quart du poids du corps (Ludwig).

Chez l'homme, à la suite de piqûre de varices lymphatiques, on en a obtenu 5 litres et demi en vingt-quatre heures. D'après Colin, une vache en a fourni le chiffre exceptionnel de 95 kilogrammes en vingt-quatre heures. Vierordt a cherché à déterminer, par la quantité de graisse absorbée dans l'intestin, la quantité de *chyle* versée en vingt-quatre heures dans le canal thoracique, et il est arrivé au chiffre de 3 kilogrammes. Ces chiffres prouvent que, grâce à la facilité des échanges osmotiques, la lymphe canalisée reçoit sans cesse le tribut de la lymphe interstitielle, comme les ruisseaux alimentés continuellement par une source.

Constitution intime ou microscopique. — Vus à l'œil nu, la lymphe et le chyle paraissent homogènes, mais au microscope ils se montrent composés d'une partie liquide, le plasma, dans lequel nagent des corpuscules incolores, les globules blancs et d'autres granulations.

B. — ÉTUDE ANATOMIQUE

1° **Globules blancs.** — Forme et structure. — Ils présentent des caractères différents suivant qu'on les examine à l'*état vivant* ou à l'*état mort*. Ils ont en effet une très grande délicatesse et les étudier c'est les tuer, si on

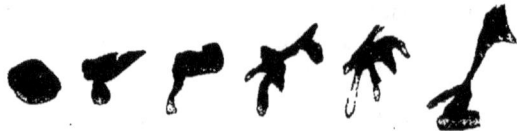

Fig. 24. — Phases diverses du mouvement d'un globule blanc de l'homme (Klein).

ne prend certaines précautions. Leur étude devra donc être faite en prenant une goutte de lymphe sur l'animal vivant et en l'observant dans la chambre à air de Ranvier et sur la platine chauffante (vers 38 à 40°). — Les globules blancs des batraciens peuvent être étudiés à la température ambiante.

A l'*état vivant*, les globules blancs se montrent comme des petites masses protoplasmiques homogènes, sans apparence de noyau, contractiles et changeant continuellement de forme, absorbant des particules solides et se déplaçant même sur la lamelle par une véritable reptation (mouvements amiboïdes). La figure 24 montre les formes successives que peut prendre un globule observé pendant quelques instants. Quand ils sont momentanément au repos, leur forme est sphérique.

A l'*état mort*, c'est-à-dire quand on les examine sans les précautions ci-dessus, ou quand on laisse refroidir la préparation, les mouvements ont disparu, les globules sont sphériques et on voit à leur centre un noyau irrégulièrement bourgeonnant pris autrefois pour plusieurs noyaux. L'eau et l'acide acétique en tuant les leucocytes font aussi apparaître le noyau.

Morts ou vivants, les globules blancs n'ont pas de membrane d'enveloppe et contiennent des granulations de glycogène et de matières grasses.

Dimensions. — Variables de 8 à 9 μ chez l'homme, plus gros chez le fœtus jusqu'à 19 μ.

Nombre. — Variable aussi suivant de nombreuses conditions. Très faible dans la lymphe qui n'a pas traversé les ganglions : beaucoup plus considérable après cette traversée ; jusqu'à 8,200 par millimètre cube (Ritter). On peut en voir 3 à 5 par champ du microscope.

Globulins. — Plus petits que les précédents, 3 à 4 μ, moins nombreux, incolores, isolés, ou quelquefois groupés en amas de 10 à 30, non amiboïdes — surtout abondants dans les gaines périvasculaires. — Rôle mal connu, probablement leucocytes jeunes.

Granulations graisseuses. — Très petites, 1 μ, mouvement brownien — enveloppées d'une mince couche de matière protéique qui les empêche de se réunir en gouttes. — Très abondantes dans le chyle et dans la lymphe du canal après qu'elle a reçu le chyle.

Globules rouges. — Se rencontrent quelquefois dans la lymphe de la rate et dans celle du canal thoracique. Provenance incertaine : transformation des leucocytes (leucocytes de Semmer), reflux d'un peu de sang des veines dans le canal thoracique, diapédèse de quelques globules rouges, ou effraction, par déchirure des capillaires sanguins, dans les cas de stase sanguine périphérique, de congestion inflammatoire.

2° Plasma. — Présente à peu près les mêmes caractères que le plasma sanguin ; est comme lui un liquide organisé qui, hors des vaisseaux et sous l'action réciproque des générateurs de la fibrine (voy. p. 61, 72) ne tarde pas à se coaguler spontanément.

Étude anatomique du caillot. — Formé par un réticulum de fibrine englobant des globules blancs et des granulations graisseuses. Il est très petit (4 p. 100 de la lymphe, 3 p. 100 du chyle, tandis que celui du sang égale 35 p. 100), mou, blanchâtre, peu rétractile et se colore quelquefois en rouge par suite de la présence de globules sanguins, ou d'une action spéciale de l'oxygène sur la fibrine ou sur les globules blancs.

C. — ÉTUDE CHIMIQUE

Nous avons déjà vu que la composition chimique de la *lymphe canalisée*, celle du canal thoracique, par exemple, diffère assez notablement de celle de la *lymphe interstitielle*. Nous allons comparer surtout maintenant le plasma de la lymphe et le plasma du sang.

1° **Globules.** — (Voy. p. 72.)

2° **Plasma.** — a. *Fibrine.* — Mêmes propriétés et mêmes, caractères que pour celle du sang (voy. p. 73). Résulte de l'action du ferment provenant des globules sur le fibrinogène du plasma. Sa proportion dans la lymphe est de 2 millièmes. Elle peut manquer quelquefois. La coagulation, habituellement lente est très rapide, quand on ajoute à la lymphe ou au chyle une petite quantité de sang défibriné, c'est-à-dire une abondance de ferment.

b. *Sérum.* — C'est le plasma moins la fibrine. Contient qualitativement les *mêmes* principes que le sérum sanguin (voy. p. 78), notamment des *alcali-albumines*, et de la *sérine*, mais les quantités diffèrent.

Analyse générale de la lymphe et du chyle. — Ils sont plus pauvres en matériaux solides que le plasma sanguin et la diminution porte surtout sur les matières albuminoïdes (moitié moins). Il existe, comme pour le sang, de très nombreuses analyses de la lymphe et du chyle, de l'homme et des animaux. Mais les résultats sont loin d'être concordants. Nous ne donnerons que ceux de l'analyse récente de Hensen et Dahnhardt faite avec de la lymphe humaine obtenue d'une fistule, et, par comparaison, celle du plasma sanguin :

	PLASMA SANGUIN	LYMPHE
Eau	902,90	986,34
Fibrine	4,05	1,07
Autres albuminoïdes	78,84	2,30
Matières extractives (urée). .	5,66	1,31
Sels minéraux	8,55	8,78

Parmi les *substances extractives*, nous signalerons l'*urée*, découverte par Wurtz et aussi ou même plus abondante que dans le sang (0,02 p. 100 environ), la *glycose* signalée par Gubler et Quévenne, et également aussi ou même plus abondante que dans le sang. Ce sucre vient non du chyle qui peut en contenir moins que la lymphe, mais du plasma sanguin transsudé. Comme la circulation du sang est plus rapide que celle de la lymphe, le sucre s'accumule dans celle-ci qui en reçoit plus, à chaque tour du sang, qu'elle n'en verse elle-même dans le sang (Robin). Le sucre alimentaire est absorbé par les veines et non par les chylifères (Von Méring).

Le chyle frais du mésentère du lapin, du chien et du chat renferme un ferment diastasique précipitable par l'alcool (Grohe). Hensen a vu aussi ce ferment dans le chyle provenant d'une fistule lymphatique d'un enfant.

Les *sels* de la lymphe sont à peu près les mêmes et en même quantité que ceux du plasma sanguin. — Le chlorure de sodium y prédomine tandis que, comme pour le sang, la potasse et l'acide phosphorique prédominent dans les globules.

Gaz. — La lymphe renferme de fortes proportions de CO^2 (35 à 40 p. 100), c'est-à-dire à peu près autant que le sang veineux ; la moitié peut être extraite par la pompe, le reste par les acides. Elle contient aussi un peu d'azote (1 p. 100) et pas d'oxygène, d'où absence de mouvements amiboïdes des globules dans l'intérieur des vaisseaux lymphatiques.

D. — PHYSIOLOGIE DE LA LYMPHE ET DU CHYLE

Variations. — 1° *Variations de quantité.* — La lymphe augmente par l'activité des organes d'où elle provient, ainsi que par les mouvements musculaires ; par toutes les causes qui élèvent la pression des liquides interstitiels des tissus — pression sanguine locale ou générale, obstruction veineuse, ligature d'un membre — vaso-dilatation, action du curare, inflammation.

Heidenhain, qui fait de la lymphe un liquide de sécrétion et non de filtration simple, admet que certaines substances dites *lymphagogues* (extrait de sangsue, de muscle d'écrevisse, peptone, etc.) ont la propriété d'exciter cette sécrétion et d'augmenter la quantité de lymphe aux dépens du sang.

2° *Variations de composition.* — La lymphe et le chyle qui ont traversé les ganglions sont beaucoup plus riches en leucocytes et en fibrine qu'avant de les avoir traversés. La diète augmente la proportion d'albumine et diminue l'eau. La ligature des veines et l'accroissement de l'afflux sanguin artériel augmentent les principes solides et la fibrine. — Pour le chyle, les globules augmentent beaucoup au delà des ganglions mésentériques, et la graisse diminue (par formation de savons solubles). La proportion de graisse augmente pendant la digestion, surtout après un repas de graisse abondant, jusqu'à 22 p. 1000 chez le chien (Wurtz), 7 p. 1000 chez les herbivores.

MODIFICATIONS DANS LA TRAVERSÉE DES GANGLIONS. — Robin a comparé avec raison l'ensemble du système lymphatique à un *système porte* qui a pour glandes vasculaires les ganglions, pour racines les réseaux d'origine, pour troncs les vaisseaux afférents, et pour branches les divisions de ces vaisseaux afférents dans les ganglions. Les capillaires qui reconstituent les vaisseaux efférents et ces vaisseaux efférents représentent les capillaires d'origine et les troncs des veines sus-hépatiques du système porte du foie. Le plasma qui traverse les ganglions s'y charge de globules blancs et de un ou plusieurs principes immédiats, que les ganglions y versent, comme le foie verse du sucre dans le sang des veines hépatiques. Les ganglions arrêtent les virus, les grains du tatouage, les particules de charbon (anthracosis), etc., et leurs cellules détruisent peut-être (*phagocytose*) certains éléments et microbes pathogènes. Cette élaboration de la lymphe par les ganglions tient aux actions moléculaires nutritives énergiques dont leurs cellules sont le siège, et les vaisseaux sanguins des ganglions portent à ces cellules les matériaux des principes, d'ailleurs mal connus, qu'elles élaborent.

Vie de la lymphe. — ORIGINE DE LA LYMPHE ET DU CHYLE. A. *Plasma.* — Le plasma lymphatique vient en partie du plasma sanguin transsudé et ce passage est prouvé : 1° par l'intimité du contact des capillaires sanguins et des capillaires lymphatiques presque partout adossés et formant un véritable endosmomètre ; 2° par l'expérience suivante de Cl. Bernard : de l'iodure de potassium ou du prussiate de potasse injecté dans le sang se retrouve presque immédiatement dans la lymphe. Colin, sur des chevaux, a vu que le plasma des capillaires sanguins continue à passer dans les capillaires lymphatiques plusieurs heures après la mort, c'est-à-dire tant que le sang n'est pas coagulé. C'est la force osmotique qui détermine ce passage et, outre les principes immédiats apportés avec le plasma sanguin, il en est d'autres provenant des produits désassimilés des tissus et du contenu intestinal pour le chyle. (Absorption des graisses par les chylifères.)

Mais, à côté de la transsudation, qui varie avec la pression, il y a aussi une *sécrétion élective* opérée par les cellules endothéliales des capillaires sanguins et lymphatiques (Heidenhain) qui ne laissent passer que certains

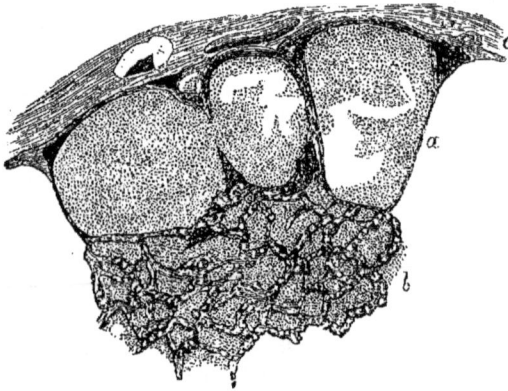

Fig. 25. — Coupe à travers un ganglion.

c, capsule externe avec les vaisseaux lymphatiques coupés ; — a, follicules corticaux entourés par les sinus corticaux ; b, cordons médullaires séparés par les sinus médullaires injectés (Klein).

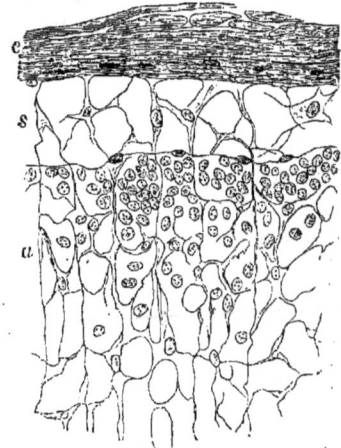

Fig. 26. — Partie de la coupe précédente plus grossie.

c, capsule externe ; — s, sinus cortical — a, réticulum lymphatique du follicule cortical dont les mailles sont remplies de corpuscules lymphatiques (Klein).

principes du plasma. Enfin, une partie du plasma lymphatique vient aussi du plasma interstitiel exsudé des éléments anatomiques.

B. *Globules.* — Ils proviennent, pour le plus grand nombre, des ganglions et des organes lymphoïdes, d'où ils sont entraînés par le courant de la lymphe. Mais ceux qui admettent les relations du système lymphatique avec les séreuses et le tissu conjonctif réticulé des muqueuses, les font venir aussi soit du tissu conjonctif ordinaire aux dépens des cellules fixes (His), soit des centres de prolifération épithéliale des séreuses ou puits lymphatiques et stomates de Schweigger-Seidel. Les leucocytes du sang peuvent aussi, par diapédèse, sortir des capillaires sanguins et passer dans les lymphatiques, soit au niveau des ganglions, soit au niveau des capillaires d'origine et des espaces lymphatiques.

Les globules, d'après Ranvier, se développent dans les follicules et les cordons folliculaires des ganglions et s'y multiplient activement par division mitosique, grâce au riche réseau capillaire sanguin de ces follicules constituant un milieu oxygéné, favorable à ce phénomène. Les globules ainsi formés traversent le revêtement endothélial du follicule et tombent dans les chemins efférents de la lymphe, d'où ils vont finalement augmenter la richesse du sang.

ÉVOLUTION ET MORT DES GLOBULES. — Ils parcourent plusieurs stades avant d'arriver à leur état parfait, mais leur durée est inconnue. Une fois formés, ils peuvent se multiplier par scission ou par bourgeonnement. Les uns se transforment peut-être en globules rouges, en passant par la phase dite leucocytes de Semmer; les autres en se détruisant, soit dans la lymphe elle-même, soit dans le sang, donnent naissance aux générateurs de la fibrine. Dans l'inflammation du tissu conjonctif, ils prolifèrent activement, formant les globules du pus et disparaissent par fonte granulo-graisseuse. Les globules du pus sont des cadavres de leucocytes.

CIRCULATION, MOUVEMENTS. — Pour les mouvements généraux ou circulation de la lymphe voy. le chap. *Circulation;* pour les mouvements partiels des globules, amœbisme et diapédèse, voy. p. 98. Disons cependant ici que le cours de la lymphe dans les ganglions est très simple. La lymphe passe des vaisseaux afférents situés dans la capsule, dans les sinus lymphatiques corticaux, de là dans les sinus médullaires, d'où elle arrive dans les vaisseaux efférents. La présence du réticulum dans les sinus ralentit le cours de la lymphe qui passe ainsi lentement comme au travers d'un filtre spongieux. Par suite, un grand nombre d'éléments figurés, granules de pigment, microbes, etc., transportés dans le ganglion par la lymphe, sont aisément arrêtés dans les sinus et s'y déposent, et là ils sont rapidement absorbés par les globules amiboïbes qui se trouvent dans les mailles.

Usage et rôle physiologique. — La lymphe canalisée ramène au sang le plasma transsudé des capillaires qui est allé nourrir les éléments des tissus et qui s'est chargé de leurs principes de désassimilation. Elle joue donc un rôle dépurateur par rapport aux tissus qu'elle débarrasse de leur milieu ambiant vicié. C'est un véritable appareil de drainage.

Le *chyle* est destiné à introduire dans le sang les produits assimilables de la digestion et en particulier les graisses; il est donc rénovateur du sang.

Quant au *rôle des globules* de la lymphe, outre leur transformation possible en globules rouges, ils représenteraient, d'après Ranvier, des glandes unicellulaires mobiles fabriquant de la graisse, du glycocène, etc. Hofmeister croit qu'ils agissent sur les peptones absorbées en les transformant en albuminoïdes. Eimer et Wiedersheim leur font jouer un rôle dans l'absorption intestinale des graisses qu'ils iraient saisir par leurs prolongements en s'embusquant en quelque sorte au coin des villosités.

Phagocytose. — En outre, en circulant, grâce à leurs mouvements amiboïdes, dans l'organisme tout entier par les interstices conjonctifs, ce qui leur a valu le nom de cellules *migratrices*, les globules blancs débarrassent l'organisme des déchets insolubles et des corps non susceptibles d'être entraînés par diffusion. C'est ainsi qu'ils se chargent des débris des globules rouges et grains d'hémoglobine des ecchymoses, des granulations pigmentaires (*mélanine*), des microbes qui ont pénétré dans les tissus, des corps étrangers laissés dans les plaies (catgut des sutures), des grains colorés des tatouages, des particules de charbon entrées par le poumon. Ils digèrent et rendent solubles ceux de ces corps qui ne sont pas absolument réfractaires, ils entraînent les autres et les emmagasinent dans les ganglions, où ils restent emprisonnés (*anthracosis* des ganglions bronchiques, par exemple).

Leur rôle, en particulier comme *défenseurs de l'organisme* contre les microbes infectieux, serait très important. Mais ils ne sont pas toujours vainqueurs dans cette lutte. Et si les microbes, trop nombreux ou trop virulents, empêchent par une sécrétion propre la vaso-dilatation des artérioles et la diapédèse des leucocytes, ils ne sont plus arrêtés et l'infection a lieu (Bouchard).

Lésions de la lymphe et des organes lymphogènes. — C'est Virchow qui a établi (1845) l'existence d'une lésion du sang caractérisée par une forte augmentation du nombre des globules blancs en rapport avec une lésion de la rate, des ganglions, ou des autres organes hématopoiétiques ou lymphogènes.

L'hypertrophie des organes lymphoïdes peut s'accompagner de lésion du sang caractérisée par une augmentation considérable des globules blancs, jusqu'à 500,000 par millimètre cube, ou en être exempte. Dans le premier cas, on a la *lymphadénie* avec *leucémie* ou *leucocythémie;* dans le deuxième cas, on a l'*adénie* partielle ou plus ou moins généralisée.

Les globules blancs du sang leucémique sont de formes très variées depuis les globules nains de moins de 6 μ jusqu'aux globules géants de 20 μ et plus.

LE SANG

—

Définition. — Le sang est un liquide un peu épais, légèrement visqueux, d'un rouge vif ou foncé, qui circule dans les vaisseaux sanguins et pénètre avec eux dans toutes les parties du corps pour porter aux éléments anatomiques les matériaux de leur nutrition (*liquide nourricier*), et en emporter les résidus. C'est une lymphe différenciée en vue de la respiration.

A. — CARACTÈRES PHYSIQUES

Couleur. — Le sang est d'un rouge vif, vermeil, écarlate quand il provient d'une artère [1] ; d'un rouge foncé, pourpre, presque noir à la lumière réfléchie, verdâtre par transparence (dichroïsme), quand il provient d'une veine, et sa couleur sert couramment pour désigner sa provenance : sang rouge = artériel, sang noir = veineux. Mais cette différence de couleur n'est pas constante, le sang artériel pouvant être noir et le sang veineux rouge. Le sang artériel est noir lorsque la respiration est imparfaite ou gênée, par exemple chez le fœtus, pendant l'anesthésie chloroformique, lorsque la trachée est comprimée (Bichat), chez les habitants des climats brûlants (John Davy) et chez les individus soumis à une haute température (qui réduit l'excrétion de CO_2). Le sang veineux est vermeil chez les animaux auxquels on fait respirer de l'oxygène pur, ou qu'on empoisonne par le gaz CO, chez quelques individus à respiration particulièrement active et, normalement, dans le sang qui revient des glandes en état d'activité sécrétoire ou des muscles au repos (Cl. Bernard) et chez les animaux hibernants. Ces différences de coloration tiennent à l'action de l'oxygène sur le sang et en particulier sur les globules. Même en couche mince, il est opaque.

Odeur. — Fade, *sui generis*, rappelant plus ou moins celle de l'exhalation pulmonaire et cutanée de l'animal.

Cette odeur est due : 1º à des principes volatils encore inconnus ; 2º à des acides gras volatils (butyrique, caproïque), dont l'acide CO_2 dissous dans le sang déplace

[1] Il s'agit de la grande circulation ; c'est précisément le contraire pour la circulation pulmonaire.

une trace de leurs sels (butyrates, caproates). On la développe en faisant agir, même sur le sang desséché, de l'acide sulfurique (Barruel) qui met en liberté ces acides gras.

SAVEUR. — Légèrement salée, due au chlorure de sodium et autres principes salins dissous dans le sang.

TEMPÉRATURE. — Varie chez les animaux supérieurs entre 36° et 41° C., et n'est pas la même dans tout l'organisme chez le même animal, car le sang se refroidit dans les capillaires de la peau et du poumon, et il se réchauffe en traversant des glandes actives et volumineuses comme le foie. C'est ce qui explique pourquoi le sang veineux du ventricule droit est plus chaud de 2 à 4/10e de degré que le sang artériel du ventricule gauche (Cl. Bernard), tandis que le sang des artères des membres et de la tête est plus chaud que celui des veines correspondantes. (Voy. *Chaleur animale.*) Le sang des veines sus-hépatiques est le plus chaud de tout l'organisme.

DENSITÉ. — Variable aussi suivant les animaux et diverses conditions (digestion par exemple). Chez l'homme, elle est de 1.055 en *moyenne* et oscille de 1.045 à 1.075. Chez la femme et surtout chez l'enfant, la moyenne est un peu plus faible. Chez le bœuf et le chien, elle est de 1.060.

RÉACTION. — Toujours *alcaline* chez tous les animaux et dans toutes les circonstances. La prétendue exception du sang menstruel est due au mélange de mucus utérin et vaginal acides. Cette alcalinité qui joue un rôle très important tient, pour les uns, au phosphate tribasique de soude, pour d'autres, au bicarbonate de soude. Elle diminue très rapidement après la sortie du sang de la veine, par suite de la formation d'un acide qui accompagne la décomposition de la fibrine. D'après Lépine, elle est plus faible aussi chez les anémiques, les cachectiques et les rhumatisants chroniques.

PROPRIÉTÉS OPTIQUES DU SANG. — (Voy. p. 69, *Propriétés spectroscopiques de l'hémoglobine.*)

COAGULABILITÉ. — Comme toutes les humeurs constituantes, et même à un degré plus élevé, le sang sorti des vaisseaux se prend très vite, se *caille*, comme on dit, en une masse cohérente qui se resserre peu à peu sur elle-même en exprimant un liquide clair et jaunâtre. La partie solide rouge est le *caillot*, la partie liquide est le *sérum*. Cette coagulation se produit quelquefois dans les vaisseaux pendant la vie. Nous étudierons plus loin, d'une façon complète, les conditions de ce phénomène.

QUANTITÉ DE SANG CONTENUE DANS L'ORGANISME. — Difficile à évaluer, car les divers procédés employés comportent plusieurs causes d'erreur.

Méthode colorimétrique de Welcker. — On recueille *tout* le sang d'un animal *saigné à blanc* et on le pèse (A). On fait passer un courant d'eau distillée ou mieux salée dans les vaisseaux jusqu'à ce que cette eau revienne incolore et on la recueille. On coupe l'animal en morceaux et on épuise par l'eau distillée les tissus hachés; ces *eaux de lavage* sont réunies et forment ainsi un mélange (Ma) d'une certaine coloration. On ajoute alors à un échantillon du sang recueilli directement (A) une quantité d'eau distillée suffisante pour donner au mélange (Mb) la coloration de (Ma), et, pour arriver à l'égalité de teinte, on peut se servir du colorimètre de Duboscq d'un emploi plus simple que le procédé primitif de Welcker (Jolyet). On connaît donc : 1° la quantité d'eau distillée ajoutée à cette portion de sang; 2° la quantité de cette portion de sang ; 3° la quantité d'eau injectée et d'eau de macération. Il s'agit d'en tirer l'inconnue x, c'est-à-dire la quantité de sang contenue dans les eaux de lavage. — Une simple proportion algébrique la donne, et cette quantité ajoutée à la saignée donne la quantité totale.

La méthode de Welcker a été appliquée à l'homme par Weber et Lehmann (aussi par Bischoff), qui ont pu peser, avant et après la mort, deux criminels décapités, mesurer par différence la quantité de sang sortie des vaisseaux et calculer la quantité restant dans le tronc et dans la tête par la méthode de Welcker.

Chez l'*homme*, la quantité totale du sang est en moyenne de 5 à 6 litres pour l'adulte. En poids, elle est de $1/10^e$ à $1/13^e$ du poids du corps, soit de 5 à 6 kilogr. 1/2. Chez le nouveau-né, elle ne serait que $1/19^e$ du poids du corps.

Chez les *animaux*, d'une façon générale, la proportion diminuerait à mesure qu'on descend dans la série : chien = $1/13^e$, oiseau = $1/13^e$, grenouille = $1/15^e$, poisson = $1/19^e$. Mais ces chiffres peuvent présenter de grandes variations, suivant les méthodes employées, toutes plus ou moins passibles d'erreurs.

Par la *saignée à blanc* et en ouvrant *plusieurs* vaisseaux à la fois, on ne peut arriver qu'à une simple approximation, à un *minimum*, car il reste toujours une certaine quantité de sang dans les vaisseaux. Le rapport trouvé par ce procédé est de : bœuf, $1/12^e$; chien, $1/16^e$; cheval, $1/18^e$; bouc, veau, agneau, lièvre, $1/20^e$ (Herbst). Varnier, observant dans les abattoirs de Paris, avait trouvé que pour les bêtes à cornes, le rapport du poids total du sang au poids total du corps est de $1/20^e$ en moyenne.

On trouve dans Haller, Wrisberg, Burdach des observations curieuses sur la quantité de sang qu'on peut perdre par hémorragie. Une femme qui mourut de métrorragie en avait perdu 26 livres ; mais la mort n'ayant pas été immédiate, il faut tenir compte de l'absorption des liquides organiques par les vaisseaux qui venaient en partie combler le vide du sang. Cette explication toutefois ne saurait s'appliquer à un autre cas dans lequel une femme pléthorique morte par décapitation, en fournit 24 livres.

Cl. Bernard a fait voir que la qualité de sang qu'on peut tirer d'un animal soumis au *jeûne* dépasse à peine *la moitié* de celle qui est contenue dans ses vaisseaux *après un repas* abondant. Ce qui explique certainement, outre les imperfections des méthodes, les différences des résultats obtenus par les expérimentateurs.

Quantité de sang des divers organes. — Par rapport aux différents organes du corps, la quantité de sang qui y est contenue varie aussi, et c'est dans ceux qui fonctionnent le plus activement qu'on en trouve le plus. Les chiffres suivants expriment les quantités de sang pour 100 parties en poids des organes : foie = 28 p. 100; rate et rein = 12 p. 100; cerveau et muscles = 5 à 6 p. 100; os = 2 1/2 p. 100; peau = 1 p. 100.

Variations de la quantité de sang. — Parmi les conditions, d'ailleurs mal déterminées, qui font varier la quantité relative du sang, signalons : le jeûne = —; l'absorption digestive = +; la taille dans une même espèce : petite = +, grande = —; le sexe mâle = +; le jeune âge = +; la grossesse = +.

Cette influence de l'état de jeûne ou de réplétion digestive a une très grande importance pratique. Cl. Bernard a montré, par exemple, que pour tuer un animal en digestion il faut une dose de poison (strychnine ou autre) *double* de celle qui suffit pour le tuer quand il est à jeun; et ces résultats peuvent s'appliquer à l'homme. D'autre part, on sait (Collard de Martigny) que sur un lapin régulièrement nourri une saignée de 30 grammes est nécessaire pour amener la mort par hémorragie; au bout de trois jours d'inanition, il suffit d'une saignée de 7 grammes pour tuer l'animal. Le médecin ne devra donc pas saigner aussi fort dans le cours d'une maladie, après plusieurs jours de diète, qu'il eût pu le faire au début.

CONSTITUTION INTIME OU MICROSCOPIQUE DU SANG. — Vu à l'œil nu, le sang paraît homogène; mais examiné au microscope dans la membrane natatoire de la grenouille, ou quand il vient d'être tiré du vaisseau, et n'est pas encore coagulé, il se montre composé d'une partie liquide, jaunâtre, le *plasma*, dans laquelle nagent des corpuscules, les uns colorés, très nombreux, *globules rouges*, les autres incolores, beaucoup plus rares, *globules blancs*. Cette découverte a été faite pour les globules rouges par Swammerdam (1658) sur le sang de la grenouille, par Leeuwenhoek (1673) sur le sang de l'homme; et pour les globules blancs par Hewson (1770).

B. — CARACTÈRES ANATOMIQUES

1° Globules rouges.

Synonymie : Hématies, érythrocytes, hémocytes.

FORME. — Les globules rouges ne sont point sphériques, comme semble l'indiquer leur nom, mais *discoïdes circulaires* avec les bords plus renflés

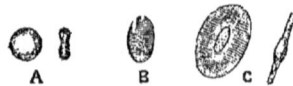

Fig. 27. — Diverses espèces de globules rouges.

A, deux globules humains, un vu de face, l'autre de profil; — *B*, globule du chameau ; *C*, deux globules de la grenouille, vus de face et de profil.

que le centre, de manière à représenter une lentille biconcave. Pour constater cette forme par le microscope, il faut observer les hématies sous plusieurs aspects et analyser les images fournies. De *face*, ce sont de petits corps ronds à bords clairs, à centre foncé, c'est-à-dire que la portion la plus mince est la plus colorée. Vus de *profil*, ils représentent une forme en biscuit ou en bissac.

Chez tous les mammifères, à l'exception de la tribu des caméliens (chameau, vigogne, lama, alpaca et guanaco), les globules sont circulaires. Chez tous les autres vertébrés, sauf quelques poissons, ils sont *discoïdes elliptiques* et ont la forme d'un ovoïde aplati sans dépression centrale.

Couleur. — D'un beau rouge quand ils sont vus en grande masse, ils sont d'un jaune pâle tirant sur le vert quand on les examine séparément (dichroïsme). Leur centre présente une tache brillante ou foncée suivant qu'on fait varier le foyer de l'objectif, ce qui indique non la présence d'un noyau, mais une différence de réfraction avec les parties voisines (fig. 27). Ces globules sont transparents ainsi que le plasma, et l'opacité du sang (formé d'éléments isolément transparents) tient à la différence de réfraction des globules et du plasma.

Densité. — 1.105, mais elle est susceptible de varier par suite des courants osmotiques entre le globule et le plasma, courants déterminés par la composition du plasma lui-même. 1 millimètre cube de sang contient $0^{mgr},397$ de globules humides; 1 litre, 397 grammes; un homme adulte, $1^{kgr},746$.

Dimensions. — Leur diamètre chez l'homme est en moyenne de 7 μ 5, (7 μ 4 d'après Prévost et Dumas 1821); leur épaisseur de 2 μ.; mais, d'après Hayem, on en trouverait normalement de plus grands et de plus petits. Sur 100 il y en aurait : 75 moyens = 7 μ 5; 12 gros = 8 μ 5; 12 petits = 6 μ 5.

Ces dimensions seraient modifiées dans certains états morbides. Dans l'anémie, par exemple, on trouverait des globules *nains* de 2 μ 2 et des globules *géants* de 12 à 14 μ (Hayem); dans le saturnisme chronique leur diamètre serait en moyenne de 9 μ (Malassez). Chez l'embryon humain, au-dessous de 25 millimètres, les globules ont 11 μ de diamètre et 3 ou 4 μ d'épaisseur (Ch. Robin). — L'inanition, l'hyperthermie, le CO^2, la morphine rapetissent légèrement les globules. L'ingestion d'eau, l'O., le froid, l'alcool, la quinine les grossissent un peu.

Outre ces globules discoïdes, on trouverait (M. Schultze, Ranvier) des globules rouges *sphériques* et plus petits = 5 μ (microcytes). Pour Hayem, ces microcytes ne préexistent pas et sont dus à l'action des agents extérieurs sur les globules ordinaires.

Il n'y a pas lieu d'insister sur le volume, le poids, etc., des globules. Les chiffres obtenus par Welcker donnent des valeurs infinitésimales qui ne disent rien à l'esprit. On ne se figure pas le volume représenté par 72 217 trilliardièmes ! de millimètre cube !! assigné au globule du sang.

Nombre. — Les *moyennes normales* obtenues par différents expérimentateurs pour le sang de l'homme fixent approximativement à 5 millions par *millimètre cube* le chiffre des globules, à 4 millions chez la femme.

Ce chiffre varie suivant certaines conditions normales ou morbides. Il est *plus grand* chez le nouveau-né, chez les individus robustes, une heure après le repas, pendant l'hiver, après l'action des purgatifs, après une sudation abondante, dans les veines cutanées, dans le sang des habitants des grandes altitudes, jusqu'à 8 millions (Viault). Il est *plus faible* après un long jeûne, dans les maladies chroniques (chlorose, anémies, etc.), la grossesse, les hémor-

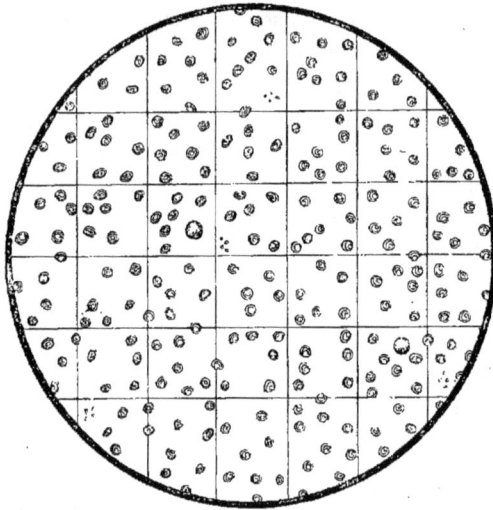

Fig. 28. — Numération des globules : Aspect de la préparation.

ragies, après un exercice violent, dans les gros vaisseaux. Le chiffre minimum compatible avec la vie est de 1/2 million par millimètre cube (Sorensen).

Le principe des *méthodes de numération* des globules actuellement employées consiste à donner au sang (trop riche naturellement en globules pour qu'on puisse les compter sans erreur) une dilution connue et à prendre, sur des lames porte-objet spéciales, un volume déterminé de cette dilution où le dénombrement des globules devient relativement facile.

MASSE TOTALE. — 25 000 milliards dans 5 litres de sang. Longueur totale de tous les globules = 175 000 kilomètres. Plus de quatre fois le tour de la terre !

Surface totale (les deux faces et bords compris) = 2 816 mètres carrés ou plus d'un quart d'hectare. Cette surface oxygénée du sang décroît, d'autant plus, chez les divers animaux, toutes choses égales, d'ailleurs, que leurs globules sont plus *gros*. Elle diminue donc des mammifères aux batraciens.

ELASTICITÉ. — Faible mais parfaite, elle leur permet de s'allonger pour traverser des capillaires plus fins que leur diamètre et de reprendre ensuite leur forme; mais ils ne paraissent pas être contractiles, si ce n'est pendant l'état embryonnaire. Le CO_2 leur fait perdre cette élasticité et les déforme.

ADHÉRENCE RÉCIPROQUE. — Cette propriété singulière, déjà connue de Hewson (1770) et encore mal expliquée, fait ranger les globules en *piles de monnaie* dans le sang extrait du corps ou même stagnant dans les vaisseaux. Cette adhérence réciproque est assez grande pour que, dans une préparation microscopique de sang, il soit quelquefois difficile de séparer les globules réunis

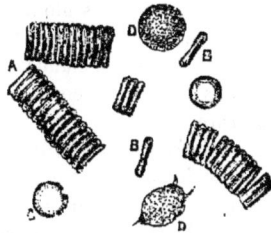

Fig. 29. — Sang humain frais.

A, rouleaux de globules rouges ; — *B*, globule rouge isolé de profil ; — *C*, globule rouge isolé vu de face ; — *D*, globule blanc.

en rouleaux. Elle paraît due à un commencement d'altération du stroma qui devient visqueux à la surface du globule (Robin, Dogiel).

ALTÉRATIONS DES GLOBULES. — Dans le sang sorti des vaisseaux les globules s'altèrent très rapidement par suite de l'exosmose des sels et prennent des formes très variées dont la plus fréquente est l'aspect *crénelé*.

Fig. 30. — Globules rouges de l'homme.

a, crénelés ; — *b*, *c*, épineux.

La congélation, la chaleur, l'électricité, l'eau et les réactifs chimiques exercent sur les globules rouges des modifications bien étudiées par les histologistes, mais qui sont la plupart sans importance pour le physiologiste.

Il n'en est pas de même de l'action de certaines substances organiques (bile, sérum, urine), qu'il est important de connaître. La bile et les sels biliaires font pâlir, puis dissolvent immédiatement les globules sanguins sans en laisser trace (Kühne). Il en est de même de l'urée. L'urine agit comme les solutions salines en gonflant les globules et dissolvant la matière colorante, ce qui les rend difficiles à apercevoir.

Le sérum du sang d'une espèce différente détruit les globules rouges en les gonflant et les segmentant, et c'est pour cela qu'on ne peut utilement transfuser à un animal du sang d'une espèce différente, car il y a destruction réciproque des globules du transfusant et du transfusé.

STRUCTURE. — Les globules rouges sont constitués par une masse homogène d'un jaune pâle, sans enveloppe apparente ni noyau. Cette masse consiste en une trame organique, solide, molle, incolore = *stroma* ou réseau protoplasmique imprégné comme une éponge d'un liquide coloré, très épais, sarcodique, formé d'*hémoglobine*. Par l'action de l'eau sur le sang ou par la congélation des globules suivie du dégel, on peut séparer l'hémoglobine du stroma qui reste incolore avec sa forme.

L'*enveloppe*, niée par les uns (Rollet, M. Schultze, Beale, etc.), est admise par les autres (Reichert, Ranvier, Wurtz, etc.), pour qui les globules rouges possèdent une mince membrane qui se manifeste par un double contour sur les globules traités par l'alcool dilué et colorés par le sulfate de rosaniline. Cette membrane est une simple condensation du protoplasma périphérique (*ectoplasme*).

Noyau. — Bœttcher, Stricker, Sappey ont cru voir un noyau dans les globules, mais il n'existe que chez l'embryon. Les globules à noyau (*cellules rouges* ou *érythrocytes*) disparaissent dans la deuxième partie de la vie fœtale et on n'en retrouve plus huit jours après la naissance. Pour les Allemands, la présence de globules rouges à noyau serait très fréquente dans le cas d'anémie grave, de leucocythémie. Pour Hayem, elle est beaucoup plus rare.

Les *globules elliptiques* des vertébrés ovipares ont une enveloppe beaucoup plus distincte qui se colore par le sulfate de rosaniline et présente un double contour très net. La substance globulaire a la même structure que chez les mammifères et leur noyau très manifeste, avait été vu déjà par Leuwenhoek sur les globules de la grenouille. Il est constant pendant toute la vie, incolore, mûriforme, ovalaire, pourvu d'un nucléole. On peut le démontrer facilement par l'action de la bile qui dissout tout le globule en respectant le noyau.

2° Globules blancs.

Synonymie : Leucocytes, cellules lymphatiques.

Outre les globules rouges, le sang contient des éléments incolores, sphériques, un peu plus gros que les globules rouges, mais moins nombreux, découverts par Hewson (1770). Ce sont les globules blancs que nous avons déjà étudiés dans la lymphe, et qui se présentent dans le sang avec les mêmes caractères.

M. Schultze a montré cependant qu'il y a dans le sang de l'homme trois formes différentes répondant sans doute à des degrés différents d'évolution : 1° Les plus petits (*globulins* ou *lymphocytes*) de 5 μ au plus, sphériques, avec un gros noyau, faiblement amœboïdes; 2° les moyens (*leucocytes mononucléaires*) de 7 μ, finement granuleux, faiblement amœboïdes; 3° les gros (*leucocytes polynucléaires*) de 9 μ, irréguliers, finement granuleux avec des mouvements amœboïdes très prononcés et plusieurs noyaux (1 à 4) ou un noyau en bissac. Les globules *éosinophiles* et *neutrophiles* d'Ehrlich sont relativement très peu nombreux dans le sang normal.

DENSITÉ. — Plus légers que les globules rouges, ils tombent moins vite au fond du vase et restent dans les couches supérieures du caillot.

NOMBRE. — Les anciens chiffres, beaucoup trop forts, donnaient 1 globule blanc pour 300 globules rouges en moyenne ou 15,000 par millimètre cube. La proportion, d'ailleurs variable, serait de 1 p. 1.000 en moyenne, et le nombre par millimètre cube de 5.000. Cette moyenne peut augmenter dans certaines conditions telles que l'absorption digestive (*leucocytose physiologique*, contestée par Malassez et Grancher), les hémorragies, la grossesse, certaines maladies telles que les suppurations et la leucocythémie où leur nombre peut égaler celui des globules rouges; ou diminuer suivant d'autres conditions : l'abstinence, la vieillesse, l'action de quelques médicaments (mercure, etc.).

Les globules blancs sont aussi plus nombreux dans les capillaires et les veines de la rate, du foie, des glandes, de la muqueuse intestinale que dans ceux de la peau, des muscles, du tissu cellulaire, etc.; plus nombreux aussi chez le nouveau-né = 19,000 (Hayem).

L'étude si curieuse de leurs mouvements est faite pages 46 et 98. (V. *Amœbisme*, *Diapédèse*.)

3° Autres éléments figurés du sang.

1° *Hématoblastes* de Hayem, ou *plaquettes sanguines* de Bizzozero, très petits éléments, formateurs des globules rouges (voir plus loin) pour Hayem, ou de la fibrine pour d'autres;

2° *Granulations vésiculaires*, fragments de protoplasma provenant des globules blancs;

3° *Granulations graisseuses* parfois assez abondantes (*lipémie*);

4° 5° *Granulations fibrineuses* et granulations pigmentaires;

6° *Microbes*. Nuls à l'état normal. Très nombreux dans certaines maladies.

4° Plasma.

CARACTÈRES ANATOMIQUES. — Liquide incolore ou ambré légèrement visqueux et filant, transparent, se prenant au bout de quelques minutes, lorsqu'il est hors des vaisseaux, en une gelée transparente qui se rétracte peu à peu en exprimant un liquide, le *sérum*.

On obtient le plasma par plusieurs procédés : par exemple en recueillant du sang de cheval dans une éprouvette placée dans un mélange réfrigérant (qui retarde la coagulation). Les globules se déposent au fond de l'éprouvette et on peut décanter la partie liquide ou plasma dans un autre vase préalablement refroidi pour éviter sa coagulation. On peut encore séparer les globules par la *force centrifuge*, au moyen d'un petit appareil rotateur. Enfin, en recevant du sang au sortir du vaisseau, dans une éprouvette contenant une solution concentrée de sels alcalins (sulfate de soude ou de magnésie), on le maintient liquide, les globules se précipitent et le plasma surnage.

DENSITÉ. — La densité du plasma plus faible que celle des globules est de 1,027.

RÉACTION. — Toujours alcaline.

COAGULABILITÉ. — Le plasma est un liquide spontanément coagulable et nous verrons plus loin, en l'examinant au point de vue chimique, que sa propriété de se coaguler tient à une substance particulière, solidifiable, la fibrine.

5° Processus physique de la coagulation.

Étude anatomique du caillot. — Lorsque le sang se coagule, toute la masse sanguine se prend en une sorte de gelée tremblotante puis de plus en plus consistante, laissant perler à sa surface des gouttelettes liquides qui forment bientôt, au-dessus du caillot, une couche liquide transparente. Le caillot se rétractant de plus en plus, toute la partie liquide en est exprimée, et il reste constitué seulement par les globules et par la fibrine. La partie inférieure du caillot est plus colorée, par suite de la précipitation plus rapide dans le sang encore liquide des globules rouges, plus lourds que les globules blancs. La partie supérieure du caillot peut même, lorsque la coagulation est retardée (inflammations), être tout à fait blanche. Elle est constituée alors par de la fibrine seule ou entremêlée de globules blancs (*couenne inflammatoire*). Dans le caillot, la fibrine forme un réseau de très fines

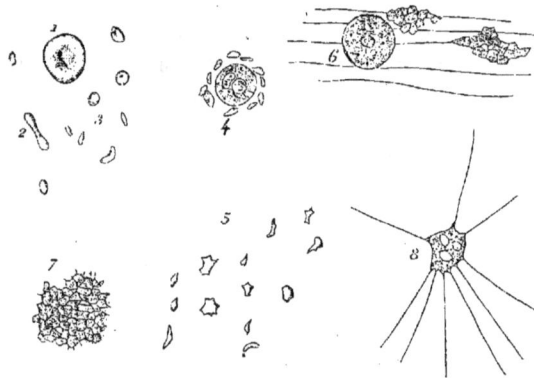

Fig. 31. — Éléments morphologiques du sang (Landois, Bizzozero et Loeker).

1, globule rouge vu de face. — 2, globule rouge vu de profil. — 3, plaquettes sanguines normales. — 4, cellule lymphatique entourée de plaquettes sanguines. — 5, formes altérées des plaquettes sanguines. — 6, cellule lymphatique avec deux amas de plaquettes sanguines accolées et des filaments de fibrine. — 7, amas de plaquettes sanguines agglutinées. — 8, amas de plaquettes sanguines en partie dissoutes avec des filaments de fibrine accolés.

fibrilles, ou plutôt une masse spongieuse contenant dans ses mailles les globules rouges empilés en rouleaux. Quand son retrait est fini, le caillot nage librement dans le sérum.

Si on examine au microscope du sang, pendant qu'il se coagule, on voit une multitude de petites granulations anguleuses qu'Hayem regarde comme des hématoblastes altérés et qui, pour d'autres, ne sont que des précipités granuleux de fibrine existant déjà dans le sang ou formés après son issue des vaisseaux. Les angles de ces granules s'allongent et forment de fins rayons qui, s'anastomosant avec les rayons des granules voisins, forment un réseau emprisonnant dans ses mailles les globules du sang.

L'aspect du caillot diffère suivant la nature et l'état sain ou morbide du sang dont il provient : tantôt volumineux et mou (anémies), tantôt petit et résistant (inflammations) avec sa face supérieure recourbée en cupule.

RAPIDITÉ ET DURÉE DE LA COAGULATION. — Pour le sang de l'homme elle commence deux à cinq minutes après la sortie des vaisseaux. La rétraction du caillot est complète au bout de douze à vingt-quatre heures, mais il y a de grandes variations. Le sang de la femme, de l'enfant, des individus faibles se coagulerait plus vite que celui de l'homme : le sang artériel plus vite que le sang veineux. Le sang des capillaires ne se coagule pas, celui des veines hépatiques et le sang menstruel sont peu coagulables. — La coagulation est très rapide chez les oiseaux, plus lente chez les mammifères, mais avec des variétés : plus lente par exemple chez le cheval que chez le mouton, chez le mouton que chez le chien, etc. Elle est à son maximum de lenteur chez les animaux à sang froid.

INFLUENCE DE DIVERSES CONDITIONS SUR LA RAPIDITÉ DE LA COAGULATION. — a. *Coagulation accélérée* par : 1° action de l'oxygène et de l'air (influence de vases larges ou étroits); 2° chaleur modérée (25 à 55°); 3° présence de corps étrangers (parois des vases, introduction d'aiguilles dans les vaisseaux : méthode de traitement des anévrismes); 4° introduction de certaines substances dans le sang (perchlorure de fer et autres coagulants); 5° états morbides (hydrémie).

b. *Coagulation retardée* par : 1° absence d'oxygène (ce gaz n'est cependant pas indispensable, car la coagulation a lieu dans le vide ou dans un autre gaz, mais très lentement); 2° action du froid (vers 0") utilisée pour la transfusion; 3° agitation modérée; 4° présence de petites quantités d'acides ou d'alcalis qui transforment la fibrine en syntonine soluble; 5° états inflammatoires qui agissent peut-être en élevant la densité du plasma.

c. *Coagulation empêchée* par : 1° contact des parois vasculaires intactes et vivantes (Brücke, Lister, Glénard); 2° saturation du sang par CO^2 (sang incoagulable des asphyxiés; 3° action de solutions salines, sucrées, des peptones, de l'extrait de sangsue et de muscles d'écrevisse; 4° hémophilie et quelques autres états morbides; 5° présence de corps gras sur les parois des vases.

Pour la *nature* et les *théories* de la coagulation, l'origine et les propriétés de la fibrine, voir le chapitre suivant.

C. — ÉTUDE CHIMIQUE DU SANG

I. — Étude chimique des globules rouges.

Nous avons vu que ces éléments sont anatomiquement constitués par deux substances : 1° une substance protéique incolore, en forme de trame spongieuse (stroma de Rollett) ou de masse homogène, contenant 2° un liquide coloré, l'hémoglobine. Nous allons étudier ces deux substances au point de vue chimique.

a. — STROMA GLOBULAIRE

Le stroma obtenu par la congélation ou par l'action de l'eau, de l'alcool dilué, est insoluble dans le sérum, l'eau distillée, les solutions salines étendues, l'eau sucrée. Il paraît constitué par des composés albuminoïdes mal définis, la *globuline* de Denis et une substance analogue à la nucléine, unies à de la lécithine (0,35 — 0,72 p. 100), de la cholestérine (0,25 p. 100), de l'eau (681 p. 1000) et des sels (7,28 p. 1000). On y trouve aussi un ferment diastasique et une substance analogue ou même identique à la fibrine déjà démontrée par Denis, la *stroma fibrine* (Hoppe-Seyler, Landois). La paraglobuline du plasma (voir plus loin) proviendrait aussi, pour Kühne et Schmidt, des globules.

Les sels (7,28 p. 1000) sont principalement du potassium et des composés phosphoriques, dont l'acide vient surtout de la lécithine, tandis que, dans le plasma, c'est le chlore et le sodium qui dominent.

D'après C. Schmidt, 1.000 grammes de globules humides renferment :

Eau . . 681,63

				HOMME DE 25 ANS
	Albuminoïdes.	296,07		
	Hématine. . .	15,02		
			Chlorure de potassium	3gr679
Solides . 318,37			Sulfate de potassium.	0 132
1000,00			Phosphate basique de potassium .	2 343
	Sels	7,28	Phosphate basique de sodium . .	0 633
			Phosphate tricalcique	0 694
			Phosphate trimagnésique.	0 060
			Soude	0 341
				7gr282

Le fer qui n'est pas indiqué avec les sels, bien qu'on le retrouve dans le produit de l'incinération des globules, n'appartient pas au stroma, mais à l'hémoglobine.

D'après Bunge, 1.000 grammes de globules humides contiennent :

		(Porc)	(Bœuf)		
Globules humides.	Eau	632	600		
	Matériaux solides.	368	400		
	Parmi les substances solides sont :				900
	Hémoglobine	261	280,5	Proportion pour 1.000 de substances organiques.	
Globules secs et matériaux solides des globules humides.	Albumine (globuline insoluble dans l'eau).	86,1	107		90
	Lécithine cholestérine et autres substances organiques. .	12,0	7,5		10
	Substances inorganiques. . . .	8,9	4,8		
	Parmi les substances inorganiques sont :				
	Potasse	5,543	0,747		
	Magnésie	0,158	0,017		
	Chlore.	1,054	1,635		
	Acide phosphorique	2,067	0,703		
	Soude.	»	2,093		

b. — HÉMOGLOBINE OU MATIÈRE COLORANTE ROUGE
Synonymie : Hématocristalline, cruorine, hématoglobuline.

La *matière colorante* du sang qui forme 12 à 15 p. 100 de la *masse totale* du sang, et 90 p. 100 ou les 9/10 des *globules secs*, chez l'homme et les mammifères (mais non chez les vertébrés inférieurs), paraît exister sous deux états très voisins l'un de l'autre, l'*hémoglobine* et l'*oxyhémoglobine*, contenues toutes les deux dans le sang veineux, tandis que l'oxyhémoglobine existe seule dans le sang artériel. L'affinité de l'hémoglobine pour l'oxygène est si grande qu'en traversant les capillaires du poumon, elle se transforme immédiatement en oxyhémoglobine d'une couleur beaucoup plus brillante. D'autre part, en traversant les capillaires des tissus, une partie de l'oxyhémoglobine perd son oxygène et se convertit en hémoglobine de couleur plus foncée, de propriétés différentes, dite *hémoglobine réduite*. C'est à ce changement chimique, qui fait passer alternativement l'hémoglobine de l'état d'*oxydation* à l'état de *réduction* et inversement, qu'est due en grande partie la différence de couleur entre le sang artériel et le sang veineux.

Oxyhémoglobine. — L'hémoglobine existe toujours à l'*état amorphe* dans les globules, et, pour qu'elle puisse se déposer en *cristaux*, il faut que les globules soient détruits par l'eau, l'éther, la bile, la congélation, etc., et que leur contenu se soit répandu dans le plasma en formant un liquide *transparent*, une *laque* rouge groseille foncé.

Cette substance, quoique *cristallisable*, n'est *pas diffusible* dans le sang vivant, puisqu'elle ne passe pas dans le plasma, bien que celui-ci la dissolve facilement. Il est donc certain qu'elle n'existe dans le globule ni à l'état d'imbibition, ni à l'état de dissolution (l'eau des globules ne suffirait pas d'ailleurs pour dissoudre toute l'hémoglobine qu'ils contiennent). Elle doit donc être retenue par une véritable combinaison chimique soit avec la lécithine, soit avec la globuline, ou par l'imperméabilité de la membrane d'enveloppe. Comme dans les globules, l'hémoglobine récemment extravasée n'est pas endosmotique. Mais la cristallisation semble modifier sa constitution, car elle devient alors diffusible et cesse de décomposer l'eau oxygénée qu'elle décomposait activement à l'état amorphe.

L'oxyhémoglobine se trouve dans le sang de tous les vertébrés. On la rencontre aussi en petite quantité dans les muscles des mammifères et dans le plasma du sang de beaucoup d'invertébrés, tels que le ver de terre, l'*Eunice sanguinea*, la sangsue, etc., parmi les annélides; le *Cheirocephalus diaphanus*, les *Apus*, parmi les crustacés; le Chironome parmi les insectes; la Planorbe et beaucoup de gastéropodes marins parmi les mollusques. Chez les céphalopodes et les crustacés décapodes, elle est remplacée par l'*hémocyanine*, matière colorante bleue qui joue le même rôle et qui n'en diffère que parce qu'elle contient du cuivre au lieu de fer; chez beaucoup d'annélides par une substance verte, la *chlorocruorine*.

COMPOSITION CHIMIQUE. — En raison de sa stabilité plus grande, c'est sur-

tout l'oxyhémoglobine qui a été étudiée et il a été fait de nombreuses analyses qui révèlent une grande similitude de composition. Nous ne donnons
que les deux plus récentes comparées à une plus ancienne d'H. Seyler et
dans laquelle, par suite de la méthode employée, la proportion d'Az. est un
peu trop faible.

ÉLÉMENTS DOSÉS	CHEVAL KOSSEL	PORC HÜFNER	COCHON D'INDE H. SEYLER	
C	54,87	54,71	54,12	Formule calculée d'après l'analyse de Kossel. $C^{54}H^{83}Az^{17}O^{14}S^2$ Fe
H	6,97	7,38	7,36	
Az. . . .	17,31	17,43	16,78	
O	19.73	19,60	20,68	
S	0,65	0,47	0,58	
Fe . . .	0,47	0,40	0.48	
	10,000	100,00	100,00	

PROPORTION D'HÉMOGLOBINE DANS LE SANG. — Le sang normal de l'homme en
contient 13 p. 100 en moyenne (Preyer), soit 0,05 p. 100 de fer, c'est-à-dire
50 milligrammes dans 100 grammes de sang, formant chez l'adulte, pour
6 kilogrammes de sang, une quantité totale de 3 grammes (Boussingault).
Les *variations* de l'hémoglobine sont nombreuses. Le taux normal est *abaissé*
chez les ouvriers travaillant dans l'air confiné, chez les cuisiniers, chauffeurs,
mineurs, etc., ainsi que dans la grossesse, la chlorose, la scrofule, le cancer,
la phtisie (Quinquaud). Il est *augmenté* par le séjour dans l'air raréfié des
montagnes (Viault, Müntz).

Préparation. — Il existe de très nombreux procédés. (Voir les *Traités de chimie
biologique.*)Voici un des plus simples : on fait congeler du sang défibriné dans une
capsule de platine, puis on le fait dégeler lentement. On verse alors le sang *laqué*
dans une capsule plate en couche mince de 1 millimètre et demi au plus, et on laisse
évaporer dans un endroit frais ; les cristaux se déposent.

Dosage. Plusieurs méthodes. — 1° *Procédés colorimétriques*, au moyen de solutions
titrées ou de verres coloriés (colorimètre de Jolyet et autres) ; 2° *Spectrophotométrie ;*
3° *Dosage du fer* d'un volume donné de sang.

Cristaux d'oxyhémoglobine. — Les cristaux d'hémoglobine vus au microscope présentent différentes formes suivant les animaux, mais presque tous
(excepté les lamelles hexagonales de l'écureuil) appartiennent au système
rhombique. Chez l'homme et la plupart des mammifères, ce sont des prismes
à quatre pans, allongés, mais il y a de très nombreuses variétés dans cette
forme rhombique, suivant les animaux, ce qui indique une légère différence
de composition dans les hémoglobines. Les cristaux du sang de lapin et de
poisson sont très analogues à ceux de l'homme.

Pour l'examen microscopique, on les obtient très facilement avec le sang de rat. Il suffit d'ajouter un peu d'eau à une préparation de sang pour les voir apparaître quand l'eau est évaporée.

Propriétés chimiques. — Les cristaux d'oxyhémoglobine sont rouge clair, transparents, biréfringents et polychroïques et contiennent tous une certaine quantité (3 à 9 p. 100) d'eau de cristallisation variable suivant leur forme et leur origine. Ils sont solubles dans l'eau et leur solution couleur rouge sang à la lumière réfléchie, verdâtre à la lumière transmise, a une réaction *acide*.

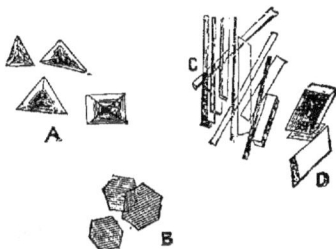

Fig. 32. — Cristaux d'oxyhémoglobine.
A, du cobaye; — B, de l'écureuil; — C, D, de l'homme.

Leur solubilité est en raison *inverse* de leur facilité de cristallisation que Preyer a ainsi classée : 1° *très facile* : rat, cochon d'Inde ; 2° *facile* : chat chien, souris, cheval ; 3° *difficile* : homme, singe, mouton ; 4° *très difficile* : bœuf, porc, pigeon, grenouille. Ils sont insolubles dans l'éther, l'alcool, les graisses. Dans l'urine normale, la bile, les transsudats séreux, les solutions sucrées, ils restent longtemps sans changements. Nous ne parlerons pas des très nombreuses réactions de l'hémoglobine qu'on peut étudier en chimie, mais seulement de celles qui intéressent le physiologiste.

Les différences de forme cristalline, de facilité de cristallisation, de solubilité, de teneur en eau de cristallisation, et en fer indiquent que les différentes oxyhémoglobines des divers animaux ne sont *pas identiques*. D'autre part la preuve qu'elles ne diffèrent pas très profondément au point de vue de leur constitution chimique, c'est qu'elles donnent toutes une même *hématine* et qu'elles ont toutes le même *spectre d'absorption*.

Action du vide. — Des cristaux encore humides ou des solutions d'oxyhémoglobine placés dans le vide perdent une certaine quantité d'oxygène qui a été en moyenne, dans les expériences de Hoppe-Seyler, de 116 centimètres cubes pour 100 grammes d'oxyhémoglobine à 0° et 0m,76.

L'oxygène est donc contenu dans l'oxyhémoglobine à l'état de combinaison faible, fait très important au point de vue des phénomènes chimiques de la respiration des tissus. Cet oxygène faiblement combiné peut être enlevé à l'oxyhémoglobine non seulement par l'action du vide, mais encore par le passage, à travers la solution, de gaz indifférents, l'hydrogène et l'azote, et par l'action de solutions neutres de substances réductrices, qui transforment ainsi l'oxyhémoglobine en hémoglobine *réduite*. L'influence de la tension de l'O, sur la formation de l'oxyhémoglobine dans le poumon et sur sa dissociation dans les capillaires sera exposée à propos des gaz du sang.

Hémoglobine réduite ou désoxydée. — Préparation. — On l'obtient en traitant l'oxyhémoglobine par le vide, par un courant de gaz inerte (H, Az, CO^2), ou par certains corps réducteurs, limaille de fer, sulfure d'ammonium, etc., qui lui enlèvent son oxygène. Dans le sang des animaux asphyxiés il n'y a que de l'hémoglobine réduite.

Propriétés chimiques. — L'hémoglobine réduite n'est stable qu'à l'abri de l'oxygèze dès qu'elle est en présence de l'air, elle absorbe de l'O et passe à l'état d'oxyhémoglobine. Bien que difficilement cristallisable, on l'obtient cristallisée en versant dans une solution d'hémoglobine réduite de l'alcool absolu goutte à goutte. Les cristaux, de forme variable suivant les animaux, sont verts par transparence, rouge violet par réflexion. Ils ne peuvent s'observer que dans l'alcool, car ils tombent en déliquescence à l'air en s'oxydant et en absorbant, de même que les solutions, 168 centimètres cubes d'O pour 100 grammes d'hémoglobine pour former l'oxyhémoglobine, soit 2 atomes d'O, pour chaque atome de fer (Hoppe-Seyler).

Ils absorbent aussi le gaz CO formant avec lui l'*hémoglobine oxycarbonée.*

Méthémoglobine. — Pendant certains dédoublements spontanés de l'oxyhémoglobine au contact de l'air ou par l'évaporation à 100°, on voit se former un corps particulier, la *méthémoglobine* isomère de l'oxyhémoglobine, mais caractérisée par sa fixité plus grande et ne perdant pas son O dans le vide. Ce corps se produit aussi sous l'action des réactifs oxydants (ozone, nitrites, etc.) sur l'oxyhémoglobine et sur l'hémoglobine réduite. On le rencontre (par le spectroscope) dans les vieux extravasats sanguins, dans le liquide de certains kystes, dans le sang après l'inhalation de vapeurs de nitrite d'amyle (Jolyet), nitrite de sodium (Hénocque), et sous l'influence d'un certain nombre de médicaments, tels que les chlorates alcalins, le permanganate de potasse, l'acide pyrogallique, la kaïrine, la thalline, l'hydroquinone, la pyrocatéchine, le brome, la térébenthine, l'éther, etc.

La méthémoglobine cristallise en prismes allongés, brunâtres, solubles dans l'eau, insolubles dans l'alcool et l'éther, très stables, et ne passe pas à l'état d'oxyhémoglobine par agitation à l'air, ce qui indique qu'elle est absolument impropre à l'hématose, d'où un état asphyxique du sang qui en est chargé (Jolyet). Mais si la formation de méthémoglobine dans le sang n'a pas atteint la limite où elle devient mortelle, la combinaison se détruit lentement et l'oxyhémoglobine se régénère. Elle se rencontre soit dans les globules seulement, soit dans les globules et le plasma, suivant que les substances productrices détruisent ou non les globules. Elle existe enfin dans l'urine (mais non dans le sang) des sujets atteints d'*hémoglobinurie paroxystique*. Les acides et les alcalis la dédoublent comme l'oxyhémoglobine en matière albuminoïde et en hématine, mais les agents réducteurs en solution neutre ou faiblement alcaline la convertissent en hémoglobine réduite (H. Seyler), tandis qu'ils convertissent l'hématine qui a la même bande d'absorption en hémochromogène.

Hémoglobine oxycarbonée. — Cl. Bernard a découvert ce fait important que l'oxyde de carbone (gaz de la vapeur de charbon) a une affinité très grande pour l'hémoglobine réduite et l'oxyhémoglobine avec lesquelles il se combine, chassant dans ce dernier cas l'O pour se substituer à lui. La *carboxy-hémoglobine*, plus stable que l'oxyhémoglobine, cristallise par les mêmes procédés et sous les mêmes formes que cette dernière. Ces cristaux sont solubles dans l'eau et la solution a une couleur rouge teintée de bleu dont nous verrons plus loin les caractères spectroscopiques. Le gaz CO se comporte à l'égard du sang entier ou de l'hémoglobine comme l'O; son coefficient d'absorption est le même.

La quantité de gaz absorbée est indépendante de la *pression* et est due à une attraction chimique. CO déplace O volume pour volume et, dans les empoisonnements, chaque molécule de CO chasse une molécule d'O. Il suffit donc de traces minimes de CO dans l'air qu'on respire (1/4000 à 1/1000) pour former en peu de temps une quantité relativement considérable d'hémoglobine oxycarbonée, car la petite quantité d'hémoglobine ainsi combinée au CO, à chaque mouvement respiratoire ne se dissocie plus, et s'accumule dans le sang, restreignant ainsi progressivement le champ de l'oxygénation globulaire. Le sang saturé de CO est rouge cerise.

L'hémoglobine oxycarbonée relativement stable résiste à la putréfaction et aux agents réducteurs, et cette stabilité rend compte de l'action toxique de CO, qui ne peut plus être déplacé par l'O, même par la respiration d'O pur, assez rapidement pour empêcher la mort si l'empoisonnement est complet d'emblée. Mais, Cl. Bernard a vu que des animaux non complètement intoxiqués ont pu revenir à la vie et se débarrasser peu à peu du CO contenu dans leur sang. Le contact prolongé des globules restés sains facilite la réduction du gaz toxique et la régénération de l'oxyhémoglobine. Ainsi s'explique l'avantage de la transfusion dans le traitement de cet empoisonnement du sang (Cl. Bernard). V. plus loin, *Poisons du sang*, p. 105.

Autres combinaisons de l'hémoglobine. — L'hémoglobine peut former des combinaisons avec d'autres gaz : le bioxyde d'azote, l'acide cyanhydrique, l'acétylène. Elles sont sans importance ne se formant jamais dans l'organisme, sauf la *cyanhydrihémoglobine* peu stable, dans le cas d'empoisonnement cyanhydrique.

PRODUITS DE DÉCOMPOSITION DE L'HÉMOGLOBINE

L'hémoglobine est très instable ; ses solutions aqueuses se décomposent rapidement, surtout au-dessus de la température de 15°. Dans le sang qui se putréfie, cette décomposition se produit aussi, de même que par l'action des acides et des bases, ou par l'action de la chaleur à 70-80°.

Le dédoublement qui en résulte nous éclaire sur la constitution de l'hémoglobine, car il donne lieu à la formation de deux substances, l'une *albuminoïde* incolore, mélange de *sérine et de globuline* (94 p. 100), l'autre (6 p. 100) *cristallisable*, colorée en brun et *contenant du fer*, appelée *hématine*.

Hématine. — L'hématine a été obtenue pour la première fois en 1837, par Lecanu (hématosine), en traitant une solution d'oxyhémoglobine par un acide ou par un alcali. Par la calcination elle donne un résidu d'oxyde de fer. Elle renferme 8,8 p. 100 de fer et a pour formule $C^{84} H^{34} Az^4 Fe O^6$.

A l'état sec, l'hématine constitue une poudre amorphe d'un bleu noir avec des reflets métalliques. Insoluble dans l'eau, l'alcool, l'éther, elle se dissout dans l'eau ou l'alcool acidulés, ou alcalinisés et dans les solutions alcalines. Les *solutions acides* sont brunes et ont *quatre* bandes d'absorption ; les *solutions alcalines* sont dichroïques, rouges par transmission en couches épaisses, vert olive en couches minces et n'ont qu'*une* bande d'absorption.

On la rencontre quelquefois, mais rarement, dans de vieux foyers hémorragiques et dans le canal intestinal où elle se forme par l'action du *suc gastrique* sur du sang extravasé (vomissements noirs, *melœna*). Après une ingestion abondante d'aliments contenant du sang, les excréments renferment de l'hématine. L'urine en contient quelquefois, par exemple dans l'empoisonnement par l'hydrogène arsénié. La couleur variée des ecchymoses est due à la transformation lente de l'hémoglobine en hématine.

Hématine réduite. — Hémochromogène. — L'hématine n'est pas un produit direct du dédoublement de l'oxyhémoglobine, mais résulte de l'oxydation d'une substance intermédiaire, rouge, moins oxygénée, l'*hémochromogène* obtenue par H. Seyler en décomposant *à l'abri de l'air* l'hémoglobine réduite par les acides, l'alcool, ou une température de 100°. Cette substance, au contact de l'air, absorbe l'O et devient brune (hématine). Les agents réducteurs ramènent l'oxyhématine à l'état d'hémochromogène ou hématine réduite.

Hématine hydro-chlorée. — *Chlorhydrate d'hématine (hémine* de Teichmann). — L'hématine forme avec l'acide HCl une combinaison très importante en médecine légale. On l'obtient en traitant, à une chaleur légère, des globules secs et pulvérisés par l'acide acétique glacial et un peu de chlorure de sodium. Il se forme ainsi une poudre cristalline soyeuse d'un brun noir velouté avec reflets métalliques, qui

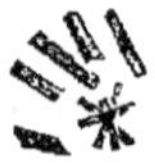

Fig. 33.
Cristaux
d'hémine.

apparaît sous le microscope sous forme de lames rhomboïdales ou d'aiguilles. Ces cristaux microscopiques peuvent être obtenus avec de très faibles quantités de sang, même desséché, et permettent de reconnaître les taches de sang. (Voir plus loin.)

Hématine privée de fer. — *Hématoporphyrine. — Hématoline.* — L'hématine se dissout dans l'acide sulfurique concentré en formant une liqueur rouge brun foncé. Par l'addition d'eau on précipite un corps noir dépourvu de fer, soluble dans SO^3 et KO. C'est l'*hématoporphyrine* $C^{68} H^{74} Az^8 O^{12}$ d'Hoppe-Seyler (hématoïne de Preyer) et la liqueur retient du sulfate de fer.

L'*hématoline* s'obtient par l'action de l'acide sulfurique sur l'hématine réduite, *à l'abri de l'air*. Elle est aussi sans fer, mais insoluble dans SO^3 et KO.

Hématoïdine. — Ce remarquable dérivé de l'hémoglobine découvert par Virchow et bien étudié par Robin se rencontre dans le corps partout où du sang stagne hors des vaisseaux et se décompose : dans les foyers apoplectiques du cerveau, dans les thrombus veineux, dans les corps jaunes des follicules de de Graaf, dans les kystes sanguins, dans l'urine ictérique. Il est dépourvu de fer ($C^{22} H^{36} Az^4 O^6$), cristallise en prisme clinorhombiques orangés, solubles dans les alcalis chauds, le sulfure de carbone, le chloroforme, insolubles dans l'eau, l'alcool, l'éther et *identiques* avec la bilirubine ou matière colorante de la bile. On n'a pu jusqu'ici l'obtenir artificiellement, mais sa formation spontanée est très rapide. Si on introduit sous la peau d'un pigeon un peu de sang coagulé, on y trouve des cristaux d'hématoïdine au bout de deux jours.

PROPRIÉTÉS SPECTROSCOPIQUES DE L'HÉMOGLOBINE ET DE SES DÉRIVÉS

Lorsqu'on fait tomber sur le prisme P du spectroscope un faisceau de lumière C qui a traversé un mélange convenablement dilué de sang et d'eau ou une solution d'hémoglobine *m m*, au contact de l'air, on obtient un spectre solaire incomplet qu'on analyse au moyen d'une lunette grossissante B. L'extrémité rouge est la plus lumineuse, l'extrémité violette est très sombre; en outre, on remarque, dans le jaune et dans le commencement du vert, *deux bandes sombres* placées entre les raies D et E de Fraunhofer. Ainsi une partie des rayons jaunes et verts et tous les rayons indigo violet ont été absorbés par la matière colorante du sang et le spectre ainsi obtenu s'appelle *spectre d'absorption*; les bandes, *bandes d'absorption* du sang (Hoppe-Seyler).

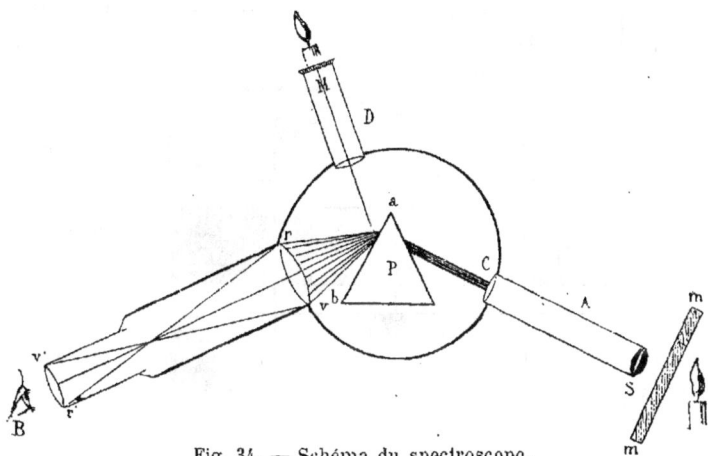

Fig. 34. — Schéma du spectroscope.

Si la solution est trop concentrée ou vue en couche trop épaisse, elle est trop opaque et peut arrêter tous les rayons du spectre, sauf un peu des rayons rouges et orangés.

Les différents états sous lesquels peut se présenter l'hémoglobine donnent lieu à des spectres différents dont la connaissance est du plus haut intérêt, car ils constituent une des propriétés spécifiques de chacune de ces matières colorantes.

Oxyhémoglobine. — Donne le spectre du sang normal avec les deux bandes placées entre les raies D et E. La bande gauche va de 59 à 65 de l'échelle micrométrique, la bande droite de 69 à 78.

Par l'application de la photographie à l'étude des spectres du sang, d'Arsonval a découvert l'existence d'une troisième bande d'absorption.

Hémoglobine réduite. — Si dans une dilution de sang artériel ou une solution d'oxyhémoglobine placée dans l'appareil spectroscopique, on fait passer

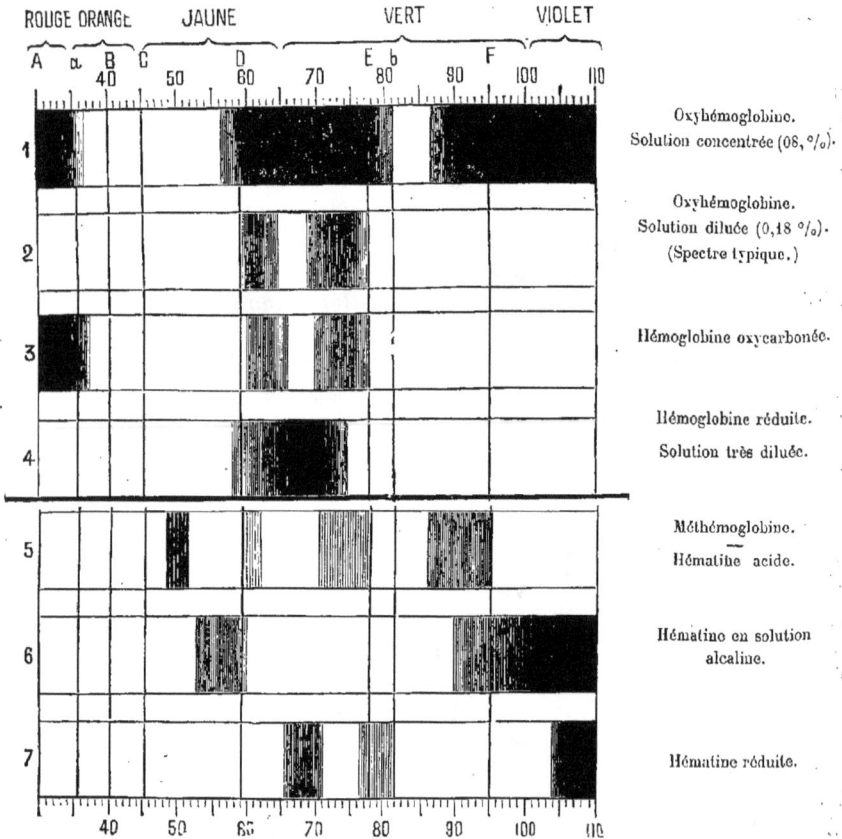

Fig. 35. — Spectres d'absorption du sang.

A, a, B, C, D, E, b, F, raies de Fraunhofer.
(Les solutions sont vues sous une épaisseur de 1 centimètre.)

un courant de CO_2 ou un agent réducteur, qui déplace l'O, les deux bandes disparaissent et sont remplacées par une large bande unique, bande de *réduction* ou de *Stokes* située entre D et E, mais dans l'intervalle clair qui sépare les bandes d'oxyhémoglobine, c'est-à-dire de 60 à 74. Si on laisse revenir l'O, les deux bandes reparaissent.

Une dilution de sang veineux soustraite au contact de l'air donne la bande de Stokes. Chacun des deux sangs est donc caractérisé par des propriétés optiques différentes qui répondent à des états différents d'*oxydation* et de *réduction* de leur matière colorante.

Méthémoglobine. — Bande d'absorption dans le jaune entre C et D plus près de C, analogue à celle de l'hématine acide.

Hémoglobine oxycarbonée. — Deux bandes d'absorption entre D et E, mais plus rapprochées de E que les bandes de l'oxyhémoglobine. Le gaz CO ne peut être déplacé par aucun agent réducteur, et l'impossibilité de remplacer les deux bandes qu'il donne par la bande de Stokes prouve que le spectre examiné est bien celui de l'hémoglobine oxycarbonée et non celui de l'oxyhémoglobine avec lequel on pourrait le confondre. Ce fait peut avoir de l'importance en médecine légale, dans le cas d'asphyxie par CO. Le spectre du picro-carmin, très analogue à celui de l'hémoglobine oxycarbonée, est comme lui aussi *irréductible*.

Hématine en solution acide. — Deux bandes : l'une bien limitée entre C et D, plus près de C, analogue à celle de la méthémoglobine, l'autre très large, un peu diffuse, entre D et F, laquelle se résout en deux bandes par une plus grande dilution. On peut constater aussi une quatrième bande étroite et très faible à côté et à droite de D.

Hématine en solution alcaline. — Une forte bande entre C et D et qui dépasse D. La lumière violette est aussi absorbée.

Hématine réduite. — Deux bandes : l'une forte entre D et E, au milieu ; l'autre faible entre E et *b* qu'elle dépasse d'un côté et de l'autre.

Ces caractères spectroscopiques constituent donc un réactif très sensible des matières colorantes du sang. Suivant Preyer, avec une solution aqueuse, d'hémoglobine pure de 4 p. 10.000, les bandes d'absorption peuvent encore apparaître, bien que la seconde soit très faible. Un gramme de sang frais de chien dilué dans 1.000 parties d'eau et vu en couche de 3 centimètres d'épaisseur montre au spectroscope les deux bandes d'absorption très distinctes quoique un peu faibles. Dilué dans 10.000 parties ou 10 litres d'eau et vu en couche de 4 centimètres et demi, la première bande est encore faiblement visible, la seconde ne se voit plus.

Il est donc facile de reconnaître la présence du sang dans des liquides organiques où les globules rouges ont été dissous et ne peuvent apparaître au microscope. Des *taches de sang*, même *très anciennes*, étant soigneusement lavées, le spectroscope montrera dans l'eau de lavage les bandes d'absorption caractéristiques des matières colorantes du sang et qui ne peuvent être confondues avec celles d'aucune autre matière colorante. Mais cette constatation ne saurait apprendre si ce sang provient de l'homme ou d'un animal, l'hémoglobine de tous les animaux ayant les mêmes caractères optiques.

On ne sait rien de certain à ce sujet. On présume que cette matière colorante est due à la combinaison d'un ou de plusieurs composés albuminoïdes avec un pigment ferrugineux (l'hématine) dont l'intervention est indispensable. Peut-être le fer nécessaire pour la formation de ce pigment vient-il de la rate qui en contient une certaine proportion. On n'a pu jusqu'ici opérer la synthèse de l'hémoglobine. Les recherches de Preyer font supposer que l'hémoglobine se formerait en trois temps : 1° formation d'une matière colorante sans fer == *hématoporphyrine;* 2° adjonction de fer = *hématine;* 3° union de l'hématine à un albuminoïde = *hémoglobine.*

L'hémoglobine usée paraît s'éliminer par les pigments biliaires, bilirubine et urobiline qui sont identiques à l'hématoïdine.

Dans certaines maladies elle s'altère et se transforme peu à peu en *mélanine*, dans l'intoxication paludéenne, par exemple.

Rôle physiologique de l'hémoglobine. — Ce rôle est le même que celui des globules rouges qui doivent à l'hémoglobine leur propriété d'absorber l'O au niveau du poumon. Cet oxygène, faiblement combiné avec l'hémoglobine, la quitte au niveau des capillaires pour aller oxyder les tissus, et l'hémoglobine revient à l'état d'hémoglobine réduite, dans le sang veineux, se réoxyder de nouveau dans le poumon. La propriété de transformer l'O en ozone plus actif qu'on a attribuée à l'hémoglobine ne se manifesterait pas dans le sang circulant, mais seulement hors des vaisseaux.

II. — Etude chimique des globules blancs.

On ne peut pas séparer les globules blancs du reste du sang en assez grande quantité pour pouvoir étudier leurs propriétés chimiques et les notions qu'on possède ont été obtenues par l'étude des *globules de pus* qui sont des globules blancs ayant subi la dégénérescence graisseuse. Ils contiennent divers *principes albuminoïdes :* un albuminate alcalin, un albuminate coagulable à 48°, un autre semblable à la myosine, une substance fibrinoplastique, du fibrin ferment et de la nucléine des noyaux (contenant de l'azote, du soufre et du phosphore). Ils renferment en outre du *glycogène,* de la *lécithine,* des *matières extractives* et de la *graisse,* plus des *sels* (phosphates).

Le *pus* possède la propriété de faire coaguler les solutions de fibrinogène et les sérosités (hydrocèle) non spontanément coagulables.

Le *sérum du pus* qui est en effet analogue au sérum et non au plasma, contient de la sérum-albumine et de la sérum-globuline mais pas de fibrinogène ; il n'est donc pas spontanément coagulable.

III. — Etude chimique du plasma.

Nous avons vu, page 61, les caractères anatomiques et physiques du plasma et montré qu'en dehors de l'organisme il se décompose en une substance solide, fibreuse, la *fibrine*, et un liquide, le *sérum*. Nous allons revenir sur ces deux parties au point de vue chimique.

PRÉPARATION DU PLASMA. — Le sang de l'homme et de la plupart des mammifères domestiques se coagule trop vite, et il est difficile de le dédoubler en ses deux composants, les globules et le plasma, sans l'additionner de substances telles que les sulfates de soude et de magnésie qui en modifient la composition (*plasma salé*). Le sang de cheval, au contraire, se coagule lentement, et, si on le laisse reposer dans un mélange réfrigérant, la coagulation n'a pas lieu, les globules vont au fond et on peut décanter ou siphoner le plasma.

C'est un liquide alcalin, jaune ambré, subvisqueux, qui se coagule à quelques degrés au-dessus de 0, en une gelée d'abord transparente, puis opaque quand, par la rétraction, le sérum en a été expulsé. Sa densité est de 1,027.

Le *plasma humain* a les mêmes caractères.

COMPOSITION CHIMIQUE GÉNÉRALE. — Le plasma est constitué par un nombre considérable de substances, et l'on peut dire que presque tous les principes immédiats de l'organisme s'y rencontrent. Il contient d'abord la ou les matières albuminoïdes qui donnent naissance à la fibrine et par suite au caillot. Il renferme, en outre, tous les matériaux du *sérum* qui se sépare après la coagulation du plasma ou du sang.

Le *plasma* représente toutes les parties liquides du sang vivant ou du sang qui n'est pas encore coagulé.

Le *sérum* représente aussi toutes ces parties, moins la fibrine qui s'est coagulée.

Le plasma avant et le sérum après la coagulation représentent une solution aqueuse de diverses *matières albuminoïdes*. Il contient en outre des *matières grasses*, de la *cholestérine* et de la *lécithine*, du *sucre*, de l'*urée* et des *matières azotées cristallisables*, des *sels minéraux* très nombreux et des *gaz* : en tout une cinquantaine de corps, et cette complexité de composition ne saurait nous surprendre, le sang étant le liquide dans lequel tous les éléments des tissus puisent leurs aliments et rejettent leurs résidus.

Les proportions dans lesquelles ces nombreuses substances existent dans le sang, peuvent varier considérablement dans les limites mêmes de l'état de santé, sous l'influence de la constitution individuelle, du régime, du genre de vie, du dernier repas ou de l'exercice fait avant l'analyse.

Nous allons étudier en détail quelques-uns de ces principes :

PRINCIPES COAGULABLES DU PLASMA

Fibrine.

PRÉPARATION DE LA FIBRINE. — La coagulation spontanée du plasma, séparé comme nous l'avons dit plus haut, fournit un caillot *en gelée*, qui est de la fibrine pure. Si on bat ce plasma, avant qu'il soit coagulé avec une baguette de bois ou de verre, on obtient des fibres qui restent adhérentes à l'agitateur et qui ne sont autre chose que la fibrine *en filaments*.

Le battage du sang encore liquide avec un petit balai de brins de bouleau, ou tout autre agitateur, enlève aussi la fibrine à ce sang sous forme de filaments rouges, qui se décolorent par le lavage à l'eau froide, et c'est le moyen de préparation le plus ordinaire. Le sang ainsi *défibriné* ne se coagule plus. Il représente le sérum et les globules.

CARACTÈRES. — La fibrine humide *en gelée*, d'abord transparente et molle, devient peu à peu opaque, blanche, contractée; la fibrine *en filaments* est molle, grisâtre, légèrement élastique. Séchée, la fibrine est dure, cassante, d'apparence cornée, mais, en présence de l'eau, elle se gonfle de nouveau. A l'état humide et à une température chaude, elle se putréfie rapidement et forme un liquide trouble d'odeur ammoniacale fétide.

La fibrine est insoluble dans l'eau, l'alcool et l'éther; soluble, quand elle est fraîche; dans les alcalis étendus, l'ammoniaque, les sels neutres, sulfate, azotate et chlorure de sodium. Elle se gonfle et se dissout en partie dans l'acide acétique et l'acide chlorhydrique étendu au millième, à la température de 20°. La pepsine la transforme en peptone en présence des acides chlorhydrique et nitrique étendus à 4 p. 1000. La trypsine (ferment du pancréas) la transforme en peptone et en produits de décomposition : leucine, tyrosine, etc. Chauffée à 72° avec de l'eau, elle subit une espèce de coagulation par la chaleur, analogue à celle de l'albumine (*fibrine cuite*), qui modifie ses propriétés et la rapproche de l'albumine coagulée.

COMPOSITION CHIMIQUE DE LA FIBRINE. — C'est celle des albuminoïdes en général. Les analyses récentes de Maly la fixent en moyenne comme il suit : C 52,51, H 6,98, Az 17,34, cendres 0,90. Parmi les cendres sont du fer, des phosphates.

Il serait possible qu'elle ne fût pas une substance bien homogène. En tout cas, les différentes fibrines ne sont pas identiques et celle du sang veineux diffère de celle du sang artériel.

NATURE DE LA FIBRINE, ÉTAT SOUS LEQUEL ELLE EXISTE DANS LE SANG.— *Théories de la coagulation.* — On sait que la coagulation du sang n'est due ni à son état de repos, ni à son refroidissement, ni à l'action de l'air, ni à une perte de CO^2 ou d'une trace d'ammoniaque, mais on est encore dans l'ignorance de sa vraie cause.

On croyait autrefois que la fibrine était tenue en dissolution dans le sang à la faveur du chlorure de sodium ou de l'ammoniaque et qu'elle se coagulait spontanément dès que ce sang était séparé de l'organisme. Les recherches de Denis (de Commercy) et d'A. Schmidt ont modifié ces idées en montrant que la *fibrine ne préexiste pas* dans le sang.

1° *Théorie de la plasmine* de Denis. — Pour Denis, il existerait en dissolution dans le sang une substance complexe et instable, se *dédoublant* en ses composants dès que le sang est sorti du corps, c'est la *plasmine*. On peut l'obtenir sèche et pure en précipitant par le sel marin en poudre le plasma décanté, rendu incoagulable (spontanément) par le sulfate de soude. Cette plasmine se compose de deux substances secondaires : 1° la *fibrine dissoute ;* 2° la *fibrine concrète*. Hors des vaisseaux la plasmine se dédouble spontanément en ses deux composants, la fibrine dissoute qui reste dissoute dans le sérum, et la fibrine concrète qui, isolée de sa congénère, se coagule spontanément et forme la fibrine ordinaire. Des recherches ultérieures ont fait abandonner cette manière de voir, mais elle contient en germe les théories actuelles. La *plasmine* est aujourd'hui bien définie, c'est non pas une substance simple, mais un *mélange* de fibrinogène et de paraglobuline, tandis que la fibrine dissoute est identique à la paraglobuline.

2° *Théorie des* trois *générateurs de la fibrine* de Schmidt. — Au lieu de faire de la fibrine le résultat d'une substance qui se dédoublerait en deux, A. Schmidt en a fait le produit de deux substances, les *générateurs* de la fibrine, qui se combinent en une. Ces deux substances, l'une appelée *fibrinogène*, l'autre *fibrinoplastique*, existent libres dans le plasma, mais ne peuvent réagir l'une sur l'autre qu'en présence d'un *ferment* particulier qui ne se produit que dans certaines conditions sur lesquelles nous allons revenir à propos de la coagulation.

a. **Matière fibrinoplastique ou paraglobuline.** — La substance fibrinoplastique, c'est-à-dire la matière *coagulable*, est identique à la paraglobuline de Kühne (caséine du sérum de Panum). Elle existe donc dans le plasma en circulation, mais après sa réaction sur le fibrinogène, c'est-à-dire après sa coagulation, on en trouve encore une forte proportion dans le sérum, parce que les globules sanguins et surtout les globules blancs s'altérant très rapidement, après la mort du sang, se dissolvent en partie dans le plasma et continuent à former de la substance fibrinoplastique.

Préparation. — Il existe plusieurs procédés ; le plus commode consiste à la précipiter du sérum par un courant de gaz CO^2, mais la saturation du sérum par le sulfate de magnésie donne un précipité plus abondant et plus pur. 100 centimètres cubes de sérum de bœuf en renferment 0 gr. 70 à 0 gr. 80.

b. **Matière fibrinogène.** — On trouve la substance fibrinogène ou matière *coagulante* en dissolution dans le plasma du sang, de la lymphe, du chyle et dans d'autres liquides de transsudation tels que celui de l'hydrocèle, du péricarde, de la plèvre. Ces derniers ne sont pas coagulables parce qu'ils ne contiennent ni paraglobuline préexistante, ni ferment, ni globules blancs qui pourraient en fournir par leur altération. Mais, si on leur ajoute du sang défibriné ou du sérum du sang, c'est-à-dire de la paraglobuline et du ferment, ils se coagulent en masse immédiatement (Buchanan, 1831).

Inversement, si on enlève la paraglobuline du plasma du sang de cheval, ce plasma, réduit à son seul fibrinogène, ne se coagule plus ; si on lui rend la paraglobuline, il fait comme le liquide d'hydrocèle et se coagule. — La salive, la synovie, le liquide amniotique, le suc du cristallin, l'humeur aqueuse et l'humeur vitrée se comportent comme la paraglobuline du plasma et font coaguler les sérosités péricardiques, pleurales, etc.

Préparation. — Se retire par précipitation du plasma de cheval, séparé des globules, ou du liquide d'hydrocèle étendu d'eau, traversé par un courant de CO^2, ou traité par l'alcool, ou par le sel marin en excès (Denis). Les globules n'en contiennent pas.

Propriétés des substances fibrinogène et fibrinoplastique. — Ce sont deux *globulines* très semblables et difficiles à différencier l'une de l'autre, leurs propriétés étant les propriétés générales des globulines : insolubles dans l'eau pure, solubles dans les alcalis caustiques, les carbonates et phosphates alcalins, le sel marin, et précipitées de ces solutions par CO^2 ; coagulées et rendues insolubles par la chaleur. On ne les distingue que par des caractères secondaires, par exemple le précipité de fibrinoplastique surnage, celui de fibrinogène plus visqueux adhère au vase.

c. **Ferment de la fibrine.** — Ce ferment, non figuré, se développe dans le plasma aux dépens des globules blancs, ou des hématoblastes dès que le sang est soustrait à l'action vitale, à moins qu'il ne soit maintenu à 0°. Le sang qui est recueilli directement, de la veine dans l'alcool absolu, n'en contient pas parce que les globules n'ont pas eu le temps de le produire. Quand la coagulation est terminée, on en trouve de fortes proportions dans le sérum.

Préparation. — Divers procédés ; peut s'extraire du sang coagulé. On lave le caillot (riche en ferment) à grande eau, en le malaxant pour séparer l'hémoglobine, on coagule le résidu par une grande quantité d'alcool, qui rend les albuminoïdes restants insolubles. On reprend par l'eau qui dissout le ferment. Quelques gouttes de cette solution transforment en fibrine une solution de fibrinogène.

Les conditions qui favorisent le développement de ce ferment activent la coagulation ; telles sont : une température de 25 à 55°, l'injection d'hémoglobine dissoute dans les vaisseaux (Naunyn), l'oxygène de l'air, le contact des surfaces rugueuses. Celles qui, au contraire, entravent ce développement, — froid, solutions alcalines ou sucrées ; — ou qui altèrent le fibrinogène, — température au-dessus de 56°, dilutions aqueuses du sang, alcalis ou acides, — retardent ou empêchent la coagulation.

3° *Théorie des deux générateurs et des sels calcaires.* — Hammarsten, en se fondant sur des expériences faciles à répéter, n'accorde aucun rôle dans la formation de la fibrine à la paraglobuline. Pour lui, le fibrinogène seul, sous l'action du ferment, se transforme en un produit intermédiaire, la *fibrine soluble* qui devient ensuite la *fibrine insoluble*.

Tout récemment (1891), Arthus et Pagès ont concilié la théorie d'Hammarsten et celle de Schmidt en précisant le rôle des sels de chaux, déjà indiqué par Freund, dans la formation de la fibrine. Ils ont montré que, si on précipite par l'oxalate de potasse les sels calcaires du sang qu'on vient de recueillir, la coagulation n'a pas lieu. Si on ajoute à ce sang *décalcifié* quelques gouttes de chlorure de calcium, la coagulation se produit. Les *sels de chaux* en solution sont donc *indispensables*, et ce sont eux qui jouent le rôle que Schmidt attribuait à la paraglobuline.

4° *Autres théories.* — D'autres opinions très nombreuses fondées sur des particularités que n'explique pas suffisamment la théorie de Schmidt, ont été émises à ce sujet. Nous n'en signalons quelques-unes que pour mémoire :

Pour Heynsius et Landois, la fibrine serait le résultat de la destruction des globules rouges. D'après Mantegazza, elle serait formée aux dépens des globules blancs irrités par les parois des vases et serait un phénomène vital et non cadavérique.

Mathieu et Urbain ont attribué la coagulation, c'est-à-dire la formation de la fibrine, à l'action de CO^2 sur le sang ; mais Glénard a réfuté cette opinion par une intéressante expérience.

Hayem fait jouer dans ce phénomène un rôle actif aux hématoblastes, petits éléments de 1 à 3 μ très altérables, qui émettraient, en se décomposant, des fibrilles très fines de fibrine qui s'allongent et s'entre-croisent en réseau, comme on peut le voir en faisant coaguler une goutte de sang sur une lame de verre, lavant au sérum iodé et plaçant sous le microscope. Mais J. Renaut, en employant l'acide osmique, a montré que les hématoblastes n'ont aucun rôle actif dans le phénomène.

Pour Gautier, la mort ou la diminution de vitalité des globules rouges déterminerait, comme Robin l'avait soupçonné depuis longtemps, l'exosmose de la matière fibrinogénique globulaire qui passe dans le plasma et le rend coagulable. Cette matière qui comprend évidemment les deux générateurs de Schmidt, n'existe pas en quantité notable dans le plasma vivant, sans quoi, en vertu de son grand pouvoir endosmotique, elle traverserait les vaisseaux. Or, la plupart des exsudats ne sont pas coagulables. Le *fibrinogène* de Gautier, comme celui de Hammarsten, n'est donc pas entièrement identique à celui de Schmidt.

Résumé. — En somme, si la coagulation est un phénomène encore obscur pour bien des points, on sait maintenant que les liquides coagulables ne renferment pas, comme on le croyait autrefois, la fibrine en dissolution, grâce au chlorure de sodium ou à l'ammoniaque, et devenant insoluble en dehors de l'organisme. On admet que ces liquides renferment naturellement, ou reçoivent par exosmose des globules rouges ou blancs le principe générateur de la fibrine, le fibrinogène, incapable de se transformer par lui-même en fibrine et ne se coagulant que sous l'influence d'un ferment fourni par les globules blancs et en présence de sels de chaux. En un mot, on doit considérer la coagulation du sang comme une *sorte de fermentation* analogue à celle qui produit la coagulation du lait.

Rôle physiologique de la fibrine. — Les anciens physiologistes voyaient dans la fibrine la substance nutritive par excellence des éléments anatomiques, et ils la croyaient d'autant plus abondante dans le sang que le sujet était plus vigoureux et mieux nourri.

Il n'en est rien et on la considère aujourd'hui comme la manifestation d'un trouble organique, et non comme un nutriment perfectionné venu du dehors. Ses générateurs sont en effet plus abondants dans le sang après le jeûne, dans les cas de nutrition languissante, après un exercice physique violent et prolongé. Le sang qui revient d'un muscle en fournit plus que celui qui y entre, si on fait contracter fortement ce muscle par un courant électrique. Il y a donc excès de fibrinogène dans le sang toutes les fois qu'il y a *exagération* physiologique ou morbide des *combustions organiques*, par exemple dans les inflammations, telles que la pneumonie, etc. Et cet excès se manifeste par la formation d'une couenne dans le sang de la saignée. De même, les exsudats des séreuses fournissent de la fibrine lorsque la séreuse est enflammée comme dans la pleurésie, tandis qu'ils n'en fournissent pas dans les simples épanchements hydropiques.

Il y aurait déjà dans le sang, à l'état sain, une petite quantité de ferment provenant de la destruction normale des leucocytes. Dans certaines maladies (fièvres septiques), cette destruction de globules et la production corrélative de ferment peuvent être très augmentées au point de donner lieu à des coagulations spontanées (*phlébites, thromboses*) souvent mortelles. Pour la coagulation dans les vaisseaux vivants, voyez plus loin, page 97.

PRINCIPES QUI CONSTITUENT LE SÉRUM

Le sérum est le plasma moins la fibrine. Tous les principes du sérum appartiennent donc aussi au plasma.

CARACTÈRES DU SÉRUM. — Liquide transparent d'un jaune verdâtre chez l'homme, un peu différemment teinté chez les divers animaux, quelquefois trouble et plus ou moins lactescent par la présence de nombreux globules graisseux (certaines maladies, ingestion abondante de graisse); de réaction alcaline; de densité = à 1,027; composé d'eau (90 p. 100), d'albuminoïdes, de graisses, de matières extractives, de sels et de gaz.

Albuminoïdes du sérum. — 8 à 10 p. 100 du plasma total, les matières fibrinogéniques ne formant que 0,2 p. 100.

1° *Globuline du sérum* (identique avec la fibrinoplastique de Schmidt, la paraglobuline de Kühne, la caséine du sérum de Panum). Un des meilleurs procédés pour l'obtenir consiste à la précipiter, à plusieurs reprises, par saturation du sérum par le sulfate de magnésie, et à redissoudre alternativement dans l'eau. Soluble dans une solution de sel marin à 10 p. 100; coagulée vers 75°. — N'existerait pas pendant la vie dans le plasma puisqu'elle ne se rencontre pas dans les exsudats séreux. — Provient des globules dans le sang extrait du corps.

2° *Sérine* (Denis), albumine du sérum. Le plus abondant (3 à 4 p. 100) des albuminoïdes du sérum; obtenue en chauffant de 70 à 75°, le sérum débarrassé de la globuline et étendu d'eau. La sérine restée en dissolution donne un coagulum semblable à celui de l'albumine coagulée. Présente les caractères généraux des albuminoïdes.

3° *Peptones du sérum.* — La présence de peptones dans le sang pendant la digestion n'a pas été confirmée. On ne les trouverait que dans les cas de suppuration interne ou de cancer.

Matières grasses. — En très petite quantité (sauf le cas du sérum lactescent) ; 0,1 à 0,2 p. 100. Sous forme de graisses neutres, stéarine, oléine, etc., et de savons alcalins (oléate, stéarate, palmitate de soude). Une petite quantité d'acides gras, dont quelques-uns volatils (odeur du sang), existerait aussi à l'état libre, malgré l'alcalinité du sérum (Berthelot). Les graisses souvent très abondantes versées dans le sang par la lymphe n'y restent donc pas et sont emmagasinées surtout par le foie, ou dédoublées par la *lipase* (Hanriot).

Cholestérine et lécithine. — Le sérum contient 0,02 à 0,03 p. 100 de cholestérine. Sa provenance du tissu nerveux dont elle serait un produit d'usure, d'après Flint, n'est pas démontrée. Abonde dans le sang des oies grasses.

La *lécithine* est surtout abondante dans le sang des animaux gras et des oiseaux et paraît donner naissance par sa décomposition à l'acide phosphoglycérique.

Glucose. — Cl. Bernard a montré que le sucre est un élément normal du sang, même chez les carnivores. (Voy. *Glycogénie.*) Il provient du foie et des muscles et serait constamment détruit par un *ferment glycolytique* (?). Le sang normal contient 1 gramme à 1 gramme 50 de sucre par litre ; au-dessus, c'est-à-dire à 2 grammes, 3 grammes et plus par litre de sang, il y a *hyperglycémie.* Il y a aussi du glycogène et une substance réductrice non fermentescible.

Urée et matières azotées cristallisables. — La proportion totale des matières désignées par le terme vague d'*extractives* est très faible (de 0,25 à 0,42 p. 100 de sérum) et leur recherche difficile, mais elles ont une très grande importance physiologique, comme étant les facteurs principaux de la transformation à la fois progressive et rétrograde des tissus animaux.

L'*urée*, la plus importante d'entre elles, a été signalée dans le sang par Prévost et Dumas (0,02 p. 100 de sang complet). Sa proportion semblable dans le sang de tous les vaisseaux, augmente par la fièvre et diminue par l'inanition. Dreschel a découvert récemment, dans le sang de chien, l'acide carbamique combiné à une base (carbamate d'ammonium), c'est-à-dire le produit intermédiaire de la transformation du carbonate neutre d'ammonium en urée.

Acide urique. — Traces à l'état normal ; plus abondant dans la goutte et le rhumatisme.

Pigments. — Traces d'*urobiline* et d'un pigment spécial jaune appelé *lipochrome.*
Leucomaïnes. — Trace de diverses bases appelées *plasmaïnes.*

La très petite quantité de sucre et de matières extractives existant normalement dans le sang est expliquée par le fait que ces substances sont seulement *en passage* entre les tissus d'où elles proviennent et les organes

excréteurs où elles vont s'éliminer. En sorte que, tant que le processus désin-
tégrateur dans les tissus est balancé par l'activité des glandes, ces substances
sont retirées du sang aussitôt qu'elles y sont introduites et ne s'accumulent
pas d'une façon sensible.

Sels du plasma et du sérum. — Le sérum humain contient 0,81 à
0,88 p. 100 de cendres. Le plus abondant des sels est le chlorure de sodium,
5 grammes p. 1000 de sérum. Puis viennent le bicarbonate de soude 2 grammes
p. 1000, des phosphates alcalins solubles, des phosphates terreux (provenant
en partie de l'incinération des albuminoïdes), des sels alcalins à acides organiques. Le régime animal *augmente*, le régime végétal *diminue* la proportion des sels. Par comparaison avec le tableau que nous avons donné de la
composition des globules, d'après C. Schmidt (p. 63), voici aussi, d'après le
même auteur, la composition du plasma pour 1000 parties :

Eau. . 901,51

	Fibrine	8,06	Chlorure de sodium 5,546
Solide. 98,49	Albumine et extractifs.	81,92	— de potassium 0.359
1000,00			Soude (abstraction faite de CO²). 1,532
	Sels	8,51	Phosphate de sodium 0,271
		98,49	— de calcium 0,298
			— de magnésium 0,218
			Sulfate de potassium 0,281
			8,510

La comparaison de ces chiffres avec ceux de l'analyse des globules montre
la prédominance du chlore et du sodium dans le plasma, et la pauvreté
relative de ce liquide en acide phosphorique et en potasse prédominants, au
contraire, dans les globules.

On a signalé des traces de cuivre et peut-être de plomb et de manganèse dans le
plasma. Le spectroscope aurait révélé la présence de traces de lithium.

Le plasma et le sérum contiennent aussi probablement du fer comme tendaient à
le montrer d'anciennes analyses de Boussingault. Ce fer dans le plasma n'est qu'*en
passage*, c'est-à-dire en voie d'absorption ou plutôt d'élimination, car l'urine de
l'homme sain en contient de 0gr,003 à 0gr,010 (Magnier), mais dans la pratique des
dosages de l'hémoglobine, on peut considérer tout le fer du sang comme fixé sur
cette substance.

Pouvoir bactéricide. — Le sérum paraît devoir aux sels qu'il contient la
propriété de tuer les bactéries.

Eau. — 90 p. 100 à l'état d'eau de combinaison.

Gaz du sérum. — CO², O et Az. Ces deux derniers en très faible proportion. (Voy. chap. v, *Gaz du sang.*)

IV. — Composition générale moyenne du sang complet.

Les chimistes ont donné de très nombreuses analyses du sang, entre lesquelles il existe des différences plus ou moins grandes tenant, soit aux

méthodes employées, soit à l'espèce animale qui a fourni le sang, soit au vaisseau d'où il a été tiré, soit à toute autre condition physiologique et pathologique qui n'a pas toujours été déterminée. Nous ne donnerons que les résultats moyens.

ANCIENNES ANALYSES. — 1.000 parties de sang d'après Dumas contiennent :

Eau. . .   790

Solides .   210 $\left\{\begin{array}{l}\text{Albumine desséchée. . . .} \quad 70 \\ \text{Fibrine desséchée. . . . .} \quad 3 \\ \text{Sels et graisses. . . . .} \\ \text{Extractifs . . . .} \end{array}\right.$ 10 $\left.\right\}$ Plasma. 873

$\overline{1000}$ $\left\{\begin{array}{l} \\ \text{Globules secs . . . . . .} \quad 127 \end{array}\right.$ Globules 127

$\qquad\qquad\qquad\qquad\qquad\qquad\qquad\qquad \overline{210} \qquad\qquad\qquad\qquad\qquad\qquad \overline{1000}$

Le défaut des anciennes analyses, au point de vue physiologique, est que la proportion des globules secs y est trop faible parce que leur eau de constitution est comptée avec l'eau du plasma. Il faut d'abord séparer les deux constituants, globules, plasma, et les analyser séparément pour réunir ensuite les résultats, si l'on veut.

NOUVELLES ANALYSES. — Fondées sur le dosage de la fibrine dans le plasma. 1.000 parties de sang de cheval, d'après Hoppe-Seyler, renferment :

Globules . .   326,2 $\left\{\begin{array}{l}\text{Eau. . . . .} \quad 184,3 .... \\ \text{Matériaux solides, hémoglobine, etc.} \quad 141,9 \end{array}\right.$ $\left.\right\}$ 790 Eau.

Plasma. . .   673,8 $\left\{\begin{array}{l}\text{Eau . . . .} \quad 605,7 \\ \text{Fibrine . . . .} \quad 6,8 \\ \text{Albumine. . . . .} \quad 52,3 \\ \text{Matières grasses . . . .} \quad 0,8 \\ \text{Matières extractives. . . . .} \quad 2,7 \\ \text{Sels . . . .} \quad 5,5 \end{array}\right.$ $\left.\right\}$ 210 Solides.

$\qquad\qquad\qquad \overline{1000,0} \qquad\qquad\qquad\qquad\qquad\qquad\qquad\qquad \overline{1000,0} \qquad \overline{1000}$

On pourra remarquer que les chiffres bruts de la teneur en eau et en matériaux solides sont identiques pour le sang *total* dans les analyses de Dumas et de Hoppe-Seyler (eau, 790; solides 210). Mais le dosage particulier des divers principes est différent, et différente aussi la répartition physiologique [1].

La comparaison de la composition élémentaire du sang et de la viande desséchés montre la presque identité de constitution des principes solides du sang et de la viande. Le *sang est de la chair coulante* (Bordeu).

	C	H	Az	O	SELS	TOTAL
Sang de bœuf desséché. .	51,96	7,25	15,07	21,30	4,42	100
Viande de bœuf desséchée.	51,86	7,58	15,03	21,30	4,23	100

[1] Voy. les analyses partielles des globules et du sérum pour les détails déjà signalés.

V. — Gaz du sang.

MÉTHODES ET RÉSULTATS GÉNÉRAUX. — Le sang contient de l'oxygène, de l'acide carbonique et de l'azote. Le premier et le dernier de ces gaz viennent de l'air atmosphérique et pénètrent dans le sang par le poumon, le deuxième provient de la combustion des tissus.

H. Davy le premier (1799) parvint à extraire de petites quantités d'oxygène du sang artériel et de CO_2 du sang veineux par l'action de la chaleur. De nombreux chimistes essayèrent encore après lui et n'obtinrent que des résultats imparfaits.

Magnus, en 1837, sépara les gaz du sang par *deux méthodes* différentes. La première, due à Priestley et à Vauquelin, consistait à déplacer ces gaz par un courant de gaz inerte tel que l'hydrogène; la seconde, qui s'est généralisée et perfectionnée et qui est presque seule employée aujourd'hui, consiste à soumettre le sang à l'action du vide pneumatique (Magnus) ou mieux barométrique, au moyen de la pompe à mercure.

Dumas, en 1846, montra que le sérum contient à peine des traces d'oxygène et que tout ce gaz est fixé sur les globules, tandis que c'est l'inverse pour CO_2.

Fernet, en 1857, fit voir que l'O dans le sang n'est pas dissous suivant les lois physiques de Dalton, mais que ce gaz devait y exister sous la forme d'une combinaison instable avec la substance des globules. En effet, tandis qu'un volume de sérum n'absorbe que 1 millième d'O à la température de 16°, un volume de sang complet en absorbe 95 millièmes dans les mêmes conditions. Il montra également que le gaz CO_2 existe dans le plasma sous trois états : 1° libre; 2° bicarbonate et phospho-carbonate; 3° carbonate neutre. Sous les deux premiers états on peut le déplacer par le vide simple (humide), sous le troisième état on ne peut le chasser que par les acides.

Hoppe-Seyler enfin prouve que l'O entre en combinaison avec l'hémoglobine pour former l'oxyhémoglobine. Il en résulte que l'action du vide ne peut enlever complètement cet O, et, en effet, ce n'est qu'à une température de plus de 100° qu'on peut dissocier entièrement l'oxyhémoglobine en ses deux composants. — En un mot, la plus grande partie de l'oxygène et du gaz CO_2 du sang s'y trouvent à l'état de combinaisons chimiques, mais de combinaisons instables, voisines de l'état de dissociation (Donders).

Extraction des gaz du sang. — L'appareil employé par les physiologistes pour extraire les gaz du sang est la pompe à mercure de Ludwig, modifiée par Gréhant. Elle comprend : 1° un baromètre à siphon (fig. 36) dont la longue branche se termine par une forte ampoule destinée à augmenter la capacité de la chambre barométrique, la petite branche étant un réservoir à mercure qui se trouve en communication avec l'autre branche par un tube de caoutchouc qu'on peut abaisser ou élever à volonté au moyen d'une corde s'enroulant autour d'une poulie;

2° Une petite cuve à mercure destinée à recevoir l'éprouvette T remplie de mercure où doivent se rendre les gaz expulsés. Cette cuve est en communication avec la longue branche du tube-baromètre au moyen d'un tube muni d'un robinet à trois voies (2, fig. 36) ;

3° Un ballon à long col tubulaire, destiné à recevoir le sang et que l'on peut mettre en communication avec la chambre barométrique en ouvrant le robinet placé au-dessus de cette chambre (3 fig. 36) ; le ballon est uni à la pompe par un tube à

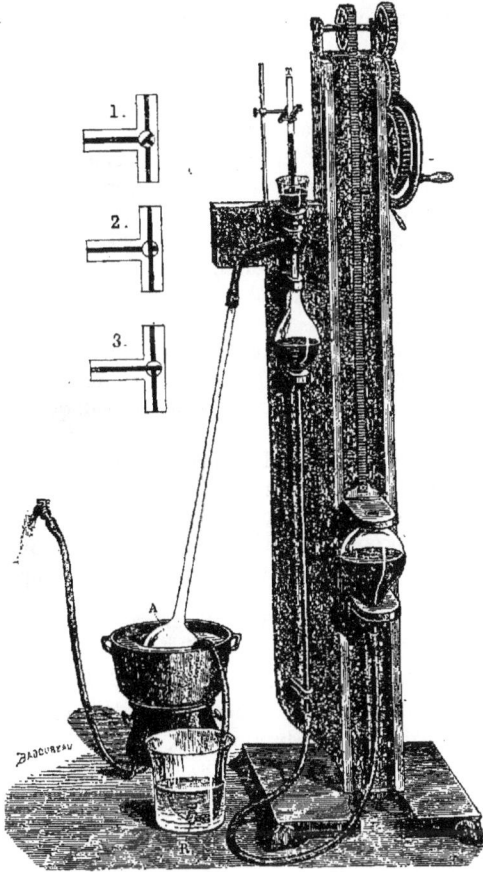

Fig. 36. — Pompe à vapeur.
1, 2, 3, schéma représentant les positions diverses du robinet à trois voies.

joints immergés, le ventre du ballon est chauffé au bain-marie, le col est refroidi par un manchon d'eau froide ;

4° Dans les laboratoires allemands des appareils à dessiccation sont interposés entre le récipient renfermant le sang et la chambre barométrique et destinés, selon le conseil de Pflüger, à produire le vide *sec.*

Opération. — On commence par vider d'air tout l'appareil, y compris le ballon, en manœuvrant la pompe et le robinet à trois voies jusqu'à ce qu'il ne reste plus une seule bulle d'air dans la chambre barométrique, lorsque, la communication étant interceptée entre cette chambre et le récipient, on soulève le réservoir mobile au-dessus de la chambre barométrique. L'air extrait du ballon s'échappe à travers le mercure de la cuvette. Il s'agit alors d'introduire du sang frais dans le réservoir du récipient et de l'empêcher de se coaguler ou de bouillonner trop vivement pendant l'opération. A cet effet on introduit d'abord dans le réservoir vide d'air 15 à 20 centi-mètres cubes d'une solution bouillie de sel marin à 20 p. 100, en ayant soin de ne laisser entrer aucune trace d'air. Dès que la quantité nécessaire de la solution salée est entrée, on y fait arriver le sang de l'animal par un tube en caoutchouc à robinet immergé R, qui le reçoit directement de la veine ou de l'artère et qui est aussi rem-pli d'eau bouillie; ou mieux, on introduit le sang au moyen d'une seringue graduée et on pousse ensuite un peu de mercure qui chasse et fait tomber dans le ballon le sang qui aurait pu rester dans le tube. Enfin, la température du bain d'eau étant élevée à 36 ou 37°, on ouvre avec précaution le robinet. Les gaz se précipitent dans la chambre barométrique d'où on les chasse dans l'éprouvette T par la manœuvre de la pompe. Le sang est mesuré après l'expérience en laissant écouler le liquide dans une éprouvette graduée. Son volume, diminué de celui de la solution salée, représente le volume du sang. Ce volume se trouve mesuré directement si on a employé la seringue graduée.

L'analyse et le dosage des gaz recueillis dans l'éprouvette eudiométrique T qu'on porte sur la cuve à mercure se fait par les méthodes ordinaires usitées en chimie : le CO_2 est absorbé par la potasse ; l'O par l'acide pyrogallique; l'Az est dosé par diffé-rence.

Pflüger, qui a signalé l'avantage de l'extraction dans le *vide sec*, tandis qu'avant lui on opérait en présence de la vapeur d'eau fournie par le sang, a montré que la totalité des gaz est expulsée par ce procédé, même le CO_2 combiné, et que les acides n'en dégagent aucune proportion nouvelle. Il a montré en outre qu'en opérant en quelques minutes, on avait des résultats plus exacts qu'en opérant plus lentement.

QUANTITÉS DES DIVERS GAZ CONTENUS DANS LE SANG. — Il a été fait à cet égard de très nombreuses expériences et les chiffres obtenus par les expérimenta-teurs présentent d'assez grandes divergences dues à la perfection plus ou moins grande des appareils, à l'espèce animale, aux conditions de l'expé-rience : température, rapidité du vide, etc.

En moyenne 100 centimètres cubes de sang de chien fournissent environ 60 centimètres cubes de gaz à 0° et sous la pression de 760 millimètres, soit :

NATURE DU SANG	O	CO_2	Az
100 c. c. sang artériel . . .	20-24 c. c.	40 c. c.	2 c. c.
100 c. c. sang veineux. . .	8-12 c. c.	46 c. c.	2 c. c.

Le volume total des gaz et notamment celui de l'oxygène est beaucoup plus faible (10 à 15 vol. p. 100) dans le sang des herbivores, — mouton, lapin.

On voit donc: 1° que le sang artériel est plus riche en O que le sang veineux; 2° que le sang veineux est plus riche en CO_2 que le sang artériel qui en con-tient cependant une très notable quantité; 3° que les deux sangs renferment la même quantité, d'ailleurs faible, d'azote.

Les gaz qui se dégagent dans le vide sont, à proprement parler, les gaz du sang et doivent être distingués du CO^2 combiné, car ils possèdent dans le sang une certaine *tension* importante à considérer dans les phénomènes chimiques de la respiration.

Oxygène. — Origine. — Vient de l'atmosphère par le poumon et des réserves antérieures; traverse la surface respiratoire par endosmose, à peine dissous par le plasma (1 millième); pris presque tout par les globules. Il en entre 4,87 à chaque respiration, il en sort 4,27 (sous forme de CO^2); il y en a par conséquent 0,60 de retenu dans le sang. La saturation [1] ne saurait jamais être obtenue, car le sang le plus artérialisé en prendrait encore 10 centimètres cubes par 100 centimètres cubes. Le sang des diverses veines en prend plus ou moins dans les expériences, suivant qu'il est plus ou moins désoxygéné et plus ou moins riche en hémoglobine (capacité respiratoire); par exemple le sang de la veine porte en prend 30 centimètres cubes par 100 centimètres cubes; celui de la veine jugulaire 16 centimètres cubes; celui du cœur droit 21 centimètres cubes (Cl. Bernard).

État dans le sang. — Non en simple dissolution, sauf une *très petite* quantité dissoute dans le plasma, mais lié chimiquement à l'hémoglobine (voir *Oxyhémoglobine*), et doué, par suite de cette combinaison, d'une activité oxydante supérieure à celle de l'oxygène simplement dissous. La combinaison d'ailleurs est très instable et peut être défaite par le vide, par la chaleur et par le passage d'autres gaz dits réducteurs qui déplacent l'O.

Causes des variations de la teneur du sang en oxygène

Pression atmosphérique totale. — A peu près sans influence, dans les limites de 1/2 à 2 atmosphères. Au niveau de la mer = 1 atmosphère ($0^m,760$) et à la métairie d'Antisana (4,000 mètres d'altitude = 1/2 atmosphère), la quantité d'O absorbée est sensiblement la même, d'où on avait conclu anciennement (Regnault) que les échanges gazeux pulmonaires ne sont pas simplement dus à des causes physiques, mais qu'il doit y avoir une action chimique, fait péremptoirement démontré en 1858 par Fernet et Cl. Bernard, puis par Hoppe-Seyler.

Au-dessus de 2 atmosphères la quantité d'O absorbée par le sang est plus grande parce qu'il s'en dissout dans le plasma. Le sang veineux est rutilant chez les ouvriers des cloches à plongeurs. La proportion d'O dissoute est la seule qui varie avec la pression, suivant la loi de Dalton.

Dans le sang asphyxique il fait totalement défaut.

Tension ou pression partielle de l'O. — (Voy. *Echanges gazeux respiratoires.*)

Composition du plasma. — Le sang des divers vaisseaux du chien *à jeun* absorbe plus d'O que celui des mêmes vaisseaux du chien *en digestion* (Cl. Bernard, Gréhant), par suite de la dilution du plasma par le chyle et de la proportion relative moins grande d'hémoglobine.

	A JEUN	EN DIGESTION
Sang veineux du cœur. .	O = 12 c. c.	10 c. c.
Sang artériel du cœur . .	O = 21 c. c.	19 c. c.

[1] Le sang serait presque saturé d'O chez le chien (Pflüger) et chez les oiseaux (Jolyet).

Fonctions spéciales de divers organes. — *a.* L'influence du *repos* et du *travail* sur la richesse en O du sang veineux des muscles est indiquée dans le tableau suivant d'après les travaux de Cl. Bernard et Sczelkow :

NATURE DU SANG	GAZ TOTAL	O	CO² libre et combiné	Az
Sang artériel du muscle	43,515	17,334	24,545	1,636
Sang veineux du muscle. { en *repos* (rouge).	40,450	7,500	31,586	1,364
{ en *travail* (noir).	37,069	1,265	34,881	0,923

b. Le sang qui sort du rein est *rouge* et contient presque autant d'O que le sang de l'artère rénale.

$$
\begin{array}{lcc}
 & O & CO^2 \\
\text{Sang artériel.} \ldots \ldots \ldots \ldots & 19 \text{ c. c.} & 3 \\
\text{Sang veineux (rouge).} \ldots \ldots \ldots & 17 — & 3
\end{array}
$$

c. Il en est de même pour le sang des glandes. Le sang veineux noir dans les glandes au repos est *rouge* dans les glandes en *activité*.

CONDITIONS DE LA FIXATION DE L'OXYGÈNE DANS LE SANG.

Température. — Jusqu'à 45° les globules rouges absorbent d'autant plus d'O que leur température est plus élevée (Cl. Bernard). Mais chez le même animal la proportion d'O absorbé est en raison *inverse* de la température extérieure. Elle est plus grande par le froid, moins grande par la chaleur (Mathieu et Urbain). Chez les animaux morts d'hyperthermie l'O augmente dans le sang par le fait de la concentration du sang (Jolyet).

Rôle des sels du plasma. — Ils favorisent indirectement la fixation d'O par les globules, surtout les sels à acides organiques (tartrates, etc.) ; d'autres, tels que le chlorure de potassium et de sodium au delà de 4 p. 1000, sont défavorables.

Rôle de l'hémoglobine. — L'hémoglobine est l'agent presque unique de la fixation de l'O, qui se combine avec elle pour former l'oxyhémoglobine. La *capacité respiratoire* du sang, c'est-à-dire son pouvoir d'absorber l'O de l'air, est en rapport avec sa richesse en globules rouges, c'est-à-dire en hémoglobine. 100 grammes de sang (chien) dégageant environ $22^{cc},8$ d'O renferment $13^{gr},79$ d'hémoglobine capables d'absorber $23^{cc},8$ d'O à 0° et $0^m,76$ de pression. La richesse en O est donc subordonnée à la richesse en hémoglobine.

Récemment Chr. Bohr a signalé au moins trois autres formes d'oxyhémoglobine ayant le même spectre, mais renfermant des quantités différentes d'oxygène soit : $0^{cc},4$, $0^{cc},8$, $1^{cc},7$, $2^{cc},7$ pour 1 gramme d'hémoglobine. Elles prennent naissance dans diverses conditions physiologiques.

Acide carbonique. — ORIGINE. — Provient de la désassimilation des tissus qui respirent par eux-mêmes (Spallanzani). Le sang n'est donc qu'un véhicule pour CO² et son origine réelle est dans l'intimité même des tissus.

ÉTAT DU CO^2 DANS LE SANG. — Fernet a montré qu'il existe sous les trois états : 1° de *liberté, dissous* dans le plasma (en petite quantité); 2° de *combinaison dissociable* (bicarbonate et phospho-carbonate, déplaçable par le vide); 3° de *combinaison stable* (carbonate alcalin déplaçable par les acides).

Gréhant, toutefois, a montré, ainsi que Pflüger, que par un vide parfait souvent renouvelé et en absorbant par des substances desséchantes les gaz déjà extraits, on rendait nulle la quantité de CO^2 que les acides auraient eu seuls le pouvoir de déplacer, et que tout le CO^2 devait être en dissolution. La distinction faite par la plupart des auteurs entre le CO^2 simplement dissous et le CO^2 combiné est donc peut-être arbitraire.

P. Bert admet, d'autre part, que tout le CO^2 est *combiné*, parce que normalement dans le sang tous les alcalis ne seraient pas saturés, et, par conséquent, s'emparent du CO^2 qui pourrait s'y trouver libre. Pour lui, le départ du CO^2 au niveau du poumon est un phénomène de dissociation (1878).

CO^2 FIXÉ SUR LES GLOBULES ROUGES. — De récents auteurs ont montré que les globules contiennent une certaine quantité de CO^2, qui, d'après Setschenow, formerait le dixième du gaz CO^2 total. On a même admis que ce CO^2 fixé sur les globules serait combiné en partie avec l'hémoglobine (*carbohémoglobine*), (Zuntz, Pflüger) et en partie avec la globuline alcaline des globules rouges (Bohr).

VARIATIONS DU CO^2 DANS LE SANG. — Elles correspondent à celles de l'oxygène :

Diminue par : saignées, ingestion de mercure, d'iode, fièvre (par diminution d'alcalinité du sang).

Augmente par : digestion, sommeil chloroformique, refroidissement d'organisme, *asphyxie*. Dans ce dernier état la proportion de CO^2 peut monter jusqu'à 69 volumes p. 100, tandis que la proportion d'oxygène descend au contraire à 1,5 p. 100.

Azote. — Ce gaz est celui qui se dégage le plus facilement par le vide. Il est simplement dissous dans le sang en sorte que si on place du sang *in vitro* ou des animaux vivants dans une atmosphère d'air comprimé ou raréfié, la quantité d'azote dissous par le sang dans les deux cas est proportionnelle à la pression de l'azote de l'atmosphère. Les causes de ses variations sont peu connues. Le fait que la proportion moyenne (2cc p. 100cc) de ce gaz contenue dans le sang serait supérieure à son coefficient de solubilité (1,7) paraît prouver qu'une certaine partie de l'azote est fixée sur le globule, autour duquel elle forme, avec les autres gaz, une *atmosphère gazeuse*, ainsi que tendent à le démontrer les remarquables expériences de Merget, résultat confirmé par les recherches de Jolyet et Sigalas (1891).

D. — PHYSIOLOGIE DU SANG

I. — VARIATIONS DU SANG

Différences du sang artériel et du sang veineux. — Nous avons déjà, chemin faisant, signalé quelques-unes de ces différences, à propos de la couleur (p. 53), de la composition chimique (p. 64), des gaz (p. 84). Nous allons les résumer ici sous forme de tableau, en ce qui concerne le sang artériel partout uniforme et le sang veineux moyen provenant d'une grosse veine d'un membre, par exemple. Nous examinerons plus loin les caractères du sang de certaines veines viscérales.

SANG ARTÉRIEL	SANG VEINEUX GENÉRAL
Coloration. Rutilant. Monochroïque. Oxy-hémoglobique.	Noir. Dichroïque. Teinte verdâtre d'hémoglobine réduite.
Densité. Un peu moindre, sang plus dilué.	Un peu plus forte.
Forme des globules. Aplatis, excavés, plus clairs.	Globuleux, plus foncés.
Nombre des globules. Moins grand relativement, sang plus dilué.	Plus grand relativement, sang plus concentré (perte d'eau dans les capillaires).
Proportion d'hémoglobine. { Moins forte.(Heidenhain.) Egale. (Lesser.) Plus forte. (Jolyet.)	Plus forte. (Heidenhain.) Egale. (Lesser.) Moins forte. (Jolyet.)
Température. Moins élevée.	Plus élevée. Maximum dans les veines sus-hépatiques.
Coagulation. Plus coagul. (+ de fibrine).	Moins coagulable.
Composition générale. Partout semblable.	Nombreuses différences locales.
Gaz . . . . . . { + d'O — de CO_2	— d'O (sang veineux moyen). + de CO_2
Eau . . . . . . +	— c'est-à-dire plus concentré. Transsudation du plasma dans les capillaires.
Urée et extractifs. —	+ (sauf veine rénale).
Glucose . . . . +	—
Graisses . . . . —	+
Fibrine. . . . . + { 2,28 °/₀₀ (cheval). sang plus coagul.	— 1,24 °/₀₀
Sérine . . . . . —	+
Sels . . . . . . +	—

Variations locales du sang.

— Certains organes font subir au sang qui les traverse des modifications qui l'éloignent plus ou moins de sa composition moyenne et de ses propriétés générales. Nous allons les examiner brièvement :

SANG DES CAPILLAIRES. — Virchow a fait remarquer qu'il reste liquide après la mort et ne se coagule pas à l'air. Ce qui indique une modification des générateurs de la fibrine ou du ferment.

SANG DE LA VEINE PORTE ET DES VEINES HÉPATIQUES. — Voici le résultat des recherches récentes (1878) de Drosdoff faites sous la direction d'Hoppe-Seyler sur des chiens nourris de pain, de viande et de lait et sacrifiés trois ou quatre heures après le repas.

	V. PORTE	V. HÉPATIQUES
Globules	452,2	697,3
Plasma	547,8	302,7
	1000,0	1000,0

	V. PORTE	V. HÉPATIQUES
Eau	725,8	743,4
Parties solides	274,2	256,6
	1000,0	1000,0
Hémoglobine, albuminoïdes, sels insolubles.	251,7	237,8
Cholestérine	2,6	2,7
Lécithine.	2,4	2,9
Graisses	5,7	0,9
Extrait alcoolique.	1,2	1,3
Extrait aqueux	5,0	5,6
Sels minéraux.	5,3	5,0
	274,2	256,6

On voit par ce tableau que le sang de la veine porte contient un excédent considérable de *graisses* qui sont emmagasinées dans le foie.

En ce qui concerne la présence du *sucre* dans les veines sus-hépatiques, constatée dans les anciennes analyses de Cl. Bernard, Lehmann, Schmidt, tandis qu'elles en avaient établi l'absence dans la veine porte d'où on avait conclu au rôle glycogénique du foie, les analyses récentes de von Méring et Seegen ont modifié ces résultats et montré qu'il y a toujours du sucre dans le sang de la veine porte, mais beaucoup moins que dans le sang qui a traversé le foie. (Voir *Glycogénie hépatique.*)

SANG DE LE VEINE SPLÉNIQUE. — Les résultats obtenus par les expérimentateurs sont absolument contradictoires et appellent de nouvelles recherches. Malassez a observé une augmentation des globules rouges qui diminueraient, au contraire dans les veines hépatiques (formation dans la rate, destruction dans le foie). Hirt aurait trouvé dans ce sang une grande abondance de globules blancs.

SANG DES VEINES RÉNALES. — Le rein fait subir au sang les modifications suivantes :

	ART. RÉNALE	V. RÉNALE	
Eau	790 = +	778 = —	
Matériaux solides. . . .	210 = —	222 = +	
	1000	1000	
Albuminoïdes.	... = —	... = +	Concentration des albuminoïdes.
Sels minéraux	... = +	... = —	Départ des sels
Urée.	0,40 = +	0,20 = —	et des matières extractives.
Acide urique, créatine. .	... = +	... = —	
Gaz (oxygène	... = +	... = —	Sang veineux
(CO²	... = +	... = —	*rutilant.*

En un mot, perte d'eau, de sels, d'urée et matières extractives et de CO².

SANG VEINEUX DES GLANDES. — Le sang qui sort des glandes en repos est noir et a les caractères ordinaires du sang veineux. Si la glande travaille, la circulation y est très active et le sang encore *rutilant* (Cl. Bernard) ; il contient en effet moins de CO_2 que le sang veineux, car la glande a éliminé un liquide aqueux chargé d'une certaine quantité de CO_2.

SANG DU PLACENTA. — Il paraît contenir plus de globules et moins d'eau que le sang des veines du bras ; il contiendrait aussi plus d'urée, mais il y a encore des recherches à faire à ce sujet.

SANG MENSTRUEL. — On disait autrefois qu'il ne renfermait pas de fibrine ; on sait aujourd'hui qu'il contient, comme les autres, les générateurs de cette substance ; s'il ne se coagule pas quand l'hémorragie est normale, c'est-à-dire capillaire, il forme des caillots mous et diffluents quand l'hémorragie est forte. Son mélange avec le mucus vaginal peut le rendre acide.

Influence sur le sang de diverses conditions physiologiques. — Bien que les analyses faites pour élucider cette influence soient loin de présenter des résultats concordants, celles qui ont été faites par les mêmes méthodes peuvent nous indiquer, sinon la mesure, du moins le sens général des modifications subies par le sang.

AGE. — Pendant la dernière partie de la vie fœtale et chez le nouveau-né, le sang est plus riche en matériaux solides, surtout en globules rouges (hémoglobine et fer), mais il contient moins d'albumine, de graisse, de fibrine que celui de l'adulte. Ces proportions se maintiennent pendant quelques jours après la naissance, mais le chiffre des matériaux solides tombe bientôt et reste à son degré le plus bas pendant toute l'enfance. Il se relève à la puberté et se maintient à un point élevé, pendant la période adulte, pour décliner de nouveau chez le vieillard.

	Proportion de : mat. solides.	eau.		Proportion d'hémoglobine.	
Nouveau-né	250	750	Nouveau-né	100	(Chiffre supposé pris pour terme de comparaison.)
5 mois à 10 ans	170	830	6 mois à 5 ans .	55	
10 ans à 20 —	200	800	5 ans à 15 — .	58	
20 — à 50 —	240	760	15 — à 25 — .	64	
50 — à 60 —	220	780	25 — à 45 — .	72	
60 — à 70 —	210	790	45 — à 60 — .	63	
	(Lecanu et Simon.)			(Leichtenstern, 1878.)	

SEXE. — Le sang de l'homme serait de 12 à 20 p. 100 plus riche en matériaux solides que celui de la femme qui contient en général moins de globules et d'hémoglobine (10 grammes contre 13 grammes p. 100 grammes de sang), moins d'albumine, de matières extractives et de graisse, et plus d'eau.

TEMPÉRAMENT ET CONSTITUTION. — La proportion des matériaux solides et surtout des *globules* est *plus forte* chez les individus vigoureux dits sanguins ou pléthoriques que chez ceux de tempérament faible ou lymphatique. Les animaux bien nourris et engraissés ont un sang plus riche en globules et leur *capacité respiratoire* est augmentée dans de très fortes proportions :

100 grammes de sang de mouton contiennent 33 milligrammes de fer et absorbent 7cc,7 d'O, chez un animal maigre, tandis que chez un animal gras les proportions sont de 57 milligrammes de fer et 16 centimètres cubes d'O.

GROSSESSE. — Aucun changement dans les premiers mois, mais à la fin, l'albumine et les globules diminuent et l'eau, la fibrine, la graisse et les sels augmentent. D'après Nasse (1877), la densité est diminuée d'une façon constante, 1,049 à la fin du huitième mois au lieu de 1,055.

ALIMENTATION. — Une nourriture *animale* augmente la quantité des globules, de la fibrine, des matières extractives, de l'acide urique et des sels, surtout les phosphates et la potasse. Le régime *végétal* diminue au contraire les globules, tandis qu'il augmente l'eau, l'albumine, les graisses, le sucre, les sels calcaires et magnésiens. Quand on voudra refaire les globules dans les maladies, c'est donc le régime animal qu'il faudra prescrire. Nous avons déjà dit qu'après des repas de graisse le sérum devient lactescent ; après des repas de féculents le sucre augmente. L'*absorption digestive* augmente tous les principes du sang, sauf l'eau (si ce n'est tout à fait au début de l'absorption). Le nombre des globules rouges et blancs augmente beaucoup une heure après le repas, puis diminue. Le CO^2 augmente dans le sang artériel et l'O diminue pendant plusieurs heures après le repas.

L'ingestion même abondante de *boissons* augmente moins l'eau du sang qu'on ne pourrait le supposer, car il existe des organes (glomérules de Malpighi du rein) destinés à évacuer rapidement tout excès d'eau du sang.

INANITION. — Résultats contradictoires. D'après Panum et Valentin, l'inanition serait presque sans influence sur la composition du sang.

HIBERNATION. — Vierordt a vu que les globules peuvent tomber de 7 millions à 2 millions par millimètre cube. Les échanges étant très faibles, le sang veineux diffère peu du sang artériel.

PRESSION ATMOSPHÉRIQUE. — Chez les animaux et chez l'homme vivant aux grandes altitudes, la lutte pour l'oxygène détermine un exagération de l'hématopoïèse qui se traduit par une *augmentation* du nombre des globules rouges et de l'hémoglobine directement constatée par la numération et par le colorimètre (Viault) et par le dosage du fer (Muntz).

II. — VIE PROPRE DU SANG

Développement du sang chez l'embryon. — *Première poussée héma et vaso-formative.*

Chez l'embryon, les *globules se forment en même temps que les vaisseaux*, dans le feuillet moyen du blastoderme. Ils apparaissent, chez l'embryon de poulet, à la fin du premier jour d'incubation. Dans l'aire opaque, puis dans l'aire transparente on voit de petits îlots, *îlots sanguins* ou de Wolff

arrondis, anguleux ou fusiformes, jaunâtres puis rougeâtres, qui forment
en se réunissant le réseau vasculaire. His, en 1868, a montré que ces îlots
existent avant que la circulation ait commencé et ne sont point dus à une
obstruction des capillaires, mais que les cellules qui les constituent sont
formées sur place dans des cordons pleins disposés en réseau. Ces *cordons
de His* se fissurent au centre et leurs cellules intérieures, dissociées et mobi-
lisées, deviennent globules, tandis que les cellules extérieures refoulées en
dehors, forment la paroi vasculaire. Au début, les globules sont sphériques,
nucléés, plus grands que les cellules des parois et incolores. Plus tard ils
deviennent colorés et prennent leur forme définitive. Cette théorie a été
acceptée par Kölliker (1876).

Pour Klein chaque îlot représenterait une cellule mésodermique devenue
vésiculeuse et dans laquelle se formeraient les globules par prolifération

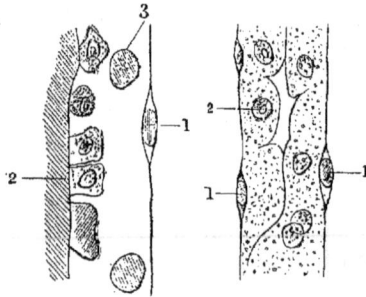

Fig. 37. — Mode de formation des globules dans l'aire vasculaire, suivant His et Kölliker.

1, cellules périphériques des cordons devenant l'endothélium vasculaire ; — 2, cellules profondes
devenant globules ; — 3, globules déjà colorés et ayant perdu leur noyau (d'après G. Pouchet).

endogène du noyau. Puis les cellules s'aboucheraient ensemble pour former
le réseau capillaire. Balfour se rapproche de cette manière de voir.

Les observations de Ranvier l'ont amené à une opinion mixte. Tout en
admettant que les cellules extérieures des cordons de His formeront la paroi
vasculaire, il admet qu'au moment de la canalisation, certaines cellules
(*hématoblastes*) des cordons deviennent libres dans les cordons canalisés, et
forment des îlots. Elles sont sphériques et à un seul noyau, mais ce noyau
se multiplie activement par scission et la cellule considérablement agrandie
forme une boule remplie de noyaux. La boule se désagrège et les noyaux
entourés chacun d'un peu de protoplasma deviennent libres et forment les
premiers *globules rouges* qui sont ainsi presque entièrement nucléaires.

Cette multiplication des globules par *scissiparité*, très active entre le
troisième et le cinquième jour, cesse après l'éclosion (Funke). Flemming,
Peremeschko, Bütschli l'ont observée aussi chez les têtards de divers batraciens. Eberth et Bizzozero chez le fœtus des mammifères.

Le processus que nous venons de décrire est celui qui a lieu dans la partie
périphérique ou *extra-embryonnaire* du blastoderme qui formera les enve-

loppes de l'embryon, mais il est évident que les choses doivent se passer semblablement dans la partie *centrale* qui formera le corps même de l'embryon, partout où il se forme des vaisseaux. Il doit en être également de même chez l'embryon des mammifères et de l'homme.

Deuxième poussée. — Dès que le *foie* s'est développé, le processus de formation des globules rouges paraît s'y concentrer (Weber, Kölliker). Les cellules protoplasmiques nucléées et incolores venant de la rate pénètrent par la veine porte dans le foie et s'y chargent de matière colorante, puis se multiplient par division. Plus tard leur noyau s'atrophie et elles prennent la forme définitive des globules rouges. Neumann a trouvé en outre dans le foie de l'embryon des cellules protoplasmiques renfermant des globules rouges.

La *rate* paraît être également un lieu de production des globules, mais seulement pendant la vie embryonnaire (Neumann) et aux dépens de cellules nucléées arrondies, jaunes, qui sont des formes intermédiaires.

Dans les *ganglions lymphatiques*, on a vu aussi des globules rouges, endogènes dans de grandes cellules protoplasmiques.

Les globules embryonnaires à noyau forment plus tard les globules ordinaires sans noyau par l'atrophie, la destruction moléculaire et enfin la disparition de leur noyau. Chez l'embryon humain de 25 à 30 millimètres (quatrième semaine) il n'existe que des globules à noyau; mais, à partir de ce moment, leur nombre diminue et après le quatrième mois on n'en trouve plus (Ch. Robin). Ils persistent au contraire chez les ovipares.

Un cas spécial dans la formation des globules a été décrit par Ranvier dans l'*épiploon* du lapin naissant. Les globules y sont formés, suivant le processus admis par Klein, dans des cellules spéciales *vaso-formatives*, à titre de simples productions intra-cellulaires, sans noyau, et par un processus comparable par exemple à la genèse des grains d'amidon et de chlorophylle dans les cellules végétales. Les cellules vaso-formatives s'abouchent au moyen d'*épines* protoplasmiques d'accroissement qu'elles s'envoient de l'une à l'autre et forment un réseau capillaire. Dans le cas de l'épiploon, ces réseaux sont transitoires et ont disparu au bout de six semaines après avoir versé dans la circulation les globules formés dans leurs cellules.

Dans le foie embryonnaire, l'amnios du lapin, l'aire vasculaire du poulet, le tissu conjonctif sous-cutané des jeunes rats, etc., on a observé une semblable formation *endogène* de globules dans de grands éléments cellulaires dont le protoplasma sert à constituer des parois vasculaires.

Formation des globules après la vie embryonnaire. — L'hématopoièse post-embryonnaire, c'est-à-dire le processus suivant lequel se forment les globules du sang, après la naissance, est un des sujets les plus obscurs de la physiologie, et nous ne pouvons entrer dans l'examen de toutes les théories hypothétiques et contradictoires qui ont été émises à ce sujet. Nous ne ferons qu'un court résumé de la question.

1° THÉORIE DES GLOBULES BLANCS. — Le processus de la transformation *directe* des globules blancs en globules rouges admis par Recklinghausen,

Kölliker, Rouget n'a pas été confirmé et les recherches récentes de Pouchet lui ont montré que le globule blanc et rouge des vertébrés *ovipares*, loin de dériver l'un de l'autre, procèdent l'un et l'autre d'un seul et même élément anatomique, le *noyau d'origine* ou *leucocyte primaire*. Ce dernier, formé d'un corps cellulaire très réduit, d'un gros noyau *unique*, avec un seul nucléole est un élément susceptible d'engendrer, en suivant son évolution complète, l'hématie ovalaire comme l'avait déjà observé Vulpian, ou bien de s'arrêter à un état moins parfait qui, est le leucocyte ordinaire *plurinucléé*. Il pourrait continuer à vivre sous cette forme. Le leucocyte d'ailleurs produirait des noyaux par gemmation, et ainsi se ferait la multiplication de ces éléments du sang, ces noyaux gemmés (leucocytes primaires) pouvant devenir leucocytes, ou hématies.

Dans le cas d'*évolution en hématie*, le leucocyte *uninucléé* prend une forme ovoïde et s'entoure d'un corps cellulaire d'abord absolument hyalin. Puis le noyau présente une apparence segmentée ou réticulée. Le corps cellulaire se charge alors d'hémoglobine et le noyau, dès lors inapte à se multiplier, diminue de volume, accusant ainsi un premier degré de régression d'assez longue durée. La régression s'accentue plus tard, le noyau ne se colore plus par le carmin et se confond peu à peu avec la substance du corps cellulaire pour disparaître finalement dissous dans le plasma. (Ces recherches faites sur le triton *ne s'appliquent qu'aux hématies des ovipares*.)

2° THÉORIE DES GLOBULINS OU HÉMATOBLASTES. — Pour Hayem, les globules rouges proviennent directement d'éléments spéciaux les *hématoblastes*[1] (*globulins* de Donné) (1838). Ces hématoblastes qu'il ne faut pas confondre avec ceux dont nous avons parlé plus haut (p. 94) sont très altérables. A peine sortis des vaisseaux, ils se déforment, deviennent épineux, s'accolent entre eux. Chez la grenouille ils sont fusiformes avec des dimensions variables, les uns petits, les autres plus gros, et un seul noyau. — Chez l'homme, ils sont aussi fusiformes, mais deviennent discoïdes hors des vaisseaux et ont de 1 à 3 μ; il y en a 200 000 à 300 000 par millimètre cube. Très altérables, ils échappent très vite à l'observation. En grossissant, ils se colorent et deviennent globules rouges d'abord ovoïdes, puis circulaires. D'après Hayem, ces hématoblastes auraient la valeur de cellules et au dedans de la

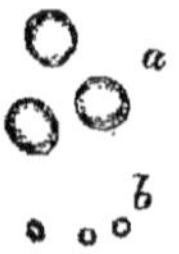

Fig. 38. — Sang humain.

a, globules rouges; — *b*, globulins ou hématoblastes (d'après Klein).

petite masse périphérique, festonnée, réfringente et parfois hémoglobique qui représente le corps de l'élément, il y aurait un petit disque central avec une granulation assez grosse, représentant un noyau nucléolé qui disparaît plus tard par diapédèse ou autrement.

Les globulins peuvent acquérir les caractères de véritables globules rouges, avant d'avoir grossi, et ils forment ce qu'on a appelé les *globules nains*, nombreux surtout dans l'anémie.

L'*origine* des globulins est obscure. On ne les trouve pas dans les premiers

---

[1] Identiques aux *plaquettes sanguines* de Bizzozero.

temps du développement embryonnaire. Mais, plus tard, ils deviennent très abondants. Hayem les fait naître dans les leucocytes d'où ils sortent par un procédé qu'il n'indique pas. Pouchet *suppose* qu'ils se produisent soit aux dépens du corps cellulaire des leucocytes, à la façon des globules polaires de l'ovule, soit par des concrétions spontanées dans le plasma accumulant l'hémoglobine.

Ils sont en nombre considérable dans le sang qui se *régénère*, après les saignées, dans la convalescence des maladies aiguës, des anémies, et aussi, comme je l'ai constaté, pendant la phase d'acclimatation au séjour dans les grandes altitudes (Viault) et chez les animaux mis dans les cloches pneumatiques (Viault, Sellier).

3° RÔLE HÉMATOPOIÉTIQUE DE LA RATE, DE LA MOELLE DES OS. — Chez l'adulte la rate, la moelle des os, autrefois, mais à tort, le foie, ont été considérés comme le lieu de formation des éléments, leucocytes ou hématoblastes, d'où dérivent les globules rouges.

D'après Bizzozero, Neumann, la moelle osseuse rouge, chez le mammifère adulte, contient tous les intermédiaires entre les *cellules à noyau* déjà colorées (*cellules de Neumann*), et les vrais globules rouges *sans noyau*. Après une forte hémorragie, ces éléments en voie de formation pénètrent en masse dans les vaisseaux. Le *noyau disparaît*, suivant Neumann, en se fragmentant successivement, suivant d'autres, il est expulsé et le corps cellulaire se charge seul d'hémoglobine, tandis que le noyau reste dans la moelle. Dans la moelle rouge, les veines et la plupart des capillaires n'ont, pour ainsi dire, pas de paroi propre; à chaque instant, les globules formés peuvent pénétrer dans les espaces sanguins, et il existe peut-être une disposition semblable dans la rate.

Malassez a vérifié l'existence des cellules de Neumann, dans la moelle des os, la rate, le foie *embryonnaire*, et il admet qu'elles produisent les globules rouges en donnant des *bourgeons* protoplasmiques qui se détachent et deviennent libres.

Quant à l'*origine* de ces *cellules hémoglobiques* de Neumann, elles proviendraient soit d'une transformation des globules blancs (leucocytes primaires) dont le protoplasma s'imprègne d'hémoglobine (Pouchet), soit de l'évolution de cellules volumineuses sans noyau, incolores, dites *proto-hématoblastes*, qui deviennent plus tard pourvues d'un noyau coralliforme et passent enfin à l'état de cellules hémoglobiques jaunâtres (Malassez). Ces cellules une fois formées se multiplient par division.

Le rôle hématopoiétique de la moelle des os chez les oiseaux a été bien mis en évidence par les recherches de Denis, de Louvain. Il a montré qu'il existe dans la moelle osseuse des pigeons deux éléments très distincts, les *érythroblastes* contenus dans l'intérieur de capillaires veineux considérablement dilatés et les *leucoblastes* situés en dehors des vaisseaux, dans le tissu médullaire.

Les érythroblastes donnent les globules rouges par une série de transformations qu'il est facile de suivre sur les pigeons saignés et qui s'accomplissent à mesure que

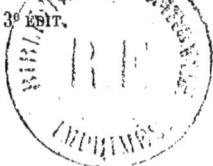

ces éléments s'éloignent de la paroi pour gagner le centre du vaisseau. A la première phase *préhémoglobique*, les érythroblastes sont des cellules rondes à protoplasma incolore, à noyau arrondi, réticulé ou cinétique situées à la périphérie des lacunes veineuses, en contact avec la paroi qu'ils tapissent et se multiplient activement.

A la phase suivante *hémoglobique*, les cellules filles provenant de cette division, repoussées vers le centre du vaisseau, commencent à se colorer et deviennent inaptes à se diviser.

A la phase de *globules parfaits*, ils atteignent le centre du vaisseau et, se détachant des autres éléments, deviennent libres et sont entraînés vers les anciens globules qui passent au centre de la lacune.

L'*origine* des érythroblastes est encore obscure. Ils ne viennent ni des leucoblastes, ni des cellules endothéliales de la paroi vasculaire qu'on ne voit jamais en cinèse, mais probablement de cellules embryonnaires mésodermiques persistant dans les lacunes veineuses de la moelle depuis le premier développement embryonnaire du sang.

Le développement post-embryonnaire se rattache ainsi au développement embryonnaire.

Destinée des leucoblastes. — Chez les oiseaux, ne servent ni directement ni indirectement à se changer en hématies, mais seulement en globules blancs *éosinophiles*. En sorte que la moelle osseuse serait simultanément un foyer de production de globules rouges et de globules blancs *évoluant chacun séparément*.

Nutrition du sang. — *A.* GLOBULES. — Les globules consomment pour leur propre compte une partie de l'oxygène dont ils se chargent au niveau du poumon, et ils produisent une certaine quantité de CO_2. Ils puisent aussi dans le plasma des principes albuminoïdes et certains principes minéraux, tels que les sels de potasse, le phosphore, etc. En un mot, ils offrent les mêmes phénomènes d'assimilation et de désassimilation que les autres éléments anatomiques, et il est possible que plusieurs maladies du sang (*chlorose* par exemple) tiennent à une nutrition des globules incomplète ou viciée.

B. PLASMA. — Le sang exécute un double mouvement d'échanges avec l'extérieur et avec l'intérieur (tissus), qu'on peut résumer de la manière suivante :

Echanges du sang avec :
- Le dehors.
  - Absorption réparatrice . { *Digestive*. Veine porte. / *Gazeuse*. Poumon.
  - Dépuration . . . . . . { *Urinaire*. Rein. / *Gazeuse*. Poumon. / *Excréto-sécrétoire*. Peau. / Glandes.
- Le dedans. { Résorption interstitielle viciante = *Drainage* des tissus. / Exhalation interstitielle = *Irrigation nutritive* des tissus.

Mort du sang. — *A.* MORT DES GLOBULES. — Les globules rouges, après une vie assez courte vieillissent et meurent, et leur substance disparaît. Où et comment ? C'est d'abord dans le foie, puisque la matière colorante de la bile provient de l'hémoglobine, et que le sang des veines hépatiques contient moins de globules. C'est aussi dans la moelle, et surtout dans la rate, qu'on a appelé le *cimetière* des globules.

La *rate* contient dans sa pulpe des cellules qui indiquent l'existence d'une fonte des globules : ce sont des cellules contenant dans leur intérieur des globules sanguins.

Les recherches de Quincke ont rendu très vraisemblable que les globules, dont la durée peut atteindre un peu plus de deux ou trois semaines, lorsqu'ils doivent être éliminés, sont pris par les leucocytes, par les cellules (peut-être identiques) de la pulpe splénique et de la moelle osseuse, et sont déposés surtout dans les capillaires hépatiques, la rate et la moelle. L'hémoglobine de ces globules est transformée en albuminate de fer en partie coloré en jaune, en partie incolore, qui se montre sous une forme granuleuse ou dissoute. Dans la rate et la moelle, partiellement aussi dans le foie, ces albuminates de fer seraient réemployés en partie à la formation de nouveaux globules, en partie à la formation de pigments divers, tandis qu'une partie du fer est éliminée par le foie. La bilirubine ne contient pas de fer et le foie n'en renferme que très peu, tandis qu'il y en a beaucoup (une vraie mine) dans la rate (Picard).

Si les globules *normaux* ne sont pas, comme les autres particules suspendues dans le sang, absorbés de cette façon, cela peut tenir à leur état lisse et flexible. Ce n'est que lorsqu'ils sont devenus vieux, et, par suite plus roides, qu'ils peuvent être entourés par les cellules amœboïdes. La rencontre exceptionnelle dans la circulation générale de cellules contenant des globules, fait penser que cette absorption a lieu dans la rate, le foie et la moelle des os, favorisée par le ralentissement de la circulation dans ces points (Quincke).

Si on considère qu'après des hémorragies répétées, après la menstruation, le sang se reforme dans un temps relativement court, il faut admettre un processus formatif toujours en activité pour la reproduction des globules. Relativement à la quantité de globules qui se détruisent chaque jour, on en peut avoir, dans une certaine mesure, une idée par la quantité de matières colorantes de la bile et de l'urine provenant de la transformation de l'hémoglobine.

B. Mort générale du sang. — Un des premiers phénomènes qui caractérisent la mort du sang complet est la coagulation. Celle-ci survient très rapidement, comme nous l'avons vu, dans le sang *hors* des vaisseaux, et on peut même considérer comme du sang mort le sang défibriné, bien qu'il ne se coagule pas. Mais la coagulation peut survenir également dans le sang contenu *dans* les vaisseaux soit pendant la vie, soit *post mortem*.

1° *Coagulation dans les vaisseaux pendant la vie.* — A l'état vivant, le sang normal ne contient pas de ferment libre, et c'est pour cela qu'il reste liquide. Mais, en outre, la *paroi* des vaisseaux possède véritablement la propriété d'*empêcher la coagulation* du sang, comme l'a montré Brücke (1857), en détruisant probablement le ferment fibrinogène, puisque la coagulation ne se produit pas quand on injecte ce ferment, en quantité modérée, dans le sang d'un animal vivant, et que ce ferment lui-même y disparaît rapidement. L'injection d'une trop grande quantité de ferment (A. Schmidt) ou d'une solution d'hémoglobine (Naunyn) provoque des coagulations intra-vasculaires qui peuvent amener l'arrêt de la circulation et la mort. Cette propriété des vaisseaux persiste encore plusieurs heures après l'excision du vaisseau, comme dans les expériences suivantes :

Si, sur un animal vivant ou qu'on vient de tuer, on enlève un segment artériel ou veineux plein de sang, entre deux ligatures, et qu'on le place dans l'air saturé d'humidité, le sang ne se coagule qu'au bout de quatre ou cinq heures (Brücke). Si le segment est placé dans l'air sec, au bout d'un temps variable il devient sec comme de la corne, sans s'être coagulé, et le sang ainsi desséché étant pulvérisé dans l'eau s'y dissout et la dissolution se coagule spontanément en masse (Glénard).

Le sang des animaux à sang froid se maintient liquide dans le cœur pendant huit jours, une goutte de ce sang, ainsi conservé, se coagule instantanément si on l'extrait du cœur.

Causes de coagulation. — Malgré cette propriété manifeste des vaisseaux, d'assez nombreuses causes peuvent y produire la coagulation pendant la vie; elles se ramènent presque toutes à la *présence d'un corps étranger* ou d'une *lésion* accidentelle ou spontanée (même microscopique) de *la paroi vasculaire*, ou au *ralentissement de la circulation*. Nous citerons les caillots dans les vaisseaux, artères et veines, après la ligature ou les autres procédés d'hémostase, les thrombus veineux, les concrétions du cœur. Dans ces divers cas, des globules blancs, attirés au point malade et y perdant leur vitalité, donnent naissance au ferment de la fibrine et, par suite, à la coagulation. Dans le cas de stagnation du sang, la coagulation commence dans l'axe du vaisseau, parce que le sang n'y est pas en contact avec la paroi vasculaire.

La description des caillots de l'artérite, de la phlébite, celle des caillots emboliques est du ressort de l'anatomie pathologique, et nous n'y insisterons pas. Ces caillots ne s'organisent jamais et finissent par disparaître par la désintégration moléculaire de leurs éléments : leucocytes, hématies et fibrine.

2° *Coagulation post mortem.* — Elle paraît être due aussi aux mêmes causes que pendant la vie, c'est-à-dire à la mort et à la désintégration des globules blancs qui fournissent le ferment fibrinogène et à l'altération des parois vasculaires. La formation des caillots ne commence, en général, que trois ou quatre heures après la mort, lorsque des changements commencent à se produire dans le sang, et c'est dans les points où se sont accumulés les globules blancs qu'elle se produit en premier lieu.

Sur le cadavre, les artères sont presque entièrement vides de sang, et c'est dans le cœur et dans les veines qu'on trouve les caillots. Ces caillots diffèrent de ceux formés pendant la vie en ce qu'ils n'occupent qu'une petite portion du calibre du vaisseau et ne le remplissent jamais ; ils n'adhèrent pas à la paroi ; ils sont rouge brun, veinés de blanc jaunâtre, ou bien en partie fibrineux et en partie cruoriques.

Dans les petits vaisseaux, la coagulation est bien plus tardive que dans les gros, à cause de la surface proportionnelle plus grande de paroi vasculaire.

Mouvements du sang. — 1° Mouvements de totalité. — L'étude très importante des lois qui régissent ces mouvements fera l'objet du chapitre *Circulation*.

2° Mouvements partiels des globules. — A. *Amœbisme.* — La contractilité des globules rouges ne paraît pas avoir été démontrée en dehors des globules embryonnaires, et ils ne sont pas doués de mouvements actifs. Les globules blancs, au contraire, sont pour la plupart très contractiles et capables de se mouvoir activement en modifiant leur forme : ils sont dits pour cela *amœboïdes*, c'est-à-dire qu'ils se comportent comme des amibes. On peut constater leurs mouvements (Voy. p. 46 et fig. 24) non seulement dans le sang sorti des vaisseaux, mais encore dans le sang en circulation.

B. *Diapédèse* (διαπήδησις, traversée). — C'est grâce à ces mouvements que les leucocytes peuvent traverser les membranes organiques, et Cohnheim a montré comment les globules du pus proviennent de la migration des globules blancs du sang. Ces globules peuvent se fixer à la paroi interne des capillaires (*couche adhésive* de Poiseuille) par un point de leur surface en forme de prolongement, tandis que le reste de leur masse flotte dans le courant, qui quelquefois les détache et les emporte. Ils peuvent, lorsqu'ils ne sont pas détachés, s'insinuer dans la paroi vasculaire et finir par la traverser pour entrer dans le tissu conjonctif ou à la surface des séreuses.

L'étude expérimentale de la diapédèse doit être faite sur le mésentère de la grenouille exposé à l'air. Au bout de quelques heures, l'inflammation commence,.et au microscope on voit des leucocytes à divers degrés d'engagement dans la paroi capillaire. En injectant dans le sang des grains de bleu d'aniline, ces grains sont absorbés par les globules blancs et permettent de suivre facilement la diapédèse. Les globules passeraient soit par les *stomates préformés* de Cohnheim, dont l'existence est douteuse, soit en écartant momentanément les cellules endothéliales de la paroi (Ranvier), soit enfin à travers le protoplasma mou et élastique de cette paroi (Eberth) et non pas seulement par des ruptures vasculaires, comme on l'a prétendu.

Les globules rouges peuvent aussi traverser les vaisseaux à la suite des globules blancs qui leur ont frayé le chemin, et ce phénomène se produit surtout dans les cas d'augmentation de la pression sanguine causée par la ligature ou l'obstruction des veines.

III. — USAGES ET ROLE PHYSIOLOGIQUE DU SANG

Double rôle du sang. — Le sang, grâce à sa circulation, joue dans l'organisme le double rôle d'un canal d'irrigation dont les eaux nourricières vont porter à toutes les parties vivantes les matériaux de leur nutrition, et d'un grand égout collecteur qui draine et emporte au dehors tous les résidus de la nutrition des éléments anatomiques. Robin d'abord, Cl. Bernard ensuite l'ont considéré comme le *milieu intérieur* où se passent tous les actes de la nutrition et de la désassimilation. Il sert en réalité d'*intermédiaire* entre le milieu extérieur, air ou eau, et le vrai milieu intérieur qui n'est pas le sang, mais le *liquide interstitiel* dans lequel baignent tous les éléments anatomiques. Il contient donc tous les éléments de la rénovation des tissus, et tous les résidus de leur activité vitale.

Rôle nourricier. — En un mot, le sang est chargé d'assurer, dans les organismes composés, le maintien des conditions indispensables à la vie des cellules, c'est-à-dire la présence de l'eau, de l'oxygène, d'un milieu chimique approprié et d'une certaine chaleur. Dans les organismes très simples, uni ou pauci-cellulaires, toutes ces conditions sont réalisées par la vie directe de ces organismes dans l'eau douce ou salée.

1° L'*eau* existe dans le plasma du sang en proportion considérable 90 p. 100. Elle vient des aliments et des boissons. Elle est éliminée surtout par l'urine et par la sueur. Toutefois, ce n'est pas en qualité d'eau qu'elle est éliminée, mais comme véhicule des résidus solubles de la désassimilation des cellules. Chez les serpents, par exemple, dont l'urine est solide, il n'y a pour ainsi dire pas d'élimination d'eau ; aussi ne boivent-ils guère et leur sang ne renouvelle pas son eau aussi rapidement que chez les mammifères.

2° L'*oxygène* est fixé par les globules rouges qui ont pour fonction essentielle de se charger de ce gaz dans le poumon et d'aller le porter à toutes les cellules qui en consomment plus ou moins, suivant leur activité physiologique. (Voy. *Respiration des tissus.*) Les cellules nerveuses sont, parmi toutes les autres, celles qui réclament le plus impérieusement la présence de l'O., non seulement pour leur nutrition, mais encore pour le maintien de leur *excitabilité*, d'où dépend le jeu des organes essentiels de la respiration et de la circulation.

Bien que non transformé en ozone, comme on l'a dit, cet oxygène fixé sur le globule, a une activité oxydante supérieure à celle de l'O, simplement dissous et il faut voir là un phénomène propre à la cellule vivante. Le globule est comparable en effet à certains organismes inférieurs, *mycoderma aceti*, *mycoderma vini*, qui ont aussi la propriété d'absorber l'O, d'exalter son activité et de le porter sur les substances en contact. Pasteur a donc signalé avec raison l'analogie entre ces ferments et les globules du sang.

3° Le *milieu chimique* approprié doit offrir à la nutrition des cellules tous les principes qui entrent dans la constitution chimique de ces cellules, c'est-à-dire, d'une façon générale, des principes azotés, ternaires et minéraux. Or, nous avons vu que le plasma contient tous ces principes qui sont précisément destinés à la rénovation moléculaire des cellules composées elles-mêmes de principes semblables.

4° Une certaine *chaleur* est nécessaire à la vie des cellules, surtout chez les animaux supérieurs. Le sang est chargé d'assurer aux diverses parties de l'organisme la réalisation de cette condition. et il est, en effet, sinon le producteur, du moins le *distributeur* de la chaleur produite, en grande partie, dans les muscles, les glandes et le cerveau par les oxydations et les actions chimiques qui ont lieu dans ces organes.

Tel est le rôle du sang comme liquide nourricier.

Rôle dépurateur. — Mais les éléments anatomiques éliminent les résidus de leur nutrition et de leur rénovation moléculaire, résidus qui viendraient bientôt vicier le milieu approprié où vivent les éléments, et étouffer le foyer sous la cendre, s'ils n'étaient, au fur et à mesure de leur production, drainés et emportés par le sang vers certaines surfaces d'élimination : rein, poumon, peau, glandes. Dès que l'élimination est suspendue, les résidus s'accumulent dans le sang qu'ils vicient et rendent impropre à entretenir la vie, par suite d'une véritable auto-intoxication. Nous devrons donc trouver dans le sang, mais en quantité relativement petite, tous les produits de désassimilation des cellules : CO^2, urée, acide urique, etc., et c'est, en effet, ce qui a lieu. C'est là le rôle du sang, comme purificateur de l'organisme.

IV. — PHYSIOLOGIE PATHOLOGIQUE

LÉSIONS DU SANG. — TROUBLES DE L'HÉMATOPOIÈSE

1° Lésions de quantité. — A. AUGMENTATION ou *Pléthore*.

Les anciens médecins admettaient chez certains individus qui présentent à un haut degré les attributs du *tempérament sanguin*, une richesse exagérée de la masse du sang, par suite d'une nutrition trop active. Il est évidemment impossible de vérifier expérimentalement si la masse du sang est augmentée. Mais le fait que cet état s'accompagne de gonflement des veines et des artères, d'injection des muqueuses, d'un pouls plein et dur, de vertiges congestifs, de dyspnée par congestion pulmonaire et que tous ces symptômes morbides disparaissent par une spoliation sanguine, autorise jusqu'à un certain point à admettre la réalité de cette pléthore en vertu du raisonnement *sublata causa tollitur effectus*.

Quant à la pléthore *expérimentale* obtenue chez les chiens par transfusion de sang de même espèce, on a pu augmenter la masse du sang de 83 p. 100 sans provoquer aucun trouble.

La pléthore *aqueuse* ou *polyémie* avec *hydrémie* qui peut se montrer après l'ingestion d'une grande quantité de boissons aqueuses n'a qu'une durée tout à fait passagère, l'augmentation de la diurèse éliminant rapidement l'eau en excès. Elle est durable et constitue un état morbide quand il y a diminution de la sécrétion urinaire comme dans les néphrites. Elle s'accompagne alors d'hydropisie.

La pléthore *globulaire* ou *hyperglobulie* a été admise *a priori*, c'est-à-dire sans numération des globules, chez les individus vigoureux atteints d'hémorragies régulières menstruelles, hémorroïdales, nasales et présentant tous les signes de la pléthore. L'hyperglobulie est réelle après la transfusion du sang de même espèce, car une partie du plasma injecté disparaît rapidement, tandis que les globules persistent plus longtemps (Worm Müller, Panum). L'augmentation des globules rouges est considérable dans les formes graves des maladies du cœur dans lesquelles l'eau transsude à travers les vaisseaux. Pour la même raison, dans l'hémiplégie, le nombre serait plus grand du côté paralysé. La même augmentation se montre aussi dans les flux intestinaux qui diminuent l'eau du sang (Brouardel), dans la période algide du choléra (7 millions par millimètre cube, Kelsch et Renaut), ainsi qu'après les sueurs profuses ou la polyurie. Hayem a montré que la proportion des hématoblastes augmente beaucoup après les grandes hémorragies ou les maladies aiguës, ce qui indique une active réparation des globules.

Il faut signaler enfin l'*hyperglobulie* d'altitude, augmentation parfois considérable qui se produit dans le sang de l'homme et des animaux, par le séjour dans les montagnes : jusqu'à 8 millions de globules par millimètre cube (Viault).

Dans le même ordre d'idées et en rapport avec ce que Viault a appelé la *Lutte pour l'oxygène* il faut mentionner aussi l'hyperglobulie du fœtus et du nouveau-né, celle des individus atteints de *cyanose*, et d'une façon générale, celle des états asphyxiques prouvée expérimentalement par Jolyet et Sellier.

B. DIMINUTION DE LA MASSE DU SANG. — *Hémorragies.* — C'est une notion vulgaire que les pertes de sang très abondantes amènent la mort. — Le sang, avons-nous dit, est chargé d'assurer les conditions physiques de la vie des cellules, ainsi que l'excitabilité particulière des cellules nerveuses qui gouvernent la respiration et la circulation. Toute perte de sang considérable troublera donc ces vies cellulaires de l'organisme et pourra même amener leur mort, comme on le voit par exemple, sur un membre qu'on détache du corps ou qu'on prive de sang par un procédé quelconque. Si on agit sur l'organisme tout entier et non plus sur une partie, la *mort générale* précédera la mort locale des éléments, parce que le sang n'allant plus porter aux centres nerveux respiratoires et cardiaques l'O indispensable, le cœur et le poumon s'arrêtent.

La *quantité* de sang qui peut être perdue sans amener la mort varie chez l'homme et chez les animaux suivant les individus, l'âge, le sexe, etc... La perte de quelques centimètres cubes de sang, chez le nouveau-né, d'une demi-livre chez l'enfant d'un an, de la *moitié* de la masse du sang chez l'adulte, peut être mortelle. Les femmes supportent mieux que les hommes des hémorragies notables, car, en raison des hémorragies périodiques qu'elles subissent, la réparation du sang paraît se faire chez elles plus rapidement. Haller a cité à cet égard de curieuses observations, entre autres celles d'une jeune fille qui, pendant quatorze mois, fut saignée tous les jours ou de deux jours l'un, et perdit ainsi, en y comprenant 125 onces de sang à chaque menstruation, le chiffre énorme de 100 kilogrammes de sang. Cavalli, en 1835, a vu une femme qui, dans l'espace de vingt-huit ans, avait été saignée 3,500 fois ! Les individus gras, faibles ou âgés, supportent mal les pertes de sang.

Si l'hémorragie est forte (du 1/20 à 1/15 du poids du corps chez le chien), les accidents surviennent rapidement et, dans les hémorragies dites foudroyantes, la mort peut être immédiate. Rapide ou immédiate, elle est précédée de *convulsions* générales (anémiques). Dès que celles-ci se sont produites, le rappel à la vie n'est possible que par transfusion.

Si la perte de sang n'a pas été mortelle, l'eau et les sels du sang se réparent vite par résorption aux dépens du plasma interstitiel et le sang, au bout de plusieurs heures, est revenu à son volume primitif ; il faut plus longtemps pour les albuminoïdes et surtout pour les globules, bien que l'on voie une abondance considérable d'hématoblastes apparaître rapidement dans le sang (Hayem) et que moins de globules soient détruits, pour la formation de la bile, par exemple. — La teneur du sang en hémoglobine, après les saignées, est diminuée à peu près proportionnellement à l'importance de la saignée (Bizzozero).

TRANSFUSION. — Cette opération qui consiste à injecter dans les veines d'un animal ou d'un malade une certaine quantité de sang vivant, c'est-à-dire pris dans les veines d'un sujet bien portant de même espèce et en évitant qu'il se coagule, est née du grand mouvement médical qui suivit la découverte de la circulation du sang (1628) et son histoire a passé par de curieuses vicissitudes. Il y a quelques années à peine, elle a été, surtout à l'étranger, l'objet d'un engouement étrange au point de vue thérapeutique. Mais nous n'en parlerons qu'au point de vue physiologique. Le rôle que nous venons d'assigner au sang, la nature des accidents mortels qui surviennent dans un organisme d'ailleurs sain, lorsqu'une hémorragie fait descendre la masse du sang au-dessous d'une certaine limite (1/20e du poids du corps chez le chien), nous permettent de supposer que ces accidents seront écartés, si on rend à cet organisme une certaine quantité d'un sang *identique* à celui qu'il a perdu. La supposition se vérifie, en effet, facilement par l'expérimentation chez les animaux et par des observations déjà très nombreuses chez l'homme même.

L'action de l'oxygène sur les centres nerveux bulbaires nous montre que ce sont les globules rouges oxygénophores qui ont le rôle principal dans le rappel de la vie par la transfusion. C'est donc l'élément globule qu'il importe le plus de rendre à l'organisme exsangue et de nombreuses expériences ont prouvé que la transfusion du plasma seul est inefficace ; cependant Kronecker a pu ranimer des chiens saignés à blanc par une transfusion d'eau salée légèrement alcaline, et l'on connaît depuis longtemps les *grenouilles salées* qu'on fait vivre dans les laboratoires en remplaçant tout leur sang par de l'eau salée. Les globules agissent aussi pour une part importante en tant que globules et non pas seulement par leur O, puisque les injections de plasma oxygéné ou d'une solution d'hémoglobine oxygénée restent sans effet. — Le sang transfusé agit, avant tout, comme stimulant du système nerveux et de la contractilité du cœur et des vaisseaux. On doit injecter chez l'homme le sang complet, c'est-à-dire non défibriné, car l'emploi du sang défibriné expose à des embolies pulmonaires.

Si, au lieu d'injecter du sang de même espèce, on injecte du sang d'*une espèce différente*, les résultats sont bien moins favorables ou même tout à fait mauvais, et les expériences faites récemment ont montré qu'il n'y a pas, comme on l'avait cru, de greffe sanguine, que les globules du sang de mouton, par exemple, injecté chez l'homme se dissolvent très rapidement et que l'hémoglobine est éliminée par l'urine. Une certaine quantité des globules de l'homme sont en même temps détruits par le sérum du sang hétérogène transfusé. En résumé, la transfusion de sang animal à l'homme ne peut avoir que des effets bienfaisants très fugitifs, tandis qu'elle occasionne des accidents qui peuvent être graves. Il ne faut donc point pour cette première et capitale raison l'employer, comme on l'a fait dans ces dernières années, en Allemagne, en Russie, en Italie, dans les cas de folie, d'anémies et de cachexies diverses[1]. La transfusion de sang de chèvre chez les tuberculeux, recommandée récemment ne mérite pas davantage d'être acceptée.

Lavage du sang. — On a repris récemment sous ce nom, et avec de bons résultats, la pratique des injections intraveineuses de solutions salines ou sérums artificiels, comme traitement de certaines maladies infectieuses, du

---

[1] Pour l'appréciation et la critique de ces diverses applications de la Transfusion, voir Viault : *Etudes sur la Transfusion du sang et sur quelques injections intra-veineuses.* Thèse de Paris, 1875.

choléra, de l'empoisonnement par l'oxyde CO, de cachexies diverses, etc., etc.
Le mode d'action de ces transfusions salines dont Dastre et Loye ont montré
l'innocuité, même à doses énormes, n'est pas complètement élucidé. Il est
probable qu'en diluant le plasma et favorisant la diurèse, elles *lavent* en
quelque sorte le sang qu'elles débarrassent des toxines, elles relèvent la
pression cardiaque, etc....

Effets physiologiques de la saignée. — D'après Hayem, une perte de sang
unique, même abondante, est bien supportée; les saignées *coup sur coup*
sont d'une réparation moins facile, parce qu'elles équivalent presque à une
saignée unique aussi importante que toutes les saignées réunies; enfin les
saignées copieuses faites à intervalles assez éloignés pour que la réparation
ait déjà commencé au moment où on les fait sont de beaucoup plus graves,
attendu qu'elles altèrent le type physiologique des hématies et entravent la
rénovation quantitative et qualitative du sang. Comme il faut aussi tenir
compte de l'état du tube digestif et des organes hématopoiétiques, il en résulte que la saignée est formellement contre-indiquée dans la plupart des
maladies chroniques.

2° **Lésions de qualité**. — Depuis les recherches mémorables d'Andral et
Gavarret sur l'état du sang dans les maladies, de nombreuses découvertes
ont été faites dans ce domaine et se poursuivent tous les jours, car on a pu
dire avec raison que « *l'avenir appartient à l'hématologie*. C'est elle qui
nous donnera la solution des grands problèmes nosologiques ». Nous ne pouvons qu'indiquer sommairement les principaux résultats obtenus jusqu'ici.

Les altérations du sang sont *primitives* ou *secondaires* et liées, dans ce
cas, à une infinité de maladies qui ont leur retentissement sur l'hématopoièse.

Globules rouges. — Ils peuvent présenter des modifications dans leur nombre,
leur teneur en hémoglobine, leurs dimensions, etc.

Nombre : Anémies. — Les maladies chroniques, les maladies aiguës, le confinement et toutes les causes qui imposent le repos, la diète et la privation d'air *diminuent* le nombre des globules, sans parler des pertes de sang accidentelles ou naturelles (menstruation) qui ont aussi le même effet. Dans les anémies très intenses
(*aglobulies*) ce nombre peut descendre à 1,000,000 par millimètre cube et même
500,000, au-dessous la mort survient.

Richesse en hémoglobine : Chlorose. — Il résulte des recherches de Quincke et
Quinquaud que la proportion d'hémoglobine peut tomber de 13 p. 100 (sang nor-
mal), à 6,5 et même au-dessous de 5 p. 100. Le fer est diminué proportionnellement.
Aussi le traitement de la chlorose consiste-t-il dans l'administration du fer.

Dimensions : Microcytes, macrocytes. — Dans toutes les espèces d'anémies on
trouve de nombreux globules nains (3 à 6 μ) représentant des formes jeunes. Dans
l'anémie pernicieuse, la chlorose, la leucémie, le saturnisme, on rencontre des globules géants (10 μ).

Parasites des globules. — Danilewski a décrit des coccidies dans les globules des ovipares et Laveran a découvert que l'agent des fièvres paludéennes est un proto-zoaire polymorphe, parasite des hématies (*plasmodium malariæ*).

GLOBULES BLANCS. — *Leucémie*. — Leur nombre peut augmenter au point d'égaler celui des globules rouges dont la proportion absolue se trouve très diminuée. Le sang prend un aspect lactescent. Cet état révèle une perversion dans les fonctions des organes lymphogènes (rate, ganglions lymphatiques, etc.).

Mélanémie. — Les globules blancs et souvent les globules rouges à la suite des accès paludéens, sont chargés de grains de *mélanine* provenant des globules rouges détruits.

PLASMA. — Nous l'avons vu *augmenté* dans les cas de pléthore séreuse et aqueuse ; il peut être *diminué* en masse (*épaississement du sang, oligaimie sèche*) dans certaines maladies, notamment le choléra, caractérisées par la transsudation intestinale des liquides de l'organisme, et le sang présente alors la consistance demi-solide d'une gelée de groseilles. Les sudations forcées avec abstinence de boissons peuvent aussi épaissir le sang.

FIBRINE. — Andral et Gavarret ont découvert ce fait important que la fibrine *aug-mente* dans les maladies inflammatoires, surtout le rhumatisme articulaire aigu, la pneumonie, etc., et peut monter de 3 à 9, 10 et même 11 p. 1 000, d'où formation d'une *couenne* épaisse. Elle augmente aussi dans certaines anémies et dans l'alimen-tation insuffisante.

ALBUMINE. — *Diminue* dans beaucoup de maladies : phlegmasies, pyrexies, suppu-rations, dysenterie, albuminurie brightique, dans ce dernier cas l'urine peut enlever au sang jusqu'à 25 grammes d'albumine par jour ; *augmente* dans le choléra et les flux causés par les drastiques, et à la suite d'un régime trop riche en albuminoïdes.

URÉE. — *Augmente* dans l'albumine (*urémie*), le choléra, le diabète (*azoturie*) et, d'après Picard, dans les fièvres et l'anémie.

ACIDE URIQUE. — *Augmente* dans le sang des goutteux (*uricémie*).

SUCRE. — *Augmente* légèrement chez les diabétiques (*glycémie*). V. *Nutrition*.

GRAISSES. — *Augmentent* après une alimentation riche en graisse (*lipémie*) et chez les alcooliques, les obèses, les cachectiques, les cardiaques, les cirrhotiques, en un mot dans les cas où, par insuffisance de l'hématose, les matières grasses du sang ne sont pas brûlées. On l'observe enfin dans les cas d'empoisonnement par le phosphore, d'embolie pulmonaire graisseuse, à la suite de fracture des os et lésions de la moelle osseuse. La graisse du sang tend à s'éliminer par les reins quand elle ne peut s'em-magasiner dans le foie, ou bien elle serait dédoublée par la *lipase*, ferment récem-ment découvert dans le sang par Hanriot.

SELS. — *Augmentent* — surtout les sels alcalins — dans les fièvres éruptives, le typhus, les fièvres pernicieuses, la fièvre typhoïde, la dysenterie, le scorbut et les hydropisies. La consommation exagérée de sel marin et de salaisons, en modifiant le sang, produit l'albuminurie, des paralysies et même la mort.

Diminuent, dans le choléra et dans les maladies inflammatoires.

3° **Empoisonnements**. — TOXÉMIES — Un grand nombre de substances agissent sur le sang, tels sont *différents gaz*, toxiques ou simplement inertes, les *composés plombiques, arsenicaux, antimoniaux*, le *phosphore,* les *nitrites* d'amyle et de sodium, l'*antipyrine* et les médicaments analogues, les *chlorates*, la *bile* et les *sels biliaires, certains venins.* les *bactéridies du charbon*, les *toxines* sécrétées par les microbes, etc., mais le mécanisme intime de l'action de ces poisons du sang n'a pas toujours été reconnu et nous n'y insisterons pas. Nous dirons seulement quelques mots des poisons gazeux :

OXYDE DE CARBONE (*Vapeurs de charbon, poêles mobiles*). — Nous avons déjà, page 67, indiqué les caractères du sang dans l'empoisonnement par l'oxyde CO. Nous n'ajouterons qu'une chose, c'est que CO produit la mort par asphyxie en empêchant les globules de se charger d'O dans la respiration, c'est-à-dire en paralysant la fonction globulaire. Il en est de même de l'acide cyanhydrique et du bioxyde d'azote. Dans l'empoisonnement chronique par CO tel que celui des repasseuses, par exemple, le CO absorbé est éliminé au bout de quelques heures de séjour dans un air non vicié et l'oxyhémoglobine se trouve régénérée.

ACIDE CARBONIQUE (*Cuves en fermentation, air confiné*). — Les caractères connus du sang veineux sont exagérés dans le sang empoisonné par CO^2. La mort est due pour les uns au défaut d'O, pour les autres à une action particulière (paralysie de fatigue consécutive à l'hyperexcitation) exercée sur les trois centres, de la respiration, de l'arrêt du cœur et des vaso-moteurs.

HYDROGÈNE SULFURÉ ET SULFHYDRATE D'AMMONIAQUE (*Fosses d'aisances, égouts*). — N'exercent que peu d'action sur l'hémoglobine réduite, mais absorbent l'oxygène de l'oxyhémoglobine et forment une sorte d'hémoglobine sulfurée donnant une bande d'absorption entre C et D.

II. — LES TISSUS

Nous n'avons pas l'intention de faire ici l'étude complète de tous les tissus au point de vue physiologique Pour beaucoup d'entre eux (tissus fibreux, tendineux, élastique, cartilagineux, osseux, etc., dont les fonctions sont très simples), cette étude qui constitue ce que les anciens appelaient *Anatome animata*, est faite dans les traités d'anatomie et d'histologie qui sont entre les mains de tous et nous y renvoyons. Ceux que nous avons retenus (tissus conjonctif lâche, musculaire, nerveux, glandulaire), ont, au contraire, une importance physiologique considérable, exigeant parfois de longs développements, et nous en avons placé l'étude à la suite du milieu intérieur avec lequel ils forment une division naturelle de notre livre, sous le titre de Physiologie générale.

Le tissu épithélial (*sensu latiori*) que nous aurions pu y faire rentrer aussi, se trouve, en réalité, étudié à propos de chacune des fonctions où interviennent des cellules épithéliales (sécrétions, absorption, excrétions, nutrition, reproduction, etc.). Nous n'aurions pu lui consacrer que des généralités d'ordre plutôt histologique que physiologique et nous avons préféré retenir notre plume.

LE TISSU CONJONCTIF LACHE

Au point de vue physiologique le *tissu conjonctif* doit être considéré comme une vaste éponge, dans les mailles de laquelle sont plongés tous les organes, et qui, pénétrant dans l'intérieur de ceux-ci, se continue entre leurs éléments anatomiques qu'il réunit et soutient, formant autour d'eux une véritable atmosphère. Dans les lacunes et les espaces de cette éponge circule le plasma interstitiel dont nous avons déjà parlé. Le tissu conjonctif fait donc ainsi, en quelque sorte, partie du milieu intérieur.

Nous n'avons pas à faire l'étude histologique de ce tissu pour laquelle nous renvoyons aux traités d'histologie. Disons seulement que tous ses éléments, dérivés du feuillet moyen du blastoderme, ne se différencient pas en éléments conjonctifs définitifs (cellules fibro-plastiques, fibres conjonctives, etc.), mais un très grand nombre restent à l'état embryonnaire et indifférent sous forme de cellules arrondies fixes (cellules *embryoplastiques*) ou mobiles. Ces dernières sont les cellules *migratrices* analogues aux globules blancs.

Les cellules jeunes dites embryoplastiques peuvent se multiplier comme tous les éléments jeunes et subir une différenciation ultérieure plus avancée qui en fera des cellules conjonctives (*fusiformes, étoilées, plates*), des fibres conjonctives, peut-être même des éléments plus élevés, fibres musculaires, etc. (?), soit simplement dans le cas où il y a lieu de renouveler des éléments semblables accidentellement détruits, soit, sous l'action de causes encore mal déterminées, pour former des tumeurs ou néoformations pathologiques.

Les relations du tissu conjonctif (par l'intermédiaire du tissu *cytogène*) avec les follicules et les ganglions lymphatiques, foyers importants de production des globules blancs ; la nature manifestement conjonctive de la moelle des os, dont le rôle hématopoïétique n'est plus contestable ; la persistance pendant toute la vie de propriétés reproductives et plastiques caractéristiques du mésoderme embryonnaire, tout cela démontre l'importance capitale de ce tissu et justifie bien le nom de *parenchyme commun générateur* que lui avait attribué de Blainville.

Par rapport aux *origines* des *vaisseaux lymphatiques*, il n'est plus douteux que ces vaisseaux naissent dans les lacunes mêmes du tissu conjonctif, et il importe peu que les capillaires lymphatiques commencent par des culs-de-sac fermés ou par des canaux ouverts (*bouches absorbantes* de Bichat), la membrane du cul-de-sac ne pouvant être, si elle existe, un obstacle pour la pénétration du plasma interstitiel et des cellules migratrices du tissu conjonctif dans les voies lymphatiques dont les parois jouent le rôle d'une membrane d'*endosmomètre*.

En résumé, le tissu conjonctif *amorphe* ou *lâche* joue un rôle important dans la nutrition, et ce rôle devait être signalé à la suite de l'étude que nous venons de faire du milieu intérieur dont il fait partie intégrante.

Il joue aussi, surtout dans ses formes dites tissu conjonctif *modelé* (tissu fibreux, tendineux, élastique, etc.), un rôle important au point de vue mécanique, mais nous n'avons pas à y insister ici, cette étude étant faite dans les traités d'Anatomie.

Au point de vue de sa *constitution chimique*, il y a lieu de distinguer aussi dans le tissu conjonctif : 1° la *substance des fibres* conjonctives formée essentiellement d'une matière appelée *collagène* qui, sous l'influence de l'eau surchauffée (marmite de Papin), se transforme en *gélatine*, et 2° la *substance fondamentale amorphe* formée de *mucine*.

TISSUS MUSCULAIRE ET NERVEUX

SYSTÈME NEURO-MUSCULAIRE

Caractères de l'activité nerveuse. — Trois groupes principaux de fonctions caractérisent l'activité du système néuro-musculaire chez les animaux supérieurs et l'homme, les fonctions *sensitives*, les fonctions *motrices* et les fonctions *excito-motrices* ou *réflexes*. La mise en jeu de ces fonctions est sous la dépendance d'une propriété générale de ce système, *l'excitabilité*, c'est-à-dire l'aptitude particulière qu'il a d'être tiré de l'état de repos et mis en activité sous l'influence stimulatrice des excitants extérieurs ou intérieurs. L'excitation, c'est-à-dire la mise en jeu de la propriété physiologique générale du système nerveux, *la névrilité*, comme on l'appelle aujourd'hui, tout en étant inconnue dans son essence, peut être considérée, comme consistant en un changement dans les relations mutuelles des molécules constitutives de la substance nerveuse, par conséquent en un *mouvement moléculaire* comparable à la vibration des corps sonores par exemple et produisant à son tour des effets physiologiques qui se manifesteront par des sensations, des idées, des contractions musculaires.

L'observation attentive de nous-mêmes montre l'existence de phénomènes distincts, qu'on peut classer en deux groupes : les uns, qui sont sous la dépendance du *moi*, et dont nous avons conscience ; les autres qui s'accomplissent en dehors de notre conscience proprement dite.

Actes nerveux conscients. — Les premiers, les plus élevés, et aussi les plus compliqués, sont tous les phénomènes de sensibilité proprement dite, de volition, d'idéation : le *cerveau* est l'organe dans lequel ils s'engendrent.

Rôle du cerveau. — Le cerveau, par l'intermédiaire des nerfs sensitifs, est en relation avec le monde extérieur ; il en reçoit des impressions et réagit. Les vibrations lumineuses tombant sur la rétine, les excitations mécaniques portées sur une partie quelconque, sensible du corps, en ébranlant les nerfs correspondants, produiront des modifications moléculaires dans les cellules cérébrales et à ces modifications correspondront des modifications de conscience, c'est-à-dire des phénomènes subjectifs, une sensation lumineuse ou tactile, normale ou douloureuse, suivant la nature et les relations du nerf impressionné et l'intensité de l'excitant. A l'occasion de la sensation produite, l'animal exécutera des mouvements variés, adaptés en général à un but, qui seront les manifestations extérieures, l'aboutissant de la sensation (paroles, gestes, cris). A un degré plus élevé, la sensation pourra être élaborée par un travail spécial à l'encéphale et transformée en idée, et à l'occasion des perceptions actuelles et des perceptions anciennes exhumées par la mémoire et fixées par l'attention, notre moi pourra se livrer à une sorte de délibération, à des jugements suivis d'une décision ; des mouvements volontaires, enfin, pourront être la conséquence de cette décision par le fait de la mise en jeu des centres excito-moteurs en relations avec les centres sensitifs ébranlés.

Actes nerveux inconscients réflexes. — Dans la deuxième catégorie des actes nerveux se placent tous ceux qui s'accomplissent en dehors de notre conscience proprement dite. Dans l'énoncé ci-dessus, nous avons conduit l'ébranlement moléculaire exercé à la périphérie des nerfs sensitifs jusqu'aux centres encéphaliques, centres de la sensation, de l'émotion, de la pensée. Il peut ne pas remonter jusque-là, et, par conséquent, ne pas donner naissance à des sensations, et cependant amener une réaction motrice, qui, dans quelques cas, sera très compliquée, présentant même une adaptation à un but bien déterminé.

Il se produit ce qu'on appelle alors un *mouvement réflexe*, un mouvement dont le point de départ a été, comme plus haut, une excitation d'un nerf sensitif.

Les manifestations extérieures de la sensibilité consciente ou inconsciente, quoique très variées, sont toujours, en définitive, un mouvement (*a*) des muscles proprement dits, volontaires ; (*b*) du cœur ou des muscles des vaisseaux ; (*c*) des sécrétions ; (*d*) ou l'arrêt d'un mouvement (arrêt du cœur). Il convient donc de commencer l'étude du système nerveux par celle des muscles, organes du mouvement, ainsi que par celle de la contractilité musculaire et des nerfs qui la mettent en jeu.

Dans l'exposé qui va suivre, nous ne parlerons que des actions névromusculaires réflexes, celles qui se passent en dehors du cerveau proprement dit, et nous les envisagerons à un point de vue tout à fait général, renvoyant l'étude spéciale des phénomènes réflexes au chapitre des *Fonctions de la moelle.*

Contractilité et sensibilité élémentaire. — Chez les animaux inférieurs, la contractilité et la sensibilité ne sont l'apanage d'aucun instrument physiologique spécial ; elles sont répandues en quelque sorte dans toutes les parties de l'organisme, et résident dans la substance molle, d'apparence gélatineuse, qui constitue le corps tout entier. Tel est le protoplasma ou sarcode des amibes, des cellules lymphatiques. (Voir pour les développements des propriétés du protoplasme, page 8, et aussi *Circulation capillaire et diapédèse.*)

La substance protoplasmique de ces êtres possède donc les propriétés essentielles de l'animal vivant, la sensibilité et la motilité, et dans cette substance homogène aucune partie ne peut être rattachée à un système nerveux particulier. Pour la cellule lymphatique, élément du corps en liberté dans les liquides, ces propriétés ne sauraient être rattachées aux centres nerveux : le mouvement s'y produit sous l'influence de la seule irritabilité de la cellule et des excitants ; la cellule est *indépendante*, individualisée.

Le faisceau musculaire strié, au contraire, est *dépendant*, soumis absolument au système nerveux central, c'est-à-dire qu'il ne se contracte jamais que lorsqu'il y a été sollicité par l'activité de ce système. Entre ces deux extrêmes, cellule indépendante du système nerveux, et faisceau musculaire qui en est l'esclave, tous les intermédiaires se rencontrent.

C'est, en effet, par une série de perfectionnements que les deux substances musculaire et nerveuse mélangées dans le protoplasme irritable et contractile, arrivent à se différencier et à se localiser dans des éléments et des tissus particuliers, comme cela existe chez les animaux supérieurs.

Schéma de l'élément névro-musculaire. — Un premier degré de différenciation a lieu dans l'hydre d'eau douce. La paroi du tube qui forme le corps de l'hydre est formée de trois couches superposées qu'on a comparées aux trois feuillets de l'embryon. Une première couche constituée par des cellules volumineuses à noyau, formant le revêtement épithélial interne ou endoderme ; une couche externe ectodermique (E) (fig. 39), formée également de grosses cellules à noyau ; (M) une couche intermédiaire d'apparence fibreuse (en réalité musculaire), le mésoderme.

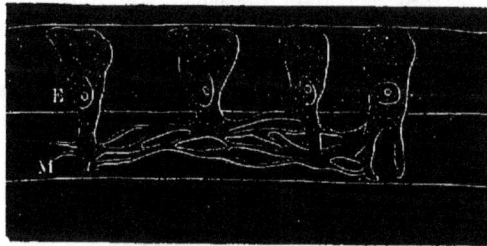

Fig. 39. — Cellules neuro-musculaires de l'hydre d'eau douce.

E, ectoderme qui contient la partie protoplasmique ; — *M*, mésoderme qui contient la partie filamenteuse des cellules neuro-musculaires. (Figure demi-schématique d'après Ranvier.)

Or, Kleinemberg, puis Ranvier, en isolant ces couches, ont reconnu que les cellules à noyau du feuillet cutané acquièrent en dedans, à leur extrémité profonde, des prolongements filiformes rigides et contractiles, qui ne sont autre chose que les fibres musculaires du mésoderme, la partie externe, le corps de la cellule fonctionnant comme organe nerveux, sensitif, transmettant les excitations extérieures qu'il reçoit à la portion interne filiforme qui fonctionne comme muscle.

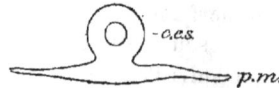

Fig. 40.

C. e. e., cellule épithéliale sensitive ; *p. m.*, partie musculaire.

Ces curieuses cellules *neuro-musculaires* de l'hydre réunissent donc, dans un même élément, les deux grandes propriétés physiologiques de l'animalité, la sensibilité et la contractilité ; il s'est fait un pas dans la différenciation du système neuro-musculaire. Une partie de la cellule est nerveuse épithéliale sensitive, l'autre musculaire (fig. 40).

Chez les embryons de vers, la différenciation continue. La moitié interne musculaire de la cellule acquiert un noyau, et se sépare de la moitié externe épithéliale sensitive, les systèmes musculaire et nerveux deviennent distincts comme le représente la figure 41.

Dans un degré plus avancé, la cellule nerveuse elle-même se différencie en cellule nerveuse sensitive et en cellule nerveuse motrice.

La représentation théorique de tout le système devient alors le schéma (fig. 42).

Sans doute une simplification aussi grande n'existe nulle part chez les animaux, les cellules de même nature étant groupées de façon à former des ganglions qui, fusionnés eux-mêmes, constituent des centres nerveux; des fibres nerveuses intriquées font communiquer les cellules de ces ganglions similaires et dissimilaires entre eux, ainsi qu'avec ceux qui sont en dessous et en dessus; mais, pour le moment, cette représentation idéale nous suffit. Il est évident que si, à la suite d'une excitation de la cellule épithéliale *c. e. s.*, la fibre musculaire *c. m.*, qui est à l'autre bout de l'arc nerveux (fig. 42), entre en contraction, comme il n'y a rien d'immatériel dans l'acte inconsidéré, il a dû se produire un ébranlement particulier à la terminaison du nerf sensitif, ébranlement qui s'est transmis de proche en proche, molécule à molécule, par le nerf sensitif à la cellule nerveuse centrale sensitive; celle-ci l'a transmis à son tour à la fibre nerveuse intercentrale qui

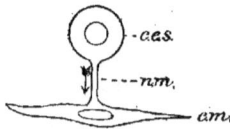

Fig. 41.

C. e. s., cellule épithéliale sensitive; — n. m., nerf moteur; — c. m., cellule musculaire.

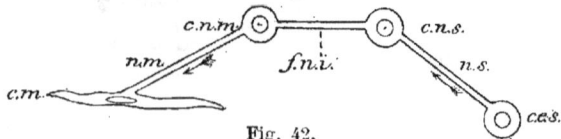

Fig. 42.

C. n m., cellule motrice; — n, m., nerf moteur; — c. m., cellule musculaire; c. n, s., cellule sensitive; — n. s., nerf sensitif; — c. e. s., cellule épithéliale sensitive; — f. n. i., fibre nerveuse intercentrale.

l'a communiqué à la cellule nerveuse motrice; de cette cellule il est passé au nerf moteur lequel, finalement, l'a communiqué à la fibre musculaire qui, sous cette influence, est entrée en contraction. La même contraction eût suivi l'excitation portée sur un point du trajet du nerf sensitif ou du nerf moteur.

Il suit de là que les nerfs sont *excitables* et *conducteurs*, l'excitation produite en un point quelconque du nerf devenant cause d'excitation pour le point voisin, et ainsi tant que le permet la continuité de substance, jusqu'à l'acte terminal accompli, que nous avons supposé ici, un mouvement de muscle, mais qui peut être de la même façon une sécrétion de glande, une décharge d'un organe électrique, selon la terminaison particulière du nerf centrifuge.

Processus de l'excitation nerveuse et de sa transmission. — Quelle représentation pouvons-nous nous faire de l'excitation du système neuro-musculaire et de sa transmission graduelle et plus ou moins rapide, selon les cas ?

Rôle de la nutrition. — Nous savons (voir p. 33, 38) que les éléments ana-tomiques des tissus sont le siège d'un mouvement moléculaire chimique incessant, chacun d'eux se détruit et se reconstitue par un double mouve-ment d'assimilation et de désassimilation, sans cesse ni trêve, et dont le résultat est de saturer les affinités chimiques de leurs principes constitutifs. Cette nutrition, avec son corollaire la dénutrition, s'active énormément sous l'influence du fonctionnement ; le processus chimique du muscle qui travaille, sera trois ou quatre fois plus rapide que celui du muscle au repos complet. Si donc les éléments anatomiques passent de l'état de repos à l'état d'activité physiologique, sous l'influence des excitants, ceux-ci ont pour effet d'activer le mouvement moléculaire chimique nutritif et dénu-tritif. L'excitation de l'élément, ou la mise en jeu de son excitabilité, le développement de sa propriété physiologique (névrilité, contractibilité), s'ac-compagne donc d'un processus chimique augmenté d'abord au point excité, et qui se communique ensuite de proche en proche, molécule à molécule, envahissant successivement, par continuité de substance, les divers éléments en connexion physiologique.

On peut se représenter les molécules nerveuses et musculaires à l'état vivant, comme animées d'une sorte de mouvement vibratoire (propre ou communiqué par les excitations périphériques) pendant les deux phases duquel elles passeraient successivement par deux positions différentes, l'une dans laquelle elles se détruiraient, tandis que, dans l'autre, elles se recons-titueraient. Ces deux phases correspondraient au double mouvement nutritif et dénutritif qui ainsi serait discontinu et non simultané, comme on le représente habituellement. Les muscles, à l'état normal, ne sont jamais à l'état de repos complet, mais toujours dans un certain état de contraction faible, de *tonus musculaire* (voir p. 173) qui disparaît si l'on sectionne les nerfs sensitifs. Cette cessation de l'état tonique se manifeste non seulement par l'allongement du muscle, mais encore par une diminution marquée du mouvement nutritif (de moitié environ du CO_2 produit).

Ondulations nutritives. — Les extrémités nerveuses sensitives, même à l'état de repos du système névro-musculaire, sont donc toujours excitées, et ces excitations périphériques, qui se propagent de là à tout le système, y entretiennent un mouvement nutritif et fonctionnel minimum. Sous l'in-fluence d'une excitation de la cellule épithéliale sensitive par un excitant artificiel, l'ondulation vibratoire nutritive minimum est modifiée ; elle est angmentée d'abord dans la molécule excitée, dont le mouvement de destruction et de reconstitution s'exagère ; mais tandis qu'elle passe à la phase de reconstitution, elle a communiqué l'ébranlement qu'elle a reçu à la molécule qui la suit, et qui, sous cette influence, passe à la phase de destruction accrue et ainsi successivement, jusqu'au muscle. La destruction d'une partie des substances explosives, que renferme le muscle, dégage une certaine somme d'énergie qui était latente dans la cellule sous forme d'affinités chimiques, mais qui apparaît alors sous forme de mouvement de muscle en même temps que de chaleur, d'électricité. (Voir p. 142.) Les molécules nerveuses et musculaires, après le passage de l'ondulation nutritive accrue, reviendront à leur état de repos relatif primitif, si de nouvelles ondulations causées par la continuation de l'excitation périphérique ne suivent pas la première.

On verra plus loin que les agents ou excitants divers du système névromusculaire agissent comme causes d'excitation, non par leur continuité et leur intensité, mais bien par les *variations de l'intensité* de ces excitants, ce qui ressort déjà des considérations précédentes.

Différence d'énergie du nerf et du muscle. — La somme d'énergie si différente, manifestée par l'état du fonctionnement des nerfs et des muscles, résulte évidemment du rôle physiologique différent de chacun de ces éléments. L'énergie, pas plus dans les êtres vivants que dans le monde inorganique, ne se crée, elle se transforme. L'énergie manifestée sous forme de mouvement musculaire (pour soulever un poids) existe dans le muscle à l'état potentiel dans les substances oxydables, explosives, qui constituent ses tissus et ses réserves nutritives, absolument comme celle accumulée dans la cartouche d'un fusil. De même que celle-ci pourra devenir actuelle par le mouvement de détente de la gâchette, de même la première se manifestera sous l'influence du mouvement communiqué par l'excitant à la périphérie, et transmis au muscle qui se décharge sous cette influence. La dépense due au fonctionnement du nerf et du muscle est donc très différente et en raison de l'énergie déployée : très forte pour le muscle, elle devient presque inappréciable pour le nerf. (Voir *Manifestations électriques du nerf.*) Mais, en revanche, le processus nutritif est ici facilement développé, les nerfs étant de tous les organes les plus excitables, en même temps que les meilleurs conducteurs des excitations.

I. — PHYSIOLOGIE GÉNÉRALE DU MUSCLE

Contractilité musculaire. — Deux propriétés essentielles caractérisent les muscles : la contractilité et l'élasticité.

La *contractilité* est cette propriété de certaines parties de la substance constitutive des muscles, qui fait que ces organes, sans avoir subi d'allongement préalable, peuvent se raccourcir temporairement.

L'*élasticité* est la propriété du muscle en vertu de laquelle l'organe, allongé sous une certaine traction, reprend exactement sa longueur primitive, lorsque la traction vient à cesser.

A l'état normal, la contractilité musculaire est mise en jeu par action nerveuse, *volontaire* ou *réflexe* pour les muscles striés volontaires, *réflexe* seulement pour les muscles lisses de la vie organique. Artificiellement on peut la provoquer sur les muscles séparés du corps, par l'application d'un grand nombre d'excitants (mécaniques, physiques et chimiques), soit sur les nerfs moteurs, soit sur les muscles eux-mêmes. Dans tous les cas, elle appartient au tissu même qui la manifeste.

Des diverses parties qui composent les fibrilles du faisceau musculaire strié (fig. 43), les *disques épais* paraissent être les seules parties *contractiles;* les *disques minces* et les *espaces clairs*, n'ayant qu'un rôle purement *mécanique*. C'est du moins ce qui semble ressortir des observations histologiques faites par Ranvier, dans le but de déterminer le rapport des différentes parties de la substance musculaire, fixées dans leur position respective, par l'injection interstitielle d'acide osmique, dans les quatre états physiologiques suivants du muscle : 1° tendu et au repos; 2° tendu et contracté; 3° revenu sur lui-même et au repos; 4° revenu sur lui-même et contracté. Or, tandis que sur le muscle revenu sur lui-même (au repos ou contracté), la fibre présente une striation uniforme et régulière (stries claires et foncées alternatives), sur le muscle tendu, au contraire, il est facile de reconnaître tous les détails de la striation musculaire : disques minces, espaces clairs, disques épais, avec cette différence capitale que, pour le muscle fixé *tendu et tétanisé*, le disque épais *a diminué beaucoup de longueur*, et l'espace clair gagné au contraire.

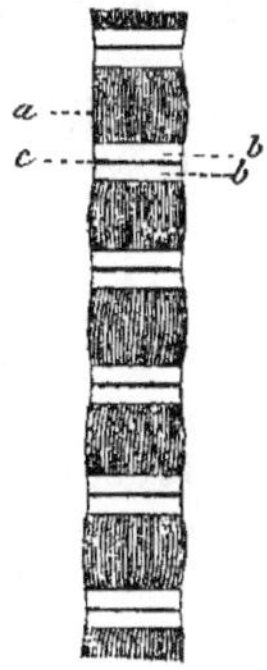

Les disques épais sont donc contractiles, tandis que la substance des espaces clairs qui se déplace facilement dans la masse du faisceau constitue une substance indé-

Fig. 43. — Fibrille des muscles du l'aile de l'hydrophile.

a., disque épais; — *c.*, disque mince; — *b. b.*, espaces clairs.

pendante, élastique, qui tend constamment à rapprocher avec une certaine force les disques épais des disques minces, que le muscle soit à l'état de repos ou à l'état de contraction.

Pour comprendre comment le retrait des disques épais provoque le raccourcissement du faisceau et augmente son épaisseur, il faut considérer que le disque épais, qui est en forme de bâtonnet allongé, tend comme tout sarcode à devenir globuleux en se contractant. Donc diminution déjà de longueur du faisceau par ce seul effet. Cette diminution de longueur sera encore augmentée par ce fait que les disques épais perdent de leur masse en rejetant une partie du plasma musculaire qui les imbibe, et qui, en se répandant sur les côtés de ces disques, entre les points d'union des fibrilles au niveau des disques minces, concourt, pour une grande part, à l'augmentation du diamètre transversal du faisceau, et au durcissement du muscle dans l'état de contraction. La petitesse des éléments contractiles, comparée au faisceau musculaire qu'il s'agit de raccourcir, est évidemment en rapport avec la rapidité du mouvement produit, la détente nutritive sous l'influence de l'excitation nerveuse se faisant dans tous ces organites à la fois, l'action sera bien plus rapide que si elle devait se propager à une masse plus volumineuse, ce qui ralentirait, en outre, la sortie du liquide plasmatique et, par suite, le raccourcissement. C'est également avec la rapidité de la contraction qu'est en rapport la séparation du disque épais en plusieurs disques accessoires, que l'on remarque dans un certain état d'extension musculaire.

Les muscles étant contractiles et élastiques, il est évident que, dans toute action de ces organes, les deux propriétés, physiologique et physique, entreront en jeu. Ce que nous savons déjà du rôle de l'élasticité dans le fonctionnement des organes nous autorise à dire, par avance, que cette propriété du muscle est destinée à venir en aide à la force engendrée par les parties contractiles, à augmenter son rendement, et, par suite, à concourir à l'accroissement de l'effet utile.

Élasticité musculaire. — Chaque faisceau musculaire et par suite chaque muscle représente un corps mou qui se laisse facilement allonger et plier dans tous les sens. Le muscle est *faiblement*, mais *parfaitement* élastique, de telle sorte que, si un poids relativement faible suffit à l'allonger d'une façon considérable, en retour il reprend exactement sa longueur primitive dès que la traction a cessé. Bien que l'élasticité du muscle soit une propriété physique, elle est cependant dépendante de l'état de vie du muscle, et tient essentiellement à sa composition chimique et à sa nutrition. C'est pourquoi elle est modifiée plus ou moins rapidement après la mort par le fait des altérations chimiques qui s'emparent du muscle, et en provoquent la rigidité cadavérique, et pendant la vie, sous des influences analogues qui résultent du travail forcé. La circulation artificielle au moyen du sang défibriné ou du sérum chez un animal qui vient d'être tué retardera donc la raideur cadavérique (Brown-Séquard) en maintenant la nutrition du muscle, comme le repos chez l'animal surmené amènera le rétablissement normal de l'élasticité, en reconstituant la composition chimique ordinaire.

Le muscle pouvant passer du repos à l'action, sa substance offre deux états, d'équilibre moléculaire : l'*état de repos* et l'*état de contraction musculaire*. Dans ce second état, les molécules sont disposées de façon à raccourcir le muscle au tiers de sa longueur de repos. Son épaisseur augmente d'autant, et par suite sa densité ne change pas. (Voir plus loin.)

L'élasticité du muscle n'augmente pas pendant sa contraction, mais diminue plutôt (Schwann). Pour allonger un muscle d'une quantité donnée, il suffira donc d'une traction ou d'un poids moindre, pour le muscle actif (tétanisé), que pour le muscle au repos, l'élasticité restant d'ailleurs parfaite dans les deux cas.

Si la contraction du muscle n'augmente pas son élasticité, elle augmente sa *tension*. Les muscles au repos, en effet, sont disposés sur les leviers osseux de telle façon qu'ils sont légèrement tendus. Sous l'influence d'une excitation le muscle se contracte et, de ce fait, tend à se raccourcir des deux tiers de sa longueur, mais le déplacement qu'il peut faire subir aux os ne lui permet qu'un raccourcissement du tiers. Le muscle contracté est donc violemment tendu, dur et résistant au toucher[1].

Excitabilité propre du tissu musculaire. — Le muscle étant pénétré intimement partout par les fibres nerveuses motrices, et ne pouvant en être

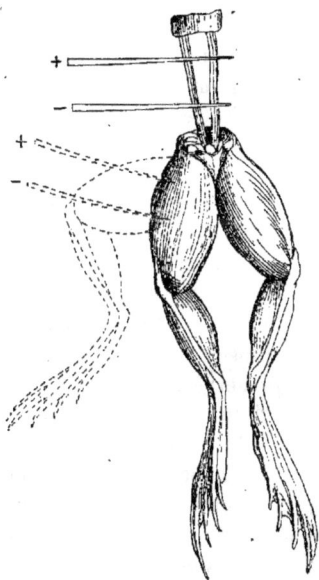

Fig. 44. — Grenouille préparée à la manière de Galvani, pour montrer les effets du curare.

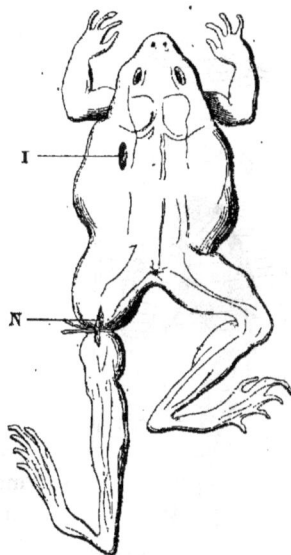

Fig. 45. — Grenouille préparée pour interrompre la circulation dans un membre.

dépouillé anatomiquement, il est évidemment impossible d'exciter le muscle sans exciter en même temps les terminaisons nerveuses. La question de l'irritabilité propre du muscle serait donc encore discutée comme au temps de Haller, si, par un moyen détourné, Cl. Bernard n'était arrivé, à l'aide du curare, à faire la séparation physiologique du muscle d'avec ses nerfs.

Action du curare. — Ce poison, introduit sous la peau, est absorbé et porté par le sang aux extrémités des nerfs moteurs, dont il interrompt la continuité de substance avec les muscles striés volontaires. Il *sépare le nerf du muscle*. Il en résulte que les excitations pratiquées sur les nerfs moteurs ne peuvent plus se transmettre au muscle; l'animal est donc paralysé de

[1] Mais si par une section de l'une de ces insertions tendineuses, le muscle peut réaliser librement sa forme de contraction complète (réduction au tiers de sa longueur avec augmentation proportionnelle d'épaisseur), le muscle est alors plus mou qu'à l'état de repos, et par suite moins élastique (état des muscles rétractés dans le moignon des amputés).

tous les mouvements volontaires et réflexes, mais l'excitation artificielle portée sur le muscle *lui-même* en provoque aussitôt la contraction (fig. 44); le *muscle est donc excitable par lui-même*. La démonstration peut se faire pour les animaux supérieurs à la condition d'entretenir la respiration artificielle pour empêcher l'asphyxie, et, par suite, l'arrêt du cœur qui résulterait de la paralysie des mouvements respiratoires (chez la grenouille, la respiration cutanée suffit à entretenir l'hématose, pendant longtemps, surtout en hiver).

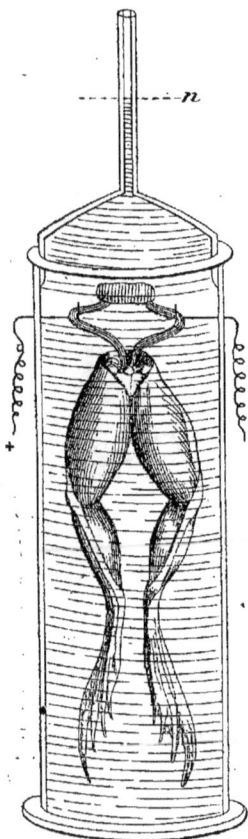

Fig. 46. — Appareil démontrant que le volume du muscle ne change pas pendant sa contraction.

En modifiant l'expérience, on peut démontrer que le curare ne touche ni aux nerfs (fig. 45), ni aux centres nerveux. Pour cela, plaçons sur la cuisse une ligature qui étreint fortement les tissus et les vaisseaux, à l'exception du nerf sciatique, de façon à laisser intacte la continuité nerveuse des muscles de la jambe, avec les centres nerveux, et empoisonnons la grenouille, en instillant le curare sous la peau du dos. Après quelque temps l'animal se trouve paralysé de tous les mouvements volontaires et réflexes à l'exception de ceux des muscles dont les extrémités nerveuses ont été préservées de l'action du poison. On reconnaît, d'un autre côté, que la sensibilité est restée intacte, car si l'on pince un point quelconque de la peau du tronc et des membres paralysés ; l'animal témoigne, par les mouvements du membre réservé, qu'il a perçu la sensation. Si on considère, de plus, que les propriétés physiques des nerfs moteurs (voir *Courant des nerfs*) sont conservées intactes dans l'empoisonnement par le curare, on comprendra que ce poison n'agit nullement sur le système nerveux; il borne bien réellement son action à interrompre la continuité de substance du nerf au muscle, arrêtant ainsi le passage de l'excitation nerveuse à l'élément contractile [1].

La contraction du muscle consiste essentiellement dans un raccourcissement de ses fibres qui augmentent d'épaisseur, et durcissent *sans qu'il y ait de changement de volume appréciable de l'organe qui se contracte*. C'est ce que démontre l'expérience suivante (fig. 46) : dans un flacon rempli d'eau dont

[1] Longet avait déjà donné la preuve de l'excitabilité propre du tissu musculaire en montrant que quatre jours révolus, après la section d'un nerf moteur, les fibres nerveuses séparées de leurs centres trophiques perdent leur excitabilité physiologique jusqu'à leur extrémité périphérique, mais le muscle reste longtemps directement excitable.

le goulot est surmonté d'un capuchon terminé par un tube capillaire, on suspend par les nerfs lombaires un train postérieur de grenouille préparé à la manière de Galvani, de telle façon que les nerfs reposent sur les extrémités intérieures au flacon de deux fils de platine soudés dans le verre, et dont les bouts extérieurs (+ —) peuvent être reliés à volonté aux fils d'un courant excitateur. Tout le système étant exactement rempli d'eau jusqu'à un niveau marqué du tube capillaire (*n*), on constate que ce niveau ne change pas, soit qu'on fasse contracter les muscles en excitant les nerfs, soit qu'on les laisse au repos.

Analyse expérimentale de la contraction musculaire.

Excitants du muscle. — Le muscle séparé du corps, ou le muscle intact, dépouillé physiologiquement de ses nerfs par l'action du curare, ou seulement isolé des centres nerveux, ne se contracte jamais spontanément, mais l'expérimentateur peut provoquer en lui des mouvements, en faisant agir sur le muscle ou sur ses nerfs des excitations artificielles de diverse nature qu'il gradue à volonté. Il peut également voir comment, dans ces diverses conditions, l'action du froid, de la chaleur, de la fatigue, des poisons modifie les contractions de l'organe.

De tous les excitants du muscle, les excitants électriques sont les plus importants, et doivent attirer spécialement notre attention. Les excitations *faradiques* surtout, par la faculté qu'on a d'en graduer à volonté la force et le nombre et d'en prolonger plus ou moins l'action sans altérer les tissus, seront de préférence employées. La substitution de ces excitations, appliquées au muscle ou à ses nerfs, à celles émanées de la volonté, va nous permettre de faire l'analyse de la contraction volontaire.

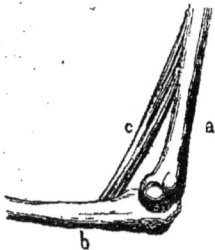

Fig. 47. — Représentation schématique des fléchisseurs de l'avant-bras.

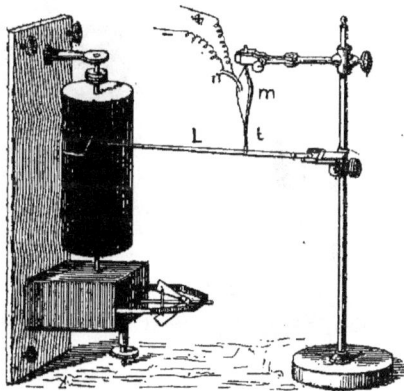

Fig. 48. — Représentation théorique du myographe.

Application de la méthode graphique. — Pour mener à bien cette étude, il faut *enregistrer les phénomènes*, c'est-à-dire inscrire simultanément les contractions musculaires et les excitations électriques qui les provoquent, l'observation seule, à l'œil nu, ne pouvant nous renseigner sur la durée de ces phénomènes rapides, et sur leur synchronisme.

Pour enregistrer, en les amplifiant, les contractions du muscle, on se sert d'appa-

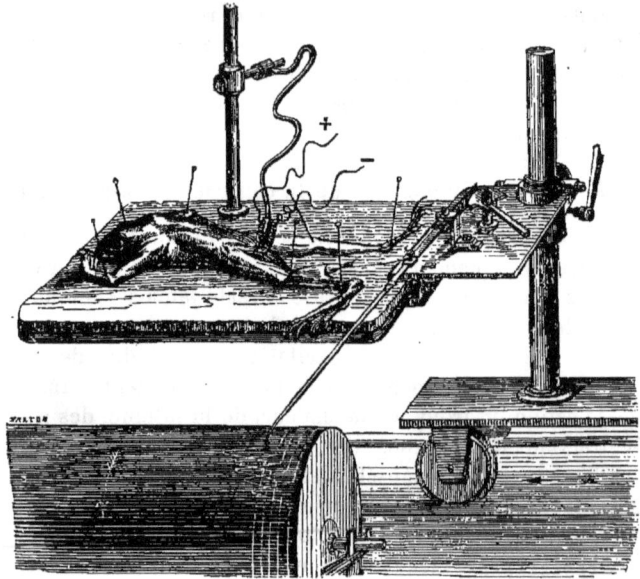

Fig. 49. — Monographe de Marey.

reils appelés *myographes* et qui sont fondés sur le principe des leviers, c'est-à-dire

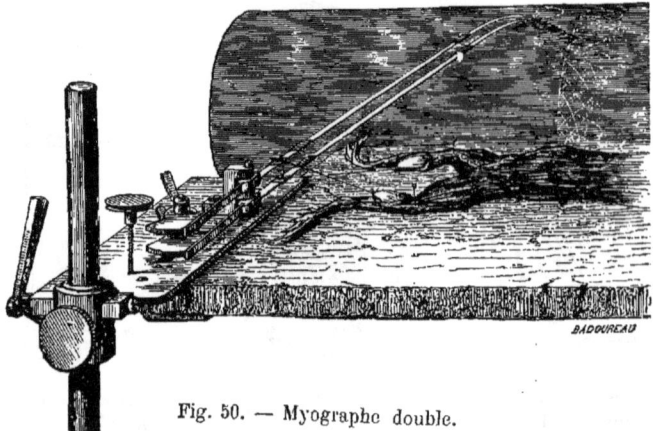

Fig. 50. — Myographe double.

qu'on utilise les dispositions naturelles des muscles qui impriment des mouvements aux leviers osseux. La comparaison de la figure 48 qui représente le muscle gastro-cnémien de la grenouille fixé sur un myographe théorique, avec la figure 47 d'un muscle en place sur le levier osseux, fait comprendre le principe des instruments employés pour la première fois par Helmholtz dans l'étude de la contraction du muscle, et si perfectionnés depuis par Marey. La figure 49 qui représente une expérience en train, donne la disposition de l'instrument de Marey employé en France. Le myographe de la figure 50 est destiné à étudier simultanément l'action de deux muscles soumis à des influences diverses.

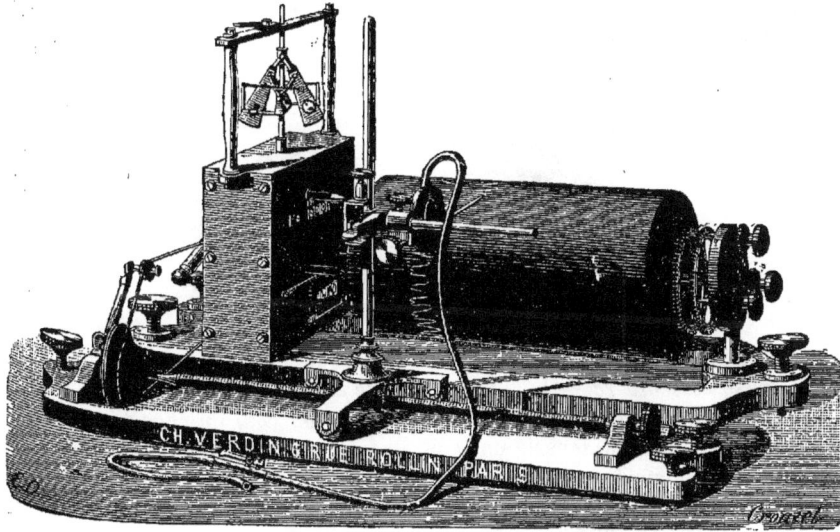

Fig. 51. — Régulateur Foucault.

La pointe écrivante du levier inscrit la *courbe* de la contraction sur un cylindre recouvert d'une feuille de papier enfumé et mû par un mouvement d'horlogerie,

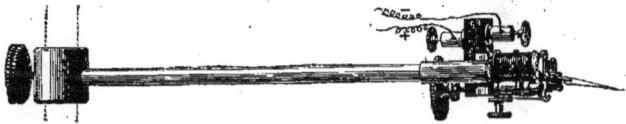

Fig. 52. — Signal électrique de Marcel Deprez.

rendu uniforme par un régulateur Foucault. La figure 51 montre la disposition générale de l'instrument recouvert de papier et tournant au moment de l'inscription.

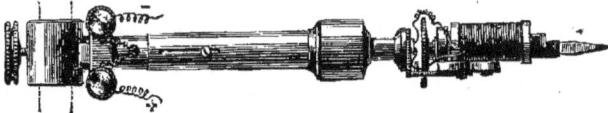

Fig. 53. — Chronographe électrique.

Les *excitations électriques du courant induit* sont marquées sur le papier noirci, au moyen du *signal électrique* de Marcel Deprez placé sur le trajet du courant inducteur (fig. 52). La pointe écrivante de ce signal est placée à côté de celle du levier du myographe, exactement au même niveau, de telle façon que, si on fait contracter le muscle, en fermant le courant, le cylindre étant au repos, les points de départ des tracés de la pointe du myographe et de celle du signal se trouvent sur la ligne des abscisses.

Pour apprécier la durée des phases du mouvement musculaire, et ses relations dans le temps, avec les excitations électriques, on enregistre en même temps, sur le cylindre tournant d'une vitesse uniforme et rapide, les vibrations du *chronographe électrique* de Marey (fig. 53), relié à un diapason interrupteur d'un courant de pile, et vibrant 100 ou 200 fois par seconde (fig. 54).

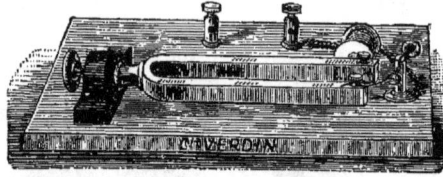

Fig. 54. — Diapason interrupteur.

Effet musculaire d'une excitation unique de très courte durée. — *Secousse musculaire.* — Lorsqu'on excite le muscle gastro-cnémien de la grenouille[1], ou son nerf, par une décharge électrique (*coup* ou *choc* d'induction), on provoque dans le muscle un mouvement convulsif d'une grande brièveté qu'on a dénommé *secousse musculaire* (Zuckung des Allemands) pour le distinguer de la contraction volontaire, toujours plus ou moins soutenue, quelque brève qu'elle puisse être.

La figure 55 représente le graphique complet de la secousse, simultanément avec les tracés du signal électrique et du diapason chronographe.

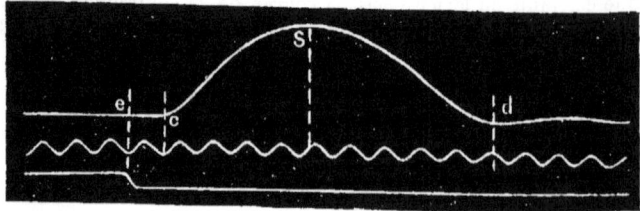

Fig. 55. — Tracés de la secousse; du diapason 100 V D; du signal électrique.

On voit que l'excitation du muscle ayant lieu en *e*, celui-ci commence sa contraction en *c*, achève son raccourcissement en *s*, pour entrer aussitôt dans sa décontraction qui finit en *d*, où le muscle, ayant repris sa longueur primitive, rentre définitivement au repos. Le tracé chronographique donne, en centièmes de seconde, la durée de chacun de ces actes de la secousse, qui se trouve divisée ainsi naturellement en trois périodes. La première (*e c*) qui dure ici 0,01 de seconde a reçu le nom de *période d'excitation latente* ou de *temps perdu* du muscle. Elle exprime qu'il se passe dans le muscle excité des phéno-

---

[1] Il faut exciter le muscle par ses deux extrémités.

mènes préparatoires du raccourcissement effectif de l'organe, de son travail mécanique (soulèvement du poids tenseur du muscle à une certaine hauteur). La courbe du mouvement proprement dit, avec ses deux phases d'ascension et de descente, indique dans tous ses détails la manière dont se fait la contraction.

La phase ascensionnelle ou *période d'énergie croissante* répond au raccourcissement du muscle; on voit que la contraction se développe avec une certaine vitesse, d'abord croissante, puis ralentie, jusqu'à un certain maximum en S. Sa durée est de 0,05 de seconde. La période de descente de la courbe indique la manière dont se fait la décontraction du muscle et la durée du retour de l'organe à sa longueur primitive. Plus longue que la précédente (0",055), elle se fait également en deux temps, rapidement d'abord, puis plus lentement. Ce fait indique que le muscle n'est pas inactif pendant cette période dite pour cela d'*énergie décroissante*, mais que sa décontraction, qui se fait lentement, oppose à chaque instant une certaine résistance au poids tenseur qui tend à ramener le muscle à son état primitif.

La *durée totale* de la secousse, qui est ici de 0",1, varie beaucoup, suivant une foule de circonstances. Elle peut être augmentée ou diminuée, et alors ses différentes périodes varient dans le même sens.

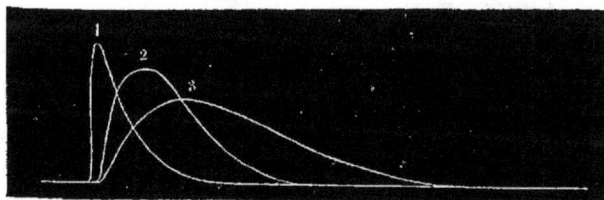

Fig. 56. — Caractère de la secousse suivant le degré de fatigue du muscle.
1, muscle frais; 2, muscle un peu fatigué; 3, muscle plus fatigué encore (Marey).

C'est ainsi que le froid, la fatigue du muscle, l'arrêt de sa circulation, en augmentant la durée totale de la secousse, allongent également ses deux périodes ascensionnelle et de descente, surtout cette dernière, en même temps aussi que la phase d'excitation latente. C'est ce que montre la figure 56.

Normalement, la secousse musculaire subira donc de grandes variations chez les animaux à sang froid, dont les propriétés physiologiques des tissus suivent les variations de la température extérieure. Chez la tortue la secousse est plus lente que chez la grenouille; sur la limace, plus lente encore que chez la tortue. Chez les animaux à sang chaud et à température constante (excepté, par conséquent, les animaux hibernants), la secousse est moins variable, et plus rapide. Elle est très brève chez les oiseaux et plus encore chez les insectes. Des différences très remarquables existent pour les différents muscles du même animal (Ranvier), les muscles blancs ayant une secousse beaucoup plus rapide que celle des muscles rouges. Le muscle cardiaque vient après les muscles rouges, les muscles lisses bien après le muscle cardiaque.

Rôle de l'élasticité et de la contractilité du muscle dans la secousse. — Il est difficile, à première vue, de faire la part exacte qui revient à chacune des deux propriétés du muscle, dans la production des phases de la secousse, et dans leurs variations. Assurément les éléments contractiles du muscle interviennent seuls pour produire le raccourcissement des fibres musculaires et opérer le mouvement du levier. Mais il faut considérer que l'action musculaire n'est pas transmise directement au levier, mais bien par l'intermédiaire d'une substance élastique, qui est le muscle lui-même. Pour en comprendre l'influence, revenons en quelques mots sur l'analyse expérimentale des phénomènes de la secousse, soit le muscle élastique et contractile en place sur le myographe, et tendu par un ressort ou par un poids : tout le système est en état d'équilibre statique. Sous l'influence du choc d'induction, brusquement les éléments contractiles du muscle vont se raccourcir. Leur contraction va avoir pour *premier effet*, non pas d'entraîner le poids tenseur, retenu en vertu de son inertie, mais de développer dans les éléments élastiques du muscle, en les allongeant, une force élastique graduellement croissante jusqu'au moment où, par suite de l'extension de ces éléments, cette force sera devenue telle, qu'elle l'emportera sur l'inertie du poids ; celui-ci sera soulevé et la contraction deviendra alors apparente extérieurement, manifestée qu'elle sera par son action sur le levier. Les éléments contractiles du muscle sont donc actifs, et *actifs effectivement* pendant la période d'excitation latente qui devient ainsi la période de développement de la force élastique du muscle, dont la mise en jeu a pour effet d'amortir le choc dû à la contraction, et, par suite, d'augmenter le travail utile produit par la force musculaire.

L'expérience simple suivante permet de bien se rendre compte du rôle de l'élasticité dans la production du temps perdu. Un poids est fixé à une des extrémités d'un fil élastique et repose sur le sol. On tend verticalement le fil en le saisissant par l'autre extrémité, sans faire quitter le sol au poids. Exerçant alors une traction brusque sur le fil en élevant la main, on met en jeu son élasticité, et lorsque le poids est soulevé, on a la sensation très nette du retard du mouvement du poids sur celui de la main.

Causes des variations du temps perdu. — On peut comprendre maintenant le pourquoi des variations du temps perdu du muscle qu'on observe suivant les conditions signalées plus haut, et comment les causes qui allongent la secousse en diminuant son amplitude augmentent la période d'excitation latente. Le temps perdu étant en grande partie la période de développement de la force élastique du muscle, sa durée est évidemment en rapport avec la rapidité plus ou moins grande de la mise en jeu de cette propriété physique du muscle, en rapport par conséquent avec la rapidité de la mise en action des éléments contractiles du muscle. C'est pourquoi les muscles à action tonique, à contraction lente (muscles rouges, cœur, muscles lisses) donnent un temps perdu plus considérable que les muscles à action rapide (muscles blancs). Le froid, la fatigue, en modifiant la contraction du muscle soit par diminution du mouvement nutritif, soit par rétention dans le muscle des produits de combustion ou de fermentation, agissent dans le même sens. De même l'augmentation du poids tenseur, qui accroît le travail du muscle, allonge la secousse. et le temps perdu. L'intensité plus grande de l'excitant, jusqu'à une certaine limite, en augmentant la décharge nutritive, et par suite la brusquerie et l'amplitude de la secousse, diminue au contraire la période du temps perdu.

Il résulte de ce qui précède qu'il faut distinguer dans la période latente du muscle, la période latente du gonflement du muscle et celle de son raccourcissement · la première qui représente en réalité le temps perdu des éléments ou disques contractiles est beaucoup plus courte que la seconde, comme on peut le voir facilement en enregistrant simultanément le gonflement et le raccourcissement du muscle (Jolyet et Rivière). D'après Burdon-Sanderson, le temps perdu du gonflement est de $0'',0025$, suit de très près par conséquent l'excitation ; chose remarquable, ces deux périodes tendent à se confondre dans le muscle très fatigué, par augmentation du temps perdu du gonflement.

Action du courant constant. — Un muscle intercalé par ses extrémités sur le trajet d'un courant de pile, d'intensité suffisante, *donne une secousse musculaire chaque fois qu'on ferme ou qu'on ouvre le courant* (secousse de fermeture et d'ouverture). Pendant tout le temps que le courant passe, le muscle reste au repos. Le muscle étant au repos pendant le passage d'un courant suffisant, *une secousse se produit si on augmente ou si on diminue brusquement l'intensité du courant;* il reste au repos si la variation d'intensité a lieu lentement et graduellement. C'est ainsi qu'on peut, à l'aide d'un rhéostat, faire apparaître un courant dans un muscle, en augmenter progressivement la force, jusqu'au point de désorganiser le tissu, puis le faire disparaître de même, et recommencer, sans produire de secousse musculaire[1]. C'est donc *la rapidité de la variation de l'intensité du courant et non son intensité elle-même qui est cause d'excitation* et d'excitation d'autant plus forte que cette variation est elle-même plus brusque.

La secousse d'ouverture et de fermeture se montre également bien dans le muscle séparé du corps, qu'il soit pourvu de ses nerfs, ou qu'il en ait été dépouillé physiologiquement par l'action du curare. Le courant induit, au contraire, agit moins bien sur le muscle énervé, et son intensité doit être augmentée pour produire un effet. Le courant d'induction semble donc [porter son action plus particulièrement sur les nerfs moteurs. De là l'application en électrothérapie des courants constants et faradiques, pour déterminer l'origine périphérique ou centrale de certaines paralysies : si le muscle, sensible aux excitations du courant continu, l'est peu ou pas à celles du courant faradique, la paralysie est d'origine nerveuse périphérique (paralysie *a frigore*, par paralysie des nerfs moteurs à la périphérie, comme dans l'action du curare, etc.). S'il reste sensible aux excitations faradiques, les nerfs moteurs sont intacts et non dégénérés et la paralysie est d'origine centrale.

---

[1] Il n'y a d'exception que pour le muscle cardiaque qui, sous l'action du courant suffisant continu, donne des pulsations (secousses) rythmées.

Ondé musculaire. — Dans certaines conditions d'excitation du muscle, en particulier lorsqu'on applique l'excitation du choc d'induction à l'une des extrémités du muscle, la mise en jeu des éléments contractiles n'a pas lieu dans toutes les parties du muscle à la fois, comme cela se produit dans le cas d'excitation du nerf, ou du muscle à ses deux extrémités. Il se produit un

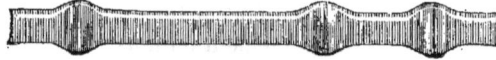

Fig. 57. — Aspect que présentent les ondes multiples sur une fibre musculaire.

point excité un nœud de contraction qui se propage tout le long du muscle jusqu'à l'autre extrémité, à la manière d'une onde à la surface de l'eau. Achy (1862), puis Marey, en appliquant des leviers aux deux extrémités d'un muscle, ont enregistré les moments du passage successif de l'onde de gonflement local du muscle excité par un de ses bouts, pour une longueur donnée de muscle; et en ont déduit la vitesse de transport de l'onde musculaire qui serait de 1 à 3 mètres par seconde. Les mêmes influences, qui modifient la durée de la secousse, modifient également la vitesse de l'onde musculaire. C'est ainsi que les deux courbes de la figure 58 montrent que cette vitesse est ralentie par le froid.

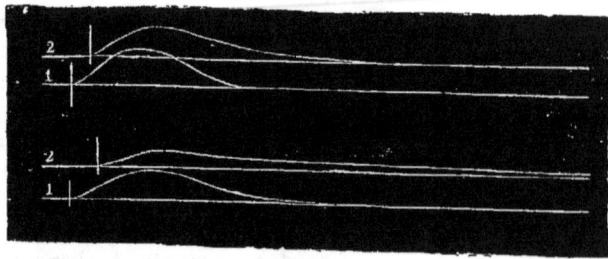

Fig. 58. — Deux déterminations de la vitesse de l'onde musculaire.

Le phénomène de l'*onde musculaire*, qu'on peut facilement constater au microscope en observant les muscles des insectes, se montre surtout bien sur les muscles près de perdre leurs propriétés, alors que l'excitabilité nerveuse a déjà disparu. Sa constatation sur le muscle normal, dépouillé de ses nerfs par le curare, est intéressante en ce sens qu'elle montre que les éléments contractiles excitables par eux-mêmes peuvent transmettre l'excitation, l'ondulation nutritive, successivement aux autres éléments, l'excitation d'un élément devenant cause d'excitation pour le suivant, et ainsi tant que le permet la continuité de substance. On ne saurait tirer du phénomène de l'onde une théorie de la contraction musculaire. Lorsqu'un muscle se contracte sous l'action du nerf, il se produit bien une onde de contraction qui part de la plaque motrice pour de là se diriger aux deux extrémités du muscle; mais cette onde est tellement allongée qu'on peut considérer que le muscle se contracte également dans toute sa longueur.

L'ébranlement moléculaire peut se produire dans le muscle comme dans le nerf, avec cette différence que dans ces derniers organes sa propagation est beaucoup plus rapide. (Voir *Vitesse de l'ondulation nerveuse.*)

Contraction idio-musculaire de Schriff. — Dans certaines conditions, sous l'influence d'une excitation unique, soit électrique, soit surtout mécanique, en un point limité du muscle, un *nœud de contraction durable* (contracture) apparaît aux points du muscle excité et y reste localisé, sans propagation, comme dans l'onde, aux autres parties de l'organe. Ce phénomène se constate sur les muscles *très fatigués*, surtout chez les mammifères, alors que les excitations nerveuses ne sont plus transmissibles aux muscles. C'est le commencement de la mort du muscle et de l'apparition de la rigidité cadavérique. C'est l'indice de troubles profonds dans la nutrition et dans l'excitabilité des éléments contractiles, par suite, de l'épuisement des réserves musculaires et la rétention dans le tissu des produits de déchets résultant d'un fonctionnement exagéré.

Effets musculaires des excitations multiples du muscle. — Nous savons que l'excitation du muscle et de son nerf, par un choc d'induction, provoque une secousse musculaire, c'est-à-dire une contraction très brève de 0,1 de seconde environ, après quoi le muscle rentre dans le repos complet. Mais il est évident que si, ayant provoqué une secousse par un choc d'induction, nous lançons dans ce muscle des chocs successifs espacés, toutes les secondes ou toutes les demi-secondes par exemple, nous obtiendrons une série de secousses séparées, chacune avec ses périodes caractéristiques et complètes.

Cherchons l'intensité du courant induit, juste suffisante pour produire un

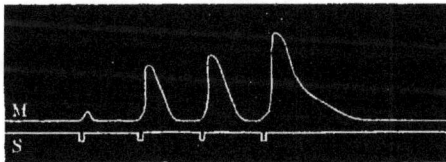

Fig. 59. — Secousses de plus en plus élevées par suite de l'excitabilité croissante du muscle excité rythmiquement. (Muscle de l'écrevisse, Ch. Richet.)

secousse d'une amplitude très faible. Si on lance sur le muscle les chocs égaux de ce courant, mais assez rapprochés, on observe une amplitude croissante des secousses (fig. 59), jusqu'à un maximum qui, une fois atteint, n'est plus dépassé (Ch. Richet). La conclusion importante de ce fait est donc que les *excitations successives du muscle augmentent son excitabilité.*

Il en est de même d'une excitation insuffisante à produire une secousse : si elle est répétée deux ou plusieurs fois, elle pourra produire un effet moteur.

Effet de deux excitations consécutives très rapprochées. — Une deuxième excitation peut frapper le muscle avant que l'effet de la première ne soit

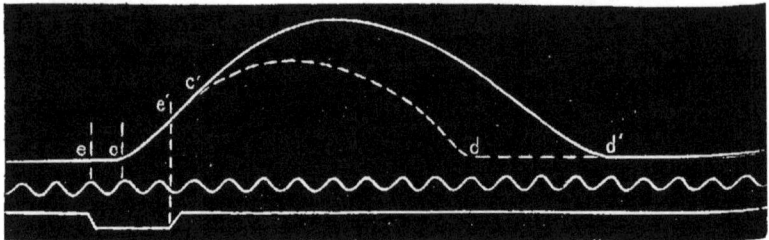

Fig. 60. — Effet de deux excitations musculaires (*e e'*) très rapprochées. Fusion de deux secousses en une secousse unique plus grande (grenouille).

achevé. Si les deux excitations sont assez rapprochées pour que la deuxième (*e'*) atteigne le muscle pendant sa phase ascensionnelle ou de raccourcissement, la seconde excitation s'ajoute à la première pour produire des effets confondus : il y a, comme on dit, fusion complète des secousses en une secousse unique en apparence (*c d'* fig. 60), mais notablement plus élevée et plus longue que celle (*c c' d*), qui serait résultée de l'excitation unique (*e*).

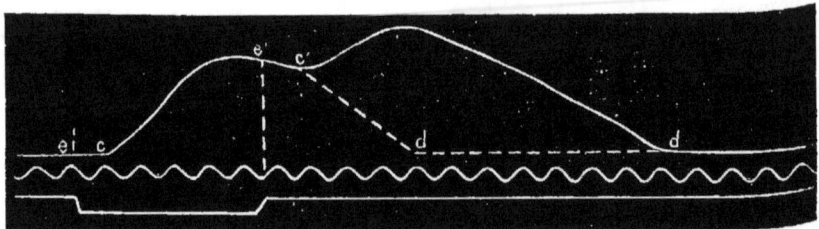

Fig. 61. — Effet de deux excitations musculaires (*e e'*), la deuxième atteignant le muscle déjà en décontraction. — Les deux secousses sont incomplètement fusionnées (grenouille).

La deuxième excitation (*e'*, fig. 61) arrive-t-elle au contraire quand le muscle a déjà commencé son relâchement, la superposition des secousses n'est plus complète, mais marquée par un ressaut d'autant plus accentué de la ligne de descente, qu'il se produira à un moment plus avancé du relâchement du muscle.

Effets des excitations électriques fréquentes et rythmées. Tétanos musculaire physiologique. — Lorsqu'on lance sur le muscle des excitations électriques *suffisantes*, régulièrement espacées, mais assez rapprochées pour que chacune d'elles vienne saisir le muscle avant que l'effet musculaire de la précédente ne soit achevé, *le muscle entre dans un état de raccourcissement permanent* qui a reçu le nom de *tétanos musculaire physiologique*, par analogie avec l'état des muscles dans le tétanos pathologique.

On voit de suite que le nombre des excitations du courant faradique tétanisant est fonction de la durée de la secousse de telle façon que si on repré-sente par la fraction de seconde $\frac{1}{n}$ la durée de cette secousse, le nombre des excitations capables de provoquer le tétanos dans le muscle considéré devra être plus grand que n; autrement dit, si la durée de la secousse d'un muscle

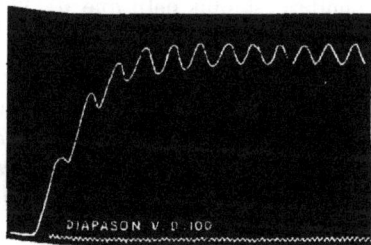

Fig. 62. — Secousses musculaires peu fré-quentes, incomplètement fusionnées (Marey).

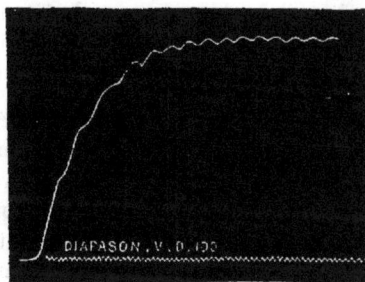

Fig. 63. — Secousses musculaires assez fréquentes et presque fusionnées (Marey).

est de 0,1 de seconde, il faudra plus de 10 excitations par seconde pour le tétaniser.

On voit également que deux cas peuvent se présenter : 1° la *fusion* des secousses formant le tétanos peut être *partielle*, et le *tétanos incomplet* ou imparfait. Dans ce cas, la courbe de raccourcissement est onduleuse et pré-sente des oscillations plus ou moins marquées qui correspondent aux secousses incomplètement fusionnées. Les graphiques des figures 62 et 63 de tétanos imparfait d'un muscle montrent comment le tétanos tend à se com-

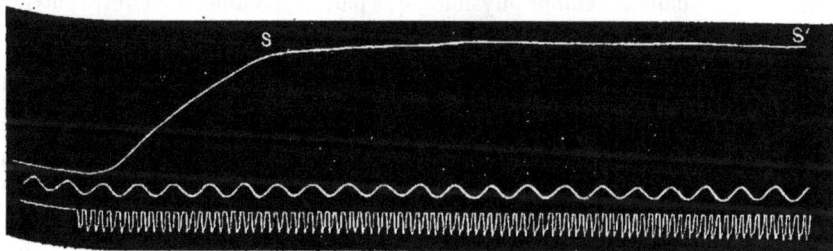

Fig. 64. — Tétanos parfait par fusion des secousses.

pléter, par fusion des secousses, à mesure qu'ont augmenté le nombre des excitations électriques qui les produisent.

2° Lorsque les secousses sont *entièrement confondues*, le *tétanos* est dit *parfait* ou complet. Dans ce cas, la courbe qui marque le raccourcissement du muscle, au lieu de s'élever par ressauts successifs saccadés, comme dans le tétanos imparfait, s'élève rapidement à une hauteur maxima qui, une fois atteinte, est conservée sous forme de *plateau* ($s\ s'$) pendant toute la durée du raccourcissement.

D'après ce qui précède, pour que la fusion des secousses soit complète et le tétanos parfait, il faut que les excitations qui le provoquent viennent surprendre le muscle avant qu'il n'ait commencé à se décontracter, qu'il ait tout au plus achevé sa période de contraction. Si donc $\frac{1}{n'}$ est le temps exprimé en fraction de seconde, employé par un muscle pour effectuer sa période d'ascension, il faudra pour que le tétanos soit complet que le nombre des excitations soit au moins égale à n'. Si ce nombre est plus petit que n', mais cependant plus grand que n, le tétanos sera incomplet.

Discontinuité de la contraction tétanique. — Bien que le muscle en état de tétanos parfait soit immobile extérieurement, et comme fixé dans une nouvelle forme, ses éléments contractiles n'en sont pas moins animés de vibrations synchrones aux excitations qu'ils reçoivent du courant : le *bruit musculaire* ou *rotatoire* et les variations de l'état électrique du muscle tétanisé en fournissent la démonstration directe.

Bruit musculaire. — C'est le bruit sourd qu'on entend par l'auscultation d'un muscle qu'on fait contracter par l'application d'un courant tétanisant soit directement sur le muscle, soit mieux sur son nerf. Le son musculaire plus ou moins aigu, perçu ainsi, montre que le muscle donne autant de vibrations par seconde qu'il reçoit d'excitations du courant électrique (Helmholtz)[1].

Variations électriques du muscle tétanisé. (Voir p. 139.)

La contraction volontaire n'est qu'un tétanos musculaire physiologique. — Sous l'influence de la volonté la contraction des muscles s'accomplit d'un mouvement uniforme, qui se traduit graphiquement par un tracé régulier, comme dans le tétanos physiologique parfait. Comme, d'un autre côté, la durée la plus courte d'une contraction volontaire dépasse toujours la durée d'une secousse, il

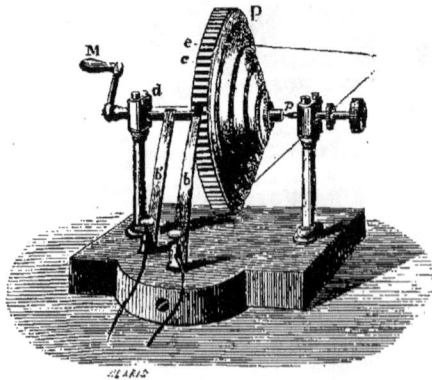

Fig. 65. — Roue interruptrice du courant.

[1] Il ne faudrait pas conclure, toutefois, que le muscle peut recevoir un nombre illimité de secousses en un temps donné. Quand le nombre des excitations par seconde dépasse une certaine limite, le tétanos ne se produit plus, comme le montre l'expérience suivante : On détermine l'intensité du courant induit d'ouverture suffisant à produire une secousse musculaire par excitation du nerf, et l'on fait des interruptions de plus en plus fréquentes du courant inducteur au moyen de la roue interruptive ci-contre placée dans le circuit de pile, et mue par un moteur hydraulique. Le tétanos est produit encore par 1,000 excitations à la seconde; avec 1,100 à 1,250 interruptions, on n'a plus qu'une secousse initiale et rien pendant tout le temps que passe le courant faradique.

en résulte que la contraction volontaire est en réalité un tétanos que la volonté commande, tout à fait analogue à celui déterminé par un courant faradique (Weber). Sous leur apparente immobilité, nos muscles, en contraction soutenue, sont bien réellement le siège de secousses élémentaires fusionnées, que l'œil ne peut percevoir, mais dont l'oreille saisit les vibrations par la perception du son musculaire ; ce son répond à une tonalité de 36 à 40 vibrations par seconde (Helmholtz) [1]. Tel est donc le nombre des vibrations des éléments contractiles des muscles dans la contraction volontaire, tel est aussi le nombre des excitations que les cellules nerveuses motrices de la moelle transmettent aux nerfs moteurs et que les muscles reçoivent : c'est en un mot le rythme des innervations motrices centrales.

Rôle de l'élasticité du muscle dans le tétanos musculaire et la contraction volontaire. — En étudiant la circulation nous avons vu que la cause du mouvement du sang ne pouvait être qu'une force à action intermittente, et cependant le cours du sang au sein des tissus dans les réseaux capillaires des organes devait être régulier et continu ; nous avons montré comment l'élasticité artérielle opérait cette transformation de mouvement qui a pour résultat non seulement de rendre possible le fonctionnement de nos organes, mais encore de diminuer considérablement le travail du cœur. Ici encore c'est en ayant recours à l'élasticité du tissu que la nature est arrivée à une transformation analogue. L'activité des éléments contractiles du muscle, de même que celle des éléments nerveux qui la met en jeu, ne peut être qu'une activité intermittente, et cependant le mouvement des muscles qui en résulte doit être continu et régulier, sans quoi le fonctionnement, de ces organes ne saurait exister. C'est l'élasticité du muscle qui emmagasine une partie du mouvement produit à chacun des raccourcissements élémentaires, et qui restitue ce mouvement au moment des relâchements qui suivent.

Etant admis que dans le tétanos et la contraction volontaire, les disques contractiles sont animés de secousses ou vibrations synchrones aux excitations qu'ils reçoivent de l'excitant faradique ou nerveux, il est évident que si ces vibrations étaient transmises directement au levier, ce levier serait lui-même agité par des oscillations correspondantes. Mais, il ne faut pas l'oublier, les éléments contractiles exercent leur traction sur le levier *par l'intermédiaire d'un trait élastique* qui est le muscle lui-même, et nous savons que le premier effet de cette traction n'est pas de vaincre l'inertie du poids tenseur et d'entraîner le levier, mais de développer dans le muscle élastique une force

---

[1] La constatation du bruit rotatoire peut se faire sur soi-même, dans le silence de la nuit, en serrant les mâchoires par la contraction soutenue des muscles masséters et temporaux, ou en fermant les yeux par celle des muscles orbiculaires.

Peut-être le son musculaire perçu par l'oreille est-il le premier son harmonique de celui émis réellement par les muscles en contraction volontaire. De petites lames vibrantes accordées pour 18 à 20 vibrations à la seconde, placées sur des muscles en contraction, vibrent plus facilement que des lames accordées pour un autre son : les muscles vibreraient donc 18 à 20 fois par seconde ; quoi qu'il en soit, il faut remarquer que ce nombre d'excitations, envoyées par les centres et les nerfs moteurs, aux muscles, est suffisant à produire leur tétanos.

élastique capable d'opérer cet effet (voir p. 131); l'oscillation du muscle contractile sera donc achevée, et la décontraction commence, alors que l'effet de cette première contraction, c'est-à-dire le développement de la force élastique, ascension du poids et du levier, ne sera pas encore terminé; mais alors, sous l'influence de la seconde excitation, qui suit de très près la première, une deuxième oscillation contractile saisit le muscle, augmente à nouveau sa force élastique, élève encore le poids tenseur et le levier, pendant que le muscle qui commence à se décontracter est saisi par une troisième excitation, qui produit une nouvelle ascension du poids, et ainsi jusqu'à un certain niveau ou raccourcissement maximum. Alors un régime régulier et constant est établi, chaque oscillation contractile développée par les excitations qui se succèdent régulièrement a pour effet de remonter la force élastique du muscle et de lui permettre d'agir avec un retard qui est maintenant constant, pendant l'intervalle de repos qui sépare deux vibrations contractiles, pour maintenir le levier en contre-balançant l'action de la pesanteur qui tend à entraîner la chute du poids.

Phénomènes électriques du muscle.

Les tissus vivants, et principalement les tissus musculaires et nerveux, sont le siège de manifestations électriques importantes qui varient suivant qu'on examine les organes à l'état de repos et d'activité.

Instrument de mesure des courants. — Les courants musculaires et surtout les courants nerveux, étant très faibles, il faut des appareils très sensibles pour les déceler. Aussi emploie-t-on des galvanomètres de grande résistance, à fil très fin et très long, qui multiplient un grand nombre de fois l'action du courant. Mais le galvanomètre, excellent pour mesurer l'intensité des courants, ne convient plus lorsqu'il s'agit de déterminer les variations rapides de leur intensité. On le remplace alors avantageusement par la boussole des tangentes (fig. 66), le galvanomètre apériodique de Deprez et d'Arsonval, et mieux encore par l'électromètre capillaire de Lippmann.

En dehors des instruments de mesure destinés à donner le sens, la force et les variations d'intensité des courants des tissus, le physiologiste fait souvent aussi usage des galvanoscopes, dont les plus commodes sont la *patte galvanoscopique* (c'est-à-dire un membre postérieur de grenouille isolé avec son nerf) et le téléphone.

Si les courants des tissus sont très faibles, et les instruments employés pour les déceler très sensibles, il est important d'éviter dans les expériences les causes qui, en dehors des tissus eux-mêmes, pourraient donner naissance à des courants, ou faire varier ceux qu'on étudie. La principale provient des électrodes qui servent à placer les muscles ou les nerfs dans le circuit galvanométrique : ces *électrodes doivent avant tout être impolarisables.* Telles sont celles de Regnauld et de Du Bois-Reymond. Elles sont formées essentiellement de deux vases A et B remplis d'une dissolution neutre de sulfate de zinc, dans laquelle plongent, d'une part, les lames de zinc amalgamées reliées aux fils du galvanomètre, et d'autre part des coussinets de papier Joseph destinés à recevoir le muscle ou le nerf qui doit former le circuit. Mais pour éviter le contact du sulfate de zinc avec les organes, on interpose deux lames de papier Joseph ou d'argile imbibée de la dissolution physiologique de chlorure de sodium à 0,5 p. 100, qui n'altère pas les tissus.

On comprend facilement qu'on puisse donner à ces électrodes les formes les plus diverses. Telle, par exemple, la disposition représentée figure 67, IV, qui permet d'explorer les divers points de la surface des organes.

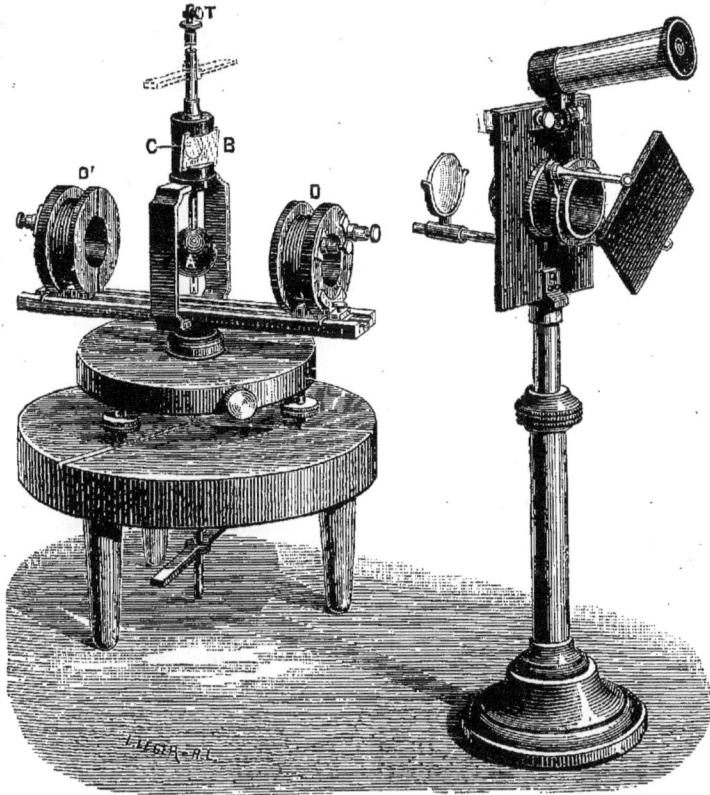

Fig. 66. — Boussole de Wiedeman modifiée par d'Arsonval.

A, Aimant mobile dans l'intérieur d'une masse de cuivre qui constitue l'amortisseur. C. Miroir fixé à la tige qui surmonte l'aimant, laquelle est suspendue à un fil de cocon enroulé sur le treuil T. A droite, lunette permettant de viser le miroir dans toutes les positions qu'il peut occuper sous l'influence des déplacements de l'aimant par le courant. — Circuit composé de deux bobines D D' symétriquement placées par rapport à l'aimant et mobiles sur une coulisse pour sensibiliser plus ou moins le galvanomètre ; sous le pied est un barreau aimanté pour astatiser l'instrument.

Manifestations électriques du muscle à l'état de repos. — Si on place un muscle détaché du corps (gastro-cnémien de la grenouille, par exemple), coupé à une de ses extrémités perpendiculairement à ses fibres, sur les coussinets des électrodes impolorisables, de telle façon que la surface de section du muscle repose sur l'un des coussinets, et la surface extérieure sur l'autre, il se produit une déviation permanente de l'aiguille du galvanomètre, qui dénote l'existence d'un courant, dirigé extérieurement, par le circuit métallique, de la surface externe du muscle, à la surface de section, et par conséquent de la coupe à la surface du muscle intérieurement. Ou a donné le nom de pouvoir électromoteur à la source électromotrice continue qui dans la masse musculaire maintient la différence de tension électrique, de la surface du muscle par rapport à sa coupe.

Si on cherche à déterminer la distribution des tensions électriques, des divers

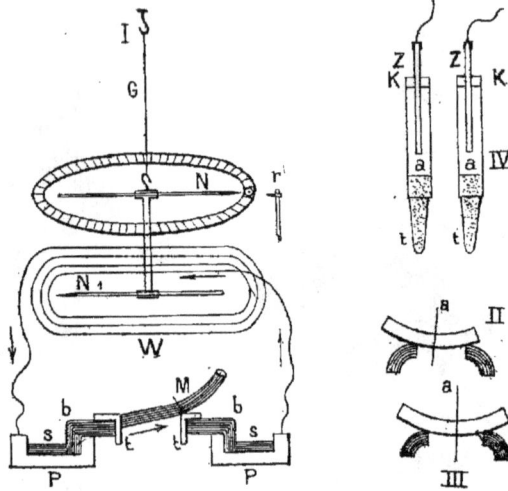

Fig. 67. — 1. Représentation schématique des électrodes impolarisables P, P placées dans le circuit galvanométrique W fermé par un muscle M reposant sur deux surfaces; coussinets t, t des électrodes. — II et III. Autres dispositions du muscle. — IV. Electrodes à pointes.

points de la surface d'un muscle (fig. 69), ou mieux d'un tronçon régulier (tronçon cylindrique) d'un muscle, au moyen des électrodes à pointe de la figure 67, IV, qui

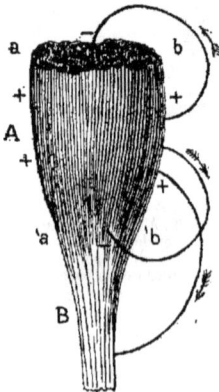

Fig. 68.

se prêtent facilement à cette exploration, on constate que tous les points de la surface extérieure du muscle, qu'on appelle aussi section longitudinale naturelle, ont une tension positive par rapport aux divers points de la section transversale artificielle (coupe) ou naturelle (tendon) dont la tension est négative. La tension positive est d'autant plus forte qu'on se rapproche davantage de l'*équateur* du muscle (ou de la ligne circulaire située à égale distance des deux surfaces de section pour la tension négative).

On a évalué à 0,1 d'élément Daniell la force électromotrice des muscles de grenouille (mammifères également), constatée par la méthode précédente de Du Bois-Reymond. Aussi n'est-il pas besoin d'instruments de précision pour mettre en évidence le courant musculaire. C'est ainsi qu'au moyen de la *patte galvanoscopique* on obtiendra une secousse musculaire chaque fois qu'on établira brusquement le contact du nerf avec les sections musculaires naturelle et artificielle, ou qu'on le supprimera de même. C'est ainsi également qu'on fera vibrer la membrane d'un téléphone placé dans le circuit du courant musculaire, sur lequel on pratique des interruptions au moyen du diapason, ou de la roue interruptrice représentée figure 65.

On a élevé des doutes sur l'existence des courants musculaires, dans le muscle intact au repos sur l'animal vivant (Hermann). Les tensions électriques se développeraient sous l'influence des *lésions du tissu musculaire*, la partie lésée du muscle devenant le siège d'une source électromotrice qui la rendrait négative, par rapport à la partie intacte positive.

En fait, la surface d'un muscle absolument intact ne donnerait pas de tension électrique, ou du moins que des tensions excessivement faibles même lorsqu'on explore comparativement les surfaces naturelles longitudinale et transversale (tendon), et lorsqu'un courant se manifeste, sa direction n'est pas fixe dans tous les cas, comme ci-dessus. Du Bois-Reymond, qui admet la préexistence des tensions électriques du muscle, a émis l'hypothèse qu'une particularité (la *parélectronomie*) de l'extrémité naturelle des fibres musculaires empêche les courants d'être dérivés en dehors dans le circuit galvanométrique.

Quoi qu'il en soit, les manifestations électriques du muscle isolé, si régulières, sont liées à la constitution physico-chimique du muscle vivant, et témoignent, par leur intensité et leur régularité, de l'énergie de l'excitabilité, de la vie du muscle avec laquelle elles disparaissent.

Manifestations électriques du muscle actif. — Le muscle actif est le siège d'une force électromotrice qui témoigne qu'une certaine quantité de l'énergie développée au moment de la contraction apparaît sous forme d'électricité.

Du Bois-Reymond, qui admet le pouvoir électromoteur du muscle normal et au repos, appelle *oscillation* ou *variation négative* le courant de sens contraire qui se développe dans le muscle qui passe du repos à l'activité. Hermann, qui n'admet pas le courant de repos, a désigné sous le nom de *courant d'action* la force électromotrice qui devient libre au moment de la contraction.

Il faut étudier le *courant d'action : a*), dans la secousse ; *b*), dans le tétanos musculaire ; *c*), dans les muscles intacts sur le vivant :

a). Dans la secousse. — L'oscillation négative peut se constater de différentes façons (galvanomètre, électromètre patte galvanoscopique). Un gastro-cnémien de grenouille, muni de son nerf, étant disposé sur les coussinets des électrodes impolarisables, donne une déviation de l'aiguille qui accuse le courant normal du muscle. Si alors on lance un choc d'induction dans le nerf, une secousse du muscle se produit, et en même temps une déviation temporaire de l'aiguille qui revient du côté du zéro, puis reprend aussitôt sa position première sur le cadran : c'est la variation négative du courant.

L'oscillation négative du courant du muscle qui accomplit une secousse constitue un excitant électrique suffisant à produire l'excitation du nerf d'une patte galvanoscopique qui repose sur ce muscle, et par suite une secousse de cette patte (contraction induite de Matteucci, ou secondaire de Du Bois-Reymond). Si l'on dispose deux, trois, quatre pattes galvanoscopiques de telle sorte qu'en provoquant une excitation du nerf de la première, l'oscillation de son muscle puisse exciter le nerf de la seconde patte, etc., on obtiendra ainsi une série de secousses induites secondaire, tertiaire, etc., qui suivront la secousse de la première patte (fig. 69). Quelquefois même une des secousses intermédiaires peut manquer, mais l'oscillation du muscle ne s'en est pas moins produite, puisqu'il y a eu secousse induite de la patte qui suit,

Le *cœur*, comme les autres muscles, présente à chacune de ses systoles une oscillation négative qui peut produire une secousse induite d'une patte galvanoscopique dont le nerf repose sur lui et non un tétanos : c'est une preuve qu'on invoque pour dire que la systole cardiaque est elle-même une secousse.

Le cœur de la grenouille disposé sur les électrodes impolarisables et reliées à un galvanomètre apériodique ou à l'électromètre capillaire, fournit un bon moyen de

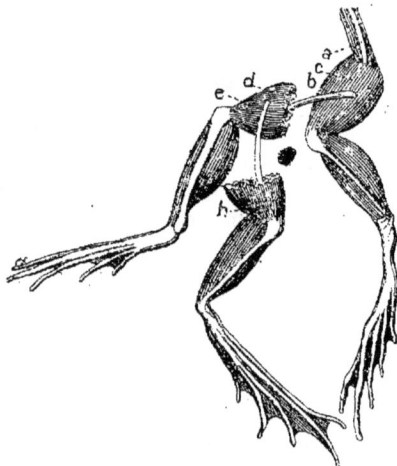

Fig. 69. — Pattes galvanoscopiques disposées pour la contraction induite.

démonstration du courant d'action, puisque rythmiquement, sans excitation, une oscillation négative de l'aiguille du galvanomètre, ou de la colonne mercurielle de l'électromètre, accompagne chaque systole spontanée de l'organe.

L'oscillation négative précède la contraction (raccourcissement du muscle). Elle a lieu pendant la période d'excitation latente du muscle, au début même de cette période : elle suit par conséquent de très près l'excitation.

La méthode suivante de Helmholtz en donne la démonstration simple. On prend (fig. 70) deux pattes galvanoscopiques disposées sur un myographe double pour enregistrer les secousses par l'excitation du nerf, et déterminer le temps perdu de chaque : soit 0,01 de seconde de temps. Le nerf du muscle B est alors disposé sur le muscle A, pour donner une secousse induite de B par excitation du nerf et secousse de A. Il est évident que si la secousse de B était produite par la secousse effective de A, le nerf de B excité en *e* amènerait la secousse de son muscle avec un retard de 0,01, c'est-à-dire en *c'*. Par suite, le retard total de la secousse B sur l'excitation du nerf A serait de 0,02 de seconde. Or, il n'est que de 0,011 de seconde. Mais comme le muscle B ne peut pas ne pas avoir un retard de 0″,01 sur l'excitation de son nerf, il s'ensuit que le retard de la variation négative du muscle A, cause de la secousse de B, n'est que 0,001 de seconde, c'est-à-dire que la variation négative suit immédiatement l'excitation du muscle, si elle ne coïncide pas avec elle.

Bernstein, au moyen du rhéotome différentiel, a déterminé le moment précis de l'apparition de la variation négative, et sa durée, ainsi que sa vitesse de propagation dans le passage de l'onde musculaire.

La variation négative débuterait sans temps perdu dès que le muscle est excité. Si le muscle est curarisé (dépouillé de ses nerfs) et excité par un bout, le point excité développe immédiatement pour un instant très court (0″004) une tension électrique négative qui disparaît pendant que la tranche voisine devient négative à son tour, et ainsi jusqu'à l'extrémité du muscle ; si le muscle est excité en son milieu, l'onde

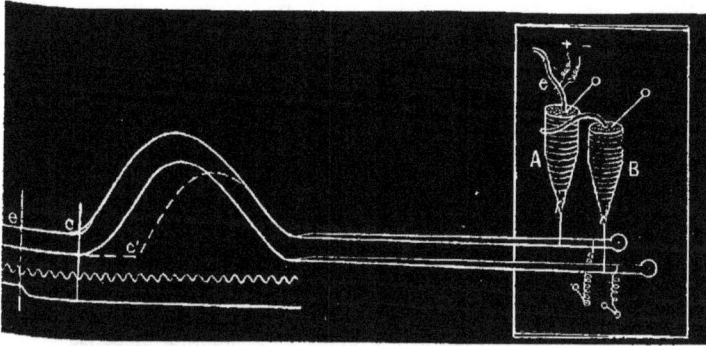

Fig. 70.

négative parcourt le muscle dans les deux directions, absolument comme l'onde de contraction qu'elle précède de toute la durée du temps perdu.

Burdon-Sanderson, en photographiant par un dispositif ingénieux, le moment de l'excitation du muscle gastro-cnémien de la grenouille, le début du *gonflement* du muscle, les oscillations de la colonne mercurielle de l'électromètre de Lippman, simultanément avec les vibrations d'un diapason de 500 VD, a trouvé le même temps perdu (0″ 0025) pour le gonflement du muscle et la variation négative ; mais si celle-ci atteint rapidement son summum, sa phase décroissante est beaucoup plus longue qu'on ne l'avait admis jusque-là.

b). Dans les muscles tétanisés. — Un muscle gastro-cnémien de grenouille étant disposé sur les coussinets des électrodes impolarisables de façon à donner une déviation de l'aiguille du galvanomètre accusant le courant normal du muscle, si on vient à tétaniser le muscle en faradisant le nerf, on constate que l'aiguille revient du côté du zéro, et se fixe en ce point pendant tout le temps que dure la tétanisation (Du Bois-Reymond). C'est la variation électrique négative du muscle tétanisé. Cette variation n'est pas continue, mais composée d'une série de variations électriques (oscillations de la colonne mercurielle de l'électromètre capillaire) aussi nombreuses que les excitations tétanisantes, c'est-à-dire que les secousses fusionnées qui composent le tétanos provoqué. — L'expérience de la patte galvanoscopique rapportée plus haut et répétée ici en tétanisant le nerf de la patte primaire, le démontre péremptoirement : on obtient un tétanos induit des pattes, secondaire, tertiaire... qui dure aussi longtemps que dure la tétanisation du nerf par le courant (Matteucci). Si, dans l'expérience faite avec la boussole, l'aimant se fixe au voisinage du zéro, c'est donc que son inertie l'empêche de suivre les oscillations rapides du courant [1].

---

[1] Le fait que l'aiguille se fixe près du zéro montre que la variation négative du muscle tétanisé se compose d'une série de courants d'action de sens contraire du courant de repos, et de force à peu près égale, et non d'une série de cessations du courant de repos ; l'interruption 20 ou 30 fois à la seconde du courant normal du muscle placé dans le cir-

c). *Dans les muscles intacts sur l'animal vivant.* — Les manifestations électriques n'ont pu être constatées avec évidence dans les muscles tout à fait intacts, à l'état de repos.

Chez l'homme, dans la contraction volontaire, Du Bois-Raymond a montré, par l'expérience suivante, l'existence d'un courant d'action : on plonge les mains dans un vase rempli d'un liquide conducteur et en relation avec un galvanomètre. L'aiguille reste immobile tant que les muscles restent au repos; mais il se produit une déviation qui indique un courant allant de la main à l'épaule du bras que l'on contracte énergiquement. Toutefois, les recherches pour démontrer l'état oscillatoire électrique des muscles contractés volontairement ou par action réflexe, étaient restées infructueuses. Le tétanos secondaire d'une patte galvanoscopique dont le nerf repose sur un muscle dénudé, se contractant par action des centres, n'avait pu être obtenu (Du Bois-Raymond, Harless, Toussaint et Morat). On n'obtenait jamais dans ce cas qu'une secousse initiale, et non encore constamment; ce qui semble infirmer la théorie exposée plus haut (p. 139) de l'état oscillatoire tétanique, du muscle contracté volontairement. Des expériences nouvelles (Loven, 1879) en montrant, au moyen de l'électromètre capillaire, des variations rythmiques dans les muscles contractés volontairement, chez le crapaud, affirment la nature discontinue des excitations nerveuses centrales. Une patte galvanoscopique de grenouille, dont le nerf repose sur un des muscles de crapaud dans ces conditions, donne des séries de secousses induites dont le nombre (8 à 9 à la seconde) représente le rythme des innervations centrales chez cet animal [1].

Organes électriques. — Certains poissons (gymnotes, silures, torpilles), au moyen d'organes particuliers, dits *organes électriques*, ont la singulière propriété de développer de grandes quantités d'électricité à forte tension, et de donner volontairement des décharges analogues par leurs effets physiologiques et physiques, à ceux produits par la bouteille de Leyde, constituant ainsi pour l'animal un puissant moyen de défense et d'attaque.

Par leur origine et par certaines analogies de structure avec les muscles striés ordinaires, les organes électriques [2] paraissent devoir être rattachés au système musculaire. Ce ne seraient que des *muscles transformés.* L'étude de ces organes est donc le complément de celle de l'électricité musculaire, qu'elle contribuera à élucider; il n'y a, d'un autre côté, aucune différence au point de vue général dans les conditions fonctionnelles et expérimentales dans lesquelles s'exécutent la décharge électrique et la contraction musculaire. L'animal, en effet, donne à volonté des décharges électriques. Cette propriété, comme la motricité, est donc subordonnée à l'influence du système nerveux moteur. La section des nerfs qui se rendent à l'organe électrique d'un côté, paralyse complètement la faculté de donner des décharges par l'organe de ce côté (Spallanzani, Galvani, Humboldt). De même si on enlève la masse encé-

cuit galvanométrique ne donnant qu'une déviation très faible de l'aiguille du côté du zéro, par le fait de son inertie.

[1] Il est important de remarquer que le nombre de 8 à 9 excitations à la seconde est suffisant pour tétaniser les muscles du crapaud.

[2] Ces organes, tous construits sur le même plan, offrent chez la torpille (fig. 71) une forme semi-lunaire (corps falciformes de Redi) et occupent tout l'espace compris entre la

phalique (Todd). Mais on peut par l'irritation directe des lobes d'où naissent les nerfs électriques ou par l'irritation directe de ces nerfs ou de l'organe lui-même, amener de nouvelles commotions (Matteucci), ou enfin, par action réflexe, en excitant la peau de l'animal, le cerveau étant enlevé. C'est-à-dire que la manifestation électrique. la décharge, se produit de la même façon que la manifestation des muscles striés ordinaires, la contraction.

Comme pour le muscle, plusieurs décharges fatiguent l'organe qui se restaure par le repos (Matteucci, Moreau). Fonctionnellement l'organe électrique semble être un muscle transformé, de telle manière que l'énergie manifestée apparaît non plus sous forme de mouvement de masse, mais uniquement sous forme d'électricité. La décharge électrique représente donc, considérablement amplifiée, la variation négative qui se montre dans le muscle au début de la période d'excitation latente de l'énergie musculaire. La période d'excitation latente du muscle étant la période de développement de la force élastique, celle-ci ne peut exister pour la décharge électrique; comme la variation négative du muscle, la décharge se produit dès que l'organe est excité, sans temps perdu autre que celui nécessité par le transport de l'excitation dans les nerfs (Jolyet).

Phénomènes chimiques de la contraction. — Partant de ce fait qu'un muscle congelé n'a pas perdu sa contractilité après le dégel, Kuhne a donné un procédé de préparation des albuminoïdes du muscle. Après lavage des muscles par

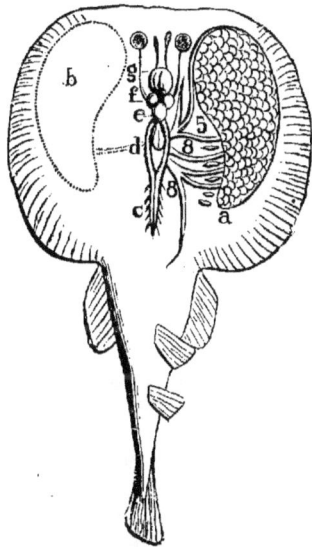

Fig. 71. — Torpille commune.

a, organe électrique ; — *b*, contour de celui du côté opposé ; — *c*, moelle épinière; — *d*, moelle allongée et lobes électriques. Ces lobes donnent naissance aux nerfs électriques, 5, 8, 8; — *e*, cervelet; — *f*, lobes cérébraux et processus olfactif.

cage cartilagineuse des branchies et la nageoire latérale, tandis qu'en haut et en bas, ils sont en rapport immédiat avec la peau. Leur volume est considérable et leur poids de plus du quart du poids total de l'animal. Chez la torpille, quand on a dénudé la face supérieure de l'organe en enlevant la peau avec précaution, on voit (*a*. fig. 71) une série de figures polygonales à 5 ou 6 côtés, limitées par des cloisons qui renferment une substance gélatineuse d'un gris rosé. Ces figures polygonales se retrouvent sur la face ventrale de l'organe, et en réalité correspondent réciproquement à autant de prismes verticaux serrés les uns contre les autres et occupant toute l'épaisseur du corps de l'animal. Ces prismes sont délimités latéralement par des cloisons membraneuses et subdivisés transversalement chacun par une série de lames ou plaques alternant avec la substance gélatineuse, comme les diverses rondelles alternent entre elles dans une pile à colonne de Volta. Sur chaque lame vient se terminer par continuité de substance une ou plusieurs fibres nerveuses, mais toujours sur la même face (ventrale) des lames qui est négative, ainsi que la partie correspondante du corps de l'animal, par rapport au dos de l'animal qui est positif. Chez le gymnote, les lames sont disposées d'avant en arrière, l'extrémité caudale étant négative.

l'eau salée physiologique (sol. à 1/2 p. 100) et les avoir dépouillés des tissus étrangers (tendons, etc.), on les congèle et on les réduit en poudre ou *neige musculaire*. Celle-ci se transforme en masse sirupeuse un peu au-dessous de zéro, on la filtre à cette même température et on obtient le *plasma musculaire*. Il coagule *spontanément* un peu au-dessus de zéro, en donnant comme le plasma sanguin un *caillot*, et, par rétraction de celui-ci, un *sérum musculaire* citrin.

La coagulation du plasma musculaire qui se fait lentement à une basse température devient rapide à la température du corps (40°), ou si on le dilue par l'eau; le coagulum ou *myosine* de Kuhne a le caractère des globulines, insoluble dans l'eau, soluble à la faveur des chlorures de sodium, de magnésium, etc. Elle précipite par la dilution de la solution, ou par saturation du sel, par la chaleur à 55°. Les muscles, après rigidité cadavérique, traités également par la solution chlorurée ou par l'acide chlorhydrique à 10 p. 100, donnent après filtration une solution d'un corps albuminoïde qui a tous les caractères de la myosine, et qui forme la majeure partie des albuminoïdes du muscle.

Il résulte de là que la myosine n'existe pas dans le plasma musculaire à l'état vivant, c'est un produit d'altération qui résulte de la mort du muscle (rigidité cadavérique), absolument comme la fibrine du plasma sanguin qui se forme dans le liquide sortant des vaisseaux. Ce qu'il y a dans le plasma musculaire, ce sont les générateurs de la myosine, comme il y a dans le sang les générateurs de la fibrine. (Voir *Théorie de la coagulation du sang*.) Après coagulation du plasma, le sérum musculaire contient encore d'autres substances albuminoïdes, coagulables par la chaleur; un premier précipité a lieu vers 45°, un deuxième vers 55, à 60°.

Le muscle renferme en outre des produits de désassimilation des albuminoïdes, de la créatine (0,20 à 0,40 p. 100), des traces de xanthine, de sarcine, d'acide urique, d'urée, de glycose dérivée du glycogène, de l'inosité dans le cœur.

Le glycogène représente une des matières ternaires constantes du muscle, au moins chez les animaux bien portants et non surmenés.

La coloration rouge des muscles est due à une petite quantité d'hémoglobine dans la substance contractile.

La réaction du muscle non fatigué est neutre ou légèrement alcaline.

Conditions chimiques du fonctionnement du muscle. — Les muscles par leurs contractions produisent du travail et dégagent de la chaleur. La source de l'énergie ainsi dégagée est évidemment empruntée aux matériaux combustibles de leur substance constitutive et du plasma qui les entoure. Or, les matériaux oxydables et fermentescibles du muscle sont : 1° d'une part, les matières albuminoïdes ; 2° d'autre part, les principes hydro-carbonés.

Partant de la constitution chimique du muscle riche en matières albuminoïdes, on avait cru tout d'abord trouver dans l'exagération de l'excrétion de l'urée, c'est-à-dire de l'azote, la représentation ultime du travail musculaire. Or, il n'en est rien : l'azote éliminé par l'urée n'augmente pas ou n'augmente que d'une façon tout à fait insuffisante pour expliquer la somme d'énergie dépensée pendant le travail (Fick et Wislicenus).

Rôle des substances hydro-carbonées. — Ce qui est augmenté considérablement pendant le travail musculaire, c'est l'exhalation de l'acide carbonique par les poumons, ainsi que l'absorption de l'oxygène. C'est ce que démontrent toutes les analyses des gaz de la respiration, faites dans ce sens par Lavoisier et tous les expérimentateurs qui l'ont suivi (Regnault et Reiset, Pettenkofer et Voit). L'accélération de la respiration qui résulte de tout travail musculaire et l'augmentation de la chaleur du corps sont la conséquence de l'exagération des combustions qui se passent dans les muscles aux mêmes moments, et ces combustions ont lieu aux dépens de la glycose (Cl. Bernard, Chauveau et Kaufmann) :

1° Glycose du sang apportée au muscle et résultant de la transformation diastasique du glycogène du foie ;

2° Glycose dérivée du glycogène du muscle (dont les derniers termes de l'oxydation sont : l'acide lactique, l'eau et l'acide carbonique).

La démonstration de ces faits repose sur plusieurs ordres d'expériences, les unes ayant pour but l'analyse du sang avant et pendant le travail de l'organe, les autres l'analyse chimique comparative des muscles dans ces deux conditions différentes. Pour l'appréciation exacte des résultats fournis par la première série d'expériences, il ne suffit pas de déterminer les quantités de sucre, d'oxygène, d'acide carbonique contenues dans le sang artériel et dans le sang veineux, d'une part pendant l'état de repos du muscle, d'autre part pendant l'état d'activité. Il faut aussi connaître l'accélération que le travail imprime à la circulation, c'est-à-dire l'augmentation du débit sanguin au travers du muscle qui fonctionne. On y arrive par l'hémodromographe ou le *Stromuhr*, ou simplement en recueillant le sang qui s'écoule en un temps donné d'une plaie d'une veine émergente du muscle successivement dans l'un et l'autre état. Chauveau, dans ses expériences sur le muscle masséter du cheval, ayant trouvé un débit trois fois plus grand pendant la mastication, il en résulte que les chiffres alors trouvés dans les analyses du sang pour la glycose disparue, l'oxygène absorbé et l'acide carbonique produit pendant la traversée du muscle, doivent être multipliés par 3, pour obtenir les éléments d'une comparaison exacte. On constate ainsi que l'activité des combustions, mesurée par la quantité d'oxygène disparue et la quantité d'acide carbonique produite pendant le passage du sang des artères dans les veines, est environ trois fois et demie plus grande dans le masséter pendant la mastication que dans le muscle au repos, de même que la quantité de glycose disparue.

D'un autre côté, l'analyse chimique du muscle qui a travaillé montre qu'il y a disparition du glycogène du muscle et formation d'acide lactique, au point de rendre franchement acide la réaction neutre ou alcaline normale du muscle reposé [1]. C'est une observation facile à faire sur les muscles des animaux surmenés (bestiaux, gibier) ou tétanisés expérimentalement par la strychnine.

---

[1] Il est certain que les substances non azotées du muscle se consomment et se détruisent, même dans les muscles à l'état de repos. Lorsque les muscles sont paralysés pathologiquement ou artificiellement par section des nerfs moteurs, le glycogène s'accumule dans leur tissu. La destruction incessante du glycogène, dans les conditions ordinaires, montre que les phénomènes chimiques qui accompagnent le repos musculaire et ceux qui, accompagnent la contraction, sont au fond de même nature, et qu'en réalité les muscles soumis au tonus musculaire permanent ne sont jamais à l'état de repos complet. Pendant la contraction, il n'y a qu'exagération des réactions chimiques qui se passent dans les muscles.

L'acide lactique produit étant formé aux dépens de la glycose du sang, dérivée du glycogène du foie, il y aura donc toujours du glycogène dans les muscles tant qu'il y en aura dans le foie pour subvenir à la dépense de glycose par le travail musculaire. La restauration du muscle pendant le travail régulier sera d'ailleurs facilitée par la suractivité circulatoire qui s'y passe aux mêmes moments. Mais si le travail devient forcé, le glycogène du foie diminue et même disparaît complètement comme chez les animaux surmenés. C'est alors que le glycogène disparaît aussi dans le muscle. De même, sur le muscle séparé du corps et tétanisé, ou même sur les muscles d'un membre dont on a lié l'artère, les muscles restant intacts, le glycogène transformé en sucre par le ferment diastasique du muscle [1] s'épuise, n'étant plus fourni par la circulation (Chandelon). La même raison, la tétanisation prolongée qui fait disparaître le glycogène du muscle (Nasse, Weiss) y fait apparaître des quantités appréciables de glycose (Ranke, Nasse).

La combustion du glycogène ou de la glycose qui en dérive par hydratation ne s'opère pas directement aux dépens de l'oxygène libre apporté aux muscles par le sang ; mais elle a lieu par un mécanisme analogue à celui des fermentations (lactique, alcoolique). La formation de l'acide lactique, sous l'influence du ferment musculaire, se fait aux dépens de corps qui cèdent facilement leur oxygène, de la glycose. Cela explique pourquoi, pendant le travail, l'absorption de l'oxygène ne marche pas parallèlement avec l'exhalation de l'acide carbonique.

Analogie avec les fermentations. — On est conduit aujourd'hui de plus en plus à assimiler les phénomènes chimiques qui se passent dans l'organisme, sous l'influence du fonctionnement des éléments anatomiques, aux fermentations produites par les ferments figurés. Comme chez ceux-ci, de nombreux exemples montrent le fonctionnement aérobie et anaérobie des éléments des tissus dans l'organisme des animaux supérieurs. C'est ainsi que les cellules glandulaires salivaires, au repos, offrent le fonctionnement aérobie des éléments anatomiques. Le rapport de l'oxygène disparu, à l'oxygène contenu dans l'acide carbonique produit pendant la traversée du sang dans la glande est plus petit que l'unité.

Dans le fonctionnement de la glande, accompagné d'une destruction de glycose, avec production de chaleur, le sang veineux reste riche en oxygène, comme le sang artériel, mais contient beaucoup plus d'acide carbonique. Le rapport $\frac{CO_2}{O} > 1$ montre le fonctionnement anaérobie des cellules glandulaires. De même pour le muscle : au repos, $\frac{CO_2}{O} < 1$; en contraction, $\frac{O_2}{O} > 1$. On sait d'ailleurs qu'un muscle peut se contracter plus ou moins longtemps dans l'hydrogène, en dégageant de l'acide carbonique et de la chaleur. Si donc l'intervention de l'oxygène libre n'est pas immédiatement nécessaire, c'est que la combustion, avec production de CO_2 et de chaleur, n'est pas directe, mais a consisté en des dédoublements du genre des fermentations.

D'une expérience de Pettenkofer et Voit, Gautier a tiré la démonstration que pour l'ensemble des produits de fermentation chez les animaux supérieurs, les dédoublements anaérobies constituent un processus normal.

Un chien de 33 kilogrammes qui absorberait par jour en oxygène :

Oxygène emprunté à l'air par la respiration. . . . .   477 gr.
Oxygène de l'eau totale des aliments et des boissons. .   1.012
Oxygène des aliments secs.   77
        Oxygène absorbé, total. . . . .   1 566 gr.

---

[1] La substance musculaire peut transformer l'amidon en sucre (Magendie). On a isolé ensuite un ferment saccharifiant.

rendrait dans le même temps, par les poumons, les urines, la peau et toutes les autres excrétions :

Oxygène excrété total. . . . . 1.599 gr.

Si on déduit de ce chiffre 1,599 grammes d'oxygène excrété, les 1,012 grammes d'oxygène reçus par l'animal à l'état d'eau et qui n'ont pas évidemment provoqué de combustion, puisqu'ils sont entrés et sortis sous le même état, il reste : 1,599—1,012 = 587 grammes d'oxygène dans la totalité des excrétions des vingt-quatre heures. Or, le chien n'ayant reçu par l'air que 477 grammes d'oxygène et en excrétant 587, la différence 587 — 477 = 110 grammes provient de la combustion autonome des aliments et des tissus passant à l'état d'acide carbonique, d'eau, d'urée, etc., sans nul apport d'oxygène extérieur, c'est-à-dire qu'en résumé, sur 587 grammes d'oxygène des *excreta* totaux (l'oxygène de l'eau entrée et sortie à l'état d'eau étant déduite) 477 grammes viennent de l'air et 110 de la matière organique elle-même des tissus en état de fonctionnement. Ce qui veut dire que les quatre cinquièmes de nos assimilations sont de véritables combustions internes ou fermentations aérobies, comparables à l'oxydation de l'alcool sous l'influence du *mycoderma vini* ou *aceti*, et que le cinquième de ces dédoublements désassimilateurs se produit aux dépens des tissus eux-mêmes, sans recours à l'oxygène extérieur; en un mot, que cette partie de nos désassimilations est le résultat des fermentations anaérobies des éléments anatomiques des tissus, vivant à la façon des *ferments putrides anaérobies*.

Ces fermentations anaérobies des tissus expliquent la présence dans les produits de désassimilation, de produits semblables à ceux de la putréfaction, savoir : CO^2, AzH^3 libres ou combinés; phénol, indol, scatol des excréments et des urines, acides acétique, butyrique et autres acides gras supérieurs, lactique, succinique, phénylacétique et propionique, des muscles, glandes, urines : xanthine et sarcine des muscles et des urines; hydrogène, azote, hydrogènes sulfuré et phosphoré du tube digestif; ptomaïne des sécrétions, urines, suc, sang, sang musculaire, etc., c'est-à-dire qu'il y a identité parfaite entre les fermentations opérées par les éléments anatomiques des tissus et la fermentation putride bactérienne.

Usure du muscle. — Si les substances hydrocarbonées sont une source suffisante de l'énergie développée par le travail musculaire, ce n'est certainement pas la source unique. On sait que les animaux soumis à l'inanition se meuvent, alors que tout glycogène a disparu des muscles et du foie, que le muscle isolé se contracte après épuisement de son glycogène. On peut admettre avec Donders et Augthon que le muscle consomme alors des albuminoïdes, qu'ils proviennent du sang ou du muscle lui-même. Cette hypothèse est appuyée par ce fait que c'est dans ce cas qu'on voit l'urée augmenter dans l'urine. Normalement, le muscle est analogue à une machine qui brûle du charbon et produit de la chaleur et du travail mécanique; seulement, au lieu de charbon, il brûle des matières hydrocarbonées par un mécanisme différent de celui de la combustion directe, analogue sinon identique à celui des fermentations. Mais, de même que les pièces de la machine s'usent par le fonctionnement, et doivent être réparées et entretenues, de même le muscle ou les substances albuminoïdes qui le constituent, s'usent également un peu en produisant des déchets azotés, qui, tout en augmentant avec le travail produit, ne sont cependant pas en rapport avec l'usure du combustible hydrocarboné. Ces phénomènes d'usure qui se passent dans le muscle qui se contracte font connaître les phénomènes de réparation qui doivent l'entretenir en bon état : 1° l'absorption de substances riches en carbone, capables de donner par leur destruction la source d'énergie suffisante;

2º de substances albuminoïdes pour subvenir à l'entretien de la machine musculaire et réparer son usure. Les premières emmagasinées dans le muscle (glycogène) ou qui lui sont apportées par le sang, d'une oxydation facile et rapide, répondent seules aux explosions rapides et brusques de la force, les albuminoïdes à son développement soutenu. Cette double source du travail musculaire est démontrée par l'observation journalière.

Fatigue et restauration du muscle. — On entend par fatigue musculaire la sensation particulière éprouvée à la suite d'un travail forcé (soulèvement prolongé d'un poids, le bras tendu ; marche ou course longtemps soutenue) et accompagnée d'incapacité temporaire. Elle disparaît avec le repos et d'autant plus vite que l'on a cédé plus rapidement au sentiment de la lassitude.

Le travail musculaire usant certains principes chimiques du sang et du muscle, ces principes finissent par s'épuiser. D'un autre côté, le muscle fatigué devient de moins en moins excitable, et il faut une intensité de l'excitant de plus en plus forte pour en provoquer la contraction. La fatigue a des causes identiques. Il suit de là que pour faire disparaître la fatigue, et rendre possible et normal le travail ultérieur des muscles, la condition nécessaire, c'est la restitution des principes usés, la restauration des tissus et des humeurs.

Toutefois l'épuisement des matériaux et des réserves chimiques du muscle semble ne pas être la seule, ni même la cause principale de la fatigue musculaire. Par le fait du travail, il se forme dans les muscles des principes qui entravent sa contraction, qui *fatiguent la substance contractile* (Ranke), alors même que celle-ci ne serait nullement épuisée dans ses réserves ; l'acide lactique formé est une de ces substances *fatigantes*. Si on en injecte une faible solution dans les vaisseaux d'un muscle normal, ou si on y fait passer du sang ayant traversé un muscle fatigué, la contractilité du muscle injecté diminue et disparaît. On rend au muscle son énergie première, en opérant son lavage par le sang, soit même en injectant dans les vaisseaux la solution physiologique de chlorure de sodium à 1/2 p. 100.

La restauration du muscle consiste donc non seulement dans la restitution des matériaux usés, mais encore dans l'enlèvement de certaines substances résultant du travail musculaire. C'est un point qui rapproche encore l'élément musculaire et les phénomènes chimiques de sa contraction, des ferments ordinaires et des fermentations qu'ils engendrent, car on sait que les fermentations s'épuisent vite et s'arrêtent même complètement, par la rétention et l'accumulation des produits de la fermentation dans le milieu fermentescible.

Rigidité cadavérique. — Elle consiste en un état de dureté ou de raideur particulière du tissu du muscle qui a changé de consistance et perdu son élasticité. C'est cette dureté des muscles, qui, un certain moment après la mort, fixe les membres du cadavre dans une position déterminée (celle qu'ils avaient au moment de la mort) opposant une résistance plus ou moins grande aux mouvements qu'on cherche à leur imprimer. Lorsqu'elle est complète, tout le corps est comme solidifié en état de *raideur cadavérique*.

La rigidité musculaire, qui est le résultat du processus de formation et de coagulation de la myosine, aux dépens de ses générateurs qui existent dans le plasma des muscles vivants, débute aussitôt que ces organes ont perdu leur contractilité. Les mêmes causes, qui accélèrent ou retardent la perte de la contractilité, hâteront ou éloigneront de même l'envahissement du muscle par la raideur. Elle sera donc plus lente à s'établir chez les animaux à sang froid que chez les animaux mammifères et surtout les oiseaux ; de même le froid (quelques degrés au-dessus de zéro) retardera l'arrivée de la rigidité musculaire, une chaleur élevée l'accélérera comme pour le phénomène de la coagulation du sang avec lequel elle offre de grandes analogies.

Dans les conditions ordinaires, le processus chimique qui s'accomplit intérieurement dans le muscle qui devient rigide demande un certain nombre d'heures (dix ou douze, à partir de la mort) pour arriver à son expression terminale, la rigidité cadavérique complète. Mais cinq ou six heures après la mort, il est déjà assez avancé pour se traduire par un changement marqué dans la souplesse des membres. Arrivée à sa période d'état, la rigidité cavadérique dure un certain temps, puis diminue et disparaît lorsque la putréfaction vient liquéfier et transformer la myosine coagulée.

La rigidité cadavérique a pour cause prochaine la formation et la rétention dans le muscle de l'acide lactique formé aux dépens du glycogène qui disparaît. C'est pourquoi elle envahit presque immédiatement les muscles des animaux chassés (gibier) ou surmenés (bestiaux) et tués à l'état de fatigue, avant la restauration des muscles fatigués, comme elle envahit les muscles reposés dans les vaisseaux desquels on a injecté une solution acide ou même du sang qui a traversé des muscles fatigués. L'injection d'eau pure dans le muscle, ou son élévation à une température de 45°, provoque instantanément la rigidité par coagulation du plasma musculaire, sans réaction acide.

II. — PHYSIOLOGIE GÉNÉRALE DU NERF

Propriétés générales des nerfs. La névrilité. — Les nerfs sont *excitables, conducteurs* et *excitateurs.* — 1° Les nerfs sont excitables, puisque les excitants artificiels appliqués sur un pointquelconque de leur trajet provoquent toujours soit de la sensibilité, soit un mouvement ; 2° ils sont conducteurs : *a*) dans le sens centripète des excitations portées à l'extrémité des nerfs sensibles ; *b*) dans le sens centrifuge des excitations portées sur les nerfs moteurs ; 3° enfin les nerfs sont excitateurs, puisque l'excitation appliquée en un point de leur parcours et transmise dans le sens centripète ou dans le sens centrifuge, met en jeu, dans le premier cas, la propriété physiologique spéciale des centres nerveux, la sensibilité, la contractilité du muscle dans l'autre.

On a appelé *motricité* l'activité du nerf moteur qui provoque la contraction du muscle, et *sensitivité*, celle du nerf sensitif qui produit la modification nerveuse centrale connue sous le nom de sensation. On a réservé le nom d'*excito-motricité* pour désigner l'activité du nerf centripète qui ne donne pas lieu à un phénomène sensible, mais seulement à une action réflexe (motrice, sécrétoire, etc.).

Mais il est facile de comprendre que toutes ces dénominations s'appliquent en réalité à une seule et même propriété des nerfs (centripètes comme centrifuges), celle qu'ils ont d'être *excitateurs*, c'est-à-dire de transmettre l'ébranlement moléculaire produit sous l'influence de l'excitation en un point du nerf, successivement aux divers points de ce nerf, et de là aux organes avec lesquels il est en connexion physiologique, par continuité de substance. On appelle *névrilité* ou *neurilité* cet état d'activité des nerfs, le même pour tous les nerfs, moteurs, sensitifs, cérébro-rachidiens ou sympathiques : c'est la propriété physiologique générale des nerfs, comme la contractilité est celle des muscles.

On voit par là que la spécificité d'action des nerfs, ou leur fonction (motrice, sensitive ou excito-motrice), résulte de leurs connexions centrale et périphérique, savoir : dans les cellules centrales sensitives, dans les éléments musculaires ou glandulaires, dans un organe électrique; la mise en jeu de la propriété physiologique d'un nerf quelconque, de sa neurilité, sous l'influence de l'excitation, produira donc soit une sensation, soit une contraction musculaire, soit une sécrétion, soit une décharge électrique, suivant l'une ou l'autre de ces terminaisons centrale ou périphérique. L'effet de l'excitation d'un nerf, *toujours le même* pour une terminaison donnée, a reçu de J. Müller le nom de *principe de l'énergie spécifique des appareils nerveux.*

La propriété qu'a le nerf de transmettre l'excitation successivement, molécule à molécule, tant que le permet la continuité de substance, indique déjà que l'excitation provoquée au milieu du nerf doit se propager dans les deux directions, du côté du centre et du côté de la périphérie. (Voir plus loin.) Pour le nerf sensitif la propagation centrifuge, du côté des cellules épithéliales sensitives, ne peut évidemment donner lieu physiologiquement à aucun phénomène apparent. Pour le nerf moteur qui est en continuité de substance anatomiquement avec les centres sensitifs, si la propagation dans le sens centripète, de l'excitation du nerf en son milieu ne donne naissance à aucun phénomène de sensibilité, il faut admettre que l'excitation se trouve arrêtée dans son parcours centripète, dans les centres moteurs au delà desquels le physiologiste ne peut plus constater son action.

Excitants des nerfs. — Comme les muscles, les nerfs sont excitables sur tout leur parcours par un grand nombre d'excitants *artificiels*, mécaniques, chimiques et physiques. Nous connaissons déjà l'action du choc d'induction et du courant faradique sur les nerfs moteurs, pour la production de la secousse et du tétanos musculaire (voir p. 128) et nous avons induit de cette action le rythme des incitations motrices centrales (p. 132). Nous compléterons bientôt l'étude des autres excitants.

Physiologiquement et normalement, le nerf centripète est toujours excité par sa terminaison périphérique, le nerf centrifuge par son origine nerveuse centrale. En étudiant les organes des sens, en particulier, on insistera sur le mode de terminaison périphérique spécial à chacun d'eux qui rend le nerf tout particulièrement, sinon exclusivement sensible à des excitants déterminés, ou *excitants adéquats*, comme par exemple les vibrations lumineuses pour le nerf optique, les ondes sonores pour le nerf acoustique, etc. Les nerfs centrifuges ont aussi leurs excitants spécifiques qui sont les incitations nerveuses centrales (volontaires, excito-motrices, excito-sécrétoires).

Deux lois fondamentales régissent l'activité nerveuse. — 1° *Loi de l'intégrité de l'organe.* — La propagation de l'ébranlement moléculaire ou ondulation nerveuse qui caractérise l'activité nerveuse, exige la *continuité du nerf*. Comme il n'y a de réellement continu dans la fibre nerveuse que le cylindre-axe, c'est sa substance qui dans les nerfs reçoit et transmet l'ébranlement moléculaire, c'est son intégrité qui est nécessaire à l'activité normale du nerf.

Toute cause qui interrompt définitivement ou temporairement cette continuité, arrête ou suspend la transmission de l'ondulation nerveuse. C'est pourquoi la section d'un nerf moteur (sciatique de la grenouille), les deux bouts étant replacés en contact, ou seulement la ligature ou la compression du nerf, entre le muscle et le point excité, suffit à supprimer l'effet musculaire de l'excitation. De même pour le nerf sensitif, l'excitation au delà du point lésé ne produit plus de sensation [1].

2° *Loi de la conductibilité isolée* (J. Müller). — Cette loi est le corollaire de la précédente. La transmission ne pouvant se faire que par continuité de substance, chaque fibre nerveuse conduit l'excitation isolément, depuis le point de départ jusqu'à l'arrivée, sans qu'il y ait transmission, dans le parcours de l'excitation, aux fibres voisines non excitées.

C'est ainsi que si on excite une portion *isolée* d'un nerf moteur sectionné, les muscles seuls se contractent qui sont innervés par la subdivision nerveuse excitée. C'est ainsi également que l'excitation d'un point déterminé de la peau donne une perception nettement limitée au point excité, et non rapportée aux points voisins non excités.

Ces deux lois sont la condition nécessaire des actions nerveuses. Des fibres nerveuses très différentes au point de vue fonctionnel (motrices, sensitives,

[1] L'existence des étranglements annulaires de Ranvier (fig. 72) est en rapport avec cette loi de l'intégrité du cylindre-axe. Il est facile de comprendre que si les étranglements annu-

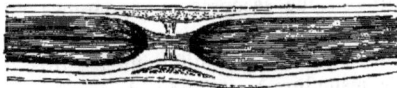

Fig. 72. — Fibre nerveuse à myéline.

laires n'existaient pas, la myéline, qui est liquide ou demi-liquide sur le vivant, s'accumulerait à la partie inférieure du nerf dans la station debout, exerçant ainsi une compression sur le cylindre-axe incompatible avec son fonctionnement.

sécrétoires, vaso-motrices) étant mélangées dans les troncs nerveux, la localisation des sensations perçues comme celle des mouvements commandés, ne serait plus possible, et notre organisme serait en proie aux illusions et à la confusion des actes, si les excitations des fibres nerveuses pouvaient se transmettre des unes aux autres dans leur parcours.

3° *Loi de la conductibilité indifférente dans les deux sens.* — Cette troisième loi de l'activité nerveuse est importante à connaître, parce qu'elle donne l'explication de certains faits physiologiques et pathologiques.

Bien que normalement, l'excitation nerveuse se propage dans une même direction (centrifuge pour les neufs moteurs, centripète pour les nerfs sensitifs), l'excitation débutant toujours à une même extrémité de la fibre, pour chaque catégorie de nerf, des faits nombreux démontrent cependant que tout nerf peut transmettre dans les deux directions l'excitation provoquée artificiellement sur un point quelconque de son parcours.

Un des plus frappants est relatif au nerf purement centrifuge du *malaptérure* électrique. Chacun des deux nerfs électriques de ce poisson, qui a son origine dans une cellule nerveuse unique mais gigantesque, se compose d'un seul cylindre-axe à grand diamètre, dont les ramifications vont innerver les divers départements de l'organe électrique correspondant. Si on sectionne un des rameaux et qu'on excite son bout périphérique, on provoque la décharge de la partie de l'organe innervé par ses terminaisons. Mais vient-on à exciter au contraire son bout central, on produit une décharge dans les départements de l'organe innervés par les autres branches (Babuchin, Montey). C'est donc que l'excitation s'est propagée dans le sens centripète jusqu'au point de la ramification du cylindre-axe, ou même à la cellule d'origine, et de là est revenue dans le sens centrifuge provoquer la décharge.

La même explication est applicable aux faits découverts par Kühne et de Cyon.

Expérience de Kühne. — Si on divise en deux languettes l'extrémité inférieure du muscle couturier de la grenouille, et si on excite l'une, on voit quelques fibres de l'autre se contracter. Il faut bien admettre alors que les ramifications terminales d'une même fibre nerveuse vont aux deux languettes : l'excitation produite sur les rameaux de la première languette s'est propagée dans le sens centripète et a communiqué l'excitation aux ramifications cylindraxiles de l'autre languette.

L'*expérience de Cyon* parle dans le même sens. Elle montre que l'excitation par un choc d'induction donné, d'une racine antérieure *intacte* de la grenouille, provoque une secousse musculaire de durée et d'amplitude plus grandes que celle produite par la même excitation portée sur le bout périphérique de la racine coupée. C'est que dans le premier cas l'excitation s'est propagée dans les deux directions; l'excitation centripète a ébranlé les cellules nerveuses motrices d'origine qui ont renvoyé une deuxième onde d'excitation à la périphérie, qui s'ajoutant à la première onde centrifuge a produit une secousse en apparence unique, mais résultant en réalité de la fusion des deux secousses (voir p. 139).

Une autre preuve de la conduction indifférente est tirée de l'expérience de Philippeaux et Vulpian, sur la soudure bout à bout des nerfs de fonctions différentes, les nerfs lingual et grand hypoglosse (section de ces nerfs et réunion du bout central du premier au bout périphérique du second). Lorsque la réunion est opérée, après plusieurs semaines, chez les jeunes chiens, l'excitation du nerf au-dessus de la soudure (lingual) provoque des mouvements dans la langue; l'excitation au-dessous de la soudure (hypoglosse)) provoque de la douleur; dans le premier cas, le lingual condui-sait donc l'excitation dans le sens centrifuge, l'hypoglosse dans le sens centripède dans le second. Mais comme le nerf lingual en dehors du crâne contient des fibres centrifuges, on peut objecter que ce sont ces fibres qui se sont soudées à celles de l'hypoglosse.

Plus probante peut-être est l'expérience de Bert, dans laquelle il greffe l'extré-mité de la queue du rat sous la peau du dos de l'animal. Après soudure la queue étant sectionnée à sa base, l'excitation de la nouvelle extrémité libre provoquait de la douleur.

Application à la pathologie. — On connaît l'influence spéciale, mais obscure, exercée par la moelle épinière sur les éléments des tissus périphériques, en particulier de la peau. Ces *influences trophiques*, exercées sur des parties déterminées de la peau, semblent partir des mêmes segments de la moelle épinière que les nerfs qui innervent la région cutanée considérée. L'exemple le plus typique de ce genre d'influence est l'éruption vésiculaire cutanée appelée *herpès zona*, accompagnée de douleur qui apparaît sur le trajet et le territoire des nerfs intercostaux, dans les cas de sclérose des racines postérieures ou des ganglions spinaux correspondants. On peut expliquer ces faits en faisant intervenir la loi de la conductibilité indifférente, tout aussi bien que par l'hypothèse des nerfs trophiques, et admettre que l'irritation produite sur le trajet des nerfs intercostaux, qui conduite dans le sens centripète provoque les douleurs, est également transmise *dans le sens centrifuge*, produisant l'éruption dans le territoire cutané, innervé par les nerfs pathologiquement excités (Charcot).

Étude spéciale de la neurilité et des excitants qui la développent.

Vitesse de l'ondulation nerveuse. — La neurilité, l'ondulation nerveuse, le processus chimique (agent ou influx nerveux des anciens physiologistes) qui se développe dans le nerf, sous l'influence de l'excitation, n'envahit pas tout le nerf à la fois, mais s'y propage peu à peu, avec une certaine vitesse, du point excité à l'appareil terminal (cellule sensitive, muscle, organe élec-trique, etc.) qui en décèle l'arrivée par une sensation ou un mouvement, avec un retard plus ou moins grand, suivant la distance. Ce retard entre le moment de l'excitation du nerf et le moment de la manifestation fonction-nelle, variable suivant les cas, est évidemment composé : *a*) d'une partie fixe, constante pour un cas donné, qui est le *temps perdu de l'organe* (temps perdu du muscle, temps perdu de la sensation, de la décharge électriques, de la sécrétion), et *b*) d'une partie variable qui représente la durée du trans-port de l'ondulation nerveuse dans la longueur du nerf sur laquelle on a opéré.

1° *Vitesse de l'ondulation nerveuse dans les nerfs moteurs.* — C'est Helm-holtz qui, le premier, en 1850, détermina la vitesse de propagation de l'action nerveuse dans les nerfs de la grenouille. Après lui, Valentin, Du Bois-Rey-mond, Marey, et tous les physiologistes, ont répété son expérience en la variant, et confirmé ses résultats. L'expérience est disposée comme pour l'inscription de la secousse du muscle gastro-cnémien par excitation du nerf, avec cette différence que celui-ci a été isolé dans une longueur aussi grande que possible, depuis sa naissance dans le plexus lombaire, jusqu'à son entrée dans le muscle. Deux pinces excitatrices sont placées sur le nerf, l'une a (fig. 73) très près du muscle, l'autre au point le plus éloigné n', à 5 centimètres par exemple de la première. Elles sont reliées aux fils de la bobine induite b par l'intermédiaire d'un commutateur c, qui permet de lancer successivement le choc d'induction d'ouverture juste suffisant à produire une secousse, d'abord dans le bas du nerf (tracé 1), puis dans le haut (tracé 2), mais dans les deux cas, au même moment de la révolution du cylindre suivant la ligne ed, par un déclic qui ouvre le courant inducteur en d'. On constate que la secousse du muscle suit de plus près l'excitation du nerf, lorsque celle-ci est portée sur le nerf près du muscle que lorsqu'elle est portée plus loin, la différence de temps, une vibration du diapason de 500 VD à la seconde, soit $\frac{1}{500}$ de seconde, observée dans ces deux expériences consécutives, mesure la durée du transport de l'ondulation nerveuse dans les 5 centimètres de longueur du nerf, entre n et n' et par suite la vitesse de l'ondulation nerveuse par seconde sera de 500×5, c'est-à-dire de 25 mètres.

2° *Vitesse de l'ondulation nerveuse dans les nerfs sensitifs.* — On peut déterminer de même cette vitesse dans les nerfs centripètes, en excitant un de ces nerfs chez la grenouille, successivement en deux points aussi distants que possible, d'abord en n (fig. 73) à son entrée dans la moelle, puis à 5 centimètres plus loin du côté de la périphérie en n', et en enregistrant dans chacun des cas la secousse réflexe produite dans le muscle gastro-cnémien *du côté opposé*. On voit que la secousse musculaire a lieu plus tardivement dans le second cas (tracé 2) que dans le premier (tracé 1)[1]. Le retard $\frac{1}{500}$ de seconde environ pour 5 centimètres de nerf, indique que la vitesse de l'ondulation nerveuse est sensiblement la même dans les nerfs sensitifs que dans les nerfs moteurs, toutes les autres conditions de l'expérience étant d'ailleurs les mêmes.

Variations physiologiques de la vitesse de l'ondulation nerveuse. — Il importe de remarquer que la propagation de l'action nerveuse peut varier non seulement d'une espèce animale à une autre, mais encore sur un même sujet, selon les conditions de l'expérience. Le froid, en particulier, ralentit notablement cette vitesse, la chaleur l'accélère : c'est ainsi que chez la grenouille, par exemple, dans les conditions ordinaires de 15 à 20°, la vitesse étant de 24 mètres par seconde, elle peut tomber à 15 mètres, 10 mètres, et même moins si on abaisse la température ; chez l'homme, Helmholtz, Baxt, Marey, etc., ont assigné une vitesse de 30 à 35 mètres à l'action nerveuse dans les nerfs moteurs, par une méthode analogue à celle décrite plus haut

---

[1] La longueur du temps perdu (de 1 à c) est quatre fois plus grande dans ce cas que dans l'expérience précédente (fig. 74). La différence de temps représente la durée de l'acte réflexe proprement dit. (Voir plus loin.)

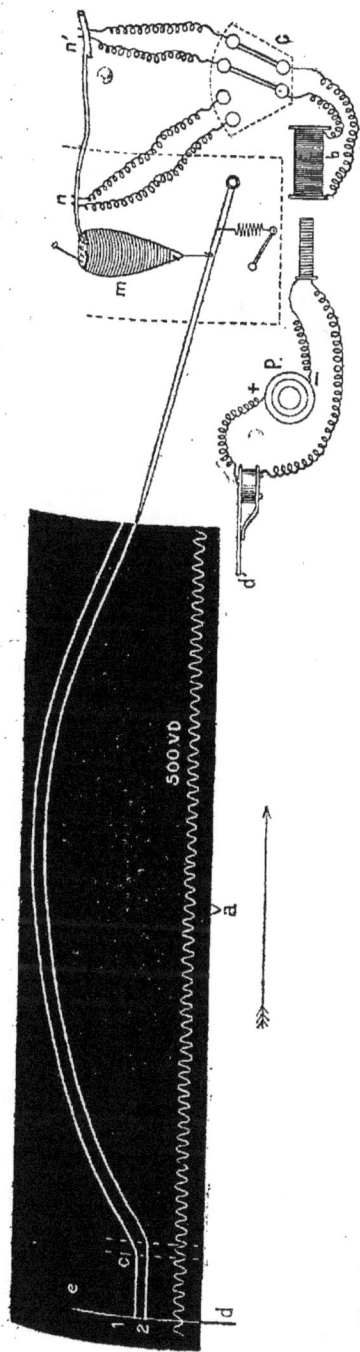

Fig. 73. — Disposition de l'expérience pour la détermination de la vitesse de l'action nerveuse dans les nerfs moteurs de la grenouille.

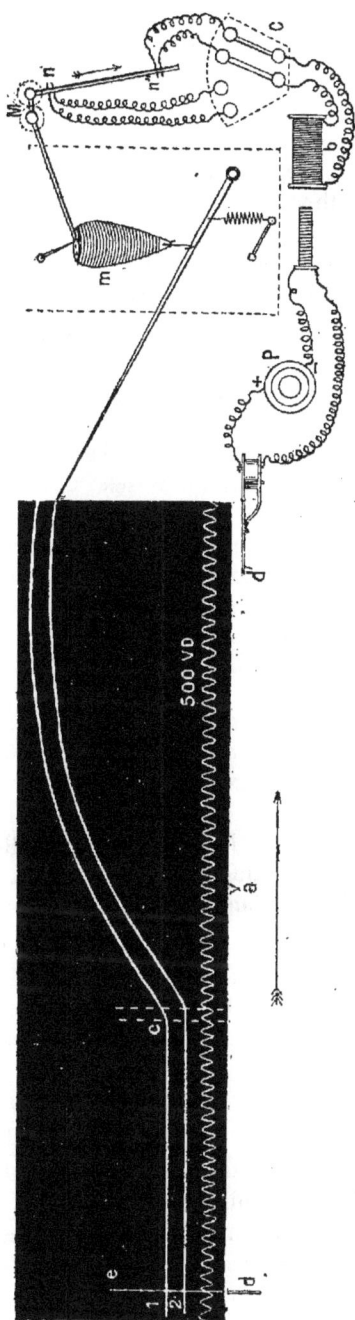

Fig. 74. — Disposition de l'expérience pour la détermination de la vitesse dans les nerfs sensitifs de la grenouille.

(excitation à travers la peau successivement d'un nerf moteur en deux points aussi distants que possible et inscription des secousses musculaires qui en résultent).

On a également essayé de déterminer la vitesse de propagation dans les nerfs sensitifs de l'homme, mais ici les résultats obtenus par les divers expérimentateurs offrent des écarts considérables (30 à 100 mètres à la seconde) qu'on doit sans aucun doute rapporter aux conditions et aux méthodes très différentes des expériences. S'il est vrai que les nerfs moteurs et sensitifs ont la même propriété physiologique, il y a lieu de penser que toutes conditions étant identiques (comme celles de structure), la propagation de l'action nerveuse doit se faire de même dans les uns comme dans les autres.

Progression de l'ondulation nerveuse. — On admet que, pendant son trajet dans le nerf, la vibration nerveuse ne reste pas égale à elle-même, mais qu'elle va grossissant comme une avalanche (Pflüger). Cela semble résulter de ce fait constaté, que la secousse musculaire provoquée par une excitation toujours la même, est d'autant plus forte que l'excitation est portée sur le nerf plus loin du muscle. Le nerf est plus excitable loin du muscle (près de la section) que près du muscle.

D'un autre côté, la progression de l'ondulation ne se fait pas avec une vitesse constante (Munk), mais retardée à mesure que la vibration avance du côté de la périphérie. On peut exprimer ces deux faits en disant qu'au fur et à mesure de sa progression la vibration nerveuse augmente d'amplitude, mais diminue de vitesse.

Les excitants des nerfs, qui mettent en jeu la neurilité, peuvent être distingués en excitants *normaux* ou *adéquats* des nerfs, et en excitants *artificiels.* Ceux-ci doivent seuls nous occuper ici, et nous bornerons l'étude de leur action à celle du nerf moteur seulement pour la commodité de l'exposition ; tous les faits pouvant d'ailleurs s'appliquer aux autres nerfs.

Toute influence extérieure est un excitant du nerf, si elle agit rapidement en modifiant l'état d'équilibre des molécules nerveuses. Il y en a de plusieurs sortes :

1° *Excitants mécaniques.* — Ils comprennent les chocs, le pincement, la contusion, l'écrasement des nerfs. Toutes ces actions produisent bien l'excitation du nerf ; mais en interrompant la continuité de la substance nerveuse aux points lésés, elles ne peuvent être renouvelées qu'à la condition de se rapprocher de plus en plus du muscle, ce qui constitue un grave inconvénient des excitants mécaniques en physiologie.

2° *Excitants chimiques.* — A côté se placent certaines influences physiques et chimiques qui agissent comme excitants du nerf, par suite des modifications physico-chimiques plus ou moins rapides qu'elles amènent dans le tissu nerveux. Telle est l'action du sel marin sur le nerf, et le tétanos du muscle qui en résulte par suite de la dessiccation active que subit le nerf sous cette influence. Une solution concentrée de sucre, de glycérine, agissent de

même. La bile, l'urée, l'alcool, l'éther et le chloroforme sont aussi des excitants du nerf qui ont également l'inconvénient de détruire plus ou moins
rapidement son tissu.

3° *Excitants physiques.* — L'électricité est l'excitant artificiel le plus propre
à mettre en jeu l'action nerveuse. A cet effet, on emploie généralement l'électricité de tension, c'est-à-dire les décharges des appareils d'électricité statique (machines électriques, bouteilles de Leyde, condensateurs), ou on a
recours aux appareils d'induction. Les courants produits par les bobines

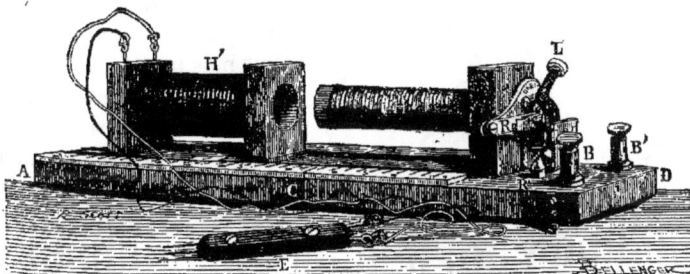

Fig. 75. — Petit appareil d'induction à chariot, de Ranvier.

d'induction, par la facilité qu'on a d'en continuer l'action instantanée en pratiquant des interruptions plus ou moins fréquentes du courant inducteur,
ainsi que de les graduer à volonté, et de les rendre aussi faibles qu'on veut,
en éloignant de plus en plus la bobine induite de la bobine inductrice
(fig. 75), sont les plus employés en physiologie, dans les expériences d'excitation des nerfs.

En faisant l'analyse expérimentale de la secousse et du tétanos musculaires, nous avons par le fait déjà étudié les effets produits sur le nerf par les
coups ou *chocs* isolés du courant d'induction, ainsi que ceux du courant
tétanisant (voir p. 129 et suivantes). Il nous reste à faire connaître sommairement l'action du courant constant sur les nerfs.

Lois de l'excitation des nerfs. — Le courant électrique n'excite pas le nerf
quand il le traverse perpendiculairement à la direction de ses fibres. L'action
excitante ne commence qu'avec un certain degré d'obliquité du courant qui
devient maximum lorsque la direction est parallèle aux fibres. D'un autre
côté, l'excitation est d'autant plus intense qu'une plus longue portion du nerf
est comprise entre les électrodes. Pour le nerf moteur le courant est dit *ascendant* quand le courant s'éloigne du muscle; il est *descendant* quand le pôle
négatif est le plus rapproché du muscle.

Lorsqu'on applique un courant de pile, d'intensité suffisante, sur le nerf
moteur, on constate qu'il se produit *une secousse du muscle chaque fois
qu'on ferme ou qu'on ouvre le courant* (secousses de fermeture ou d'ouverture). *Pendant tout le temps que le courant passe, le muscle reste au repos.*

Le muscle étant au repos pendant le passage dans le nerf d'un courant d'intensité suffisante, une *secousse se produit si on augmente ou si on diminue brusquement l'intensité du courant;* il reste au repos si la variation d'intensité a lieu lentement et graduellement. C'est ainsi qu'on peut, à l'aide d'un rhéostat, faire disparaître un courant dans un nerf, en augmenter progressivement la force jusqu'au point de désorganiser le tissu, puis le faire disparaître de même et recommencer sans produire de secousse musculaire, et par suite d'excitation du nerf. *C'est donc la rapidité de la variation de l'intensité du courant et non son intensité elle-même qui est cause d'excitation,* et d'excitation d'autant plus forte que cette variation est elle-même plus brusque.

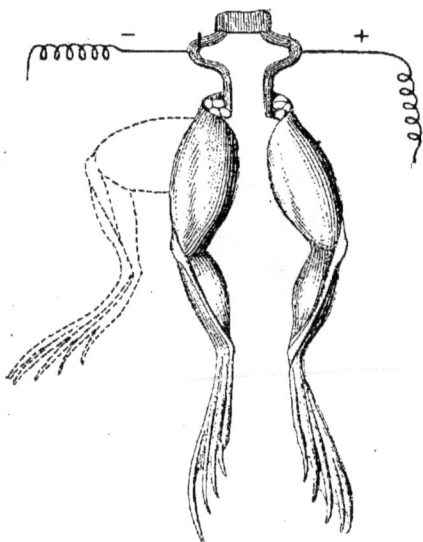

L'excitation du nerf par la fermeture du courant, semble donc être produite par l'ébranlement brusque de ses molécules qui prennent un nouvel état d'équilibre; l'excitation cesse quand celui-ci est atteint (passage du courant), pour réapparaître au moment de l'ouverture du courant par le rétablissement de l'état d'équilibre primitif.

L'excitation de fermeture naît au pôle négatif, celle d'ouverture au pôle positif. — On en trouve la démonstration dans l'observation suivante; lorsqu'un courant de pile traverse une longue portion d'un nerf moteur, le *temps perdu* de la secousse de fermeture et d'ouverture n'est pas le même suivant que le courant est ascendant ou descendant. Pour le courant ascendant le temps perdu de la secousse de fermeture, par exemple, est plus long que pour le courant descendant, précisément de toute la durée du temps que mettrait la vibration nerveuse à parcourir la portion comprise entre les deux électrodes. L'inverse a lieu pour le courant descendant (von Bezold).

L'expérience suivante, de Jolyet et Sigalas, permet de démontrer plus simplement la même loi : une grenouille est préparée à la façon de Marianini (section de la colonne vertébrale au niveau du point d'émergence des nerfs lombaires et section du pont du tissu réunissant les cuisses). — On met en contact avec les nerfs de droite et de gauche deux fils de platine auxquels aboutissent les rhéophores d'une pile. — Dans ces conditions, et le circuit comprenant en outre un rhéostat et un commutateur, on trouve facilement et toujours un courant tel que la secousse de fermeture se produise constamment et uniquement au pôle négatif (c'est le cas de la figure 76)

Fig. 76. — Expérience de Jolyet et Sigalas.

et la seousse de rupture au pôle positif : à la fermeture, la patte droite (—)
se contracte seule ; à la rupture, la patte gauche (+) entre seule en contraction.

Electrotonus. — Bien qu'il ne se produise pas de contraction pendant que le nerf
est parcouru par un courant constant, Du Bois-Reymond, Pflüger ont constaté que
des phénomènes particuliers se produisent dans le nerf : *l'excitabilité du nerf est
modifiée dans le voisinage des pôles.* Cette modification a reçu le nom d'*électrotonus.*
La partie du nerf voisine du positif (*anode*) est abaissée dans son excitabilité, elle est
anélectronisée ou à l'état d'*anélectrotonus.* Sa partie voisine du pôle négatif (*cathode*)
est augmentée dans son excitabilité ou à l'état de *catélectrotonus* [1].

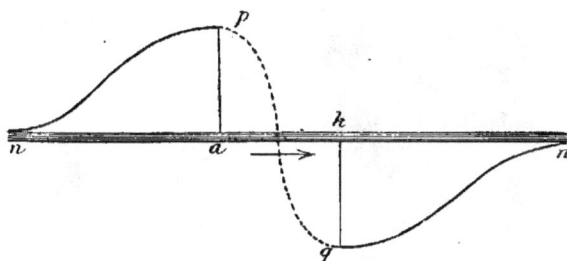

Fig. 77.

Ces modifications électrotoniques de l'excitabilité du nerf s'étendent à une certaine
distance en deçà et au delà du point d'application des électrodes. Entre les deux
pôles du courant polarisant, il y a un autre point neutre où l'électrotonus fait défaut.
La figure 77, qui doit être renversée, fait bien comprendre ces variations de l'excitabilité nerveuse pendant le passage du courant.

Immédiatement après la rupture du courant polarisant une modification de sens
inverse se montre passagèrement dans l'excitabilité du nerf au voisinage des
pôles.

L'excitabilité du nerf n'est pas seule modifiée sous l'influence du courant polarisant, mais encore sa conductibilité : elle est diminuée ou abolie dans la portion
anélectrotonisée du nerf, pendant le passage du courant, et dans la portion catélec-
trotonisée immédiatement après la rupture du circuit de pile.

Pour constater les phénomènes découverts par Pflüger, il faut, en dehors du courant électrique constant, appliquer sur le nerf un deuxième excitant, le courant
induit, ou un excitant chimique, par exemple le sel en solution concentrée : le
tétanos musculaire étant produit sous une de ces influences, si on applique alors sur
le nerf un courant continu, de façon à ce que le pôle positif soit au voisinage
de l'excitant, les contractions diminuent ou cessent, et inversement, augmentent si
c'est le pôle négatif.

Lois des secousses d'après Pflüger. — Nous avons vu ci-dessus que sous l'action du
courant de pile d'intensité suffisante, sur le nerf moteur, la secousse du muscle ne se

[1] Ces termes employés d'abord par Du Bois-Reymond pour désigner les modifications
électriques du nerf par le passage du courant ont été appliqués plus tard également aux
modifications de l'excitabilité nerveuse qu'on constate dans les mêmes circonstances.

produit jamais qu'à la fermeture et à l'ouverture du circuit. Cela est vrai pour un

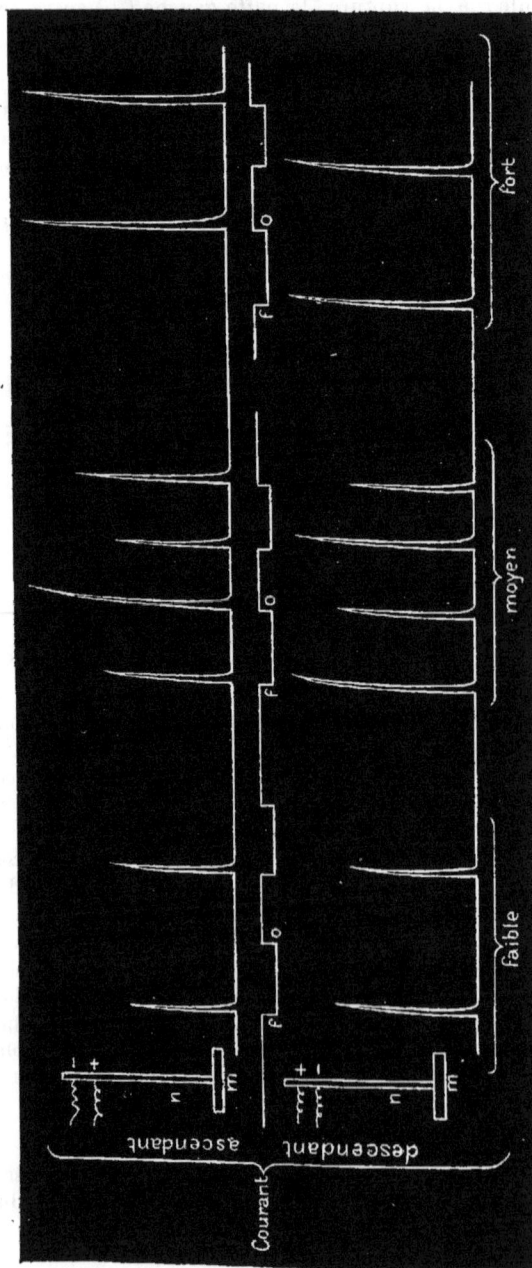

Fig. 78. — Secousses de fermeture f; d'ouverture o suivant les sens (ascendant ou descendant) et la force du courant (faible, moyen, fort).

courant d'intensité suffisante. Mais si on augmente ou si on diminue l'intensité du courant, et si on en fait varier le sens, la secousse d'ouverture ou de fermeture peut manquer suivant les cas. Si du fait que l'excitation par le courant constant naît au pôle négatif quand on ferme, et au pôle positif quand on ouvre le circuit de pile, nous rapprochons les faits relatifs aux modifications de l'excitabilité et de la conductibilité du nerf dans les mêmes circonstances, on arrive facilement à poser la règle suivant laquelle apparaissent les secousses, ou la *loi des secousses*, en sachant d'ailleurs que la production de l'état catélectrotonique est une cause d'excitation plus forte que la cessation de l'anélectrotonus, et que l'interruption de la conductibilité nerveuse au pôle positif quand on ferme, au pôle négatif quand on ouvre, n'a lieu que dans les courants de forte intensité. Donc, pour les courants très faibles, pas de secousses; pour un courant faible, secousse de fermeture seule; quel que soit le sens du courant; pour un courant de moyenne intensité, secousse également à l'ouverture du courant; pour un courant fort, résultat inverse suivant le sens du courant; secousse de fermeture pour le courant descendant, d'ouverture par le courant ascendant, par suite de l'interruption de la conductibilité nerveuse au pôle négatif quand on ouvre, au pôle positif quand on ferme.

La figure 78 résume graphiquement les divers cas de la loi des secousses de Pflüger, suivant que l'on fait varier le sens et la force du courant appliqué sur le nerf moteur.

Manifestations électriques du nerf.

Les manifestations électriques des nerfs offrent les plus grandes analogies avec celles des muscles et doivent également être examinées successivement dans l'organe au repos, et dans le nerf fonctionnant.

a). *Propriétés électriques du nerf à l'état de repos.* — Sous ce rapport surtout il y a parallélisme complet entre les nerfs et les muscles, aussi renverrons-nous pour les détails au paragraphe *Électricité musculaire* (p. 134). Lorsqu'on ferme le circuit galvanométrique à l'aide d'un nerf disposé comme dans la figure 67, III, c'est-à-dire les deux électrodes étant en rapport avec deux points symétriques pris soit sur la surface naturelle du nerf soit sur sa surface de section, l'aiguille du galvanomètre reste immobile et n'accuse aucun courant. Au contraire, si le circuit est fermé, entre la surface longitudinale et la section transversale du nerf (fig. 64, II), il est traversé par un courant qui va de la première à la seconde. Autrement dit, le nerf comme le muscle est *traversé* par un courant dirigé de la section transversale à la surface longitudinale, seulement la force électromotrice du nerf est beaucoup plus faible que celle du muscle et il faut des galvanomètres très sensibles pour en déceler l'existence; dans le nerf sciatique de la grenouille, elle atteint 0,02 d'un élément Daniell. Elle diminue rapidement dans le nerf qui a perdu ses propriétés et disparaît lorsqu'il est mort.

b). *Manifestations électriques du nerf actif. Variation négative.* — Lorsqu'on examine les nerfs (moteurs ou sensitifs) fonctionnant, l'œil ne peut absolument saisir aucun changement appréciable extérieurement. Des manifestations électriques sont les seuls signes qui décèlent alors la mise en jeu de la propriété physiologique générale du nerf, de la *neurilité*.

1° Un nerf étant placé, par une de ses extrémités sur les électrodes impolarisables, de manière à dériver le courant de repos dans le circuit du galvanomètre (ou de l'électromètre capillaire), si on lance un choc d'induction à l'extrémité libre du nerf, il se produit un retour temporaire de l'aiguille du galvanomètre du côté du zéro : c'est la variation négative du courant du nerf. Bernstein, au moyen du rhéotome différentiel, a constaté que la variation négative se produit au point excité du nerf, au moment même de l'excitation *sans temps perdu*, que de là elle se propage successivement aux différents points du nerf jusqu'à l'autre extrémité, à la manière d'une onde qui a la même vitesse que l'influx nerveux. L'onde négative, comme la vibration nerveuse, parcourt donc 25 mètres par seconde dans les conditions ordinaires, l'une comme l'autre étant ralentie par le froid, etc. Si on excite le nerf dans son milieu, l'onde négative se propage dans les deux directions.

2° Si, au lieu d'exciter le nerf par un coup d'induction, on l'excite par un courant d'induction fréquemment interrompu, autrement dit, si on *tétanise le nerf*, l'aiguille du galvanomètre se rapproche du zéro et se *fixe* dans son voisinage. C'est la variation négative du courant du nerf tétanisé (Du Bois-Reymond). Elle s'observe également dans le nerf tétanisé à la suite d'excitations mécaniques chimiques et même des excitations nerveuses médullaires physiologiques, comme, par exemple, chez la grenouille empoisonnée par la strychnine, dans le nerf sciatique coupé, dont les surfaces reposent sur les électrodes. A chaque secousse tétanique convulsive de l'animal, il se produit une variation négative du courant manifestée par le retour et la fixation de l'aiguille du côté du zéro, tant que dure l'excitation du nerf. Bien que la variation négative du nerf tétanisé ne produise pas le tétanos induit de la patte galvanoscopique, comme on l'a vu plus haut pour le muscle, on doit admettre avec Du Bois-Reymond que la variation négative du nerf dans ce cas est de nature oscillatoire. Le rythme de cet état oscillatoire étant le même que celui des excitations qui le provoquent, comme pour le muscle. (Voir page 137.)

On peut dériver le courant d'action du nerf tétanisé dans le circuit téléphonique, et le rendre ainsi sensible à l'oreille (Vedensky) en faisant entendre le son correspondant au nombre des excitations tétanisantes. Ce son augmente d'intensité, jusqu'à une certaine limite, si on renforce les excitations faibles.

Comme pour la propagation de l'ébranlement moléculaire ou ondulation nerveuse qui caractérise l'activité du nerf, la propagation de la variation ou onde négative, *exige la continuité du nerf;* elle ne se produit plus dès que cette continuité est interrompue (ligature du nerf ou section, les deux bouts étant rapprochés). L'onde négative, qui accompagne dans sa marche l'ondulation nerveuse, est donc bien également un phénomène d'ordre nerveux, qui se produit toutes les fois qu'un excitant, de quelque nature qu'il soit, réveille l'activité du nerf.

3° *Electrotonus*. — Du Bois-Reymond a donné ce nom à certaines modifications des tensions électriques de la surface d'un nerf traversé par un courant constant. Par extension, on a appelé de même les modifications de l'excitabilité et de la conductibilité du nerf qu'on observe dans les mêmes circonstances. (Voir p. 157.) Lorsqu'un nerf est traversé dans une partie de son trajet par un courant constant, les portions extra-polaires acquièrent dans une grande étendue une tension positive du côté du pôle positif, négative du côté du pôle négatif, autrement dit le nerf tout entier est traversé par un courant de même sens que le courant polarisant. Le courant électrotonique, constaté au galvanomètre dans chaque portion extra-polaire, est d'autant plus fort qu'on le dérive plus près des électrodes polarisantes, et que le courant polarisant est lui-même plus fort ; il disparaît instantanément avec lui. L'électrotonus ne se produit qu'avec l'excitant électrique et ne paraît pas être un phénomène d'ordre nerveux comme la variation négative. Celle-ci ne prouve pas l'existence des courants dans le nerf au repos, mais dénote l'existence d'un travail bio-chimique ou de nutrition qui accompagne l'action nerveuse et en est la condition. (Voir plus loin *Conditions du fonctionnement du tissu nerveux*.)

III. — PHYSIOLOGIE GÉNÉRALE DE LA CELLULE NERVEUSE

PROPRIÉTÉS DES CELLULES NERVEUSES

Dans l'étude qui précède de la physiologie générale du muscle et du nerf, nous avons montré qu'on devait expliquer les manifestations fonctionnelles différentes de l'action des nerfs, par la différence des appareils qui les terminent. Tandis que les appareils terminaux des nerfs moteurs, sécrétoires, électriques sont situés à la périphérie du corps, ceux des nerfs sensitifs se trouvent placés, au contraire, dans les organes centraux du système nerveux, et constitués par les éléments cellulaires auxquels les fibres centripètes viennent aboutir. C'est donc aux cellules nerveuses qu'il faut attribuer les phénomènes particuliers qui résultent de l'excitation des divers nerfs centripètes.

Le nerf, avons-nous vu, a la propriété générale d'être excitable et de transmettre l'excitation qu'il a reçue jusqu'à un organe terminal auquel il la communique ; mais l'*irritation ne peut se produire spontanément dans la fibre nerveuse non plus que se transmettre directement d'une fibre nerveuse à une autre*.

Ces lois de l'excitation des nerfs cessent de s'appliquer dans les organes où existent des cellules nerveuses, que ces cellules soient dans le cerveau, la moelle ou les ganglions périphériques :

1° La cellule peut transmettre l'excitation d'une fibre nerveuse à une ou plusieurs autres fibres nerveuses (pouvoir excito-moteur ou réflexe des cellules) ;

2º. L'excitation peut naître spontanément dans la cellule nerveuse, sans cause extérieure apparente (automatisme des centres) ;

3º Elles peuvent suspendre leur action propre sous l'influence d'une excitation reçue des nerfs (phénomènes d'arrêt ou d'inhibition);

4º Les cellules règlent la nutrition des nerfs;

5º Elles peuvent percevoir une excitation transmise, et la transformer en sensation.

Telles sont les propriétés qui appartiennent en propre chacune à des cellules particulières, du cerveau, de la moelle et des ganglions périphériques.

Nous ne voulons pas ici faire la physiologie des diverses parties des centres nerveux, mais seulement étudier les propriétés générales des cellules formulées dans les quatre premières propositions ci-dessus, renvoyant pour le reste et pour les détails aux chapitres spéciaux concernant les fonctions des centres nerveux.

1º Pouvoir excito-moteur ou réflexe.

En abordant l'étude physiologique des actions réflexes, il importe de mettre cette étude en harmonie avec les conceptions histologiques actuelles, relatives à l'agencement des fibres et des cellules qui entrent dans la constitution du tissu nerveux.

Précédemment nous avons considéré la fibre nerveuse comme un élément anatomique en quelque sorte indépendant; il faut bien savoir que cette fibre est toujours un simple prolongement cellulaire, la cellule avec tous ses prolongements étant morphologiquement et fonctionnellement une unité nerveuse, un *neurone*. Or, le système nerveux tout entier n'est qu'une association très compliquée de neurones.

Le neurone est donc constitué par le corps cellulaire avec tous ses prolongements. Le corps du neurone ou cellule nerveuse proprement dite est constitué par une masse de protoplasma affectant l'aspect d'un réseau délicat de fines fibrilles qui pénètrent dans la cellule avec ses divers prolongements et viennent s'entre-croiser autour du noyau.

Tout neurone offre à considérer deux espèces de prolongements, un prolongement cylindraxile et des prolongements protoplasmiques. Tous sont de nature fibrillaire; tous se terminent toujours par des arborisations ou ramifications *libres*. Les associations ou articulations des neurones entre eux, qui constituent le tissu nerveux, n'ont donc pas lieu par des anastomoses, soit des prolongements protoplasmiques (réseaux de Gerlach), soit des prolongements cylindraxiles (réseaux diffus de Golgi). L'entrelacement compact des fines fibrilles nerveuses qu'on constate dans toute l'étendue de la substance grise, ne peut donc pas être considéré dans l'état actuel de nos connaissances, comme un véritable réseau, mais comme un simple enchevêtrement par l'intermédiaire duquel les éléments nerveux ne peuvent agir les uns sur les autres pour transmettre l'ébranlement nerveux, que par action de contact et non par continuité de substance proprement dite.

La base organique de la transmission de l'excitation d'une fibre nerveuse à une ou plusieurs autres fibres, qui constitue le pouvoir excito-moteur ou réflexe, dont nous avons à faire l'étude générale, est dans l'association ou articulation d'un neurone sensitif avec un neurone moteur.

Neurone moteur. — On sait que les fibres motrices des nerfs spinaux (racine antérieure) ont leur cellule d'origine dans la substance grise de la corne antérieure de la moelle ; le cylindraxe de ces fibres est le prolongement cylindraxile de la cellule nerveuse. Ce prolongement se termine dans une fibre musculaire par une touffe de ramifications libres. Comme l'ébranlement nerveux ne peut naître spontanément dans le muscle, non plus que dans le nerf moteur et sa cellule d'origine (excepté peut-être pour les cellules des centres automatiques) (voir plus loin), pour que la fibre musculaire se contracte, il faut donc que l'ébranlement nerveux soit communiqué aux prolongements protoplasmiques du neurone moteur, qui le transmettent au corps cellulaire, celui-ci au prolongement cylindraxile, et ce dernier au muscle. On exprime ces faits en disant que la conduction est *cellulipète* dans les prolongements protoplasmiques (ou *dendrites*) du neurone moteur, cellulifuge dans son prolongement cylindraxile. Dans ce dernier, elle est en même temps centrifuge par rapport à l'axe nerveux.

Neurone sensitif. — L'étude comparée des différents éléments nerveux ayant montré que le sens de la conduction est toujours cellulipète dans les dendrites cellulifuge dans le prolongement cylindraxile, la constitution du neurone sensitif est facile à comprendre.

La fibre nerveuse sensitive périphérique se termine par des ramifications libres entre les cellules épithéliales de l'épiderme. Ces ramifications terminales reçoivent les excitations périphériques et les transmettent à leur cellule d'origine qui est, comme on sait, la cellule du ganglion spinal. Ces fibres possédant la conduction cellulipède (et aussi centripète par rapport à la moelle) représentent donc les prolongements protoplasmiques ou dendrites très allongés de la cellule bipolaire spinale.

De cette cellule l'ébranlement nerveux est transmis aux fibres de la racine postérieure. Ces fibres à conduction cellulifuge représentent donc les prolongements cylindraxiles des cellules bipolaires des ganglions spinaux.

D'après ce que nous venons de dire du sens de la conduction dans les prolongements des éléments nerveux, il est facile de comprendre que dans toute association de neurones entre eux, le contact utile ou l'articulation ne peut avoir lieu qu'entre les arborisations terminales cylindraxiles d'un élément nerveux avec les ramifications protoplasmiques d'un autre. Au point de vue de l'association du neurone sensitif avec le neurone moteur, considéré comme la base organique de l'action réflexe, les ramifications cylindraxiles des fibres de la racine postérieure, dans la substance grise médullaire, doivent affecter des relations de contact toutes particulières avec les dendrites du neurone moteur, pour transmettre à ces prolongements l'ébranlement venu de la périphérie et le renvoyer au muscle comme nous l'avons dit.

C'est par l'étude des réflexes qu'on peut le mieux constater la transmission de l'excitation d'une fibre nerveuse à une autre, par l'entremise des cellules nerveuses. Celles de la moelle, le cerveau étant enlevé en totalité, suffisent à opérer ce transfert de l'excitation, et cela de la façon la plus complète.

Lorsqu'on excite une fibre sensitive, c'est-à-dire centripète, elle transporte son excitation jusqu'aux cellules nerveuses qui les transmettent à une fibre centrifuge, laquelle à son tour la transporte et la ramène à un autre endroit de la périphérie où elle se manifeste : c'est cette transmission de l'excitation d'une fibre centripète à une fibre centrifuge qui constitue l'action réflexe. Le réflexe peut se produire sur une fibre nerveuse motrice, et on appelle *mouvement réflexe*, le mouvement qui en résulte. La figure 79 représente schématiquement ce réflexe.

Le réflexe peut de la même manière se produire sur une fibre centrifuge sécrétoire, électrique : l'acte terminal manifesté est alors une sécrétion de

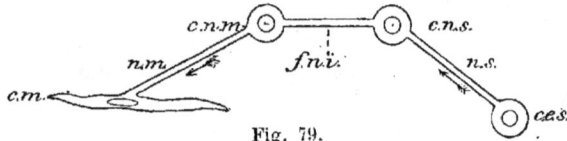

Fig. 79.

c. e. s., cellule épithéliale sensible excitée et transmettant successivement son excitation à : *n. s.*, nerf sensitif ; — *c. n. s.*, cellule nerveuse sensible ; — *f. n. i.*, fibre nerveuse intercentrale ; — *c. n. m.*, cellule nerveuse motrice ; — *c. m.*, fibre musculaire qui se contracte.

glande, une décharge d'un organe électrique. C'est du *mouvement réflexe* qu'il sera surtout question ici, et nous ne nous occuperons que des réflexes dus à l'activité de la moelle épinière, sans participation du cerveau [1]. Un phénomène réflexe sera donc un mouvement provoqué dans une partie du corps par une excitation venue de cette partie en général, et agissant par l'intermédiaire d'un centre autre que le cerveau, et par conséquent sans intervention de la volonté : le mouvement de retrait de la patte à la suite du pincement d'un orteil de cette patte chez une grenouille *décapitée*, représente le type d'une action réflexe produite par la moelle épinière.

Comme nous l'avons déjà dit, dans la production du mouvement réflexe, l'irritation doit se transmettre par *continuité de substance* de la cellule épithéliale sensible excitée à la cellule musculaire qui se contracte. La condition nécessaire du réflexe, c'est donc que l'*arc réflexe* constitué par les fibres centripète et centrifuge, réunies par l'entremise des cellules nerveuses, soit continu [2]. Toute interruption dans la continuité de cet arc par section du nerf moteur ou du nerf sentitif empêchera la production du réflexe. De même, chez la grenouille décapitée, si l'on détruit la substance grise de la moelle épinière, en passant un stylet dans son intérieur, tout mouvement réflexe est aboli, bien que les muscles restent contractiles directement ou indirectement par excitation de leurs nerfs moteurs. Il est incontestable que les cellules nerveuses jouent un rôle essentiel dans le phénomène réflexe et que c'est bien leur destruction dans ce cas qui empêche sa production. Le réflexe n'est pas la transmission directe de l'excitation de la fibre centripète à la fibre centrifuge par l'intermédiaire de la substance blanche de la moelle : le réflexe ne s'opère que là où existent des cellules nerveuses, et on verra plus loin, d'un autre côté, que le temps perdu de ce phénomène est beaucoup plus long que celui nécessité par le transport de l'excitation ou vibration nerveuse dans les fibres.

[1] Voir *Nerfs* et *Centres vaso-moteurs*, pour les réflexes des ganglions du grand sympathique.
[2] La continuité de substance étant comprise dans le sens indiqué plus haut, c'est-à-dire de contiguïté.

Excitants des réflexes. — Ils sont les mêmes que ceux des nerfs, c'est-à-dire mécaniques, électriques, thermiques, chimiques. Tous ces excitants agissent beaucoup plus facilement pour produire le réflexe lorsqu'ils sont portés sur la peau, c'est-à-dire sur les terminaisons périphériques des nerfs centripètes, que lorsqu'ils sont appliqués sur les troncs nerveux eux-mêmes. C'est ainsi que pour les excitants mécaniques qui sont très propres à manifester les réflexes, la peau de presque tous les animaux s'y montre très sensible. De simples attouchements ou pressions des doigts des membres suffisent à provoquer le retrait efficace de ces membres, alors que souvent une pression, même très forte, du nerf sciatique reste sans effet[1].

Les excitants chimiques (diverses solutions plus ou moins concentrées d'une substance caustique, acides acétique, sulfurique) conviennent surtout lorsqu'il s'agit de graduer les excitations pour en constater les effets et les répéter, en lavant, après chaque essai, la partie touchée, chez la grenouille. Il en est de même de l'excitant électrique faradique qui, appliqué aux troncs nerveux centripètes, provoque des réflexes très réguliers, et qui par suite de la facilité qu'on a d'enregistrer le moment de l'excitation en même temps que celui du réflexe, convient surtout pour les expériences de mesure de la durée de ces phénomènes. Les excitants thermiques (corps chauds ou froids) peu employés dans les expériences physiologiques, sont excellents dans certains cas pathologiques (paraplégie, ataxie) pour provoquer les mouvements réflexes.

Une dernière condition de l'excitation pour la production des réflexes, c'est sa répétition. Généralement les centres réflexes ne fonctionnent pas par l'arrivée d'une seule excitation apportée par les centres centripètes, si cette excitation est d'intensité moyenne : dix-huit à vingt excitations à la seconde (Rosenthal, Stirling) produisent un effet réflexe maximum[2], alors qu'une seule excitation brusque et forte est peu efficace.

Lois des réflexes. — L'analyse des mouvements réflexes a conduit Pflüger à établir les règles de la manifestation de ces phénomènes.

1° *Loi de la localisation.* — Lorsque l'excitation d'une région sensible du corps est faible et peu soutenue, le mouvement réflexe qui la suit se borne aux muscles de la partie d'où est venue l'excitation : on pince la patte d'une grenouille décapitée et l'animal retire sa patte; on touche la conjonctive et l'œil se ferme, etc. Cette localisation du mouvement réflexe s'explique bien, si l'on considère que les racines sensitives sont étroitement unies par l'intermédiaire de la substance grise de la moelle avec les racines antérieures de la même région; la stimulation des nerfs sensitifs se transmettra plus faci-

[1] On a admis pour expliquer ces faits qu'il y a à la périphérie cutanée des appareils de renforcement des excitations. On a supposé aussi qu'en excitant un tronc nerveux on excitait en même temps d'autres fibres qui empêchent plus ou moins l'effet réflexe des fibres cutanées. (Voir *Action inhibitoire.*)

[2] C'est également le rythme des excitations nerveuses centrales.

lement aux nerfs moteurs correspondants, qu'aux autres racines plus éloignées, et seulement aux premières si l'excitation est suffisamment faible, et il y aura un mouvement borné au centre excité. Toutefois ce réflexe est déjà complexe, car le nombre des fibres motrices mises en jeu l'emporte toujours sur le nombre des fibres centripètes excitées : c'est évident pour le cas où tout le membre postérieur se retire sous la stimulation de l'extrémité d'un seul orteil, et par suite déjà il y a *irradiation* de l'excitation dans la substance grise de la moelle.

2° *Loi de l'irradiation.* — Nous arrivons ainsi à la deuxième loi de Pflüger. Quand une excitation faible a produit un mouvement de retrait de la patte du même côté, une excitation plus forte, par le second degré d'irradiation, transmet l'ébranlement de la substance grise de la moelle du même côté à celle correspondante du côté opposé, à travers la commissure, et de là aux nerfs qui en partent, d'où mouvement également du membre homologue. C'est ainsi que chez les paraplégiques le chatouillement de la plante d'un pied provoque par *irradiation transversale* un mouvement de retrait des deux membres inférieurs. Si, chez la grenouille décapitée, l'excitation est plus intense, pincement très fort du doigt d'une patte postérieure, l'irradiation a lieu également dans le sens longitudinal de la moelle, et provoque une réaction motrice du membre antérieur du même côté, puis du côté opposé par irradiation transversale. L'irradiation longitudinale n'a pas lieu seulement, comme l'avait cru Pflüger, dans le sens céphalique, mais également de haut en bas (Cayrade), c'est-à-dire qu'une excitation apportée à la moelle par une fibre centripète quelconque, peut irradier et se disperser dans tous les sens et se reporter sur tous les nerfs qui en partent, en provoquant une réaction motrice générale. C'est ce qui a lieu lorsque l'excitation est suffisamment forte, ou lorsque la moelle est très excitable, par exemple chez l'animal empoisonné par la strychnine où la moindre excitation d'un nerf centripète quelconque provoque un réflexe convulsif généralisé de tout le corps.

3° *Loi de l'ébranlement prolongé.* — Lorsqu'on excite un nerf, après chaque excitation il revient intégralement à son état primitif. Il n'en est pas de même de la substance grise de la moelle, de la cellule nerveuse qui continue à *vibrer* comme une cloche après le coup qui l'a frappée. C'est ainsi qu'un choc d'induction lancé sur la moelle provoque dans les muscles, non pas une secousse, comme pour le nerf moteur, mais un mouvement tétanique (Marchand). L'excition mécanique de la moelle qui résulte de la décapitation rapide provoque chez les grenouilles un accès tétanique plus durable que le mouvement du muscle qui suit la section du nerf moteur.

D'un autre côté, la secousse musculaire réflexe, obtenue par l'excitation d'un nerf sensitif, dure beaucoup plus que celle produite par l'excitation du nerf moteur (Wundt). Il en est de même pour la secousse produite par l'excitation d'une racine antérieure intacte, en connexion avec la moelle, et celle de la racine après section (Cyon). La première a la forme de la secousse réflexe; l'excitation s'est propagée dans les deux sens, du côté de la périphéric et aussi du côté de la cellule motrice qui a reçu l'excitation et l'a renvoyée au muscle; celui-ci, sous l'influence de ces deux ondes d'excitation marchant à la suite l'une de l'autre et très rapprochées, a accompli une secousse plus grande d'apparence unique, mais en réalité formée par la fusion de deux secousses.

La conséquence de la loi de l'ébranlement prolongé des cellules sous l'influence des excitations, c'est que la moelle présente à un haut degré les phénomènes de *sommation* ou d'addition latente : une excitation électrique insuffisante et par conséquent inefficace à produire le réflexe, peut devenir efficace par sa répétition : les effets successifs s'ajoutant, produisent un état vibratoire cellulaire, de plus en plus ample, qui, finalement, produira un effet musculaire réflexe (Pflüger, Setschenow, Tarchanoff, Baxt, Stirling). Celui-ci se fera d'autant plus attendre que les excitations seront plus espacées (toutes les deux secondes, intervalle limité). L'effet maximum est produit par dix-huit ou vingt excitations à la seconde. Si l'on remarque que ce chiffre est également celui des innervations motrices volontaires, on est amené à penser que les cellules de la moelle épinière vibrent toujours suivant ce rythme. Ces faits sont importants à connaître et permettent de comprendre comment, dans certains cas pathologiques, des excitations centripètes en apparence insignifiantes, finissent par produire, par leur prolongation, un ébranlement de la moelle épinière, qui se traduit par des réactions réflexes, tétaniques (tétanos, éclampsies).

1° *Loi de la coordination.* — Elle exprime ce fait que les réactions motrices de la moelle épinière sont adaptées, appropriées à un résultat ; la préservation ou la défense (Descartes). Elles sont en général telles qu'elles ont pour effet de soustraire la partie à l'influence de l'irritant ou de repousser l'excitant lui-même. C'est ainsi que le membre étendu se fléchit si on pince un orteil, et que si l'irritant (acide acétique) est appliqué à la région anale des mouvements appropriés des deux membres se produisent pour l'écarter. Mais des réactions motrices de la moelle épinière, d'une adaptation plus complexe encore, *semblant même dénoter une sorte de pouvoir perceptif de cet organe*, peuvent se montrer, comme dans l'expérience de Pflüger. Il place une goutte d'acide acétique sur le haut de la cuisse d'une grenouille décapitée, la patte du même côté se lève et essaye d'essuyer l'endroit irrité ; il coupe alors la patte, l'acide acétique étant appliqué comme auparavant. l'animal répète les mêmes essais, mais, ne pouvant atteindre le point irrité avec son moignon, lève l'autre patte après quelques instants d'agitation et comme d'*indécision apparente* et essaye de déplacer l'agent irritant[1].

Quelque difficile que soit l'interprétation de ces faits, on ne saurait doter la moelle épinière d'un pouvoir perceptif. Il est établi que les phénomènes de conscience et de perception vraies appartiennent chez l'homme aux hémisphères cérébraux, la moelle n'étant douée que du pouvoir réflexe. Nous

---

[1] Voir également fonctions de la moelle et des ganglions sous-encéphaliques pour plus de détails sur les actions réflexes coordonnées.

sommes donc autorisés par induction à regarder les actes appropriés, quelque compliqués qu'ils puissent paraître, accomplis par la moelle des animaux, comme des actes réflexes, sans intervention de conscience vraie, si rudimentaire qu'on la suppose.

Les propriétés qu'ont les cellules nerveuses médullaires de recevoir l'excitation transmise, de la conserver et de l'amplifier en la dispersant si elle est répétée, suffisent à donner une explication satisfaisante des faits, surtout si l'on considère que les connexions commissurales des centres médullaires des deux moitiés de la moelle, réunissent les centres dans une association physiologique pour une exécution de mouvements de même genre des membres homologues. L'intervention primitive de la volonté pour l'exécution des actes coordonnés de préservation et de défense, et l'habitude acquise par leur répétition, ont fini par produire une sorte d'*organisation de l'expérience antérieure*. On comprend alors très bien que si, dans l'expérience de Pflüger, le

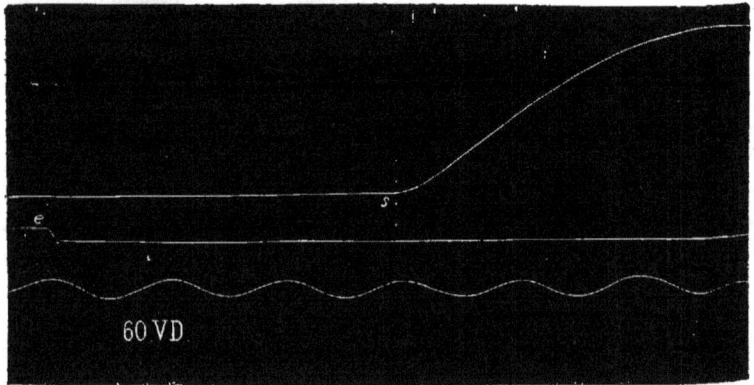

Fig. 80. — Durée de l'acte réflexe chez la grenouille.

fait d'essuyer la peau irritée ne fait pas cesser l'irritation du nerf centripète, et par suite l'ébranlement cellulaire qui a provoqué la réaction motrice unilatérale (section de la patte, ou sans section de celle-ci, entretien de l'irritation), cet ébranlement grossissant est transmis par irradiation à la substance grise du côté opposé et met à son tour en jeu la patte de ce côté, par association d'actes réflexes[1].

Vitesse ou temps perdu des actions réflexes. — C'est le temps employé par les cellules de la substance grise pour reporter sur les nerfs centrifuges

[1] Lorsque l'axe cérébro-spinal est intact, c'est la volonté qui détermine les mouvements complexes, qui peuvent se continuer ensuite d'une manière purement réflexe, la volonté n'intervenant à nouveau que pour modifier ou arrêter le mouvement. C'est Prochaska qui un des premiers a montré que des mouvements complexes, adaptés à un but, peuvent se produire avec ou sans conscience et a proclamé le pouvoir excito-moteur de la moelle épinière. Il est curieux de voir à la même époque (1794) un littérateur, X. de Maistre, dans son *Voyage autour de ma chambre*, exposer son système de l'*âme* et de la *bête*, où il fait une étude complète et très remarquable des actions réflexes coordonnées, inconnues alors de tous les médecins.

l'excitation transmise à la moelle pour le nerf centripète, défalcation faite par conséquent du temps employé par le transport de l'excitation dans le nerf sensitif et moteur, ainsi que pour la contraction musculaire dans le réflexe total. Il est facile de le déduire des expériences avec graphiques qui nous ont servi plus haut pour mesurer la vitesse de l'action nerveuse dans les nerfs sensitifs et moteurs chez la grenouille. (Voir p. 152.)

Reportons-nous à la figure 74. Dans cette expérience, le temps perdu total (t c) qui s'écoule entre le moment de l'excitation du nerf sensitif près de la moelle (en n) et la contraction du muscle gastro-cnémien du côté opposé est égal à 21 vibrations du diapason de 500 VD à la seconde. soit 0'',042 et constitué par le temps qu'a mis l'excitation à passer du nerf sensitif au nerf moteur du côté opposé, c'est-à-dire par le temps perdu du réflexe transversal cherché, augmenté du temps (t^u) employé pour le transport de l'excitation dans le nerf moteur jusqu'au muscle, et du temps perdu de ce muscle (t^m). Or le tracé 2 de la figure 73 montre que le temps perdu de la secousse lors de l'excitation du nerf moteur près de la moelle (en n') est égal à 6 vibrations du diapason, soit 0'',012, par suite le temps perdu cherché du réflexe transversal = 0,042 — 0'',012 0'',03.

Le temps perdu des réflexes est variable et dépend du degré d'excitabilité de la moelle ainsi que de l'intensité de l'excitation qui provoque le réflexe. Le froid l'augmente, la strychnine le diminue beaucoup. Il est plus court pour le réflexe unilatéral que pour le réflexe transversal.

Les graphiques suivants permettent de comparer la durée totale de l'acte réflexe dont la secousse musculaire est la réaction finale chez la grenouille à celle de l'acte réflexe ayant pour conséquence la décharge électrique chez la torpille, en même temps qu'ils montrent l'influence de l'espèce animale. Le tracé de la figure 80 a été

Fig. 81. — Durée du réflexe électrique chez la torpille.
Décharge d enregistrée par le signal Deprez.

obtenu en excitant la peau de la patte d'une grenouille en c et en enregistrant la secousse c du membre opposé. La durée totale de réflexe (3 vibrations du diapason de 60 VD) est égale 0,05 de seconde.

La figure 81 représente le graphique de la décharge réflexe de l'organe électrique *d* reçue et inscrite par le signal électrique de Deprez à la suite de l'excitation au moment *e* de la peau. Le temps perdu total du réflexe dans ce cas (7 vibrations du diapason de 60 VD, est beaucoup plus long [1].

2° Automatisme des centres. — Tonus musculaire.

L'excitation peut naître spontanément dans les cellules, sous l'influence de la volonté et en dehors de cette influence. Laissant de côté l'étude des actions volontaires, il ne sera question ici que des mouvements qui se produisent en dehors de la volonté et en apparence sans cause et désignés pour cela sous le nom de *mouvements automatiques*. Toutefois nous verrons que pour beaucoup de ces mouvements on a pu reconnaître les causes d'excitation des cellules qui les entretiennent.

Les mouvements automatiques peuvent être divisés : 1° en mouvements rythmiques, c'est-à-dire consistant dans la succession régulière et alternative de contractions et de repos de certains muscles ou de certains groupes de muscles (mouvements du cœur, mouvements de la respiration) ; 2° en mouvements toniques dans lesquels la contraction est durable et persistante, quoique sujette à des variations d'intensité (contractions toniques des muscles, des vaisseaux, de l'iris, tonus musculaire).

Tonus musculaire [2]. — Dans l'étude du pouvoir réflexe des cellules, nous avons procédé comme si les éléments étaient à l'état de repos permanent et ne passaient à l'état d'activité temporaire ou intermittente que sous l'influence des excitations artificielles portées sur les fibres centripètes. Or la moelle est en réalité à l'état d'activité permanent. La contraction tonique, constante des sphincters ne peut en effet être entretenue que par des excitations rythmées parties de la moelle et qui leur sont transmises par les nerfs moteurs.

La tonicité des autres muscles qui n'est pas apparente dans l'état normal se manifeste tout particulièrement quand leurs antagonistes sont paralysés. Dans la paralysie de la 7e paire, par exemple, c'est la raison de la déviation permanente des traits de la face, du côté opposé au nerf paralysé. De même quand les extenseurs d'un membre sont paralysés, la contraction tonique des fléchisseurs entraine la flexion permanente du membre, etc.

[1] Le temps perdu de la manifestion électrique réflexe, beaucoup plus long que celui de la secousse réflexe chez la grenouille, a une double cause et tient d'une part à la lenteur de conduction plus grande dans les nerfs de la torpille (7 à 8 mètres par seconde) que dans les nerfs de la grenouille et d'autre part à la durée de l'acte médullaire de réflexion plus grande dans le premier cas que dans le second. En tenant compte de la différence de vitesse de la vibration nerveuse et de l'absence de période d'excitation latente dans l'organe électrique, la durée de l'acte réflexe médullaire est plus de deux fois plus longue chez la torpille que chez la grenouille.

[2] Pour les autres mouvements toniques, voir la Physiologie spéciale, en particulier centres et nerfs vaso-moteurs, qui entretiennent le tonus vasculaire.

Le tonus musculaire est une action réflexe, qui implique par conséquent l'état d'intégrité des trois parties de l'arc diastaltique, fibre centripète, substance grise, nerf centrifuge : ces parties sont dans un état d'activité constante sous l'influence d'excitations centripètes latentes arrivant continuellement de la périphérie. C'est ce que démontre l'expérience de Brondgeest, répétée par Rosenthal, à savoir que la section des nerfs centripètes d'une partie en état tonique en fait immédiatement cesser le tonus. Inversement l'état tonique des sphincters, par exemple, est augmenté, et ceux-ci se resserrent plus fortement quand les orifices muqueux qu'ils protègent sont excités anormalement (fissure à l'anus). Si donc des excitations partent incessamment de la moelle et avec un rythme déterminé et entretiennent le tonus musculaire, elles ne s'y engendrent pas. De même pour les convulsions en apparence spontanées qui suivent l'empoisonnement par la strychnine, elles paraissent également avoir leur origine dans les excitations latentes périphériques, l'état d'hyperexcitabilité de la moelle par le poison étant d'ailleurs la condition première et nécessaire de l'amplification et de la dispersion des excitations centripètes. C'est ce que prouve une expérience de Magendie en montrant que les convulsions strychniques ne se produisent pas chez la grenouille dont toutes les racines postérieures sont coupées. S'il en reste une, les convulsions spontanées se montrent générales. Il en est de même chez une grenouille écorchée et décapitée pour écarter les excitations de la volonté, les accès tétaniques strychniques ne se produisent plus spontanément.

Centres des mouvements rythmiques. — Les principaux sont ceux de la respiration et du cœur. Les manifestations de l'activité fonctionnelle du cœur et des muscles de la respiration si immédiatement nécessaires à la vie sont sous la dépendance de centres spinaux et cardiaques. Ces centres pourraient être excités à fonctionner et par conséquent dégager la force nécessaire au mouvement, sous la seule stimulation nutritive et celle de certains principes du sang, en dehors de toute excitation venue du dehors. Ils mériteraient donc bien la qualification d'*automatiques*. C'est ainsi, par exemple, que pour le centre respiratoire bulbaire, la cause de l'activité des cellules de ce centre serait dans la composition du sang. Quand le sang est saturé d'oxygène, le nœud vital suspend son activité. Lorsque, au contraire, il est peu chargé d'oxygène, les mouvements respiratoires deviennent plus forts. Mais il n'en est pas moins vrai qu'à l'état normal le rythme respiratoire est réglé aussi en partie par des excitations nerveuses centripètes réflexes. C'est la suppression des excitations périphériques pulmonaires qui, dans la section des deux nerfs pneumogastriques, modifie si profondément en le ralentissant le rythme de la respiration. C'est leur rétablissement artificiel qui, lors de l'excitation modérée des bouts centraux de ces nerfs, ramène la respiration au type normal.

Pour les mouvements rythmiques du cœur, voir *Centres cardiaques* ou chapitre de la *Circulation*, et muscle cardiaque pour l'explication du rythme.

3° Phénomènes d'arrêt ou d'inhibition.

Une autre propriété des cellules nerveuses est la suivante : leur activité propre ou communiquée peut être arrêtée par une excitation venue d'un autre point des centres nerveux ou de la périphérie. Cette propriété des cellules, d'être arrêtées dans leur fonctionnement par action nerveuse, constitue le *phénomène d'arrêt* ou *d'inhibition*, et il se rencontre dans toutes les parties du système nerveux. Ici nous aurons surtout en vue l'arrêt le mieux connu, celui qui se montre dans les mouvements automatiques. La plus importante de ces actions nerveuses d'arrêt, et la plus anciennement connue, est celle exercée dans l'expérience dite de Weber, par l'excitation du bout périphérique du nerf pneumogastrique coupé : le cœur s'arrête en diastole, d'où le nom de *nerf d'arrêt* ou *frénateur* du cœur donné au pneumogastrique. Pareillement l'excitation de certains nerfs, dits *vaso-dilatateurs* (corde du tympan) provoque par action centrifuge la paralysie de la tunique musculaire des vaisseaux qui se laissent alors dilater sous la pression sanguine. Dans ces cas, l'action inhibitoire a lieu à la périphérie, à la suite d'excitations artificielles portées sur des conducteurs nerveux centrifuges par rapport aux centres nerveux proprement dits. Physiologiquement donc ces nerfs servent de voie aux excitations qui, parties des centres, vont exercer leur action inhibitoire à la périphérie. C'est l'inhibition périphérique. Dans d'autres cas l'arrêt du mouvement a lieu par action nerveuse centripète. L'exemple le plus remarquable de ce genre d'inhibition est l'arrêt des mouvements de la respiration par excitation des fibres nerveuses centripètes, des nerfs pneumogastriques et du larynx supérieur. L'inhibition est dite alors centrale.

Si l'inhibition a son siège dans les cellules nerveuses, on doit retrouver ces éléments dans tous les cas où le phénomène se produit, aussi bien dans l'inhibition périphérique que dans l'inhibition centrale. Pour l'arrêt des mouvements de la respiration à la suite d'excitation centripète des fibres du nerf vague, évidemment la seule explication possible est celle qui consiste à admettre que l'action centripète a déterminé dans le centre automatique bulbaire de ces mouvements une suspension d'action ; les nerfs respiratoires n'étant plus excités par le centre bulbaire, il en résulte tout naturellement un arrêt des mouvements de la respiration. Les nerfs d'arrêt dans ce cas agissent sur les cellules nerveuses dans lesquelles se produit l'excitation qui entretient le mouvement automatique.

L'analogie devait faire supposer que l'inhibition périphérique se produit par le même mécanisme. L'histologie, en montrant l'existence des centres périphériques sur le trajet des nerfs cardiaques dans le cœur, et des nerfs vaso-dilatateurs dans les vaisseaux, la physiologie, d'autre part, en faisant connaître l'action de ces centres, ont étayé cette théorie. Le cœur possède en son sein des ganglions nerveux qui sont des centres moteurs automatiques du cœur et grâce auxquels cet organe continue à battre après qu'il a été séparé du corps. De même, les petits ganglions ou les cellules disséminées sur le trajet des nerfs vaso-dilatateurs, sont des centres moteurs à activité autonome, qui contribuent pour une part à entretenir le tonus de vaisseaux. L'arrêt du cœur par excitation des nerfs vagues, ou la paralysie des muscles des vaisseaux par excitation des nerfs vaso-dilatateurs aurait lieu par l'intermédiaire de ces centres périphériques qui suspendraient leur action[1].

On peut aller plus loin et se représenter d'une façon théorique l'action inhibitoire exercée par les nerfs d'arrêt sur les cellules automotrices. Pour le cœur, ces cellules automotrices sont des cellules de Beale, possédant par conséquent deux prolongements, l'un spiral (fibre sympathique), l'autre droit (fibre du pneumogastrique[2]). La cellule à fibre spirale (fig. 82) dégage donc constamment, en vertu de son activité propre, l'excitant transmis à la fibre spirale sympathique (s), qui le communique à son tour à la fibre musculaire cardiaque qui se contracte. (Voir *Système névro-musculaire du cœur* pour plus de détails et pour l'explication du rythme cardiaque.) On peut concevoir que les excitations du courant faradique, portées sur les nerfs pneumogastriques, ou celles émanées du centre modérateur bulbaire, transmettent à la cellule spirale, par l'intermédiaire de sa fibre droite Pn un ébranlement qui diminue ou fasse équilibre, en l'annihilant, à l'ébranlement qui constitue le mode d'activité propre de la cellule : le ralentissement ou l'arrêt des pulsations du cœur en sera la conséquence. C'est la théorie que Cl. Bernard a indiquée sous le nom de *théorie de l'interférence nerveuse*, rapprochant l'action inhibitoire produite des phénomènes d'interférence étudiés en physique[3]. La même représentation théorique peut servir à expliquer l'action inhibitoire vaso-dilatatrice. (Voir, pour les détails, *Nerfs vaso-dilatateurs*.)

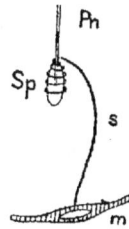

Fig. 82.

Les centres nerveux supérieurs exercent une influence modératrice sur les réflexes. — Outre que la volonté peut enrayer certains réflexes et les émotions arrêter les mouvements automatiques[4], on a montré (Setschenow) qu'une section de la moelle au-dessous du bulbe augmentait d'une façon

---

[1] On a supposé aussi que les nerfs modérateurs du cœur se rendent dans les fibres musculaires de cet organe, et on a attribué à ces nerfs la faculté de rendre directement les fibres musculaires cardiaques incapables de se contracter.

[2] Des recherches récentes tendent à démontrer que la fibre pneumogastrique est la fibre spinale.

[3] L'expérience suivante pourra peut-être permettre de mieux comprendre l'action nerveuse d'arrêt : on isole sur une grande longueur le nerf d'une patte galvanoscopique de grenouille et on l'introduit, comme le faisceau de fils de fer, dans une petite bobine à fil fin bien isolé, qui peut être, à volonté, traversé par un fort courant de pile, si, excitant l'extrémité sortante du nerf par un courant induit tétanisant juste suffisant, on remarque que le tétanos ainsi provoqué dans les muscles de la patte de grenouille cesse ou réapparaît suivant qu'on ferme ou qu'on ouvre le circuit de pile avec la bobine. Eh bien! de même que les molécules nerveuses sont fixées par une sorte de polarisation pendant le passage du courant dans l'expérience ci-dessus, de même l'état vibratoire moléculaire de la cellule spirale est arrêté par l'excitation qui lui arrive par la fibre droite.

[4] Respiration, cœur, tonus des sphincters, tonus vasculaire.

considérable son pouvoir réflexe. Les lobes optiques chez la grenouille constitueraient un deuxième centre modérateur des réflexes. L'excitation de ces lobes, les hémisphères étant enlevés, non seulement diminuerait, mais pourrait même arrêter le pouvoir réflexe de la moelle. Il faut considérer d'un autre côté que des sections successives de divers segments supérieurs de la moelle augmentent, au fur et à mesure qu'on descend plus bas, l'excitabilité réflexe du segment inférieur, sans qu'on soit autorisé pour cela à dire que les segments supérieurs jouent le rôle de centre modérateur pour les réflexes des segments qui sont au-dessous. Étant donné la propriété de la substance grise médullaire de disperser les excitations, on peut comprendre que l'ébranlement médullaire, produit par une excitation centripète donnée, sera d'autant plus grand, et la réaction plus forte, que la dispersion de l'excitation sera moins étendue. Mais il n'en reste pas moins vrai que le cerveau est un centre modérateur des actions réflexes ainsi que des mouvements automatiques.

4° Régulation de la nutrition des nerfs.

Un dernier rôle de la cellule, c'est la régulation de la nutrition des nerfs. Ce rôle des cellules a été révélé par l'histologie et bien étudié par A. Waller qui a fait connaître, sous le nom de *dégénération* des nerfs, les altérations qui se montrent dans les fibres nerveuses séparées de leurs *centres trophiques*.

Dégénération des nerfs. — Lorsqu'un nerf est sectionné, le bout périphérique subit une altération qui est déjà très manifeste après une semaine (il a déjà perdu, en quatre jours chez tous les animaux, sa propriété physiologique, son excitabilité et ne fait plus contracter les muscles quand on l'excite). Pour le nerf moteur, l'altération progresse du point de section vers la périphérie, et de la périphérie au centre pour le nerf sensitif, c'est-à-dire selon le sens de la conduction nerveuse physiologique.

Si on coupe les racines nerveuses avant leur coalescence (la racine postérieure entre le ganglion intervertébral et la moelle[1]), on constate, pour la racine antérieure, que le bout périphérique seul s'altère, tandis que le bout qui tient à la moelle reste inaltéré. Pour la racine postérieure, c'est le bout qui tient au ganglion qui reste inaltéré, alors que le bout central s'altère. Si la section est faite au delà du ganglion, le bout central de la racine postérieure reste inaltéré. La conclusion, c'est donc que les cellules de la substance grise de la moelle sont le centre trophique des fibres nerveuses motrices, tandis que pour les fibres sensitives ce sont les cellules du ganglion intervertébral qui jouent ce rôle. Cette observation démontre de plus que la cellule exerce son action trophique sur ses deux espèces de prolongements cylin-

[1] Pour ces expériences, A. Waller a opéré sur la deuxième paire cervicale chez le chat. Chez cet animal, la deuxième paire rachidienne offre cette particularité anatomique, que la coalescence des racines se fait en dehors du canal rachidien. La section isolée des racines peut donc se faire sans ouvrir le canal vertébral, condition importante pour la survie des animaux.

draxiles et protoplasmiques. On a fondé sur les faits découverts par Waller une méthode d'investigation anatomique (méthode wallérienne) pour démêler dans les nerfs complexes, au moyen de sections nerveuses convenablement faites et par l'étude microscopique de l'altération consécutive, l'origine et la nature (centripète ou centrifuge) des fibres qui les composent.

CHIMIE PHYSIOLOGIQUE DU NEURONE

Conditions du fonctionnement du tissu nerveux. — *Composition chimique.* — Le tissu nerveux mélangé à d'autres éléments anatomiques (vaisseaux, sang, tissu conjonctif) dont il est impossible de le séparer, offre une composition chimique complexe et imparfaitement connue. En outre la substance grise diffère de la substance blanche.

Comme tout tissu de cellules, la substance grise est riche en matières albuminoïdes. Pour les nerfs le cylindraxe, émanation de la cellule, a des réactions micro-chimiques du tissu gris.

La myéline des tubes nerveux, liquide ou demi-liquide sur le vivant, est formée de corps de la série grasse; la gaine est de nature conjonctive et élastique.

Le *protagon* qu'on isole de la substance blanche par l'éther et l'alcool n'est peut-être pas un corps chimique mais un mélange de *lécithine* et d'un glucoside, la *cérébrine*.

La cholestérine et la *neuro-kératine* complètent les principes constitutifs de la substance nerveuse. La neuro-kératine analogue de la kératine de l'épiderme, est remarquable par sa résistance aux réactifs, et forme une enveloppe à la myéline des nerfs.

Dans le cerveau, on constate la présence des produits de désassimilation des substances albuminoïdes (créatine, xanthine, hypoxanthine, acide urique de la nucléine); dans les cendres la prédominance du potassium et de l'acide phosphorique.

	SUBSTANCE GRISE	BLANCHE
Eau.	80,85 p. 100	65,76
	A L'ÉTAT SEC	
Substances albuminoïdes et glutine.	55,57	24,72
Lécithine.	17,24	9,90
Cérébrine.	0,53	9,55
Cholestérine et graisse.	18,68	51,90
Substance insoluble dans l'éther	6,71	3,34

La substance blanche a une réaction neutre ou légèrement alcaline. La substance grise est légèrement acide *même à l'état de repos* cérébral (acide lactique). Sous l'influence du travail cérébral, on a signalé l'augmentation de l'excrétion du phosphore par les urines, et l'exagération de l'acidité de la substance grise. L'intensité des échanges nutritifs plus grande dans la substance grise que dans la blanche, est le résultat de la différence de l'activité fonctionnelle. La vascularité relative si différente des deux substances nerveuses parle dans le même sens. L'activité constante de la substance grise, malgré la présence dans le tissu d'une grande quantité de sang alcalin, indique bien d'un autre côté l'intensité des réactions chimiques qui s'y passent.

Influence du sang sur le fonctionnement des centres nerveux. — Comparés aux centres nerveux, les nerfs sont dans une remarquable indépendance du sang et de la circulation. Un nerf isolé dans une certaine étendue de son parcours, et par conséquent soustrait à la circulation, conserve ses propriétés physiologiques un temps considérable (des heures), pourvu toutefois qu'on l'empêche de se dessécher et que sa terminaison (centrale ou périphérique pour les nerfs sensitifs ou moteurs) conserve ses relations vasculaires[1]. La substance grise, au contraire, et les terminaisons nerveuses, suspendent leurs fonctions dès qu'on y interrompt la circulation, comme le démontrent les expériences suivantes :

a). *Expérience de Sténon.* — Si chez un lapin on pose une ligature sur l'aorte abdominale isolée au niveau des reins, on produit presque instantanément une paralysie du train postérieur, pour le mouvement et la sensibilité ; la paraplégie disparaît et les fonctions réapparaissent bientôt si on laisse la circulation se rétablir, en dénouant la ligature.

b). La ligature simultanée des artères carotides et vertébrales (Vulpian), ou l'injection de poudre inerte (lycopode) dans les artères du cerveau (Flourens, Vulpian), provoque la *syncope cérébrale* presque instantanée ; le fonctionnement cérébral réapparaît par le rétablissement de la circulation (enlèvement des ligatures artérielles).

Si, laissant persister l'arrêt de la circulation, on recherche comment disparaît l'excitabilité nerveuse et musculaire sous cette influence, on constate que le nerf perd bientôt sa faculté de provoquer la contraction du muscle (après un quart ou une demi-heure) alors que le muscle conserve sa contractilité beaucoup plus longtemps. Toutefois, le nerf a conservé ses propriétés physiologiques et physiques (voir plus haut) comme le muscle ; si l'excitation portée sur le nerf n'est pas transmise au muscle, c'est qu'il y a interruption dans la continuité de substance entre le nerf et le muscle, par le fait de l'arrêt de la circulation à la terminaison périphérique du nerf (plaque terminale probablement).

Les mêmes expériences que ci-dessus peuvent être faites chez les animaux inférieurs. La ligature du bulbe aortique sur la grenouille, qui interrompt la circulation, suspend d'abord le fonctionnement des centres (cerveau et moelle), mais plus tardivement que chez les animaux supérieurs (une demi-heure en

---

[1] Un certain nombre de faits semblent démontrer que les nerfs sont pour ainsi dire *infatigables*. Si un muscle, tétanisé par l'intermédiaire du nerf, cesse de réagir au bout de peu de temps, ce résultat n'est pas le fait de la fatigue du nerf non plus que du muscle qui reste directement excitable, mais celui d'une altération fonctionnelle de la plaque motrice. Si on tétanise par leur extrémité périphérique les deux nerfs sciatiques coupés d'une grenouille pendant que l'on produit dans l'un d'eux un fort anélectrotonus, le muscle de celui-ci n'entre pas en contraction au-dessous. Quand le tétanos de l'autre patte vient à cesser, supprime-t-on l'anélectrotonus du nerf, immédiatement les muscles correspondants se tétanisent comme si le nerf venait d'être excité (Bernstein). Les phénomènes acoustiques que provoque dans le téléphone l'état oscillatoire de la variation négative du nerf tétanisé montrent également que celui-ci est excitable pendant des heures sans fatigue, et qu'il ne meurt pas plutôt qu'un nerf laissé au repos (Wedensky). Tous ces faits indiquent que le processus nutritif du nerf est plus intense et en rapport avec la petite quantité de travail à fournir (processus de détente). Il n'en est pas de même pour la substance grise et pour le muscle.

été, une à deux heures en hiver); l'animal perd peu à peu ses mouvements volontaires et réflexes, la perte de l'excitabilité nerveuse et musculaire ne survenant que beaucoup plus tard. Si avant cette action ultime, on vient à dénouer la ligature aortique, la circulation se rétablit sous l'influence des contractions persistantes du cœur, et on voit alors réapparaître après un temps plus ou moins long (un quart d'heure à une heure), les fonctions des centres, d'abord les actions excito-motrices ou réflexes, puis les actions volontaires, assistant ainsi à une véritable résurrection de l'animal.

TISSU GLANDULAIRE

PHYSIOLOGIE GÉNÉRALE DES SÉCRÉTIONS

Le **tissu glandulaire**, dépendance du tissu épithélial, est formé d'éléments développés aux dépens du feuillet externe ou du feuillet interne du blastoderme et différenciés en vue de l'élaboration de certains principes chimiques nécessaires au fonctionnement de l'organisme tout entier, ou en vue de la séparation de certaines substances nuisibles destinées à être éliminées. La propriété caractéristique de ce tissu est la *sécrétion*.

Sécrétion élémentaire diffuse. — Mais cette propriété qui est arrivée à un haut degré de spécialisation, par suite de la division du travail physiologique, dans les organismes composés, existe aussi dans les organismes les plus simples, même dans les organismes unicellulaires, et nous voyons, par exemple, l'amibe qui a absorbé, pour s'en nourrir, un grain d'amidon, ou une petite proie albuminoïde produire par une activité de son protoplasma qu'on peut qualifier de sécrétion véritable, des liquides et des ferments solubles appropriés à la digestion de ces aliments. C'est là un premier type de sécrétion : le liquide produit, après avoir rempli son rôle, est résorbé et réassimilé par la masse protoplasmique tout entière. Il est dit, suivant la terminologie des anciens, *récrémentitiel*.

Envisageons maintenant un autre cas. Par suite des actions chimiques nutritives, oxydations, etc., qui se passent dans sa masse, le protoplasma de l'être unicellulaire est encombré de substances usées, inutiles, dont il doit se débarrasser sous peine d'être infecté par ses propres déchets. Ces déchets il les sépare de sa substance et les exsude à l'extérieur, il les *excrète* comme on dit. Et c'est là le type de la sécrétion dite *excrémentitielle*. C'est ainsi que nous voyons les globules de levure de bière *excréter*, dans le milieu où ils vivent, du sucre, etc., et les nombreux microbes que nous cultivons aujourd'hui excréter dans leur milieu de culture, des produits solubles dont l'action physiologique ou pathogénique nous étonne par sa puissance et auxquels se rattachent les virus.

Cellules sécrétantes. — Ce que fait le protoplasma non différencié des organismes unicellulaires, le protoplasma spécialisé des cellules dites sécrétantes des organismes composés, le fait aussi. Ces cellules sécrétantes peuvent d'ailleurs être isolées au milieu d'autres cellules comme on le voit, par exemple, sur les surfaces cutanée ou intestinale de beaucoup d'invertébrés, où, parmi les cellules épithéliales de revêtement, sont disséminées des cellules glandulaires ou *glandes unicellulaires*. Chez les vertébrés, ces glandes unicellulaires existent aussi, ce sont les *cellules caliciformes* de la muqueuse intestinale. Elles produisent un mucus qui s'échappe par l'orifice du calice.

Glandes. — Mais, le plus souvent, les cellules sécrétantes sont groupées en amas creux, disposées en forme de *tube* ou de *grappe* et logées, quand elles sont de petites dimensions, dans l'épaisseur même de la membrane dont elles ne sont qu'une dépression, qu'une invagination, s'étendant, au contraire, à une plus ou moins grande distance au-dessous de cette membrane sur laquelle elles viennent d'ailleurs toujours s'ouvrir, quand elles sont volumineuses. Ces amas constituent les *glandes* proprement dites.

Nerfs des glandes. — Le groupement de ces cellules en amas ne paraît modifier en rien le phénomène élémentaire de la sécrétion proprement dite, c'est-à-dire de l'élaboration d'un produit utile pour l'organisme ou de la séparation des produits nuisibles. Le protoplasma travaille toujours, au fond, de la même façon. Mais, dans la cellule spécialisée, il fabrique son produit (salive, suc gastrique, suc pancréatique, etc.) d'avance et en vue d'un besoin futur. Et, comme la mise en œuvre de ce produit devra être faite non pas sur place, dans le protoplasma même, comme dans le cas de l'amibe saccharifiant son grain d'amidon, mais à une distance plus ou moins grande de la cellule productrice, il faut que cette cellule soit avertie, en quelque sorte automatiquement, du moment où elle devra livrer sa sécrétion, et alors cette cellule se met en rapport par l'intermédiaire d'un *arc nerveux* (v. p. 164), avec la surface sur laquelle elle devra, au moment voulu, déverser son produit. Il y a donc, et il est nécessaire qu'il y ait, au moins pour les sécrétions intermittentes ou rémittentes, des *nerfs sécrétoires*. Ces nerfs viennent se terminer dans ou sur le réticulum protoplasmique de la cellule qu'ils font contracter de manière à ce qu'il expulse rapidement son contenu. Ces nerfs sécrétoires sont en réalité des nerfs *moteurs glandulaires*.

Vaisseaux. — L'abondance (plus de 50 litres de salive en vingt-quatre heures chez le bœuf) et la régularité de production de l'humeur sécrétée exigent aussi que les glandes soient bien pourvues de vaisseaux sanguins pour apporter tous les matériaux de la sécrétion. Et c'est ce qui a lieu. Chaque cul-de-sac glandulaire ou *acinus* est entouré d'un réseau capillaire si riche, que Ruysch avait pu croire que les glandes ne sont que des lacis vasculaires. Comme pour tous les tissus épithéliaux (le foie et le pancréas font seuls exception), les capillaires ne pénètrent jamais entre les cellules, mais en restent toujours séparés par la mince *membrane propre* de la glande et par des espaces lymphatico-conjonctifs remplis de plasma interstitiel où les cellules puisent directement les matériaux de la sécrétion. Comme tous les vaisseaux, ceux des glandes reçoivent des nerfs moteurs destinés à en modifier le calibre et, par suite, le débit du sang qui arrive aux glandes (*nerfs vaso-constricteurs, vaso-dilatateurs*).

Théorie de la sécrétion. — En ne considérant que les glandes vraies (acineuses et tubuleuses) sur lesquelles ont surtout porté les recherches des expérimentateurs, il est démontré aujourd'hui que la sécrétion est indépendante de toute filtration pure et simple par augmentation de pression du sang, quoiqu'elle soit indirectement en rapport avec l'état de la circulation dans la glande, puisque c'est le sang qui, en définitive, fournit les matériaux de la sécrétion. Cl. Bernard, qui a découvert l'état d'*hypérémie intense* que présentent les glandes en travail et la coloration *rouge du sang veineux* qui en sort, crut d'abord que la sécrétion était due à l'augmentation de pression sanguine résultant de cette congestion et à une exosmose corrélative de plasma rapidement transformé par la glande. Mais Ludwig montra (1851), par plusieurs expériences décisives, qu'il n'en était rien et que toute sécrétion se faisait sous l'influence de nerfs *sécrétoires* propres. Toutefois ce que Cl. Bernard et Ludwig appelaient alors sécrétion, n'est en réalité que l'*évacuation* de l'humeur produite. Ils n'avaient pas encore étudié la sécrétion là où il faut l'étudier, c'est-à-dire dans la cellule.

La sécrétion proprement dite résulte essentiellement du travail propre de l'épithélium glandulaire qui choisit et puise dans le plasma interstitiel de la glande, alimenté lui-même par le sang, les matériaux à élaborer et qui les élabore sans l'intervention des nerfs. C'est là la première phase ou *phase chimique*. Puis vient la phase d'expulsion ou *phase mécanique* dans laquelle interviennent la circulation et les nerfs sécrétoires.

Rôle élaborateur de l'épithélium. — Le travail qu'exécute le protoplasma de la cellule glandulaire, est, en tout, comparable au travail d'assimilation nutritive de tout élément cellulaire en général, et il consiste en phénomènes chimiques encore mal connus : oxydations, hydratations, dédoublements, fermentations, portant sur les principes empruntés par l'élément sécréteur aux liquides interstitiels qui le baignent et au sang qui parcourt la glande.

Sécrétion et nutrition. — Dans l'organisme unicellulaire la sécrétion se confond avec la nutrition même, mais, dans les cellules sécrétantes spécialisées, on a admis à tort que la sécrétion n'est, en quelque sorte, qu'une nutrition exagérée de l'élément, nutrition dont l'*excédent* serait employé pour le bien des autres éléments de l'organisme. Les processus de la nutrition et de la sécrétion peuvent être analogues, mais, en réalité, ils ne se confondent pas et restent simplement juxtaposés et, par exemple, l'urée qu'on trouve dans la salive est le résultat de la désassimilation nutritive de la cellule salivaire, elle n'est pas le produit de la sécrétion spécifique de cette cellule.

Modifications histologiques de l'épithélium sécréteur et mode d'excrétion du produit. — Nous indiquerons, à propos des diverses sécrétions, les modifications histologiques que présente, pour chacune, l'élément glandulaire. D'une façon générale, *pendant le repos*, le protoplasma des cellules est le siège d'une élaboration qui accumule en lui la substance caractéristique de la sécrétion (*ferments divers, mucine*) et lui donne un aspect particulier. *Pendant le travail* de la glande, les cellules empruntent au sang une quantité plus ou moins grande d'eau avec laquelle elles versent au dehors le principe qu'elles ont sécrété, par une sorte de contraction. *Après la sécrétion*, les cellules, qui étaient volumineuses et transparentes à l'état de repos, sont devenues plus petites et granuleuses. Mais, dans une nouvelle période de repos, elles se gonflent de nouveau.

La présence dans certaines glandes (sous-maxillaire) d'une seconde espèce de cellules d'aspect différent (*croissants de Gianuzzi*) avait fait supposer à Heidenhain que, dans ces glandes, les cellules glandulaires subissaient une fonte complète et que les cellules des croissants étaient de jeunes cellules de remplacement. Il n'en est rien, et pour la plupart des glandes (dites en raison de ce fait *mérocrines*) la fonte n'est que *partielle*, la cellule gonflée se vide de son produit, mais son protoplasma ne se détruit pas et continue son travail. La *fonte épithéliale* et le remplacement des cellules détruites par de jeunes éléments qui se détruisent à leur tour, n'a lieu que pour les sécrétions sébacée et lactée (dites *holocrines*).

Modifications du sang dans les glandes. — Cl. Bernard a montré un des premiers que « toute sécrétion se fait en deux temps : le premier est la *période de formation*, aux dépens du protoplasma des cellules sécrétantes (et aux dépens du sang), de la substance qui doit être excrétée ; ce temps correspond au repos de l'organe. Le deuxième temps se réduit aux phénomènes d'*expulsion*; il répond à la *période d'activité motrice* de la glande ; c'est sur lui que portent plus spécialement les influences motrices exercées par le système nerveux. » Il a découvert aussi qu'à ces deux états de la glande, correspondent des différences dans la coloration du sang veineux. Dans l'état de repos qui est, en réalité, l'état d'*activité chimique* de la glande, le sang veineux est noir comme tout sang veineux en général, et, par exemple, comme celui des muscles qui se contractent. Dans l'état dit d'activité, le travail chimique est interrompu pour faire place à un simple phénomène *mécanique* d'excrétion dans lequel la glande n'emprunte sans doute au sang que l'eau nécessaire à diluer et à entraîner rapidement les principes formés dans les cellules pendant leur repos apparent. Le sang veineux est alors rouge et coule plus abondamment (quatre fois plus) par suite de la dilatation des vaisseaux. Il contient moins de CO_2 (ce qui explique sa rutilance) que le sang veineux général, car la glande élimine un liquide aqueux chargé d'une certaine quantité de CO_2. Il en est de même pour le rein dont le sang veineux sort toujours rouge, la sécrétion étant continue.

Enfin, indépendamment des modifications générales de nutrition, le sang des glandes est modifié non plus seulement par les principes que la glande lui *enlève* pour la sécrétion apparente, mais encore par les principes que cette glande lui *donne* et qui constituent la sécrétion *interne* (v. plus loin).

Influence du système nerveux sur les sécrétions. — C'est exclusivement, comme nous venons de le dire, sur la seconde phase ou *phase mécanique* de la sécrétion qu'agit le système nerveux. A ce point de vue, les sécrétions sont de véritables *mouvements réflexes* et presque tous les nerfs de sensibilité peuvent jouer le rôle de voie centripète pour un réflexe sécrétoire, aussi bien les nerfs de sensibilité spéciale que les nerfs de sensibilité générale. On connaît, à ce sujet, l'action du goût, de l'odorat, de la vue, sur la sécrétion salivaire, l'influence des excitations psychiques (souvenir, pensée, peur, joie, douleur, etc.) sur diverses sécrétions (larmes, sueur, etc.). Cette action nerveuse motrice s'exerce simultanément *sur les vaisseaux* de la glande et *sur les cellules* glandulaires. Quoique distincts et indépendants, les nerfs vaso-dilatateurs et les nerfs sécrétoires n'en concourent pas moins, à l'état normal, à l'accomplissement de cette phase mécanique de la sécrétion.

CENTRES SÉCRÉTOIRES. — Chaque sécrétion a un *centre* qui la commande, situé dans une partie plus ou moins limitée de l'axe nerveux gris (*moelle, bulbe, protubérance*). Nous décrirons ces divers centres à propos de chaque sécrétion en particulier. L'existence de centres sécrétoires dans l'*écorce du cerveau* n'est pas nettement démontrée, bien qu'on ait constaté la production de sueur par l'excitation du *gyrus sigmoïde* chez le chat (Vulpian) et la salivation par l'électrisation de l'écorce cérébrale (Lépine, Bochefontaine). Les ganglions du grand sympathique ne paraissent pas constituer des centres sécrétoires indépendants.

NERFS SÉCRÉTOIRES. — Nous relaterons, à propos de l'influence du système nerveux sur la sécrétion salivaire et la sécrétion sudorale (v. p. 205), l'historique, si plein d'enseignements, de la découverte de *nerfs glandulaires* propres, distincts et indépendants des *nerfs vaso-moteurs*, nerfs glandulaires que l'atropine paralyse et que la pilocarpine excite.

Pour ces deux espèces de glandes et pour les glandes lacrymales, l'existence des nerfs *excito-sécrétoires* appuyée sur des expériences précises ne laisse place à aucun doute. Elle a aussi été démontrée pour les glandes mammaires (P. Bert et Laffont). Il est évident que toutes les autres glandes de l'économie, le foie, le pancréas, etc., doivent être pourvues de nerfs semblables, bien qu'on n'ait pu encore en donner la preuve expérimentale.

A côté des nerfs dont l'excitation produit la sécrétion, quelques physiologistes en ont admis d'autres qui agissent d'une façon précisément inverse, c'est-à-dire qui arrêtent les sécrétions. On les a nommés *nerfs d'arrêt* ou *fréno-sécrétoires*. Ils sont les antagonistes des premiers. Cependant, si les actions d'arrêt produites par le système nerveux sur les glandes, soit par voie directe, soit par voie réflexe, sont manifestes et d'observation courante, l'existence de nerfs spéciaux d'arrêt paraît aujourd'hui moins certaine qu'on ne l'a cru autrefois, à l'époque où on ne distinguait pas suffisamment les actions sécrétoires des actions vaso-motrices ou vaso-dilatatrices. — On peut donc en conclure que les actions frénatrices et suspensives des sécrétions doivent s'exercer peut-être par la même voie que les actions excitatrices, et que c'est l'état des appareils périphériques qui détermine seul le résultat — excitation ou arrêt — dû à l'action nerveuse.

Action de diverses substances sur les sécrétions. — 1° *Substances excito-sécrétoires.* — Le *jaborandi* et son alcaloïde, la *pilocarpine*, sont, avec la *muscarine*, les plus importantes des substances qui excitent les sécrétions. L'injection sous-cutanée de 1 à 2 centigrammes de pilocarpine augmente rapidement toutes les sécrétions, salivaire, sudorale, pancréatique, biliaire, lacrymale, etc., et cette action est aujourd'hui très employée en thérapeutique. La sueur produite par la pilocarpine est *alcaline* et plus riche en urée que la sueur normale. La salive au contraire a les caractères de la salive mixte normale. — La pilocarpine agit par l'intermédiaire des nerfs sécrétoires et non pas directement sur l'élément glandulaire.

2° *Substances fréno-sécrétoires.* — La *morphine*, et surtout l'*atropine* et la *duboisine* arrêtent rapidement l'écoulement de salive et de sueur produit par la pilocarpine dont elles sont ainsi les antagonistes.

Classification et rôle des sécrétions. — Il existe une certaine confusion dans le langage médical ordinaire et dans celui de quelques physiologistes entre les termes sécrétion et excrétion. Le mot *excrétion* signifie, en premier lieu, l'acte mécanique d'expulsion, de sortie au dehors, lente ou rapide, d'un produit glandulaire quelconque.

Il signifie aussi pour certains auteurs, Robin, Cl. Bernard, une sécrétion *excrémentitielle*, c'est-à-dire un acte de dépuration séparant du sang des principes qui y sont préformés et devenus inutiles, tandis que la *sécrétion* proprement dite donne naissance à des principes nouveaux qui n'existent pas comme tels dans le sang, pepsine par exemple, qui sont utilisés par l'économie et finalement repris par l'absorption. — Au point de vue de leur nature et de leur but, les sécrétions sont donc : 1° *récrémentitielles* (sérosités, humeurs des glandes génitales, produit des glandes vasculaires sanguines, lait) ; 2° *récrémento-excrémentitielles* (tous les mucus, tous les liquides digestifs, les larmes, le *sébum* cutané) ; 3° *excrémentitielles* (sueur, urine, haleine, liquides amniotique et allantoïdien).

La division des sécrétions en *continues* et *intermittentes* est plus apparente que réelle. Toutes les sécrétions sont, en réalité, continues avec des rémittences et des exagérations plus ou moins manifestes, ces dernières coïncident avec des états d'excitation périodiques (sécrétions digestives), ou non périodiques (larmes, sécrétions génitales). La sécrétion lactée dont on a fait le type des sécrétions intermittentes est, au contraire, parfaitement continue quand elle est établie. Mais la glande qui la produit est soumise, comme les divers organes de l'appareil génital, à des périodes plus ou moins longues d'atrophie et de repos.

Sécrétions internes. — Un nouveau principe de distinction vient d'être introduit dans l'étude des sécrétions par la découverte récente de ce fait que la plupart des glandes, indépendamment de leur sécrétion normale qu'elles versent sur une surface cutanée ou muqueuse, posséderaient une sécrétion qui, à la manière de celle des glandes closes, serait versée dans le sang. C'est ce qu'on a appelé la sécrétion *interne*. Le pancréas, par exemple, outre le suc pancréatique, fabrique un produit qu'il verse directement dans le sang pour y détruire le sucre en excès (ferment *glycolytique*). Le testicule verse de même dans le sang un produit (*suc testiculaire*) qui est un principe puissant d'énergie.

Ces sécrétions internes de glandes ouvertes sont analogues aux sécrétions, jusqu'à ces derniers temps plus soupçonnées que connues, des glandes closes (glande thyroïde, thymus, hypophyse, capsules surrénales. Nous y reviendrons à propos de la nutrition.

Elimination des principes médicamenteux ou toxiques par les sécrétions. — Les tissus glandulaires, surtout ceux des organes d'*excrétion*, ont pour usage de séparer de l'organisme et de rejeter au dehors tous les résidus inutilisables de la désassimilation des tissus. De même, tous les principes introduits dans le sang, soit avec les aliments, soit à titre de médicaments ou de poisons, et qui ne sont pas susceptibles, d'être utilisés pour la constitution des tissus doivent être, comme les déchets de l'organisme lui-même, rejetés au dehors, et c'est ce qui a lieu. C'est surtout par la peau et le rein, comme nous le verrons plus loin, que les principes toxiques et médicamenteux sont éliminés, mais les glandes salivaires, le foie, la mamelle, le poumon, etc., donnent aussi passage à ces produits, et on sait de quelle importance est pour le médecin la connaissance de la *voie d'élimination* des divers médicaments. C'est ainsi, par exemple, que chez les malades dont les reins fonctionnent mal, beaucoup de médicaments ne peuvent pas être éliminés, et déterminent alors des accidents graves, au lieu de l'action bienfaisante sur laquelle on comptait.

Troubles fonctionnels des sécrétions. — Ils consistent principalement dans l'augmentation de l'humeur sécrétée ou sa diminution (pouvant aller jusqu'à la suppression) et ont été bien étudiés par les anciens médecins, les premiers sous les noms de *flux, catarrhe, hypercrinie ;* les seconds sous les noms d'*acrinie*. A côté des modifications dans la *quantité* de la sécrétion, il peut y avoir aussi des changements dans la *qualité*, c'est ce qu'on observe par exemple dans la sécrétion salivaire qui devient *acide* pendant la fièvre. Nous indiquerons, à propos de chaque sécrétion, les troubles particuliers qu'elle présente. Mais une notion nouvelle, dans cette étude de physiologie pathologique, résulte de la découverte des sécrétions internes de certaines glandes. Ces sécrétions intra-sanguines peuvent aussi être modifiées soit simultanément ; soit indépendamment de la sécrétion externe de la glande correspondante. Il en résulte donc une nouvelle catégorie de troubles très importants. La maladie désignée sous le nom de *diabète pancréatique*, est précisément due aux modifications de la sécrétion interne ou *glycolytique* du pancréas.

PHYSIOLOGIE SPÉCIALE

I. — FONCTIONS DE NUTRITION

DIGESTION

I

ALIMENTS

Définition générale. — Nous avons vu (p. 23) que les cellules ne peuvent vivre sans un milieu chimique approprié dans lequel elle puisent les matériaux de leur rénovation. Pour les organismes supérieurs ce milieu est constitué par le plasma interstitiel, alimenté par le sang. Mais le sang lui-même ne contient qu'une provision limitée de matériaux de rénovation, et cette provision s'épuiserait rapidement si l'organisme ne possédait un appareil servant à préparer pour le sang des matériaux nouveaux destinés à remplacer ceux que les tissus et les cellules lui ont pris. Cet appareil est celui de la *digestion*. Les matières premières qui servent à la fabrication de ces matériaux de rénovation sont les *aliments*. L'étude complète des aliments rentre plutôt dans le cadre de l'Hygiène que dans celui de la Physiologie. Nous devons cependant indiquer brièvement la nature des principaux aliments, leur composition chimique, la ration nécessaire à l'homme, les effets de l'inanition, etc.

Composition chimique des aliments. — A propos de la composition chimique du protoplasma (voy. p. 10), nous avons indiqué les quatorze corps simples qui prennent part à la constitution de tous les êtres vivants et nous avons vu à quelles formes chimiques plus complexes, sels minéraux, hydrates de carbone, graisses, albuminoïdes, etc., ces corps donnent naissance par leurs combinaisons binaires, ternaires quaternaires, etc., sous l'influence des synthèses qui se passent dans la matière vivante. Les êtres vivants pourvus de chlorophylle, c'est-à-dire les végétaux, possèdent la propriété de fabriquer les substances dont se composent leurs tissus avec des matériaux, c'est-à-dire des aliments, très simples (CO_2 H_2O, AzO, etc.), puisés dans le sol ou dans l'air. Les animaux, au contraire, ne peuvent employer que des matériaux plus élevés, très voisins par leur composition de ceux qui composent leurs propres tissus, et ayant déjà été préparés par les végétaux dont ils proviennent, soit directement (aliments végétaux), soit après avoir déjà été assimilés par un autre animal (aliments animaux).

La *nature* de ces substances de rénovation est donc commandée par la nature même des substances qui composent les tissus vivants et, par conséquent, pour remplacer les principes inorganiques, les hydrates de carbone, les graisses et les albuminoïdes que détruisent incessamment les actions chimiques qui se passent dans la profondeur de l'organisme, il faudra des principes inorganiques, des hydrates de carbone, des graisses et des albuminoïdes. Tels sont les aliments. Mais ce sont là les aliments dits *simples* ou *primordiaux*. En réalité, ils ne sont pas ingérés séparément et comme tels, sauf dans le cas d'expériences, mais associés entre eux en proportions diverses sous forme de *matières complexes* : viande, lait, œufs, pain, légumes, etc., boissons diverses, constituant les *substances alimentaires* ou aliments au sens vulgaire du mot. On trouvera dans les ouvrages de chimie physiologique, d'hygiène, de thérapeutique clinique, de pathologie, etc., les renseignements utiles à connaître sur les substances alimentaires, les régimes, etc... Nous ne parlerons ici que des aliments simples.

La *quantité* d'aliments à ingérer est semblablement déterminée par la quantité des pertes journalières que subit le corps tout entier et, dans l'organisme adulte, il doit y avoir équilibre entre les entrées et les sorties ; dans l'organisme jeune et en voie d'accroissement, les recettes doivent surpasser les dépenses. La faim et la soif (voy. ch. *Sensations*) sont les sensations internes qui nous avertissent, comme des régulateurs automatiques, que l'équilibre est rompu, que la perte dépasse le gain et qu'il faut rendre à l'organisme, sous forme de nourriture, les matériaux qu'il a perdus.

Les *classifications* des aliments suivant leur rôle supposé dans l'organisme en *assimilables* et *combustibles* (Dumas), *plastiques* et *respiratoires* (Liebig), *dynamogènes* et *thermogènes* (Pettenkoffer et Voit) ne répondent pas à la réalité des faits et doivent être mises de côté pour s'en tenir à la classification chimique.

Nous allons donc étudier rapidement les substances albuminoïdes, hydrocarbonées, grasses et minérales qui servent à l'alimentation de l'homme.

Aliments simples. — 1° ALBUMINOÏDES. — Les aliments appartenant à ce groupe tiennent le premier rang par leur importance et proviennent à la fois du règne animal et du règne végétal. Leur composition générale est à peu près celle de l'albumine, mais quoique les proportions de C, H, O, Az qu'ils renferment soient assez semblables, ils peuvent présenter de grandes différences au point de vue de leur digestibilité.

a. *Albuminoïdes d'origine animale.* — Le règne animal fournit l'albumine type et ses variétés qui se rencontrent dans les tissus et les humeurs : *albumine de l'œuf, caséine, fibrine, myosine, hémoglobine, vitelline, substances collagènes : gélatine, chondrine, osséine, mucine, kératine, élastine.* — Tous ces aliments simples proviennent d'un petit nombre de substances : ce sont les diverses viandes (viandes de boucherie, volaille, gibiers, poissons, mollusques, crustacés), le lait, le fromage et les œufs. Chacune de ces substances a une composition complexe et renferme, à côté des albuminoïdes,

des matières ternaires, des graisses et des sels. La viande par exemple, constituée anatomiquement par des fibres musculaires, du tissu conjonctif, de la graisse, des vaisseaux et des nerfs, comprend, au point de vue chimique, des composés albuminoïdes (myosine, albumines diverses), des substances collagènes, un peu de lécithine, de la graisse, des hydrates de carbone en faible quantité (inosite, dextrine), des matières extractives (créatine), de l'eau et des sels (surtout de potasse). De même le lait et les œufs, sur lesquels nous reviendrons.

b. *Albuminoïdes d'origine végétale.* — Les albuminoïdes d'origine végétale sont le *gluten* ou *fibrine végétale*, associé à de l'amidon dans le grain de blé ; la *légumine* ou *caséine végétale* (dont les Chinois font du fromage), qu'on trouve dans les légumineuses et quelques autres graines, et qui est précipitée de ses solutions par l'acide acétique, l'alcool ; l'*amandine* des rosacées, plus analogue aux matières collagènes ; l'*albumine végétale* contenue dans le suc cellulaire et l'utricule azoté des végétaux. Toutes ces substances ont, à peu près, la même composition centésimale que les albumines animales, mais sont moins facilement digérées par l'homme que par les animaux herbivores ou granivores dont elles constituent précisément l'alimentation azotée.

Aucune de ces substances ne peut, à elle seule, entretenir la vie et, au bout de peu de jours, comme l'expérience en a été faite sur lui-même, avec de l'albumine du sérum du bœuf par le Dr Hammond, il survient des phénomènes morbides semblables à ceux de l'inanition. De même avec l'albumine d'œuf cuite expérimentée sur les animaux. Les substances collagènes, la gélatine, etc., n'ont qu'une valeur alimentaire faible ou nulle, mais elles peuvent jouer un rôle utile comme peptogènes.

Voici, d'après Moleschott, la teneur en albuminoïdes pour 1,000 parties des principales substances alimentaires :

SUBSTANCES ANIMALES		SUBSTANCES VÉGÉTALES	
NATURE DES ALIMENTS	ALBUMINOÏDES en totalité (avec collagènes)	NATURE DES ALIMENTS	ALBUMINOÏDES
Blanc d'œuf	117.60	Pommes.	3.91
Foie de veau.	129.40	Chou-fleur.	5.00
Sole.	139.95	Raisins	7.40
Jaune d'œuf. . . .	163.62	Cerises.	8.18
Veau.	166.33	Pommes de terre. . .	13.23
Porc.	171.27	Châtaignes.	44.61
Bœuf	174.63	Riz	50.69
Canard.	203.39	Maïs.	79.44
Pigeon.	209.35	Froment.	135.37
Fromage.	334.65	Pois, haricots	225.00
		Lentilles.	265.00

2º ALIMENTS HYDROCARBONÉS. — Ce sont les féculents et les sucres. Bien que les tissus et les liquides animaux en contiennent de petites quantités (*glycogène hépatique, glycose, lactose, inosite, dextrine*), on peut dire que cette classe d'aliments est fournie exclusivement (sauf le sucre de lait), par le règne végétal, dont ils sont les produits les plus abondants. Ils comprennent les diverses espèces de sucre : *glycose, lévulose, sucre interverti, saccharose*; l'*amidon* et les substances analogues : *inuline, cellulose, tunicine* ; la *dextrine* et les *gommes*. — Les transformations de ces substances ont lieu sous l'influence des ferments salivaire et pancréatique et sont indiquées plus loin.

De nombreuses expériences sur les animaux ont montré que les hydrocarbonés ne peuvent seuls entretenir la vie, et Hammond, expérimentant sur lui-même, n'a pu supporter plus de quatre jours un régime de gomme et d'eau, et plus de dix jours un régime d'amidon et d'eau.

Voici, d'après Moleschott, la teneur en hydrocarbonés, pour 1,000 de quelques aliments usuels :

NATURE DES ALIMENTS	AMIDON	DEXTRINE	SUCRE
Pommes de terre.	154.35	18.95	»
Châtaignes	155.50	117.36	83.65
Pain de froment.	334.86	112.66	22.53
Haricots	353.75	144.53	2.00
Riz.	822.96	9.84	1.73
Raisins.	»	34.00	580.00

3º ALIMENTS GRAS. — Ce groupe est formé par les graisses neutres, *stéarine palmitine, oléine*, mélangées entre elles dans des proportions variables, et, par suite, solides (graisses, beurre), ou liquides (huiles animales et végétales). Outre les amas qui constituent le tissu adipeux des animaux, on trouve encore de la graisse dans les muscles, les nerfs, le foie, etc. Pour les carnivores, la graisse remplace presque complètement les hydrates de carbone que consomment les herbivores. La digestion de ces aliments a lieu dans l'intestin, sous l'influence du suc pancréatique et de la bile.

Ils sont, comme les autres, insuffisants pour entretenir seuls la vie, mais l'animal soumis à ce régime maintient mieux sa température et, par suite, vit un peu plus longtemps qu'avec les autres régimes exclusifs.

Teneur en graisse pour 1,000 de quelques aliments (Moleschott) :

SUBSTANCES ANIMALES		SUBSTANCES VÉGÉTALES	
NATURE DES ALIMENTS	GRAISSE	NATURE DES ALIMENTS	GRAISSE
Raie.	4.70	Pommes de terre. . .	1.56
Sole.	11.15	Chou-rave.	3.00
Poulet.	14.23	Riz .	7.55
Foie de veau.	23.90	Châtaignes.	8.73
Veau	25 56	Figues.	9.00
Mouton	27.49	Froment (farine) .	12.24
Bœuf .	28.69	Haricots et pois. . . .	19.60
Porc.	57.31	Seigle .	21.09
Lard.	117.70	Lentilles.	24.00
Cervelle .	138.40	Maïs.	48.37
Jaune d'œuf .	291.58	Amandes.	540.00
Fromage.	242.63		

4° EAU ET ALIMENTS MINÉRAUX. — *L'eau* forme les 75 centièmes du poids de nos tissus et nous en excrétons sans cesse des quantités considérables par les urines, la sueur, l'exhalation pulmonaire. Pour réparer ces pertes, nous devons donc en absorber des quantités équivalentes, et nous sommes avertis par une sensation interne particulière, la *soif*, que l'eau de l'organisme est en quelque sorte à l'*étiage*, c'est-à-dire au point le plus bas compatible avec le bien-être des tissus et des éléments organiques. L'eau fait donc partie de notre alimentation, au même titre que les autres aliments primordiaux, et sa privation absolue détermine des troubles graves et la mort. Mais ce n'est

SUBSTANCES ANIMALES		SUBSTANCES VÉGÉTALES	
NATURE DES ALIMENTS	EAU p. 1.000	NATURE DES ALIMENTS	EAU p. 1.000
Fromages .	309	Amandes sèches . . .	35
Jaune d'œuf .	52)	Riz .	92
Lard.	696	Lentilles.	113
Viande de porc. . .	707	Maïs.	120
Canard	717	Farine de blé. . . .	125
Bœuf .	734	Pois.	145
Veau .	738	Pain de froment . . .	432
Poulet.	762	Pommes de terre. . .	727
Brochet .	775	Pommes.	821
Blanc d'œuf .	841	Salade.	940

pas seulement sous forme d'eau potable ou de boissons diverses, dont l'eau forme la base essentielle, que nous ingérons l'eau nécessaire à la vie. C'est encore sous forme d'eau combinée avec les éléments qui en contiennent tous, même les plus solides et les plus secs comme l'indique le tableau précédent.

Aliments végétaux.

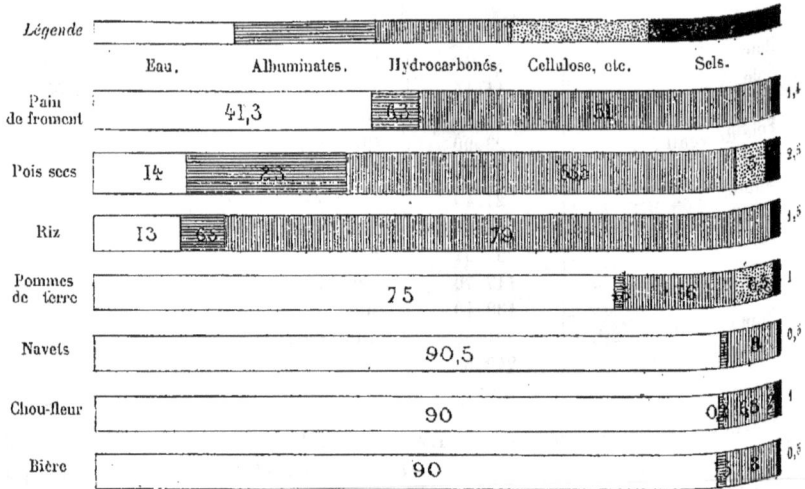

Aliments d'origine animale.

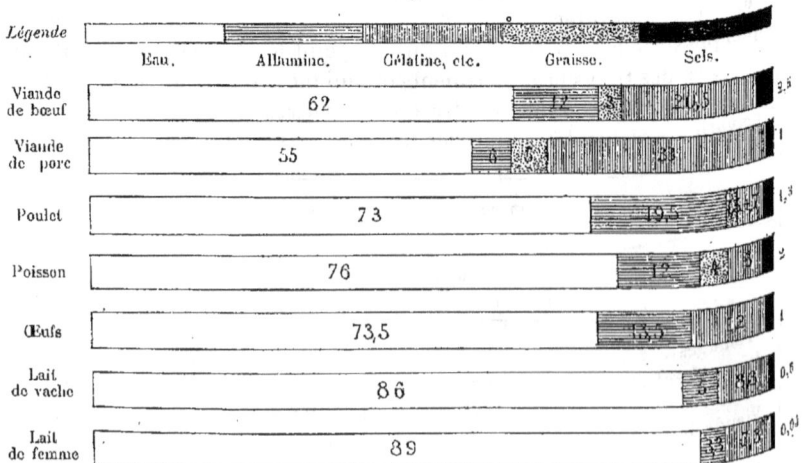

Fig. 83. — Figure graphique de la composition des principaux aliments. (Fick.)

Le tableau graphique ci-dessus, que nous reproduisons d'après Landois, donne aussi la proportion pour 100 de l'eau et des autres principes constituants des principaux aliments.

Les *sels minéraux* existent aussi normalement dans le sang et les tissus

(V. sels du protoplasma, du sérum sanguin), et nous en perdons par la plupart de nos excrétions. Sauf pour le chlorure de sodium que nous ajoutons artificiellement à notre nourriture — *sel de cuisine*, — tous les autres se retrouvent naturellement dans nos aliments et dans nos boissons. Les principaux sont : le chlorure de sodium, indispensable au plasma sanguin, le carbonate de chaux et de soude, les phosphates alcalins et terreux, les sulfates alcalins. Nous absorbons en général le chlore à l'état de chlorure de sodium ; le fluor à l'état de fluorure de calcium, en petite quantité dans le lait, le sang, les céréales ; le phosphore à l'état de composés organiques, tels que la légumine, la lécithine et aussi sous forme de phosphates si nécessaires au squelette ; le soufre avec l'albumine et sous forme de sulfates ; le fer sous forme de phosphate, contenu en petite quantité dans la plupart des aliments, surtout dans le sang, la viande, le jaune d'œuf, les céréales et le pain, les légumineuses.

Il va sans dire que, plus encore que les autres aliments, ceux de ce groupe sont inaptes seuls à entretenir la vie. Inversement, la privation absolue d'éléments minéraux entraîne aussi des troubles de plus en plus graves et la mort.

Régime alimentaire. — Puisque ces quatre groupes d'aliments sont incapables, pris isolément, d'entretenir l'existence, il faut qu'ils soient pris combinés ensemble et les substances alimentaires doivent par conséquent être *complexes*. C'est effectivement le cas pour le plus grand nombre. Mais quelques-unes réalisent encore un perfectionnement de plus, en ce sens que les divers aliments simples y sont combinés dans des proportions qui sont exactement celles des pertes et, partant, des besoins de l'organisme : tel est le lait, qui est le type des aliments *complets*, c'est-à-dire qui suffit seul à entretenir la vie. Les œufs, souvent cités à côté du lait, ne sont un aliment complet que pour les oiseaux en développement. Mais pour le carnivore, la viande est aussi un aliment complet, de même le foin pour l'herbivore. Il faut donc faire intervenir dans l'appréciation de la valeur des aliments, non pas seulement leur composition chimique, mais encore l'organisation des animaux et, en particulier, celle de leur appareil digestif, car l'herbe qui est un aliment complet pour le mouton ne saurait nourrir le loup. Chacun de ces animaux a un régime alimentaire absolument différent.

L'homme participe à la fois de l'organisation du carnivore et de celle de l'herbivore, ou plutôt du granivore, et il peut suivre un régime exclusivement *animal* ou exclusivement *végétal*. C'est en raison de ce fait qu'il peut vivre dans tous les climats. Dans les climats froids, il vit de chair et d'huile de poisson ; dans les climats chauds, de fruits et de graines. Pour obéir à des préjugés religieux ou autres, certaines sectes, même dans les pays tempérés, se soumettent aussi à une alimentation exclusivement végétale (*végétariens, légumistes*), mais, dans les pays tempérés, le régime est mixte. Et ces régimes différents sont appropriés à des conditions de milieu physique (température) ou social (travail corporel ou repos de la vie contemplative).

Nous ne parlerons ici que du régime alimentaire de l'homme de nos pays tempérés soumis aux nécessités de la civilisation moderne. Ce régime doit être *mixte*, c'est-à-dire composé de pain, par exemple, et d'une petite quantité de viande seule ou de viande et de graisse. Nous donnons plus loin, à propos du bilan de la nutrition, les raisons physiologiques de la supériorité de ce régime, qui permet le plus facilement d'équilibrer les pertes avec le gain.

La *ration alimentaire*, ou *ration d'entretien*, est précisément la quantité d'aliments nécessaire pour compenser chaque jour les pertes de l'organisme. Ces pertes, pour un adulte de taille moyenne soumis au repos ou à un exercice modéré, sont, en vingt-quatre heures, de 18 à 20 grammes d'azote, 280 grammes de carbone et 30 grammes de sels. Le régime le plus simple qui lui permet de réparer ces pertes comprend :

			AZ.	C.
Viande	300 gr.	contenant	10 gr.	44 gr.
Pain	600 gr.	—	6,48	177,50
Beurre et graisse .	60 gr.	—	0,35	50,08
Haricots . . .	50 gr.	. .	2,00	21.50
Sel de cuisine . .	16 gr.	—	»	»
Eau	2800 gr.	—	»	»
			18,83	293,08

C'est là un exemple d'association d'aliments, mais il y a une infinité d'autres combinaisons. On peut aussi réparer ces pertes par un régime exclusivement animal ou exclusivement végétal. Seulement, pour trouver dans la viande les 280 grammes de carbone nécessaires, il faudra en manger une quantité énorme qui contiendra, d'autre part, beaucoup plus qu'il ne faut d'azote, lequel restera ainsi inutilisé. De même, avec le régime végétal, pour trouver dans une alimentation herbacée seulement, la quantité d'azote nécessaire, il en faudra consommer une quantité considérable qui contiendra, d'autre part un énorme excédent inutilisé d'hydrates de carbone. Il se produira dans les deux cas des troubles digestifs par suite du travail excessif de la digestion stomacale dans le premier cas, de la digestion intestinale dans le second. A tous les points de vue, dans nos climats tempérés, un régime mixte est donc préférable.

Il faut remarquer que cette ration d'entretien que nous venons d'indiquer est la ration devenue *habituelle* pour l'homme de nos climats, mais elle est théoriquement trop élevée, bien qu'elle soit déduite des pertes de l'organisme, car ces pertes présentent elles-mêmes un excédent corrélatif par suite de l'excès antérieur d'alimentation, d'où un véritable cercle vicieux. Cela revient à dire que nous perdons trop parce que nous mangeons trop, et nos habitudes à cet égard sont essentiellement antihygiéniques. En effet, dans les couvents, dans les prisons, par exemple, la santé se maintient très bonne avec une ration comprenant seulement 12 gr. 6 d'azote et 265 grammes de carbone, et c'est aussi la ration que recevaient les mobiles pendant le siège de Paris.

Ration de travail. — Mais, dans ce dernier cas, c'était là une ration *minimum* qui n'eût pas été longtemps compatible avec la santé et le maintien du poids du corps, car l'homme qui travaille, dépensant davantage que celui qui reste au repos, doit recevoir un supplément d'aliments, c'est ce qu'on appelle la *ration de travail*.

Nous verrons, à propos de la *chaleur animale*, comment on peut déterminer cette quantité supplémentaire et la mettre en rapport avec le nombre de calories à dégager dans l'organisme pour produire un travail donné. On peut, avec M. Gautier, fixer ainsi cette ration de travail pour un bon ouvrier travaillant à raison de 70,000 à 85,000 kilogrammètres par jour :

NATURE DES ALIMENTS	RATION		
	D'ENTRETIEN	DE TRAVAIL	TOTALE
Pain	829	361	1 190
Viande	239	175	414
Graisse	60	33	93
Azote contenu	20	8,74	28,74
Carbone contenu.	280	170	450

Équivalents nutritifs. — Ce régime mixte peut être constitué par des aliments très nombreux différemment associés entre eux. Les travaux des chimistes depuis Vauquelin, Liebig, Boussingault, Payen, ont fixé leur composition chimique (V. les traités de chimie physiologique et d'hygiène) et ont ainsi permis de dresser des tables où les aliments sont classés d'après leurs *équivalents nutritifs* au point de vue de l'azote et des hydrates de carbone. Mais ces tables diffèrent entre elles suivant les auteurs. D'ailleurs, on sait aujourd'hui que la valeur nutritive n'est pas toujours en rapport avec l'équivalent azoté, mais, avant tout, avec le degré de *digestibilité* et d'*assimilabilité* de l'aliment. C'est donc sur ces derniers caractères plutôt que sur la composition chimique que doivent être établies, pour l'homme et pour les animaux, la ration d'entretien et la ration de travail, et, à ce point de vue, les rations administratives du soldat, du marin, du prisonnier, etc., etc., mériteraient d'être révisées.

Voit et Pettenkofer conseillent les rations suivantes, comme appropriées aux conditions d'âge, de sexe, de travail, etc. :

CONDITIONS DIVERSES	ALBUMINOÏDES	GRAISSES	HYDRATES de carbone
	Gr.	Gr.	Gr.
Enfant jusqu'à 1 an 1/2.	20-30	30-45	60-90
Enfant de 6 à 15 ans	70-80	37-50	250-400
Homme adulte, travaillant. . . .	118	56	500
Femme adulte, travaillant. . . .	92	44	400
Soldat en garnison	120	56	500
Soldat en manœuvres.	135	80	500
Soldat en guerre	145	100	500
Vieillard (homme)	100	68	350
Vieillard (femme).	80	50	260

II

LA DIGESTION ÉTUDIÉE DANS SES DIVERS TEMPS

I. — ENTRÉE DES ALIMENTS. — PRÉHENSION

Préhension. — L'étude comparative chez les divers animaux du mode de préhension des aliments constitue un sujet fort intéressant de physiologie zoologique; mais cette étude, restreinte à l'homme, a beaucoup moins d'importance et nous ne nous y arrêterons guère. Seule la *préhension des liquides* mérite une courte explication. Il y a, en effet, plusieurs façons de boire qui exigent pour la plupart l'intervention de la *pression atmosphérique:*

1° Chez l'enfant ou le petit mammifère qui tette, les lèvres s'appliquent hermétiquement sur le mamelon, l'isthme du gosier se ferme et la cavité buccale joue le rôle d'un corps de pompe dans lequel la langue fait le vide en se portant rapidement d'avant en arrière, à la manière d'un piston. La pression atmosphérique s'exerçant sur la surface de la mamelle, réservoir du liquide, chasse le lait vers le point où il existe une pression négative, c'est-à-dire dans la bouche. L'action de boire avec un chalumeau se fait par le même procédé;

2° L'homme peut boire, comme le cheval ou le bœuf, en immergeant la partie antérieure des lèvres dans un liquide (eau courante ou autre). Les commissures des lèvres sont exactement rapprochées, et les joues et la langue font le vide dans la bouche fermée en arrière. Le liquide monte par la pression atmosphérique;

3° Mais, le plus souvent, l'homme civilisé boit dans un verre, tasse ou autre vase dont il prend le bord entre ses lèvres dont la supérieure seule est immergée. Le vide se fait encore dans la bouche et le liquide du vase monte par la pression atmosphérique. Souvent, cependant, l'immersion de la lèvre n'est pas suffisante et il entre de l'air (d'où un petit bruit) en même temps que du liquide. Celui-ci pénètre alors entraîné par le courant d'air d'aspiration et aussi par son poids, le fond du vase étant soulevé par la main qui le soutient;

4° Enfin on peut verser directement le liquide dans la bouche tenue ouverte avec une cuiller (absorption des potages liquides par exemple), un verre, une bouteille (régalade). La pression atmosphérique n'intervient plus. Il en est de même chez les animaux qui boivent en *lappant* (carnivores).

II. — DIGESTION BUCCALE

A. — LA BOUCHE ET SES ANNEXES

1° **Cavité buccale.** — Elle est constituée par des parois osseuses incomplètes revêtues de parties molles. Les arcades dentaires la divisent en deux cavités secondaires : l'une antérieure, *vestibule*, entre la face interne des lèvres et des joues d'une part, et la face externe des dents, l'autre postérieure *cavité buccale*, proprement dite ou *glosso-palatine*, communiquant en arrière avec le pharynx par l'isthme du gosier.

MUQUEUSE BUCCALE. — Tapisse les deux cavités précédentes sauf au niveau de la couronne des dents et se continue en avant avec la peau des lèvres, en arrière avec la muqueuse du pharynx. Elle repose directement sur les os ou sur les muscles et n'est pas doublée, comme les autres muqueuses du tube digestif, d'une couche musculaire continue. Son épaisseur est assez considérable, 220 à 450 μ, et son tissu très résistant est formé d'un feutrage de faisceaux conjonctifs et de nombreux réseaux élastiques. Sa face libre, revêtue d'un *épithélium pavimenteux stratifié* assez caduc, est hérissée de nombreuses papilles (muqueuse dermo-papillaire) de formes très diverses.

GLANDULES BUCCALES. — Ce sont de petites glandes en grappe ou mieux en *tubes composés bosselés* (de 1 à 6ᵐᵐ), situées au-dessous de la muqueuse ou dans son épaisseur; qu'on rencontre depuis l'orifice des lèvres jusqu'au pharynx et qui, en certains points, sont plus abondantes et forment des groupes appelés glandes labiales, linguales, géniennes, molaires, palatines, pharyngiennes. Le canal excréteur, de 1ᵐᵐ de long environ, est formé d'un épithélium cylindrique recouvrant une membrane propre, et leurs culs-de-sac d'un épithélium polyédrique en couche simple contenant du mucus et supporté également par une membrane propre.

Structure lobulaire. — Les glandules les plus petites sont formées de 4 à 8 lobules arrondis, quelquefois aplatis, de 1ᵐᵐ environ, suspendus à une branche de 100 μ du canal excréteur principal, qui a lui-même 1/2 à 1ᵐᵐ de large. Chaque lobule comprend un certain nombre de canaux tortueux garnis latéralement de nombreuses dépressions en culs-de-sac simples ou composés. Chacun de ces canaux bosselés représente un *acinus* qui n'a donc pas la forme sphérique régulière que semblerait indiquer ce nom (grain de raisin). Les cæcums ou vésicules glandulaires des acini paraissent aussi à première vue arrondis, mais sont en réalité allongés, pyriformes, etc., lorsqu'on les a étalés. Leur diamètre est de 45 à 180 μ et ils consistent en une membrane

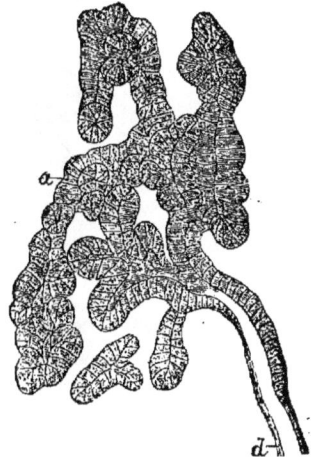

Fig. 84. — Portion d'un lobule de glande salivaire.

a, alvéoles ou *acini* glandulaires tubuleux, tapissés de cellules sécrétantes ; — *d*, conduit excréteur tapissé de cellules cubiques.

propre et un épithélium polyédrique simple. Autour du noyau de ces cellules existe du *mucigène* fluide que l'acide acétique coagule et qui mélangé à l'eau se transforme en *mucus*. Une charpente de tissu conjonctif avec des capillaires et des nerfs entoure la glande, ses lobules et ses acini.

GLANDES FOLLICULEUSES OUVERTES OU CRYPTES. — A la base de la langue, on trouve de petits grains lenticulaires de 1 à 4ᵐᵐ soulevant la muqueuse, très mince à leur niveau. Ils sont pourvus d'un petit orifice punctiforme s'ouvrant dans une cavité infundibuliforme étroite, tapissée par la muqueuse, renfermant un mucus grisâtre, et dont les parois épaisses contiennent de petits ganglions lymphatiques ou *follicules clos* n'ayant aucun rapport avec la cavité de la crypte. Les amygdales résultent d'une *agglomération* de ces glandes folliculeuses. Au fond de la crypte débouchent de petites glandes à mucus.

Dents. — Les dents qui jouent le rôle principal dans les phénomènes mécaniques de la digestion buccale sont de petits organes d'une dureté très grande implantés solidement dans les alvéoles des mâchoires. Elles représentent des papilles très différenciées de la muqueuse et rappellent les *os dermiques* du squelette externe de certains animaux. Elles offrent des formes très variables, suivant les animaux, formes en rapport avec leur régime alimentaire et dont l'étude comparative est éminemment intéressante, mais ne saurait trouver place ici. (Voy. les *Traités de zoologie, d'anatomie comparée.*)

2° Glandes salivaires. — Les liquides qui doivent agir sur les aliments introduits dans la bouche sont sécrétés par trois glandes paires, la *parotide*, la *glande sous-maxillaire* et la *glande sublinguale* situées en dehors de la bouche, mais y versant

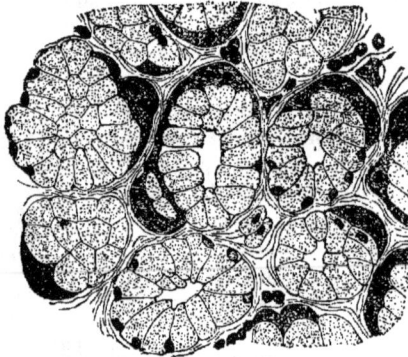

Fig. 85. — Coupe d'une glande salivaire muqueuse à l'état de repos.

Les alvéoles sont tapissés par les « cellules muqueuses » transparentes : à la périphérie sont les cellules foncées des croissants ou lunules.

leur produit, chacune par un conduit excréteur plus ou moins long. Ce sont des glandes en grappe composées, analogues aux glandules dont nous avons décrit la structure et représentant une agglomération de nombreuses glandules. Chacune d'elles est composée d'un certain nombre de lobes composés eux-mêmes de lobules de premier ordre dont chacun représente une glandule entière. Des lobules de deuxième ordre sont les analogues des lobules des glandules et portent les acini ayant de 1 à 2ᵐᵐ de diamètre chaque et décomposés eux-mêmes en vésicules ou cæcums glandulaires. — Le tissu conjonctif interposé aux acini et aux culs-de-sac est riche en fibres musculaires lisses.

Vésicules glandulaires ou acini. — Très variables de forme, de 50 à 60 µ de diamètre. Formées d'une membrane propre, mince et amorphe, doublant un lacis de cellules plates, étoilées et anastomosées. La paroi externe des vésicules est en rapport avec des espaces lymphatiques en forme de fentes au delà desquels seulement se voit le réseau capillaire sanguin. Les vaisseaux lymphatiques sortent de la glande plus loin, dans le hile.

Les *cellules salivaires* qui remplissent presque tout le cul-de-sac des vésicules, ne laissant qu'une lumière de 3 µ, ont des caractères différents, suivant que la glande est une glande *muqueuse* ou *séreuse* (parotide), ou mixte ayant des éléments muqueux et des éléments séreux (sous-maxillaire, sublinguale).

Il n'existe pas chez l'homme de glande purement muqueuse, sauf les glandes du pharynx et de la face interne des joues. Mais chez le rat la *sublinguale*, chez le cochon d'Inde la *rétro-linguale*, sont des types de glandes purement muqueuses.

a. Les glandes *muqueuses* pures ne contiennent *qu'une seule espèce* de cellules volumineuses, claires, gorgées de mucigène pendant le repos de la glande, affaissées à la suite d'une abondante sécrétion (Ranvier).

b. Les glandes *séreuses* (glande parotide, acini séreux de la sous-maxillaire) ne contiennent aussi *qu'une seule espèce* de cellules salivaires cuboïdes, finement granuleuses, se colorant un peu par le carmin, sans membrane, avec un noyau central épineux, facilement coloré, fortement réfringent, sans nucléole. Elles ne contiennent pas de mucigène et ne donnent qu'un liquide séreux qui renferme les ferments (*cellules à ferments*).

c. Les glandes *mixtes* (glande sous-maxillaire) contiennent *deux espèces* de cellules : 1° les cellules salivaires propres (*cellules muqueuses* d'Heidenhain) entourant complètement la cavité centrale, assez grosses, munies d'un noyau aplati voisin de la paroi du cul-de-sac. Le corps cellulaire, nettement réticulé, contient dans ses mailles un enchylème formé de *mucigène*. Il a un aspect brillant et très réfringent et reste incolore, tandis que le noyau fixe fortement le carmin. Ces cellules présentent souvent sur leur face tournée vers la paroi du cul-de-sac un prolongement ou pied qui s'insinue entre cette paroi et la cellule voisine;

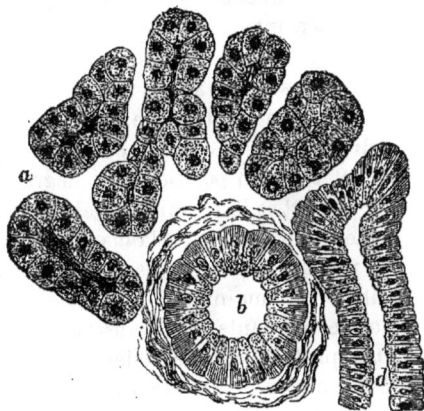

Fig. 86. — Coupe d'une glande séreuse (portion de la sous-maxillaire de l'homme).

a, alvéole glandulaire tapissé par les « cellules séreuses ou albumineuses »; — *b*, conduit intra-lobulaire coupé transversalement; — *d*, conduit coupé en long.

2° les *lunules* de Gianuzzi situées entre la paroi du cul-de-sac et les cellules précédentes et formant une couche discontinue, réticulée, composée de petits amas aplatis excavés en dedans pour loger les cellules salivaires, et disposés en petits groupes (de 2 à 6 cellules), dont la coupe offre la forme d'un croissant. Les cellules des lunules sont petites, allongées avec un noyau elliptique. Elles sont granuleuses, foncées, ne contiennent pas de mucine et se colorent facilement. Ce sont des cellules *séreuses* sécrétant la ptyaline, c'est-à-dire des cellules *zymogènes* (Arloing et Renaut).

Les *conduits excréteurs* des acini sont tapissés par un épithélium cylindrique dont les cellules sont striées dans leur partie externe.

Chaque acinus possède un *système sanguin indépendant*, fourni par une artériole et une veinule dont les divisions forment entre les culs-de-sac un réseau capillaire à mailles très irrégulières. Chaque cul-de-sac est enveloppé de deux ou trois mailles vasculaires communiquant largement avec celles des culs-de-sac voisins.

NERFS DES GLANDES. — Toutes les glandes salivaires tirent leurs nerfs de deux sources : du grand sympathique et d'un nerf cranien. Quelle que soit leur origine, les fibres nerveuses (*fibres de Remak* et *fibres à myéline*) se rendent : 1° aux vaisseaux de la glande = *N. vaso-moteurs*; 2° aux cellules glandulaires = *N. sécrétoires*. La terminaison de ces dernières se fait dans ou sur le réticulum protoplasmique des cellules salivaires dont elles provoquent la contraction, d'où expression du liquide sécrété.

Mastication. — La mastication a pour but de broyer et de diviser les aliments pour qu'ils puissent plus facilement être avalés et subir l'action des liquides digestifs. Les lèvres, les mâchoires, avec les dents, les joues, la langue et le voile du palais y prennent part, et, suivant le degré de consistance de l'aliment, tous ces organes ou seulement quelques-uns entrent en jeu. Les mâchoires en sont le principal agent, grâce à leurs mouvements d'écartement et de rapprochement qui opposent, avec une force plus ou moins grande, les dents d'en bas à celles d'en haut et coupent et écrasent les aliments soumis à leur action. La *sensibilité* de toutes les parties qui concourent à la mastication, même les dents qui ont une sensibilité tactile très délicate, joue dans ce phénomène un rôle très important. Elle nous renseigne, en effet, sur la position et le degré de consistance de l'aliment et, par suite, sur l'effort et le travail auquel il convient de le soumettre.

Les *mouvements* de la mastication sont des mouvements volontaires ; mais, la plupart du temps, la volonté n'intervient qu'au début, et l'action réflexe suffit pour maintenir et associer ces mouvements. Les sensations produites par les aliments sont transmises au *centre masticatoire* situé dans le bulbe et la protubérance, et réfléchies automatiquement par les divers nerfs moteurs des muscles masticateurs.

L'*abaissement* de la mâchoire est déterminé par le génio-hyoïdien, le mylo-hyoïdien et le ventre antérieur du digastrique aidés par les muscles sous-hyoïdiens ; l'*élévation* par le masséter, le temporal et le ptérygoïdien interne ; les *mouvements antéro-postérieurs* par les deux ptérygoïdiens et les *mouvements latéraux* par l'action isolée et alternative des ptérygoïdiens externes. La langue est portée en bas et en avant par le génio-glosse et l'hyo-glosse, en haut et en arrière par le stylo-glosse, tandis que ses changements de forme sont dus, en grande partie, à ses fibres propres longitudinales et transversales.

Les principaux muscles intervenant dans la mastication sont innervés par la troisième branche de la cinquième paire qui est formée de fibres mixtes, mais les muscles des joues sont aussi animés par le facial.

Les lèvres et les joues sentent d'abord l'aliment, puis elles le retiennent dans la bouche pendant la mastication et elles le ramènent sans cesse sous les arcades dentaires, ainsi que la langue, chaque fois que les dents s'écartent. Le voile du palais tient la cavité buccale fermée en arrière en s'appliquant contre la base de la langue.

Les substances alimentaires molles sont divisées en deux ou trois mouvements de mastication exécutés par les trois espèces de dents ; les substances résistantes exigent une mastication plus prolongée exécutée alors par les molaires, et, en général, d'un seul côté à la fois.

Chez les enfants à la mamelle, la mastication est nulle ; chez le vieillard elle est moins facile que chez l'adulte, surtout si les dents qui restent ne se correspondent pas ou si elles manquent tout à fait. Dans ce dernier cas, cependant, les bourrelets gingivaux pourraient encore écraser des substances qui ne sont pas trop dures, si la diminution de hauteur que présente le maxillaire inférieur dans la vieillesse n'apportait un nouvel obstacle, en limitant la rencontre des deux mâchoires à leur extrémité antérieure seule. Chez les vieux chevaux, l'allongement excessif des incisives supérieures et inférieures empêche les molaires de se toucher et, par suite, la mastication d'avoir lieu.

La mastication favorise le mélange des aliments avec la salive et aussi avec les autres liquides digestifs dont l'action est d'autant plus rapide qu'ils agissent sur des parcelles alimentaires plus ténues. De même le chimiste concasse et porphyrise les substances sur lesquelles il veut faire agir des liquides. Tous les aliments n'ont pas besoin d'être mastiqués au même degré et les carnivores ne mâchent guère leur proie. Mais les herbivores, au contraire, ont besoin d'une mastication complète, les matières nutritives végétales étant renfermées dans des enveloppes (épiderme, épisperme, épicarpe) plus ou moins réfractaires à l'action des sucs digestifs. Réaumur et Spallanzani ont montré que de l'herbe et des graines placées dans des tubes de laiton grillagés et données à des moutons qui les avalaient ainsi, sans les mâcher, étaient rendues sans avoir été digérées. L'expérience de tous les jours montre que chez le cheval, par exemple, un grand nombre de grains d'avoine qui ont échappé à la mastication se retrouvent intacts dans les excréments, d'où l'usage qui s'est introduit d'aplatir et de concasser grossièrement ces graines avant de les donner aux animaux.

C. — PHÉNOMÈNES SÉCRÉTOIRES. — INSALIVATION

1° LES SALIVES

La **sécrétion des différentes glandes salivaires** (dont le produit se mélange dans la bouche pour former la *salive mixte*) présente des particularités chimiques et physiques bien marquées, comme l'a le premier constaté Cl. Bernard (1847), en pratiquant des fistules sur les conduits excréteurs de ces glandes chez le chien, et en plaçant sur la langue quelques gouttes de vinaigre. Il a vu alors que la salive sous-maxillaire était presque immédiatement sécrétée, suivie rapidement par la salive parotidienne, tandis que la salive sublinguale apparaissait la dernière. La salive parotidienne était claire et aqueuse, la sublinguale épaisse et visqueuse et la sous-maxillaire intermédiaire aux deux autres, et il pensa que la première servait à la mastication, la seconde à la déglutition et la dernière à la gustation.

Nous allons passer rapidement en revue les principaux caractères présentés par ces différents liquides :

a. **Salive parotidienne.** — Claire et mobile comme de l'eau, non visqueuse, nettement alcaline. Chez les sujets à jeun les premières gouttes sont acides (par CO_2), ou au moins neutres et ce n'est qu'au bout d'un moment qu'elle coule alcaline. Sa densité varie de 1,003 à 1,006. Elle est dépourvue d'éléments morphologiques.

On l'obtient chez l'homme, à l'état de pureté, en introduisant directement dans l'orifice du canal de Stenon une canule d'argent de 1 millimètre de diamètre. On peut aussi employer une seringue aspiratrice à ventouse. Son écoulement est faible si les joues et les mâchoires sont au repos ; mais dès que les mouvements de mastication sont déterminés par l'introduction d'aliments, elle s'écoule en beaucoup plus grande quantité. Dalton a pu en recueillir ainsi chez l'homme sain, et d'un seul côté, 31 grammes en vingt minutes :

Eau.	983,308
Matières organiques précipitées par alcool.	7,332
Matières détruites par la chaleur, et non précipitées par alcool. .	4,810
Sulfocyanure.	0,330
Phosphate de chaux.	0,240
Chlorure de potassium	0,900
Chlorure de sodium et carbonates.	3,060
	1000

Elle contient une petite quantité (plus forte chez le cheval) d'une albumine analogue à la globuline, mais la mucine y fait constamment défaut et c'est pour cela que cette salive n'est pas filante. Comme matière organique importante, il faut aussi signaler la ptyaline, l'urée (Gobley) et une trace d'acide gras volatil.

Le sulfocyanure paraît constant dans la salive parotidienne de l'homme (manque chez le chien et le mouton).

Pourtant la salive parotidienne *fraîche*, traitée par le perchlorure de fer, ne donne aucune trace de sulfocyanure ; mais si les matières organiques sont précipitées par l'alcool, le liquide filtré, traité par le perchlorure, montre la coloration rouge caractéristique du sulfocyanure.

On suppose que ce curieux principe se forme dans la bouche par dédoublement de l'urée et du sulfure de potassium. Il aurait un rôle antiseptique sur les microbes de la bouche (?), car Florain a montré qu'il est toxique pour les plantes.

b. **Salive sous-maxillaire.** — On peut l'obtenir chez l'homme et chez les animaux en plaçant une sonde dans le canal de Wharton. Elle est limpide et très fluide au début de la sécrétion, mais s'épaissit si la sécrétion se prolonge. Elle est alcaline. L'ébullition et les acides dilués la troublent. Exposée à l'air, elle se trouble en formant un dépôt de carbonate de chaux. Elle ne renferme pas de sulfocyanure chez le chien, mais elle en renfermerait chez l'homme (Longet, Œhl). Elle est riche en mucine et contient aussi un peu de ptyaline. Sa composition chez le chien est la suivante :

Eau	991.45		
Matières organiques. . .	2.89		
		⎧ 4.50	Chlorure de sodium et de calcium.
— inorganiques. .	5.66	⎨ 1.16	Carbonate et phosphate de chaux,
	1 000.00	⎩	et phosphate de magnésie.

INNERVATION DE LA GLANDE SOUS-MAXILLAIRE. — *Trois nerfs* se rendent à la glande sous-maxillaire : un rameau du facial prolongement de la corde du tympan, des rameaux du grand sympathique et des filets provenant du ganglion sous-maxillaire. Pendant la mastication ces différents nerfs sont excités par action réflexe et la salive qui est alors sécrétée, présente les caractères généraux que nous venons d'indiquer. Mais on peut exciter artificiellement et *isolément* chacun de ces nerfs et la salive obtenue présente alors des caractères différents (Cl. Bernard, Eckhard).

Salive de la corde du tympan. (Cl. Bernard, Schiff.) — Claire, mobile quoique mousseuse, très alcaline, densité faible (1,003 à 1,005), sans éléments figurés, contient de 12 a 14 p. 1,000 de principes solides, parmi lesquels un tiers (4 à 5) formé d'albumine et de mucine ; puis, parmi les sels, des bicarbonates de chaux et de magnésie, et des chlorures de sodium et de potassium. Se couvre à l'air d'une mince pellicule de cristaux microscopiques de carbonate de chaux ; légèrement effervescente avec les acides ; dépourvue de sulfocyanure.

Salive du grand sympathique. — Liquide trouble et blanchâtre, filant, coulant difficilement ; si visqueuse qu'on peut l'étirer en longs fils et qu'elle ne tombe pas d'un vase renversé, très alcaline, densité élevée (1,007 à 1,018) contenant de nombreux éléments figurés, surtout des masses gélatiniformes, très pâles, produites probablement par la transformation des cellules glandulaires, et aussi des corpuscules salivaires analogues aux leucocytes, et des globules granuleux. Elle contient de 15 à 28 p. 1,000 de matériaux solides et même jusqu'à 58 p. 1,000 (Heidenhain), au commencement de l'excitation. Après trois heures d'excitation ce chiffre tombe à 15 p. 1,000.

Parmi ces principes solides, il y a de l'albumine et beaucoup de mucine que l'acide acétique précipite. Les sels sont les mêmes que dans la précédente. Elle saccharifie faiblement l'amidon. Sa quantité est toujours faible.

Salive du ganglion sous-maxillaire. — Si on coupe la corde du tympan et le sympathique, l'excitation de la muqueuse linguale (électricité, éther, etc.) est transmise au ganglion sous-maxillaire, d'où partent des excitations sécrétoires réflexes et la glande sous-maxillaire secrète. Cette salive n'a pas été étudiée.

Salive paralytique (Cl. Bernard.) — Tous les nerfs étant coupés, il se produit, au bout de vingt-quatre heures, un écoulement de salive trouble, très peu concentrée, mobile, faiblement diastasique, qui s'arrête au bout d'un certain temps non par dégénérescence graisseuse de la glande puisque l'écoulement se produit des deux côtés, même s'il n'y a qu'un seul côté d'énervé (Heidenhain). Cette salivation paralytique a lieu dans l'empoisonnement par le curare qui paralyse les nerfs sécrétoires.

c. **Salive sublinguale.** — On ne peut en obtenir que quelques gouttes insuffisantes pour une étude complète. Transparente, très épaisse, très filante, très alcaline, très riche en corpuscules amiboïdes. La plus riche de toutes en principes solides, jusqu'à 99 p. 1,000 chez l'homme (Kühne). Contient beaucoup de mucine et de ptyaline, et ce serait elle, surtout, qui donnerait à la salive mixte son pouvoir saccharifiant. Renferme du sulfo-cyanure.

d. **Salive des glandules.** — *Mucus buccal.* — Obtenu à part en détournant par des fistules toutes les autres salives. Très visqueux, très alcalin, riche en corpuscules salivaires d'origine peu connue. Assez semblable, en un mot, à la salive sublinguale et n'est pas simplement du mucus.

2° LA SALIVE MIXTE

Le mélange des quatre espèces de salive que nous venons d'étudier constitue la salive proprement dite telle qu'elle se rencontre dans la bouche. Il faut en distinguer les crachats bronchiques.

Caractères physiques. — Transparente ou opaline, spumeuse et un peu filante, se séparant en trois couches par le repos : 1° supérieure, spumeuse, filante ; 2° moyenne, limpide, peu filante ; 3° inférieure, sédiment blanchâtre, formé de divers débris organiques. Sa *densité* varie de 1,004 à 1,009. Sa *réaction*, normalement alcaline, devient acide dans le sillon gingivo-labial par fermentation lactique de parcelles alimentaires ou de débris épithéliaux et dans divers états morbides. Sa *quantité* est variable ; chez l'homme, de 300 à 1,500 grammes par jour ; 1,000 à 2,000, d'après Bidder et Schmidt ; chez le cheval, 6 litres par heure, 40 litres par jour ; chez le bœuf, 56 litres par jour (Colin).

Caractères microscopiques. — 1° *Corpuscules salivaires* un peu plus gros (8 à 11 μ) que les globules blancs, formés d'une masse protoplasmique

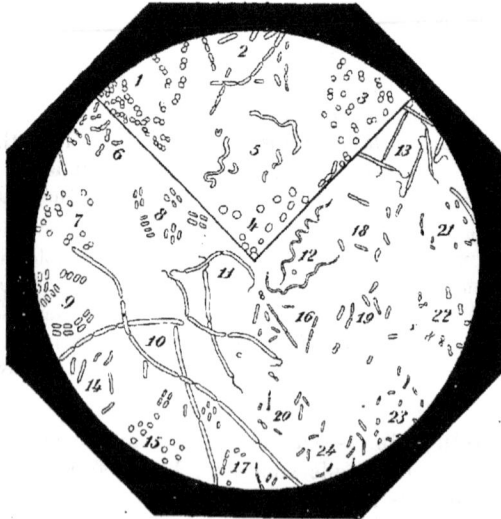

Fig. 87. — Micro-organismes existant dans la bouche à l'état normal.

1 à 5. Microbes de la carie dentaire ; — 6 à 24. Microbes vivant à l'état normal dans la bouche : 6. *Bacterium Termo* ; — 7. *Pneumococcus* (agent de la pneumonie) ; — 8. *Staphylococcus pyogenes aureus* ; 9. *Staphylococcus pyogenes albus* ; — 10. *Leptothrix buccalis* ; — 11. *Vibrio rugula* ; — *Spirochœte denticola* ; — 13. *Bacillus subtilis* ; — 14. *Bacillus mesentericus vulgaris* ; — 15 à 24. *Cocci a à j* de Vignal.

sans enveloppe, avec un noyau. Les granulations du protoplasma sont animées, pendant la vie, de mouvements moléculaires. Les corpuscules présentent aussi des mouvements amiboïdes et se multiplient par scission ;

2° *Cellules pavimenteuses* de l'épithélium buccal, très abondantes dans la salive, surtout dans les cas de stomatites diverses.

3° *Organismes parasites.* — Très nombreux pour lesquels la salive et les résidus alimentaires inter ou intra-dentaires (caries) constituent un excellent milieu de culture : microccus ou microzymas, bactéries, bactéridies, spores de levure, filaments de leptothrix.

Composition chimique. — Les analyses ne sont pas entièrement concordantes, soit que la salive soit naturellement variable, soit que les procédés aient différé. En voici deux pour fixer les idées (salive humaine) :

	JACUBOWITSCH	SIMON
Eau.	995.16	991.22
Matières solides	4.84	8.78
	1.000	1.000
Ptyaline.	1.34	
Urée. . . . . des traces.		Quelquefois assez abondante (Picard,
Mucine et épithélium	1.62	Rabuteau, Ritter).
Sels.	1.88	
	4.84	
Phosphate de soude.	0.94.	. Forme à lui seul la moitié des sels.
Chlorures alcalins	0.84.	. Forment presque l'autre moitié.
Sulfocyanure.	0.06.	. Provenance et rôle inconnus. Il s'en
Alcali combiné à la matière organique	0.03	élimine 130 milligr. en 24 heures; donne à la salive par le perchlorure
Magnésie combinée à la matière organique	0.01	de fer une belle couleur rouge ; manque chez le chien.
	1.88	

Ferments salivaires. — *Ptyaline.* — La salive renferme un *ferment saccharifiant* transformant l'amidon cuit. Le nom de ptyaline (de πτύω, je crache) a été attribué anciennement à des substances différentes, résultant du mélange de divers principes. On ne doit distinguer aujourd'hui sous ce nom que le ferment *amylolytique* isolé et pur, préparé d'après le procédé de Cohnheim.

On traite la salive fraîche par l'acide phosphorique jusqu'à réaction acide et on sursature par l'eau de chaux. Il se précipite un phosphate de chaux basique renfermant des albuminoïdes et le ferment salivaire. On lave sur un filtre avec de l'eau distillée qui redissout le ferment, et on le précipite par l'alcool, à plusieurs reprises, pour l'avoir bien pur, et on l'évapore dans le vide.

Caractères de la ptyaline. — Poudre amorphe, blanchâtre, soluble dans l'eau, de nature azotée, brûle en donnant l'odeur de la corne brûlée. Sa solution saccharifie rapidement l'amidon. Le tanin, le sublimé et le chlorure de platine ne la précipitent pas. Elle ne donne pas la coloration jaune de l'acide xantho-protéique caractéristique des albuminoïdes, quand on la chauffe avec AzO^5.

Bidder avait avancé que la ptyaline manque dans la salive des enfants à la mamelle, jusqu'à l'apparition des dents, mais on a prouvé que la salive des nouveau-nés saccharifie l'empois. La ptyaline manque chez la plupart des chiens et chez le cheval, elle est très abondante chez le lapin et le cochon d'Inde.

Cl. Bernard pensait que la ptyaline fait défaut dans les salives isolées, et n'existe dans la salive mixte que par suite de l'altération de ces salives au contact de l'air dans la bouche. Mais on a montré que la salive parotidienne de l'homme, extraite sans lésion de son canal excréteur, saccharifie rapidement l'empois. Il en est de même des salives sous-maxillaire et sublinguale recueillies avec précaution. Vulpian, Wurtz, Robin pensent aussi que la ptyaline est élaborée et préformée dans les cellules glandulaires, et n'admettent pas qu'elle ne se forme qu'après coup. Ce qui a pu tromper Cl. Bernard, c'est que la salive des fistules artificielles chez le chien et le cheval ne saccharifie l'amidon qu'avec une extrême lenteur, et lorsqu'elle a subi, par suite, un commencement d'altération. Il y a d'ailleurs une grande inégalité entre les divers animaux, à ce point de vue.

Ferment diastasique de Wittich. — Très actif, extrait du tissu glandulaire haché, épuisé par la glycérine étendue d'eau, d'où on le précipite par l'alcool.

Ferment peptogène de Hufner. — Extrait par le même procédé des glandes salivaires du porc ; digère la fibrine en présence de 2 p. 1,000 d'acide chlorhydrique. Munck l'aurait trouvé aussi dans la salive mixte du porc et du cheval.

3° MÉCANISME DE LA SÉCRÉTION

Influence du système nerveux. — La sécrétion de la salive est sous la dépendance étroite du système nerveux, qui agit sur elle par *voie réflexe,* comme sur toutes les autres sécrétions. La volonté ne peut rien pour la provoquer et il faut une impression périphérique sur la muqueuse buccale, ou la vue d'un aliment, etc. Dans le cas ordinaire d'impression produite dans la bouche par un aliment, cette impression est conduite par les fibres sensitives du lingual et du glosso-pharyngien jusqu'à un centre nerveux placé dans le bulbe, d'où elle est réfléchie sur les fibres centrifuges du facial, par la corde du tympan, pour les glandes sous-maxillaire et sublinguale; par le petit pétreux superficiel, pour la parotide. — Toutes les glandes salivaires reçoivent en outre une deuxième espèce de nerfs venant du grand sympathique et agissant surtout sur les vaisseaux de ces glandes (vaso-moteurs constricteurs).

Sécrétion sous-maxillaire. — L'exposé de l'influence du système nerveux sur la sécrétion salivaire (étudiée surtout sur la sous-maxillaire) est, en général, confus et embrouillé dans la plupart des auteurs, et la notion exacte des faits positifs et rigoureusement démontrés ne s'en dégage pas très bien pour les commençants, au milieu des hypothèses récentes émises par divers physiologistes, surtout par Heidenhain. Nous croyons donc utile de suivre un ordre historique dans cet exposé. On y verra comment des physiologistes éminents sont arrivés progressivement, par un déterminisme de plus en plus rigoureux, à dégager la vérité dans une question éminemment complexe.

PREMIÈRE PÉRIODE. — *On ne connaît que les effets sécrétoires bruts produits sur les glandes salivaires par l'action nerveuse.* (Ludwig, Schiff, Czermak, Cl. Bernard.)

a. Ludwig montre le premier (1851) que la section du nerf lingual (*centripète*), au-dessus du point d'émergence des rameaux glandulaires, arrête la sécrétion et que la galvanisation du bout périphérique la fait reparaître et d'autant plus abondante que l'excitation est plus forte (salive du trijumeau).

Schiff (1851) et surtout Cl. Bernard (1852) montrent que l'action apparente du lingual appartient en réalité à des fibres *centrifuges* anastomotiques que contient ce nerf, et que si, laissant le lingual intact, on agit sur la corde du tympan qui lui est accolée sur une certaine longueur, on observe les mêmes effets; la sécrétion est arrêtée par la section, tandis que l'excitation du bout périphérique l'active. C'est donc la corde du tympan et non le lingual qui régit l'activité sécrétoire de la glande sous-maxillaire ou plutôt qui, dans l'état normal, porte à la glande l'impression produite par la muqueuse, transmise au centre bulbaire par les fibres du lingual et réfléchie sur la corde. *L'arc nerveux* qui préside au réflexe salivaire était trouvé et le rôle de chacune de ses branches déterminé.

b. Czermak remarque, un peu plus tard, que l'excitation du *sympathique* arrête la sécrétion augmentée par l'excitation de la corde du tympan; il en conclut à un antagonisme des deux nerfs. Cl. Bernard confirme ce fait.

L'action sécrétoire *antagoniste* de la corde du tympan et du sympathique sur la glande sous-maxillaire est ainsi démontrée et quelques auteurs, Ludwig, Eckard, Czermak, supposent que cette action s'exerce *directement sur les cellules sécrétantes*.

DEUXIÈME PÉRIODE. — *Cl. Bernard découvre l'action exercée par la corde du tympan sur les* vaisseaux *de la glande et admet que l'action sur les éléments glandulaires n'en est que la conséquence.*

En 1858, Cl. Bernard introduit un élément nouveau dans le problème par la découverte des nerfs *vaso-dilatateurs :*

Ayant mis à nu la glande sous-maxillaire d'un chien, il voit que, dans la glande au repos, le sang revenant par les veines est très noir. Si, au contraire, on fait sécréter la glande en mettant une goutte de vinaigre sur la langue, les vaisseaux *se dilatent* immédiatement, le sang revenant par les veines est *rutilant*, sa pression est considérablement accrue et sa vitesse quatre fois plus considérable. En même temps, il s'écoule en abondance une salive limpide et aqueuse (salive de la corde). Si on coupe alors la corde du tympan, les vaisseaux diminuent de calibre, le sang reprend sa couleur noire, et la sécrétion s'arrête. Cl. Bernard admet donc que la corde du tympan excite la sécrétion salivaire en activant la circulation de la glande. L'excitation du sympathique (ou son action exclusive, la corde étant coupée) arrête cette sécrétion en diminuant la circulation (*vaso-constricteur*). Le résultat brut de l'expérience fit croire à Cl. Bernard que la sécrétion dépendait de la vascularisation de la glande. Une étude plus approfondie fit voir qu'il n'en était rien

TROISIÈME PÉRIODE. — *Ludwig établit l'indépendance des effets nerveux sécrétoires par rapport aux effets nerveux* vasculaires, *c'est-à-dire l'existence, à côté de fibres vasculaires, de fibres sécrétoires propres dans la corde du tympan et le sympathique. Pflüger décrit les terminaisons de ces fibres* sécrétoires.

Déjà, à la suite de ses premières expériences, Ludwig croyait à l'existence de fibres nerveuses sécrétoires. Après la découverte de l'action vaso-dilatatrice de la corde, il maintint encore l'indépendance de la sécrétion par rapport à la circulation, en l'appuyant sur les preuves suivantes : 1° l'excitation de la corde du tympan produit la sécrétion après la ligature des carotides, ou sur une tête qu'on vient de séparer du tronc, c'est-à-dire *alors même qu'on empêche le sang d'arriver à la glande;* 2° la pression et la température de la salive, dans le canal de Wharton, sont *supérieures* à la température et à la pression du sang dans les artères de la glande, donc la sécrétion n'a pas lieu par transsudation congestive.

Pflüger vient donner une démonstration anatomique à l'opinion de Ludwig en découvrant les terminaisons des nerfs sécrétoires dans les glandes où elles vont se perdre dans les cellules salivaires elles-mêmes, d'après plusieurs modes qu'il décrit et figure.

Heidenhain montre que, chez un chien empoisonné par le sulfate d'atropine, l'électrisation de la corde du tympan produit ses effets vasculaires habituels, les vaisseaux se dilatent, le sang veineux reste rouge, etc.; mais qu'aucune salivation n'a lieu parce que les fibres *sécrétoires* ont été paralysées par l'atropine, qui n'agit par sur les fibres vaso-dilatatrices.

Les expériences de Ludwig, d'Heidenhain, etc., prouvent donc qu'il n'y a aucune connexité *nécessaire* entre les modifications de la circulation glandulaire produites par la corde du tympan et les phénomènes concomitants de suractivité sécrétoire. On peut les produire isolément. Il y a donc, dans la corde du tympan, deux sortes de fibres : 1° vaso-dilatatrices; 2° sécrétoires.

D'autre part, Bidder, Heidenhain, etc., montrent que le sympathique lui-même contient des fibres sécrétoires, à côté des fibres vaso-constrictives, et que son excitation n'arrête la sécrétion, ainsi que l'a vu Czermak, qu'après l'avoir préalablement exagérée (salive sympathique).

La plupart des physiologistes admettent aujourd'hui tous ces faits. Quelques-uns, cependant, avaient conservé des doutes et formulé des objections, mais les récentes expériences de Jolyet viennent d'apporter dans le débat des preuves irréfutables. Déjà en 1879, Jolyet et Laffont avaient vu qu'après la section du facial dans le crâne, il y a abolition de la sécrétion des glandes sous-maxillaire et sublinguale et que, de plus, quinze jours ou trois semaines après la section du nerf, l'excitation de la corde du tympan laisse intacts les phénomènes vaso-dilatateurs des glandes salivaires, tandis que les phénomènes sécrétoires restent abolis.

Les nerfs vaso-dilatateurs contenus dans la corde ne proviennent donc pas du facial ni de l'intermédiaire sectionné en même temps. Dans une autre expérience sur le chien curarisé, ils avaient vu que la section du tronc du trijumeau et l'excitation du bout périphérique provoquent la dilatation des vaisseaux de la glande sous-maxillaire sans aucun effet sécrétoire. Ces expériences rapprochées montrent donc que la corde du tympan contient des filets nerveux vaso-dilatateurs et excito-sécrétoires, originellement et fonctionnellement distincts, les vaso-dilatateurs lui étant fournis par la cinquième paire, les sécrétoires venant de la septième (facial et intermédiaire).

Enfin, une nouvelle expérience (1885) de Jolyet vient de mettre hors de doute l'existence des fibres sécrétoires et leur indépendance par rapport aux fibres vasculaires. En effet, en excitant directement le facial à son origine dans le crâne, on provoque une sécrétion abondante de la glande sous-maxillaire sans aucune injection des vaisseaux de la glande ni de la langue. Inversement, en excitant le lingual au-dessous de l'origine de la corde, on produit une rougeur énorme de la moitié correspondante de la langue et, par action réflexe, la sécrétion et la dilatation paralytique des vaisseaux de la glande sous-maxillaire.

Sécrétion sublinguale. — Même structure, même innervation, mêmes actions nerveuses que pour la sous-maxillaire.

Sécrétion parotidienne. — Les phénomènes nerveux sont beaucoup moins sensibles pour cette glande que pour les deux autres. D'après Heidenhain, ils seraient, d'ailleurs, du même ordre ; mais, pour d'autres, ils seraient différents. La question est donc encore très obscure en ce qui concerne cette glande.

Modifications des cellules salivaires par la sécrétion. — D'après l'examen histologique du tissu glandulaire observé après une abondante salivation

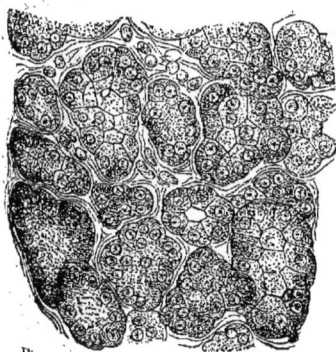

Fig. 88. — Coupe d'une glande muqueuse après une forte excitation électrique.

Les alvéoles sont tapissés par de petites cellules granuleuses.

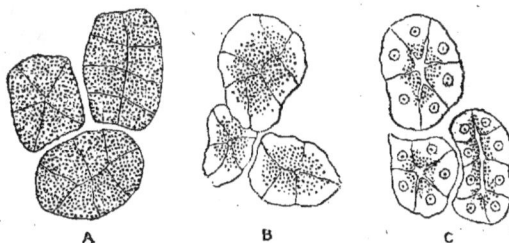

Fig. 89. —Alvéoles d'une glande séreuse (parotide).

A, au repos, enchylème granuleux abondant ; — B. premier état de sécrétion, une partie de l'enchylème est évacuée ; — C, sécrétion prolongée, les cellules vidées de leur enchylème paraissent transparentes.

(excitation de la corde du tympan), on avait cru que les cellules *muqueuses* se détruisaient et que leurs débris étaient éliminés, tandis que les cellules des *croissants* se multiplieraient pour remplacer les précédentes détruites pendant la sécrétion. Mais Ranvier, Arloing, ont montré que les cellules muqueuses se vident simplement de leur mucine, *sans se détruire*, et que les cellules des croissants fournissent la sécrétion salivaire proprement dite et la ptyaline.

Dans les glandes *albumineuses* ou *séreuses*, il n'y a pas fonte cellulaire, mais simplement expression, à travers le protoplasma épithélial, du produit de ce protoplasma; l'enchylème granuleux est expulsé par la contraction du réticulum, et de gonflées de granulations qu'elles étaient, les cellules deviennent petites et transparentes.

Conditions de la sécrétion salivaire. — A l'état physiologique la production de salive a toujours lieu par une action réflexe dont le point de départ peut être dans les terminaisons des nerfs suivants : 1° nerfs du goût (impression des aliments, goutte de vinaigre, etc.); 2° nerfs olfactifs (certaines odeurs); 3° nerfs tactiles de la muqueuse buccale (mouvements de mastication, mouvements de la langue dans la parole, nausée); 4° nerfs de l'estomac (arrivée des aliments). L'excitation peut partir des centres nerveux (vue des aliments, souvenir). Expérimentalement, la sécrétion est provoquée par l'excitation du lingual, du glosso-pharyngien, du pneumogastrique, du sympathique, du bout central du sciatique; par l'action de diverses substances circulant dans le sang (camphre, curare, pilocarpine, chloroforme, sels de mercure, etc.); par l'excitation des centres nerveux salivaires (noyau du facial et du glosso-pharyngien).

Centre réflexe. — Le centre de la sécrétion salivaire est dans le bulbe, au niveau du noyau du facial et du glosso-pharyngien, et c'est là aussi que les fibres sympathiques ont leur centre. Cette région est en connexion avec le cerveau, ce qui explique que la vue ou le souvenir d'un mets agréable, surtout dans l'état de jeûne, fasse venir l'eau à la bouche, c'est-à-dire provoque la sécrétion d'une certaine quantité de salive.

La piqûre du centre bulbaire, de même que l'excitation mécanique directe de l'écorce du cerveau près du *sulcus cruciatus* chez le chien, amènent la sécrétion salivaire.

Arrêt réflexe de la sécrétion salivaire. — Il peut être produit par les émotions morales (verre d'eau des orateurs), par l'excitation du sympathique (Czermak), par l'éventration chez les animaux curarisés, par l'atropine et les narcotiques.

Excrétion de la salive. — Se fait par la *vis a tergo*. La pression qui résulte de cette force, ainsi que de la contraction des canaux excréteurs, peut dépasser la pression sanguine et produire une espèce d'éjaculation salivaire. Dans le canal de Warthon, la pression peut atteindre 250 millimètres de mercure (Bidder, Heidenhain) pendant la galvanisation de la corde du tympan; 118 seulement dans le canal de Stenon.

4° USAGES ET RÔLE PHYSIOLOGIQUE DE LA SALIVE

A. **Divers**. — La salive, en humectant la bouche, facilite les mouvements de la langue dans la phonation ; en donnant lieu à de petits et fréquents mouvements de la déglutition, elle détermine indirectement l'ouverture de la trompe d'Eustache et l'entrée de l'air dans la caisse du tympan et facilite l'audition.

B. **Digestifs**. — 1° *Physiques*. — Les usages physiques consistent à dissoudre les parties solubles des aliments et en faciliter la gustation (salive sous-maxillaire, Cl. Bernard) ; à ramollir les substances insolubles pour en faciliter la mastication (salive parotidienne), à lubrifier le bol alimentaire pour en aider la déglutition (salive sublinguale).

Bien que ces attributions diverses des différentes salives aient été contestées par Longet, elles paraissent exactes d'une façon générale. Les animaux qui exercent de grands efforts masticatoires : ruminants, solipèdes, ont ces glandes beaucoup plus développées que les carnivores qui avalent leur proie sans la mâcher. Les oiseaux qui ne mangent ni ne goûtent, ont des parotides peu développées et sont, dans beaucoup de groupes, dépourvus de sous-maxillaires.

2° Chimiques. Saccharification de l'amidon. — La salive mixte de l'*homme* transforme rapidement, par un processus assez compliqué, l'amidon *cuit* en dextrine, puis en maltose[1], sucre réducteur, comme il est facile de s'en assurer en mâchant une bouchée de pain qu'on crache sur un filtre, et sur laquelle on fait alors agir la liqueur de Fehling qui donne la réaction caractéristique des sucres réducteurs (précipité rouge d'oxyde cuivreux). Mais l'amidon *cru* n'est saccharifié que lentement et très difficilement, au bout de plusieurs heures et même de plusieurs jours.

En ce qui concerne les *animaux*, la salive ne possède pas, chez tous, le pouvoir saccharifiant au même degré. La salive mixte du cochon d'Inde est plus active que celle de l'homme sur l'amidon cuit, mais celle du lapin l'est moins et celle du rat encore moins. La salive du chat n'a aucune action, celle du chien est faible et, chez beaucoup d'herbivores, la puissance diastasique n'est pas plus grande que chez les carnivores. Avec la salive du mouton, du bœuf, du cheval, il faut quinze à vingt minutes avant d'observer un commencement de transformation de l'empois cuit. Sur l'amidon cru la salive de ces animaux n'agit pas.

En faisant des digestions artificielles avec la salive, on voit que les salives qui n'ont pas, à l'état frais, le pouvoir diastasique l'acquièrent en s'altérant ; et cette

---

[1] La maltose est, comme la glycose, un sucre réducteur, dextrogyre et fermentescible (par la levure de bière). Elle s'en distingue en ce que, par l'ébullition avec les acides minéraux dilués, son *pouvoir rotatoire* est diminué du triple au simple, et son *pouvoir réducteur* augmenté du simple au double, tandis que, dans les mêmes conditions, la glycose n'est pas modifiée. La maltose se dédouble, d'ailleurs, facilement en glycose.

altération est assez rapide : ce qui a porté Cl. Bernard à penser que chez l'homme, par exemple, la salive mixte n'était saccharifiante que parce qu'elle représente les salives isolées ayant subi un commencement d'altération dans la bouche. La putréfaction complète de la salive détruit le pouvoir diastasique.

A l'état physiologique, la salive ne doit donc avoir, dans la digestion chimique des aliments féculents, qu'un rôle peu considérable. Chez l'homme, elle agit assez rapidement pour pouvoir commencer la saccharification de l'amidon cuit, mais, chez les animaux qui ne consomment que de la *fécule crue*, la salive n'exerce *aucune action chimique* sur cette fécule, et son rôle se borne aux usages physiques que nous avons déjà indiqués.— Dans le cas où la saccharification commence dans la bouche, elle paraît pouvoir se continuer, quoique faiblement, dans l'estomac où elle serait même favorisée par le milieu acide (C. Richet). La salive est sans action chimique sur tous les autres hydrocarbonés, tels que gommes, pectose, sucres, celluloses.

D. — RÉSULTATS DE LA DIGESTION BUCCALE

Bol alimentaire. — Sous l'influence des actions chimiques exercées sur les aliments par la mastication et l'insalivation, ces aliments se trouvent transformés en une pâte molle et ductile propre à être facilement avalée, dans laquelle les matières azotées et grasses n'ont subi aucun changement, tandis que la fécule cuite peut avoir subi un commencement de transformation chimique. C'est cette pâte qu'on appelle le *bol alimentaire*.

On voit donc que l'ancien adage *prima digestio fit in ore* ne doit pas être entendu d'une digestion proprement dite impliquant une élaboration chimique, mais plutôt d'un travail préparatoire, d'ailleurs important, destiné à faciliter les digestions stomacale et intestinale.

E. — TROUBLES DE LA DIGESTION BUCCALE

A. **Troubles mécaniques.** — Plusieurs causes peuvent empêcher ou rendre incomplète la mastication des aliments. Nous avons déjà signalé l'absence de dents et l'atrophie du maxillaire chez les vieillards et vu qu'il en résulte différents troubles dyspeptiques. Il en est de même d'un grand nombre d'affections des mâchoires ou de la bouche en général, luxations, fractures, périostites dentaires, etc., etc.

Nous y joindrons les paralysies. Les muscles les plus importants de la mastication sont innervés par la branche masticatrice du trijumeau qui est mixte, mais ceux des joues sont aussi innervés par le facial. Cependant, si le trijumeau est paralysé, ce dernier nerf ne suffit plus à produire les mouvements combinés nécessaires pour la mastication. On voit par là que ces mouvements sont des *mouvements associés* dont l'exécution dépend de la partie des centres nerveux d'où naissent les actions motrices. D'autre part, si le trijumeau est sain, tandis que le facial est paralysé, la mastication se fait sans difficultés, tandis que les mouvements respiratoires et expressifs sont paralysés. Si la portion *sensible* du trijumeau est paralysée, la mastication est très imparfaite, bien que le pouvoir ne soit en rien diminué; car les muscles ne peuvent exécuter les mouvements associés sans être guidés par des impressions sensitives, de sorte que les aliments se placent entre les dents et les joues, ou sous la langue, et ne peuvent pas être amenés dans la position favorable à leur trituration.

B. **Troubles sécrétoires.** — SALIVATION OU PTYALISME. — L'hypersécrétion salivaire peut être la suite d'une lésion de la muqueuse buccale et pharyngienne provoquant, par l'irritation des nerfs sensitifs, la sécrétion réflexe. C'est la salivation symptomatique qu'on observe dans toutes les maladies de la bouche, l'éruption des dents chez les enfants, l'odontalgie, les névralgies du trijumeau, et après l'absorption de certaines substances : mercure, sels de plomb, émétique, physostigmine, digitaline, jaborandi. Certains états nerveux ou un état de souffrance de l'organisme peuvent provoquer, par une relation mal connue, une salivation sympathique. Tels sont : la nausée, l'embarras gastrique, certaines gastralgies, la grossesse, l'hystérie, l'épilepsie et la rage.

ACRINE SALIVAIRE. — La salive est généralement diminuée ou supprimée dans les maladies aiguës fébriles, surtout la fièvre typhoïde, dans le mal de Bright et la polyurie diabétique ou simple. Certaines substances telles que les opiacés et les solanées, surtout l'atropine, diminuent la sécrétion salivaire en paralysant les nerfs sécrétoires.

ALTÉRATIONS PHYSICO-CHIMIQUES. — 1° *Acidité.* — Très fréquente, comme nous l'avons vu, dans la salive du repli gingivo-labial par fermentation de parcelles alimentaires, débris d'épithélium, etc.; s'observe aussi dans plusieurs maladies de la bouche (muguet) et de l'estomac (gastrites, cancer), dans le diabète, dans les fièvres, surtout la fièvre typhoïde.

2° *Principes anormaux.* — On a signalé l'acide lactique chez les diabétiques où il attaque la substance calcaire des dents et produit la carie diabétique, les matières colorantes biliaires ? dans les maladies du foie, l'urée et l'albumine en proportion énorme (Vulpian), chez les brightiques, la leucine chez les hystériques. C'est aussi par la salive que s'éliminent le mercure, la potasse, les iodures et les bromures, l'iode et le brome libres qui prennent la place d'une quantité équivalente de chlore dans les chlorures normaux de la salive.

3° *Calculs salivaires.* — La salive renferme des sels (carbonates et phosphates de chaux) dont la précipitation peut se faire dans les voies salivaires, surtout les canaux de Sténon et de Wharton. Ces cristaux cimentés par les matières organiques forment des concrétions plus ou moins volumineuses, à couches concentriques, qui peuvent obstruer les conduits salivaires.

4° *Tartre dentaire.* — Son origine et sa composition sont les mêmes que celles des calculs salivaires. Le *leptothrix buccalis* y abonde.

5° *Microbes.* — D'innombrables microbes, dont quelques-uns sont pathogènes, pullulent à l'état normal dans les liquides de la bouche qui sont pour eux un excellent milieu de culture. Dans la carie dentaire, les stomatites, les angines, ils s'augmentent des microbes spécifiques de ces affections.

III. — TRAVERSÉE PHARYNGO-ŒSOPHAGIENNE ou DÉGLUTITION

La **déglutition** est l'acte mécanique par lequel l'aliment, la digestion buccale étant finie, est transporté de la bouche dans l'estomac pour subir dans ce second réservoir une nouvelle série d'opérations mécaniques et chimiques qui constituent la digestion stomacale. La déglutition consiste donc dans la traversée du canal qui réunit la bouche à l'estomac, et cette traversée serait des plus simples si ce canal n'était, à son origine, croisé lui-même

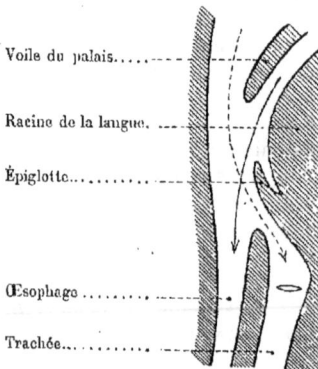

Voile du palais....

Racine de la langue. ...

Épiglotte.........

Œsophage ....

Trachée...........

Fig. 90. — Schéma du croisement des voies respiratoires et des voies digestives.

par le conduit respiratoire, croisement d'où résultent la formation d'un véritable carrefour et la présence de quatre orifices dans lesquels le bol alimentaire peut s'engager. Pour éviter qu'il ne s'engage dans les orifices respiratoires où il ferait fausse route, ces orifices sont munis de véritables soupapes dont l'occlusion doit coïncider exactement avec le passage du bol. Il se fait donc une série de mouvements associés très compliqués que nous allons étudier en les divisant, à l'exemple de Magendie et de Gerdy, en trois temps.

Déglutitions isolées. — Dans le *premier* temps l'aliment, rassemblé en bol, est amené jusqu'à l'orifice de l'isthme du gosier en deçà duquel il reste un temps très court, mais pendant lequel on peut surseoir à son introduction; dans le *deuxième* temps, il franchit d'un seul coup le pharynx et arrive jusqu'à l'orifice supérieur de l'œsophage; dans le *troisième* temps, il traverse l'œsophage et arrive dans l'estomac.

Quelques auteurs, Moura, Arloing, ont fait remarquer, avec raison, que le temps buccal n'appartient pas en réalité à la déglutition, mais plutôt à la fin de la mastication, et ils ne distinguent en conséquence que deux temps dans la déglutition : le temps pharyngien et le temps œsophagien.

PREMIER TEMPS. (*T. buccal.*) — Quand les aliments sont suffisamment divisés et humectés et se trouvent réduits en une pâte molle, ils produisent une sensation confuse qui nous avertit qu'ils peuvent être avalés. La bouche se ferme d'abord et les aliments sont rassemblés en *bol* sur le dos de la langue. La pointe de celle-ci d'abord, puis, successivement, tous les points de sa surface, de la pointe à la base, s'appliquent à la voûte du palais et au voile tendu par la contraction de ses muscles, et le bol pressé de toutes parts, sauf en arrière, glisse dans cette direction. Arrivé au niveau de l'isthme, il donne lieu à une sensation vague, fugace, qui nous porte à déglutir ou plutôt à faire un nouvel effort pour le pousser dans l'orifice rétréci du gosier. Jusque-là tous les mouvements imprimés au bol sont soumis à la volonté. Mais arrivé dans cet orifice, la déglutition proprement dite commence, et l'action réflexe et involontaire intervient seule.

DEUXIÈME TEMPS. (*T. pharyngien.*) — Le bol engagé dans l'isthme est saisi rapidement par un mouvement convulsif du pharynx et porté jusqu'à l'ouverture supérieure de l'œsophage. Dans ce trajet, il a évité les arrière-narines et les voies respiratoires dont l'occlusion s'est faite par des mouvements réflexes instantanés et simultanés avec ceux du pharynx, et dont nous allons indiquer le mécanisme. Ces mouvements sont au nombre de cinq :

1° *Ascension de la partie inférieure du pharynx.* — Les parties inférieures et moyennes du pharynx s'élèvent d'une part en suivant l'ascension simultanée du larynx, d'autre part au moyen des muscles propres du pharynx.

Il est facile de se rendre compte de l'élévation du larynx en mettant le doigt sur la pomme d'Adam, et les connexions intimes du larynx et du pharynx (insertion du constricteur inférieur sur les cartilages) expliquent que ce dernier soit entraîné par les mouvements du premier. Cette élévation du larynx exige que la bouche soit fermée et la mâchoire inférieure préalablement fixée par les muscles masticateurs, pour permettre la contraction des muscles sus-hyoïdiens. On ne pourrait pas avaler la bouche ouverte et la mâchoire pendante.

La contraction simultanée des muscles propres du pharynx (stylo-pharyngiens et pharyngo-staphylins) contribue aussi à l'élévation du pharynx qui va, en quelque sorte, au-devant du bol alimentaire.

2° *Contraction du pharynx.* — Le pharynx saisit lui-même l'aliment au moment où il traverse l'isthme, comme par un mouvement d'escamotage exécuté par le constricteur supérieur et le pharyngo-staphylin. A peine le bol a-t-il été saisi que, par la contraction successive de haut en bas du pharynx, il se trouve entraîné à l'entrée de l'œsophage. Le larynx et le pharynx retombent aussitôt dans les déglutitions isolées. La rapidité de ce temps de la déglutition est expliquée par la nécessité de ne pas intercepter longtemps le passage des voies respiratoires.

3° *Occlusion des fosses nasales.* — Elle est due à un double mouvement : 1° contraction des piliers postérieurs du voile du palais (Gerdy, Dzondi) ; 2° soulèvement du voile du palais. Les piliers postérieurs forment un sphincter oblique dont l'occlusion, facile à constater directement, partage le pharynx en deux portions, l'une supérieure nasale, l'autre inférieure que suit le bol. Le rapprochement des deux piliers postérieurs se fait « à l'instar de celui d'une paire de rideaux » (Dzondi). Ce mouvement de rideau n'existerait pas pour Arloing, et l'occlusion serait due exclusivement au soulèvement du voile palatin. — L'élévation du voile du palais, niée par quelques auteurs, mais observée directement sur des blessés ou des opérés (Bidder, Kobelt, Maisonneuve) et sur des chiens (Fiaux) est démontrée aussi par l'expérience de Debrou dans laquelle on voit basculer, à chaque déglutition, un stylet introduit par les narines jusque dans l'arrière-cavité des fosses nasales, et par les expériences de Carlet et d'Arloing. C'est par un mécanisme en tout semblable que le voile se relève et ferme la communication des fosses nasales avec le pharynx, dans la douche nasale de Weber.

Maïssiat avait admis une dilatation du pharynx et, par suite, une aspiration du bol ; Arloing a montré que cette dilatation est réelle et que la raréfaction de l'air au-devant du bol peut aider son cheminement, mais n'en est pas la seule cause. Le même auteur a signalé également une action aspiratrice exercée sur le bol par une dilatation thoracique qui se produit toujours à chaque déglutition.

4° *Occlusion du larynx.* — Cette occlusion est due à la culbute de l'épiglotte déterminée non par le poids du bol alimentaire lui-même (Galien), mais par le déplacement en arrière de la base de la langue (Albinus). En outre le larynx en s'élevant, ainsi que nous l'avons dit, s'incline obliquement en avant et va cacher son ouverture sous l'épiglotte (Bérard). Le rabattement des petits cartilages placés au sommet des cartilages aryténoïdes contribue aussi à l'occlusion du larynx.

Bien que l'épiglotte joue ainsi un rôle important, son *absence* n'empêche pas la déglutition régulière des *solides* qui n'exige pas une occlusion très parfaite, comme on a pu s'en assurer chez l'homme, après des lésions de cet organe, ou chez des chiens auxquels on l'avait enlevée. Le bourrelet de la base de la langue, sous lequel vient buter l'orifice du larynx, suffit pour en protéger l'entrée. Mais il n'en est pas toujours ainsi pour les *liquides*, car lorsque la déglutition d'une ou plusieurs gorgées est achevée, il reste toujours sur le dos de langue quelques gouttes de liquide qui se réunissent, s'écoulent vers l'œsophage et tomberaient dans le larynx si elles ne rencontraient l'épiglotte sur laquelle elles glissent, à droite et à gauche, comme sur un toit. Cependant, même avec l'épiglotte excisée, un chien peut boire sans qu'aucune goutte entre dans le larynx, s'il boit tranquillement et si, notamment, après avoir fini de boire, il peut faire quelques mouvements de déglutition isolés pour entraîner les dernières gouttes de liquide restées sur sa langue (Schiff). Dans le cas contraire, ces gouttes entrent dans le larynx et provoquent la toux.

Pendant la déglutition, il se produit aussi une *occlusion de la glotte* elle-même, ainsi que Haller l'a le premier signalé. Mais ce n'est qu'une occlusion de précaution destinée à empêcher la pénétration des particules liquides ou solides dans la trachée, dans les cas où elles seraient tombées dans la partie sus-glottique du larynx, ce qui n'arrive pas normalement. Lorsque cette chute a lieu, la vive sensibilité de cette partie de la muqueuse laryngienne provoque des efforts de toux très violents qui expulsent les particules étrangères. Si la sensibilité est paralysée (section du laryngé supérieur), le réflexe toux n'a plus lieu et les aliments arrivés jusque-là entrent dans la trachée.

Longet a montré que cette occlusion de la glotte se faisait sous l'action du constricteur inférieur du pharynx innervé par le spinal qui plie le cartilage thyroïde sur lequel il s'insère, et non sous l'action des muscles vocaux. — Une triple protection des voies respiratoires est ainsi réalisée : 1° par la base de la langue ; 2° par l'épiglotte ; 3° par l'occlusion de la glotte.

5° *Occlusion de l'isthme du gosier.* — Après que l'aliment a été saisi par le pharynx, les muscles des piliers antérieurs se contractent et se rapprochent et n'interceptent plus qu'une étroite boutonnière dont la langue soulevée complète l'occlusion. Le retour du bol alimentaire dans la bouche est ainsi rendu impossible et il faut qu'il descende vers l'œsophage. Cette occlusion persiste tout le temps de la déglutition pharyngienne.

TROISIÈME TEMPS. (*T. œsophagien.*) — Le bol étant une fois rendu à l'entrée de l'œsophage provoque par sa présence les contractions péristaltiques de ce canal qui le conduisent de proche en proche jusqu'à l'estomac. La progression n'est pas instantanée, et lorsque nous avalons des aliments trop chauds, durs, secs ou mal mâchés, nous sentons que leur descente est assez lente, ce qui s'explique par la nature des fibres musculaires qui sont *lisses* dans les deux tiers inférieurs de l'œsophage (trajet en 16 à 20″), tandis qu'elles sont *striées* dans le tiers supérieur et dans le pharynx dont les contractions sont au contraire très brusques (trajet en 2 à 3″). La pesanteur qu'on a invoquée est à peu près sans action, tout le monde a vu des acrobates boire et manger la tête en bas et beaucoup d'animaux, le cheval par exemple, font cheminer leurs boissons dans le sens opposé à la pesanteur. On a cherché à mesurer la force de la déglutition et on a vu que, sur des chiens, elle peut entraîner des bols retenus par un poids d'une livre (Mosso). Mais elle est bien plus faible chez l'homme et ne dépasse pas 15 grammes (Lannegrâce).

Ranvier a montré que le bol s'arrête un certain temps (de 4 à 20″), avant de franchir le sphincter du cardia, et il a désigné cet arrêt sous le nom de QUATRIÈME TEMPS (*T. cardiaque*).

La déglutition ne peut pas se faire complètement *à vide* et sous la simple influence de la volonté, car il faut une *impression locale* pour provoquer le réflexe, mais quelques gouttes de salive suffisent à le provoquer et nous faisons ainsi, d'une façon inconsciente, dix à douze déglutitions par minute. Ces déglutitions, s'accompagnant de l'ouverture de la trompe d'Eustache, renouvellent l'air dans l'oreille moyenne et favorisent l'audition.

La base de la langue, en venant toucher les parois du pharynx, peut aussi suffire pour provoquer un mouvement de déglutition qui peut entraîner de l'air (Magendie) à défaut de salive. Le tic des chevaux consiste dans une déglutition d'air.

Déglutitions associées. — Les faits précédents s'appliquent aux mouvements isolés de déglutition tels qu'ils sont exécutés pour les aliments solides ou par une seule gorgée de liquide (salive ou boisson). Mais on cons-.

tate quelques légères différences s'il s'agit d'un grand nombre de déglutitions associées et rapides comme quand on boit une certaine quantité de liquide : 1° le temps buccal n'existe pour ainsi dire pas ; 2° le larynx et le pharynx s'élèvent et s'abaissent moins à chaque gorgée, mais font rapidement de très courtes oscillations ; 3° l'occlusion du larynx par l'épiglotte estpresque indispensable ; 4° il n'y a pas de contraction de l'œsophage qui reste inerte et est réduit tout entier à l'état de tube de conduction (Arloing).

Innervation pharyngo-œsophagienne. Centre de la déglutition. — De même qu'elle est impuissante à provoquer la déglutition, la volonté est impuissante à l'arrêter lorsqu'elle est commencée ; c'est donc un acte *exclusivement réflexe* dont les *nerfs centripètes* sont : le trijumeau (voile du palais), le glosso-pharyngien (langue, pharynx), le pneumo-gastrique (pharynx, œsophage) ; le *centre de réflexion :* les olives accessoires du bulbe ; les *nerfs centrifuges :* le glosso-pharyngien (constricteurs du pharynx), le facial (péristaphylin interne), l'hypoglosse (langue), le trijumeau (péristaphylin externe, muscles sus-hyoïdiens, muscles masticateurs), et le pneumogastrique (œsophage).

La sensibilité de l'œsophage ne suffit pas pour exciter le centre réflexe, et quand le bol est arrêté dans ce conduit, du moins dans sa portion cervicale, par suite de la faiblesse de l'onde péristaltique, il faut, pour l'entraîner, un nouveau mouvement de déglutition partant du pharynx, c'est-à-dire que l'excitation doit partir des points innervés par le glosso-pharyngien. Kronecker et Meltzer ont montré qu'une vive excitation de ce nerf arrête la déglutition (2° et 3° temps), tandis que sa section, des deux côtés, produit une contracture de l'œsophage et du cardia.

Le caractère essentiellement réflexe de la déglutition est bien évident pendant le sommeil, ou dans l'apoplexie cérébrale où elle peut encore s'exécuter pourvu que les centres bulbaires ne soient pas atteints.

IV. — DIGESTION STOMACALE

A. — L'ESTOMAC; MUSCLES ET GLANDES

L'estomac est l'organe où s'acccomplit un des actes les plus importants de la transformation des aliments, et les anciens physiologistes en avaient tour à tour fait un moulin ou une cornue ou un pourrissoir (cuve à fermentation), suivant qu'ils attribuaient plus d'importance au rôle mécanique ou au rôle chimique de ce viscère. On sait aujourd'hui que ces divers rôles ne s'excluent pas.

Eléments moteurs. — La partie motrice de l'estomac est constituée par trois plans concentriques de fibres musculaires lisses : 1° longitudinales ou externes ; 2° circulaires ou moyennes; 3° elliptiques ou en anses ou internes. Les deux premiers plans de fibres sont à peu près continus et occupent toute la surface de l'estomac, les fibres elliptiques n'existent qu'au niveau de la grosse tubérosité. De ces fibres, les premières sont la continuation des fibres longitudinales de l'œsophage et forment un plan très mince; les autres viennent de la couche de fibres circulaires de ce conduit, couche qui se dédouble en deux plans : l'un externe, dont les fibres quittent leur direction primitive pour devenir régulièrement circulaires à l'estomac; l'autre interne, dont les fibres restent à peu près horizontales et embrassent, comme une anse, la grosse tubérosité et viennent se perdre en éventail sur les faces antérieure et postérieure de l'organe.

On sait combien cette tunique musculaire de l'estomac est épaisse et puissante chez les oiseaux granivores (*gésier*).

La couche circulaire s'épaissit considérablement au niveau du *pylore* et constitue en ce point un véritable sphincter.

Cette tunique musculaire est innervée par un plexus nerveux provenant du pneumo-gastrique et du grand sympathique (*plexus myentericus*) qui contient, aux entre-

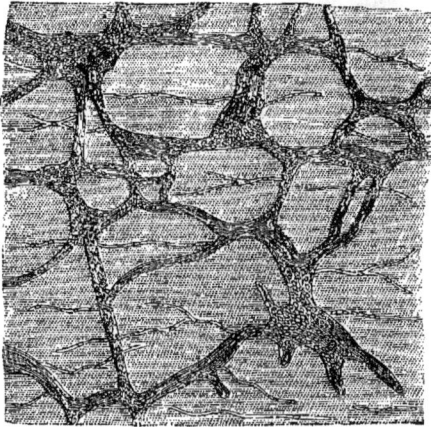

Fig. 91. — Plexus myentérique.

croisements de ses mailles, de nombreuses cellules nerveuses constituant là des ganglions microscopiques pouvant jouer le rôle de centres périphériques.

Éléments sécréteurs ou glandulaires. — La tunique interne ou muqueuse de l'estomac est caractérisée par ses innombrables glandes (plus de cinq millions) auxquelles est dévolue la partie chimique de la digestion stomacale. Ces glandes ont la forme de tubes composés, leur direction est perpendiculaire à la muqueuse, leur longueur de $1/2^{mm}$ à $1^{mm} 1/2$ et leur diamètre de 70 à 80 μ. Au point de vue de leur structure et de leurs usages, elles se divisent en deux espèces : 1° glandes à pepsine réparties dans tout l'estomac; 2° glandes à mucus localisées dans l'antre du pylore.

Les *glandes à pepsine* sont caractérisées par l'existence de *deux sortes* de cellules (Heidenhain, Rollet) : 1° des cellules prismatiques, régulières, claires, finement gra-

nulées, formant autour de l'étroit canal de la glande une couche continue : *cellules
principales* (Heidenhain), *indistinctes, adélomorphes* (Rollet) ; 2° de grosses cellules
fortement granuleuses, se colorant en noir par l'acide osmique, teintées fortement
par le noir ou le bleu d'aniline, ne formant pas une couche continue mais répandues çà et là entre la couche des cellules principales et la membrane propre qu'elles
soulèvent : *cellules bordantes* (Heidenhain), *distinctes, délomorphes* (Rollet). D'après
Heidenhain, les cellules principales sécréteraient la pepsine, tandis que les cellules
bordantes produiraient l'acide chlorhydrique.

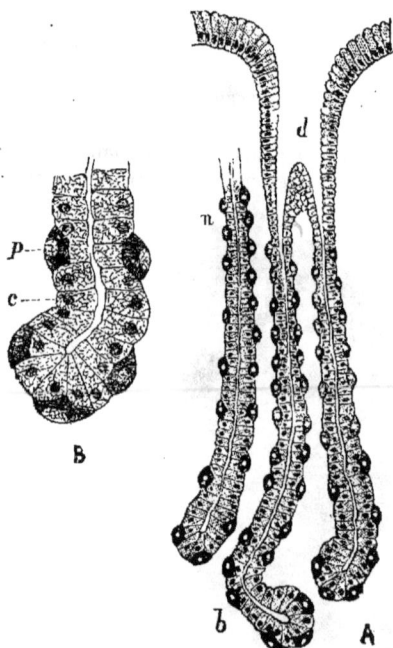

Fig. 92. — Glandes à pepsine.

A, grossissement moyen ; — *b*, cul-de-sac ; — *d*, conduit
excréteur ; — *n*, collet ; — B, cul-de-sac à un fort grossissement ; — *c*, cellules principales ; — *p*, cellules bordantes
(d'après Klein).

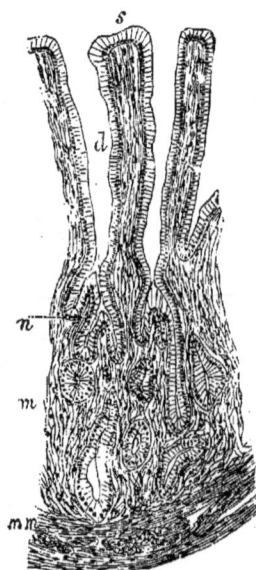

Fig. 93. — Glandes à mucus et coupe
de la muqueuse pylorique.

s, surface libre ; — *d*, conduit des glandes à
mucus ; — *n*, collet ; — *m*, les tubes glandulaires ;
— *mm, muscularis mucosæ* (d'après Klein).

Les *glandes à mucus* localisées dans la région pylorique ne contiennent qu'une
seule espèce de cellules analogues aux cellules principales des glandes à pepsine,
mais plus petites, granuleuses, avec un noyau peu apparent, laissant au centre de
la glande une cavité plus grande. Ces glandes donneraient aussi de la pepsine, mais
pas d'acide HCl (Heidenhain).

VAISSEAUX ET NERFS. — La muqueuse stomacale présente une *grande richesse vasculaire.* Les artérioles arrivées dans la couche sous-muqueuse pénètrent dans la muqueuse entre les glandes et forment en s'anastomosant un premier réseau capillaire
à mailles verticales qui entoure les tubes glandulaires et leur fournit les matériaux
de leur sécrétion. De ce réseau en naît, vers la surface, un autre à mailles plus

étroites, horizontales, dont chacune embrasse l'orifice d'une glande (*corona tubulorum*). C'est dans ce dernier seulement que naissent des veines, moins nombreuses que les artères, et qui descendent directement dans la couche sous-muqueuse où elles forment un large plexus. — Il existe entre les glandes un riche *réseau lymphatique* moins superficiel que les capillaires sanguins superficiels et présentant de nombreuses dilatations ou espaces lymphatiques dans lesquels sont, en quelque sorte, plongées les glandes. Il communique avec un réseau situé dans la couche sous-muqueuse. — Les *nerfs* proviennent du *plexus sous-muqueux* de Meissner. Leur terminaison dans les glandes n'est pas connue.

B. — PHÉNOMÈNES MÉCANIQUES

Mouvements de l'estomac. — En dehors de la digestion, l'estomac est contracté, mais n'exécute aucun mouvement. Lorsque des aliments y pénètrent, ils déterminent, par action réflexe, des mouvements *péristaltiques* ou *vermiculaires* d'abord faibles, mais qui deviennent de plus en plus énergiques à mesure que l'estomac se remplit et que la digestion s'effectue. En même temps, l'estomac se dilate. Ces mouvements de l'estomac à l'état normal sont très lents. Ils suffisent cependant pour brasser la masse alimentaire et en mélanger les diverses parties entre elles, et avec le suc gastrique. Les aliments vont du cardia au pylore en suivant la grande courbure et reviennent le long de la petite courbure, pendant que des courants secondaires tendent à faire passer les parties périphériques de la masse qui ont été mises au contact de la muqueuse vers le centre, et *vice versa*.

Les contractions commencent au cardia et se propagent très lentement jusqu'au cul-de-sac pylorique. Là, la contraction devient très forte, l'estomac est étranglé à ce niveau et prend la forme d'un sablier et le mouvement se propage avec force et rapidité jusqu'à l'orifice qui reste fermé jusqu'à parfaite digestion des aliments. A cette contraction ou *systole* succède un repos ou *diastole* de une à trois minutes, puis une nouvelle systole, etc., et on a comparé ces contractions aux contractions rhythmées du cœur, la portion cardiaque jouant le rôle d'oreillette, la portion pylorique celle de ventricule. — A l'état normal, il n'existe pas de mouvements *antipéristaltiques*. (Voir *Troubles mécaniques*, p. 232.)

Outre ces mouvements vermiculaires, il parait aussi se produire une sorte de mouvement *circulaire* des deux faces qui glisseraient l'une sur l'autre en sens inverse (Hunter, Beaumont) comme lorsqu'on roule une boule entre les deux mains. Les pelotes de poils (*égagropiles*) de l'estomac des ruminants ont tous leurs poils partant d'un centre commun et dirigés dans le même sens.

Küss et Larger ont admis aussi que, pendant la digestion stomacale, l'estomac se divisait en deux cavités par la contraction de ses fibres obliques : une cavité inférieure où s'accumuleraient les aliments qui ont besoin d'une digestion complète, une cavité supérieure en forme de canal longeant la petite courbure et permettant aux boissons de passer directement de l'œsophage dans l'intestin. Des expériences récentes faites sur des suppliciés par Laborde paraissent confirmer cette opinion.

L'INFLUENCE DES NERFS sur ces mouvements est obscure quoique certaine. Il est bien évident que ce sont les impressions chimiques ou mécaniques produites par les aliments à la surface de la muqueuse qui amènent, par voie réflexe, les contractions des tuniques musculaires et l'ouverture ou la fermeture du pylore. Le nerf pneumogastrique est à la fois le nerf sensible et le nerf moteur de l'estomac.

L'excitation de son bout périphérique provoque ou exagère les mouvements s'ils existent déjà. Il en serait de même de l'excitation du grand sympathique ou du plexus cœliaque (?). Cependant, la *section* du pneumogastrique ne paralyse pas ces mouvements, qui peuvent se produire encore dans l'organe excisé, quoique plus faibles, grâce à l'action des petits ganglions du plexus intra-musculaire jouant le rôle de centres.

C. — PHÉNOMÈNES CHIMIQUES. — SUC GASTRIQUE. — CHIMISME STOMACAL

a. — ÉTUDE PHYSICO-CHIMIQUE DU SUC GASTRIQUE

Caractères physiques. — Le suc gastrique est l'agent principal des modifications physiques et chimiques subies par les aliments azotés dans l'estomac. C'est un liquide incolore, transparent, malgré la présence de quelques débris épithéliaux, de densité variant de 1,001 à 1, 010, d'odeur fade et de saveur aigre, rougissant le papier de tournesol, presque imputrescible et pouvant être conservé pendant dix ans dans un flacon bouché (Vulpian). — On l'obtient en faisant avaler à des animaux des éponges qu'on retire ensuite (Spallanzani), par le vomissement (Montègre), par le tube de Faucher, au moyen de fistules stomacales accidentelles (Beaumont, Bidder et Schmidt), ou chirurgicales (*gastrostomie*) (Richet), ou expérimentales (Blondlot, Cl. Bernard). Enfin la macération dans l'eau de la muqueuse stomacale du veau ou du porc récemment tués dissout les ferments contenus dans les glandes et fournit un liquide qui a les propriétés du suc gastrique.

Composition chimique. — Les diverses analyses ne révèlent pas toutes exactement la même proportion dans les substances constituantes de ce liquide. Parmi les causes de différence, il faut signaler le mélange du suc gastrique avec une certaine quantité de salive et de mucus pylorique qu'il n'est pas toujours possible d'écarter. Voir dans le tableau ci-après plusieurs analyses dues à C. Schmidt.

PRINCIPES dans 1000 PARTIES	HOMME — MÉLANGÉ DE SALIVE Moyenne de 2 analyses	CHIEN SANS SALIVE Moyenne de 9 analyses	MOUTON
Eau	994,40	973,0	986,15
Matériaux solides.	5,60	27,0	13,85
	1000	1000	1000
Matières organiques (pepsine). . . .	3,19	17,16	4,05
— minérales.	2,41	9,84	9,80
	5,60	27,00	13,85
Acide chlorhydrique	0,20	3,05	1,23
Chlorure de sodium	1,47	2,51	4,37
— de potassium	0,55	1,12	1,52
— de calcium	0,06	0,62	0,11
— d'ammonium	»	0,47	0,47
Phosphates de chaux.		1,73	1,18
— de magnésie . . . . . }	0,13	0,26	0,58
— de fer		0,08	0,33
	2,41	9,84	9,80

On voit qu'*en moyenne* le suc gastrique renferme 98 p. 100 d'eau et 2 p. 100 seulement de matériaux solides, parmi lesquels les plus importants sont une matière organique ou *pepsine*, un acide libre et des sels, surtout des chlorures.

ACIDE DU SUC GASTRIQUE. — L'acide, comme on le sait aujourd'hui d'une façon certaine, est l'acide chlorhydrique. Ce fait, avancé par Prout (1824), ne fut pas généralement accepté et on attribuait, au contraire, l'acidité du suc gastrique au phosphate acide de chaux (Blondlot), ou à l'acide lactique (Lehmann, Cl. Bernard). — C. Schmidt montra (1852), par une série de dosages concordants de chlore, de métaux alcalins et d'acide, que le suc gastrique contient beaucoup plus de chlore qu'il n'en faut pour saturer toutes les bases et que cet excédent de chlore, supposé à l'état d'acide HCl, correspond exactement à la quantité d'acide trouvée par le titrage acidimétrique au moyen de la baryte. Parmi les procédés de démonstration de l'acide HCl, dus à Prout, C. Schmidt, Rabuteau, Richet, Reoch, Maly, nous n'indiquerons que celui de Ch. Richet. Il est fondé sur la méthode des *coefficients de partage* de Berthelot :

Les acides minéraux sont très peu solubles dans l'éther, les acides organiques le sont beaucoup plus. Une solution aqueuse d'acide HCl, agitée avec un égal volume d'éther, ne cédera presque rien à ce dernier, et, pour que l'acide se *partage* également entre l'eau et l'éther, il faudra que le volume de l'éther soit 500 fois plus grand que celui de l'eau. Pour l'acide lactique, il ne faut que 10 fois plus d'éther. — 500 et 10 sont les *coefficients de partage* de ces deux acides. — Pour le suc gastrique pur et frais, ce coefficient est de 217, et à volume égal de dissolvant il ne cède presque rien à l'éther. Son acidité est donc due à un acide très peu soluble dans l'éther, c'est-à-dire à HCl et non à l'acide lactique. Mais, au bout de vingt-quatre heures, ce coefficient est réduit presque de moitié ; au bout de six jours, il est réduit au quart ; au bout de trois mois, il n'est plus que de 16,9. Un autre acide plus soluble dans l'éther s'est donc formé, par fermentation, et cet acide est de l'acide lactique.

Le procédé de Maly (1880) est très simple : le violet de méthyle, en présence de HCl, bleuit, puis verdit, et finalement se décolore, tandis que l'acide lactique ne l'altère pas. Or, le suc gastrique agit sur lui comme HCl. On emploie aujourd'hui en clinique de nombreux papiers réactifs dont l'usage est fondé sur de semblables changements de couleur en présence de HCl : papiers à la tropéeline, au rouge de Congo, réactif de Gunzbourg, etc.

La question de savoir si HCl est à l'état *libre* dans le suc gastrique ou *combiné* soit à la pepsine, soit à la leucine, et formant ainsi un acide conjugué chlorhydropeptique ou chlorhydroleucique n'est pas encore absolument vidée. Les réactifs colorants semblent indiquer que chez l'homme il est libre. Chez le chien, il est tout combiné.

Hayem et Winter ont récemment poussé plus loin la question de l'acide chlorhydrique en montrant que cette combinaison ne représente qu'une partie du chlore *total* qui se forme dans le *chimisme stomacal*. — Il y a lieu de distinguer en effet et de doser le chlore *fixe*, lié à une base minérale = chlorure de sodium; le chlore combiné à des substances organiques albuminoïdes, et l'acide chlorhydrique libre. Pendant la première partie de la digestion, le chlore total augmente rapidement, le chlore fixe et l'HCl peu ou pas, par suite il y a surtout formation de chlore combiné avec les substances albuminoïdes. C'est donc ce dernier qui donne la mesure de l'activité chimique de l'estomac. L'HCl libre a son maximum une heure après le repas et sa formation serait irrégulière.

Un point à signaler, c'est que l'acidité naturelle (ou *acidité de sécrétion*) du suc gastrique augmente pendant la digestion, par suite de la fermentation des aliments (*acidité de fermentation*). Cette acidité étant de 100 pour le suc frais peut monter jusqu'à 170 au bout de quelques heures de digestion, et cet accroissement d'activité est dû à la formation d'acide *paralactique* (Richet). Sur le gastrostomisé Marcelin, observé par Richet, l'acidité moyenne du suc gastrique a été de 1 gr. 7 de HCl pour 1,000 grammes de suc ; elle a oscillé entre 0 gr. 5 et 3 gr. 2.

Pepsine. — La matière organique qui donne au suc gastrique la propriété de dissoudre la fibrine et l'albumine cuite est un ferment soluble, une *diastase* analogue à la ptyaline, et auquel on a donné le nom de pepsine (Schwann, Wasmann).

Préparation. — Elle est très difficile à préparer à l'état de pureté, ainsi que le prouve le nombre considérable des procédés qu'on a imaginés et qui donnent des pepsines plus ou moins différentes les unes des autres. Le procédé de Wittich est un des meilleurs. On traite pendant huit jours la muqueuse d'un estomac de veau ou de porc divisée en très petits fragments par de la glycérine légèrement acidulée. Si on ajoute ensuite de l'alcool à la solution glycérique, il se forme un précipité de pepsine qu'on lave à plusieurs reprises et qu'on peut finir de purifier par la dialyse à travers du papier parchemin ; la pepsine n'étant pas dialysable reste, tandis que les sels et les peptones qu'elle peut contenir passent à travers le dialyseur. Les pepsines du commerce sont toujours impures et associées, en outre, à de l'amidon pour faciliter leur conservation. Il s'ensuit qu'elles sont souvent très peu actives.

Pepsine végétale. — Le suc cellulaire d'un certain nombre de plantes contient un ferment soluble identique à la pepsine et transformant, comme elle,, les matières albuminoïdes en peptones. On a récemment constaté sa présence dans les végétaux les plus différents, notamment chez certaines *Bactéries*, dans le plasmode de certains *Myxomycètes*, dans les graines de *Lin*, de *Chanvre*, de *Vesce*, dans les poils glanduleux des plantes carnivores (*Dionée*, *Rossolis*, *Grassette*), dans le latex du *Figuier* et du *Papayer*. Ce dernier arbre sert même aujourd'hui à la fabrication de certaines pepsines médicinales (*papaïne*). La nutrition azotée des végétaux se fait donc par une véritable digestion peptique, aux dépens des albuminoïdes qu'ils ont fabriqués et mis en réserve.

Propriétés de la pepsine. — C'est une substance azotée, mal déterminée et ne donnant pas la réaction xanthoprotéique. Préparée comme nous l'avons dit, elle forme une poudre subjaunâtre, amorphe, soluble dans l'eau et dans la glycérine d'où elle est précipitée par l'alcool. La solution aqueuse est également précipitée par l'acétate et le sous-acétate de plomb et le tétrachlorure de platine. L'acide nitrique, l'iode, le sublimé corrosif et le tanin ne la précipitent pas. Comme nous l'avons dit, elle n'est pas diffusible. Sa propriété caractéristique est de dissoudre la fibrine et les albuminoïdes en général, dans un milieu acide ; elle est inerte dans un milieu neutre ou alcalin.

FERMENT DE LA PRÉSURE. — *Labferment* d'Hammarsten. — Le suc gastrique coagule le lait et on sait que la *présure* employée dans les fromageries est un extrait de muqueuse stomacale obtenu à l'aide des caillettes de veau. Mais ces deux liquides n'agissent pas de la même façon. La présure renferme un ferment spécial coagulant le lait : c'est la *chymosine* de Payen identifiée, depuis, à tort, avec la pepsine. En réalité, le processus de la coagulation de la caséine est différent dans l'estomac de l'animal adulte et dans celui de l'animal en lactation. Chez le premier, la coagulation du lait est produite par le suc gastrique en tant que liquide acide, c'est une *simple précipitation* chimique de la caséine. Chez l'animal en lactation, le lait est coagulé par une sécrétion particulière de l'estomac, la *présure* ou *ferment de caséification*, ferment soluble distinct de la pepsine, comme Hammarsten l'a montré. En effet, il peut agir dans des milieux parfaitement neutres ou même alcalins et n'est pas précipité par l'acétate neutre de plomb. La caséine coagulée par la présure et formant le fromage est transformée chimiquement, *caséifiée*, et diffère du caillot de caséine pure produit dans le lait par les acides.

La sécrétion de la présure persiste, chez le jeune animal, jusqu'au moment du sevrage complet et est remplacée peu à peu par la pepsine, à mesure que l'alimentation lactée diminue[1]. L'absence de pepsine chez le nourrisson qui ne prend que du lait permet de supposer que, chez lui, la digestion des albuminoïdes a lieu surtout dans l'intestin. La présure du commerce peut coaguler 600.000 fois son poids de lait. — Dans l'estomac de l'enfant à la mamelle le lait de femme se coagule en flocons, le lait de vache en gros grumeaux ou en masse.

b. — ACTION DU SUC GASTRIQUE SUR LES ALIMENTS

Le *rôle du suc gastrique* dans la digestion des divers aliments ne pouvait être élucidé que par l'expérimentation et les premiers auteurs qui pratiquèrent des *digestions artificielles*, Réaumur (1752), Spallanzani (1783), montrèrent la nature exclusivement chimique des transformations subies par les aliments. Le procédé des digestions artificielles, inauguré par eux et employé depuis par tous les physiologistes, a donc été d'un secours inappréciable dans l'étude de l'action du suc gastrique et du rôle respectif de la pepsine et de l'acide, en même temps qu'il a montré que cette action ne s'exerce que sur les aliments albuminoïdes. Mais il ne faudrait pas conclure rigoureusement des digestions *in vitro* à la digestion naturelle dans l'estomac. Nous allons étudier d'abord les résultats des digestions artificielles, nous verrons ensuite en quoi diffère la digestion naturelle.

A. Digestions artificielles. — 1° CONDITIONS DES DIGESTIONS ARTIFICIELLES. — On les pratique avec du suc gastrique naturel obtenu au moyen de fistules gastriques ou avec du suc artificiel obtenu par macération de la muqueuse. La substance à digérer, fibrine par exemple, est mise avec le suc gastrique dans une étuve à la température de 35 à 40° et, au bout de quelques heures, la digestion a eu lieu. Avec du suc artificiel on commence par transformer la fibrine en gelée avec de l'acide HCl au 1000e; en ajoutant à cette gelée une certaine quantité de pepsine ou de suc gastrique artificiel, la gelée de fibrine disparaît peu à peu et est remplacée, au bout de quelques heures, par une liqueur mobile, trouble, avec des flocons qu'on peut retenir sur le filtre. La liqueur filtrée renferme la peptone de fibrine.

La rapidité de cette transformation dépend : 1° de l'acide ; 2° de la température ; 3° de la quantité de pepsine.

Influence de l'acide. — HCl est le plus efficace et la proportion la plus favorable pour la fibrine est de 1/1000. Au-dessus et au-dessous de cette proportion, l'action est plus lente. Pour l'albumine cuite il faut un peu plus d'acide, soit 1,7/1000. Après HCl, viennent l'acide azotique qui à 2/1000 est un bon digestif, et l'acide lactique. Les acides sulfurique, phosphorique, acétique, tartrique agissent moins bien. L'acide s'affaiblissant à mesure que

---

[1] C'est là ce qu'on peut admettre en pratique. Mais, en réalité, le suc gastrique de l'adulte contient aussi une petite quantité, souvent très faible, de labferment (Arthus).

la digestion se fait, il faut ajouter de temps en temps une nouvelle quantité d'eau acidulée pour que la digestion continue.

Influence de la température. — La plus favorable est de 37 à 40°. Au-dessus de 50° l'action de la pepsine se ralentit à mesure que la chaleur s'élève. La pepsine préalablement chauffée à 60' ne forme plus de peptone, mais seulement de l'*acidalbumine.* La pepsine des animaux à sang froid est très active, même à quelques degrés au-dessus de 0.

Influence de la proportion de pepsine. — Il en faut une certaine quantité (3/1000?) pour que la transformation soit rapide, mais cette quantité dépassée, la digestion n'est pas plus active. Cette petite proportion de pepsine est presque inusable et peut peptoniser une quantité considérable d'aliments.

2° ACTION DU SUC GASTRIQUE SUR LES DIVERS ALBUMINOÏDES. — Les diverses matières albuminoïdes animales ou végétales (albumine crue ou cuite, fibrine musculaire, gluten, caséine, gélatine, etc.) sont transformées d'une manière analogue à la fibrine, mais avec quelques variantes quant à la rapidité et quant à la quantité et à la nature du résidu insoluble. Les produits solubles, pourvu que l'action du suc ait été suffisante, ont les caractères généraux de la peptone de fibrine. Si on soumet à la digestion non plus des substances simples, mais des aliments complexes, tels qu'ils sont habituellement ingérés, on peut constater les faits suivants : *Viande :* dissociation plus ou moins rapide des fibres par dissolution du tissu cellulaire interposé, puis rupture des fibres en divers endroits, fonte gélatineuse, liquéfaction et peptonisation. La digestion est plus rapide si les fibres ont été dissociées par une cuisson préalable. — *Tissus conjonctifs :* digestion facile pour le tissu cellulaire simple, beaucoup plus lente pour les tissus fibreux et tendineux surtout crus. — *Os :* se dissolvent à la longue, d'abord l'osséine, puis les sels. — *Substances végétales :* digestion plus lente que celle des substances animales à cause de l'insolubilité de la cellulose des parois des cellules. — Certaines substances sont *réfractaires* au suc gastrique ; tissu élastique, tissu corné, épiderme, chitine, substance amyloïde, mucus, nucléine, graisse, amidon, sucre de canne, cellulose, etc. Le suc gastrique digérant les parois des cellules adipeuses, la graisse est mise en liberté et forme une nappe huileuse.

Il y a plusieurs phases dans la digestion des albuminoïdes :

L'albuminoïde est d'abord dissoute et convertie en *syntonine* ou *acidalbumine (parapeptone* de Meissner) qu'on peut facilement précipiter et isoler en neutralisant le liquide dans la première phase de la digestion. Si on laisse continuer l'opération, la syntonine se transforme en *propeptone* (Schmidt-Mülheim, 1880), substance qui se distingue de la syntonine, d'une part, par sa solubilité dans l'eau en toute proportion et par la teinte rose que lui donne la soude et une goutte de sulfate de cuivre (*biuret*) ; des peptones, d'autre part, en ce qu'elle est précipitée de ses solutions par le ferrocyanure de potassium en solution acide, par l'acide nitrique, le chlorure de sodium, le sulfate de magnésie, etc. Enfin le dernier terme de la digestion est la transformation de cette propeptone en *peptone*. D'après des recherches récentes, cette dernière transformation serait très lente et n'aurait pas le temps de se produire dans la digestion naturelle qui ne produirait ainsi que des propeptones.

3° PEPTONES. — Les *peptones* ou *albuminoses* ou *protéoses* sont le produit de la transformation des albuminoïdes par le suc gastrique. Les liquides des digestions artificielles ou naturelles (?) les contiennent en dissolution, mais il est très difficile de les isoler à l'état de pureté. On peut les obtenir en neutralisant le liquide digestif acide par le carbonate de baryte, filtrant, concentrant le liquide filtré et précipitant par l'alcool. Le peptonate de baryte est lavé, redissous dans l'eau, et la baryte précipitée par une quantité exacte d'acide sulfurique étendu. La liqueur filtrée renferme la peptone pure. Le procédé d'Henninger permet d'avoir la peptone très pure.

Propriétés. — Différentes de celles des albumines génératrices. Au point de vue *chimique*, très solubles dans l'eau, insolubles dans l'alcool, l'éther, non précipitées par la chaleur, ni par l'acide nitrique (ce qui les distingue de la syntonine), ni par les sels neutres en présence de l'acide acétique, précipitées par les sels biliaires en précipité finement floconneux. Au point de vue *physique*, elles sont *lævogyres*, mais à des degrés différents, ce qui avait permis à Corvisart de les distinguer entre elles; *dialysables* surtout en solution acide, beaucoup moins en solution neutre; jouent le rôle d'acides faibles, et peuvent s'unir aux bases (peptonates); peuvent s'unir aussi aux acides, comme les acides amidés. Au point de vue *physiologique* la peptone est caractérisée par ce fait qu'injectée directement dans le sang en petite quantité, elle ne reparaît pas dans les urines; on en avait conclu qu'elle était immédiatement assimilable par les tissus, mais certains phénomènes qui révèlent sa *toxicité* montrent qu'il n'en est rien, comme nous le verrons plus loin.

Composition. — Différente aussi quoique voisine, de celle des matières albuminoïdes dont elles proviennent. Renferment un peu moins de C et d'Az. Les peptones diffèrent aussi entre elles, notamment par leur pouvoir rotatoire comme les albumines génératrices et on peut distinguer une fibrine-peptone, une albumine-peptone, une caséine-peptone, etc. Les peptones que Meissner avait distinguées en peptones α, β, γ, ne sont pas des produits simples, mais des mélanges. Voici d'après Arthus la correspondance des peptones des divers auteurs :

Dyspeptone.	Résidu inattaqué.	Nucléines.
Parapeptone.	Précipité de neutralisation.	Acidalbumine ou syntonine.
Peptones de Meissner.	Propeptone de Schmidt-Mülheim (*mélange*).	Protéoses primaires. { Protoprotéose. Hétéroprotéose. Protéose secondaire ou deutéroprotéose.
	Peptone de Schmidt-Mülheim (*mélange*).	Protéose secondaire ou deutéroprotéose. Peptone de Kühne. } Peptone vraie.

Nature de la transformation. — Les peptones résultent très probablement de la fixation d'une certaine quantité d'eau (*hydratation*) sur les matières albuminoïdes (H. Seyler, Wurtz, Henninger). Inversement, en déshydratant de la peptone sèche, Henninger a pu lui rendre les propriétés de l'albumine ou de la syntonine.

Digestion saline. — Il faut signaler ici un fait curieux : sous l'influence de solutions de sels neutres, chlorure de sodium par exemple, les albuminoïdes frais et crus se transforment, comme l'a vu Dastre, en globulines, protéoses et peptones, sans l'intervention d'aucun ferment.

4° MÉCANISME DE L'ACTION DU SUC GASTRIQUE. — L'*action physique* exercée en premier lieu sur les albuminoïdes par le suc gastrique consiste en un gonflement et, pour celles qui sont solides (fibrine, albumine cuite, etc.) en une espèce de *porphyrisation* aboutissant à la *liquéfaction* plus ou moins complète. Si on examine par exemple un petit cube de blanc d'œuf en digestion, on voit qu'il est d'abord gonflé, puis ses arêtes s'émoussent et toute la masse finit par être réduite en une poussière très ténue dont les grains sont ensuite dissous.

Mais l'*action chimique* qui transforme cette albumine en peptone est encore inconnue. On suppose que la pepsine qui ne peut agir qu'en présence d'un acide, prendrait H Cl et le prêterait aux albuminoïdes pour leur hydratation, que, devenue libre, elle se chargerait d'une nouvelle quantité d'acide pour la céder de nouveau et ainsi de suite. Cette hypothèse est appuyée par ce fait que la pepsine ne se détruit pas et a un pouvoir presque illimité de digestion. — D'après Henninger, un flocon de fibrine déposé dans une solution de pepsine s'empare du ferment dissous, se combine avec lui par une action comparable à celle qui fixe les matières colorantes sur les fibres animales. On peut ensuite le laver à l'eau sans parvenir à lui enlever le ferment, mais il suffit de l'introduire dans de l'acide H Cl étendu pour le voir se dissoudre et se peptoniser. Le ferment se trouvant alors régénéré est tout prêt à se fixer sur une nouvelle quantité de fibrine. Par ce cycle de réactions entre l'albumine, le ferment et l'acide étendu, on explique d'une manière très simple ce fait capital qu'une petite quantité de ferment peut transformer en peptone une énorme quantité d'albuminoïde, *mille fois* son poids et plus. Le rôle joué par le ferment est comparable à celui que remplit l'acide sulfurique dans la transformation de l'alcool en éther.

B. **Digestion naturelle.** — *A priori* l'action de suc gastrique sur les aliments doit être la même dans l'estomac que dans le récipient du physiologiste, et, en effet, les différences ne sont pas essentielles, elles ne proviennent que de certaines conditions mieux réalisées par la nature. 1° La sécrétion du suc gastrique étant continuelle pendant la durée de la digestion, il n'y a pas suspension des actes digestifs par épuisement de l'acide ; 2° les peptones déjà formées disparaissant par l'absorption directe ou passage dans l'intestin, n'entravent pas l'action de la pepsine comme dans les digestions artificielles ; 3° les mouvements de l'estomac favorisent la mise en présence des aliments avec le suc gastrique. Malgré ces conditions plus favorables, la digestion de beaucoup d'aliments, lorsqu'ils quittent l'estomac, est moins complète que celles qu'ils subissent dans les digestions artificielles parce que leur séjour dans l'estomac n'est pas assez long. La peptonisation artificielle de la viande, par exemple, est complète au bout de sept à dix heures. Or, comme l'ont montré les observations de Beaumont sur le Canadien à la fistule, un séjour aussi long dans l'estomac est exceptionnel. Si l'aliment a été suffisamment divisé par la mastication, si les fonctions de l'estomac s'exécutent régulièrement, le séjour dans l'estomac est court (quatre heures en moyenne) et ne dure que jusqu'à la désagrégation complète. L'aliment passe alors dans l'intestin où la peptonisation s'achève ou même s'opère entièrement. La caséine du lait par exemple, coagulée dans l'estomac soit par la présure, chez l'enfant ou l'animal allaité, soit par le suc gastrique chez l'adulte. ne serait que porphyrisée dans l'estomac et sa vraie digestion chimique serait opérée par le suc pancréatique.

Digestibilité des divers aliments. — Le séjour plus ou moins long des aliments dans l'estomac étudié par les physiologistes qui ont pu observer des personnes atteintes de fistule stomacale (Beaumont, Bidder et Schmidt, Richet, etc.) ou de mérycisme (auto-observation de Gosse), ne saurait donner indépendamment des très grandes variations individuelles, que des renseignements sur la digestibilité relative de ces aliments par l'estomac, et non sur leur digestibilité *absolue*. Car il y a lieu de tenir le plus grand compte de la digestion ultérieure par le suc pancréatique. Les notions vulgaires sur les *aliments légers* ou *lourds* n'indiquent donc que des sensations purement limitées au passage de ces aliments dans l'estomac.

Circonstances qui entravent la digestion stomacale. — Les substances qui précipitent la pepsine entravent la digestion : tels l'acétate de plomb, le chlorure mercurique. Des solutions concentrées de sels neutres, sulfate de soude. de magnésie, sel marin, par eux-mêmes et en provoquant une abondante sécrétion de mucus alcalin, neutralisent HCl et paralysent la pepsine. Il en est de même de l'iodure et du bromure de potassium.

De petites doses d'alcool activent la sécrétion du suc gastrique, mais de fortes doses l'arrêtent. Le vin et la bière en excès ralentissent la digestion. Dans les digestions artificielles une grande quantité d'alcool (20 p. 100) précipite la pepsine. Le reflux de la bile dans l'estomac arrête également la digestion en neutralisant l'acide et en précipitant les peptones, dont la précipitation entraîne mécaniquement la pepsine. L'ingestion d'une grande quantité de glace ou d'eau glacée peut ralentir aussi la digestion. C'est là une forme de dyspepsie très commune en Amérique. Enfin les boissons quelles qu'elles soient, prises trop abondamment pendant le repas, diluent et affaiblissent le suc gastrique. Il serait donc plus physiologique de ne boire que plusieurs heures après le repas.

Action antiseptique du suc gastrique. — Le suc gastrique est, avons-nous dit, imputrescible, et, pour quelques cliniciens, son rôle principal serait de neutraliser et de détruire la plupart des principes nuisibles que nous introduisons dans notre estomac (virus, microbes, ptomaïnes des viandes faisandées, fromages *avancés*, etc.). Certains animaux carnivores se nourissent de chairs en putréfaction sans en être incommodés. Mais quand la sécrétion du suc gastrique vient à être accidentellement diminuée, toutes ces substances n'étant plus détruites manifestent leur action nuisible par des indigestions, fermentations, empoisonnements, infections microbiennes diverses. On sait par exemple que le bacille du choléra injecté dans l'estomac des animaux y est détruit; mais si on neutralise préalablement l'acidité du suc gastrique par une injection alcaline, le bacille cholérique se développe.

L'intégrité de la sécrétion gastrique serait donc notre plus sûr préservatif contre une infinité de maladies. Tous les états dyspeptiques, au contraire, constituent une porte d'entrée à ces mêmes maladies et favorisent les fermentations microbiennes qui, à l'état normal, n'ont pas l'importance qu'on a voulu leur donner.

Il convient de faire remarquer cependant que la prétendue action antiseptique du suc gastrique n'est pas absolument prouvée, que de nombreuses expériences la réfutent et qu'en particulier la *levure de bière*, le *vibrion lactique* etc., vivent parfaitement dans l'estomac. Quant à la destruction des toxines alimentaires elle est surtout opérée par le foie.

C. — CONDITIONS ET MÉCANISME DE LA SÉCRÉTION GASTRIQUE

Conditions de la sécrétion. — La sécrétion du suc gastrique est *intermittente*. Elle cesse pendant l'état de vacuité de l'estomac, et la muqueuse plissée, pâle, exangue, n'est tapissée, comme on peut le voir sur un chien à fistule, que par un peu de mucus *alcalin*. Si on irrite la muqueuse au moyen d'une baguette de verre, de barbes de plume, etc., on voit sourdre du suc gastrique, mais seulement au niveau des points excités. Ce suc est acide, mais presque sans pepsine. Si on introduit des aliments, tout l'estomac entre en activité, le mucus se détache, la muqueuse devient rouge, hypérémiée et l'on voit sourdre une multitude de gouttelettes liquides formant comme une rosée de suc gastrique. Certaines substances salées, acides, amères, aromatiques excitent la sécrétion du suc gastrique et sont employées comme *condiments* et *apéritifs*. Mais l'abus qu'on en fait souvent irrite promptement la muqueuse et produit l'effet inverse. C'est là l'effet des prétendus apéritifs alcooliques.

Quantité. — Relativement très grande, égalerait environ le 1/10e du poids du corps, soit 5 à 7 kilogrammes chez l'homme par vingt-quatre heures. Mais on a donné des chiffres beaucoup plus élevés (20 litres). Cette énorme sécrétion étant reprise par l'absorption intestinale n'entraîne aucune déperdition pour l'organisme.

Innervation. — Cette sécrétion est manifestement réflexe, mais est-elle liée à l'hyperémie vaso-motrice qui se produit sous l'influence de l'excitation, ou y a-t-il en même temps, action de nerfs glandulaires propres analogues à la corde du tympan? Cela est probable, mais n'est pas encore démontré. La section des pneumogastriques au niveau du diaphragme, celle des splanchniques, l'extirpation du plexus cœliaque, ou, au contraire, l'excitation de ces différents nerfs produisent des phénomènes de vaso-dilatation et de vaso-constriction sur la muqueuse, mais paraissent sans influence directe sur la sécrétion ou du moins n'ont donné, dans de nombreuses expériences, que des résultats contradictoires. Peut-être les centres qui président à cette sécrétion doivent-ils être placés dans les nombreux ganglions nerveux des parois stomacales.

Modifications des cellules glandulaires. — Pendant le jeûne les cellules principales (v. p. 218) sont claires et assez volumineuses, les cellules bordantes petites. Dans les six premières heures de la digestion les cellules principales grossissent encore et se troublent modérément, les cellules bordantes augmentent aussi de volume. Vers la neuvième heure, les cellules principales diminuent et se troublent davantage, les cellules bordantes sont encore gonflées. Dans les dernières heures de la digestion, les cellules principales redeviennent grosses et claires, et les cellules bordantes diminuent (Heidenhain-Ebstein).

Origine des principes actifs du suc gastrique. — ORIGINE DE LA PEPSINE. — La pepsine est formée dans les *cellules principales* (Heidenhain) et non dans les grosses cellules bordantes qu'on appelait autrefois à tort cellules peptiques. Quand ces cellules sont claires et grosses, elles sont très riches en pepsine ; si elles sont ridées et troubles, elles en contiennent moins. Les glandes pyloriques qui ne contiennent pas de cellules bordantes sécrètent aussi de la pepsine (Ebstein, Grützner, Klemensiewicz).

Pendant le jeûne, c'est-à-dire le repos apparent des glandes, la pepsine s'accumule dans les cellules d'où elle est éliminée au moment de la digestion. Elle paraît se former en deux temps aux dépens du protoplasma granuleux de ces cellules et se présenterait d'abord sous forme d'une combinaison d'aspect clair, *substance pepsinogène* (Ebstein, Grützner), *propepsine* (Schiff) que le sel marin ou l'acide HCl décomposeraient facilement en mettant la *pepsine parfaite* en liberté, comme on peut le voir en faisant macérer comparativement des fragments de muqueuse fraîche dans l'eau pure ou dans l'eau salée ou acidulée. La première macération est presque inerte, les deux autres ont un grand pouvoir digestif.

Peptogénie. — Nous avons dit que l'excitation mécanique de la muqueuse stomacale ne fait apparaître qu'un suc acide, mais sans pepsine, tandis que l'excitation produite par les aliments (surtout albuminoïdes) amène la sécrétion d'un suc riche en ferment. Schiff a fondé sur ce fait une théorie déjà esquissée par Corvisart. Pour lui la formation de la pepsine dépend de certaines substancs dites *peptogènes* (bouillon, dextrine, peptones), qui doivent être introduites dans le sang par l'absorption afin d'arriver dans les capillaires des glandes et d'y fournir aux cellules les matériaux de la pepsine. S'il n'y a pas de peptogènes dans le sang, les glandes ne sécrètent que du suc acide impropre à la digestion. En injectant de la dextrine dans le sang d'un lapin, celui-ci a pu digérer en six heures 75 grammes d'albumine, c'est-à-dire plus qu'un chien quatre fois plus gros. Les peptogènes des aliments seraient absorbés par l'estomac et, revenant rapidement dans les capillaires périglandulaires de la muqueuse, faciliteraient la formation de la pepsine, non de toutes pièces, mais en activant la transformation de la *propepsine* en pepsine. L'habitude de commencer le repas par l'ingestion de bouillon serait donc très rationnelle. Dans certaines dyspepsies par *apepsie*, on a pu guérir les malades en leur faisant absorber, au besoin par le rectum, une ou deux heures avant le repas, du bouillon ou une solution de dextrine, afin de *charger* les glandes devenues paresseuses d'une proportion suffisante de substances *zymogènes*.

ORIGINE DE L'ACIDE. — Il est formé par les *cellules bordantes* (anciennes cellules *peptiques* des auteurs) et, par suite, il est produit uniquement par les glandes du grand cul-de-sac, à l'exclusion des glandes pyloriques, comme on a pu s'en assurer en isolant la région pylorique et en y pratiquant une fistule (Klemensiewicz, Heidenhain).

Préparé seulement et non formé dans la profondeur des glandes, l'acide HCl ne manifeste sa réaction qu'à la surface même de la muqueuse. Brücke a directement constaté avec le papier de tournesol l'alcalinité des culs-de-sac glandulaires et l'élégante expérience de Cl. Bernard conduit au même résultat : le ferrocyanure de potassium et le lactate de fer se combinent en présence d'un acide, et donnent du bleu de Prusse. On injecte ces deux sels dans la veine jugulaire d'un chien et, au bout de trois quarts d'heure, l'animal étant tué, on voit la surface de la muqueuse stomacale couverte d'un dépôt bleu, tandis que l'intérieur des glandes n'en contient point. Il faut donc supposer que HCl est versé dans l'estomac, au fur et à mesure de sa production, et n'existe jamais dans les cellules bordantes en assez grande quantité pour dominer l'alcalinité de leur protoplasma, ou plutôt qu'il n'est que *préparé* dans les cellules sous forme de chlorures, et ne devient *libre* qu'à l'orifice de la glande.

Au point de vue de sa provenance réelle, HCl se forme certainement aux dépens des chlorures venus du sang, mais par un processus encore controversé dans lequel on a fait intervenir la force nerveuse, des actions électriques, l'acide lactique, l'oxygène, etc. S'il n'y a pas là une dissociation simple, effectuée par les cellules bordantes elles-mêmes, il est possible que les chlorures soient décomposées par de l'acide lactique qui se formerait en premier lieu (Van den Velden, Maly). La soude des chlorures dédoublés retourne dans le sang dont elle renforce l'alcalinité au point de rendre, pendant la digestion, les urines *neutres* ou *alcalines*. L'acide chlorhydrique naissant ainsi formé se combinerait aussitôt, pour la plus grande partie, avec une substance azotée; une faible partie resterait libre (Hayem). Voit a montré que si on supprime les chlorures dans les aliments, il ne se forme bientôt plus d'acide HCl dans le suc gastrique où l'acide lactique prend sa place. La formation d'HCl cesse pendant le jeûne.

d. — MUCUS STOMACAL OU SUC PYLORIQUE

Provenance. — Les glandes pyloriques ne sont pas la seule source du mucus qui tapisse l'estomac, et les cellules épithéliales de la surface de la muqueuse dont beaucoup présentent l'apparence caliciforme en fournissent une certaine quantité. Ces cellules sont dépourvues de membrane et leur protoplasma subit facilement la transformation muqueuse. Quand elles ont fini par se résoudre ainsi en mucus, elles sont remplacées par les petites cellules rondes de la couche épithéliale profonde.

Le *suc pylorique* filant, très visqueux, alcalin, contient de la pepsine mais pas d'acide; il a pu être obtenu isolément : on résèque, mais sans l'enlever, la région pylorique et l'on rétablit la continuité de l'estomac avec le duodénum par une suture. Le segment pylorique est transformé en un petit sac par des sutures, en ménageant un orifice qu'on fixe aux bords de la plaie abdominale. On a ainsi une fistule pylorique qui fournit du suc pylorique pur. Les animaux opérés peuvent vivre huit à dix jours. La sécrétion serait continue.

Rôle protecteur du mucus stomacal. — Ce mucus formerait pour certains auteurs (Schiff, Meissner) un enduit isolant, agissant physiquement ou chimiquement, qui empêcherait l'estomac d'être digéré lui-même pendant la vie par le suc gastrique. On a admis aussi une résistance spéciale de l'épithélium stomacal vivant (Cl. Bernard) distincte toutefois de la prétendue *force vitale* attribuée aux cellules vivantes; car la cuisse d'une grenouille vivante introduite par une fistule dans l'estomac d'un chien est digérée malgré son épiderme. Enfin la vraie raison est peut-être l'intégrité de la circulation capillaire qui agit non en saturant la muqueuse de liquides alcalins neutralisant l'acide du suc gastrique (Pavy), mais en maintenant les tissus dans un état convenable de nutrition. Or, tant que leur nutrition est normale, les cellules de la surface de l'estomac ne se laissent pas pénétrer par les principes du suc gastrique, mais font, comme toutes les cellules épithéliales, un *choix* parmi les liquides qui les baignent. Il en serait de même pour les cellules de l'intestin qui résistent à la digestion par le suc pancréatique *alcalin* et échappent à l'explication de Pavy. La pathologie vient appuyer cette manière de voir. Si la circulation est suspendue en un point, il s'y produit une altération par *auto-digestion* de la paroi (pathogénie vasculaire de l'ulcère de l'estomac; athérome, thrombose, embolie, phénomènes vaso-constricteurs par lésions de l'encéphale).

D. — RÉSULTATS DE LA DIGESTION STOMACALE

Chyme stomacal. — Le produit de la digestion stomacale porte le nom de *chyme.* C'est une bouillie grisâtre, mélange de tous les aliments à divers degrés de digestion. Les albuminoïdes sont en partie peptonisés, en partie simplement dissociés; les graisses sont liquéfiées en gouttes huileuses, les amylacés sont plus ou moins modifiés par la salive, les sucres et les sels sont dissous, les tissus élastique et corné, la cellulose restent intacts. A toutes ces substances sont mélangés les boissons, la salive et le suc gastrique. Le tout a une *réaction acide*. Dès que ce degré de liquéfaction a été obtenu, quand même il n'y aurait pas de transformation chimique simultanée, la digestion stomacale est terminée et les aliments peuvent passer dans l'intestin où ils subiront seulement, d'après quelques auteurs (qui n'accordent à l'estomac qu'un rôle préparatoire), la vraie digestion chimique, où ils la parferont d'après la plupart.

La *résection totale* de l'estomac et la suture du cardia au pylore pratiquées chez le chien (Czerny), et chez le chat (Pachon), avec survie de l'animal, paraissent venir à l'appui de la première de ces deux opinions. Mais de ce que l'estomac n'est pas indispensable, au moins chez le chien et le chat[1], il serait excessif de conclure qu'il n'est pas utile et que l'intestin est le seul agent de la digestion.

Gaz de l'estomac. — Parmi les résultats de la digestion stomacale il faut signaler aussi des gaz dont les uns (O, Az, CO²) seraient dus à l'ingestion d'air qui peut avoir lieu avec les aliments, les autres à la *fermentation secondaire* (lactique et butyrique) de la glycose produite par la diastase salivaire ou par un ferment lactique soit soluble (Hammarsten), soit figuré (microbes, vibrions). Il en résulte une formation de gaz CO² et hydrogène (*éructation*), et l'acide butyrique[2] restant mêlé au chyme produit le *pyrosis*. Ces fermentations secondaires n'ont guère lieu à l'état normal, à moins d'alimentation féculente excessive, mais seulement dans les dyspepsies. — Sous certaines influences nerveuses, il se forme quelquefois dans l'estomac une grande quantité de gaz venant sans doute du sang et dont la production et la résorption peuvent être très rapides. A la suite d'opérations sur la moelle, Cl. Bernard a vu se former en grande abondance un mélange de CO², H, et Az.

E. — TROUBLES DE LA DIGESTION STOMACALE

A. **Troubles moteurs**. — 1° *Vomissement*. C'est l'expulsion brusque et convulsive par la bouche des aliments contenus dans l'estomac. Cet acte est précédé de la sensation interne de *nausée* ou *envie de vomir* qui provoque en même temps une abondante sécrétion de salive. Cette salive entraine avec elle une certaine quantité d'air dans l'estomac où sa présence paraît aider le vomissement (Magendie).

A la nausée, succèdent bientôt et *involontairement* des contractions convulsives des muscles abdominaux et du diaphragme qui compriment l'estomac et en expulsent le contenu, grâce à la dilatation active de l'orifice du cardia qui a eu lieu simultanément (par la contraction de ses fibres longitudinales qui s'écartent en se raccourcissant). Au moment où les aliments expulsés passent du pharynx dans la bouche, les organes sont disposés comme dans la déglutition, c'est-à-dire que le voile du palais ferme l'entrée des fosses nasales (mais sa résistance est souvent vaincue par la force de projection des matières vomies), la langue abaissée fait basculer l'épiglotte sur le larynx, et la glotte est fermée (surtout à cause de la force expiratoire).

Les recherches graphiques de Franck et Arnozan ont montré qu'au début du

---

[1] Le chat *agastre* de Pachon chez qui la résection avait été *absolument* totale, tandis qu'elle était en réalité incomplète chez les chiens de Czerny, avait perdu la faculté de s'alimenter spontanément et il fallait le gaver avec la sonde.

[2] Fermentation butyrique : $C^6 H^{12} O^6 = C^4 H^8 O^2 + 2 CO^2 + 2 H^2$
Glycose.   Ac. butyrique

vomissement la pression est négative dans le thorax, positive dans l'abdomen, et qu'à la phase d'expulsion, elle est positive dans le thorax et dans l'abdomen.

Ce sont les *muscles abdominaux* et le *diaphragme* formant la *presse abdominale* qui ont le principal rôle dans le vomissement, comme le montre l'expérience où Magendie met une vessie à demi pleine d'eau à la place de l'estomac réséqué, et produit le vomissement par l'injection d'émétine dans les veines. Mais l'estomac présente aussi, outre la dilatation indispensable du cardia, des contractions *antipéristaltiques* lentes qui, trop faibles pour amener seules l'éjection des matières, l'aident pourtant dans une certaine mesure.

Le pylore est en général fermé pendant le vomissement et ne peut être traversé que par de très petites portions du contenu stomacal. Si la vésicule biliaire est pleine, elle se vide dans le duodénum, et une partie de la bile traversant le pylore passe dans l'estomac, d'où les vomissements bilieux.

Le *mécanisme nerveux* du vomissement est compliqué et obscur. On ignore si les impulsions motrices qui parcourent les nerfs des nombreux muscles intervenant dans cet acte sont coordonnées par un centre nerveux unique. Pour quelques auteurs, ce centre serait confondu avec les centres respiratoires. Mais il est probable que ceux-ci n'interviennent que dans l'effort expiratoire. La dilatation du cardia est produite par des impulsions qui suivent les pneumogastriques, car la section de ces nerfs empêche l'expulsion du contenu stomacal, le cardia restant alors fermé. La salivation de la nausée qui précède le vomissement est produite par des excitations qui suivent la corde du tympan. Ces diverses excitations peuvent donc être considérées comme provenant d'un centre bulbaire en connexion avec les noyaux d'origine du pneumogastrique et du glosso-pharyngien.

Le *centre du vomissement*, qu'il soit distinct ou confondu avec le centre respiratoire, peut être mis en action par des excitations réflexes d'origine périphérique, telles que la titillation du gosier, l'irritation de la muqueuse de l'estomac, l'obstruction due à l'étranglement herniaire de l'intestin, les calculs néphrétiques et biliaires, etc. Il peut être directement influencé par certains poisons et certaines maladies du bulbe ou par des excitations venues du cerveau (vue, odorat, souvenir, émotions, maladies ou blessures du cerveau). — Certaines substances vomitives (émétique, sulfate de cuivre, ipéca, etc.) paraissent agir *directement* sur le centre, puisque injectées dans le sang elles déterminent le vomissement, même si on a substitué une vessie à l'estomac. D'autres agissent par action réflexe en irritant la muqueuse stomacale, comme la moutarde et l'eau, ou en agissant d'abord sur le cerveau, comme les odeurs et les saveurs nauséeuses dont l'impression est transmise par le glosso-pharyngien ou *nerf nauséeux*.

2° La *régurgitation* est le retour lent et sans efforts d'une partie des aliments dans le pharynx et la bouche. Ce retour est très fréquent chez les enfants à la mamelle dont l'estomac est souvent distendu par le lait. Il s'observe aussi chez l'adulte à propos de certains efforts, la défécation par exemple, dans le cas de réplétion extrême de l'estomac. Il peut survenir également l'estomac étant vide et ne donner issue qu'à quelques gorgées de mucus ou de bile. Quelquefois il peut être volontaire et habituel et constituer une sorte de *rumination*.

3° L'*éructation* est la sortie brusque et sonore de gaz provenant de l'estomac et s'échappant par la bouche.

4° *Inertie musculaire* (dyspepsie atonique). Les tuniques musculaires perdent leur contractilité, le brassage du chyme n'a plus lieu, la digestion devient lente, incomplète et flatulente, et l'estomac présente une *dilatation* chronique plus ou moins prononcée.

B. **Troubles sécrétoires ou chimiques.** — Les modifications survenues dans les fonctions des glandes de l'estomac produisent de nombreux états morbides connus sous le nom un peu vague de *dyspepsie.* Parmi les dyspepsies *glandulaires* (par opposition aux dyspepsies *motrices*), il y a lieu de signaler : 1° la dyspepsie *putride* ou par *hypochlorhydrie* produite par l'absence ou l'insuffisance du suc gastrique, d'où fermentation putride du chyme ; 2° la dyspepsie *acide* ou par *hyperchlorhydrie* due à l'exagération de sécrétion du suc gastrique et qui doit être distinguée de la dyspepsie par *hyperacidité* due aux fermentations stomacales secondaires (*pyrosis*) amenant le développement d'acides lactique, butyrique, etc. ; 3° la dyspepsie *muqueuse* ou *pituiteuse* due à une hypersécrétion des glandes à mucus ; 4° la dyspepsie *alcaline* (expression impropre) produite par l'insuffisance d'acidité du suc gastrique, et caractérisée par les mêmes symptômes que la dyspepsie putride. — L'essai de l'acidité et du pouvoir digestif du suc gastrique, rendu très facile par l'emploi des papiers réactifs, est passé en clinique et, à Carlsbad par exemple, il précède le traitement de toutes les dyspepsies. — La dyspepsie amylacée, bien que se traduisant par des troubles gastriques, est d'origine buccale (*dyspepsie buccale*) et tient à l'insuffisance de la salive ou à une mastication incomplète, dans le cas d'alimentation végétale. On comprend que le traitement devra être absolument différent dans ces diverses sortes de dyspepsie et le médecin devra rechercher soigneusement, au moyen des *repas d'épreuve*, la nature des troubles du chimisme stomacal. Les repas d'épreuve consistent en une petite quantité d'aliments et de boissons (le plus souvent un œuf et 200 grammes d'eau) qu'on fait avaler au malade et qu'on retire de l'estomac au bout d'une heure au moyen de la sonde-siphon de Debove, pour en faire l'analyse.

V. — TRAVERSÉE PYLORIQUE

Réflexe pylorique. — Quand le chyme est arrivé à l'état que nous avons décrit plus haut, il détermine sur la muqueuse pylorique une impression qui provoque par voie réflexe le relâchement intermittent du sphincter. Le chyme est alors versé par petites portions dans le duodénum et ce fractionnement favorise son mélange avec le suc pancréatique et la bile. Car, dès que la première ondée est arrivée au niveau de l'ampoule de Vater, elle provoque l'afflux réflexe de la bile et du suc pancréatique. En sorte que chaque ondée reçoit sa part de ces deux liquides et que le mélange, ainsi très intime, ne laisse échapper aucune partie de chyme à l'action de ces sucs. — De recherches récentes faites au moyen du *phonendoscope*, il résulterait au contraire que l'estomac se vide brusquement en quatre ou cinq minutes.

En arrivant dans un milieu alcalin les peptones acides de l'estomac sont précipitées sous forme de parapeptones, mais elles sont reprises, ainsi que toutes les parties non digérées du chyme, et ramenées à l'état voulu par les liquides de l'intestin, ainsi que nous allons le voir plus loin.

VI. — DIGESTION INTESTINALE

A. — L'INTESTIN GRÊLE ET LES ORGANES ANNEXES

Structure de l'intestin grêle. — Le rôle de l'intestin grêle est considérable, grâce surtout à la présence d'innombrables glandes qui tapissent ses parois, et d'organes volumineux, pancréas et foie, qui viennent déverser dans son intérieur le produit de leur activité. Nous n'avons pas à rappeler sa conformation anatomique, ni sa disposition, ni sa longueur variable suivant les animaux et en rapport avec leur alimentation animale ou végétale. Comme l'estomac auquel il fait suite, il est composé de trois tuniques : séreuse, musculeuse et muqueuse. La *musculeuse* formée de deux plans de fibres lisses est richement innervée par le plexus nerveux d'Auerbach, la *muqueuse* très riche en glandes (*glandes de Lieberkühn*) est en outre, à sa surface libre, hérissée d'innombrables prolongements — les *villosités* — qui font de l'intestin l'organe de l'absorption digestive. Des vaisseaux très nombreux la parcourent : les artérioles, surtout destinées à l'irrigation des glandes ; les veinules et les lymphatiques à l'absorption des produits de la digestion. Un plexus nerveux envoie ses filets aux glandes, aux vaisseaux et aux fibres lisses des villosités (plexus de Meissner).

B. — PHÉNOMÈNES CHIMIQUES. — SUC PANCRÉATIQUE, BILE, SUC INTESTINAL

Les transformations subies par les aliments dans l'intestin grêle sont beaucoup plus complètes que celles qu'ils subissent dans la bouche ou dans l'estomac, et comme ces transformations doivent être définitives, elles portent sur toutes les espèces d'aliments susceptibles d'être rendus absorbables : albuminoïdes, hydrocarbonés et graisses. Au point de vue de la transformation des aliments, l'intestin joue véritablement le rôle d'un second estomac et, pressentant en quelque sorte ce rôle, les anciens auteurs avaient donné au *duodénum* le nom d'*estomac succenturié*. Trois organes fournissent les liquides qui concourent à cette digestion finale : le pancréas, le foie et les glandes de l'intestin lui-même. Nous allons les étudier successivement.

1° Pancréas et suc pancréatique.

Le **pancréas**, bien qu'il ressemble aux glandes en grappe composées, en diffère par d'importants détails de structure (*glande conglobée*), son épithélium glandulaire ayant été remanié par la pénétration de vaisseaux et de cellules conjonctives. Il est formé de petits acini allongés et noueux dont la membrane propre, perforée par les vaisseaux, est tapissée en dedans par des cellules glandulaires cylindro-coniques présentant deux zones : une zone pariétale, transparente, légèrement striée et se colorant fortement par le carmin ; une zone interne fortement granuleuse, se colorant très peu. Le noyau est entre les deux. Au centre de l'acinus est un petit canal qui envoie de fines ramifications entre les cellules sécrétoires (*canalicules inter-épithéliaux*). Dans la cavité même de l'acinus sont de petits cordons vasculo-conjonctifs (*tiges centro-acineuses*).

Un *canal excréteur* quelquefois double, construit comme ceux des glandes salivaires, déverse le suc pancréatique dans le duodénum. Les *vaisseaux* péri-acineux sont disposés comme ceux des glandes salivaires. Les *nerfs* sont nombreux, mais leur terminaison dans les cellules n'a pas encore été vue.

Le pancréas du lapin (fig. 94) présente une disposition qui a été le point de départ des découvertes de Cl. Bernard sur la digestion pancréatique des graisses. Son canal

excréteur débouche en effet environ 20 centimètres plus bas que le canal cholédoque. Or, si l'on fait ingérer de la graisse à l'animal, les chylifères ne prennent
l'aspect *laiteux* (vaisseaux lactés) qu'au-dessous de l'embouchure du canal de Wir-

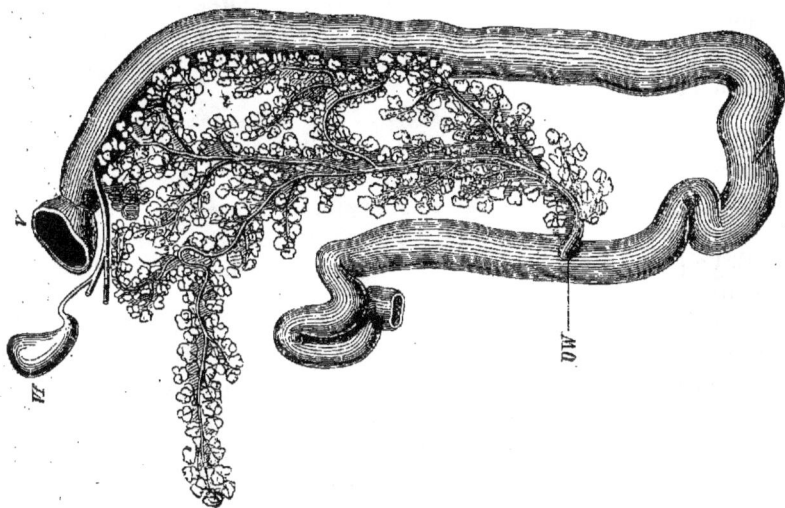

Fig. 94. — Tube digestif et pancréas du lapin (Krause).

V, portion pylorique de l'estomac; — Vf, vésicule biliaire avec canal cystique qui s'unit aux canaux hépatiques
droit et gauche coupés, pour former le canal cholédoque; — DW, canal de Wirsung (pancréatique) ramifié dans
le pancréas dont la portion gauche supérieure transversale s'étend sur la rate.

sung. La graisse n'est donc pas absorbée et par suite pas digérée dans la portion de
l'intestin qui ne reçoit que la bile, et c'est le suc pancréatique seul qui la transforme.

ÉTUDE PHYSICO-CHIMIQUE DU SUC PANCRÉATIQUE

Les propriétés du suc pancréatique, la triple action qu'il exerce sur les
aliments ont été établis par les recherches mémorables de Cl. Bernard (1855)
et les auteurs venus depuis n'ont fait que perfectionner ses découvertes, en
isolant les ferments et en faisant connaître le mécanisme de la sécrétion.

Caractères physiques. — Le suc pancréatique obtenu par des fistules
temporaires et récentes (dix-huit à quarante-huit heures après l'opération,
Cl. Bernard) est un liquide incolore, inodore, un peu salé, très visqueux,
alcalin, d'une densité élevée 1,030, se coagulant en masse comme le blanc
d'œuf à 75°, se figeant à 0° en un caillot gélatineux qui se liquéfie à la température ordinaire, dépourvu en général d'éléments morphologiques, bien
que Kühne y ait trouvé des corpuscules analogues aux corpuscules salivaires,
très putrescible aussi bien que le tissu même du pancréas. — Les fistules
permanentes fournissent un suc notablement altéré, à moins qu'elles ne

soient établies, comme l'a fait Heidenhain, sur l'anse duodénale libérée par le procédé de Thiry. (Voir *Suc intestinal*.)

On peut préparer pour l'étude un suc *artificiel*, doué des mêmes propriétés que le suc naturel, en faisant macérer quelques heures dans l'eau froide, ou mieux dans la glycérine, un pancréas frais haché et en filtrant le liquide.

La *quantité* sécrétée chez l'homme en vingt-quatre heures est de 300 à 360 grammes.

Propriétés et composition chimique. — Il donne, par l'alcool, les acides nitrique, chlorhydrique, sulfurique, le tanin, les sels halogènes, un précipité abondant, la *pancréatine*. L'eau chlorée y forme un précipité blanc qui tourne ensuite au rose (quand le suc n'est pas frais) pour redevenir blanc (Cl. Bernard). La pancréatine précipitée par l'alcool se redissout dans l'eau, ce qui la distingue de l'albumine.

Il contient 90 à 92 p. 100 d'eau et 8 à 10 p. 100 en moyenne de parties solides. Ces rapports indiqués par les anciennes analyses de Cl. Bernard ont été vérifiés depuis pour le suc frais des fistules temporaires, mais ils sont différents pour le suc des fistules permanentes (eau 98 ; solides 2 p. 100). Ils varient aussi suivant le moment et la durée de la sécrétion, etc.

L'analyse suivante, due à C. Schmidt, indique le détail des divers principes constituants :

Eau	909,62.			
Matières solides.	90,38	Organiques. . 81,84		
	100,00		Chlorure de sodium . .	7,36
		Inorganiques . 8,54	Phosphate de sodium. .	0,45
			Sulfate de sodium. . .	0,10
		90,38	Soude unie au ferment.	0,32
			Chaux —	0,22
			Magnésie — —	0,05
			Sulfate de potasse. . .	0,02
			Oxyde de fer.	0,02
				8,54

Le chiffre si considérable des matières organiques (dix fois plus que dans la salive), qui fait presque de ce suc une solution d'albumine, est dû à la présence d'*albumine, leucine, graisse, savon gras, matières extractives* et surtout de *ferments albuminoïdes solubles* ou *diastases* au nombre de trois, agissant l'un sur les substances azotées, l'autre sur les amylacés, le troisième sur les graisses et qui font de ce liquide le *factotum* de la digestion intestinale.

ACTION DU SUC PANCRÉATIQUE SUR LES ALIMENTS

Préparation des ferments. — La difficulté de préparer et d'isoler à l'état pur ces différents ferments est assez grande ; aussi y a-t-il entre les différents auteurs des divergences assez sensibles dans les caractères qu'ils assignent à ces produits ; mais on est d'accord à peu près sur leur action, car on peut obtenir des macérations de tissu pancréatique dans lesquelles on ne conserve, suivant le réactif employé, que l'un des trois ferments. Ainsi l'iodure de potassium détruit presque complètement l'action saccharifiante et l'action saponifiante, mais laisse subsister l'action peptonisante; le carbonate de soude ne laisse persister que l'action saponifiante, et l'arséniate de potasse conserve seulement l'action saccharifiante.

1° Action sur les albuminoïdes. — Le ferment qui agit sur les matières albuminoïdes (*pancréatine* de Corvisart) paraît avoir été isolé à l'état de pureté, par Kühne (1876), qui l'a nommé *trypsine*. A l'état demi-sec, c'est une substance légèrement jaunâtre, transparente et élastique, qui, tout à fait sèche, devient légère et friable; elle est entièrement soluble dans l'eau et insoluble dans la glycérine et l'alcool.

On l'obtient au moyen de l'extrait aqueux de pancréas qu'on précipite par l'alcool. Ce précipité est successivement traité par l'alcool absolu, l'eau, l'acide acétique et la soude, et finalement purifié au dialyseur qui le débarrasse des restes de tyrosine, leucine et peptone que les traitements précédents n'avaient pas enlevés.

Le suc pancréatique, grâce à la trypsine, dissout rapidement les matières albuminoïdes à la température de 35 et 40° et les transforme en peptones. L'action est plus lente au-dessus ou au-dessous de cette température, elle est nulle au-dessus de 60° et définitivement détruite par l'ébullition. Elle s'accomplit au mieux en milieu neutre et surtout alcalin; peu ou pas en milieu acide (2 p. 100 d'HCl).

La rapidité relative de peptonisation des diverses albumines est la même qu'avec le suc gastrique. La fibrine fraîche est peptonisée la première, puis la fibrine cuite, la caséine, l'albumine qui résiste davantage, le collagène du tissu conjonctif qui doit être préalablement traité par les acides ou chauffé au-dessus de 70°; les tissus élastiques ne sont dissous qu'en partie; les tissus cornés, la mucine, la nucléine, la substance amyloïde sont réfractaires. Le *processus de peptonisation* est un peu différent et n'est pas précédé de gonflement comme avec le suc gastrique. La fibrine, par exemple, se désagrège en flocons qui sont attaqués à leur tour et réduits en poussière de plus en plus fine, de sorte qu'elle est plutôt porphyrisée que dissoute. Tandis que la digestion gastrique est une digestion *acide* qui s'arrête dans un milieu neutre, la digestion pancréatique est une digestion *alcaline* qui cesse par la neutralisation ou l'acidification (sauf par les acides organiques faibles). La présence de carbonate de soude à 1 p. 100 active la digestion pancréatique et y joue un rôle comparable à celui de {HCl (à 2 p. 1000) dans la digestion gastrique. La bile qui arrête la digestion peptique paraît, au contraire, favorable à la digestion pancréatique.

Les différences entre les peptones gastriques et pancréatiques sont très faibles, mais les *produits intermédiaires* sont différents, car il ne se forme pas dans la digestion pancréatique d'acidalbumine, mais un corps analogue à l'alcali albumine (globuline). Quoique les caractères généraux des digestions gastrique et pancréatique soient assez semblables en apparence, il est probable qu'ils diffèrent dans le fond, car dans la digestion pancréatique, par suite de l'énergie de l'hydratation, une notable partie de la peptone déjà formée (*l'hémipeptone*) subit une modification plus profonde et se transforme en *leucine* et *tyrosine* qui ne sont plus des matières albuminoïdes, mais des *acides amidés*, tandis que l'autre partie forme un produit réfractaire à la trypsine (*l'antipeptone*). La peptone pancréatique serait ainsi un mélange d'hémipeptone et d'antipeptone. C'est ce qu'on a appelé l'*amphopeptone*.

La décomposition indiquée va plus loin même, si on n'a pas ajouté de substances antiseptiques (acide salicylique) aux matières en digestion, et une véritable putréfaction s'en empare sous l'influence d'innombrables bactéries venues soit de l'air, soit du pancréas lui-même. Outre les acides amidés, il se forme alors des acides gras, acétique, butyrique, valérianique, de l'indol, etc., avec dégagement des gaz de la putréfaction, CO_2, H, HS, CH_2 (Nencki). De même, dans l'intestin de l'animal vivant, la digestion pancréatique se termine plus ou moins par une véritable putréfaction avec formation de ces mêmes principes.

2° Action sur les féculents. — Le ferment diastasique (*amylopsine, amylase*) qui transforme l'amidon en dextrines et en maltose est très analogue à la ptyaline dont il ne se distingue que par sa quantité et son énergie plus grandes. Il existe dans le tissu du pancréas lui-même dont l'infusion saccharifie l'empois.

Il manque chez l'enfant nouveau-né (Zweifel, Korowin), tandis que le ferment albuminoïde existe déjà chez le fœtus de quatre mois.

Isolé à l'état de pureté (?) par Cohnheim par le même procédé que la ptyaline. Soluble dans l'eau et dans la glycérine ; saccharifie rapidement l'amidon à 40°. Si on agite de l'eau d'empois avec le suc pancréatique frais ou l'extrait aqueux de la glande, à 35°, à 40°, instantanément le liquide, après filtration, réduit énergiquement la liqueur de Fehling. L'empois a été transformé en dextrines et en maltose. Ce ferment n'agit pas sur l'inuline, ni sur le sucre de canne.

3° Action sur les graisses. — Cl. Bernard a découvert que le suc pancréatique exerce une double action sur les graisses neutres : 1° une *action physique* : il les *émulsionne* d'une manière stable ; 2° une *action chimique*, il les *dédouble* en acide gras et glycérine et les *saponifie*. C'est-à-dire que les acides gras mis en liberté se combinent avec les bases (les carbonates de soude du suc pancréatique lui-même et du suc intestinal) et forment des sels d'acides gras ou *savons alcalins*. Ce phénomène de dédoublement serait constant et l'action émulsive serait précisément produite, et surtout rendue permanente, par les savons ainsi formés et aussi par l'alcalinité et la viscosité du suc pancréatique ; mais le dédoublememt continue encore lentement après que l'émulsion est parfaite. Il est facile de constater ce dédoublement : un papier de tournesol bleu imprégné d'huile d'olive (neutre) et appliqué sur un fragment de tissu pancréatique montre une auréole rouge aux points touchés, par suite de la formation d'acide gras.

Cette action serait due à un ferment hypothétique (*steapsine, saponase*) qu'on n'a pu encore isoler.

Dastre a montré que l'action du suc pancréatique sur les graisses n'est réellement complète qu'après le mélange de ce suc avec la bile.

Les végétaux renferment aussi un ferment qui dédouble et saponifie les matières grasses et qui paraît très répandu. Il existe notamment dans les graines oléagineuses en germination et, en dissolvant les matières grasses mises en réserve pour l'embryon, leur permet d'être utilisées pour les premiers développements de cet embryon.

Troubles résultant de la destruction du pancréas. — Un organe à actions si multiples et si énergiques ne saurait être supprimé soit expérimentalement (atrophie déterminée par l'injection de suif, extirpation complète), soit naturellement (cancer, etc.), sans que l'organisme en soit profondément troublé. C'est ce qui a lieu en effet, comme l'avait bien vu déjà Cl. Bernard.

a. *Dans le domaine de la digestion* on observe alors le passage dans les excréments de fragments de viande non digérés, de quantités considérables de graisse (*selles graisseuses*), et d'une forte proportion d'amidon non saccharifié. Les chiffres obtenus récemment montrent que la moitié des matières albuminoïdes, la presque totalité des graisses et le tiers des féculents sont rejetés par les fèces. D'où, l'amaigrissement extrèmement rapide des animaux, malgré une voracité impossible à assouvir. Le rôle prépondérant sinon exclusif de suc pancréatique dans la transformation chimique des aliments est donc ainsi démontré.

b. *Dans le domaine de la nutrition générale.* — Indépendamment de l'amaigrissement d'inanition, on observe aussi l'apparition du sucre dans l'urine, c'est-à-dire le *diabète pancréatique*. (V. le chap. des *Sécrétions internes.*)

MÉCANISME DE LA SÉCRÉTION

Courbe sécrétoire. — Le sécrétion est intermittente chez l'homme et les carnivores, continue chez les herbivores. Nulle pendant l'abstinence, elle commence immédiatement après le repas, atteint un premier maximum fort élevé au bout de deux heures, diminue jusque vers la quatrième ou cinquième heure, atteint un deuxième maximum moins élevé vers la septième ou neuvième heure, rediminue jusqu'à redevenir nulle seize heures après le repas.

Innervation. — Comme les autres sécrétions digestives, c'est une sécrétion réflexe consécutive à l'impression des aliments sur la muqueuse digestive. Elle s'opère certainement par le concours simultané de nerfs glandulaires jusqu'ici peu connus et de nerfs vasculaires, comme le montrent les actions vaso-motrices qui accompagnent l'activité de la glande : congestion et dilatation vasculaires, pulsations veineuses, rutilance du sang veineux. La sécrétion peut être provoquée ou augmentée, si elle a déjà commencé, par l'excitation du bulbe, l'ingestion d'éther dans l'estomac.

L'excitation du bout central du pneumogastrique, la section du sciatique ou l'excitation de la peau, peuvent l'arrêter ou la diminuer par un mécanisme réflexe dont les voies n'ont pas encore été bien élucidées. L'arrêt brusque produit par la nausée ou le vomissement (Cl. Bernard) est dû probablement à l'excitation des terminaisons du pneumogastrique. L'atropine arrête aussi la sécrétion, tandis que la pilocarpine l'excite. La section des nerfs du pancréas ne modifie pas la sécrétion (Cl. Bernard, Bernstein), ce qui a fait supposer qu'il existait des ganglions intra-pancréatiques qui suffisent au fonctionnement de la glande.

Origine des ferments. — *Zymogène, trypsinogène, ou propancréatine.* — D'après Heidenhain, le pancréas frais ne contient que des traces du ferment albuminoïde ou trypsine, si abondant dans le suc. A sa place on trouve le *zymogène* ou « mère du ferment », substance soluble dans l'eau et dans la glycérine qui ne digère pas les albuminoïdes, mais qui se convertit très facilement en trypsine par le contact des acides étendus ou simplement de l'air, ce qui explique comment l'infusion de pancréas frais n'est pas digestive, tandis que celle préparée avec une glande qui a séjourné vingt-quatre heures à l'air est très active.

PHÉNOMÈNES HISTOLOGIQUES DE LA SÉCRÉTION. — La teneur du pancréas en trypsinogène augmente et diminue parallèlement à l'étendue de la zone granuleuse interne, c'est-à-dire avec la quantité de substance granuleuse contenue dans les cellules. Plus large est la zone interne, et plus abondantes les granulations, plus grande est la proportion de trypsinogène ; plus étroite est cette zone, plus rares les granulations, plus petite aussi la quantité de trypsinogène. Dans les cas de fistules anciennes, où le suc pancréatique est inerte, la zone granuleuse interne des cellules a disparu et toute la cellule est devenue claire.

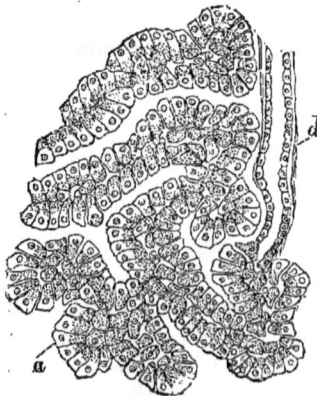

Fig. 95. — Coupe du pancréas du chien.

a, les alvéoles de la glande; les cellules montrent une zone externe homogène, claire, et une zone externe granuleuse; — *d*, un fin conduit excréteur (Klein).

Le développement des granulations trypsinogènes se fait dans l'intervalle des digestions, pendant le repos apparent de la glande, et c'est quatorze heures après le repas que le pancréas est le plus riche en trypsinogène. Pendant la digestion, au contraire, au moment où le suc pancréatique coule abondamment (six heures après le repas), les granulations trypsinogènes sont réduites au minimum, tandis que le suc sécrété est riche en trypsine. Ces granulations disparaissent donc pour donner naissance au ferment. La transformation subite de trypsinogène en trypsine a lieu au moment même de la sécrétion, sous une action encore inconnue.

Il se fait donc un double travail cellulaire : 1° pendant la sécrétion, la zone interne se détruit pour former la sécrétion, et la zone périphérique augmente aux dépens des matériaux apportés par le sang ; 2° pendant le repos, la zone interne détruite par la sécrétion se forme aux dépens de la zone périphérique qui a emmagasiné les matériaux de la sécrétion future.

PANCRÉATOGÉNIE. — L. Corvisart ayant constaté que, dans le jeûne, le suc pancréatique est sans action sur l'albumine, tandis qu'il est très actif quelques heures après que la digestion a commencé, en conclut que le ferment n'est sécrété par la glande que lorsque la digestion et l'absorption stomacale ont introduit dans le sang certaines substances dites pancréatogènes, susceptibles de fournir les matériaux de ce ferment. Cette théorie est renversée par les faits exposés plus haut que, dans le jeûne, le pancréas est plus riche que pendant la digestion sinon en ferment libre, du moins en substance propre à le produire. Schiff a modifié un peu cette théorie en attribuant à la rate la formation d'un ferment qui, arrivant au pancréas par les vaisseaux, y donne naissance au ferment pancréatique en provoquant la transformation du zymogène en trypsine. De nombreuses expériences faites sur des chiens dératés ont contredit les résultats de celles de Schiff et montré que la rate n'a aucun rôle pancréatogène.

On a supposé également, mais sans preuves, que la transformation du trypsinogène en trypsine était favorisée par la formation d'un acide dans les cellules pancréatiques, ou par l'action de l'oxygène du sang.

2° Organe biliaire et bile (rôle digestif seulement).

Bien qu'annexé à l'appareil digestif, l'organe biliaire a certainement des fonctions qui n'ont qu'un rapport éloigné avec la digestion, aussi l'étude de la sécrétion biliaire en général sera-t-elle mieux placée à côté des sécrétions excrémentitielles et nous n'envisagerons ici qu'une partie restreinte de son rôle, c'est-à-dire l'action qu'elle paraît avoir sur la digestion.

La **bile**, que nous étudierons ailleurs, n'est pas un véritable liquide digestif, car elle ne contient aucun ferment et n'a d'action transformatrice sur aucune des trois classes d'aliments. Blondlot, le premier, a pu faire vivre très longtemps des chiens porteurs de fistule biliaire et il a écrit un mémoire célèbre sur l'*Inutilité de la bile dans la digestion*. Cependant quelques-uns des phénomènes qui surviennent chez un animal dont la bile est détournée au dehors, au lieu d'être versée dans l'intestin, montrent que ce liquide joue au moins un rôle accessoire dans certains actes secondaires de la digestion.

Action sur les aliments. — L'étude expérimentale de ce liquide faite *in vitro* sur les diverses espèces d'aliments montre les faits suivants :

1° MATIÈRES AMYLACÉES ET SUCRÉES. — Aucune action. Quelques auteurs cependant (Nasse, Wittich, etc.) attribuent à la bile fraîche un léger pouvoir diastasique.

2° Matières albuminoïdes. — a. *brutes*, aucune action ; b. *peptonisées* déjà par le suc gastrique (chyme), précipitation. L'acide HCl et les acides lactique et paralactique du chyme se combinent avec la soude des sels biliaires dont ils déplacent les acides faibles glycocholique et taurocholique. L'acide glycocholique peu soluble se précipite et entraîne avec lui les peptones et la pepsine. Mais on ne sait si c'est par une combinaison réelle (glycocholate de peptone) ou par simple action mécanique. Ces peptones précipitées sont redissoutes par le suc pancréatique ; elles peuvent l'être aussi par un excès de bile.

En résumé, la bile est sans action transformatrice sur les albuminoïdes, et son rôle physiologique, à cet égard, se borne à neutraliser, par son alcalinité, l'acidité du chyme arrivant dans le duodénum et à arrêter la digestion peptique (qui n'est possible que dans un milieu acide), pour permettre la digestion pancréatique. Si la bile pénètre accidentellement dans l'estomac en quantité notable, elle y arrête la digestion gastrique.

3° Matières grasses. — La bile *dissout* les acides gras et un peu les graisses neutres (teinturiers, dégraisseurs) ; elle *émulsionne* les graisses, mais l'émulsion n'est pas stable ; elle ne le devient qu'indirectement, quand la bile est en présence d'acides gras qui décomposent les bilates avec formation de savons alcalins (très émulsionnants) et d'acides biliaires ; elle est mouillée par les huiles et facilite ainsi leur ascension dans les tubes capillaires préalablement enduits de bile (Vistinghausen) ; elle facilite la dialyse à travers les membranes qu'elle imbibe, et de l'huile qui ne traverse que peu ou pas un papier mouillé d'eau, traverse facilement ce même papier imbibé de bile.

Quelques-unes de ces propriétés sont peut-être mises à profit dans l'intestin : c'est ainsi que les acides gras, mis en liberté par la saponase pancréatique, peuvent former, avec les bases des bilates, des savons alcalins dont l'action émulsive vient aider celle du suc pancréatique. D'après Dastre, même, le concours simultané de la bile et du suc pancréatique serait indispensable pour l'émulsion et l'absorption des graisses dans l'intestin. En l'absence de l'un de ces liquides, l'autre n'aurait qu'une action incomplète. Ce qui prouve le rôle de la bile dans l'absorption des graisses, c'est que dans les cas de fistule, ligature, obstruction biliaire, etc., on retrouve dans les matières fécales une quantité considérable de graisse, qui contribue à leur donner une couleur grise caractéristique. Ce fait indique non pas que ces graisses n'ont pu être digérées, en l'absence de la bile, mais simplement qu'elles n'ont pas été absorbées. Elles peuvent cependant n'avoir subi aucune action digestive si le pancréas s'est trouvé malade en même temps que l'appareil biliaire, ce qui, chez l'homme, doit être assez souvent le cas. Robin fait remarquer que la bile, déjà décomposée dans le jéjunum, ne peut faciliter l'absorption des graisses et que c'est le suc intestinal très alcalin qui remplit ce rôle.

Rôles accessoires. — Excitation des contractions intestinales. — La bile est un excitant des muscles et paraît provoquer les contractions de l'intestin. Elle agit aussi sur les fibres lisses des villosités qu'elle fait contracter et favorise indirectement l'absorption en faisant jouer au chylifère central, comme nous le verrons, le rôle d'une espèce de ventouse.

RÔLE ANTIPUTRIDE. — En même temps qu'elles sont décolorées et très riches en graisse, les matières fécales présentent, dans le cas de fistule ou rétention biliaire, une odeur infecte due à un degré plus ou moins avancé de putréfaction. La bile paraît donc jouer, à l'état normal, le rôle d'une substance antiputride et antifermentescible, et, même en dehors de l'économie, sa présence retarde la putréfaction.

Toutes ces actions diverses de la bile paraissent dues aux *sels biliaires* et non aux pigments ou autres principes qu'elle renferme.

3° Glandes intestinales et suc intestinal.

Glandes intestinales. — Deux sortes de glandes sont logées dans l'épaisseur de la muqueuse de l'intestin grêle : les glandes de Brunner localisées dans le duodénum et les glandes de Lieberkühn qui vont jusqu'à la valvule de Bauhin.

Les *glandes de Brunner* sont de petites glandes en grappe ayant au plus le volume d'une lentille et soulevant légèrement la muqueuse. Elles paraissent être simplement, comme le montre la figure 96, la continuation des glandes à mucus de la région pylorique de l'estomac. Leur structure est celle des glandes en grappe et Brunner les avait assimilées en particulier au pancréas, pensant qu'elles n'en étaient que des parties détachées. Cl. Bernard a montré qu'elles en diffèrent physiologiquement et il paraît que leur suc peut, tout au plus, saccharifier l'amidon.

Les *glandes de Lieberkühn* sont des glandes en tube simple, qu'on rencontre depuis le pylore jusqu'à la valvule iléo-cæcale, formant dans la muqueuse une couche continue existant même sur les valvules conniventes, et lui donnant à la loupe un aspect cribriforme particulier. Leur longueur est de un quart de millimètre, et leur orifice invisible à l'œil nu. Il y en aurait de quarante à cinquante millions (Sappey), ce qui constitue une surface sécrétante considérable (de quatre à six mètres carrés!),

Suc intestinal. — 1° Le *liquide de Brunner* n'a pu être étudié à l'état de pureté et les notions très imparfaites et contradictoires qu'on possède résultent de recherches faites sur l'extrait aqueux des glandes. Cet extrait contient un ferment soluble saccharifiant, qui, d'après Budge et Krolow, dissoudrait en outre la fibrine en solution acide, à 35°, mais non l'albumine cuite. Grützner nie l'action saccharifiante, mais admet une action peptique, due à une pepsine qui agirait lorsqu'on y ajoute HCl. Schiff attribue à ce suc une part importante dans la neutralisation de l'acidité du chyme stomacal qui serait déjà entièrement alcalin dès la fin du duodénum.

2° Le *liquide de Lieberkühn* est le suc intestinal proprement dit.

On peut l'obtenir par plusieurs procédés dont le meilleur (Thiry) consiste à isoler une anse intestinale par deux sections en conservant les connexions vasculaires et nerveuses. On coud le bout inférieur de l'anse et on fixe le bout supérieur à la plaie abdominale dans laquelle on place une canule. Les bouts de l'intestin sont rapprochés par une suture de manière à rétablir le cours des aliments.

Propriétés. — Liquide très alcalin (par NaOCO², carbonate de soude), jaunâtre, clair, non visqueux, effervescent par les acides, assez riche en albumine et coagulable par la chaleur. Celui qui est obtenu par le procédé d'énervation d'une anse intestinale (A. Moreau) contient beaucoup d'urée (0,16 p. 1000), du chlorure de sodium en quantité, des phosphates et des sulfates de chaux, ce qui paraît prouver que ce n'est que du sérum transsudé.

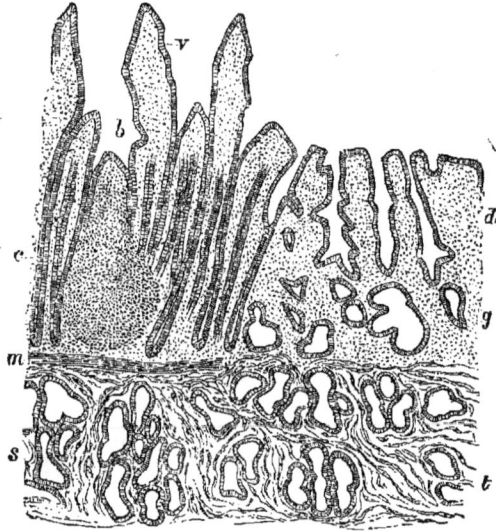

Fig. 96. — Coupe verticale de la muqueuse du pylore.

v, villosités du duodénum ; — *b*, follicule lymphatique ; — *c*, glandes de Lieberkühn ; — *d*, muqueuse de l'extrémité de l'estomac ; — *g*, culs-de-sac des glandes à mucus ; — *i*, les mêmes dans la sous-muqueuse ; — *s*, glandes de Brunner (Klein).

ACTION SUR LES ALIMENTS. — Résultats contradictoires : 1° pour les uns serait sans action ; 2° pour Schiff, au contraire, le liquide des fistules *non enflammées* saccharifie l'amidon. Mais tous les liquides et tissus de l'économie, sang, lymphe, exsudats, muscles, etc., possèdent également ce pouvoir, à un faible degré, et le suc intestinal leur ressemble à ce point de vue.

Une action plus importante est celle qu'il doit à un *ferment inversif*, contenu également dans les macérations de la muqueuse intestinale. Ce ferment ou *invertine* transforme le sucre de canne qui n'est pas directement absorbable, en sucre interverti, constitué par le mélange de glucose et de lévulose.

MÉCANISME DE LA SÉCRÉTION. — Il est encore mal connu. Dans l'anse intestinale isolée, la sécrétion n'est pas continue, mais n'a lieu que sous l'influence du travail digestif dans le reste de l'intestin, ou de certaines excitations, mécaniques ou autres (purgatifs par exemple), qui agissent sans doute par voie réflexe.

La section des nerfs allant à une anse isolée détermine un grand afflux de liquide (*sécrétion paralytique*), dû plutôt à une exosmose séreuse venant des vaisseaux, qu'à une sécrétion glandulaire.

c. — PHÉNOMÈNES MÉCANIQUES DE LA DIGESTION INTESTINALE

Mouvements de l'intestin. — En observant l'intestin après l'ouverture de l'abdomen sur un animal vivant, on voit des contractions circulaires se propager de proche en proche, comme une onde, le long de l'intestin, en présentant l'apparence d'un *mouvement vermiculaire*. Elles sont dues aux contractions de la tunique musculaire circulaire de l'intestin, tandis que la tunique à fibres longitudinales détermine, en se contractant, un raccourcissement de l'intestin et des plissements passagers de la muqueuse. Les excitations mécaniques, électriques, etc., augmentent ces contractions.

De semblables mouvements ont lieu pendant la digestion et font progresser les aliments depuis le pylore jusqu'à la valvule iléo-cæcale ; ils sont dits *péristaltiques*. S'ils se font en sens inverse, on les appelle *antipéristaltiques*. Le chyme arrivé dans le duodénum s'y mélange au suc pancréatique et à la bile et chemine lentement dans l'intestin grêle retardé par les plis transversaux des valvules conniventes et s'arrêtant dans les gouttières qu'elles forment. Sa présence fait naître ou du moins favorise par action réflexe les contractions des tuniques musculaires.

La *marche* des matières alimentaires est assez lente et n'a pas lieu d'une manière continue, mais présente des arrêts plus ou moins réguliers dans l'intervalle des contractions rythmiques. Elle est retardée par les nombreux circuits de l'intestin, par les directions diverses que doit suivre le chyme, souvent contre son propre poids, et ces retards favorisent l'achèvement de l'action chimique des liquides digestifs en même temps qu'ils facilitent l'absorption des parties digérées.

Innervation. — Les mouvements de l'intestin peuvent se faire en dehors de l'action des centres nerveux, comme on le voit pour une anse intestinale extraite du corps. Comme le cœur, l'intestin possède un système nerveux propre — *plexus d'Auerbach et de Meissner* — qui, à l'état normal, suffit probablement pour le faire contracter. Mais il n'échappe pas entièrement pour cela à l'action des centres, et l'excitation du pneumogastrique, et peut-être du cervelet, du bulbe et de la moelle, *active* les contractions péristaltiques. Le nerf splanchnique serait, au contraire, un *nerf d'arrêt* pour ces mouvements (Pflüger).

L'excitation de l'intestin grêle ne provoque pas de mouvements dans l'estomac ni dans le gros intestin et, inversement, les contractions provoquées dans l'estomac ou dans le gros intestin, ne se propagent pas à l'intestin grêle, mais sont arrêtées par le pylore et la valvule iléo-cæcale.

Diverses substances telles que CO_2 (état asphyxique du sang), la nicotine, la caféine et beaucoup de purgatifs provoquent ou exagèrent les mouvements péristaltiques, d'où *coliques*. L'atropine et la morphine les paralysent.

D. — RÉSULTATS DE LA DIGESTION INTESTINALE

Produits utiles. — Ainsi, les aliments ingérés doivent subir dans l'intestin grêle leur dernier degré de transformation avant d'être absorbés et être définitivement digérés. Les albuminoïdes qui n'ont pas été dissous par le suc gastrique sont dissous et peptonisés par la trypsine ; les féculents qui ont échappé à l'action saccharifiante de la salive sont saccharifiés par le suc pancréatique ; les matières grasses sont émulsionnées et saponifiées, dans l'intestin seulement, par le suc pancréatique, accessoirement par la bile. Le chyme stomacal en pénétrant dans l'intestin se liquéfie de plus en plus, par la continuation de l'action dissolvante des ferments digestifs sur les aliments, et par son mélange avec une grande quantité de liquides intestinaux (suc pancréatique, suc intestinal, bile) ; il a perdu son acidité pour devenir neutre ou alcalin et se colore en jaune par l'action de la bile. Il constitue alors le *chyme intestinal*, dont une partie sera ou pourra être absorbée. Ce sont les peptones, les gélatoses, les élastoses, — la maltose, les dextrines — des graisses neutres émulsionnées, les acides gras, la glycérine, les savons — de l'eau et des substances minérales ; dont le reste, constituant la partie non digestible des aliments sera transmis au gros intestin.

Résidus. — Vers la fin de l'intestin le chyme s'épaissit, par suite de l'absorption qui a enlevé la plus grande partie des substances absorbables, et sa couleur est plus foncée et son odeur change aussi. Dans cette partie du chyme qui n'est pas absorbée et qui sera transmise au gros intestin pour être finalement rejetée, il se produit des phénomènes complexes donnant naissance à des produits particuliers et à des gaz que nous étudierons à propos du gros intestin.

Digestion microbienne. — L'eau que nous ingérons, les aliments que nous consommons, apportent dans le tube digestif des germes nombreux, ou même, dans le cas du lait, du fromage, des fruits un peu avancés, des boissons fermentées, des microbes en pleine évolution, appropriés à la nature de chaque aliment. Ces microbes trouvent un excellent milieu de culture dans les liquides digestifs et se développent activement dans tous les plis et replis de l'intestin. Ils doivent donc ajouter à l'action digestive qu'exercent les sucs intestinaux leurs propres actions digestives qui s'opèrent, d'ailleurs, par des ferments solubles identiques qu'ils sécrètent eux-mêmes. Il y a donc, *superposée à la digestion naturelle, une digestion microbienne* équivalente à l'autre en puissance, ainsi que l'a constaté Duclaux, et pouvant même réaliser seule la digestion de certaines substances telles que les *celluloses*, plus ou moins digestibles pour l'homme, qu'on trouve dans les légumes herbacés, salades, asperges, fruits et qui n'ont pas de suc digestif normal dans l'organisme de l'homme. Les microbes, dans ce cas, tout en travaillant pour eux, travaillent donc aussi pour nous, car le protoplasma de leur corps a les mêmes besoins que celui de nos éléments.

On a cherché à utiliser, dans certains cas, ce travail des microbes et l'ingestion de levure de bière chez les malades atteints de *glycosurie alimentaire* a permis de faire disparaître le sucre des urines, en le détruisant dans l'estomac et l'intestin par la fermentation alcoolique (v. Th. de Beylot, 1896).

E. — TROUBLES DE LA DIGESTION INTESTINALE

A. **Moteurs.** — Les fibres musculaires de l'intestin peuvent se contracter plus ou moins difficilement, quelquefois même pas du tout, et il en résulte une *paralysie intestinale* qui peut se traduire par une simple paresse de la digestion ou par une dilatation passive de l'intestin par les gaz qui le distendent librement (*météorisme*). Si les contractions sont, au contraire, plus énergiques, il en résulte des *coliques*, c'est ce qu'on observe après l'ingestion de certaines substances telles que la plupart des purgatifs surtout les huiles et les substances végétales (podophylle, etc.). A l'état normal, il n'y a pas de contractions antipéristaltiques, comme on l'a cru longtemps, mais ces ondes musculaires renversées peuvent se produire sous diverses influences pathologiques. — L'action qui ralentit ou accélère les contractions intestinales se porte directement sur le plexus nerveux d'Auerbach.

B. **Sécrétoires.** — La sécrétion du suc intestinal peut être *diminuée* dans certaines maladies nerveuses générales (hystérie, hypochondrie et diverses maladies mentales), d'où *constipation;* elle peut être *augmentée*, dans d'autres cas, par des causes physiques ou morales, la peur, par exemple, d'où *diarrhée*. Les sels neutres de soude et de magnésie provoquent une abondante exosmose séreuse, sans coliques, ce qui les fait employer comme purgatifs.

Les sécrétions biliaire et pancréatique peuvent de même être augmentées ou au contraire diminuées ou même entièrement supprimées, et il en résulte évidemment des troubles plus ou moins profonds dans la digestion intestinale, sur lesquels nous n'avons pas à insister. Quand ces troubles sont accidentels et sans durée, ils ne méritent pas d'autres noms que ceux que nous venons de souligner. Quand ils sont chroniques, ils trahissent un véritable état de *dyspepsie intestinale*.

VII. — TRAVERSÉE ILÉO-CÆCALE. — PASSAGE DANS LE GROS INTESTIN

Valvule iléo-cæcale. — Parvenu à l'extrémité inférieure de l'intestin grêle, le résidu non absorbé du chyme ayant acquis une certaine consistance s'engage à travers la valvule iléo-cæcale, poussé par les contractions de l'intestin. Les lèvres de cette valvule en forme d'*entonnoir*, appliquées à l'état normal, l'une contre l'autre, s'écartent sous la pression du chyme qui tombe ainsi dans le cæcum. Dès lors il ne peut plus refluer dans l'intestin grêle, par suite de la disposition des lèvres de cette valvule qui forment une fermeture *hydraulique* à peu près infranchissable et d'autant plus exacte que la pression exercée sur elle est plus forte. Il s'opère ainsi donc comme une *première défécation interne*. Le chyme dépouillé de tous ses principes utiles, semblable au résidu épuisé qui reste sur un filtre, est expulsé de l'intestin grêle et une valve autoclave s'oppose à ce qu'il revienne troubler les opérations commencées des digestions suivantes. Toutefois il n'est pas encore rejeté au dehors mais recueilli dans un réservoir où il est, jusqu'à un certain point, repris par de nouveaux sucs qui finissent de l'épuiser.

La *barrière* opposée par la valvule iléo-cæcale au reflux des liquides dans l'intestin grêle, ne doit plus être considérée comme absolue. En effet, quelques médecins (Huchard) qui sous le nom d'*entéroclyse* ou de *lavage intestinal* ont réhabilité l'antique lavement pour l'antisepsie intestinale, ont montré qu'avec une injection de 3 litres de liquide pratiquée au moyen d'une longue sonde œsophagienne, on force facilement la valvule de Bauhin ; avec 6 litres le liquide pénètre jusque dans l'estomac.

VIII. — DIGESTION DANS LE GROS INTESTIN

Dès que les matières sont parvenues dans le *gros intestin,* il ne saurait plus, à vrai dire, être question de *digestion* [1] puisque la plupart, sinon toutes les parties digestibles des aliments, ont été non seulement digérées mais encore absorbées dans l'intestin grêle, et qu'il n'est arrivé dans le gros intestin que la portion inutilisable, le résidu des aliments, qui doit être expulsé au dehors. Cependant il se passe encore, dans cette partie du tube digestif, des phénomènes comparables à ceux qui ont lieu dans les parties précédentes, c'est-à-dire des phénomènes *mécaniques* et des phénomènes *chimiques* qui sont la suite de ceux que nous avons vu commencer plus haut.

A. — PHÉNOMÈNES MÉCANIQUES

Mouvements du gros intestin. — La tunique musculaire du gros intestin comprend aussi deux couches : l'une interne de fibres circulaires, continue, mais très mince, et ne s'épaississant qu'au niveau du rectum et de l'anus; l'autre externe de fibres longitudinales, groupées en trois rubans épais naissant de l'appendice vermiforme et allant jusqu'à l'anus et dont l'épaisseur s'accroît encore dans le rectum.

Du cæcum où elles peuvent séjourner assez longtemps, les matières remontent dans le côlon poussées par les contractions qui naissent dans le cæcum et dont le caractère est le même que pour celles de l'intestin grêle. Dans les intervalles de ces contractions, les matières se logent successivement dans les alvéoles du gros intestin, y perdent une partie de leur eau et prennent peu à peu les caractères des excréments. Enfin, progressivement et lentement, elles arrivent dans l'S iliaque du côlon où elles s'accumulent et d'où elles descendent ensuite dans le rectum pour être expulsées par le mécanisme complexe de la défécation. Il n'y a pas à l'état normal de contractions anti-péristaltiques.

[1] Chez quelques animaux, les rongeurs, les herbivores, les oiseaux, il paraît se faire dans le cæcum, où les matières séjournent longtemps et où il se fait une sécrétion abondante de *suc cæcal,* une digestion fournissant des produits utiles à l'absorption. On a même admis qu'il en était ainsi chez l'homme et, sans beaucoup plus de preuves, on a supposé l'existence d'une *dyspepsie cæcale.*

Les *coliques* sont des contractions douloureuses beaucoup plus énergiques que les contractions normales et dont la force peut faire équilibre à 6 ou 7 centimètres de mercure dans le cas de douleurs très violentes, à 1 centimètre seulement quand la colique est faible.

B. — PHÉNOMÈNES CHIMIQUES

Suc du gros intestin. — La muqueuse du gros intestin (fig. 97), sans valvules ni villosités, loge d'innombrables glandes de Lieberkühn (*follicules* du gros intestin), depuis l'appendice vermiforme jusqu'à l'anus. Elles sécrètent un liquide alcalin plus ou moins semblable au suc intestinal et riche surtout en mucine. Il paraît dépourvu de ferment, et il est sans action sur les divers aliments, bien que la digestion d'une certaine quantité de cellulose ait lieu peut-être dans le gros intestin.

Continuation des digestions supérieures. Fermentations putrides. — DÉDOUBLEMENTS CHIMIQUES. — A côté des phénomènes d'hydratation opérés dans le duodénum et continués dans l'intestin grêle par le suc pancréatique, il se fait déjà dans l'intestin grêle et plus loin dans le gros intestin, des dédoublements plus profonds et plus complexes qui caractérisent les fermentations putrides. Les produits de ces dédoublements sont l'*indol*, le *scatol* et le *phénol*, substances cristallisables provenant de la putréfaction des albuminoïdes en présence du suc pancréatique (H. Seyler), ou sous l'action des microbes (Nencki, Brieger), et qui donnent aux excréments leur odeur particulière ; des *acides gras volatils* : acétique, lactique, butyrique, provenant des fermentations successives des hydrocarbonés ; et des *gaz* : H, CO^2, CH résultant des réductions qui accompagnent ces diverses fermentations.

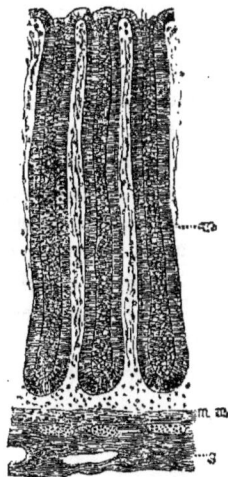

Fig. 97. — Coupe de la muqueuse du gros intestin.

m, glandes en tube ; — *mm*, *muscularis mucosæ* ; — *s*, couche sous-muqueuse.

GAZ INTESTINAUX. — L'intestin grêle et le gros intestin contiennent des gaz parmi lesquels les anciennes analyses de Chevreul sur des suppliciés, de Ruge sur les gaz rendus par l'anus, de Planer sur les chiens, ont fait reconnaître CO^2, H, CH, Az, dans des proportions respectives très variables suivant le régime azoté ou féculent. Il n'y a presque jamais d'O, et Az peut descendre jusqu'à 4 p. 100 ; il n'est pas sûr d'ailleurs qu'il vienne de la décomposition des matières azotées et une partie peut venir de l'air avalé. Une partie du CO^2 vient du sang ; le reste, ainsi que H et CH qui n'apparaît que dans le gros intestin avec, quelquefois, une trace d'HS, est produit par la putréfaction des hydrocarbonés, des albuminoïdes, des graisses et des acides organiques (H. Seyler).

PUTRÉFACTION MICROBIENNE. — Les fermentations putrides de l'intestin, suite des actions digestives proprement dites, se font aussi sous l'action de microbes, bactéries, vibrions qui entrent avec les aliments et les boissons et même l'air avalé. Cependant, Marié-Davy et Miquel ont montré qu'ils sont d'autant plus abondants qu'on se rapproche davantage de l'anus. L'intestin des fœtus et des nouveau-nés n'ayant pas tété ne contient jamais de gaz par suite de l'absence de ces microbes. Dans certaines maladies, diarrhée, dysenterie, choléra, etc., ces organismes, peu nombreux à l'état normal pullulent considérablement. C'est *exclusivement* à ces *ferments figurés* du canal digestif, spécialement aux anaérobies, *que sont dus les gaz intestinaux*, car l'action des ferments solubles ou diastases n'est jamais accompagnée de formation de gaz.

Ptomaïnes intestinales. — D'après Ch. Bouchard, les fermentations de l'intestin aboutissent à la formation d'alcaloïdes, analogues aux ptomaïnes, qui se rencontrent dans toutes les matières fécales fraîches où elles sont d'autant plus abondantes que les fermentations sont plus intenses. Des expériences lui ont montré que la matière fécale est éminemment toxique, dans sa partie dialysable, et qu'elle devient ainsi capable de déterminer les convulsions et la mort d'un lapin à la dose de 17 grammes de matières fécales pour 1 kilogramme d'animal. Si les matières contenues dans le tube digestif ne sont pas en général nuisibles, c'est qu'elles se durcissent dans le côlon et se prêtent alors peu à l'absorption ; c'est, en outre, que l'absorption du *poison fécal*, bien que constante, se fait très lentement et qu'il peut être éliminé au fur et à mesure par le rein. Si l'élimination cesse, l'empoisonnement survient, et beaucoup de cas d'urémie seraient, pour Bouchard, des cas de *stercorémie*.

D'où l'utilité des lavements dans les cas d'*insuffisance rénale*. Ils sont un excellent traitement de l'urémie et réalisent, mieux que beaucoup de médicaments, l'antisepsie intestinale.

C. — EXCRÉMENTS

La *quantité moyenne* des excréments (dont la *réaction* est *acide* le plus souvent) est de 150 à 200 grammes par jour, chez l'adulte ; mais elle peut notablement varier en moins par un régime animal, en plus par un régime végétal. 1,200 grammes de viande fraîche, par exemple, ne donneraient que 17 grammes d'excréments solides (Rubner). Les herbivores rendent beaucoup plus d'excréments que les carnivores.

La *composition générale* des fèces de l'homme comprend les substances suivantes, outre une forte proportion d'eau (environ 75 p. 100) :

RÉSIDUS INSOLUBLES DES ALIMENTS
- Substances cornées, épidermiques, nucléine.
- Tissu élastique et quelquefois tendons très denses.
- Matières grasses en excès (1° graisses neutres. / 2° savons calcaires (régime lacté).
- Cholestérine des aliments.
- Cellulose végétale et grains non digérés d'amidon.
- Chlorophylle, reconnaissable à son spectre.
- Fragments de caséine (dans régime lacté).

PRODUITS DE DÉDOUBLEMENT	Acides gras : butyrique, lactique, acétique, etc.
	Indol, scatol, phénol, donnant l'odeur des excréments.
	Excrétine, acide excrétoléique.
	Stercorine ou dyslysine (substance mal définie).
SUBSTANCES EXCRÉMENTITIELLES	Hydrobilirubine, provenant des pigments biliaires.
	Acide glycocholique.
	Acide cholalique, par dédoublement d'acide taurocholique.
	Cholestérine biliaire.
	Mucine et débris d'épithélium [1].
SUBSTANCES MINÉRALES (Cendres).	Phosphate de chaux et de magnésie (beaucoup).
	Sels alcalins (chlorures, carbonates, phosphates, sulfates).
	Silice et oxyde de fer (petite quantité).
ORGANISMES INFÉRIEURS	Leptothrix, *saccharomyces*, vibrions, *bacterium coli*, etc., plus de 200 millions par gramme d'excréments.
	Œufs d'helminthes.

Les *propriétés physiques* des excréments : couleur, odeur, saveur, densité, consistance, forme, sont assez variables et dépendent de nombreuses conditions physiologiques (régime, genre de vie, âge), ou morbides que le clinicien doit connaître. On en trouvera une excellente étude dans le *Traité des Humeurs*, de Robin.

IX. — SORTIE DES RÉSIDUS. — DÉFÉCATION

Rôle de l'S iliaque et du rectum. — Les résidus de la digestion arrivent, par une marche lente (vingt-quatre heures en général chez l'homme) et plus ou moins durcis, dans l'*S iliaque* où ils s'accumulent peu à peu jusqu'à ce que la distension qu'ils provoquent fasse naître, par action réflexe, des contractions péristaltiques qui les poussent dans le rectum. Arrivées là, ces matières, excitant la muqueuse, donnent lieu à une sensation particulière — *besoin de défécation* — qui provoque et accompagne la contraction réflexe du rectum et amène leur descente jusqu'à la porte de sortie, l'anus, où elles vont en quelque sorte frapper. Si l'on résiste au besoin, une contraction antipéristaltique les ramène dans l'S iliaque jusqu'à ce que le besoin devienne irrésistible.

L'*anus*, cette porte qui ferme le rectum à son extrémité inférieure, est constitué par un sphincter *lisse* analogue au sphincter pylorique et dont la tonicité, indépendante de la volonté, retient les matières et les gaz sans que nous en ayons conscience, quand leur poussée n'est pas trop forte. Mais un autre anneau musculaire, véritable *sphincter de sûreté* formé de fibres *striées*, vient le renforcer et permettre, en définitive, à la volonté, sauf dans les cas pathologiques, de fermer ou d'ouvrir le passage.

Innervation. — La tonicité réflexe du sphincter anal est sous la dépendance d'un centre nerveux — *ano-spinal* — situé dans la moelle lombaire et

[1] La mucine, les débris d'épithélium, les substances excrétées par la bile prennent une part très importante à la formation des fèces, comme le prouvent la présence du *méconium* dans l'intestin du fœtus qui ne mange pas, et la formation d'excréments dans les anses intestinales expérimentalement libérées, ou dans le rectum, alors qu'un *anus contre nature* n'y laisse rien pénétrer.

sur lequel peut agir le cerveau. La volonté, les émotions ou d'autres actions nerveuses peuvent exercer sur ce centre une action *inhibitoire*, et le sphincter se relâche (défécation involontaire de la peur, du gâtisme, de l'agonie, etc.), ou *excitante*, et le sphincter se contracte. La section de la moelle dorsale ne supprime pas l'action du centre ano-spinal, il en résulte que la paralysie du sphincter qui se produit dans certaines maladies du cerveau est plutôt due à l'inhibition du centre ano-spinal qu'à la paralysie d'un centre cérébral.

La défécation est donc un phénomène réflexe d'expulsion que la volonté peut momentanément arrêter ou au contraire favoriser.

Mécanisme de la défécation. — Lorsque les matières sont arrivées au sphincter, le centre anal qui est comme le concierge [1] est inhibé soit par la volonté, soit par une simple action réflexe et la porte s'ouvre par le relâchement du sphincter. En même temps, si les matières sont solides et dures, il se produit un *effort* expiratoire plus ou moins violent avec occlusion de la glotte, et les matières poussées par l'action combinée de la presse abdominale (diaphragme, muscles abdominaux, plancher périnéal) et des contractions de l'S iliaque et du rectum sont expulsées. Les fibres longitudinales de l'intestin se terminent inférieurement en formant des anses convexes en dedans ; en se contractant, elles redressent leur courbure et par suite dilatent l'orifice anal. En même temps, elles raccourcissent l'intestin (*releveur de l'anus*) et amènent cet orifice au-devant du bol fécal, comme le raccourcissement du pharynx amène le bol alimentaire dans l'orifice œsophagien.

Troubles de la défécation. — *Constipation.* — Si l'on résiste habituellement un temps trop long au besoin de défécation, la sensibilité de la muqueuse rectale s'émousse et le besoin finit par ne plus être perçu. Le centre anal n'est plus excité et la contraction réflexe n'ayant plus lieu, il en résulte la *constipation*. Il faut alors pour exonérer l'intestin, ramollir les matières et employer des excitants qui réveillent la contractilité amoindrie. La constipation est quelquefois si complète et les matières si dures (*scybales*) que l'intestin ne peut être débarrassé que par une intervention manuelle.

[1] Cette comparaison appliquée aux fonctions des sphincters date de l'antiquité qui a même imposé ce nom à un d'entre eux : Pylore, en grec, signifie : portier ; de πύλη, porte, ούρος, gardien ; les Allemands disent : *Magenpfortner*.

III

ABSORPTION DES PRODUITS DE LA DIGESTION

Appareil d'absorption. — VILLOSITÉS INTESTINALES. — Chez l'homme la muquéuse intestinale est considérablement amplifiée par de nombreux replis transversaux, *valvules conniventes*, qui augmentent à la fois la surface sécrétoire et absorbante. Ces replis et leurs intervalles sont recouverts par de fins prolongements — *villosités* — qui commencent au pylore et disparaissent sur le bord libre de la valvule de Bauhin et donnent à la muqueuse un aspect velouté. Leur hauteur est de 1/2 millimètre et leur nombre atteint dix millions. La surface absorbante est donc considérable.

Structure des villosités. — Chaque villosité recouverte par l'épithélium intestina est formée par du *tissu conjonctif lymphoïde* et contient, presque immédiatement au-dessous de l'épithélium, un lacis de *capillaires sanguins* (épanouissement d'une artériole), radicules de la veine porte, et, dans son centre, un *vaisseau chylifère*. Des

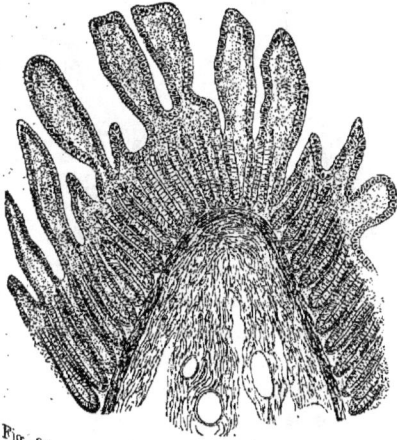

Fig. 98. — Coupe verticale d'une valvule connivente de l'intestin grêle.

c, la muqueuse avec les glandes de Lieberkühn et les villosités ; — *m*, *muscularis mucosæ* ; — *s*, sous-muqueuse.

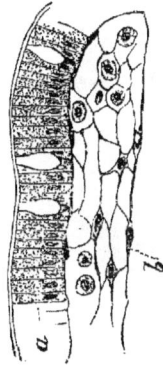

Fig. 99. — Coupe verticale plus grossie d'une villosité.

a, l'épithélium à plateau avec cellules caliciformes ; *b*, fibres musculaires lisses. Le centre de la villosité est formé de tissu réticulé avec leucocytes dans les mailles.

fibres musculaires lisses, les unes transversales superficielles, les autres longitudinales entourant le chylifère, font contracter les villosités. Elles reçoivent des *fibres nerveuses* du plexus de Meissner.

Il règne encore de nombreuses divergences au sujet de la structure de l'épithélium et de ses rapports avec le tissu sous-jacent, aussi bien qu'à l'égard des rapports du chylifère central avec le tissu conjonctif de la villosité. Pour les uns, le chylifère est absolument fermé et pourvu d'une paroi propre ; pour d'autres, il est lacunaire et communique avec les mailles du tissu lymphoïde environnant. Les cellules épithéliales, vues de profil, présentent sur leur extrémité libre un épaississement ou *plateau* d'aspect strié qui serait percé de fins canalicules (Kölliker) ou formé par la juxtaposition serrée de petits bâtonnets protoplasmiques d'égale hauteur (Brettauer et Steinach). Il n'y a pas en réalité de plateau continu, mais un simple rebord entourant, comme d'un cercle, un faisceau de prolongements émanés du protoplasma cellulaire et analogues aux pseudopodes des Amibes. Au milieu de cet épithélium, on trouve, par places, des cellules creuses, dites *caliciformes*, mucigènes pour les uns, bouches absorbantes pour les autres. Les cellules épithéliales du gros intestin n'ont pas de plateau.

Processus de l'absorption, rôle de l'épithélium des villosités. — Les travaux récents ont montré que les forces physiques, osmose, dialyse, filtration, n'ont pas, dans l'absorption digestive, le rôle prépondérant qu'on leur attribuait autrefois, et qu'il faut tenir le plus grand compte de l'*activité propre* de l'épithélium intestinal. La membrane formée par cet épithélium

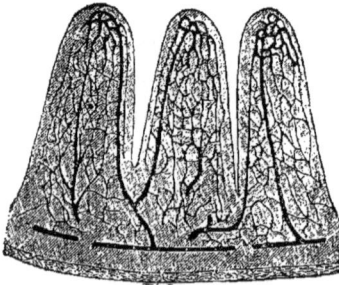

Fig. 100. — Disposition des capillaires sanguins dans les villosités (Klein).

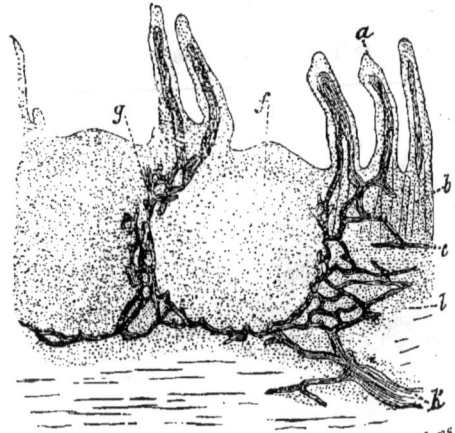

Fig. 101. — Disposition des lymphatiques dans les villosités et l'intestin.

a, chylifère central des villosités ; — *f*, follicule lymphatique entouré d'un réseau lymphatique *g* ; — *k*, tronc lymphatique efférent (Klein).

se comporte autrement en effet que la membrane inerte d'un dialyseur et les substances qui la traversent n'obéissent pas toujours aux lois de l'osmose. Ces substances peuvent, en outre, être modifiées dans leur passage à travers l'épithélium, d'une façon particulière et en sortir autres qu'elles n'y sont entrées, la peptone par exemple peut y être ramenée à l'état d'albumine, et la glycérine et les acides gras y être combinés en graisse neutre. C'est à l'activité propre du protoplasme épithélial que sont dus ces phénomènes, et l'épithélium doit être considéré comme le véritable organe de l'absorption. Dans les villosités dépouillées de leur épithélium, il n'y a plus d'absorption, mais, au contraire, un mouvement d'exosmose.

L'absorption intestinale s'exerce sur des substances dissoutes, eau et sels solubles, peptones, glycose, savons et sur des graisses non dissoutes, mais réduites en très fines granulations. Sauf pour l'eau et les sels solubles, qui paraissent traverser la paroi intestinale sous l'influence de la seule osmose physique, les autres substances à absorber sont d'abord prises par l'épithélium en vertu de son activité propre et *élective*, et ce n'est qu'après l'avoir traversé qu'elles pénètrent, par diffusion, dans le sang ou dans la lymphe. Le premier acte de l'absorption est donc un phénomène vital de la vie propre de l'épithélium, le second est plus particulièrement de nature physique.

Nature des produits absorbés. — ALBUMINOÏDES. — 1° *Diffusibles.* — Les peptones dont l'équivalent endosmotique est très faible (comme celui des cristalloïdes) sont absorbées rapidement et presque au fur et à mesure de leur production, car cette absorption commence déjà dans l'estomac et devient surtout très active dans l'intestin.

2° *Non diffusibles.* — Certaines albumines (caséine, blanc d'œuf salé, gélatine, etc.) dont l'équivalent endosmotique est très fort comme celui des albuminoïdes en général, paraissent cependant pouvoir être absorbées en certaine quantité sans avoir été préalablement peptonisées.

Au sujet de la *voie* suivie par les albuminoïdes, il est permis de penser *a priori* que celles qui ont été réduites à l'état de peptones solubles et diffusibles passent par diffusion dans les capillaires sanguins plus superficiels que le chylifère, bien qu'une partie puisse aussi peut-être arriver jusqu'à ce dernier. Il est plus difficile d'expliquer comment les albumines non peptonisées pénètrent dans les capillaires, quoique cela ne le soit pas plus que de comprendre comment l'albumine du plasma sanguin passe de l'intérieur des vaisseaux dans les éléments anatomiques qu'elle va nourrir. On conçoit aussi que, puisque des granulations graisseuses peuvent entrer dans les chylifères, des parcelles d'albuminoïdes à un état moins digéré que les peptones et peu ou pas diffusible puissent y pénétrer aussi, soit sous forme fluide, soit même sous forme de granulations, grâce à l'activité propre de l'épithélium. La solubilité et la diffusion ne peuvent donc *a priori* déterminer la voie suivie par les albuminoïdes. La question est d'ailleurs très difficile à décider même par des expériences.

Régression des peptones. — Chose surprenante, on ne retrouve que peu ou pas de peptones dans le chyle et dans le sang de la veine porte, même après un repas très riche en albumine, c'est-à-dire après l'absorption d'une grande quantité de peptones. Il faut donc supposer qu'elles sont transformées immédiatement, par un ferment, en quelqu'une des albumines normales du sang, ou autrement, et, en effet, la peptone injectée dans le sang, en quantité modérée, disparaît sans être éliminée par les reins; en quantité notable, elle agit comme un véritable poison. Heureusement qu'elle n'a pas, à l'état normal, le temps de s'y accumuler, car elle se transforme au fur et à mesure de sa pénétration. Cette transformation des peptones absorbées aurait lieu pendant l'absorption, dans l'*intérieur* même de l'épithélium d'après Heidenhain, ou sous l'influence des globules blancs du tissu réticulé de la villosité d'après Hofmeister, ou plus loin dans le foie.

L'analyse directe du sang et du chyle n'indique donc pas la voie suivie par les peptones, puisque celles-ci ne s'accumulent ni dans le sang, ni dans le chyle. Mais la proportion d'urée excrétée par le rein en un temps donné, et qui est toujours en rapport avec la quantité d'albumine absorbée, ne change pas, que le chyle soit versé dans le sang, ou qu'il soit détourné par une fistule du canal thoracique. C'est la preuve que les albuminoïdes passent presque exclusivement dans les capillaires sanguins et pas du tout dans les chylifères (Schmidt-Mülheim).

Ainsi donc, à peine entrées dans le sang, la syntonine et les peptones y disparaissent et on ne trouve dans le plasma que la *sérine*, le *fibrinogène*, la *paraglobuline*, la *caséine* et la *globuline*.

GLYCOSE. — Elle est absorbée faiblement par les muqueuses de la bouche et de l'estomac, avec une très grande facilité au contraire par la muqueuse de l'intestin grêle et, dans une certaine mesure, par celle du gros intestin. Une quantité assez notable d'acide lactique provenant de sa fermentation est aussi absorbée. — Von Méring a constaté que la proportion de glycose n'augmente pas dans le sang général, ni dans le chyle, à la suite d'un repas riche en féculents, ce qui prouve qu'elle n'est pas absorbée par les chylifères, mais par les capillaires sanguins qui la portent dans le foie où elle est retenue (Cl. Bernard). Dans ces conditions, en effet, la quantité de sucre est temporairement augmentée dans le sang de la veine porte. Mais on ignore dans quelle proportion la glycose résultant d'un repas féculent, passe sous forme de glycose dans le foie, et dans quelle proportion elle se transforme en acide lactique ou autre produit analogue de fermentation. On ignore aussi quelle proportion de l'amidon ingéré est absorbée sous forme de dextrine.

Dans une anse intestinale liée, une solution de glycose est absorbée en grande partie sans que ce qui reste devienne acide, et on pourrait en conclure que la glycose est absorbée directement sans subir de modifications. De même l'ingestion d'une très grande quantité de matières amylacées ou sucrées peut élever momentanément la porportion de glycose dans le sang, au point de produire de la glycosurie. Cependant cela ne prouve pas que la glycose d'un repas ordinaire, parcourant le tube digestif avec les autres aliments et les produits de la digestion, et ne se formant qu'en petite quantité à la fois, par suite de la saccharification plus ou moins graduelle de l'amidon, soit également absorbée sans subir de changements. Il est au contraire probable, étant donnée l'acidité marquée du contenu des parties inférieures de l'intestin, qu'une quantité considérable de sucre doit subir la fermentation lactique cause de cette acidité.

Savons solubles. — Ils ne représentent qu'une faible partie des graisses à absorber. On les a retrouvés dans le chyle et aussi dans le sang de la veine porte où ils arrivent par les capillaires des villosités intestinales. Les recherches de Lenz, Bidder et Schmidt, rendent vraisemblable que l'organisme ne peut en un temps donné, absorber qu'une quantité limitée de graisse, peut-être en rapport avec la sécrétion pancréatique et biliaire, et au-dessus de laquelle l'absorption n'a plus lieu. Ce maximum est de 0,60 centigrammes par kilogramme de chat et par heure.

On admet que les acides des savons peuvent se *recombiner* avec la glycérine dans l'intérieur des villosités, en reformant des graisses neutres, comme Perewoznikoff et Will l'ont constaté, après l'injection dans l'intestin de ces deux constituants de la graisse. Les expériences de Munk sur la substitution des acides gras à la graisse dans la nourriture des chiens, sans que la graisse disparaisse du chyle et des tissus, viennent corroborer cette vue et prouvent que le tissu de la villosité possède un véritable pouvoir de *synthèse* vis-à-vis des graisses neutres. Et c'est peut-être ainsi que peut s'expliquer la découverte de granulations graisseuses faite par Bruch dans les capillaires sanguins des villosités.

Graisses. — La plus grande partie, restée à l'état de graisse neutre, est absorbée sous forme de granulations très fines entourées (?) d'une très mince membrane albumineuse (récemment décorée du nom de *membrane haptogène*) fournie par le suc pancréatique. Ces granulations pénètrent dans les cellules épithéliales par l'action des petits bâtonnets protoplasmiques qui les saisissent, comme le feraient les pseudopodes d'une amibe, et les englobent dans la substance de l'épithélium. Pendant l'absorption on voit en effet les cellules épithéliales se gonfler, devenir blanchâtres et être infiltrées de nombreuses granulations graisseuses qui en masquent le noyau et les contours. Le tissu de la villosité présente bientôt le même aspect trouble et granuleux, et les granulations, transmises par l'épithélium aux espaces du tissu lymphoïde, finissent par pénétrer dans le chylifère central (fig. 102).

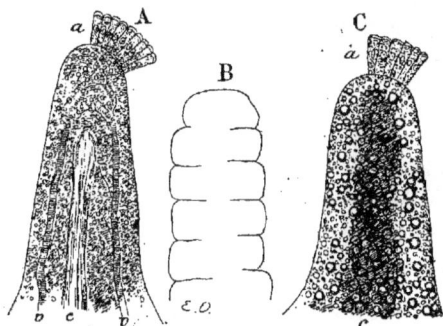

Fig. 102. — Villosités intestinales (d'après Virchow).

A, villosité intestinale dans le jejunum de l'homme ; — *a*, épithélium. — *c*, chylifère central ; — *v*, *v*, vaisseaux sanguins. — B, villosité du chien contractée. — C, villosité bourrée de gouttelettes graisseuses.

Foster compare l'absorption des graisses à une sorte de sécrétion renversée, dont les cellules épithéliales prennent les matériaux dans l'intestin et les sécrètent dans la villosité et c'est aussi à cette manière de voir qu'amènent les expériences de Nicolas (de Nancy). Pour lui, les graisses seraient absorbées à l'état de dédoublement en acides gras et glycérine, et recombinées dans l'intérieur des cellules épithéliales en graisses neutres formant des granulations visibles qui sont excrétées ensuite vers le centre de la villosité.

Quelques auteurs ont supposé aussi que les cellules lymphatiques migratrices s'insinueraient entre les cellules épithéliales et viendraient à la surface saisir les granulations graisseuses pour les emporter, en suivant le même chemin, dans le réticulum de la villosité. Mais on ne voit jamais ces globules migrateurs se charger dans l'intestin, comme ils le font par exemple dans le poumon, de particules de charbon, ce qui aurait lieu sans doute si leur rôle comme agent d'absorption des graisses était exact.

Les *contractions* de l'intestin et surtout celles des villosités elles-mêmes, pourvues de fibres lisses longitudinales, facilitent l'absorption des granulations graisseuses. Ces fibres, en se contractant, raccourcissent la villosité et poussent le contenu du chylifère central dans le plexus lymphatique sous-jacent. Quand elles se relâchent, la villosité s'allonge sous l'influence de la pression sanguine des capillaires et dilate le chylifère qui attire, par l'action du vide, le contenu de la villosité, facilitant ainsi la pénétration de nouvelles parcelles du chyme intestinal. La villosité agirait en quelque sorte comme une ventouse contractile (fig. 102, B).

Ainsi donc, grâce au mécanisme que nous venons d'étudier, les gouttelettes graisseuses passent dans les chylifères, et il paraît difficile d'admettre qu'elles puissent pénétrer dans les capillaires sanguins. Toute la graisse n'est cependant pas absorbée par les chylifères, car le chyle obtenu par une fistule du canal thoracique ne contient pas toute celle qui a disparu de l'intestin par l'absorption (Zawislsky), et comme le sang de la veine porte est plus riche en graisse que le sang veineux général, il faut bien qu'une portion de la graisse passe dans les capillaires sanguins, si difficile que cela paraisse. Ce passage a lieu sans doute sous forme de savons.

Qu'elle soit d'ailleurs entrée dans le sang d'une façon ou de l'autre, la graisse disparaît rapidement, et, chez le chien, vingt heures après un repas riche en graisse, le sang n'en contient pas plus qu'avant.

En résumé, les *capillaires sanguins* absorbent l'eau et les sels, les peptones et la glycose : les *chylifères* absorbent la plus grande partie des graisses, la voie suivie par l'autre partie est encore mal connue. Il reste aussi quelques obscurités sur la forme exacte sous laquelle sont absorbés les albuminoïdes et les hydrates de carbone.

ABSORPTION DE L'EAU ET DES SELS. ACTION DES PURGATIFS SALINS. — L'osmose, dans ces cas, s'exerce énergiquement et règle l'absorption sans être contrebalancée ou annulée par l'activité épithéliale, comme dans les cas précédents.

Eau. — Quand l'intestin contient une grande quantité d'eau, une partie de cette eau pénètre dans le sang par diffusion, exactement comme elle traverse la membrane d'un dialyseur contenant d'un côté de l'eau, de l'autre un liquide albumineux comme le sang. Et, comme dans le dialyseur, 200 parties d'eau passent dans le liquide albumineux, pour chaque partie de ce dernier qui passe dans l'eau.

Les *sels organiques* et *inorganiques* facilement diffusibles passent, comme on le sait, avec une très grande rapidité (proportionnelle à leur diffusibilité) dans le sang et ainsi dans l'urine, quand ils sont ingérés dans le tube digestif. Le passage du sel de l'intestin dans le sang est accompagné d'un passage proportionnel d'eau du sang dans l'intestin, mais qui, dans les circonstances ordinaires, n'est pas suffisant pour diminuer le courant inverse de l'eau qui sert de véhicule au sel. Si, au contraire, une solution concentrée d'un sel très diffusible, sulfate de soude par exemple, est introduite dans l'intestin, l'exosmose d'eau du sang, qui détermine l'absorption de ce sel dans le sang, est si considérable qu'elle dépasse le courant inverse et l'intestin se remplit d'eau aux dépens du sang (Jolyet). Tel est le mécanisme de l'*action purgative* des sels neutres. — Ces divers sels injectés directement dans le sang déterminent au contraire la constipation, du moins les sels de soude, car les sels de magnésie et surtout de potasse sont éminemment toxiques (Jolyet).

Absorption dans les différentes parties du tube digestif. — *Cavité buccale.* — Absorption d'eau et de glycose en petite quantité en raison du séjour très court des aliments dans la bouche.

Estomac. — Absorption d'eau, de glycose et surtout de peptones.

Intestin grêle. — Absorption de tous les produits absorbables de la digestion y compris les graisses. Résorption des sucs digestifs : salive, sucs gastrique, pancréatique, intestinal, bile (en partie).

Gros intestin. — Absorption de peptones, albumine salée, glycose, acide lactique, savons, graisse (?), eau et sels. Ce pouvoir absorbant du gros intestin est utilisé pour les *lavements alimentaires* et *médicamenteux*.

Mais on doit bien savoir que les lavements de bouillon, de lait, d'œufs battus, etc., sont inefficaces, le gros intestin n'ayant aucun pouvoir digestif et que les seuls lavements qui aient un effet nutritif réel sont les lavements *peptonisés*.

La meilleure formule pour ces lavements paraît être celle de Leube qui consiste à injecter une bouillie formée de 150 grammes de viande, 50 grammes de pancréas et 100 grammes d'eau. La peptonisation de cette viande se fait dans l'intestin lui-même. On peut aussi injecter des peptones toutes préparées. Ce mode d'alimentation est toujours imparfait et, dans les cas les plus favorables, on n'arrive à faire absorber que le quart des albuminoïdes nécessaires à l'équilibre de la nutrition. Daremberg a pu cependant, par ce procédé, faire vivre un malade quatorze mois.

CIRCULATION

I

DÉFINITIONS, CONSIDÉRATIONS GÉNÉRALES

Définitions. — On entend par circulation, le mouvement incessant et plus ou moins rapide du sang, dans un système continu de canaux ou vaisseaux ramifiés, mouvement qui est entretenu, pendant la vie, par les contractions intermittentes du cœur.

Pour se faire une juste idée du mouvement *circulaire* du sang dans les vaisseaux, il faut se représenter schématiquement l'appareil vasculaire, et supposer décomposé le cœur, qui est réellement double, en deux cœurs simples, formés chacun d'une oreillette et d'un ventricule, et situés, l'un à droite, l'autre à gauche d'un plan médian ($x\,y$, fig. 103).

Du ventricule gauche V G part l'artère aorte $a\,a$, qui en se ramifiant de plus en plus, va former les capillaires de tous les organes du corps (poumons exceptés) ou capillaires généraux $c\,g$. De ces capillaires naissent des veines V, d'abord extrêmement multipliées, mais qui, en confondant à mesure leurs conduits, finissent par aboutir à deux grosses veines (veines caves supérieure et inférieure). lesquelles viennent s'ouvrir dans l'oreillette droite $o\,d$. Cette oreillette communique avec le ventricule correspondant V D par l'orifice auriculo-ventriculaire ou triscuspide. De ce ventricule part l'artère pulmonaire $a\,p$. ramifiée comme l'aorte et comme elle donnant naissance à un système de vaisseaux capillaires ($c\,p$), dits pulmonaires, et opposés aux capillaires généraux $c\,g$. Aux capillaires pulmonaires font suite les veines pulmonaires qui, réunies en quatre gros troncs, viennent s'ouvrir dans l'oreillette gauche ($o\,g$) en communication avec le ventricule gauche par le canal mitral. Ainsi se trouve *fermé* le système vasculaire déplié théoriquement. C'est dans ce système de conduits ramifiés, clos de toutes parts, et distendu par le sang qu'il contient, que ce fluide se meut par le fait des contractions rythmiques du cœur, dans une direction, toujours la même, réglée par la disposition des valvules auriculo-ventriculaires et sigmoïdes : il en résulte que le mouvement du sang est nécessairement une circulation.

Au premier examen de la figure théorique ci-contre, on reconnaît d'abord que le cœur gauche reçoit le sang des poumons et l'envoie dans tout le corps, tandis que le cœur droit reçoit le sang du corps qu'il envoie aux poumons.

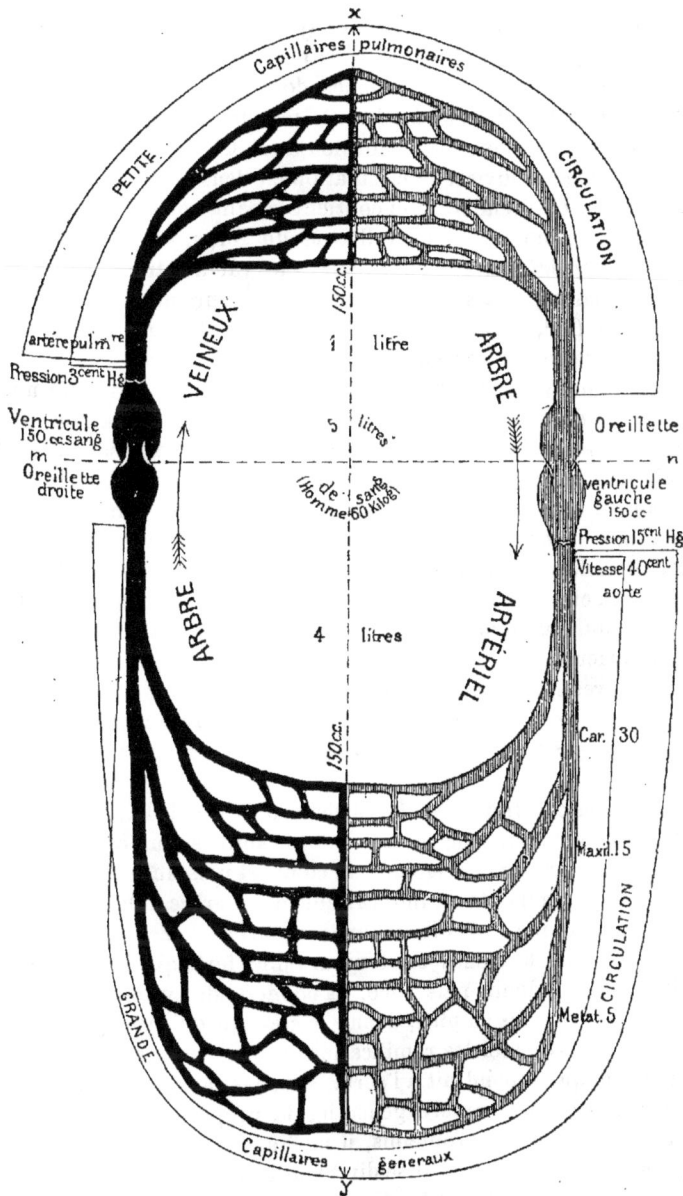

Fig. 103. — Représentation théorique du trajet circulatoire.

On reconnaît ensuite que pour accomplir un cycle complet, en revenant à son point de départ, chaque molécule sanguine est obligée de traverser les deux systèmes artériels, les deux systèmes veineux, les deux cœurs, les deux systèmes de vaisseaux capillaires du corps et du poumon.

Si on considère que, dans chacun des systèmes capillaires opposés anatomiquement, se passent des phénomènes physiologiques inverses au point de vue des échanges gazeux, phénomènes dont le résultat est la transformation du sang *veineux* en *artériel* dans le poumon par absorption d'oxygène et exhalation de CO_2, l'inverse ayant lieu dans les capillaires du corps, on voit alors qu'on peut diviser la circulation en deux moitiés, l'une *artérielle*, l'autre *veineuse*. La première, qui contient le sang rouge, riche en oxygène, est étendue des poumons aux capillaires du corps, en passant par le cœur gauche (*arbre artériel*, ayant pour racines les ramifications convergentes des veines pulmonaires). La seconde, opposée à la première, contient le sang noir, riche en CO_2, pauvre en oxygène (*arbre veineux*, ayant pour branches les ramifications divergentes de l'artère pulmonaire).

Bien que le mouvement tout entier du sang compose en réalité une *circulation unique*, on a coutume, par abus, de désigner sous le nom de *grande circulation*, ou circulation du corps, la portion du circuit sanguin qui va du ventricule gauche à l'oreillette droite par les capillaires généraux : l'autre portion constituant la *petite circulation* ou circulation pulmonaire. Le plan horizontal *m n* sépare ces deux portions du circuit sanguin. On voit que, par son oreillette, le cœur droit se rattache à la circulation générale et par son ventricule à la circulation pulmonaire, tandis que le cœur gauche appartient à la circulation pulmonaire par son oreillette et à la circulation générale par son ventricule.

Avec cette restriction, que les désignations de *grande* et de *petite* circulation ne s'appliquent qu'à des *portions du trajet circulatoire unique*, il y a certains avantages à les conserver, comme on le verra par la suite.

Cônes à bases capillaires. — Les artères de l'un et de l'autre système représentent, avons-nous dit, une série de tubes ramifiés d'un calibre de plus en plus faible à mesure qu'on s'éloigne du cœur, et naissant successivement d'un tronc unique, comme les ramifications d'un arbre. Or, les anatomistes admettent que toutes les fois qu'un tronc artériel se divise, la somme des lumières des deux branches est toujours plus forte que la lumière du tronc primitif qui leur a donné naissance. La *capacité* du système artériel va donc en augmentant de plus en plus, depuis le cœur jusqu'aux capillaires, de sorte que l'on peut représenter les ramifications artérielles par un cône creux dont le sommet tronqué répondrait à l'aorte, et la base aux capillaires des organes. Ainsi formulée d'une manière générale, la proposition du cône artériel à base capillaire est vraie. Toutefois, il ne faut pas croire que l'ampliation du système artériel à mesure qu'il se divise, aille croissant aussi rapidement que l'inspection seule semblerait l'indiquer. Dans ces appréciations, il ne faut pas confondre, comme on le fait généralement, les diamètres des vaisseaux ou les surfaces avec les calibres : les surfaces sont proportionnelles aux rayons, tandis que les calibres de ces mêmes tuyaux sont entre eux comme les carrés de leurs rayons. Il résulte de là que la conséquence la plus importante de la division progressive des artères est d'augmenter d'une manière considérable les surfaces de contact du sang avec la paroi des vaisseaux, puisque la somme des diamètres des vaisseaux est toujours supérieure à celle des troncs qui leur ont donné naissance, tandis que l'ampliation de lumière se fait d'une manière beaucoup moins rapide. Pour que l'aire en effet des deux iliaques ensemble égale celle de l'aorte, il leur faut à chacune près des trois quarts de son diamètre, ce qui n'existe pas, pas plus que pour les bifurcations de beaucoup d'autres artères. Si néanmoins, et malgré ces exceptions, l'ampliation croissante du calibre des artères est réelle, surtout à mesure qu'elles deviennent plus ténues, c'est par la naissance de branches collatérales, plus ou moins multipliées, sur un tronc artériel sans que celui-ci diminue sensiblement de calibre, que cette ampliation a lieu.

Nous pouvons donc assimiler théoriquement la canalisation artérielle à un tube conique, dont le sommet correspondrait au ventricule gauche, et la base, considérablement élargie, répondrait aux capillaires du corps. D'après Donders le calibre de tous les capillaires réunis est à celui de l'aorte comme 500 est à 1.

Semblablement, nous pouvons représenter la canalisation veineuse par un cône creux en rapport par son sommet avec l'oreillette droite, et relié par sa base à la base du cône artériel.

Si nous réunissons de la même façon, à leurs aboutissants respectifs, les cônes artériels et veineux de la portion pulmonaire de la circulation, nous obtiendrons le schéma ci-contre, ou schéma des cônes à bases capillaires (fig. 104), qui s'applique aux calibres, de même qu'aux surfaces des vaisseaux, et plus particulièrement à ces dernières. Cette remarque est surtout vraie pour le cône artériel pulmonaire, qui est un cône de surface plutôt qu'un cône de calibre. Cette disposition est surtout avantageuse pour le poumon, organe épuratoire du sang, qui, à ce titre, ne devait contenir qu'une quantité relativement minime de ce fluide, en lui offrant une surface énorme pour les échanges gazeux. (Voir *Respiration*.)

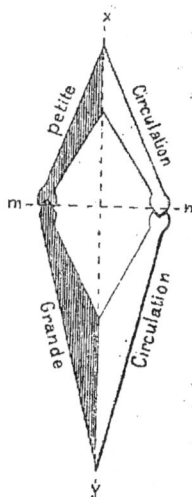

Fig. 104. — Schéma des cônes à bases capillaires appliqué à l'augmentation de calibre et de surface des vaisseaux à mesure de leur division.

Élasticité des parois vasculaires. — Une autre condition physique essentielle, fondamentale du mouvement du sang, réside dans l'élasticité des conduits dans lesquels ce fluide circule. Tous les vaisseaux, artères, capillaires, veines, possèdent, à un degré plus ou moins marqué, la propriété d'élasticité, et cela dans toute l'épaisseur de leurs parois. Des trois tissus élastique, connectif et musculaire qui entrent dans la constitution des artères et des veines, le tissu élastique seul forme les capillaires. La répartition des tissus élastique, musculaire et connectif n'est pas d'ailleurs la même dans tous les vaisseaux, dans les artères comparées avec les veines ; elle varie même dans les artères de divers calibres, Tandis que les tissus élastique et connectif prédominent dans les veines, c'est le tissu musculaire lisse qui l'emporte dans les artères, au moins dans les artères de moyen et de petit calibre ; dans les grosses artères, le tissu élastique existe à peu près seul. Quoi qu'il en soit de cette répartition, nous pouvons dire que tous les vaisseaux, grâce à leurs membranes élastique et musculaire, possèdent une élasticité très grande, tant dans le sens longitudinal que circulairement. Le cœur lui-même, comme tous les muscles rouges, possède à un haut degré cette même propriété physique, qui se trouve ainsi répartie dans tout le système vasculaire où elle joue, au point de vue du mouvement du sang, un rôle aussi nécessaire que celui du muscle cardiaque lui-même.

Capacité du système circulatoire. — Cette notion résulte de la quantité de sang de l'organisme, et cette dernière question a été traitée précédemment. Nous n'aurons donc qu'à rappeler ici les points qui nous intéressent. On peut estimer la quantité de sang, contenue dans le système vasculaire, au dixième ou au douzième du poids total du corps. Ainsi un homme du poids de 60 kilogrammes aura 5 à 6 litres de sang en circulation dans ses vaisseaux. Cette quantité de sang est, du reste, variable physiologiquement dans des limites assez grandes, et cela pour ainsi dire d'une façon continue. Elle se réduit par concentration sous l'influence du jeûne et de l'abstinence des boissons, d'une température sèche plus ou moins élevée ; elle augmente après le repas, l'ingestion des liquides, etc. Ces variations ne sauraient amener de troubles dans la circulation : l'élasticité du système veineux, qui est loin d'être satisfaite, se prête à loger des quantités de sang variables et qui se traduiront à peine extérieurement par un gonflement plus ou moins marqué des veines superficielles. On ne peut donc pas assigner, d'après ce qui vient d'être dit, de capacité proprement dite à l'appareil circulatoire ; ce qu'il importe de savoir, c'est que la capacité de l'appareil circulatoire abandonné à son élasticité naturelle est toujours plus faible dans les conditions ordinaires, que celle occupée par le sang contenu dans l'ensemble des vaisseaux. Après arrêt de la circulation, le sang répandu uniformément dans les vaisseaux distend donc ces conduits en mettant en jeu leur élasticité, et en reçoit une pression réactionnelle qu'on a évaluée à 1 centimètre de mercure. Cette tension diminue plus ou moins rapidement après la mort pour diverses causes, et en particulier par le fait des transsudations du liquide sanguin à travers les parois relâchées des vaisseaux.

Capacités comparées de la grande et de la petite circulation. — Jolyet et Tauziac ont cherché, par plusieurs méthodes, à évaluer les quantités de sang en circulation dans les portions pulmonaire et générale du trajet circulatoire. Nous reviendrons plus loin sur l'une de ces méthodes ; nous ne parlerons que des mesures faites par la méthode directe suivante. Sur un animal curarisé et soumis à la respiration artificielle, on met le cœur à nu ; puis, liant en masse les gros vaisseaux au niveau du cœur, on arrête du même coup la grande et la petite circulation. Retirant alors par lavage le sang contenu dans les deux cœurs et dans les deux appareils circulatoires, on détermine par la méthode colorimétrique les quantités de sang renfermées respectivement dans la grande et dans la petite circulation. Des expériences de ce genre ont donné pour capacités relatives des deux circulations le rapport de 2 à 11, c'est-à-dire que si 5ˡ500 de sang sont en circulation, il y en a 1 litre dans la portion pulmonaire du circuit sanguin, et 4ˡ500 dans la portion générale. Ce rapport 2 à 11 est un peu faible, à cause de l'affaissement des poumons qui résulte de l'ouverture de la poitrine, et diminue la quantité du sang que ces organes contiennent.

Pour chaque portion pulmonaire et générale du trajet circulatoire, on peut se demander quelles sont les quantités relatives de sang en circulation dans les artères et dans les veines. On n'a pas de donnée qui permette d'apprécier, même approximativement, ce rapport. En se basant sur le nombre des veines comparativement à celui des artères, et sur la rapidité plus faible du cours du sang dans les premiers de ces vaisseaux, on peut donner pour capacités relatives des systèmes artériel et veineux le rapport de 1 à 2.

Disposition mécanique des deux cœurs. — Le cœur est l'organe qui fait mouvoir le sang dans les vaisseaux. Il agit à la manière d'une pompe foulante, et pour cela présente des soupapes ou valvules qui règlent le sens du courant liquide. Mais tandis que l'artifice dont on se sert pour faire varier la capacité du corps de pompe qui doit recevoir le liquide et l'expulser tour à tour consiste dans l'emploi d'un piston animé d'un mouvement de va-et-vient, dans le cœur, au contraire, la capacité de ce corps de pompe change par suite de l'action musculaire des parois du ventricule.

Les fibres musculaires dans le cœur, en effet, sont disposées de manière à former les parois de poches musculaires ; l'effet nécessaire de la contraction du tissu musculaire, dans ce cas, sera donc de rétrécir et de faire disparaître plus ou moins complètement la cavité en expulsant le contenu. Il est alors facile de comprendre comment, par suite de l'effort musculaire déployé à chaque contraction des ventricules, le sang qu'ils contiennent est poussé dans toute l'étendue de l'appareil circulatoire.

Chacune des pompes cardiaques est en réalité complète avec un ventricule muni de valvules. L'oreillette ne joue qu'un rôle tout à fait accessoire et de perfectionnement. Ces poches sont des renflements veineux terminaux qui assurent au voisinage du ventricule la présence d'une grande quantité de sang prêt à en emplir la cavité après chaque coup de pompe cardiaque.

Les deux cœurs, placés sur chacune des portions pulmonaire et générale du trajet sanguin, ne sont pas en réalité séparés comme sur le schéma (fig. 103), mais unis physiologiquement et anatomiquement pour une communauté d'action. Les deux cœurs forment ainsi un organe divisé en deux poches musculaires, séparées chacune en deux compartiments : deux supéricurs (oreillettes *od*, *og*), deux inférieurs (ventricules *vd*, *vg*) (fig. 105).

Les oreillettes n'ont pas de connexions musculaires avec les ventricules. Au contraire, les poches similaires sont reliées les unes aux autres par des fibres unitives qui font que l'action des deux cœurs est intimement liée, les poches de même nom agissant et se reposant ainsi en même temps. Des soupapes ou valvules, placées aux divers orifices ventriculaires, règlent le sens du mouvement du sang dans le cœur et dans tout le système circulatoire. Les valvules placées aux orifices auriculo-ventriculaires (valvules mitrale et tricuspide) n'opposent aucun obstacle au sang venu des veines ou chassé dans les ventricules par la contraction des oreillettes ; au contraire, lorsque les poches ventriculaires remplies de sang commencent à se resser-

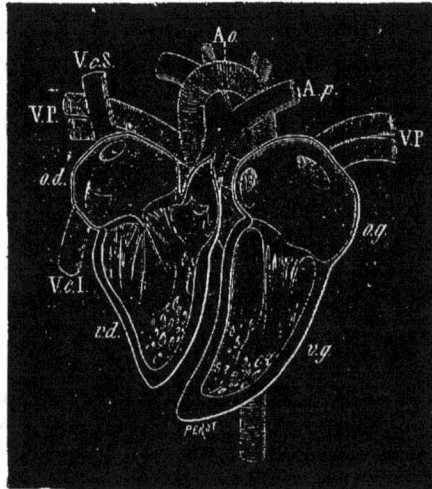

Fig. 105. — Coupe théorique des deux moitiés du cœur.

rer, les valvules auriculo-ventriculaires se ferment, et le sang n'a d'autre issue que les artères dont les valvules s'ouvrent librement, pour se refermer aussitôt sur l'ondée sanguine passée dans les artères et empêcher son reflux dans le ventricule relâché. Les contractions cardiaques étant alternatives comme les coups de piston d'une pompe, le jeu des valvules est alternant lui-même ; l'auriculo-ventriculaire se ferme quand la sigmoïde s'ouvre et inversement.

Cette conception mécanique du cœur nous est suffisante, et nous renverrons aux traités d'anatomie pour tout ce qui concerne la texture proprement dite de cet organe.

Loi fondamentale du mouvement du sang. — Les développements qui précèdent vont nous suffire pour comprendre ce qu'a d'essentiel et de fondamental le mouvement du sang dans le cœur et les vaisseaux.

Une molécule liquide ne se meut qu'à la condition d'éprouver sur une de ses faces une poussée plus grande que sur l'autre ; la molécule inégalement pressée se déplacera dans le sens de la moindre pression, avec une vitesse d'autant plus grande que la différence de tension sera elle-même plus considérable.

Telle est la loi qui préside au mouvement de tous les liquides, que la différence de tension soit déterminée par la pesanteur sous l'influence de la pente, comme dans les rivières, les égouts, ou qu'elle soit mécaniquement produite par une force quelconque qui comprime le liquide, comme dans les pompes élévatoires foulantes, pompes à incendie, etc. De même la circulation du sang est réglée par deux forces antagonistes, la force du cœur qui pousse le sang, et la résistance des petits vaisseaux qui le retient.

Pour nous rendre bien compte de la manière dont s'établit la différence de tension qui fait circuler le sang dans les vaisseaux, supposons le cœur arrêté sur un animal vivant, par un des moyens dont le physiologiste dispose et que nous connaîtrons bientôt ; l'appareil circulatoire formant un vaste système de tubes communiquants, le sang va se répandre dans tout ce système, sous une pression uniforme, un peu plus grande que celle qui résulterait de la simple pesanteur. Cette pression de $0^m,01$ de mercure (voir plus haut) est le résultat de la réaction de l'élasticité des vaisseaux sur le sang, vaisseaux dont les parois ont dû être violentées pour recevoir un volume de sang plus grand que la capacité naturelle de l'appareil circulatoire. Si dans ce système la tension est rendue inégale en deux points, il devra s'opérer un mouvement du point où la pression est le plus forte au point où elle est le plus faible. Or, une inégalité constante de tension est produite, comme on va le voir, dans les différents points du système vasculaire par les contractions du cœur, et le mouvement du sang s'ensuit naturellement.

Les cavités du cœur, comme tout le reste du système, sont pleines de sang et légèrement distendues. Comme ces cavités ont la forme de poches musculaires, l'effet nécessaire de leur contraction sera de rétrécir et de faire disparaître plus au moins complètement la cavité, en expulsant le contenu dans une direction déterminée par la disposition des soupapes ou valvules cardiaques.

Dans notre système en état d'équilibre hydrostatique, laissons agir les contractions du cœur. Les oreillettes se contractent, lancent leur contenu dans les ventricules correspondants par les orifices auriculo-ventriculaires dont les valvules sont abaissées ; par ce fait, les ventricules sont distendus davantage par le sang lorsqu'ils se contractent à leur tour. Par cette contraction le sang est chassé dans les artères dont les valvules sigmoïdes s'ouvrent pour laisser passer le liquide sanguin, en même temps que les valvules auriculo-ventriculaires se ferment pour empêcher le sang de refluer dans l'oreillette.

L'ondée sanguine lancée dans les artères par la systole ventriculaire a distendu les grosses artères pour s'y loger ; elle a mis en jeu la force élastique de ces artères, et par conséquent rompu tout l'équilibre hydrostatique qui existait auparavant, en élevant la tension du sang artériel.

En même temps que la tension sanguine augmente à l'origine du système artériel et par conséquent produit un courant du liquide dans le sens de la périphérie, elle a baissé à l'abouchement du système veineux dans le cœur, par le fait des systoles auriculaires d'abord, ventriculaires ensuite, systoles qui soustraient du système veineux une quantité de sang déterminée. L'équilibre hydrostatique est donc également rompu dans le système veineux, et cette rupture tend à produire un mouvement du sang de la périphérie vers le cœur. L'équilibre rompu par ces inégalités de tension des systèmes artériel et veineux à l'arrivée et au départ du sang dans le cœur devrait aussitôt se rétablir par le passage, au travers des vaisseaux capillaires, d'une quantité de liquide égale à celle lancée dans les artères par la systole ventriculaire, si le sang, dans son frottement contre les parois des branches étroites des vaisseaux, et surtout des capillaires, n'éprouvait une grande résistance à les traverser. Cette résistance est telle qu'une seconde révolution cardiaque a lieu avant que l'équilibre n'ait été complètement rétabli : une deuxième ondée sanguine puisée dans les oreillettes et les veines est lancée dans les artères par les ventricules; elle élève davantage la pression non rétablie encore dans ce système; tandis qu'elle baisse de nouveau dans les veines par le fait de la soustraction du liquide. Les mêmes phénomènes se reproduisent à chaque révolution cardiaque nouvelle. Il en résulte une *accumulation* progressive du sang dans le système artériel, un *élargissement* des parois élastiques de ces vaisseaux, et par suite une *augmentation de la tension du sang* par mise en jeu de cette force élastique.

Mais à mesure qu'augmente la différence de tension du sang dans les artères et dans les veines, ce sang circule avec une rapidité de plus en plus grande à travers les vaisseaux capillaires. A la fin, cette rapidité du courant devient telle que, dans l'intervalle de deux révolutions du cœur, il passe, à travers le système des vaisseaux capillaires, juste autant de sang que chaque systole ventriculaire en lance dans les artères. Dès lors, toutes conditions restant les mêmes du côté du cœur et de la périphérie, c'est-à-dire du côté des causes qui engendrent la différence de tension qui fait circuler le sang, un jeu régulier est établi; la tension ne peut pas devenir plus forte dans les artères; la différence de tension qui existe désormais entre le système artériel et le système veineux est persistante; elle produit par les capillaires un courant continu qui fait circuler autant de sang que le cœur dans son mouvement rythmique en chasse dans les artères. Par le fait de l'élasticité artérielle, la transmission intermittente du sang des veines aux artères, par les contractions rythmiques du cœur, se trouve ainsi remplacée par un courant continu qui va du système artériel au système veineux en passant par les capillaires.

Un certain nombre de conséquences résultent de ce qui précède.

1° **Loi des débits.** — Lorsque la circulation est régulièrement établie, cómme il a été dit, la même quantité de sang dans le même temps doit traverser chacune des sections théoriques du système circulatoire. En admettant que l'ondée sanguine lancée par le ventricule droit dans l'artère pulmonaire soit de 150 grammes, celle qui est lancée au *même instant* par le ventricule gauche sera également de 150 grammes; en même temps et dans l'intervalle de cette systole et de la suivante, 150 grammes de sang traverseront les capillaires du poumon, et 150 grammes les capillaires du corps. En suivant ce qui vient d'être dit sur la figure théorique du trajet circulatoire, il est facile de se convaincre qu'il ne peut pas en être autrement, sans quoi l'équilibre circulatoire serait vite rompu, et il en résulterait des stases sanguines qui deviendraient rapidement incompatibles avec la vie. Pour fixer les idées, supposons en effet que la circulation pulmonaire reçoive à chaque instant plus de sang qu'elle n'en laisse passer, le sang s'accumulera forcément dans le poumon, en y produisant un engouement qui ira sans cesse en augmentant jusqu'à opposer un obstacle insurmontable au cours du fluide sanguin.

2° **Loi des vitesses.** — Puisque chaque section du système vasculaire doit laisser passer dans le même temps la même quantité de liquide, il est clair que les molécules liquides auront une vitesse beaucoup plus grande dans les parties les plus rétrécies tandis qu'elles chemineront lentement dans les parties plus larges. Cette vitesse, beaucoup plus grande aux points rétrécis, est une conséquence de la loi qui préside au mouvement des molécules liquides, et que nous avons énoncée plus haut.

Si nous nous reportons au schéma des cônes à bases capillaires par lequel nous avons représenté l'appareil circulatoire, nous voyons, d'après ce qui vient d'être dit, que le sang chemine avec une vitesse graduellement retardée qui est la conséquence de l'élargissement progressif des canaux artériels. Cette vitesse est minima dans les vaisseaux capillaires dont l'aire est supérieure aux aires avoisinantes des sections artérielles ou veineuses du trajet circulatoire. Dans les veines cette vitesse est graduellement croissante jusqu'au cœur, en restant d'ailleurs moins rapide que dans les artères, à cause de la capacité plus grande du système veineux comparativement à celle du système artériel.

3° Nous avons vu plus haut que des quantités de sang très différentes sont contenues dans les portions pulmonaire et générale de l'appareil circulatoire; les capacités relatives de ces deux systèmes sont entre elles comme 2 est à 11. De là découle nécessairement cette conséquence, que le renouvellement du sang dans le poumon doit se faire cinq fois plus vite que dans le reste du corps.

4° **Loi des pressions.** — Le sang circule, avons-nous dit, en vertu de l'inégalité de pression causée et maintenue par les contractions rythmiques du cœur, entre l'origine du système artériel d'une part, où règne une augmentation de tension, et l'abouchement des veines dans le cœur, où règne une diminution de pression. Les circulations générale et pulmonaire sont entretenues respectivement : la première, par le sang qui est charrié du ventricule gauche au ventricule droit, la deuxième, par le sang chassé du ventricule droit au ventricule gauche ; il en résulte que la pression du sang dans chaque système circulatoire va en décroissant du ventricule correspondant à l'oreillette du côté opposé.

Laissant de côté les conditions qui facilitent la circulation pulmonaire et dont l'étude détaillée sera faite plus tard, nous pouvons encore tirer quelques conséquences relatives aux circulations du sang dans les systèmes pulmonaire et général. Quelque grande que soit la surface du réseau sanguin pulmonaire (150 mètres carrés), elle est cependant beaucoup moindre que celle occupée par le réseau capillaire général; autrement dit, les cônes artériels pulmonaire et général ayant un sommet tronqué de même surface (surface de l'aorte et de l'artère pulmonaire), auront des bases élargies très différentes, à l'avantage du côté général. Il en résulte que les résistances à vaincre par le cœur gauche, pour opérer la circulation du sang du ventricule gauche à l'oreillette droite, par les capillaires du corps, seront beaucoup plus considérables que celles vaincues par le ventricule droit pour faire circuler une masse de sang quatre à cinq fois moindre du ventricule droit à l'oreillette gauche. Ces inégalités dans le travail accompli par chacun des ventricules expliquent les différences d'épaisseur des parois musculaires et, par conséquent, de force de chacun des cœurs, ainsi que les différences de pression qu'on devra trouver à l'origine des deux systèmes artériels.

II

ÉTUDE DE LA MÉCANIQUE CIRCULATOIRE

Après avoir fait connaître les conditions fondamentales qui règlent le cours du sang dans les vaisseaux, et jeté un coup d'œil d'ensemble sur les différents actes qui composent la fonction circulatoire, il faut reprendre en détail l'étude physiologique de chacun de ces phénomènes, c'est-à-dire de la *mécanique circulatoire*. La route à suivre est tout naturellement tracée ; nous étudierons donc successivement :

1° Phénomènes de la circulation du sang dans le cœur ;
2° —   —   — les artères ;
3° —   —   — les capillaires ;
4° —   —   — les veines.

I. — PHÉNOMÈNES DE LA CIRCULATION DU SANG DANS LE CŒUR

Les phénomènes de la circulation du sang dans le cœur comprennent les divers actes de resserrement et de dilatation des cavités du cœur, en vertu desquels le sang traverse successivement ces cavités pour passer des veines dans les artères.

Lorsque, sur un animal vivant dont on a mis le cœur à nu, on examine la succession des pulsations cardiaques, on reconnaît facilement que les mouvements des diverses parties du cœur, c'est-à-dire d'activité et de repos consécutifs, s'exécutent dans un ordre particulier, et avec un rythme qui se répète avec la plus grande régularité. On appelle *systole* l'état d'activité, de contraction du cœur, et *diastole*, le repos des poches cardiaques. Or, on constate que la systole des oreillettes ne se fait pas en même temps que la systole des ventricules, mais que la première précède toujours la seconde ; on constate ensuite que les oreillettes se contractent et se relâchent également ensemble. Quand les systoles auriculaire et ventriculaire ont agi successivement, il arrive un moment de repos ou de diastole générale, après quoi une période de mouvements recommence. On appelle *révolution cardiaque* l'ensemble des mouvements et des repos successifs des poches du cœur. Elle comprend par conséquent trois temps qui, à l'examen direct, semblent se succéder ainsi :

1° La systole auriculaire ;
2° La systole ventriculaire ;
3° Le repos général du cœur ou pause, diastole générale.

En outre, à chaque révolution cardiaque, on voit le cœur exécuter un mouvement de *torsion* autour de son axe longitudinal en même temps que la portion ventriculaire de l'organe change de *volume*, de *forme* et de *position*, en sorte qu'il y a comme un *choc* du ventricule contre la paroi thoracique. Enfin, l'oreille appliquée sur la poitrine fait entendre deux *bruits* par chaque pulsation cardiaque. Ces deux derniers phénomènes, chocs et bruits du cœur, constituent les *signes extérieurs* qui, sur l'homme, traduisent la fonction cardiaque.

1° Analyse des trois temps de la révolution cardiaque.

a. **Systole auriculaire.** — Quand les oreillettes sont suffisamment disten- dues par le sang, on les voit se contracter de la manière suivante : c'est une sorte de contraction vermiculaire et péristaltique qui débute dans la portion voisine des grosses veines, et se propage très rapidement vers les auricules et le corps des oreillettes qu'elle envahit subitement en se dirigeant vers la surface auriculo-ventriculaire. L'effet de ce mode de contraction est double : c'est de pousser le sang du côté des ventricules par l'orifice auriculo-ventri- culaire (fig. 106) en même temps que se trouve empêché, dans une certaine mesure, le reflux du sang du côté des orifices veineux dépourvus de valvules.

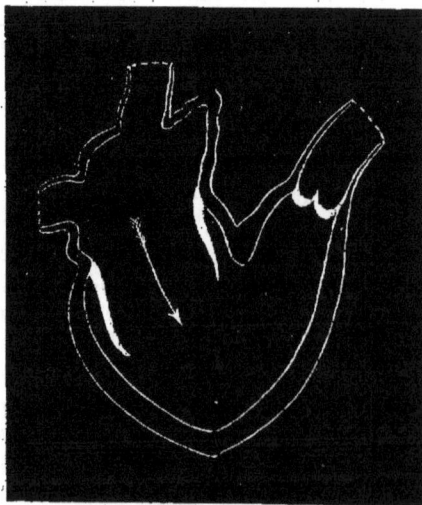

Fig. 106. — Oreillette et ventricule droits au moment de la systole auriculaire; valvule tricuspide ouverte; valvules semi-lunaires fermées.

La systole de l'oreillette proprement dite est brusque, rapide, et constitue la plus courte des phases de la révolution du cœur. La minceur des parois et la faiblesse des bandelettes musculaires de l'oreillette expliquent le peu d'énergie de sa systole, dont le rôle est d'ailleurs tout secondaire et consiste à achever la réplétion du ventricule déjà en partie rempli de sang pendant sa diastole. Ce qui montre bien la faible importance des oreillettes dans la circulation, c'est le repos spontané ou provoqué de ces cavités, qu'on observe parfois dans les expériences où l'on a mis le cœur à nu ; les ventricules, dans ce cas, n'en continuent pas moins de se contracter avec énergie, suffisant ainsi à eux seuls à entretenir une circulation parfaitement régulière. L'anatomie comparée, en faisant constater l'absence des oreillettes chez certaines espèces animales, confirme cette manière de voir. Nous regarderons donc les oreillettes comme de simples renflements veineux terminaux, destinés à maintenir, au voisinage du ventricule, une réserve sanguine, prête à en remplir la cavité après chaque coup de pompe cardiaque.

b. Systole ventriculaire. — Elle succède immédiatement à la systole auriculaire. A peine le ventricule est-il plein, distendu par le complément du sang qui lui vient de la systole de l'oreillette, qu'il se contracte lui-même à son tour. Cette systole se manifeste par une tension et une rigidité soudaines

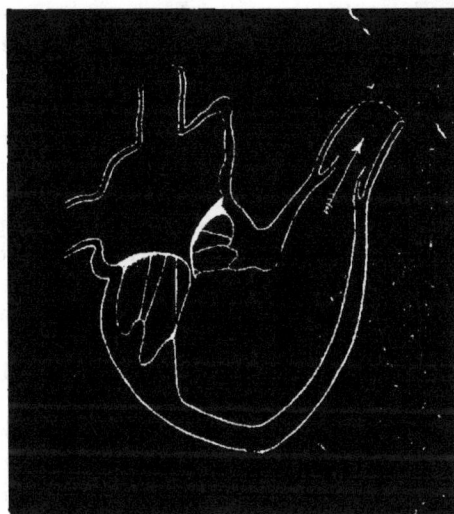

Fig. 107. — Oreillette et ventricule droits au moment de la systole ventriculaire; valvule tricuspide fermée; valvules semi-lunaires ouvertes.

succédant à la flaccidité des parois ventriculaires au repos. La contraction a lieu du sommet vers la base, c'est-à-dire du cul-de-sac du cœur vers son orifice artériel, et se manifeste extérieurement par des stries ou rides transversales à la surface des parois du ventricule. Sous l'influence du raccourcissement instantané des fibres musculaires, le sang contenu dans le ventricule se trouve pressé de toutes parts, et tend à s'échapper du côté des issues du cœur. A l'orifice auriculo-ventriculaire le courant sanguin remontant s'engouffre sous les replis des valvules mitrale et tricuspide dont les bords flottants sont projetés les uns contre les autres; et comme ces replis sont fixés aux parois ventriculaires par les cordages tendineux dont la base est contractile, leurs pointes sont ramenées en bas, tandis que leurs faces supérieures voisines des bords s'adossent dans une certaine étendue (fig. 107). Il en résulte que, du côté de l'oreillette, les valves s'incurvent sous la poussée du sang, en formant une sorte de dôme multiconvexe, facile à sentir directement sur les grands animaux, avec le doigt introduit par une plaie de l'auricule (Chauveau et Faivre). Par cette disposition des valves, avec engrenage complet des bords, les valvules, empêchées d'ailleurs de se replier dans l'oreillette par les cordages tendineux, pourront résister à la tension croissante du sang dans le ventricule [1]. Pressé de toutes parts le sang ne peut plus s'échapper que du côté des *infundibula* artériels, où la résistance est limitée, et précisément égale à la poussée exercée sur les faces supérieures des valvules sigmoïdes par la pression sanguine à l'origine des artères. Tout d'abord, le sang ne pourra vaincre cette résistance. Mais, dès que l'énergie de la systole ventriculaire est devenue suffisante, c'est-à-dire dès que la tension du sang dans le ventricule a atteint une valeur supérieure à celle du sang dans l'aorte pour le ventricule gauche, dans l'artère pulmonaire pour le ventricule droit, les valvules sigmoïdes s'ouvrent pour laisser passer l'ondée sanguine ventriculaire qui doit pénétrer dans les artères.

Les explications précédentes font pressentir qu'il devra s'écouler un temps appréciable entre le début de la systole et l'ouverture des valvules sigmoïdes. D'un autre côté, pour se loger dans les artères, l'ondée sanguine ventriculaire doit refouler devant elle la colonne sanguine qui la précède, en même temps qu'elle dilatera d'une manière notable l'artère au voisinage du cœur, développant ainsi dans les parois du vaisseau une force élastique croissante. Pour faire passer par l'orifice aortique, en ne prenant que cet exemple, 100 à 150 grammes de sang, ou si l'on veut une colonne de sang de 7 centimètres carrés de base (calibre de l'orifice aortique) et de 15 à 20 centimètres de longueur, qui représente la valeur de l'ondée sanguine ventriculaire sous une résistance toujours croissante, le ventricule gauche devra déployer une énergie proportionnelle, soutenue et croissante, qui nécessitera pour s'accomplir un temps matériel très appréciable. C'est pourquoi la systole ventriculaire présente une durée manifestement plus longue que celle de l'oreillette. Nous en trouverons plus tard une autre raison dans la nature même de la contraction ou secousse musculaire cardiaque.

La quantité de sang lancée par chaque systole ventriculaire peut être éva-

---

[1] Considérant le grand nombre et la masse totale des muscles papillaires, dont les cordages fibreux ne sont que les tendons insérés aux bords libres et à la face inférieure externe des valvules auriculo-ventriculaires, on a fait jouer à ces muscles qui font partie du myocarde ventriculaire, un rôle important pendant la systole. A ce moment, les valvules auriculo-ventriculaires conserveraient leur forme d'entonnoir à sommet dirigé dans le ventricule; les parois musculaires de celui-ci et les corps charnus des muscles papillaires, emboîtés les uns dans les autres, se rapprocheraient de plus en plus de l'entonnoir, contribuant ainsi à combler la cavité ventriculaire, et à l'expulsion plus complète du sang dans les artères.

luée à 100 grammes environ (150 à 180 pour quelques-uns, chiffres manifestement très exagérés) et cette quantité, nous savons pourquoi, doit être la même pour l'un et l'autre ventricule. Toutefois, il y a lieu de croire qu'il reste sous la cavité des dômes valvulaires (Chauveau et Faivre), et entre les parois ventriculaires elles-mêmes, une certaine quantité de sang que la systole est incapable de chasser (Stanborg et W. Müller).

2° Changement de volume, de forme et de position du cœur pendant la systole ventriculaire.

L'inspection attentive du cœur battant à nu permet de constater à chaque systole un changement de forme ainsi qu'un mouvement spiroïde ou de torsion de l'organe. Ce mouvement de torsion, déjà signalé par Harvey, est facile à constater sur des cœurs excisés de jeunes animaux. Il a lieu autour de l'axe longitudinal du cœur, et il est intimement lié au raccourcissement du diamètre vertical du ventricule qui accompagne la systole. Le mouvement spiroïde s'accomplit de gauche à droite; il est surtout manifeste à la pointe. On peut l'expliquer par la présence de fibres musculaires spiroïdes superficielles qui, parties de l'orifice auriculo-ventriculaire droit, se dirigeraient obliquement à gauche, vers la face antérieure du cœur [1]. Le mouvement spiroïde s'accompagne d'un redressement de la pointe du cœur, qui se porte à droite et en avant. Mais il ne faut pas, comme on le fait, attacher trop d'importance à ce mouvement, et le regarder comme la cause de la pulsation cardiaque.

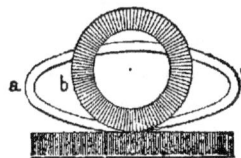

Fig. 108. — Coupe schématique du ventricule.

a, en diastole; — b, en systole.

À chaque révolution cardiaque, on voit la poche ventriculaire changer de forme, de volume et de position ; de conique qu'elle est pendant la diastole, elle devient tout d'un coup globuleuse, et son diamètre antéro-postérieur augmente subitement. Mais comme tous les autres diamètres diminuent, la poche ventriculaire n'en diminue pas moins de capacité, pendant la systole. C'est cette augmentation du diamètre antéro-postérieur du ventricule, due au durcissement soudain succédant à la mollesse et à la dépressibilité de ses parois, qui est la cause principale sinon unique, de la pulsation cardiaque. Cette pulsation est donc liée, comme on le verra bientôt, à la systole ventriculaire.

3° Causes de la réplétion des cavités cardiaques dans la diastole.

Ces causes sont multiples. La principale, celle qui, à elle seule, peut suffire pour amener cette réplétion du cœur est la réaction élastique des veines qui

[1] Au moment de la systole, les fibres charnues du cœur prennent leur point fixe sur les anneaux fibreux des orifices auriculo-ventriculaires et aortiques. Les fibres unitives antérieures descendant de droite à gauche, les postérieures de gauche à droite, les plans musculaires qu'elles forment agissent de concert pour faire tourner le cœur de gauche à droite.

pousse le sang dans les cavités cardiaques, en vertu de la différence de tension qui existe dans les artères et dans les veines. (Voir plus haut, p. 269.) Le liquide sanguin, accumulé au voisinage du cœur, et ayant acquis une certaine pression pendant la durée de la systole auriculaire, n'éprouve aucune difficulté à se précipiter dans la cavité à parois flasques qui s'ouvre devant lui, et à la remplir. Mais bientôt le ventricule se détend à son tour et reçoit pareillement le sang veineux, qui le pénètre sans difficulté par le fait seul de la pesanteur. Ainsi pendant la diastole générale, pendant cette courte pause de la révolution cardiaque, étendue de la fin de la systole ventriculaire, au début de la systole auriculaire de la révolution qui suit, les cavités cardiaques (oreillettes et ventricules) sont remplies de sang, et lorsque l'oreillette se contracte, sa contraction n'a pour but que de porter à son comble la distension ventriculaire.

L'explication précédente de la réplétion cardiaque ne suppose que l'action foulante de la pompe cardiaque. Quelques physiologistes cependant assimilent le cœur à une pompe aspirante et foulante et admettent que ses cavités se remplissent par *un effort* de dilatation qui appelle le sang dans leur intérieur.

L'activité de la diastole cardiaque ne peut plus être défendue aujourd'hui, ni expliquée, comme on a tenté de le faire, par la présence de fibres musculaires qui auraient la propriété de dilater par leurs contractions les cavités cardiaques, et par conséquent d'exercer une aspiration du sang situé dans le voisinage. Mais si la pénétration diastolique du sang dans le cœur ne peut être le résultat d'une dilatation active, il n'en est pas moins certain qu'elle se trouve secondée par une action aspiratrice due à l'élasticité des parois cardiaques, aidée elle-même par une action analogue des poumons, l'aspiration thoracique résultant de l'élasticité pulmonaire.

L'élasticité des poches cardiaques, des ventricules principalement, tend à leur faire prendre, après la systole, une *forme d'équilibre* correspondant à un certain degré d'expansion, à les ramener par conséquent à une capacité plus grande, absolument comme ces poires de caoutchouc qui, pressées entre les doigts puis relâchées, exercent une action aspiratrice en reprenant leur forme. Ce genre d'aspiration des poches cardiaques dans la diastole est nettement mis en évidence au moyen de cœurs extirpés à de jeunes animaux, et plongés dans du sérum sanguin : on voit le liquide aspiré par les diastoles, et rejeté par les systoles, d'une manière alternative, tant que le cœur se contracte.

La cause principale de l'aspiration cardiaque est le résultat de la rétractilité pulmonaire et des organes creux intra-thoraciques, qui crée sur la surface pleurale des poumons et dans la cavité du médiastin une *diminution de pression* qui règne en tout temps dans le thorax, dans les conditions ordinaires de la respiration.

Pour bien comprendre l'influence de l'élasticité pulmonaire sur l'aspiration cardiaque ou thoracique, il est important de connaitre, au point de vue physique, la situation et l'état d'équilibre du cœur et des poumons dans le thorax,

Le cœur avec les gros vaisseaux et les deux poumons se trouvent à l'intérieur du thorax, renfermés dans une cavité plus spacieuse que le volume naturel occupé par tous ces organes, comme il est facile de s'en assurer en examinant la poitrine ouverte d'un cadavre. Pour remplir complètement la cavité thoracique et s'accoler à ses parois résistantes, les parois élastiques des poumons, du cœur et des vaisseaux ont dû être distendues, violentées par une sorte d'aspiration excentrique : elles subissent donc une *pression négative* par rapport à la pression atmosphérique qui s'exerce à leur intérieur, soit directement, comme pour les poumons dont la cavité communique avec l'air, soit indirectement, comme pour le cœur et les gros vaisseaux du médiastin par l'intermédiaire des vaisseaux extra-thoraciques qui subissent tous la pression atmosphérique. Les parois des organes creux thoraciques, inégalement pressées sur les deux faces, sont donc sollicitées à se dilater, et elles se dilateront effectivement sous cette influence, chacune suivant son extensibilité propre. L'organe le plus extensible, le poumon, sera par conséquent celui qui contribuera le plus à remplir la cavité thoracique ; après lui viendront les organes à parois souples comme les oreillettes et les gros troncs veineux. Au contraire, la distension sera peu marquée pour les ventricules, le gauche surtout, dont les parois sont épaisses et résistantes. Les parties élastiques des parois elles-mêmes du thorax, c'est-à-dire les parties molles et musculaires des espaces intercostaux et le diaphragme, contribueront pour leur part à rétrécir la cavité en faisant voussure à son intérieur.

Un schéma de Hermann, figures 109 et 110, en établissant bien les rapports réciproques des organes intra-thoraciques, fera mieux comprendre l'influence que la pression négative pleurale et médiastine exerce sur la circulation du sang dans le cœur. Un flacon muni du robinet 6 représente la cage thoracique. Il renferme deux poches élastiques 3 et 1-2 représentant le poumon et le cœur. La poche inférieure présente deux compartiments ; l'un inférieur, à parois minces élastiques, représente l'oreillette du cœur ; l'autre, supérieur ou ventricule, à parois plus épaisses, et résistantes. La poche cardiaque est remplie de liquide, et communique par un tube avec un vase d'eau ouvert. La poche supérieure, pulmonaire 3, est très élastique ; elle est remplie d'air et communique avec l'atmosphère par le tube trachéal 4, la membrane 5 figure le diaphragme et les muscles intercostaux.

La figure 109 représente les organes thoraciques, après une ouverture faite au thorax (ouverture du robinet) ; les organes ont obéi à leur retrait élastique et occupent leur volume naturel. La figure 110 représente l'appareil quand on a aspiré l'air du flacon par le robinet, par conséquent la poitrine avant l'ouverture du thorax. On voit ici comment les deux poches cardiaque et pulmonaire, se sont développées, chacune selon son élasticité, de façon à remplir tout le flacon. D'un autre côté on voit comment le diaphragme fait également voussure dans le flacon. Laisse-t-on rentrer l'air par le robinet, l'état représenté par la figure 109 se rétablit. En même temps et selon que se produit la distension des poches élastiques, ou selon qu'elles obéissent à leur retrait élastique, on remarque qu'elles aspirent ou qu'elles

rejettent l'air ou l'eau, ce qui se manifeste pour cette dernière par une élévation ou un abaissement du niveau du liquide dans les vases.

L'examen du schéma de Hermann fait bien comprendre que si, par abus,
on a coutume d'attribuer, comme cela est représenté par la direction des
flèches sur la figure 110, la pression négative intra-thoracique ou vide pleural
à l'influence de l'élasticité pulmonaire seule, ce vide pleural est en réalité
le résultat de la tendance que chacun des organes thoraciques possède indi-

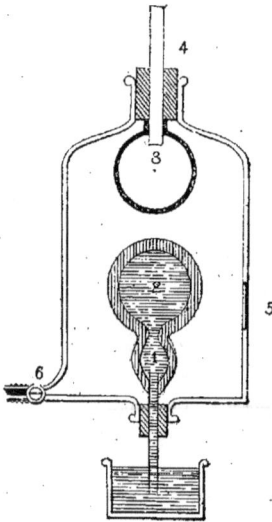 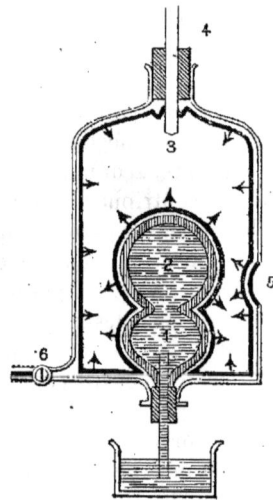

Fig. 109.   Fig. 110.

Schéma de Hermann. Équilibre du cœur dans le thorax.

viduellement à revenir sur lui-même aux dépens des autres, de telle façon
que si le poumon, par sa rétractilité, exerce une aspiration sur le cœur et les
parties molles du thorax, inversement une influence de même nature est
exercée par le cœur sur le poumon.

La figure 110 représente un état d'équilibre du cœur et des poumons tel
qu'il existe par exemple dans la poitrine, pendant le repos expiratoire et
la diastole cardiaque. Mais il est facile de comprendre que cet équilibre
est rompu d'une manière rythmique, par les contractions du diaphragme,
et par celles du cœur. Dans le premier cas, c'est l'élasticité pulmonaire
qui remonte le diaphragme à son point de départ pour lui permettre de
se contracter de nouveau et d'aspirer l'air dans les poumons ; dans le
second cas, la même élasticité pulmonaire joue le rôle de ressort antagoniste relativement aux oreillettes relâchées. Leurs parois, devenues
flasques après la systole, sont écartées mécaniquement par le vide pleural
et le sang des veines, attiré, se précipite dans les cavités qui s'ouvrent
devant lui.

Les parois ventriculaires étant plus épaisses et plus rigides que celles des oreillettes, doivent être moins influencées par le vide pleural. C'est la raison pour laquelle, lorsqu'on prend les pressions intra-ventriculaires et auriculaires, comparativement, les minima de pression sont toujours plus marqués dans l'oreillette que dans le ventricule. La pression négative qui se développe dans les cavités cardiaques au moment de leur relâchement a reçu de Marey le nom de *vide post-systolique*. Il est important à connaître pour l'interprétation des tracés cardiographiques, parce qu'il se traduit sur tous les tracés, du ventricule, de l'oreillette et même du pouls veineux jugulaire.

Une deuxième raison qui facilite la diastole cardiaque, c'est celle qui résulte de l'augmentation du vide pleural par le fait de l'évacuation de l'ondée sanguine des ventricules au moment de leur systole. De même que la contraction du diaphragme, par suite de l'augmentation de la capacité thoracique et du vide pleural, développe une force qui ramène le muscle avec une énergie proportionnelle, lorsqu'il entre en décontraction, de même la systole ventriculaire en chassant l'ondée sanguine dans les vaisseaux périphériques, développera une force élastique pulmonaire qui ramènera les cavités cardiaques en dilatation pour leur permettre de se remplir du sang nécessaire à une nouvelle évacuation ventriculaire. Telle est la cause du renfoncement de l'aspiration auriculaire que l'on constate à chaque systole des ventricules ; telle est également la cause qui contribue à la réplétion ventriculaire pendant la période de repos général du cœur[1].

L'observation et l'analyse des mouvements et des repos alternatifs des diverses cavités du cœur nous ont permis d'établir une succession des phénomènes qui se passent dans le cœur et d'où résulte le mouvement du sang dans cet organe.

Nous pouvons les résumer dans le tableau suivant :

PÉRIODES QUI COMPOSENT UNE RÉVOLUTION CARDIAQUE

Première période.	*Deuxième période.*	*Troisième période.*
—	—	—
Systole auriculaire.	Systole ventriculaire.	Diastole générale.
I	Fermeture des valvules auriculo-ventriculaires.	Diastole des oreillettes et des ventricules.
Achèvement de la réplétion des ventricules en diastole.	Ouverture des valvules sigmoïdes.	Fermeture des sigmoïdes.
	Ondée sanguine lancée dans les artères.	Arrivée du sang dans les cavités cardiaques.
	Pulsation cardiaque.	
	I	
	Diastole auriculaire.	
	— artérielle.	

[1] La diastole cardiaque est également facilitée ou entravée suivant que le tonus artériel est augmenté ou diminué (Prévost et Radzirowski).

4° Etude du rythme du cœur par la cardiographie.

Lorsqu'on applique l'oreille sur la poitrine d'un individu sain, on entend deux bruits à la région précordiale. Pendant que l'on perçoit l'un des deux bruits le plus grave sinon le plus fort, la tête appliquée sur la poitrine se trouve soulevée par le choc ou pulsation cardiaque, qui ébranle au même instant les parois thoraciques.

On est convenu d'appeler *premier bruit* du cœur, celui qui coïncide avec la pulsation cardiaque, et par conséquent avec la systole ventriculaire. Le *second bruit*, plus court, plus clair, est séparé du premier par un intervalle de temps plus grand que celui qui sépare le premier du second.

Les deux bruits sont également distincts par leur siège.

Avant de passer en revue les signes extérieurs des contractions du cœur, une étude préalable est nécessaire ; c'est la suivante :

Les périodes de la révolution cardiaque que nous venons d'indiquer représentent-elles réellement l'ordre de succession des mouvements du cœur ? Quelle est la durée relative exacte de ces périodes, la coïncidence des bruits du cœur avec chacune d'elles ?

Toutes ces questions ne peuvent être résolues que par l'emploi de la méthode graphique, qui supplée à l'insuffisance des sens, dans la détermination des rapports de succession et de durée des phénomènes si compliqués et si rapides, qui s'accomplissent dans la courte durée d'une révolution cardiaque.

L'étude graphique de la succession des mouvements du cœur consiste à inscrire à la fois les différents actes du cœur, dont on veut connaître la succession et la durée, c'est-à-dire au minimum trois des actes de la révolution cardiaque : la systole auriculaire, la systole ventriculaire, la pulsation cardiaque. C'est ce qu'ont fait Chauveau et Marey dans leurs mémorables expériences sur le cheval vivant, sans ouvrir la poitrine.

Principe de la méthode graphique employée. — Un des grands avantages de la méthode graphique, c'est de procurer au physiologiste le moyen de transmettre le mouvement à distance, d'un organe, d'un appareil, pour l'envoyer au style qui doit l'inscrire sur le papier. C'est par les tubes à air qu'on obtient les transmissions les plus satisfaisantes.

Une des dispositions les plus usitées consiste à employer deux tambours à levier, dont l'un reçoit le mouvement, tandis que l'autre le trace.

Ces tambours sont, comme on sait, formés chacun d'une caisse métallique, fermée en haut par une membrane de caoutchouc mince et peu tendue. Les deux tambours portent chacun un tube métallique, qui s'ouvre à leur intérieur, et s'adapte à un tuyau de caoutchouc qui les fait communiquer l'un avec l'autre. Si l'on appuie sur la membrane du premier tambour, on expulse une partie de l'air qu'il contient ; cet air passe, à travers le tube, dans le deuxième tambour dont il soulève la membrane. Quand on cesse de pousser sur le premier tambour, la membrane du deuxième s'abaisse. C'est cette solidarité d'action qui permet de transmettre un mouvement à distance. Pour cela on colle sur chacune des membranes un disque d'aluminium relié avec un levier qui s'articule, par une de ses extrémités, à un point fixe placé dans le voisinage de

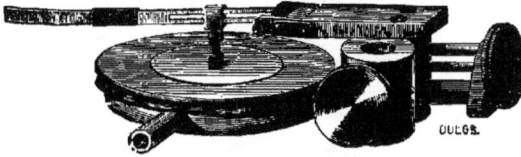

Fig. 111. — Tambour à levier inscripteur.

l'axe. Cette articulation permet au levier d'exécuter des mouvements verticaux. Or si l'on imprime à l'un des leviers un mouvement, il se produit, par l'intermédiaire du disque d'aluminium, une élévation ou un abaissement de la membrane du tambour correspondant. Il s'ensuivra un mouvement semblable, mais de sens inverse, dans le levier conjugué. En adaptant alors à celui-ci, une plume qui frotte sur le papier enfumé d'un cylindre enregistreur

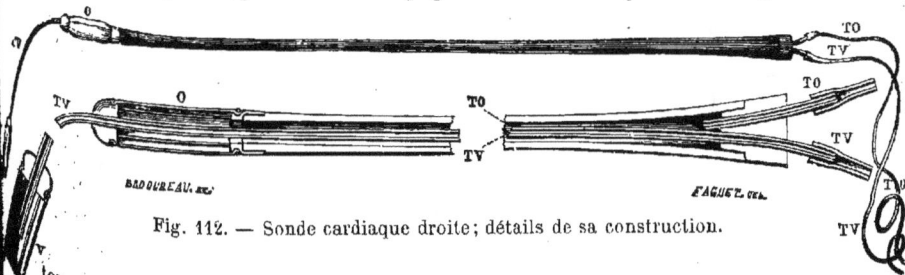

Fig. 112. — Sonde cardiaque droite; détails de sa construction.

tournant, on obtiendra un tracé, un graphique de ce mouvement. Il est facile de comprendre que, suivant la nature du mouvement à transmettre au levier du tambour inscripteur, le tambour *récepteur* pourra être modifié suivant les circonstances. Ce pourra être une ampoule de caoutchouc remplie d'air et qui, introduite dans une cavité, servira à transmettre les variations de pression de la cavité. Ce pourra être des sondes terminées par des ampoules élas-

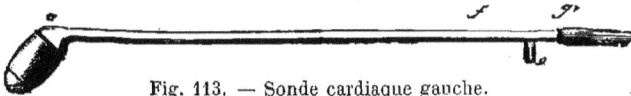

Fig. 113. — Sonde cardiaque gauche.

tiques, qui, introduites par les vaisseaux, dans les cavités cardiaques, seront comprimées comme le sang lui-même et traduiront au dehors la valeur de leur compression.

Il va nous être facile, maintenant, de comprendre comment Chauveau et Marey ont pu inscrire les différents mouvements de la révolution cardiaque avec leurs caractères, leur succession, leurs durées relatives, c'est-à-dire les mouvements de l'oreillette, ceux du ventricule et la pulsation cardiaque.

A cet effet, deux ampoules réunies par une sonde spéciale, à double courant,

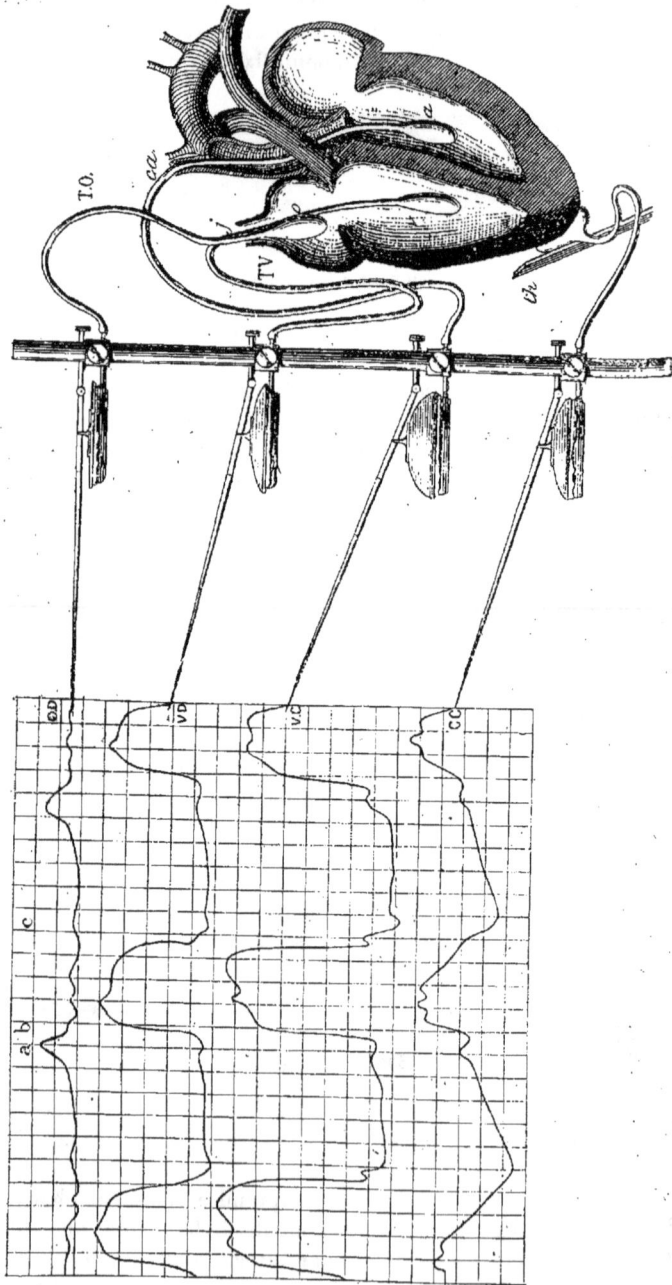

Fig. 114. — Tracés simultanés de l'oreillette droite (O D), du ventricule droit (V D), du ventricule gauche (V G), de la pulsation cardiaque (C C), recueillis sur le cheval.

TO, TV (fig. 112 et 114), pour la commodité de l'expérience, sont introduites par la veine jugulaire, dans les cavités du cœur droit : l'une plonge dans le ventricule V, l'autre dans l'oreillette o. Une troisième ampoule a, réunie à une sonde simple f (fig. 113 et 114), est introduite par l'artère carotide dans le ventricule gauche. Enfin une quatrième et dernière ampoule, placée dans l'épaisseur des parois thoraciques th (fig. 114) en face du cœur, sera comprimée par chacun des battements cardiaques. Les ampoules ci-dessus se trouvent reliées respectivement à quatre tambours à levier qui inscrivent chacun leur tracé spécial, comme cela est représenté sur la figure 114. O D, le mouvement de l'oreillette droite ; V D, le mouvement du ventricule droit ; V G, le mouvement du ventricule gauche ; C C, la pulsation du cœur.

Les pointes écrivantes des leviers, étant exactement superposées, sont appliquées sur le papier noirci, qui est entraîné d'un mouvement uniforme de droite à gauche : elles donnent les graphiques superposés du dessin.

Analyse des traités cardiographiques. — 1° Il est clair que les phénomènes synchrones devront se traduire par des tracés exactement superposés, les pointes écrivantes étant elles-mêmes exactement superposées ; 2° de la vitesse de translation connue du papier, on pourra déduire la durée des mouvements, par la longueur horizontalement mesurée de leurs tracés respectifs ; de même l'intervalle de temps qui les sépare sera exactement mesuré, par la longueur de papier qui sépare leurs graphiques.

Dans le tracé de l'oreillette, l'instant de la systole correspond évidemment à cette brusque élévation de pression signalée en a dans le début du tracé.

Si nous cherchons à déterminer ce qui se passe dans le ventricule pendant la systole auriculaire, nous voyons à ce même moment une augmentation de pression s'y produire ; elle est manifestée par le petit développement de la courbe qui se trouve sur le prolongement vertical de a. — L'instant de la systole de l'oreillette se trouve également marqué dans le tracé du battement. Ces marques dénotent l'afflux brusque du sang dans le ventricule, et le gonflement qui en résulte. Mais le petit mouvement du tracé de la pulsation ne saurait être considéré comme le choc du cœur ; ce choc arrive manifestement à l'instant b, où la pression du sang s'élève soudainement à son plus haut degré, dans l'intérieur des ventricules ; c'est le début de la systole ventriculaire, qui a beaucoup plus de durée que celle de l'oreillette ; la pression dans le ventricule offre en effet une période d'état manifestée par un plateau ondulé, et ne tombe qu'à l'instant c. Nous en connaissons la raison, qui tient à la nature même de la contraction ventriculaire, qui doit être longue et soutenue pour opérer le passage de l'onde sanguine dans les artères.

Si on compare, au point de vue de leurs rapports chronologiques, les phases systoliques des deux ventricules, on constate que toutes deux commencent et finissent en même temps ; *il y a donc synchronisme parfait entre la systole des deux ventricules.*

Quant aux systoles des oreillettes, bien que celle de l'oreillette gauche ne soit pas inscrite directement, les soulèvements qui précèdent les systoles ventriculaires, et qui ne sont que le retentissement des systoles auriculaires, puisqu'ils se trouvent sur le prolongement vertical de *a*, montrent que les contractions des oreillettes sont parfaitement synchrones également.

Il est donc démontré que les deux moitiés du cœur agissent d'une manière simultanée, mais successive, d'abord les deux oreillettes, puis les deux ventricules.

Le choc du cœur coïncide exactement avec le début de la systole des ventricules, et dure autant qu'elle, comme le traduit l'élévation soudaine (*b*) du tracé, et l'abaissement brusque de la fin (*c*). Ce synchronisme prouve que la pulsation cardiaque est intimement liée à la systole des ventricules : *le battement du cœur est le résultat du changement brusque de forme et de consistance des ventricules.*

L'analyse plus détaillée du tracé de la pulsation doit donc fournir des renseignements sur les changements de volume du cœur aux divers moments de sa contraction.

En effet, si le ventricule restait toujours également volumineux et dur, pendant toute la durée de la systole, il devrait toujours presser également contre les parois thoraciques. L'abaissement graduel de la courbe de la pulsation montre que cette pression diminue graduellement à mesure que le ventricule se vide.

Inversement, la réplétion graduelle du ventricule pendant la diastole générale, par suite de l'arrivée *continue* du sang des veines et de l'oreillette, devra se traduire sur le tracé par un phénomène de sens inverse, c'est-à-dire par une ascension graduelle de la courbe.

De la même manière enfin la réplétion complémentaire, soudaine, du ventricule par le sang que lui lance la systole de l'oreillette, se traduira également par un soulèvement léger (prolongement de *a*).

L'examen des tracés de l'oreillette et des ventricules indique également ce gonflement des cavités du cœur par le sang qui y afflue d'une manière continue, sous l'influence de la réaction élastique des veines, pendant la période du repos général du cœur.

Pour compléter l'analyse des tracés, il faut encore faire remarquer certaines ondulations qu'on observe sur les courbes au moment de la systole et de la diastole des ventricules. Les ondulations de la systole qu'on remarque sur toutes les courbes, même celles de la pulsation, s'expliqueront plus tard par le retentissement des changements de pression dans l'aorte sur la pression intra-ventriculaire, après l'ouverture des sigmoïdes, variations de pression qui se feront sentir jusque dans les oreillettes, par l'intermédiaire des dômes valvulaires, auriculo-ventriculaires.

Chacun des tracés indique enfin une petite ondulation d'apparence semblable à celle des précédentes ; c'est celle qu'on observe en *s* au moment du relâchement des ventricules ; elle est le résultat de la brusque saillie, dans le ventricule, des valvules sigmoïdes qui se ferment à cet instant sous la poussée du sang artériel.

De l'examen et de l'analyse des tracés précédents, il est possible enfin de tirer des conséquences très importantes, relativement au rythme du cœur, et à la durée relative des diverses phases de la révolution cardiaque.

Relativement au rythme proprement dit des battements du cœur, les expériences de cardiographie n'ont fait que confirmer, en les précisant, les observations et expériences de Harvey, et montrent que la révolution cardiaque comprend bien les trois périodes indiquées :

1re période : Systole simultanée des oreillettes,
2e   —   Systole simultanée des ventricules,
3e   —   Diastole générale du cœur.

Quant à la durée relative de chacune de ces périodes, il appartenait à la cardiographie seule de la fixer avec précision.

Pour lire, sur les tracés, la durée des périodes de contraction des cavités cardiaques, il faut considérer que le début des systoles est indiqué par l'ascension de la ligne, et la fin par la descente. On reconnaît alors facilement que la durée de la systole auriculaire est de trois ou quatre fois moins longue que la durée de la systole ventriculaire.

En comparant de la même manière la durée totale des contractions des cavités cardiaques à la durée de la diastole générale, on constate que ces durées sont sensiblement égales, c'est-à-dire que le cœur se repose juste autant qu'il travaille. Il est facile de comprendre que la durée absolue des diverses phases de la révolution cardiaque doit varier beaucoup, suivant l'espèce animale, par suite de la rapidité plus ou moins grande des pulsations ; la durée des systoles, par exemple, sera notablement plus longue chez le cheval dont le cœur bat 30 à 40 fois seulement par minute, que chez l'homme dont les pulsations sont deux fois plus nombreuses. Mais ce qu'il importe de savoir, c'est que les durées relatives des périodes sont sensiblement les mêmes dans l'un et l'autre cas. Cela résulte des mesures très précises des phases de la pulsation chez l'homme, données par Landois, Gibson, etc.

	LANDOIS	GIBSON
Durée de la systole auriculaire. .	0",170 — 0",177	0",100 — 0",130
— ventriculaire .	0",309 — 0",346	0",325 — 0",375
Durée de la pause.	0",393 — 0",407	0",455 — 0",690

D'après ce qui vient d'être dit, nous pouvons représenter sans grande erreur,

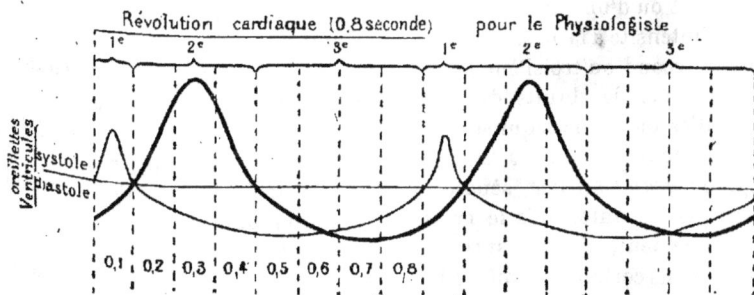

Fig. 115.

comme ci-dessus, les durées des diverses phases de la révolution cardiaque.

et comme suit, la durée relative des périodes de travail et de repos successifs du cœur.

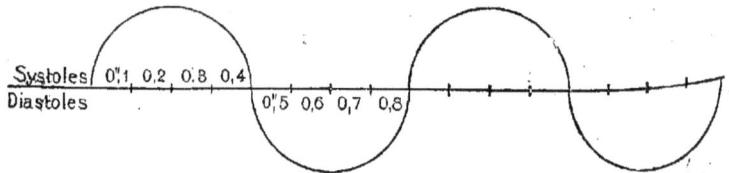

Fig. 116.

5° Signes extérieurs des contractions du cœur.

Le jeu du cœur s'accompagne de phénomènes perceptibles à la surface de la poitrine par l'ouïe et le toucher. Ces signes extérieurs des contractions cardiaques sont les *bruits* et la *pulsation* ou *choc* du cœur.

A. Bruits du cœur. — L'auscultation de la poitrine à la région précordiale fait percevoir pour une pulsation des artères ou du cœur, c'est-à-dire pour une révolution cardiaque, *deux* bruits qui se succèdent à un court intervalle, pour se reproduire après un silence un peu plus long que celui qui les sépare.

Le *premier* de ces bruits coïncide exactement avec la pulsation du cœur, ce qu'il est facile de constater par la sensation de soulèvement de la tête que l'on éprouve au même moment. Ce premier bruit du cœur est donc un bruit systolique ou ventriculaire. L'autre bruit, le *second*, le suit de très près, et arrive immédiatement après la fin du battement.

Les deux bruits du cœur sont également distincts par leur *timbre* et par leur *siège*. Le premier est *sourd, grave, prolongé*, et a son *maximum d'intensité à la pointe du cœur, au niveau du cinquième espace intercostal gauche, un peu en dehors du mamelon, là où le ventricule est plus immédiatement en contact avec la paroi thoracique.*

Le second bruit est *clair, aigu, bref et nettement frappé*, comparable au bruit d'un fouet ou d'un chien qui lappe (Laennec), et offre au contraire son maximum d'intensité à la base du cœur, à l'origine des artères aorte et pulmonaire, dans le second ou troisième espace intercostal gauche, près du sternum.

Le rythme des bruits du cœur servira encore à les distinguer, car les intervalles ou silences qui séparent les bruits ne sont pas égaux en général. Le plus court ou *petit silence* sépare le premier bruit du second; le plus long, ou *grand silence*, sépare le second bruit du premier de la révolution cardiaque suivante. Mais le rythme des bruits est très variable, même physiologiquement, et c'est surtout sur le grand silence que portent les différences. Dans certains cas même les silences sont égaux; le cœur bat comme on dit une *mesure à deux temps* : c'est le fait des battements du cœur du fœtus.

Il résulte de tout ce qui précède qu'on a à sa disposition pour manifester l'instant d'une révolution cardiaque : 1° la pulsation (ou le pouls carotidien qui lui est sensiblement synchrone comme on verra); 2° un premier bruit ; 3° un petit silence ; 4° un second bruit; 5° un grand silence. A défaut d'un ou de plusieurs de ces signes, il en restera toujours au moins un qui permettra de distinguer les deux bruits l'un de l'autre.

Si nous convenons de représenter les bruits du cœur par des vibrations de nombre différent, et les silences par des traits, nous pourrons présenter le rythme des bruits par la notation suivante qui ne prête pas à confusion :

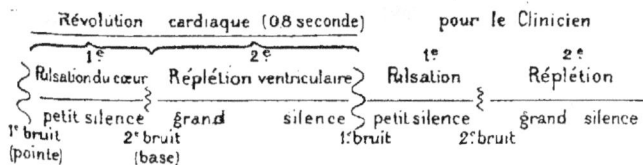

Fig. 117.

Causes des bruits du cœur. — Pour connaître ces causes, il faut déterminer à quelles phases, et à quels moments des phases de la révolution cardiaque correspondent chacun des bruits du cœur. Si on ausculte le cœur d'un animal, en même temps qu'on inscrit la courbe des variations de pression des ventricules, on constate que le premier bruit se produit au moment de l'élévation de la courbe, c'est-à-dire au début de la systole en b, tandis que le second bruit s'entend, au moment où la diastole ventriculaire s'accuse par une chute de la courbe de la pression, au point S marqué par un soubresaut de la ligne des tracés cardiographiques, et que nous avons attribué déjà à l'occlusion des sigmoïdes.

Il résulte de là que les deux bruits du cœur correspondent exactement aux instants extrêmes de la systole des ventricules, c'est-à-dire le premier à l'occlusion des valvules mitrale et tricuspide, le deuxième à l'occlusion des valvules sigmoïdes de l'aorte et de l'artère pulmonaire. Le premier bruit est un bruit systolique et, avec le petit silence, il mesure exactement la durée de la contraction ventriculaire, le deuxième un bruit diastolique.

On a émis beaucoup de théories sur la cause des bruits du cœur, mais nous ne parlerons que d'une seule, celle de Rouanet ou *théorie du claquement valvulaire*, regardant toutes les autres comme fausses parce qu'elles sont contraires aux lois physiques ou en opposition flagrante avec la succession rigoureusement démontrée des bruits du cœur.

La théorie de Rouanet, que nous *devrons compléter*, peut se résumer ainsi : Les deux bruits du cœur sont dus à la tension brusque des valvules du cœur qui se ferment à des moments précis du jeu régulier du muscle cardiaque.

Le premier bruit arrivant au début de la systole ventriculaire a pour cause essentielle le claquement des valvules auriculo-ventriculaires, qui se ferment au moment où le sang comprimé dans le ventricule se trouve projeté du côté des orifices cardiaques. Le second bruit arrivant au début de la diastole ou relâchement des ventricules a pour cause essentielle et *unique* le claquement des valvules artérielles qui se ferment et se tendent brusquement sous la pression du sang des artères, sang qui tend à refluer de ces vaisseaux dans le ventricule relâché.

Les arguments invoqués par Rouanet, et par la plupart des physiologistes pour étayer cette théorie du claquement valvulaire ne laissent aucun doute pour ce qui est des causes de la production du second bruit. Et d'abord la tension brusque des valvules du cœur est nécessairement et physiquement une cause de bruit comme du reste la tension de toute membrane flexible et peu extensible, soit que cette extension se fasse par l'air, soit qu'elle ait lieu sous l'effort d'une poussée liquide. A ce point de vue la clôture des valvules sigmoïdes doit donner naissance à un bruit.

En dehors des arguments de grande valeur, tirés du synchronisme parfait du second bruit du cœur avec la fermeture des sigmoïdes, et du siège bien limité de ce bruit, qui ne s'entend, le cœur étant à nu, qu'à la base de cet organe, au niveau même des valvules artérielles, l'expérience suivante, faite sur les valvules isolées du cœur d'un animal, est la vérification synthétique et *suffisante* de l'origine valvulaire de ce bruit. Ayant détaché avec des ciseaux l'orifice de l'aorte avec ses valvules, et excisé la portion du ventricule, voisine de l'origine aortique, Rouanet adapte aux lèvres supérieures du tronçon aortique un tube vertical et ajuste d'autre part une vessie pleine d'eau au-dessous de l'anneau ventriculaire. Par la compression de la vessie, l'eau s'élevait dans le tube, et la colonne liquide tendait à refluer dès qu'on cessait la compression; mais les valvules sigmoïdes se fermaient *en produisant un claquement sonore identique au second bruit du cœur*. Le bruit était supprimé, si on empêchait artificiellement le mouvement des valvules aortiques.

Relativement au premier bruit, il coïncide exactement avec la fermeture des valvules auriculo-ventriculaires, et l'on constate directement qu'à ce moment il y a une tension brusque de ces valvules, ainsi que des cordages tendineux qui fixent leurs bords libres (Chauveau et Faivre). On pouvait donc, transportant aux orifices auriculo-ventriculaires les explications précédentes, relatives à la production du second bruit, admettre une origine identique pour le premier bruit, si toutefois les caractères de celui-ci n'avaient offert des différences aussi frappantes. Sans aucun doute le claquement des valvules mitrale et triglochine, doit contribuer à la production du premier bruit. S'il n'a pas le timbre clair, et sonore du second, s'il est prolongé, si, au lieu d'avoir un siège limité au niveau des orifices auriculo-ventriculaires, il s'entend sur toute la surface des ventricules dans l'auscultation du cœur à nu, il faut en chercher l'explication dans les autres phénomènes qui se passent à ce moment dans le cœur, et qui, produisant eux-mêmes des bruits, modifieront les caractères du claquement valvulaire. Il faut supposer que le bruit sourd se rattache pour une part à la contraction du myocarde, à la pulsation cardiaque, à l'écartement des valvules sigmoïdes.

On peut écarter tout d'abord l'opinion qui rattache la production du premier bruit au choc du cœur contre les parois thoraciques (Magendie), puisque le bruit s'entend avec tous ses caractères sur le cœur ausculté à nu. De même la détente des valvules sigmoïdes ne peut être une cause de bruit. Il n'en n'est pas de même de la contraction du myocarde. Au moment de cette contraction, ce ne sont pas seulement les valvules auriculo-ventriculaires qui se tendent, mais les parois de la poche cardiaque elle-même se tendent brusquement sur le sang contenu dans son intérieur, par le fait de l'obstacle que les valvules artérielles opposent au passage de l'ondée sanguine ventriculaire. — Au moment de la systole, l'élasticité du myocarde est encore très forte, de sorte que le premier effet de la systole est de développer dans le muscle une force élastique suffisante, dont la mise en action aura pour résultat la fermeture des valvules auriculo-ventriculaires, en donnant d'ailleurs à la poche cardiaque la forme sphérique, celle qui présente la plus petite surface pour une capacité donnée. Les disques contractiles des fibres musculaires, se raccourcissant alors sur un liquide incompressible, développeront bientôt dans la poche cardiaque une force élastique suffisante pour chasser l'ondée sanguine dans les artères. Or, une membrane élastique qui approche tout d'un coup de sa limite d'extensibilité doit vibrer.

Il résulte de là que le premier bruit du cœur est formé de deux bruits qui concourent chacun pour une part à sa formation, un bruit valvulaire, et un bruit d'ébranlement musculaire. Wintrich a démontré au moyen de résonnateurs que le premier bruit est composé d'un son *musculaire* grave, long, avec un son *valvulaire* aigu plus court. L'addition du son musculaire au son du début explique la prolongation du bruit inférieur, et son audition égale sur toute la surface ventriculaire à nu. Ludwig et Dogiel ont insisté les premiers sur la part qui revient à l'ébranlement musculaire dans la production du premier bruit et montré la persistance du bruit sourd sur les cœurs détachés et se contractant à vide ; le son clair du bruit exige, pour se produire, l'intervention du sang qui tend les valvules. Quant à l'audition plus particulière du premier bruit à la pointe du cœur, elle n'est pas en opposition avec la théorie soutenue et qui seule s'accorde avec les faits ; elle tient simplement au contact plus intime en ce point du cœur avec les parois thoraciques [1].

Considérations pratiques sur la concordance des bruits avec les mouvements du cœur. — La cause des bruits du cœur étant exactement connue, ainsi que l'instant de la révolution cardiaque, auquel se produit chacun d'eux, il est possible, dès lors, de lire par l'auscultation ce qui se passe dans le cœur, et de reconnaître avec sûreté si le jeu de l'organe s'exécute d'une façon régulière.

Il y a donc, au point de vue pratique, un grand intérêt à faire marcher d'accord le rythme des mouvements du cœur et des bruits. Pour le physiologiste qui étudie sur l'animal vivant le rythme du cœur, ce rythme semble bien comprendre la succession régulière des trois périodes que nous avons assignées à la révolution cardiaque, savoir : 1° la systole auriculaire ; 2° la systole ventriculaire ; 3° la diastole générale. Or, nous le savons, les deux

[1] Voir aussi plus loin « Nature de la systole du cœur ».

bruits du cœur sont : le premier un bruit systolique ventriculaire, le second un bruit diastolique ventriculaire. La division précédente de la révolution du cœur n'est plus clinique ; il n'est point pratique de commencer cette révolution par une des phases silencieuses et sans signes extérieurs des mouvements du cœur.

Si l'on veut bien remarquer, et nous avons déjà insisté sur ce point, que l'oreillette est un diverticulum veineux, destiné à maintenir aux abords du ventricule la quantité de sang nécessaire au jeu régulier de la pompe cardiaque, que cette oreillette ne sert en réalité en rien au mouvement proprement dit du sang, ni dans la grande, ni dans la petite circulation, que sa contraction n'a pour effet que d'achever la réplétion du ventricule en le distendant, on compendra qu'il est aussi physiologique, et en même temps clinique, de faire commencer la révolution cardiaque par la systole ventriculaire qui seule imprime un mouvement effectif au sang en même temps que son action se trouve manifestée par des signes extérieurs, la pulsation et les deux bruits du cœur. Nous prendrons donc, pour premier temps de la révolution cardiaque, la contraction ou systole du ventricule, avec ses deux bruits du début et de la fin. La deuxième période est silencieuse, non manifeste extérieurement à l'état normal ; son but est la réplétion complète du ventricule (peu importe que cette réplétion se fasse en deux temps) qui doit mettre cet organe à même d'imprimer au sang une nouvelle poussée. Nous

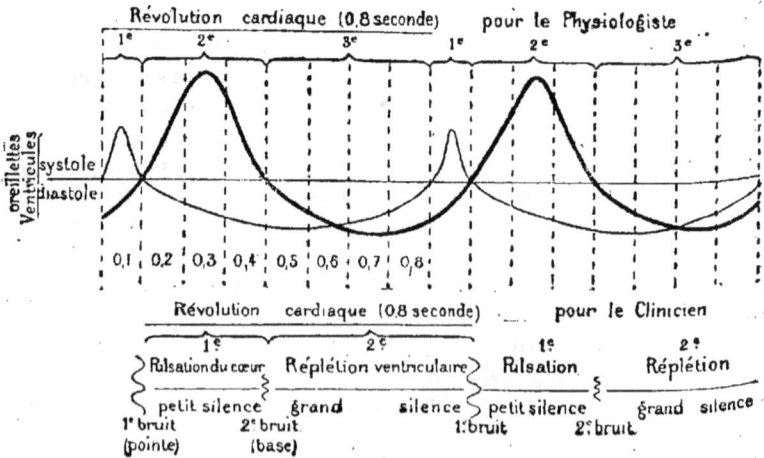

Fig. 118. — Schéma montrant la concordance des bruits avec les mouvements du cœur.

représenterons donc le rythme cardiaque et les bruits, pour le clinicien, par la figure 118 qui montre la correspondance de phases, avec la révolution cardiaque pour le physiologiste.

Dédoublements normaux des bruits du cœur. — Les deux moitiés du cœur (cœur droit et cœur gauche), agissant simultanément, les deux ventricules se contractent ensemble et se relâchent ensemble ; par suite chacun des bruits du cœur est produit par le claquement ue deux valvules homologues, ou, autrement dit, l'auscultation du cœur fait entendre *deux* bruits pour *quatre* clôtures valvulaires. Toutefois une oreille exercée distingue souvent (une fois sur cinq) dans ce synchronisme apparent une succession de bruits à de très courts intervalles (Potain) par le fait du dédoublement des bruits normaux.

On distingue le dédoublement du premier et du second bruit. Le dédoublement du deuxième bruit est dû à ce que les valvules sigmoïdes d'une des artères, se ferment avant celles de l'autre. C'est en général le système des valvules aortiques qui se ferme le premier. Pareillement le dédoublement du premier bruit est dû au défaut de synchronisme des valvules auriculo-ventriculaires, dû lui-même au défaut de synchronisme des systoles des ventricules. L'influence que les mouvements respiratoires exercent sur ces dédoublements des bruits a conduit Potain à en trouver la cause dans les changements de pression que ces mouvements amènent dans le système artériel et veineux des deux pompes cardiaques : le dédoublement du premier bruit serait dû à une augmentation de pression dans le cœur droit, comme à la fin de l'expiration ; celui du second, à une augmentation de tension dans l'aorte, comme cela peut avoir lieu au début de l'expiration.

Modifications des bruits normaux et bruits anormaux du cœur. — Pathologiquement les bruits normaux du cœur peuvent subir des modifications qui ont trait au siège, à l'intensité, au timbre, à la fréquence, au rythme, et au nombre ; enfin ils peuvent être *couverts* ou *remplacés* par des bruits nouveaux.

1° Modifications des bruits normaux. — Une modification du siège indiquera un déplacemeut du cœur (par exemple à la suite d'un épanchement considérable des plèvres, surtout à gauche). — La constatation du maximum d'intensité des deux bruits, à une distance beaucoup plus grande qu'à l'état normal fera présumer une *hypertrophie cardiaque*. — L'intensité et la tonalité des bruits varient dans le même sens ; plus sonores et plus élevés dans les accès de *palpitation* des névropathiques, plus faibles, plus sourds et plus bas dans la *péricardite*, la *dilatation des cavités* cardiaques chez les typhiques, dans la *stéatose*, l'asystolie, les bruits peuvent même disparaître complètement comme pendant la *syncope*, ou devenir tellement faibles que l'oreille ne les perçoit plus, comme dans la période ultime de quelques *maladies organiques*. — Le cœur qui normalement bat une mesure à trois temps, en battra une à deux temps, si les pulsations sont très nombreuses, ou dans certains cas de ralentissement des battements, comme chez les vieillards, lorsque ce ralentissement est le résultat d'un surcroît de travail du ventricule. — L'absence de rythme, le désordre des bruits avec leur affaiblissement indiquera l'*asystolie*. — Le nombre des bruits peut être augmenté. (Voir plus haut.) Pour le second bruit, le dédoublement périodique normal peut devenir permanent, comme cela a lieu dans le *rétrécissement mitral*, et constituer alors un signe diagnostique précieux.

Des modifications dans les qualités acoustiques des bruits peuvent se montrer par suite des changements survenus dans l'état des valvules du cœur. Ces altérations dans les caractères des bruits normaux, altérations que le médecin est incessamment appelé à constater, constituent une des meilleures preuves de la théorie valvulaire des bruits, exposée plus haut. C'est ainsi qu'au début de l'*endocardite* aiguë, les valvules étant tuméfiées, boursouflées et molles surtout près de leur bord libre, là où précisément elles entrent en contact et se frappent, les bruits normaux sont moins clairs, assourdis, voilés. Plus tard, quand les voiles membraneux sclérosés se sont durcis, parcheminés, les bruits deviennent durs, claquants à l'excès, parcheminés. Dans une période plus avancée lorsque les valvules durcies se sont contractées, et par suite ne viennent plus qu'imparfaitement en contact, ou bien qu'adhérentes entre elles par une partie de leur bord, elles ne se frappent plus que dans une très petite étendue, ou enfin qu'elles laissent après leur clôture un orifice persistant, les bruits sont atténués, couverts ou remplacés par les bruits de souffle de l'*insuffisance*.

2° Bruits anormaux ou de souffle. — Ces bruits n'ont rien de commun avec les précédents (claquements valvulaires) et leur mécanisme de production est tout différent. Ils prennent naissance aux détroits des cavités cardiaques normalement rétrécis ou imparfaitement clos. De là deux groupes de bruits de souffle.

1° Souffles des *rétrécissements* des orifices ⎧ mitral — aortique.
⎩ tricuspide — pulmonaire.

2° Souffles des *insuffisances* des valvules ⎧ mitrale — aortique.
⎩ tricuspide — pulmonaire.

Ces souffles résultent des *vibrations de la veine fluide qui se forme par le passage du sang, de la partie étroite* (rétrécie ou insuffisante) *dans la partie élargie* (cavité ventriculaire ou artérielle pour les rétrécissements, cavité auriculaire ou ventriculaire pour les insuffisances).

Les relations des souffles avec les bruits normaux et les phases de la révolution cardiaque sont importantes à connaître, puisque c'est sur elles que repose en général le diagnostic des affections valvulaires. Tout souffle qui s'accomplit pendant le petit silence, quelle que soit sa durée, est dit du premier temps ou systolique; il accompagne la contraction ventriculaire et a pour cause essentielle le passage de l'ondée sanguine au travers de l'orifice artériel rétréci (rétrécissement aortique ou pulmonaire), ou celui de l'ondée rétrograde par l'hiatus pathologique de la valvule auriculo-ventriculaire insuffisante (insuffisance mitrale ou tricuspide). Tout souffle qui, débutant avec le deuxième bruit, se prolonge durant le grand silence, est dit du deuxième temps, ou diastolique, et a pour cause, soit le passage du courant sanguin de réplétion du ventricule au travers d'un orifice auriculo-ventriculaire rétréci (rétrécissement mitral), soit le retour du sang dans le ventricule par un orifice artériel dont les valvules sont devenues insuffisantes (insuffisance aortique). Comme dans le souffle diastolique du rétrécissement, la réplétion ventriculaire se fait en deux temps (voir plus haut), ce souffle subit un renforcement pendant la systole auriculaire, par suite de l'accélération de vitesse du courant liquide à ce moment ; d'où le nom de *présystoliques*, donné aux souffles qui précèdent immédiatement le premier bruit.

On admet généralement que les souffles résultent des vibrations de la veine fluide qui se forme par le passage du sang, avec une certaine force, de la partie étroite dans la partie réellement ou relativement dilatée. Par suite de ce passage, les molécules liquides cessent d'être comprimées et perdent leur vitesse : elles vibrent donc et communiquent leurs vibrations à la masse liquide environnante et à la poche élastique qui les transmet soit à l'oreille sous forme de souffle, soit à la main sous forme de frémissement cataire.

Comme pour les bruits, le siège des souffles est double, c'est-à-dire qu'il y a deux points où ils se font entendre, avec un maximum d'intensité : 1° en haut et à droite, dans la partie du troisième espace intercostal qui avoisine le sternum avec propagation en haut et à droite (*Souffles de la base*) ; 2° en bas et à gauche, dans le cinquième espace intercostal, au niveau du mamelon, avec retentissement en bas et à gauche (*Souffles de la pointe*).

Le tableau suivant, qui résume les faits précédents, montre bien les relations des souffles avec les bruits normaux et les phases de la révolution cardiaque, relations sur lesquelles le médecin se base pour établir son diagnostic.

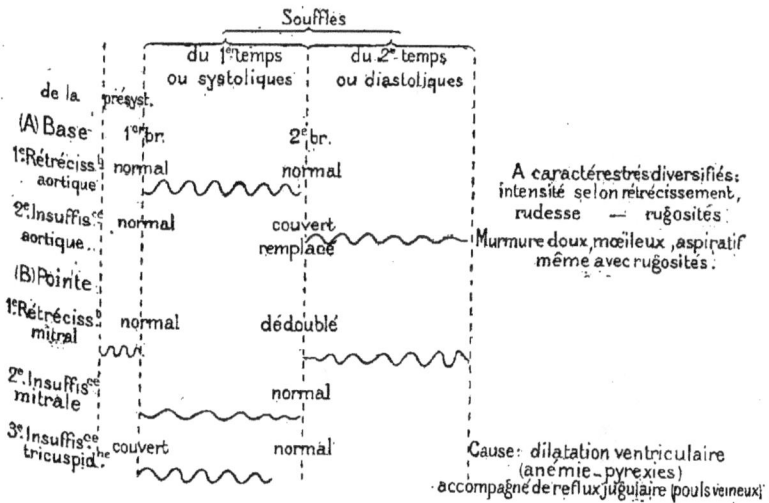

Fig. 119. — Schéma des souffles cardiaques.

B. Pulsation cardiaque. — Dans l'étude du rythme du cœur par la cardiographie (voir p. 282), que nous avons faite, l'analyse du tracé de la pulsation cardiaque chez les grands animaux nous a fourni l'expression de presque tous les actes qui se passent dans une révolution cardiaque, à savoir : *a*, début de la systole ventriculaire ; *b*, sa fin ; *c*, durée relative de cette systole par rapport à la diastole ; *d*, changement de volume des ventricules pendant ces deux phases de la révolution du cœur ; *e*, moments des clôtures valvulaires, etc. C'est donc à l'interprétation exacte du tracé de la pulsation, par la cardiographie chez l'homme, que le physiologiste et le médecin doivent s'attacher.

Mécanisme de la pulsation cardiaque. — Le choc du cœur ou pulsation cardiaque consiste dans l'ébranlement qu'on ressent contre les parois thoraciques, en appliquant la main sur la région précordiale, au niveau du cinquième espace intercostal gauche, un peu en dedans et en bas du mamelon, chez l'homme. Le même phénomène s'observe chez les autres mammifères.

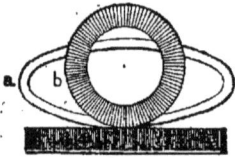

Fig. 120. — Coupe schématique du ventricule.

a, en diastole ; — *b*, en systole.

Cette pulsation n'est pas due à un choc du cœur, dont la pointe, par un mouvement de locomotion, viendrait frapper périodiquement la paroi thoracique, puisqu'il n'y a jamais séparation entre ces deux parties. Elle tient essentiellement au changement brusque qui se fait pendant la systole, dans la forme et la consistance des ventricules. Ces poches musculaires durcissent et s'arrondissent, et en augmentant de diamètre antéro-postérieur (fig. 120), elles viennent presser ainsi plus fortement contre les parois thoraciques (J. Müller, Donders, Ludwig, Marey).

Inscription de la pulsation chez l'homme. — Marey a construit des instruments appelés cardiographes, et qui, appliqués à la région précordiale, traduisent graphiquement les changements de consistance et de volume des ventricules. L'explorateur à tambour (fig. 121) représente un de ces instruments. C'est une capsule de tambour à levier, mais dont la membrane de caoutchouc qui le ferme inférieurement porte un disque d'aluminium, avec un bouton central saillant.

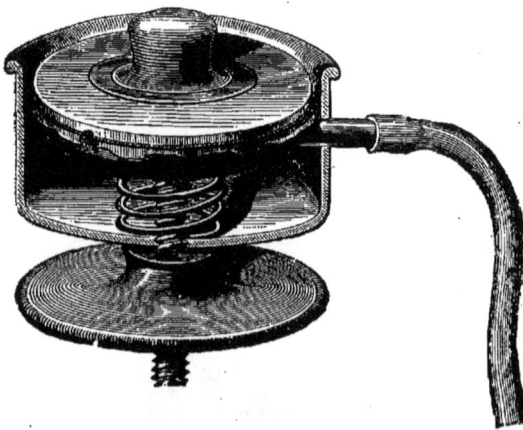

Fig. 121. — Explorateur à tambour pour la pulsation du cœur.

La capsule est renfermée dans une cloche en bois, fendue sur le côté pour laisser passer le tube latéral du tambour. Elle est munie d'une vis qui traverse le fond de la cloche, et séparée du fond par un ressort à boudin; de cette façon, en tournant à droite ou à gauche l'écrou de réglage extérieur, on donne à la capsule telle position qu'il convient dans la cloche, faisant ainsi saillir plus ou moins le bouton du tambour. Pour l'expérience, on applique la cloche de bois par ses bords contre les parois de la poitrine, de telle sorte que le bouton saillant repose sur le point à explorer en déprimant et déformant au travers des

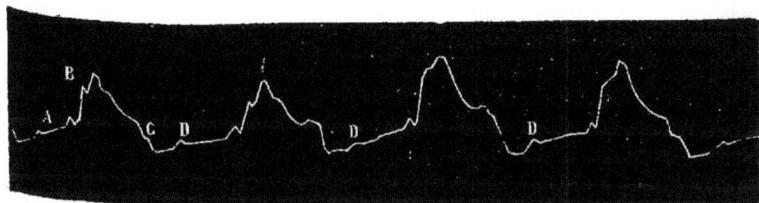

Fig. 122. — Tracé de la pulsation du cœur de l'homme sain.

A, réplétion; B, systole du ventricule; C, clôture des sigmoïdes; D, flot de l'oreillette.

parois thoraciques le ventricule ; le tambour, par l'intermédiaire du bouton appliqué sur sa membrane, subira donc les changements de consistance et de volume du ventricule, et les transmettra à un tambour à levier conjugué avec lui et qui les inscrira sur le cylindre enregistreur. On obtient ainsi le tracé de la pulsation chez l'homme sain ou malade. La figure 122 donne le graphique de la pulsation à l'état sain; on voit qu'il offre la ressemblance la plus parfaite avec celui obtenu chez le cheval par un procédé analogue et représenté figure 114.

II. — PHÉNOMÈNES DE LA CIRCULATION DU SANG DANS LES ARTÈRES

De même que dans l'étude du fonctionnement du cœur, nous ne nous sommes occupés, jusqu'ici, que du rôle mécanique de cet organe, c'est-à-dire du *jeu régulier de la pompe cardiaque* destinée à opérer la propulsion du sang des veines dans les artères, de même dans l'étude qui va suivre, il ne sera question que des conditions physiques qui règlent le cours du sang dans les artères. Ces tuyaux sont *élastiques*, et par leur division en un nombre infini de branches de plus en plus ténues, ils forment un système de conduites qui va s'élargissant graduellement du centre à la périphérie. (Voir *Cônes à bases capillaires*, p. 264.) Par cette propriété physique, l'élasticité combinée à la disposition anatomique des artères, et par suite de l'action du cœur, plusieurs buts importants sont atteints, à savoir :

1° L'établissement d'une différence de pression entre les artères et les veines, d'où résulte le mouvement continu du sang dans les vaisseaux;

2° L'uniformisation, et 3° le ralentissement du mouvement du sang dans les vaisseaux capillaires, si nécessaire à l'accomplissement des fonctions du sang dans ce système, ainsi qu'à l'excitation vitale des tissus;

4° La diminution du travail du cœur par la suppression d'un certain nombre des résistances que le cœur aurait à surmonter pour opérer une circulation donnée si les vaisseaux étaient inélastiques.

L'étude actuelle de la circulation artérielle consistera donc dans l'examen des rôles divers de l'élasticité des artères dans le mouvement du sang (*tension et vitesse*), renvoyant au chapitre du *Système neuro-musculaire artériel*, pour tout ce qui a trait à l'influence de la *contractilité* de ces vaisseaux sur la circulation.

1° Rôles divers de l'élasticité artérielle.

L'élasticité artérielle établit entre les artères et les veines la différence de pression indispensable pour le mouvement du sang dans l'appareil circulatoire. — Nous avons déjà dit (voir p. 269) comment s'établit la tension artérielle sous les influences combinées de l'impulsion du cœur et des résistances que les capillaires opposent au passage du sang. Il ne sera pas inutile de revenir sur ce point important et de compléter l'étude du rôle de l'élasticité des artères dans le mouvement du sang.

A chaque systole ventriculaire, une ondée de 100 à 150 grammes de sang passe dans les artères. Si les vaisseaux avaient des parois *inextensibles*, la colonne sanguine qu'ils renferment, en vertu même de l'incompressibilité des liquides, devrait être ébranlée et refoulée tout d'une pièce, comme un cylindre solide qu'on pousserait par une de ses extrémités, et il ne pourrait entrer dans l'artère qu'une quantité de sang exactement équivalente à celle qui s'écoulerait à chaque moment par les capillaires. Le déplacement sanguin, en rapport d'ailleurs avec la longueur de l'ondée ventriculaire, cesserait donc immédiatement dès que le coup de piston donné par la pompe cardiaque serait achevé. Mais il est facile de concevoir que les fonctions du sang et des tissus ne sauraient s'accomplir dans de semblables conditions, et que, par exemple, le système nerveux qui, pour ses manifestations normales, a besoin d'une excitation incessante et continue du sang, ne pourrait fonctionner avec les *chocs* qui, à chaque contraction du cœur, résulteraient de l'ébranlement de toute la masse sanguine. Un tel mode de circulation ne peut d'ailleurs exister dans l'économie animale. Avec la faible durée de sa systole (1/3 de seconde) et le développement limité de sa force musculaire, le ventricule ne pourrait surmonter les résistances *énormes* provenant tant de l'inertie que des frottements, pour faire passer du repos au mouvement la masse entière du sang, à chacune de ses contractions. Il n'en est pas ainsi; grâce à l'élasticité des vaisseaux, le cœur n'a pas à vaincre toutes les résistances au moment de sa systole. En logeant son ondée dans l'aorte, le ventricule ne dépense pas toute la force qu'il déploie à pousser la colonne liquide contenue dans les artères; une partie de cette force sert à dilater le vaisseau, à développer dans les parois artérielles une force élastique qui, agissant comme un ressort toujours tendu, pressera sur le sang et le fera progresser même pendant le repos du cœur.

Pour bien comprendre l'établissement de la tension artérielle, il faut, comme nous l'avons dit, se représenter le sang répandu d'une manière uniforme dans tout l'appareil circulatoire, après un arrêt provoqué du cœur. Si l'on a mis en communication avec une artère un de ces manomètres qu'on emploie en physique et en physiologie pour mesurer les pressions et un autre semblable en communication avec une veine, on voit que la pression, à peine supérieure à zéro, est égale dans les deux vaisseaux. Laisse-t-on partir les contractions du cœur, des ondées sanguines successives sont envoyées dans les artères. Par suite de la grande extensibilité du système artériel dans son ensemble, les premières ondées sanguines resteront presque tout entières dans les artères, et il ne passera d'abord que peu de sang au travers du réseau capillaire, la force de retrait des artères n'étant pas encore très développée, par rapport aux résistances énormes que les petits vaisseaux opposent au passage du fluide sanguin. Mais à mesure que les artères se rempliront, leur force élastique ou de *retrait* ira en augmentant. Le sang recevant de ce retrait élastique des artères une pression qui le pousse vers la périphérie avec une énergie croissante, la quantité de liquide qui traverse les vaisseaux capillaires sera donc de plus en plus grande. La pression ou tension artérielle ira ainsi grandissant jusqu'à ce qu'elle soit devenue suffisante pour faire écouler entre deux systoles du cœur juste autant de sang qu'en envoie chacun de ces afflux dans les vaisseaux. Dès lors, un régime régulier est établi, une différence constante de pression, accusée par les manomètres, existe entre les artères et les veines; c'est cette tension qui est la cause du mouvement du sang des artères dans les veines, en produisant un écoulement constant au travers des capillaires.

L'élasticité artérielle régularise le cours du sang et diminue l'intermittence de l'action du cœur. — La régularisation et l'uniformisation graduelle du cours du sang dans les vaisseaux est la conséquence de ce que nous venons de dire, relativement à l'établissement de la tension artérielle.

En examinant au microscope la circulation du sang dans les vaisseaux, soit de la grande, soit de la petite circulation (voir plus loin), on constate que le mouvement est d'une continuité parfaite, et que les globules cheminent d'un mouvement uniforme dans les capillaires et les veines. Au contraire, dans les petites artères, le sang est encore animé de saccades correspondant aux impulsions du cœur. De même si on ouvre sur un animal vivant des artères plus ou moins éloignées du cœur, le jet continu d'ailleurs du sang est d'autant moins saccadé que l'artère est plus éloignée du cœur. Le mouvement du sang se transforme donc dans son trajet du cœur aux extrémités, en passant par tous les intermédiaires entre l'intermittence franche de l'ondée sanguine dans les vaisseaux au voisinage du cœur, et l'uniformité parfaite dans les réseaux capillaires. Ces constatations avaient été faites depuis longtemps par les physiologistes qui avaient cherché à expliquer par l'élasticité des artères les transformations de mouvement qui changent les impulsions intermittentes du ventricule en un courant continu dans les petits vaisseaux. Ils ne manquaient pas de comparer ce qui se passe alors dans les vaisseaux, avec ce qui se passe dans certaines machines (pompe à incendie et autres) dont l'action est rendue continue d'une manière analogue. Nous aurons à revenir bientôt, à propos de l'étude du pouls artériel, sur la transformation du mouvement du sang dans les artères, par décroissance graduelle des saccades, de l'origine à la fin du système artériel, et cela lorsque nous aurons fait une étude plus détaillée du mouvement

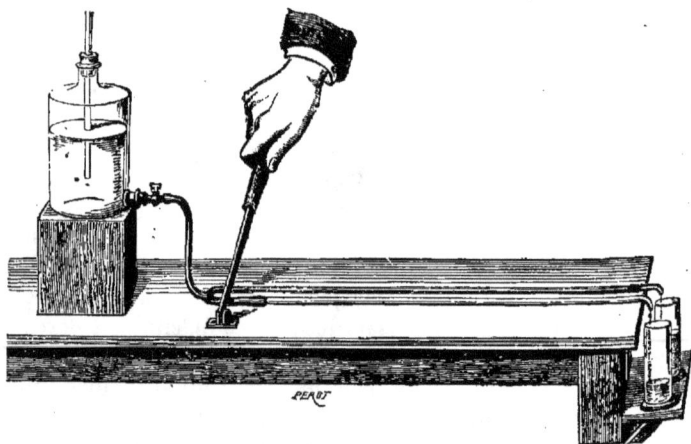

Fig. 123. — Expérience destinée à montrer comment l'élasticité des artères modifie le mouvement du sang.

et de la pression du sang dans les artères. Pour le moment nous nous contenterons de reproduire artificiellement cet effet de l'élasticité artérielle par l'expérience suivante de Marey. Soit un flacon de Mariotte (fig. 123) élevé sur un support. De la tubulure inférieure munie d'un robinet part un tube flexible, mais non élastique. Ce tube se bifurque en deux branches dont l'une se continue avec un tube rigide de verre, l'autre avec un tube de caoutchouc, à parois minces, et très élastiques. Ces deux tubes se terminent par des ajutages étroits de même calibre, qui versent le liquide dans deux éprouvettes, un levier compresseur qu'on abaisse et qu'on élève avec la main, permet de supprimer et de rétablir alternativement la communication des tubes avec le flacon de Mariotte; si on crée ainsi des afflux intermittents plus ou moins rapides, on voit :

1° Que le tube de verre émet à son orifice d'écoulement des jets de liquide intermittents comme les flux eux-mêmes ;

2° Que le tube élastique donne un écoulement continu et régulier, c'est-à-dire qu'il a transformé, par suite de l'élasticité de ses parois, le mouvement intermittent qu'il avait reçu.

L'élasticité artérielle favorise l'action du cœur en diminuant les résistances que cet organe doit surmonter. — L'élasticité n'a pas seulement pour effet de régulariser le cours du sang dans la portion périphérique du système artériel, elle influe aussi sur la quantité de liquide débitée par les systèmes capillaires, sous un effort cardiaque donné.

Cet effet de l'élasticité a été longtemps contesté par les physiologistes. Il semblait qu'admettre une pareille influence de l'élasticité sur le débit, c'était se ranger à l'opinion erronée des physiologistes qui, comme Prochaska, regardaient le retrait élastique des artères qui continuent de pousser le sang pendant le repos du cœur, comme une force additionnelle de l'impulsion cardiaque. Mais s'il est vrai, comme l'avait fait déjà remarquer Spallanzani, et Bérard après lui, que le retrait élastique des artères n'est que la restitution de la force *empruntée* à l'action du cœur lui-même, et que par conséquent il n'y a, et il ne peut rien y avoir d'ajouté par l'élasticité des artères, à la somme des forces impulsives du sang vers la périphérie, cette force élastique, en rendant le cours du sang continu, diminue les résistances que le sang éprouve à pénétrer dans les artères, et par conséquent favorise le cours du sang. (Voir plus haut.) La démonstration de ce fait a été expérimentalement donnée par Marey, qui a fait voir que, dans le cas d'afflux *intermittents* de liquide dans un conduit d'un calibre donné, l'élasticité du conduit augmente la quantité de liquide débitée sous une pression donnée.

Reprenons l'appareil décrit ci-dessus (fig. 123). Si on ouvre le robinet et qu'on laisse l'écoulement s'établir d'une manière continue, la quantité de liquide versé par les deux tubes sera égale, les ajutages d'écoulement étant eux-mêmes égaux ; mais si, comme il a été dit, on ouvre et ferme alternativement les branches d'afflux en élevant et abaissant alternativement le compresseur, si on rend les afflux intermittents, le tube élastique verse alors beaucoup plus de liquide que le tube inerte, cela tient à ce que, *pendant les afflux intermittents*, le liquide pénètre plus abondamment dans le tube élastique que dans l'autre.

La circulation sanguine étant précisément dans les conditions d'afflux ci-dessus, on doit en conclure que l'élasticité des artères, permet à ces vaisseaux de recevoir plus facilement et plus abondamment le sang que le cœur leur envoie ; ou en d'autres termes, que le cœur éprouve moins de peine à se vider dans les artères très élastiques que dans les artères qui ont perdu leur extensibilité.

Les faits pathologiques viennent confirmer d'ailleurs ces déductions physiologiques. Le ventricule gauche du cœur, de même que tout muscle qui travaille d'une façon exagérée, s'hypertrophie quand un obstacle s'oppose d'une manière permanente à l'évacuation de son ondée sanguine comme dans le rétrécissement de l'orifice aortique. Telle est également la raison de l'hypertrophie constante du ventricule aortique que l'on rencontre chez les vieillards, par suite de l'ossification sénile normale des artères.

2° Etude spéciale de la tension artérielle ou pression du sang dans les artères.

Manomètres. — Il résulte de ce que nous avons dit sur l'élasticité artérielle, son développement, ses effets, que les expressions de *force élastique des artères, de tension artérielle, de pression du sang dans les artères* sont des mots synonymes, qu'on peut employer indifféremment. Le sang, contenu dans les parois distendues, violentées, des vaisseaux, transmet également et dans tous les sens la pression de ces parois. La pression du sang n'est donc autre chose que la réaction actuelle de l'élasticité des parois des vaisseaux. C'est cette force élastique des parois vasculaires qui fait jaillir à distance le sang par une plaie faite à l'artère, c'est cette même force qui fait monter le mercure dans le tube manométrique qu'on met en communication avec le vaisseau; c'est elle enfin qui à l'état normal porte toute son action pour

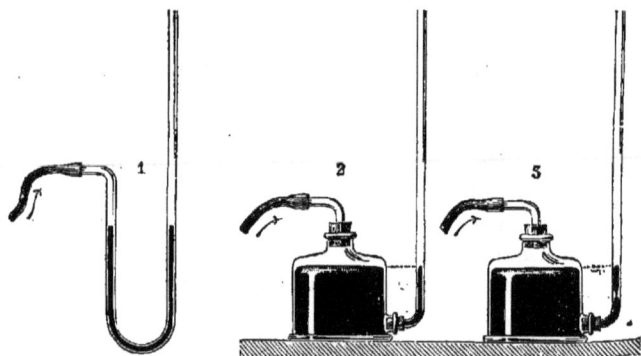

Fig. 124. — Différentes espèces de manomètres.

1. Manomètre de Poiseuille; — 2. Manomètre de Magendie; — 3. Manomètre compensateur de Marey.

pousser le sang au travers des vaisseaux capillaires. Par suite de l'écoulement du sang dans les veines, les artères se vident et se détendent constamment, et la tension artérielle tomberait bientôt, si, par des ondées successives, le cœur ne réparait incessamment les pertes. Cette tension artérielle est donc des plus importantes à étudier, puisqu'elle représente la force en vertu de laquelle, chez tous les animaux, le sang progresse dans les petits vaisseaux, et que c'est elle également qui intervient pour la production des ondes qui constituent le pouls des artères.

Sa mesure au moyen des manomètres. — Les physiologistes ont cherché à mesurer au moyen des manomètres la tension artérielle avec ses variations.

C'est Hales, physiologiste anglais, qui le premier (1744) eut l'idée d'appliquer un manomètre à l'artère d'un animal vivant. Pour mesurer la pression du sang dans les artères, Hales eut recours à un piézomètre semblable à ceux que Bernouilli, quelques années auparavant (1738), avait employés pour déterminer les pressions des liquides dans les diverses sections des tuyaux de conduite. Le piézomètre de Hales est le plus simple des manomètres et consiste en un long tube de verre placé verticalement sur le trajet d'une artère comme les piézomètres de Bernouilli sur le tuyau de conduite. Hales vit s'élever rapidement le sang dans le tube à une hauteur de 2m,50, osciller à ce niveau d'une manière rythmique avec les contractions du cœur : la pression sanguine dans les artères faisait donc équilibre à cette colonne liquide.

Au manomètre encombrant de Hales, Poiseuille substitua le manomètre des physiciens (fig. 124), c'est-à-dire un tube en U à moitié rempli de mercure et dont une des branches recourbée horizontalement est mise en communication, par l'intermédiaire d'un tube flexible et inextensible, avec le bout central de l'artère dont on se propose de déterminer la tension. Pour éviter la compression de l'air et retarder la coagulation du sang dans le tube manométrique, la portion de ce tube comprise entre l'ajutage introduit dans l'artère et la surface mercurielle de la courte branche, est remplie d'une dissolution de sulfate ou carbonate de soude d'une densité déterminée (1,080). La pression du sang sur la colonne mercurielle faisait baisser le niveau dans la branche artérielle du manomètre et l'élevait dans l'autre, et la valeur de cette pression était donnée par la différence des niveaux du mercure dans les deux branches.

Une autre disposition du manomètre à mercure est celle adoptée par Magendie (hémomètre ou cardiomètre de Magendie, fig. 124). C'est au fond le manomètre Poiseuille dans lequel la courte branche est remplacée par un large flacon en partie rempli de mercure. Le reste est rempli de solution saline et reçoit par un tube la pression du sang artériel. Grâce à l'étendue considérable de la surface mercurielle dans le flacon, par rapport à celle du tube vertical, le déplacement mercuriel dans le flacon est négligeable, et se produit presque exclusivement dans la branche ascendante : l'élévation de la colonne mercurielle dans cette branche au-dessus de son niveau primitif (zéro) mesurera donc la valeur de la pression en centimètres de mercure. Ce manomètre a un avantage marqué sur celui de Poiseuille : c'est de diminuer autant que possible la masse de mercure à mettre en mouvement, et par suite la perte partielle de la force qui opère ce mouvement. Il traduira donc avec plus de rapidité et par conséquent de fidélité les variations de la pression isochrones aux pulsations cardiaques.

Le manomètre compensateur de Marey est un cardiomètre dont le tube ascendant présente vers sa partie inférieure un étranglement capillaire ou un robinet destiné à rétrécir plus ou moins le passage du mercure de la cuve dans la branche (fig. 124). Ce manomètre, en éteignant les oscillations propres du mercure qui faussent plus ou moins les indications des autres manomètres (celui de Poiseuille surtout), donne exactement la pression moyenne. (Voir plus loin, p. 307.)

Manomètres inscripteurs. — Il est difficile, à l'inspection de la colonne mercurielle du manomètre de Poiseuille ou de Magendie, de suivre exactement les variations de la pression du sang dans les artères, et surtout les variations de cette pression qui correspondent aux pulsations du cœur, quand celles-ci sont très fréquentes. Il y a dans la difficulté de ces observations des causes d'erreur nombreuses, qui seront évitées par l'inscription automatique de la pression sanguine et de ses variations. C'est au plus grand physiologiste de l'Allemagne, à Ludwig, qu'on doit d'avoir doté la physiologie de la méthode d'inscription automatique des indications du manomètre à mercure.

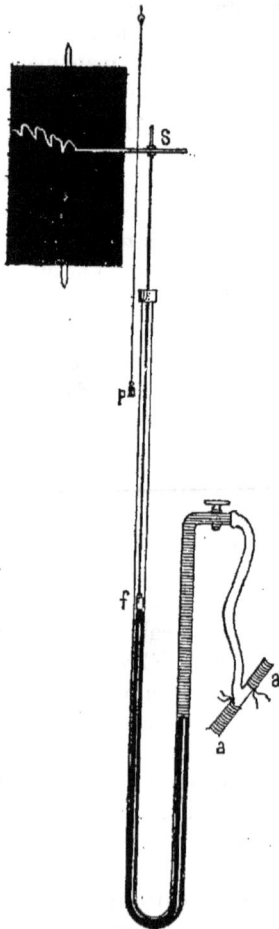

Fig. 125. — Kymographe de C. Ludwig.

Le kymographion de Ludwig (fig. 125) est l'hémodynamomètre de Poiseuille, transformé en hémodynamographe. Pour cela un flotteur d'ivoire (*f*), muni d'une tige longue et légère, flotte à la surface du mercure contenu dans la longue branche du manomètre, et en suit exactement toutes les oscillations sans la quitter. La tige du flotteur porte à son extrémité extérieure un stylet horizontal (*s*) destiné à inscrire sur le papier noirci du cylindre enregistreur les oscillations de la colonne mercurielle. Un dispositif absolument semblable fera du cardiomètre de Magendie un manomètre enregistreur. Le grand avantage des manomètres à mercure enregistreurs, c'est de fournir des tracés, toujours comparables entre eux, et sur lesquels il est facile de lire les valeurs réelles de la pression et de ses variations, en centimètres et millimètres de mercure, par les distances verticales qui séparent les maxima et les minima de pression de la ligne de zéro des manomètres. Il faut avoir toutefois bien présent à l'esprit que le kymographion de Ludwig n'inscrit que les demi-pressions; pour avoir les pressions réelles, il faut doubler les hauteurs verticalement mesurées des indications du tracé. Le cardiographe au contraire marque directement les pressions réelles.

Le tracé (fig. 126), obtenu au moyen du kymographion de Ludwig, montre les deux ordres d'oscillations que subit la pression du sang dans la carotide, sous l'influence des systoles du cœur (petites oscillations), et de la respiration (grandes oscillations).

Manomètres élastiques. — On emploie fréquemment dans les expériences physiologiques les manomètres dits élastiques. La construction de ces mano-

mètres est basée sur ce principe qu'on peut toujours, au point de vue mécanique, remplacer l'action d'un poids par celle d'un ressort. Ces instruments
fournissent des indications relatives suffisantes dans beaucoup de cas. Mais

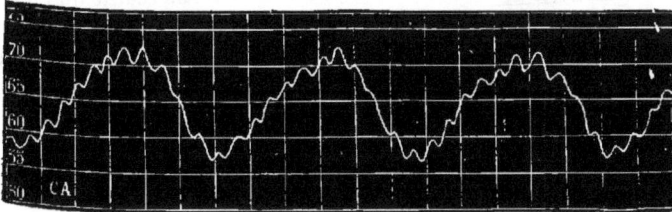

Fig. 126. — Tracé carotidien du chien obtenu par le kymographe.

on pourra toujours en tirer des indications réelles à la condition de les graduer préalablement par comparaison avec un manomètre à mercure.
Le *sphygmoscope* de Chauveau et Marey (fig. 127) consiste en une ampoule
de caoutchouc remplie d'un liquide sur lequel, par l'intermédiaire d'un tube,

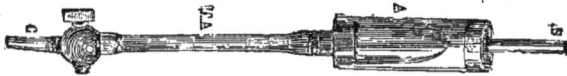

Fig. 127. — Sphygmoscope de Marey.

on fait agir la pression du sang. Si cette ampoule est renfermée dans un manchon de verre qui communique avec un tambour à levier, les changements

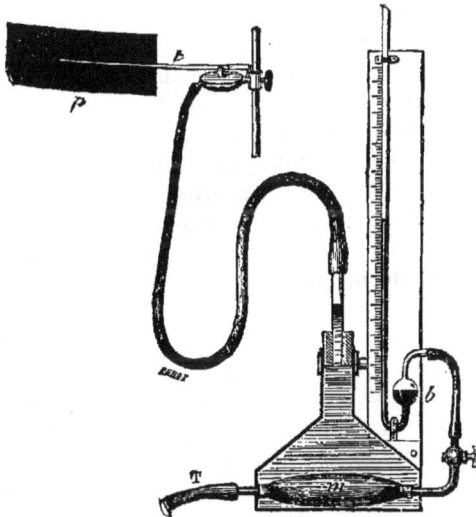

Fig. 128. — Manomètre métallique inscripteur.

de volume de l'ampoule, sous l'influence des variations de pression du sang, produiront des déplacements d'air que le levier du tambour inscripteur marquera.

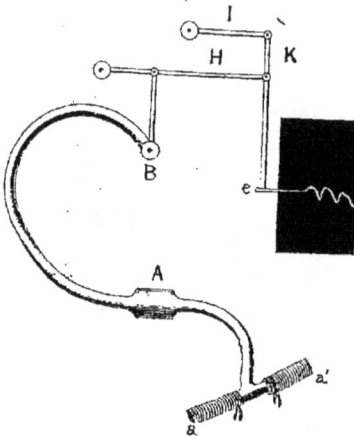

Fig. 129. — Kymographe à ressort de Fick.

Le manomètre métallique inscripteur de Marey n'est en réalité qu'un sphygmoscope dans lequel l'ampoule de caoutchouc est remplacée par une capsule de baromètre anéroïde (fig. 128.)

Le kymographion à ressort de Fick est basé sur le principe du manomètre de Bourdon : Il se compose d'un ressort creux en demi-cercle, qui tend à se redresser quand la pression augmente à son intérieur. L'extrémité fixe (A) du ressort rempli de liquide communique par un tube à ajutage en T avec une artère (aa'); l'autre extrémité (B) du ressort est mobile et rattachée à un système de leviers articulés (HIK) qui mettent en mouvement une pointe écrivante (e), dont les déplacements verticaux enregistrent en les amplifiant les déplacements de l'extrémité b mobile du ressort (fig. 129).

Des éléments de la courbe de la tension artérielle et de leurs variations dans les artères à mesure qu'on s'éloigne du cœur. — Lorsque, par le moyen d'un des appareils que nous venons de décrire, l'hémomètre inscripteur, par exemple, on

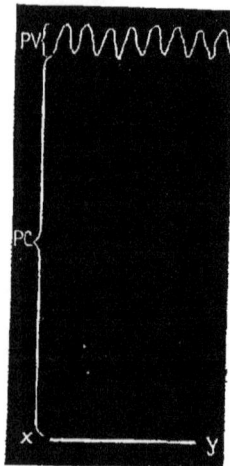

Fig. 130. — Pression constante (P C) et pression variable (P V) dans un tracé manométrique (carotide du chat).

recueille sur le papier noirci du cylindre tournant la courbe des pressions d'une grosse artère (fémorale ou carotide), on obtient le tracé (fig. 130) dans lequel la ligne $x\,y$ indique le zéro du manomètre, et la ligne ondulée, la courbe des pressions. On reconnaît que cette courbe présente deux éléments distincts : 1° un élément qu'on peut appeler constant Pc, parce qu'il correspond à la hauteur qui sépare le zéro du manomètre du point minimum auquel s'arrêtent les oscillations du mercure : c'est la pression; l'élément variable (PV) correspond à la hauteur ou amplitude des oscillations.

Comme les oscillations de la courbe correspondent aux pulsations du cœur, qu'elles sont le résultat de l'augmentation de tension artérielle qui suit le passage de l'ondée sanguine ventriculaire dans l'aorte, on a coutume quelquefois de désigner, sous le nom de tension ou pression artérielle, l'élément constant et *pression cardiaque* l'élément variable. Ces expressions séparent arbitrairement peut-être deux effets d'une même cause, puisque, ainsi que nous le savons, ces deux éléments de la pression du sang dans les artères sont causés chacun par l'*action unique du ventricule gauche*. L'élément constant ou pression constante est le résultat de la transformation d'une portion de la force cardiaque qui, au lieu d'être employée à déplacer directement la colonne liquide, est emmagasinée sous forme de tension des artères. Les parois de ces vaisseaux, toujours tendues, réagissent comme un ressort sur le sang qui se trouve incessamment poussé vers la périphérie, même pendant le repos du cœur. L'oscillation ou pression variable est le résultat de la contraction actuelle du ventricule. L'énergie ventriculaire, déployée pour opérer ce renforcement de la pression constante, se sépare en deux portions ; l'une, employée à faire progresser directement le sang, l'autre à remonter le ressort légèrement détendu par le passage du sang dans les capillaires pendant la diastole cardiaque.

Il ne faut pas confondre avec la pression constante la *pression moyenne*. Si la courbe de pression offrait toujours la régularité du tracé (fig. 130), c'est-à-dire des oscillations cardiaques de même amplitude au-dessus du niveau de pression réellement constant, la pression moyenne serait obtenue en divisant par deux la somme des hauteurs maxima et minima de pression. Mais il n'en est pas ainsi généralement : l'amplitude des oscillations est variable, et la ligne d'ensemble qui exprime le niveau général des pulsations offre elle-même des ondulations qui sont dues à l'influence que la respiration exerce sur la tension artérielle. (Voir plus loin.) Pour déduire la tension moyenne artérielle de la courbe sinueuse donnée par le kymographe, Volkmann s'est servi du procédé employé en météorologie quand on veut prendre la moyenne du tracé d'un instrument à indications continues : aux deux extrémités de la ligne de zéro, représentant la ligne des abscisses, on élève deux ordonnées perpendiculaires. On découpe alors la figure formée par la courbe, les ordonnées et la ligne des abscisses, sur du papier d'une épaisseur homogène, assez grande, et on le pèse. On a déterminé d'autre part le poids de l'unité de surface du papier employé : autant de fois ce poids est contenu dans le premier, autant de fois la figure contient d'unités de surface. En divisant alors la surface trouvée par la base, c'est-à-dire par la longueur de la ligne des ordonnées, on obtient la hauteur d'un rectangle équivalent à cette surface ; et cette hauteur est la moitié de la pression moyenne cherchée.

L'emploi d'un mauvais procédé de mensuration de la pression moyenne, joint à la difficulté qu'il y a d'observer directement les variations rapides du manomètre, explique l'erreur grossière de Poiseuille qui a cru que la tension moyenne était la même pour toutes les artères. Cette opinion est contraire aux lois de la physique, car nous savons que toutes les fois qu'il y a écoulement de liquide dans un tuyau de conduite, la pression diminue graduellement dans toute la longueur du tuyau à mesure qu'on s'éloigne de l'orifice par lequel le liquide pénètre. L'élasticité des conduits et l'intermittence des afflux ne changent rien aux lois générales du mouvement des liquides, établies par Bernouilli depuis bientôt deux cents ans. L'expérience sur ces divers points a confirmé la théorie, et montré dans les vaisseaux de l'animal vivant, comme dans des tuyaux de conduite, l'abaissement progressif de la tension moyenne du sang à mesure qu'on s'éloigne du cœur.

Par son procédé de mesure, Volkmann a trouvé les chiffres suivants pour les artères :

Carotide	(chien).	172 millim.	(veau).	116 millim.
Fémorale	—	165 —	—	» —
Métatarsienne	—	» —	—	87 —

Des résultats concordants ont été obtenus par tous les physiologistes, par Marey, au moyen de son manomètre compensateur, par Bernard, au moyen de son manomètre différentiel. Ce dernier instrument n'est qu'un manomètre en U ordinaire, sur les branches duquel on fait agir réciproquement la pression des artères qu'on veut comparer entre elles : si les pressions sont inégales, le mercure se porte du côté de la pression la plus faible.

La figure 131 qui représente la pression dans les artères, carotide, fémorale et tibiale chez le chat, montre les mêmes faits. Elle met bien en évidence également la décroissance des saccades ou oscillations cardiaques, à mesure que l'artère examinée se rapproche de la périphérie.

Les grandes résistances que le sang éprouve à traverser les vaisseaux capillaires expliquent la faible diminution de la pression moyenne du sang qu'on observe de l'origine du trajet artériel à sa fin, par suite de l'élévation de la tension en aval. Mais ces résistances, variables d'ailleurs avec le resserrement ou la dilatation des petits vaisseaux (voir plus loin), ne sauraient dans aucun cas niveler la pression dans tout le système artériel, puisque dans les conditions physiologiques elles ne s'opposent jamais à l'écoulement du sang qui ne peut être que plus ou moins ralenti.

Fig. 131. — Pression sanguine simultanément dans la carotide, la fémorale et la tibiale (chat).

Toutes choses étant égales d'ailleurs du côté des afflux, on voit, d'après ce qui précède : 1° que la pression moyenne du sang, dans toutes les conditions normales de circulation, va sans cesse en diminuant du centre à la périphérie, comme du reste la pression variable ; 2° que la décroissance de la pression est d'autant moins rapide que les petits vaisseaux opposent par leur resserrement plus d'obstacle à l'écoulement du sang ; que par conséquent la pression du sang est en rapport inverse avec la vitesse du courant sanguin.

Si nous comparons, au point de vue des transformations que subissent d'un bout à l'autre du système élastique des artères le mouvement et la pression du sang, nous pouvons faire le rapprochement le plus saisissant : à l'origine des artères, le sang qui repose sur les valvules sigmoïdes fermées est parfaitement immobile et soumis à une pression constante élevée, jusqu'à la nouvelle systole qui élève brusquement la pression et lance le sang en avant ; à la sortie des artères, au contraire, le sang, soumis à une pression uniforme et abaissée, coule avec une continuité et une régularité parfaites. Le schéma suivant fait bien comprendre les diverses phases de la décroissance et de l'uniformisation graduelle du mouvement et de la pression du sang de l'aorte aux capillaires.

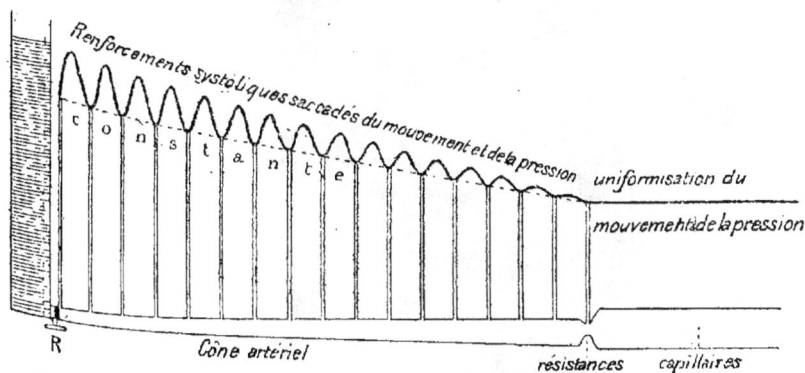

Fig. 132. — Schéma de l'uniformisation du mouvement et de la pression du sang dans les artères.

On ne peut assigner à la pression moyenne non plus qu'aux éléments de cette pression une valeur absolue pour une artère donnée, puisque cette pression varie pour ainsi dire à chaque instant, par les variations physiologiques des résistances périphériques. On peut néanmoins accepter le chiffre de 12 à 15 centimètres de mercure, comme exprimant la tension artérielle moyenne chez les mammifères et chez l'homme.

Comme la tension artérielle est la force dérivée du cœur qui, chez tous les animaux, est la cause du mouvement du sang, il est intéressant de comparer les éléments de cette pression chez les différents types des animaux vertébrés.

Nous avons rapporté à un même zéro, $x y$, les courbes de la pression du sang prise dans les artères homologues, et de gros calibre, chez les animaux suivants : anguille, grenouille, tortue, canard, cobaye, lapin, chien et cheval. Ces courbes prises au moyen de l'hémomètre de Magendie, disposé pour l'inscription, donnent les valeurs réelles de la pression constante, et l'amplitude des oscillations qu'on appréciera sur l'échelle millimétrique placée en ligne des ordonnées. La fréquence relative des pulsations se mesurera sur la ligne du zéro du manomètre, représentant la ligne des temps.

La figure 133 est très instructive. Elle montre que la tension dans son élévation graduelle ne suit pas l'ordre zoologique de division des animaux.

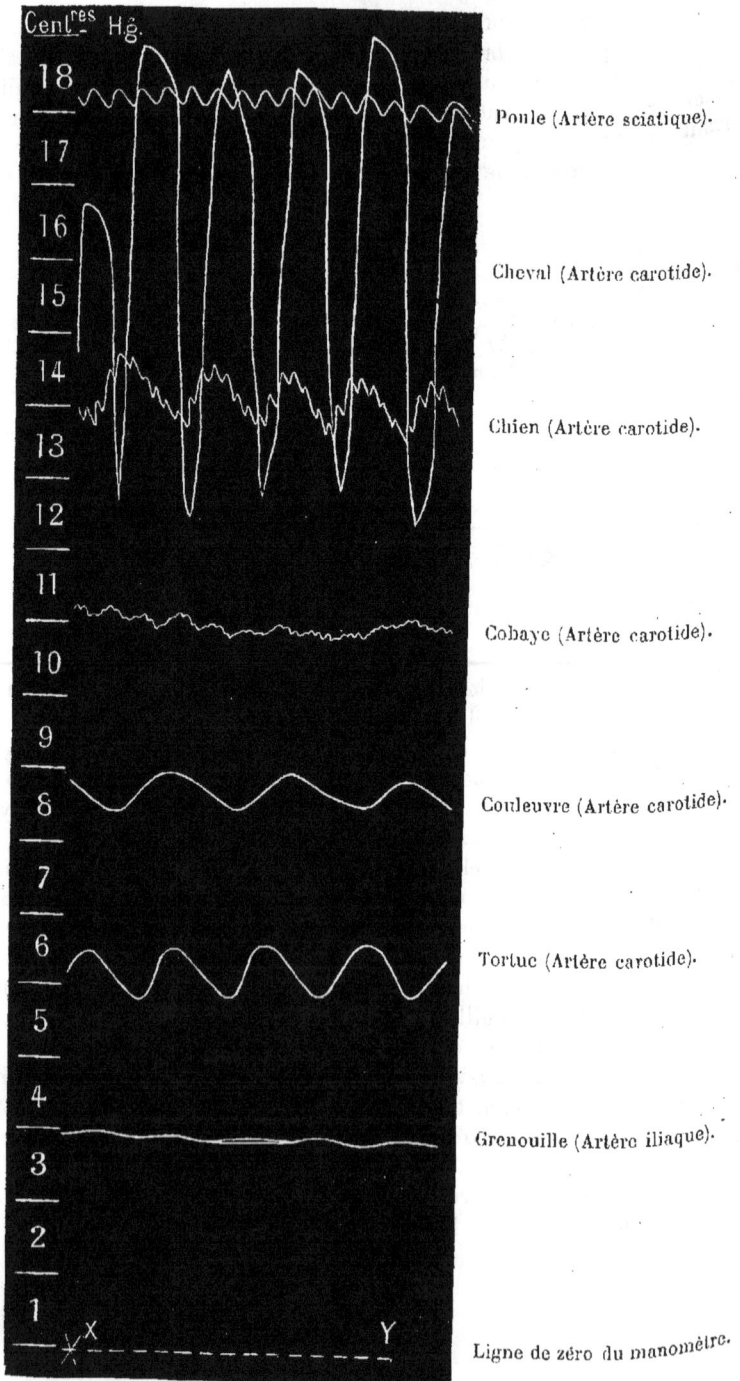

Fig. 133. — Pression du sang dans la série des vertébrés.

Comparaison des phases de la pression aortique, avec celles de la pression ventriculaire. — Quelle que soit la valeur de l'ondée sanguine ventriculaire (100 à 150 centimètres cubes représentant un cylindre de sang de 15 à 20 centimètres de long), elle doit se loger en entier dans le système artériel, dans la durée d'une systole cardiaque, c'est-à-dire en 2 à 3 dixièmes de seconde au maximum. Pour opérer ce passage de l'ondée, le ventricule doit régler son effort sur la résistance à vaincre, et même dépasser cette résistance qui est celle de la pression du sang dans les artères, dans l'aorte pour le ventricule gauche pour prendre un exemple. Or le ventricule par sa contraction ne développe pas tout d'un coup l'énergie suffisante pour surmonter l'obstacle qui presse sur les sigmoïdes (voir p. 276) et, par conséquent, la durée du passage de l'ondée sanguine dans l'aorte doit être plus courte que la durée de la systole elle-même.

Pour apprécier cette durée, il faut comparer entre elles, comme l'ont fait Chauveau et Marey, les phases successives de la pression du sang à l'origine

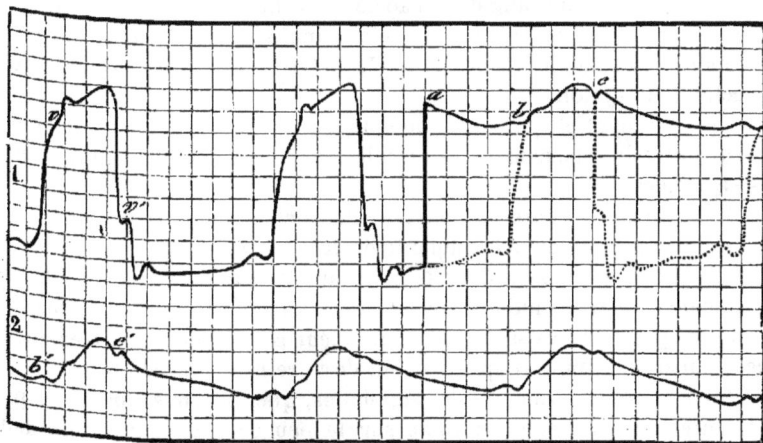

Fig. 134. — Tracés de la pression dans le ventricule gauche et dans l'aorte.

Ligne 1, une sonde manométrique est dans le ventricule gauche : après deux révolutions du cœur, on la fait passer dans l'aorte en *a* ; — Ligne 2, trait fourni par une autre sonde manométrique, maintenue en permanence dans l'aorte.

de l'aorte et dans le ventricule. Pour cela on pourrait prendre simultanément la courbe des pressions dans l'aorte et le ventricule au moyen de la sonde à double courant employée pour le cœur droit (p. 283), mais il est préférable de recueillir successivement, au moyen de la sonde cardiaque à ampoule terminale unique, premièrement la courbe de pression dans le ventricule (1re partie du tracé, ligne 1, fig. 134), puis celle de l'aorte à son origine, en retirant brusquement la sonde pour l'élever au-dessus des sigmoïdes (2e partie du tracé à partir de *a*, et ligne 2). Il est évident que lorsque la pression du sang dans le ventricule est devenue suffisante pour écarter les valvules sigmoïdes, le ventricule et l'aorte ne forment plus qu'une seule cavité remplie de sang soumis à la même pression. Par conséquent la courbe de pression fournie par l'ampoule placée dans l'aorte doit être identique à la courbe de pression donnée par l'ampoule placée dans le ventricule, pendant la partie de sa période systolique correspondant à l'ouverture des sigmoïdes.

Il en est en effet ainsi, et si l'on reconstruit à partir de la deuxième portion du tracé, la courbe de la pression du ventricule (la sonde étant supposée restée dans cette cavité), on obtient le dessin en ponctué de la troisième systole ventriculaire; on voit alors très bien que les deux courbes ont une partie commune b c, ce qui démontre qu'à cet instant, c'est-à-dire lorsque les deux cavités communiquent, la pression est identique au-dessus et au-dessous des sigmoïdes ouvertes. L'examen des deux tracés superposés 1 et 2 montre la justesse de cette interprétation. Le premier effet de la systole ventriculaire est de fermer la valvule mitrale, ce qui se manifeste par un ébranlement léger des sigmoïdes marqué en b' sur le tracé aortique. Le soulèvement de ces valvules n'a lieu que plus tard en v b, lorsque la systole du ventricule a acquis l'énergie suffisante (et un peu supérieure) pour vaincre la pression du sang dans l'aorte, et la dépasser comme le montre le dessin. Le soulèvement v b des sigmoïdes indique donc le début du passage de l'ondée ventriculaire dans l'aorte. Le début de ce passage retarde de 0'',1 sur celui de la systole.

Le soulèvement v' qui a son homologue en c' et qui survient immédiatement après le relâchement ventriculaire, répond évidemment à la clôture des sigmoïdes.

D'un autre côté la durée du passage de l'ondée ventriculaire dans l'aorte est marquée par la partie ascendante de la courbe aortique qui indique une augmentation de pression dans le vaisseau, c'est-à-dire de b à f; la partie descendante du tracé indique que l'ondée sanguine a été logée dans l'aorte et que les parois du vaisseau obéissent à leur retrait élastique. L'examen des tracés superposés montre que f, début de ce retrait, précède le relâchement du ventricule et la fermeture des sigmoïdes, que, par conséquent, les parois intérieures du ventricule contracté sur le peu de sang qui restera dans la cavité, servent de point d'appui au sang poussé vers la périphérie pendant le premier moment du retrait élastique de l'aorte. La durée du passage de l'ondée dans l'aorte (b à f) n'est donc que 0'',2.

Onde pulsatile. — Sa transmission. — Ces divers points étant rigoureusement fixés, il faut chercher à connaître comment se transmet le mouvement et la pression du sang du cœur à la périphérie sous l'influence du passage de l'ondée ventriculaire dans les artères.

Il est évident, d'après ce que nous savons déjà, que cette transmission ne peut se faire simultanément, mais progressivement, puisque la transformation du mouvement et de la pression se fait elle-même d'une manière graduelle du centre à la périphérie. On doit donc s'attendre à ce que le pouls ne batte pas au *même instant* dans toutes les artères de l'économie, et à trouver un retard de ce phénomène d'autant plus marqué que l'artère sera plus éloignée.

On déterminera le retard de plus en plus grand du pouls des artères, à mesure qu'on s'éloigne du cœur, de la même manière qu'on a déterminé le retard du pouls aortique sur la pulsation cardiaque, c'est-à-dire au moyen d'ampoules placées dans les artères, ou de manomètres inscrivant simultanément les variations de la pression dans les divers vaisseaux à comparer.

La figure 135 représente les tracés du pouls du cœur, de l'aorte, de la carotide et de la fémorale chez le cheval. Ces tracés simultanés sont exactement

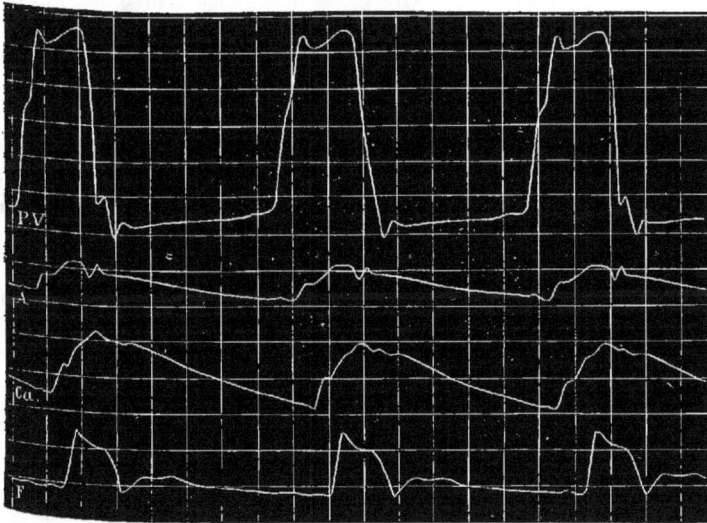

Fig. 135.

P V, courbe de la pression intra-ventriculaire sur le cheval; — A, pouls aortique; — C a, pouls carotidien; — F, pouls fémoral. Les divisions du temps comptées dans le sens transversal correspondent chacune à un dixième de seconde.

superposés de façon à permettre de juger des rapports de succession de chacun de ces mouvements.

Nous n'avons pas à revenir sur l'analyse déjà faite des tracés de la pression intra-ventriculaire et aortique. Nous ferons seulement remarquer le retard du pouls de la carotide sur celui de l'aorte, et celui plus grand encore de la fémorale (0",1). Ce retard du pouls des artères sur celui de l'aorte résulte de ce que la transmission du mouvement des liquides (ou de la pression) dans les tubes élastiques, met un certain temps à s'accomplir.

Reprenons le cœur en diastole. Le ventricule déjà plein, distendu encore par la systole auriculaire, se contracte à son tour. L'ondée sanguine soumise dans le ventricule à une pression croissante, et tout d'un coup supérieure à celle du sang dans l'aorte, écarte les valvules sigmoïdes et pénètre avec vitesse dans le vaisseau (en 0",2 à 0",3 seconde, les 150 grammes de sang de l'ondée doivent être logés dans l'aorte). Pour se loger dans l'artère, la tête de l'ondée sanguine refoule devant elle, du côté de la périphérie, la colonne sanguine auparavant appuyée sur les sigmoïdes, en même temps qu'elle dilate violemment le vaisseau à son origine. Comme la force élastique des artères ou leur résistance à l'extension croît plus vite que la dilatation de ces vaisseaux sous l'influence de l'action du cœur (Wertheim, Marey), ou, si l'on veut, comme il suffit d'une petite quantité de sang en plus dans une artère déjà distendue pour accroître sa tension d'une manière notable, on comprendra que l'introduction des premières parties de l'ondée sanguine, à l'origine de l'aorte, développe en ce point une force de retrait considérable. Mais, par suite du flot grossissant venu du ventricule, la distension de l'aorte se propage rapidement le long des artères, à la manière d'une vague circulaire qui atteint successivement les diverses sections du système artériel, pour les dépasser ensuite, en se fractionnant comme les vaisseaux jusqu'aux dernières ramifications artérielles, où elle vient mourir en s'aplanissant. Si le canal artériel était complètement fermé, l'onde devrait se propager jusqu'au bout sans changer de grosseur, et de là revenir par réflexion. Mais par suite de l'écoulement continu du sang au travers du système capillaire, la charge additionnelle ou le superflu systolique du sang diminue sans cesse dans le système artériel, et il doit disparaître complètement entre deux systoles cardiaques; l'onde que ce superflu avait causée doit donc devenir de plus en plus petite pendant son parcours et nulle à la fin de son trajet. Dans certains cas cependant, l'onde pulsatile va jusque dans les capillaires et les veines, et le mouvement n'est plus continu dans ces vaisseaux : c'est ce que nous verrons se produire dans certains organes en fonction, dans les glandes, dans les tissus enflammés, lorsque, par suite de l'élargissement soudain des artères par actions nerveuses, les résistances sont diminuées dans ces vaisseaux.

La transmission de l'onde pulsatile est distincte de la progression de l'ondée sanguine. Dans ce mécanisme de la transmission du pouls, sous l'influence de l'ondée ventriculaire, il n'y a que le mouvement de transmis sous la forme d'une onde analogue à celle qu'on produit à la surface d'une eau tranquille dans laquelle on jette une pierre; c'est une forme de la substance qui se propage et non la substance elle-même : *unda non est materiæ progrediens, sed forma materiæ progrediens* (Weber). Ce mode de progression de proche en proche de l'impulsion du cœur (et non de l'ondée ventriculaire) est bien autrement rapide que ne l'est le cours du sang lui-même, dont la marche est absolument indépendante du transport de l'onde. C'est pourquoi les artères battent presque en même temps que le cœur lui-même. Cependant il y a une différence appréciable entre les battements des diverses artères, et par suite la vitesse de l'onde pulsatile peut être facilement appréciée elle-même. Ed. Weber a trouvé un retard d'un septième de seconde du pouls de la pédieuse sur celui de la maxillaire externe; il en a déduit la vitesse de l'onde qui est en moyenne de 9 mètres par seconde, de sorte que la vague est plus longue que l'arbre artériel lui-même. La vitesse de propagation de l'ondulation du pouls est tout à fait différente et indépendante de celle du cours du sang. Ainsi, tandis que celle-ci décroît à mesure qu'on s'éloigne du cœur, la vitesse de propagation de l'onde va au contraire en augmentant (Czermack), et cette dernière augmente également avec la tension du système artériel.

De ce que la longueur de l'onde pulsatile est plus grande que celle du système artériel, il résulte que les artères battent toutes pendant la durée de la systole cardiaque, c'est-à-dire pendant le passage de l'ondée ventriculaire.

Le passage de chaque nouvelle ondée dans les artères s'accompagne nécessairement d'une augmentation de la capacité de ce système, augmentation qui s'efface par l'effet de l'écoulement du sang pendant le repos du cœur. L'augmentation de capacité de l'ensemble du système artériel de l'homme, sous l'influence de l'ondée ventriculaire, a évidemment son maximum vers la fin de ce passage. Etant donnée la valeur de l'ondée sanguine, 100 centimètres cubes, il est facile de calculer la charge additionnelle de sang du système artériel qui en résulte. Ces 100 grammes de sang traversent les capillaires pendant la durée d'une révolution cardiaque, c'est-à-dire d'une systole ventriculaire à la suivante, soit une seconde par exemple. La circulation étant régulière, l'écoulement du sang dans les capillaires est parfaitement continu. Pendant le tiers de seconde que dure la systole ventriculaire, il passera donc par les capillaires 100 : 3 de sang, soit 33 centimètres cubes et 66 centimètres cubes pendant le repos du ventricule, c'est-à-dire pendant la période de la systole artérielle : 66 centimètres cubes représentent donc la charge additionnelle du système artériel par le sang, à chaque révolution cardiaque, ou autrement dit la dilatation des artères, destinée à remonter leur force élastique, qui, réagissant comme un ressort pendant le repos du ventricule, doit faire écouler 66 centimètres cubes de sang par les capillaires.

La charge additionnelle de sang qui distend les artères n'est pas uniformément répandue, comme cela résulte de l'aspect de la vague qui, grosse à l'origine des artères, va mourir à la périphérie. Etant donné l'aspect du cône arté-

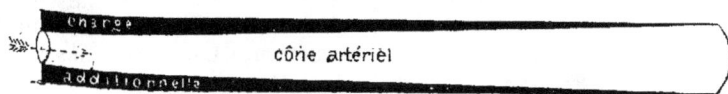

Fig. 136.

riel figuré en traits pleins, la surcharge additionnelle tendra à rendre ce cône cylindrique (ponctué du dessin) (fig. 136). L'arbre artériel passera ainsi alternativement par ces deux formes à chaque révolution du cœur.

Signes extérieurs des variations de la tension artérielle. — Les artères étant extensibles dans tous les sens, il est évident que le passage de l'onde pulsatile ou de pression doit s'accompagner de signes extérieurs manifestant plus ou moins bien la dilatation des vaisseaux. Ces signes sont l'allongement dans le sens de l'axe et la dilatation transversale, les changements de volume des organes, le pouls.

Les artères étant plus extensibles dans le sens longitudinal que dans le sens transversal, c'est surtout par l'allongement proprement dit que se manifeste la dilatation du vaisseau. Il a deux effets distincts suivant les conditions dans lesquelles se trouve l'artère : 1° il y a une *locomotion dans le sens de l'axe*, si le cours du sang éprouve un obstacle et si le vaisseau peut se déplacer ; c'est le cas de l'artère principale ligaturée au moignon d'un membre amputé, qui sort des chairs à chaque systole ; 2° dans le cas contraire, si le vaisseau est fixé à ses extrémités, apparaissent des inflexions latérales

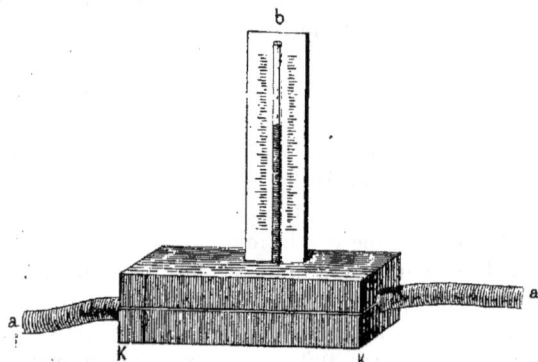

Fig. 137. — Appareil de Poiseuille pour démontrer la dilatation des artères.

dont la tendance est d'atteindre le plus grand rayon possible ; c'est la locomotion artérielle par inflexions latérales.

C'est Poiseuille qui, par une expérience très simple, a donné la démonstration irréfutable de la dilatation des artères. L'appareil dont il s'est servi (fig. 137) consiste en une sorte de boite allongée K K, qui, percée d'un trou à chaque extrémité et surmontée d'un tube capillaire gradué b, se démonte en deux parties, l'une supérieure, l'autre inférieure. L'on passe l'une au-dessous de l'artère découverte a a qu'on veut examiner, et on applique l'autre en manière de couvercle par-dessus le vaisseau qui de la sorte est emprisonné, et traverse l'appareil dans toute sa longueur. Celui-ci étant rempli de liquide et hermétiquement clos, il devient alors facile de constater qu'à chaque systole ventriculaire le liquide s'élève dans le tube capillaire, puis bientôt s'y abaisse, selon que l'artère, en se dilatant ou en se rétrécissant, chasse du réservoir une certaine quantité d'eau ou la laisse rentrer. L'augmentation de diamètre de l'artère est calculée d'après le degré d'ascension de l'eau dans le tube capillaire.

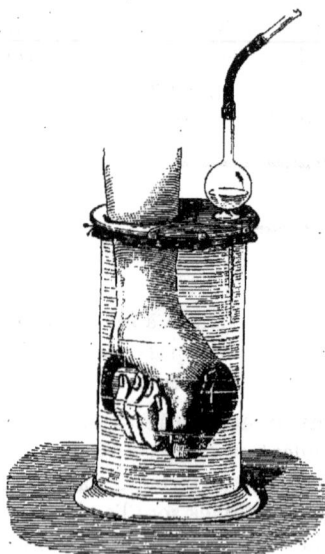

Fig. 138. — Appareil de Buisson, modifié par F. Franck, pour mesurer les changements de volume des organes, sous l'influence des variations de la tension artérielle.

Changements de volume des organes.

— Nos organes, nos membres, étant très vasculaires, doivent présenter des changements de volume très marqués par suite des mouvements d'expansion et de resserrement des vaisseaux à chaque contraction et repos du cœur.

Piégu a mis en évidence ces mouvements alternatifs d'expansion et de retrait des organes, en plongeant un membre tout entier dans un appareil à déplacement, analogue à celui dont s'était servi Poiseuille pour déceler la dilatation des artères. Par suite de l'intensité des changements de volume dans ce cas, on comprend qu'il est facile de les enregistrer soit au moyen des manomètres, soit par le tambour à levier, comme on inscrit par exemple les variations de la tension des artères par le sphygmoscope (fig. 138).

Certains organes, dit-on, se prêtent tout naturellement à la réalisation de l'expérience de Piégu. Ainsi chez l'enfant, le cerveau, organe très vasculaire entouré du liquide céphalo-rachidien et renfermé dans la boîte cranienne, manifestera ses changements de volume sous l'influence des variations de calibre de ses artères par le battement des fontanelles, soulevées d'une manière intermittente par le liquide sous-arachnoïdien ; chez l'adulte, par les soulè- vements alternatifs de la dure-mère, à la suite d'une trépanation. C'est ici une erreur d'interprétation, comme nous le montrerons plus loin. (Voir *Cir- culation cérébrale.*)

Pouls. — C'est cette sensation de soulèvement brusque éprouvée par le doigt qui palpe une artère.

Le pouls n'a pas pour cause immédiate la dilatation des artères ou dias- tole artérielle, bien qu'il tienne à la même cause que cette dilatation, à savoir le passage de l'onde de transmission de l'impulsion cardiaque, mais il est le résultat des changements brusques qui surviennent à ce moment dans la pression ou tension artérielle. Non seulement il y a synchronisme parfait entre la sensation de soulèvement du doigt qui palpe une artère et l'ascension de la colonne mercurielle du manomètre adapté à ce même vais- seau, mais il y a unicité de cause pour chacun de ces deux soulèvements. Pour percevoir le changement de la tension artérielle, il faut que la pression du doigt se substitue à la force élastique de la paroi de l'artère en la dépri- mant, *qu'elle fasse équilibre à cette force élastique*, absolument comme la colonne mercurielle constante du manomètre fait équilibre à cette même force élastique artérielle ; à chaque passage de l'onde de pression, l'équilibre est rompu et le doigt se trouve soulevé par le même mécanisme que la colonne de mercure dont l'élévation marque l'oscillation variable.

Il résulte de là que, pour percevoir la sensation du pouls, la condition essen- tielle, c'est que le vaisseau puisse être déprimé ; il faut par conséquent qu'il repose sur un plan résistant. Telle est la raison qui fait que le pouls est si facile à percevoir dans les artères radiale, fémorale, temporale, pédieuse, qui reposent sur un plan osseux. Au contraire les chirurgiens le savent par- faitement bien, il est impossible de déceler, au milieu des parties molles, la présence de ces vaisseaux, par le toucher unilatéral.

Si le palper des artères renseigne sur les variations de la pression du sang à leur intérieur, on conçoit qu'un doigt très exercé et pourvu d'un tact très délicat puisse saisir des différences très légères dans les caractères du pouls. Mais, ainsi que nous l'avons déjà dit, les sens, quelque exercés qu'ils soient, ne peuvent jamais remplacer les appareils de mesure, surtout quand il s'agit de phénomènes aussi rapides que le pouls. C'est pourquoi on a dû songer à appliquer aux artères de l'homme un appareil qui, sans mutilation, traduisît la pression artérielle. Chacun a observé que lorsqu'on se tient assis, les jambes croisées l'une sur l'autre, la jambe supérieure est animée de mouvements isochrones aux battements du pouls. L'artère poplitée comprimée soulève à chaque passage de l'onde pulsatile la jambe dont le poids tend à l'aplatir ; le petit mouvement ainsi produit est augmenté par la longueur de la jambe agissant comme bras de levier et se traduit à l'extrémité du pied par une oscillation très apparente. C'est là le principe du *sphygmographe* (σφυγμος, pouls).

Tous les *sphygmographes* sont basés sur l'action d'un poids ou d'un ressort, qui fait équilibre à la tension des parois de l'artère, et qui traduit extérieurement, en les amplifiant au moyen du levier, les mouvements des parois artérielles sous le passage de l'onde de pression.

L'idée première et la réalisation de l'idée du sphygmorgaphc appartiennent à Vierordt (1855). Depuis, nombre d'instruments du même genre ont été imaginés par les médecins et les physiologistes ; mais c'est Marey surtout qui a apporté dans leur construction les perfectionnements les plus importants, dont le résultat a été de faire de ces instruments des appareils de mesure des changements de la pression sanguine, aux divers moments de la circulation du sang à l'intérieur des artères.

Le sphygmographe de Vierordt donnait une courbe dans laquelle la partie ascendante était semblable à la partie descendante et les extrémités aiguës. Cette forme régulière de la courbe tenait au peu de sensibilité de l'instrument dont la grande masse à mouvoir amenait par son inertie la déformation du tracé. Pour éviter cet inconvénient, Marey s'est servi d'un levier très léger, très mobile, pouvant traduire tous les mouvements qui lui sont communiqués sans les déformer par sa masse.

La figure théorique ci-jointe (139) donne une idée simple du *sphygmographe direct à ressort* de Marey : soit *a a* l'artère dont on veut explorer les

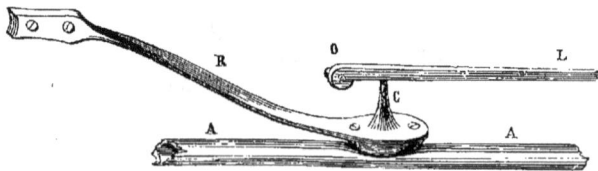

Fig. 139. — Représentation théorique du sphygmographe à ressort.

battements ; un ressort, R, fixé à une de ses extrémités par des vis, porte à l'extrémité libre une plaque arrondie qui déprime l'artère sur laquelle elle repose. Chaque fois que le pouls soulève le ressort, le mouvement se trans-

mettra par l'intermédiaire de l'arête verticale rigide articulée au levier horizontal. Ce levier est mobile autour de *o*. Il oscillera donc dans un plan vertical et son extrémité libre munie d'une plume, tracera ses mouvements sur
un cylindre tournant. Une autre disposition est la suivante (fig. 140) : le

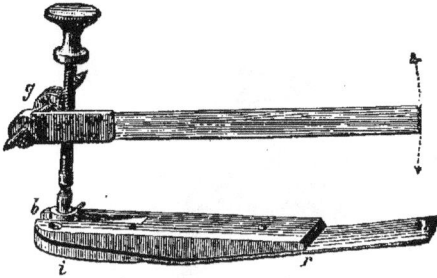

Fig. 140. — Moyen de transmettre le mouvement du ressort du sphygmographe au levier.

mouvement, communiqué au ressort *r i* par l'artère, est transmis par l'intermédiaire d'une vis verticale au pignon *g* engrené avec elle, et par suite au
levier inscripteur.

Telle est réduite à son essence la construction du sphygmographe direct
de Marey. Nous laisserons de côté les dispositions pratiques qui permettent

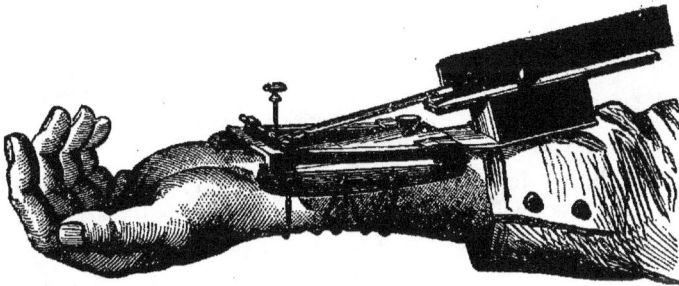

Fig. 141. — Sphygmographe direct.

de fixer l'appareil sur le bras et de régler la pression du ressort sur l'artère
radiale, sur laquelle on l'applique, ainsi que les dispositions relatives aux
rouages d'horlogerie, qui entraînent d'un mouvement uniforme la plaque
enfumée qui reçoit le tracé. La figure 141 montre l'appareil en place pour
l'inscription du pouls radial.

Le *sphygmographe à transmission* présente une autre disposition de l'appareil qui permet de transmettre le mouvement du pouls à distance. Le mouvement imprimé par l'artère au ressort R, au lieu d'être transmis à un levier
est transmis à la membrane de caoutchouc d'un tambour à transmission
(fig. 142). Celui-ci est relié par un tube de caoutchouc avec un tambour inscripteur dont le levier trace sur le cylindre enfumé d'un polygraphe. L'avantage de cette disposition est de donner des tracés d'une longueur indéfinie.

L'inscription des mouvements du levier du sphygmographe adapté aux artères donne des tracés très variables suivant l'artère explorée, chaque vaisseau, même à l'état physiologique, ayant son pouls particulier. Il faut donc, pour la comparaison, adopter une artère, la *radiale*, à cause de la commodité de son exploration.

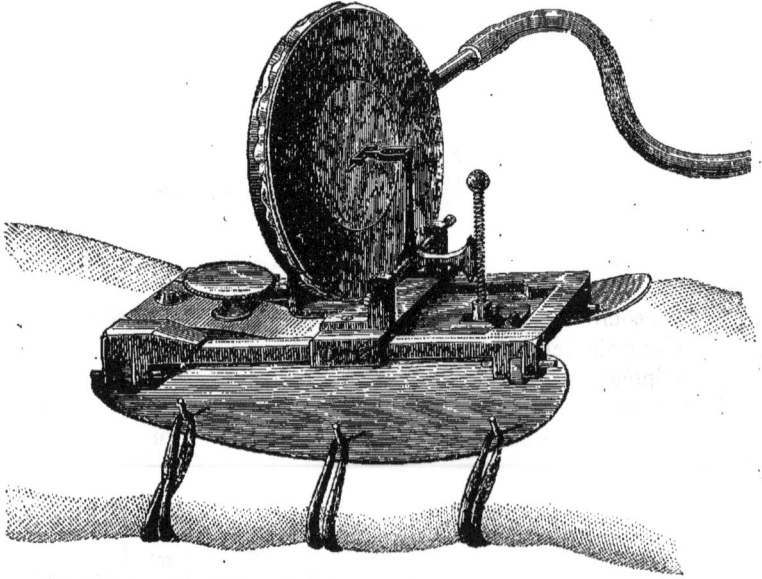

Fig. 142. — Sphygmographe à transmission.

Dans l'étude des formes du pouls qui va suivre, nous ne parlerons pas des classifications de l'ancienne médecine; pouls *grand et petit, large et étroit, dur et mou, vite et lent*, etc., etc. Le pouls ayant une origine physique, et les variations de son tracé ayant pour cause les variations de la pression du sang dans l'artère, c'est donc à l'interprétation de ces variations intérieures qu'il faudra s'attacher dans l'étude des diverses formes de pouls.

Tout tracé sphygmographique offre à l'œil une série de courbes qui se succèdent avec plus ou moins de régularité, et dont chacune correspond à un battement du cœur. Ces courbes sont les *pulsations*. Chaque pulsation offre à considérer une période d'ascension, un sommet, une période de descente.

L'ensemble des courbes ou pulsations d'un tracé forme une figure située en général sur une ligne sensiblement horizontale ; c'est la *ligne d'ensemble du tracé des pulsations*. La ligne d'ensemble qui joint les sommets des pulsations correspond aux maxima de la tension artérielle, mais sa position ne saurait, comme pour la ligne d'ensemble du tracé de la tension artérielle au moyen des manomètres, donner une indication sur la pression réelle du sang, puisqu'elle manque de ligne de zéro. Mais la ligne d'ensemble du tracé fait connaître très exactement les variations de la pression artérielle, et si, par exemple, une influence d'origine nerveuse vient à élever ou à abaisser la pression du sang dans l'artère, on verra la ligne d'ensemble s'élever ou s'abaisser semblablement.

Ainsi, la compression des artères fémorales qui, par l'obstacle qu'elle oppose au cours du sang, élève la pression dans toutes les autres artères, se manifestera par une élévation de la ligne du tracé. La figure 143 montre l'augmentation de pression du tracé du pouls radial gauche qui suit l'élévation du bras droit.

Pour la même raison que plus haut, la ligne d'ensemble des minima de pression, si elle n'indique rien quant à la valeur absolue de ces minima, fournit du moins des renseignements relatifs importants.

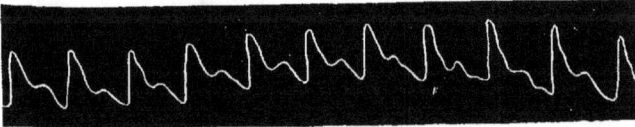

Fig. 143. — Élévation de la ligne d'ensemble du tracé du pouls radial gauche qui suit l'élévation du bras droit.

Dicrotisme. — Le *dicrotisme* constitue une forme presque constante de la pulsation artérielle pendant sa période de descente, que l'on retrouve sur presque tous les tracés (fig. 143). Quelquefois l'intensité du rebondissement est telle que celui-ci peut être perçu par le doigt qui palpe l'artère (dans les maladies à formes dites typhoïdes). Le rebondissement ou dicrotisme du pouls est absolument certain, et il ne peut être attribué à l'imperfection des appareils sphygmographiques, puisqu'il se trouve marqué dans les tracés hémautographiques de Landois recueillis sur une feuille de papier qui se déplace au-devant du jet du sang d'une artère coupée (fig. 144). Du reste les médecins avaient reconnu depuis longtemps que le cœur ne se contracte qu'une fois pour les deux battements consécutifs du pouls dicrote.

Quand on ausculte le cœur en même temps qu'on observe le rebondissement du levier du sphygmographe, on constate que le second soulèvement a lieu dans la période de diastole générale du cœur, et d'autant plus près du début de cette période, qu'on l'observe sur une artère plus rapprochée du cœur, c'est-à-dire qu'il tend de plus en plus à coïncider avec le second bruit du cœur.

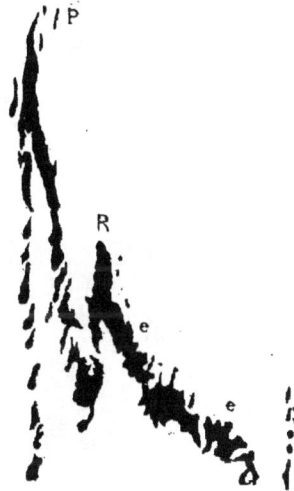

Fig. 144. — Tracé hémautographique de la tibiale postérieure du chien (Landois).

P, pulsation ; — R, rebondissement dicrote.

On s'accorde généralement aujourd'hui à considérer le soulèvement du pouls dicrote, comme le résultat du passage de l'onde de fermeture des valvules sigmoïdes de l'aorte. Lorsque le ventricule vient de pousser son ondée dans l'aorte, la pression considérable qui régnait dans son intérieur cesse tout d'un coup. L'ondée, projetée avec vitesse dans l'aorte, fait en quelque sorte le vide derrière elle ; il y a donc aspiration par le ventricule sur le sang des veines (voir plus haut) et sur le sang de l'aorte. Le sang de ce vaisseau en vertu de la forte pression à laquelle il est soumis, et par suite de cet appel, reflue avec violence en s'engouffrant dans les sigmoïdes, qui se referment et arrêtent brusquement le retour du sang dans la cavité ventriculaire. De cet arrêt brusque du mouvement de recul du sang, résulte un choc du liquide contre les valvules, choc qui s'y réfléchit et devient l'origine d'une deuxième onde pulsatile à direction périphérique. Cette *onde secondaire* positive, moins développée que la première, suit la même marche et se propage avec une vitesse analogue. Pour les mêmes raisons que nous avons dites à propos de l'onde primaire, l'onde secondaire s'épuise à mesure qu'elle s'approche de la périphérique, et devient d'autant plus faible qu'on la recherche dans des artères plus éloignées du cœur. Cette onde secondaire peut être suivie d'ondes tertiaires plus petites.

Le dicrotisme du poids étant produit par l'onde de fermeture des valvules sigmoïdes, ce phénomène est d'autant plus important à préciser sur les tracés de la pulsation, qu'il indique le moment intermédiaire aux phases systolique et diastolique du cœur. Il résulte de là que le pouls radial, et c'est le cas du type le plus fréquent de ce pouls, marque par une inclinaison descendante de sa courbe la partie terminale de la phase systolique cardiaque. Ce partage du tracé par le soulèvement dicrote en deux moitiés correspondant aux deux phases du ventricule est important à constater, et permet de reconnaître certaines ondes systoliques, qu'il ne faudrait pas confondre avec le soulèvement dicrote.

Le dicrotisme du pouls est d'autant plus marqué que la pénétration de l'ondée ventriculaire est brusque, par conséquent que le volume de cette

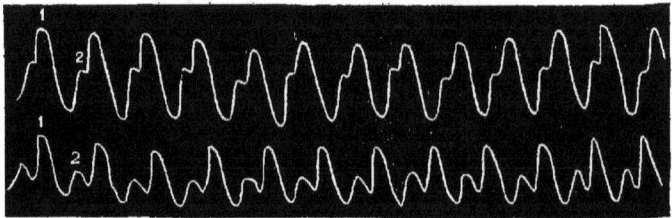

Fig. 145. — Pouls dicrote dans lequel la seconde pulsation n'a pas le temps de se produire avant l'arrivée d'une nouvelle systole du cœur.

ondée est plus petit et la pression artérielle plus faible. L'élasticité artérielle, qui favorise la pénétration de l'ondée, favorise donc également la formation des ondes primaire et secondaire. Inversement au contraire l'état athéromateux des artères ne laissera pas le dicrotisme se produire.

En Allemagne, Landois a décrit une forme de dicrotisme assez curieuse, qu'on observe fréquemment dans la fièvre typhoïde ; elle consiste en ce que le deuxième rebondissemsnt du pouls semble s'élever plus haut que le premier. C'est là une illusion et le nom d'*anacrote* qui a été donné à cette forme du pouls n'a pas lieu d'être conservé. Dans cette forme représentée figure 145. la première pulsation ou première ondé se produit à l'instant 1, la deuxième à l'instant 2, et c'est par suite de la fréquence trop grande des pulsations du cœur que la chute qui suivait l'ondulation 2 n'a pas le temps de se produire, ce qui fait que la première dépression est plus profonde que la seconde.

Polycrotisme. — Certaines formes du pouls présentent des rebondissements nombreux qui suivent l'ondulation dicrote. On attribue au polycro-

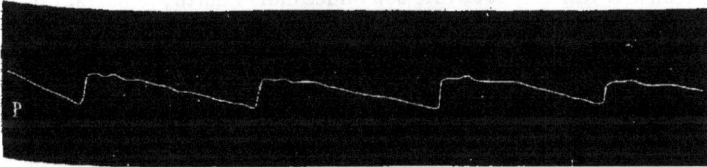

Fig. 146. — Pouls rare à rebondissements multiples.

tisme une origine analogue à celle attribuée plus haut au pouls dicrote. On observe ces formes du pouls presque dans tous les cas où les battements du cœur sont très ralentis : ainsi dans la convalescence des maladies fébriles (fig. 146). Le pouls polycrote peut donc être considéré comme un signe favorable qui annonce parfois d'une manière précoce la fin des maladies. L'empoisonnement chronique par les sels de plomb donne également au pouls des caractères particuliers comme le montre la figure 146.

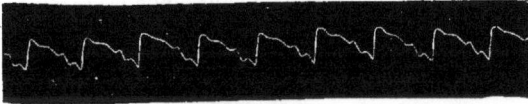

Fig. 147. — Pouls dans l'empoisonnement plombique.

Les rebondissements du pouls s'observent quelquefois dans la phase d'ascension de la courbe, qui s'élève alors en deux temps. C'est le signe que l'ondée ventriculaire pénètre dans l'aorte d'une manière saccadée, brus-

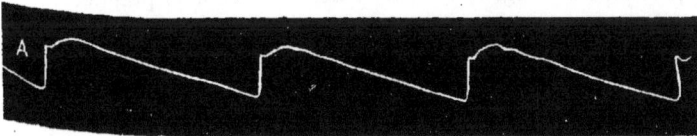

Fig. 148. — Pouls sénile rare à phase ascendante saccadée.

quement d'abord, puis d'un mouvement ralenti par suite des résistances que le cœur éprouve pour achever sa systole. Ce type est normal pour le pouls aortique des grands animaux. Il s'observe chez l'homme dans certains cas, d'altération sénile des artères (fig. 148). Chez le cheval (fig. 135), dans le tracé des pulsations aortique et carotidienne, l'ascension en deux temps de la courbe est très marquée; elle manque à la fémorale. Voici ce qui se passe : lorsque le ventricule se contracte, l'ondée sanguine est soumise à une pression croissante qui devient tout d'un coup supérieure à la pression du sang dans l'aorte; il en résulte une sorte de choc, qui ouvre tout d'un coup les sigmoïdes de l'aorte, et est l'occasion de la première onde pulsatile, marquée sur tous les tracés artériels et sur celui de l'aorte, en coïncidence exacte avec le crochet de la courbe ventriculaire correspondant à l'ouverture des sigmoïdes; puis le ventricule proportionne son énergie à la résistance à vaincre, et envoie son ondée dans l'aorte; le passage de celle-ci se montre marqué par la deuxième saccade de l'ascension de la courbe de la pulsation aortique et carotidienne, tandis que la pulsation fémorale la marque par l'ondulation de sa ligne de descente, qui précède le rebondissement dicrote de fermeture des sigmoïdes. La pénétration de l'ondée dans l'aorte, qui suit le choc systolique dont l'onde pulsatile est le résultat, est en général marquée sur le tracé du pouls radial par l'ondulation de la ligne de descente, qui précède le dicrotisme.

Vitesse du sang dans les artères.

Lorsqu'on fait une ouverture aux parois d'une artère, on voit le sang s'élancer au dehors sous la forme d'un jet animé d'une grande vitesse. Cette observation a induit longtemps les physiologistes en erreur, et a fait croire que le sang dans les vaisseaux se mouvait avec cette même rapidité. Ainsi Hales crut pouvoir déduire la vitesse du sang dans les artères, de la hauteur à laquelle ce fluide s'élevait dans son manomètre : cette vitesse était égale à celle d'une molécule liquide qui tomberait d'une hauteur pareille à celle de la colonne sanguine dans le manomètre. Hales obtint ainsi une valeur beaucoup trop grande, car il ne tenait pas compte des résistances que le sang rencontre dans les vaisseaux, et nous savons que ces résistances qui sont proportionnelles à la pression du sang diminuent au contraire d'autant sa vitesse.

La vitesse de propagation de l'onde pulsatile ne doit pas non plus être confondue avec la vitesse du sang dans les artères, qui, ainsi que nous allons le voir, est plus de vingt fois moins considérable que la première.

Instruments employés. — C'est Volkmann qui construisit le premier instrument destiné à mesurer la vitesse du sang dans les artères. L'hémodromomètre de ce physiologiste se compose d'un tube de verre recourbé en U et rempli d'eau. Chacune de ses branches est munie d'un robinet à son extrémité. L'une des branches est adaptée au bout central d'une artère divisée, et l'autre au bout périphérique. Les robinets solidaires se tournent et se ferment à la fois. Lorsqu'ils sont tournés comme dans la figure 149 C, le sang passe à travers les deux robinets, sans parcourir le tube en U, et les choses se passent comme si la continuité de l'artère n'était pas interrompue. A l'instant où les robinets sont tournés en sens inverse (fig. 149 B), la communication directe entre les deux bouts de l'artère est interrompue, et le sang est obligé de traverser le tube en U suivant le sens indiqué par les

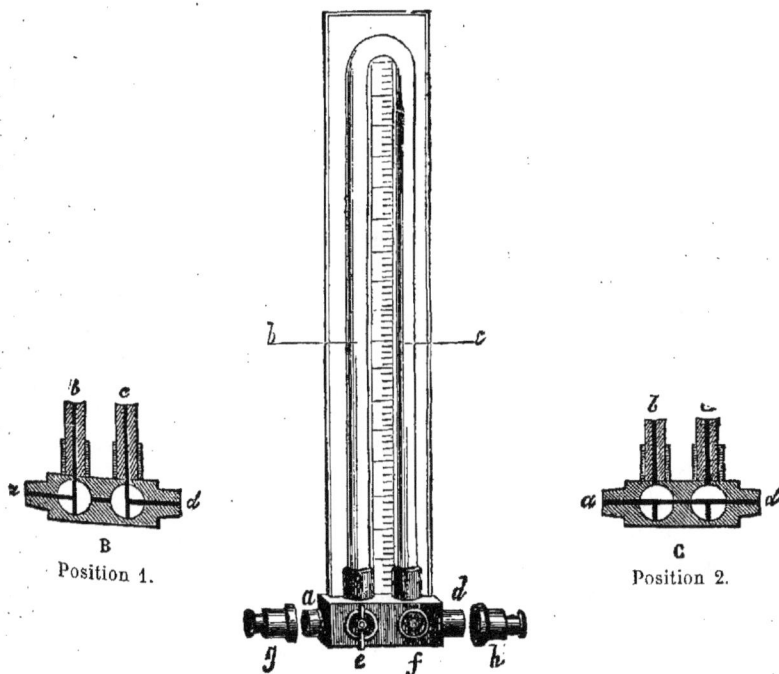

Fig. 149. — Hémodromomètre de Volkmann.

flèches, en chassant du côté de la périphérie l'eau dont ce tube avait été rempli. Après un certain nombre de secondes, on ferme les robinets, et de la longueur de la portion du tube où le sang s'est substitué à l'eau, on déduit la vitesse du sang dans l'artère considérée.

Volkmann trouva comme expression de la vitesse, pour une seconde, les chiffres suivants :

Chez le chien, dans l'artère carotide. . . 273 millimètres.
Chez le chien, dans l'artère carotide. . . 357 —
Chez le cheval, dans l'artère carotide. . . 254 —
Chez le cheval, dans l'artère métatarsienne. 56 —

Jolyet emploie, comme appareil de démonstration de la vitesse, des tubes de verre bien calibrés recourbés en cercle comme le montre la figure 150. On choisit un tube d'un calibre en rapport avec celui de l'artère expérimentée et on le remplit du sérum sanguin. Les extrémités de ce tube sont

adaptées comme ci-dessus, aux bouts central et périphérique de l'artère coupée. On laisse une pince à pression appliquée sur le bout central du vaisseau.
Pour le reste, on procède comme dans la mesure précédente ; en ouvrant la
serre-fine et la refermant après quelques secondes, on déplace une certaine
longueur du sérum, qui se trouve remplacée
par le sang dans le tube. Du trajet ainsi parcouru par le sang pendant un temps donné,
on déduit la vitesse dans le vaisseau. On peut
armer la serre-fine d'un signal automatique
qui marque sur le cylindre tournant les deux
instants du passage et de l'interruption du
cours du sang dans le tube et fait connaître
exactement la durée de ce passage. L'absence
de changements brusques de direction du courant sanguin dans cet appareil le rend moins
défectueux que le précédent. Toutefois, il con-

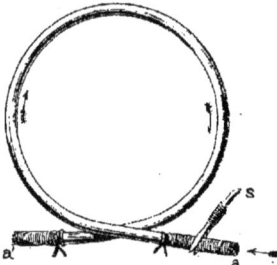

Fig. 150. — Hémodromomètre
de Jolyet.

serve, comme tous les appareils du même genre, l'inconvénient d'augmenter
les résistances au passage du sang dans l'artère : cette augmentation des
résistances provient de l'interposition, sur le trajet du vaisseau, du tube de
l'appareil, et de la colonne inerte du liquide qui le remplit. Telle est la cause
qui fausse plus ou moins les résultats fournis par les hémodromomètres à
déplacement.

Le *stromurh*, ou compteur de Ludwig et Dogiel (fig. 151), *mesure le débit
du vaisseau* sur lequel on l'intercale. Le stromurh n'est en réalité que le
tube en U de l'appareil de Volkmann dont les branches sont renflées chacune en forme d'ampoules ovoïdes de *même capacité*. Inférieurement les
extrémités du tube sont reliées aux deux bouts d'une artère coupée, par l'intermédiaire d'ajustages de *calibres déterminés*, en rapport avec la surface
de section du vaisseau. L'ampoule située du côté du cœur étant pleine d'huile
et l'autre de sang défibriné, le sang artériel, en pénétrant dans l'appareil,
déplacera l'huile de bas en haut, sans s'y mêler, et la fera passer dans la
seconde ampoule dont le contenu pénétrera à mesure dans l'appareil circulatoire par le bout périphérique de l'artère. La capacité des ampoules étant
connue, il est facile, d'après le temps que met l'ampoule d'huile à se vider
dans l'autre, de calculer la quantité de sang qui traverse l'artère pendant
l'unité de temps, et par suite la vitesse en divisant cette quantité par l'aire
du vaisseau donnée par l'ajutage qu'on y a introduit. Mais là où l'appareil de
Ludwig réalise un véritable perfectionnement sur celui de Volkmann, c'est
dans un mécanisme simple qui permet de replacer les boules dans les positions respectives qu'elles avaient au début de l'expérience et par conséquent
de recommencer indéfiniment la manœuvre de la mesure. Pour cela, les
boules H et S sont fixées par une tubulure métallique à un disque r, perforé
au-dessous de chacune d'elles ; ce disque platine repose sur une deuxième
plaque métallique également perforée, et dont les orifices correspondent
supérieurement à ceux de la platine qui porte les boules, et inférieurement

aux ajutages E, E' adaptés à chacun des bouts de l'artère sectionnée. Comme la platine qui porte les boules peut pivoter autour d'un axe vertical sur la platine qui porte les canules, on comprend qu'il soit possible, en faisant exécuter une demi-rotation à la portion supérieure mobile, de changer tout d'un coup, et à volonté, la concordance des orifices des platines et par suite le sens du courant dans les boules, en retournant ainsi l'instrument chaque fois que l'huile a passé de l'ampoule d'amont en celle d'aval. En répétant un

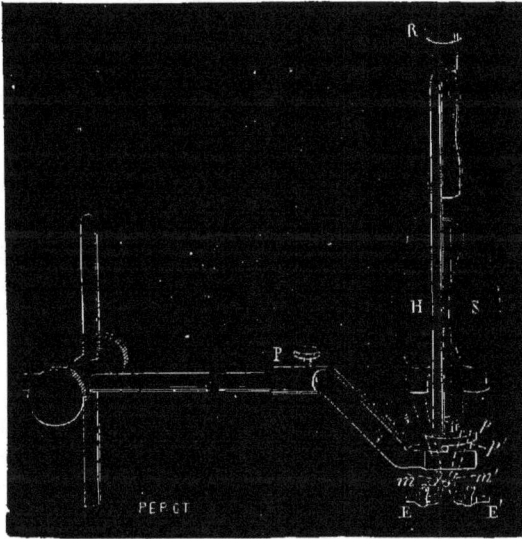

Fig. 151. — Appareil de Ludwig et Dogiel pour mesurer la vitesse du sang.
(Stromuhr à renversement des boules.)

certain nombre de fois cette manœuvre, on pourra savoir, d'après le nombre des renversements effectués en un temps donné, quelle est la quantité de sang qui a traversé l'appareil, et par suite connaître la vitesse ainsi que nous l'avons dit. On peut enfin adapter à l'appareil un signal qui marque l'instant précis de chacun des renversements. On évite ainsi des causes d'erreur, et on apprécie avec plus de précision la vitesse aux divers moments d'une expérience.

Les résultats importants obtenus au moyen de l'appareil de Ludwig seront indiqués à mesure que nous étudierons les influences diverses qui modifient la vitesse du sang dans les artères.

Le stromuhr excelle pour les expériences de longue durée, pour déterminer la vitesse moyenne du sang dans une artère donnée, abstraction faite des variations incessantes et rapides causées par l'action intermittente du cœur. Pour obtenir ces indications, il faut recourir à le méthode inaugurée par Vierordt et poursuivie par Chauveau, et dans laquelle la force du courant sanguin est employée à imprimer une déviation plus ou moins étendue à un style inscripteur.

L'*hémotachomètre* de Vierordt est basé sur le principe du pendule hydro-statique dont les ingénieurs se servent pour mesurer la vitesse des cours d'eau. Pour rendre le principe applicable aux artères, l'appareil (fig. 152) est formé d'une caisse quadrilatérale étroite, comprise entre deux lames de

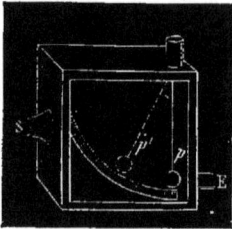

Fig. 152. — Tachomètre de Vierordt.

verre, et mises en communication par deux orifices *a* et *b* avec les bouts d'une artère coupée. La caisse est remplie d'eau ou de sérum, et porte, fixé par un axe de rotation à sa paroi supérieure, un pendule dont l'extrémité libre, terminée en boule, se trouve sur le trajet du courant sanguin : le pendule oscille dans le sens du courant, en décrivant un arc d'autant plus étendu que le courant sera lui-même plus rapide. Une pointe d'argent fixée au pendule, et appliquée constamment à la paroi de verre, indique à chaque moment sur un cadran gravé sur cette

paroi du verre la déviation pendulaire. Pour faire de son tachomètre un appareil enregistreur, Vierordt prolonge la tige du pendule sous forme d'ai-guille qui va tracer ses oscillations sur le cylindre tournant, en donnant une courbe assez analogue à la courbe de pression du sang obtenue avec le kymographion de Ludwig. La vitesse moyenne est obtenue d'une façon ana-logue à celle de la tension moyenne. (Voir page 307.) La vitesse que Vierordt assigne ainsi au cours du sang dans la carotide chez le chien est de 261 mil-limètres par seconde, chiffre assez rapproché de ceux obtenus par Volkmann.

Chauveau a construit sur le même principe un appareil plus parfait et plus sensible qu'il nomma hémodromomètre ou hémodromographe, suivant que l'aiguille marque sur un cadran les variations de la vitesse, ou qu'elle inscrit ces mêmes variations sur le cylindre tournant. Il consiste (fig. 153) en

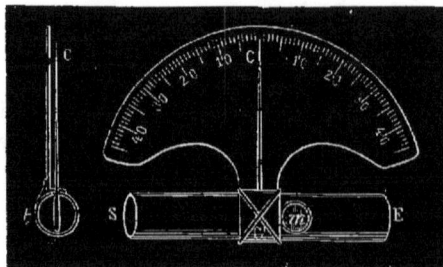

Fig. 153. — Ensemble de l'hémodromomètre de Chauveau.

un tube de cuivre présentant dans son milieu une ouverture fermée par une membrane de caoutchouc. Une aiguille plate et mince traverse cette mem-brane, faisant saillie dans le courant sanguin lorsque le tube est intercalé sur le trajet d'une artère. L'extrémité libre de l'aiguille se meut sur un cadran divisé, accusant en sens inverse les déviations de la partie placée dans le courant. On peut inscrire ces déviations sur le cylindre. Chauveau a fait subir à son inscripteur des vitesses, des modifications destinées à transmettre à distance à un tambour à levier ordinaire, les indications des changements

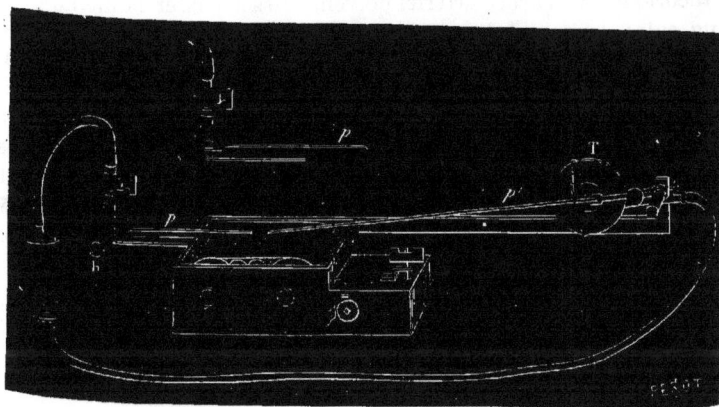

Fig. 154. — Hémodromographe de Chauveau et Lortet.

H, tube que traverse le courant sanguin ; — p, aiguille qui marque sur un papier sans fin les oscillations du courant ; — S, sphygmoscope avec T son tambour enregistreur.

de la vitesse du sang. Lortet y a ajouté un sphygmoscope, qui permet d'inscrire en même temps la pression (fig. 154).

De même que le sphygmographe n'indique pas les valeurs réelles des variations de la tension du sang dans les artères, de même l'hémodromographe ne fournit que les indications relatives des changements de cette vitesse au-dessus et au-dessous d'une vitesse nulle. Dans les graphiques obtenus, la vitesse centrifuge ou centripète est donc proportionnelle à la hauteur à laquelle la courbe s'élève ou s'abaisse par rapport à la ligne de zéro. Si l'on voulait connaître la valeur absolue de la vitesse et de ses variations, il faudrait graduer l'instrument en faisant passer à son intérieur un courant de liquide dont on réglerait l'écoulement jusqu'à ce que la déviation de l'aiguille fût semblable à celle du graphique, lorsque l'instrument était adapté à l'artère ; en évaluant alors le débit du liquide et en tenant compte du calibre de l'artère, on obtiendrait la vitesse du sang dans le vaisseau au moment où elle imprimait à l'aiguille une déviation semblable.

Résultats obtenus. — Les principaux résultats qui découlent des expériences faites sur la vitesse du cours du sang dans les artères, et qui confirment la théorie, sont les suivants :

La vitesse présente comme la pression du sang un élément constant et un élément variable, c'est-à-dire que le courant sanguin dans les artères est rémittent, ou continu avec renforcements.

Nous connaissons déjà (voir *Cônes à bases capillaires*) l'influence que l'élargissement progressif des voies artérielles exerce sur la rapidité du cours du sang aux différents points de son parcours. Cette notion de la décroissance de la vitesse du sang dans les artères à mesure qu'on s'éloigne du cœur, est le résultat de la solidarité nécessaire qui réunit les diverses tranches liquides qui cheminent à la suite les unes des autres, et qui fait que les diverses sections théoriques de l'arbre artériel doivent laisser passer la même quantité de sang entre deux systoles cardiaques. Il est évident, dès lors, que les molécules sanguines chemineront avec une vitesse plus ou moins grande, selon qu'elles traverseront des voies larges ou rétrécies. L'expérience sur ce point a confirmé la théorie et montré que la vitesse très grande dans l'aorte et ses branches [d'origine, diminue progressivement dans les artères de deuxième, troisième ordre, etc., c'est-à-dire dans des artères correspondant aux sections de plus en plus élargies de l'arbre artériel. C'est ainsi que Volkmann peut évaluer la vitesse du sang chez le cheval, à :

400^{mm} dans l'aorte
300 — dans la carotide
165 — dans la maxillaire
56 — dans la métatarsienne.

Variations de la vitesse du sang. — La vitesse du sang dans les artères est soumise aux lois générales de l'hydraulique, et réglée par deux influences antagonistes, la force du cœur qui pousse le sang, et les résistances périphériques qui le retiennent. Elle dépendra donc dans son ensemble des diffé-

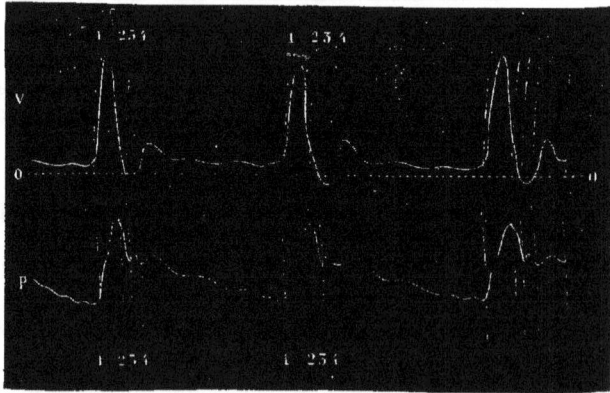

Fig. 155. — Tracés simultanés de la vitesse du sang V et de la pression P, recueillis simultanément. Des repères servent à déterminer le synchronisme des différents éléments de ces courbes.

rences de pression qui existent aux deux extrémités de l'arbre artériel et dans chaque artère en particulier, de la même différence de pression aux deux endroits voisins.

On peut s'attendre, d'après cela, à trouver des variations plus ou moins considérables de la vitesse du sang aux divers points du parcours artériel, selon les phases systolique ou diastolique de la révolution cardiaque. La propagation de l'ondulation du pouls, successivement aux divers segments des artères, y produira donc, d'après ce qui a été dit plus haut, une accélération du mouvement du sang d'autant plus marquée, qu'elle aura lieu dans des artères plus grosses et plus rapprochées du cœur. Du côté de la périphérie, au contraire, par suite de l'affaiblissement progressif de l'onde de pression, l'accélération systolique diminuera de plus en plus, et, dans les dernières ramifications artérielles, la vitesse sera à peu près uniforme. De là cette distinction dans la vitesse du sang comme dans la pression, d'un élément constant et d'un élément variable, que les tracés obtenus au moyen de l'hémodromographe, mettent bien en évidence.

La vitesse du sang est indépendante de la pression absolue du sang ou pression moyenne. Elle ne dépend uniquement que des différences de pression à l'amont et à l'aval du point exploré. Il sera donc toujours facile, étant connues les causes de la variation de la pression du sang dans les artères, d'en déduire les variations concomitantes de la vitesse. Cette étude sera faite à mesure que nous étudierons l'influence du système nerveux sur le cœur et les vaisseaux.

III. — PHÉNOMÈNES DE LA CIRCULATION DU SANG
DANS LES VAISSEAUX CAPILLAIRES

Structure et disposition des capillaires. — On entend par circulation capillaire, le mouvement du sang dans les vaisseaux intermédiaires aux artères et aux veines. Toutefois, il faut reconnaître que la délimitation exacte du système capillaire est très difficile, et qu'il est à peu près impossible de dire où s'arrêtent les petites artérioles et où commencent les veinules. Quoi qu'il en soit, nous considérons comme capillaires les vaisseaux constitués par des tubes endothéliaux reposant peut-être sur une couche membraneuse qui serait le rudiment de la lame élastique interne des artères. C'est dire que si les capillaires sont des tuyaux élastiques, ils ne possèdent pas de contractilité proprement dite comme les artères.

Les capillaires forment dans le parenchyme des organes, des réseaux plus ou moins riches, et dont la configuration subordonnée d'ailleurs à la forme des éléments de l'organe, est en rapport avec leur fonction propre. C'est ainsi, par exemple, que les réseaux capillaires des poumons, très riches par suite de l'importance des échanges gazeux qui s'y passent, font saillie dans l'intérieur des alvéoles lorsqu'ils sont remplis par le sang, de façon à augmenter le contact de la surface sanguine avec l'air des alvéoles, et par suite favoriser l'hématose.

D'une manière générale, la richesse propre du réseau capillaire d'un organe est en rapport avec l'activité fonctionnelle de cet organe, et le rôle physiologique spécial du sang. C'est pourquoi le poumon, les glandes en général ont des réseaux très développés. Les systèmes nerveux et musculaires qui, pour fonctionner, ont besoin d'une excitation incessante du sang, ont pareillement des réseaux capillaires riches. Cette richesse est plus grande dans les parties du système nerveux qui possèdent des cellules (substance grise) que dans les parties blanches formées de tubes, dans les fibres musculaires striées que dans les fibres musculaires lisses.

Observation directe de la circulation capillaire chez l'animal vivant. — Couche immobile ou adhésive.— Pour bien juger des réseaux capillaires des organes et de la manière dont la circulation s'y exécute, il faut examiner soi-même au microscope cette circulation dans les parties transparentes des animaux vivants.

C'est en 1661 que Malpighi, examinant ainsi le poumon et le mésentère de la grenouille, put voir le premier le magnifique spectacle de la circulation du sang. Lorsqu'on examine à un grossissement de 100 diamètres environ, et avec les précautions nécessaires, sur la grenouille vivante, et immobilisée par le curare, la circulation dans le poumon, la langue, ou le mésentère, le cours du sang en général est tellement rapide, que l'on ne peut distinguer tout d'abord les globules, mais seulement le sens du mouvement du sang. On reconnaît facilement les divers vaisseaux, par ce fait que dans les artères le courant sanguin s'éloignant du cœur va des grosses branches vers les petites, et qu'il présente des renforcements de vitesse à chacune des impulsions cardiaques; dans les veines, au contraire, et dans les capillaires, le courant sanguin continu et parfaitement régulier se fait des vaisseaux aux branches et aux troncs plus volumineux.

Si on porte son attention sur les dernières artérioles et mieux encore sur les capillaires de grand et de moyen calibre, un fait déjà signalé par Malpighi et Hales frappe tout d'abord l'attention : c'est que les globules qu'on commence à distinguer, mus dans un liquide incolore, le plasma, ont des vitesses différentes; ceux qui sont près de l'axe du vaisseau marchent avec une rapidité beaucoup plus grande que ceux qui se rapprochent de la paroi vasculaire. C'est un phénomène identique à celui qui a lieu dans les canaux et les rivières où la vitesse du courant décroît de l'axe vers les bords, et qui tient à l'adhérence du liquide aux parois du conduit et à celle que les couches excentriques de liquide éprouvent les unes par rapport aux autres. Il était important de le connaître puisqu'il nous renseigne sur la véritable nature des résistances que le sang éprouve dans les vaisseaux. Dans ces conduits, la couche de liquide qui en mouille la paroi interne peut être, avec Poiseuille, considérée comme adhérente à cette paroi, et par conséquent immobile (couche immobile du sérum ou adhésive); sur cette couche extérieure en glisse une autre plus mobile, puis d'autres dont la vitesse est d'autant plus grande qu'elles se rapprochent davantage de l'axe du vaisseau. L'existence d'une couche liquide extérieure dépourvue de globules semble expliquée par cette observation ancienne que l'on ne peut distinguer dans le sang en mouvement aucun globule, mais que ce liquide forme au milieu du vaisseau une colonne sombre, séparée de la paroi par un liséré plus clair correspondant précisément à la couche immobile du sérum, dans laquelle les globules ne pourraient pénétrer en raison de la vitesse dont ils sont animés. Il suffit en effet d'arrêter ou de ralentir seulement le cours du sang pour voir disparaître l'espace transparent et les globules rouges se répandre sur toute la largeur du vaisseau.

La couche extérieure transparente offre une épaisseur qui varie avec la vitesse du mouvement circulatoire ; elle augmente d'une manière graduelle avec la vitesse du courant et diminue au contraire très sensiblement lorsque cette vitesse est très ralentie jusqu'à disparaître avec l'arrêt du sang.

La figure 156 représente, d'après Poiseuille, l'aspect des deux parties centrale et périphérique du sang dans le vaisseau. Dans la branche de la bifur-

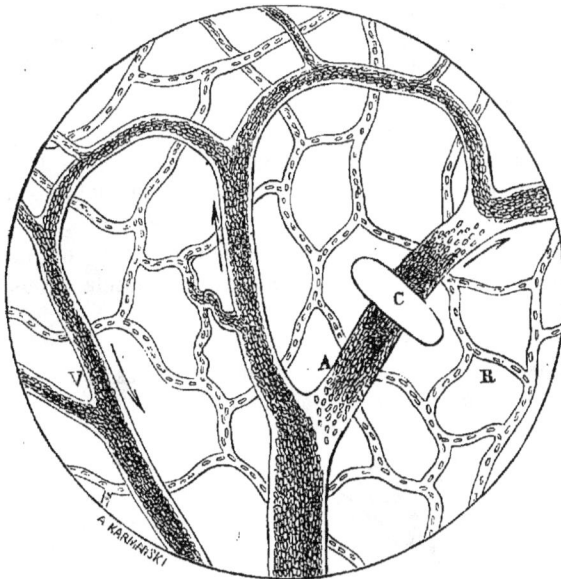

Fig. 156. — Aspect de la circulation capillaire au microscope (Poiseuille).

cation artérielle comprimée en c par un morceau de platine, les zones transparentes périphériques ont disparu par suite de l'arrêt du sang qui a amené la répartition uniforme des hématies dans tout le vaisseau, et leur contact avec la paroi interne.

Quand la circulation n'est pas trop rapide pour permettre de distinguer vaguement les leucocytes des hématies, on reconnaît que ces globules lorsqu'ils sont dans le centre du courant, cheminent avec une même vitesse, mais qu'il n'en est plus de même lorsqu'ils sont rejetés du côté de la paroi. On voit le globule rouge qui a pénétré ainsi dans la couche adhésive ralentir son mouvement, s'arrêter même un instant, puis rouler le long de la paroi et rentrer bientôt dans le torrent. Lorsque le globule blanc arrive au voisinage de la paroi vasculaire, au lieu de glisser sur cette paroi comme l'hématie, il y *adhère*, en vertu de propriétés spéciales, il résiste à la force des couches mobiles du courant qui tend à l'entraîner en le roulant le long de la paroi. Cette adhérence des leucocytes à la paroi explique le nombre plus grand de ces globules qu'on remarque dans la couche adhésive, en rendant, pour ainsi dire, la face interne des vaisseaux rugueuse; elle a pour résultat d'augmenter les résistances à l'écoulement du sang dans les petits vaisseaux.

Le microscope démontre encore une autre sorte de résistance au mouvement du sang dans les petits vaisseaux, c'est celle qu'on observe dans les capillaires de très petit calibre, où les hématies sont obligées de se déformer et de s'allonger pour les traverser, comme si elles passaient dans des filières.

On remarque beaucoup d'autres faits qui avaient également frappé les anciens observateurs. Etant donné un réseau capillaire complet, la circulation offre, dans tel ou tel point, des différences très grandes, là un ralentissement ou même un arrêt succédant à une rapidité très grande, ailleurs même un changement inverse dans le trajet du liquide qui reprend un instant après son cours primitif. Ces phénomènes s'expliquent tout naturellement aujourd'hui par des accumulations locales de globules qui obstruent certaines voies, ainsi que par les dilatations ou les contractions des artères par influence nerveuse; dans tous les cas, le sang coule toujours des points où la pression est forte vers ceux où elle est plus faible. Nous reviendrons sur ce sujet en étudiant la contractilité artérielle.

Diapédèse des globules blancs et rouges.

— Les leucocytes subissent des changements de forme qui ne sont point passifs comme ceux des hématies, mais qui dépendent de propriétés sarcodiques particulières. (Voyez *Mouvements amiboïdes*.) L'excitabilité de ces éléments se manifeste lorsqu'ils touchent à la paroi vasculaire : ils adhèrent à la paroi par un point de leur surface, tandis que le reste de leur masse, sur lequel le courant a prise, se trouve refoulé à l'aval de la paroi. Quelquefois, la force du courant rompt l'adhérence et le globule est entraîné jusqu'à ce qu'il se fixe de nouveau plus loin, et ainsi de suite. Mais tous les leucocytes fixés à la paroi vasculaire ne rentrent pas ainsi dans la circulation; la plupart d'entre

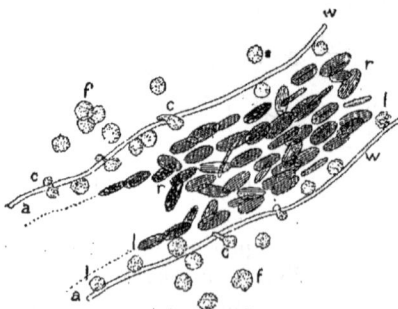

Fig. 157. — Cellules lymphatiques à divers états de migration à travers la paroi capillaire du mésentère de la grenouille.

w, paroi du vaisseau; — *aa*, couche adhésive de Poiseuille; — *rr*, hématies; — *ll*, leucocytes cheminant le long de la paroi vasculaire; — *cc*, leucocytes à un premier stade de migration à travers cette paroi; — *ff*, leucocytes qui ont traversé la paroi.

eux, dans les capillaires comme dans les veines, *s'insinuent* dans les tuniques vasculaires et finissent par les traverser pour s'engager dans les mailles du tissu conjonctif, dans une gaine lymphatique, ou se mettre en liberté à la surface d'une séreuse. Dans une observation suivie, après quelques heures, lorsque la diapédèse est en pleine activité, il est possible de voir des leucocytes aux différentes phases du processus d'émigration (fig. 157). Parmi les cellules de la face interne des capillaires ou des veinules, certaines ont l'aspect *demi-sphérique*, et si l'on continue l'observation de cette partie du globule saillant à l'intérieur du vaisseau, on voit qu'elle diminue peu à peu de volume jusqu'à ne plus être qu'un point brillant qui disparaît lui-même à son tour. Mais à mesure que la petite masse demi-sphérique disparaît à l'intérieur du vaisseau, on voit apparaître au dehors et augmenter à mesure, dans la région correspondante, une masse irrégulière, munie de prolongements variés qui se répandent à la surface vasculaire externe ou dans les mailles du tissu conjonctif voisin. A l'exemple de Conheim, on rend l'observation précédente beaucoup plus facile en faisant absorber des particules colorées (vermillon, carmin) par les cellules lymphatiques.

Les globules blancs, en traversant la paroi vasculaire, laissent sur les plaques endothéliales des ouvertures ou stomates par lesquelles les globules rouges peuvent s'engager et traverser à leur tour la paroi du vaisseau. Dans d'autres cas, l'ouverture des capillaires dans laquelle s'est engagée une partie d'un globule se resserre sur cette partie en produisant un étranglement du globule, la partie libre dans le vaisseau, battue par le courant, est séparée et entraînée dans la circulation.

La diapédèse est un phénomène physiologique comme le démontre l'observation sans mutilation des capillaires (membrane interdigitale), mais ce phénomène est très exagéré dans l'inflammation et dans l'œdème. (Voir plus loin.)

Cause de la progression du sang dans les capillaires. — La cause du mouvement du sang dans les capillaires est la force impulsive du cœur; seulement cette force, sous l'influence de l'élasticité artérielle a perdu son caractère intermittent : autrement dit c'est la tension artérielle, c'est-à-dire la portion de la force cardiaque emmagasinée dans les artères, qui fait circuler le sang dans les capillaires. Cette transformation complète du mouvement est le résultat des résistances considérables que le sang éprouve dans son passage au travers des petits vaisseaux. Par conséquent toutes les causes qui diminueront les résistances en amont, augmenteront la pression dans les capillaires, et tendront à y propager l'impulsion cardiaque. C'est le cas du relâchement paralytique des petits vaisseaux. Le même résultat aura lieu par l'amoindrissement du retrait élastique des artères dû à l'affaiblissement des contractions du cœur (animal qui va mourir), ou comme dans le cas d'insuffisance aortique, lorsqu'il existe un spasme tonique permanent des artères (Franck) qui détruit leur élasticité, d'où l'apparition du pouls capillaire. (Voir plus loin.)

Pendant la première période de la vie embryonnaire, la propagation de l'ondulation du pouls dans les capillaires est normale (Spallanzani), de même chez les vieillards (Marey). Mais tandis que, chez ces derniers, c'est par perte de l'élasticité artérielle sous l'influence de l'athérome que la transformation du mouvement ne s'effectue plus, pendant la première époque de la vie, c'est au contraire parce que l'élasticité artérielle n'est pas encore développée, et par suite la différence de pression du sang des artères aux veines. Nous connaissons la nature des résistances constantes au cours du sang ; nous connaîtrons bientôt l'élément variable qui réside dans l'état de contraction ou de relâchement plus ou moins grand des artérioles. Cette constriction agit à la manière d'un rétrécissement apporté en un point du tube d'écoulement qui abaisse considérablement le niveau du liquide dans les piézomètres en aval, tandis que ceux d'amont s'élèvent.

Pression. — On a cherché à mesurer la pression du sang dans les capillaires, en déterminant le degré de pression extérieure nécessaire pour arrêter la circulation périphérique dans une partie du corps (Kries), ou dans des membranes vasculaires placées sous le champ du microscope (Ch. Roy et Graham Brown). On a constaté ainsi que la pression arrête d'abord la circulation dans les plus petits capillaires et de là en remontant du côté des artères, c'est-à-dire que la pression varie selon le volume des vaisseaux. On a trouvé ainsi que pour la peau du doigt la pression dans les capillaires est de 37 millimètres de mercure, et que la circulation dans la membrane interdigitale est suspendue sous une colonne d'eau de 200 à 350 millimètres.

Vitesse. — Le système des vaisseaux capillaires représentant le point le plus élargi du cône vasculaire, la vitesse du sang dans ces vaisseaux doit être moindre que partout ailleurs.

D'après l'examen microscopique, et en tenant compte de l'amplification due au grossissement, on a assigné comme valeur réelle à cette vitesse : $0^{mm},57$ (Weber) ; $0^{mm},50$ (Valentin) par seconde.

Ces chiffres s'appliquent au mouvement du sang dans les capillaires de fin calibre, dans lesquels le mouvement ralenti du sang permet de suivre des globules pendant un certain trajet. Dans les capillaires plus volumineux le torrent est trop rapide pour permettre une mesure. Si on considère que le calibre des petites artères est sujet à varier, que sous l'influence du système nerveux, les vaisseaux se resserrent ou se relâchent pour ainsi dire à chaque moment, on voit qu'il n'y a pas, à proprement parler, de vitesse définie dans le système capillaire, la circulation dans ces vaisseaux subissant toutes les influences des variations de la tension artérielle. Lorsque les artérioles se relâchent, la pression artérielle baisse dans les artères, et augmente dans les capillaires, tout en restant naturellement toujours inférieure à celle des premiers vaisseaux. C'est dans ces cas qu'on peut observer la propagation de l'ondulation du pouls jusque dans les capillaires et même au delà dans les veinules (circulation capillaire dans les glandes en fonction). Le même fait a lieu lorsqu'un obstacle au cours du sang veineux vient augmenter la tension capillaire : dans ce cas le sang progresse d'une manière saccadée, mais sa vitesse est diminuée, et même le sang n'exécute plus que des oscillations sur place si l'obstacle est suffisant (ligature de la veine principale d'un membre).

Pouls capillaire. — Phénomène clinique décrit en 1868 par Quincke, fréquent chez les malades atteints d'insuffisance aortique; est caractérisé par des alternatives de rougeur et de pâleur des tissus, isochrones à la systole et à la diastole cardiaques; on le rencontre spécialement dans le derme sous-unguéal, sur la muqueuse de la lèvre inférieure, sur la rétine, sur l'isthme pharyngien (signe de Muller) où il s'accompagne de pulsations véritables. On le provoque facilement sur le front, dans la tache vaso-motrice produite par un frottement avec l'ongle. Le pouls capillaire se retrouve dans les néphrites, la chlorose, la fièvre typhoïde, la pneumonie, le tabes, la paralysie générale.

Changements de volume des organes sous l'influence des variations de la circulation capillaire. — Les réseaux capillaires des organes sont tous plus ou moins développés. Certains le sont à un tel point qu'on peut dire que le parenchyme de l'organe est alors formé de vaisseaux. On conçoit que dans les cas de ce genre un changement de calibre même léger des artères amènera des variations importantes dans les capillaires, et par suite un changement de volume notable de l'organe lui-même. C'est au moyen des appareils à déplacement (Mosso) qu'on peut apprécier ces variations de volume des organes sous ces influences, c'est-à-dire déceler les quantités plus ou moins grandes de sang qu'ils contiennent. Cette méthode de mesure de la circulation capillaire constitue la *pléthysmographie*.

IV. — PHÉNOMÈNES DE LA CIRCULATION DU SANG DANS LES VEINES

Direction centripète du courant sanguin dans les veines. — L'examen au microscope de la circulation du sang dans le poumon ou le mésentère de la grenouille permet d'assister au retour du sang qui, après avoir traversé les fins réseaux capillaires, se rend par des branches convergentes dans les troncs de plus en plus gros, qui sont les racines du système veineux. C'est pour démontrer ce retour du sang au cœur que Harvey, n'ayant pu voir directement le phénomène, avait accumulé tant de preuves démonstratives dont celle qui suit est convaincante; si on fait refluer le sang d'une veine superficielle du dos de la main vers l'extrémité des doigts, et si on laisse la pression se continuer, la veine reste vide de sang; mais sitôt la pression cessée, le sang se précipite de la périphérie vers le centre, en remplissant la veine.

La disposition des valvules des veines découverte par Fabrice d'Aquapendente tend également à prouver le cours centripète du sang dans ces vaisseaux. Ces valvules très nombreuses dans les vaisseaux de gros et de moyen calibre, du tronc et des membres, absentes dans les veines porte et rénale, utérines et pulmonaires, rares dans les veines de la tête et du cou, se ferment toutes les fois que le sang tend à rétrograder du côté des capillaires.

Causes. — La cause du mouvement du sang dans les veines est l'impulsion cardiaque, qui, après avoir chassé le sang à travers les capillaires, préside encore sous le nom de *vis a tergo* au cours rétrograde de ce fluide du côté du cœur.

En poussant par les artères des injections de sang défibriné, et cela avec une force qui n'excédait pas celle du cœur, Hales vit le sang s'écouler par les veines, sans qu'on pût invoquer d'autre force que l'impulsion initiale. Cette expérience ancienne aurait dû suffire à montrer que la force du cœur *n'est pas épuisée au delà des artères*, et que le sang, pour continuer son cours, n'avait nul besoin d'une impulsion nouvelle qui lui aurait été communiquée par une action des vaisseaux capillaires jouant le rôle de cœurs périphériques (Bichat). Les expériences de Magendie ont montré l'inanité de cette opinion de Bichat et réfuté un fait sur lequel il s'appuyait, à savoir que lorsqu'on comprime l'artère principale d'un membre après avoir fait une plaie de la veine qui ramène le sang, celui-ci continue de couler quelque temps encore, bien que l'action du cœur ne puisse plus se faire sentir; Magendie démontre que c'est par suite du retrait élastique des artères qu'a lieu cet écoulement, et cette force de retrait n'est elle-même qu'une portion de l'action cardiaque emmagasinée dans les artères.

Toutefois, à l'état ordinaire, un certain nombre de causes viennent en aide au cœur en favorisant d'une manière accessoire le retour du sang à cet organe, contre-balançant ainsi les obstacles que la pesanteur, les efforts musculaires, etc., opposent d'une manière permanente ou accidentelle à ce retour centripète du sang.

C'est à des influences *extérieures* que les veines empruntent le surcroît de force qui pousse le sang dans la direction que les valvules commandent. Ces forces adjuvantes sont : A, les contractions musculaires *qui rendent efficace* le rôle des valvules veineuses; B, les mouvements de la respiration. Ces causes n'ont d'ailleurs d'action que par le fait de la dilatabilité et de l'élasticité des veines, qui permettent des changements alternatifs dans la contenance des diverses portions du système veineux.

Dilatabilité et élasticité des veines. — La grande capacité et l'extrême dilatabilité des veines par rapport aux artères, font du système veineux un diverticulum ou réservoir qui se prête à loger des quantités très différentes de sang, sans que la force élastique de ces vaisseaux s'accroisse jamais beaucoup. La dilatabilité veineuse n'est pas la même pour tout le système. Certains organes ne s'accommoderaient pas des compressions qui pourraient résulter de l'ampliation de ces vaisseaux par le sang. C'est la raison pour laquelle les veines de la dure-mère, les sinus craniens sont inextensibles et incompressibles.

Malgré leur grande extensibilité, les veines sont néanmoins très résistantes et peuvent supporter sans se rompre des pressions intérieures qui peuvent aller pour certaines d'entre elles jusqu'à 4 et 6 atmosphères, alors que les artères se rompraient sous un effort moindre.

Après avoir été distendues, les veines reviennent sur elles-mêmes en vertu de leur élasticité, et pour que ces vaisseaux perdent cette propriété, il faut qu'ils aient été longtemps et fortement distendus. C'est ainsi que les veines des membres inférieurs, dilatées pendant la grossesse, reviennent sur elles-mêmes après la parturition; toutefois si les grossesses se renouvellent, la dilatation variqueuse peut devenir persistante.

Les veines sont également contractiles, mais cette propriété sera étudiée plus loin avec la contractilité des vaisseaux en général.

Causes adjuvantes de la circulation veineuse : A. Contractions musculaires et rôle des valvules. — Un grand nombre de veines rampent dans les interstices musculaires et sont par suite comprimées toutes les fois que les muscles entrent en contraction. Sous cette influence la pression du sang augmente dans le vaisseau, mais le liquide ne peut refluer parce que les valvules veineuses se referment : le sang est donc obligé de progresser du côté du cœur. Lorsque la contraction musculaire a cessé, la tension sanguine baisse dans la veine plus ou moins vide ; celle-ci se laissera donc facilement remplir du sang de la périphérie soumis à une pression supérieure. Grâce aux alternatives de contraction et de repos des divers muscles, les tronçons successifs des veines se vident et se remplissent du sang de la périphérie ; ce sang, par suite de l'action des valvules dont ces vaisseaux sont pourvus, se trouve ainsi poussé toujours dans la même direction, au lieu de subir de simples oscillations sur place, comme cela aurait lieu si les valvules étaient absentes. Cette influence musculaire permet de comprendre pourquoi dans l'opération de la saignée l'écoulement sanguin se trouve favorisé par les mouvements des doigts que le chirurgien fait exécuter au malade.

Une autre conséquence des valvules des veines, dans les membres inférieurs par exemple, c'est d'empêcher des pressions relativement considérables de s'exercer sur les radicules veineuses, comme celle qui serait représentée dans ce cas par une colonne sanguine de la hauteur du membre; une pareille pression gênerait considérablement le passage du sang au travers des voies capillaires. Mais pour que les valvules soutiennent la colonne sanguine, il faut que celle-ci soit divisée, fragmentée. C'est ce qui a lieu sous l'influence des mouvements : les segments intervalvulaires des veines sont inégalement distendus par le sang, ce qui permet aux valvules de se fermer sous la charge de tronçons veineux remplis de sang, situés au-dessus d'elles. Si les veines étaient remplies de sang, comme cela aurait lieu dans le cas d'inertie complète des muscles, le rôle des valvules serait inefficace; elles ne formeraient plus que des diaphragmes flottants dans une colonne liquide dont elles n'interrompraient pas la continuité. C'est la raison des varices qu'on observe chez les gens que leur profession oblige à se tenir debout sans marcher.

Un autre effet des valvules, c'est d'utiliser pour la circulation les influences de la pesanteur. C'est ce qui a lieu pour les veines superficielles du bras dans les mouvements alternatifs d'élévation et d'abaissement du membre :

le bénéfice au profit de la circulation produit par l'élévation du bras n'est pas perdu dans le mouvement inverse par suite de la fermeture des valvules.

B. Influence des mouvements respiratiores sur la circulation veineuse. Aspiration thoracique. — Valsalva avait déjà signalé qu'au moment des inspirations le sang des veines jugulaires qui s'affaissent coule plus facilement du côté de la poitrine ; mais c'est Barry (1825) qui donna la démonstration et l'interprétation du fait, en faisant voir qu'une *aspiration* s'exerce sur les veines voisines du thorax et agit comme une force indépendante de la *vis a tergo*, pour ramener le sang du côté du cœur.

L'expérience classique de Barry consiste à introduire par la veine jugulaire à la base du cou, jusque dans la veine cave supérieure, chez le cheval, un tube de verre *recourbé en forme de siphon* et dont l'extrémité libre plonge dans un vase rempli d'eau : on voit le liquide *s'élever* dans le tube et couler rapidement vers le cœur, pendant l'inspiration, s'arrêter ou même refluer légèrement pendant l'expiration, de telle façon qu'en peu de temps tout le liquide est aspiré et le vase vidé. En répétant la même expérience pour la cavité pleurale et le péricarde, Barry constate également l'aspiration du liquide dans ces cavités ; d'où cette conclusion que « *les cavités des grandes veines thoraciques et toutes les cavités thoraciques* (cavité pleurale, médiastine, péricardique) *aspirent les liquides qu'on met en communication avec elles.* »

Pour bien comprendre l'influence des mouvements respiratoires sur la circulation veineuse, il faut considérer que l'élasticité pulmonaire n'est jamais satisfaite sur le vivant, dans l'état d'intégrité des parois de la poitrine et des plèvres ; que par conséquent l'aspiration thoracique qui en est la conséquence règne en tous temps dans la poitrine, en subissant périodiquement un renforcement pendant la phase inspiratoire ou de dilatation du thorax. C'est ce que montrent les mesures de Curson et de Donders : l'aspiration constante qui est de 6 à 8 millimètres de Hg pendant l'expiration monte à 30 et 40 millimètres pendant l'inspiration. L'aspiration thoracique constante et le renforcement inspiratoire de cette aspiration ont, sur la circulation veineuse, des actions qu'on peut comparer respectivement à celles de l'élasticité artérielle et du cœur sur la circulation du sang dans les artères.

I. *L'aspiration thoracique constante diminue la masse du sang en mouvement dans les veines, et par suite les résistances au cours de ce fluide dans ces vaisseaux.* — Le poumon, organe élastique, tendant toujours à revenir sur lui-même, exerce une aspiration continue à la surface de tous les organes qui l'avoisinent : la voussure du diaphragme et l'écartement mécanique des parois des organes creux contenus dans le médiastin (péricarde, cœur et gros vaisseaux) ont fait connaître depuis longtemps cette action aspiratrice continue des poumons, dont les physiologistes ont donné plus tard la mesure. (Voir, pour plus de détails, page 280.) Sous cette influence une certaine masse de sang, toujours la même, pour un régime circulatoire régulièrement établi, se trouve donc renfermée dans les gros troncs veineux

intra-thoraciques [1] et retenue dans ces vaisseaux par la pression atmosphérique comme l'eau dans un tube fermé par un bout et retourné; elle n'exercera par conséquent pas de pression sur le sang des veines de l'abdomen
et des extrémités inférieures, ce qui n'aurait pas lieu si le vide pleural
n'existait pas.

L'expérience suivante de Jolyet montre bien l'économie de sang et de travail du cœur apportée par l'aspiration thoracique constante dans la circulation de retour. Chez un chien à jeun immobilisé par le curare et respirant
artificiellement au moyen du soufflet, la circulation s'exécute normalement,
que l'animal soit placé horizontalement ou verticalement. Mais vient-on,
dans cette dernière situation, à supprimer le vide pleural par une ouverture
faite au thorax, immédiatement la pression artérielle tombe, et les oscillations cardiaques s'atténuent ou disparaissent complètement, comme l'indique le tracé carotidien (fig. 158). La pression remonte, et les pulsations
reprennent dès que la station horizontale est rétablie. Ces effets de la suppression du vide pleural s'expliquent facilement, en remarquant que le sang
dans la position verticale n'étant plus retenu dans les vaisseaux intra-thoraciques, tombe, par action de la pesanteur, dans les veines de l'abdomen et
des membres qu'il distend. Le cœur alors ne trouvant plus à son voisinage,
dans les gros troncs veineux, le sang nécessaire à sa réplétion se contracte
à vide, d'où la chute rapide de la tension artérielle. Pour rétablir la circulation dans ce cas, il faut pour un chien de 10 à 12 kilogrammes injecter
dans les veines 250 à 300 grammes de sang (pour l'homme il faudrait environ
1 litre) nécessaire pour remplir les veines intra-thoraciques, et assurer la
réplétion ventriculaire. Mais alors tout le système veineux est *distendu* et la
circulation dans ces conditions *s'exécute sous une tension veineuse* supérieure à la tension normale (le vide pleural existant) de *toute la hauteur
d'une colonne sanguine égale à la distance qui sépare l'orifice aponévrotique du diaphragme, du vertex.* On voit de suite l'importance qu'il y a à ce
que la circulation veineuse dans les conditions où le système circulatoire
contient le moins de sang (à jeun) ne s'exécute pas sous une pareille tension
et réplétion qui rendraient inefficace le rôle des valvules des veines, et expo-
seraient ces vaisseaux à une perte rapide de leur élasticité, favorisant ainsi
la formation des varices.

Une autre considération à mettre en lumière est celle tirée du rôle du
sang dans les diverses parties du système circulatoire, en particulier dans
les veines. C'est dans les réseaux capillaires qu'il accomplit ses fonctions,
mais la quantité de ce fluide qui distend le système artériel est nécessaire
puisque c'est cette quantité accumulée qui fait circuler le sang. De même
dans les gros troncs veineux intra-thoraciques, la masse sanguine, retenue

---

[1] Pour bien se représenter l'état circulatoire indiqué, il faut supposer l'homme ou
l'animal dans la station debout, et dans le repos expiratoire soutenu : dans ces conditions,
chaque ondée ventriculaire, sanguine, prise dans les veines intra-thoraciques, y est
aussitôt remplacée par une quantité égale de sang venu de la périphérie, et poussé par
la seule *vis a tergo*.

par l'aspiration pleurale est nécessaire pour assurer en tous temps la réplétion ventriculaire. Dans tout le reste du système veineux au contraire le sang qui s'y trouve contenu y est en quelque sorte *immobilisé*. Cette portion des vaisseaux doit donc en contenir la moindre quantité possible, de façon à pouvoir se prêter, en vertu de son rôle de diverticulum ou de réservoir, à loger les quantités de ce liquide surajoutées par le fonctionnement physiologique. Il est évident que si les veines étaient déjà distendues par le sang dans les conditions de réplétion minimum, elles ne pourraient, sans de

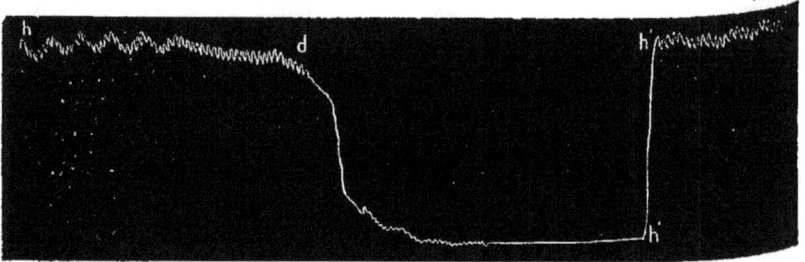

Fig. 158. — Tracé carotidien montrant l'influence du vide pleural sur la réplétion ventriculaire suivant la station horizontale ou verticale.

graves inconvénients, recevoir encore le surcroît considérable résultant des *ingesta*.

II. *Le renforcement inspiratoire de l'aspiration thoracique constitue une force active, surajoutée à la* vis a tergo *pour opérer la circulation de retour*. — Accolé aux parois thoraciques, le tissu pulmonaire élastique est obligé d'en suivre tous les mouvements sans pouvoir jamais s'en écarter. A chaque mouvement d'ampliation de la poitrine, par le fait de la contraction des muscles inspirateurs, l'aspiration pleurale constante subit donc un renforcement rythmique, dont le résultat est l'agrandissement des cavités des organes intra-thoraciques. L'écartement mécanique des parois des troncs veineux thoraciques, en diminuant la pression sanguine à l'intérieur de ces vaisseaux, rompt l'état d'équilibre circulatoire indiqué plus haut en opérant un appel, une succion du sang contenu dans les veines extra-thoraciques. Théoriquement l'appel inspiratoire doit se transmettre jusqu'aux extrémités du système veineux, en diminuant d'intensité à mesure qu'on s'éloigne du thorax.

Si l'aspiration thoracique de l'inspiration peut se transmettre à de longues distances à travers un tube à parois rigides, comme dans l'expérience de Barry, il n'en saurait être de même pour les veines, a-t-on dit, qui, flasques, doivent se laisser affaisser par la pression de l'air, sous l'effet de la succion du sang dans le vaisseau.

Mais d'abord cette propriété des veines comporte des exceptions comme pour les sinus de la dure-mère et les veines sus-hépatiques. Or, Bérard a démontré qu'une disposition analogue existe pour toutes les veines voisines de la poitrine, qui sont entourées d'aponévroses auxquelles elles adhèrent, et qui les maintiennent béantes (veines sous-clavières et jonction de ces veines avec les jugulaires). Ces veines sont le siège d'une aspiration inspiratoire qui fait entrer l'air dans ces vaisseaux, quand, dans une opération, on vient à les ouvrir imprudemment. Les chirurgiens connaissent bien l'étendue de cette *zone dangereuse* où l'introduction de l'air dans les veines est tant à redouter, puisqu'elle amène en général la mort instantanée.

L'aspiration que le thorax exerce sur le sang se propage donc à toutes les veines de la base du cou. D'autre part, la veine cave inférieure est adhérente au pourtour de l'ouverture aponévrotique du diaphragme, qui lui donne passage. Cette veine, immédiatement au-dessous du diaphragme, reçoit les gros troncs des veines sus-hépatiques dont les parois sont adhérentes au tissu du foie. Tous ces vaisseaux restent béants lorsqu'on les a divisés, le sang qu'ils contiennent, soumis en amont à une pression positive, subira donc également l'influence de l'aspiration du thorax et se précipitera dans cette cavité.

La sphère d'action de l'aspiration thoracique se borne-t-elle à ces veines voisines du thorax, ou s'étend-elle plus loin encore? Sans vouloir avec Barry étendre l'aspiration à tout le système veineux, il est certain qu'on en constate l'influence assez loin puisque les chirurgiens ont observé des cas d'introduction de l'air dans les veines, à la suite de blessures de l'axillaire, et même de la faciale près de l'angle de la mâchoire. Dans les expériences physiologiques on la retrouve jusque dans les sinus veineux et les canaux des os du crâne.

Il est facile de s'expliquer l'appel du sang, même à de grandes distances du thorax, dans les conditions normales de respiration calme, en dehors des inspirations forcées, qui en exagérant l'appel exerceraient une succion des veines en les aplatissant. Dans le premier cas, l'appel ne vide pas les veines, mais n'opère qu'une soustraction incomplète du sang qui se trouve remplacé en partie à mesure par le liquide toujours poussé par derrière.

Il résulte de ce qui précède que la même cause qui fait pénétrer l'air extérieur dans les poumons, provoque aussi l'appel du sang des veines extra-thoraciques dans les veines intra-thoraciques, provoquant dans ces derniers vaisseaux comme dans les cellules pulmonaires une pression négative dont la connaissance est aussi importante pour le physiologiste que pour le médecin.

Il est facile maintenant de déterminer, pour les parties du système veineux

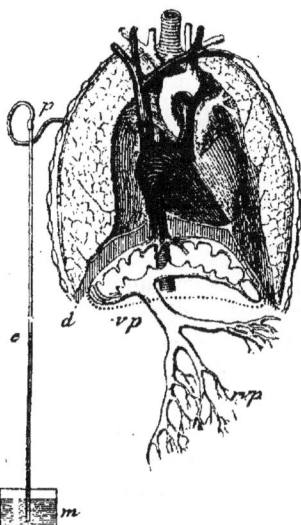

Fig. 159. — Vaisseaux subissant l'influence des mouvements respiratoires.

m, manomètre à eau communiquant en *p* avec la cavité pleurale.

général, le rapport des variations de la pression du sang avec les deux phases
des mouvements respiratoires, dans la respiration calme et diaphragmatique
ordinaire comme l'ont fait Jolyet et Rosapelly dans leurs expériences. Et
d'abord l'expiration se faisant passivement par le retrait élastique des poumons, l'effet de succion inspiratoire ne peut être annihilé par ceux dus à la

Mouvements respiratoires . . . .

Pression du sang dans la veine jugulaire.

Pression du sang dans la veine cave
abdominale.

Pression du sang dans la veine cave thoracique.

Pression du sang dans les veines sus-hépatiques.

Pression du sang dans la veine porte. .

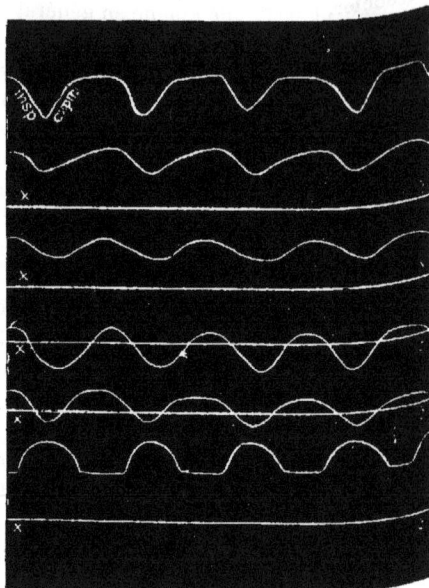

Fig. 160. — Influence des mouvements respiratoires sur la pression du sang
dans les diverses veines. (Jolyet et Rosapelly.)

pression développée pendant l'expiration, d'autant plus que la présence des
valvules qui n'oppose aucun obstacle à l'extension des effets d'aspiration
produits dans les veines extérieures au thorax arrêterait aussitôt tout reflux
dû à l'expiration. Par conséquent, l'action des mouvements respiratoires
(inspiration et expiration) contribue à favoriser le cours rétrograde du sang
des parties périphériques vers le cœur.

Il faut remarquer de plus que, du côté de l'abdomen, la respiration produit des variations de pression inverses de celles du thorax. L'abaissement
du diaphragme qui agrandit la cavité thoracique diminue celle de l'abdomen
en comprimant les viscères abdominaux et les vaisseaux qui y sont contenus; c'est très manifeste pour le tracé de la veine porte. Il y a toutefois
exception pour la veine cave abdominale, surtout dans la partie de la veine
qui avoisine le diaphragme, et pour les veines sus-hépatiques. (Nous en
avons dit plus haut les raisons.) Pour ces derniers vaisseaux même, la pression du sang positive à l'expiration devient négative dans l'inspiration,
comme dans les veines intra-thoraciques.

Les tracés ci-dessus de Jolyet et Rosapelly (fig. 160), en même temps qu'ils font connaître la pression du sang dans les diverses veines, montrent aussi les variations avec les deux phases de la respiration.

L'examen comparatif des tracés porte et sus-hépatique fait bien comprendre l'aide apportée, par le mouvement inspiratoire, à la circulation du sang dans le foie. Ce n'est pas à la compression abdominale seule qu'on doit attribuer l'*élévation* de la pression moyenne dons la veine porte : c'est au système capillaire hépatique qui constitue un obstacle au cours du sang et diminue l'influence de l'aspiration thoracique. Mais si celle-ci a un effet inverse au-dessus et au-dessous du foie, sur la pression, elle ne peut produire qu'une accélération plus grande du cours du sang dans le foie, aidée qu'elle est par la poussée abdominale inspiratoire sur le tronc de la veine porte.

Pouls veineux jugulaire. — Le pouls de la veine jugulaire considéré par quelques cliniciens (Bamberger, Geigel) comme pathologique et l'indice d'insuffisance tricuspide, est réellement un phénomène normal (Friedreich, Potain, Mosso, Franck), mais qui ne s'observe bien que dans des conditions particulières (chez les vieillards amaigris). Les tracés de ce pouls recueillis au moyen d'une ampoule très sensible appliquée sur la veine, à la base du cou, et du tambour inscripteur, n'est que le reflet du cardiogramme de l'oreillette droite : pulsation positive correspondant à la systole de l'oreillette, second soulèvement dépendant de la clôture de la valvule tricuspide, puis dépression ou pouls négatif dû à la déplétion ventriculaire ; la courbe se relève à la fin de la systole ventriculaire pour s'abaisser une dernière fois au moment du vide post-systolique.

V. — CIRCULATION PULMONAIRE

Les conditions générales du mouvement du sang dans le poumon sont déjà connues. (Voir *Circulation, définitions et considérations générales*, p. 293 et suivantes.) Il ne reste donc à faire connaître ici que les conditions particulières à la petite circulation, à savoir :

1. Pression du sang dans l'artère pulmonaire ;
2. Vitesse de la circulation pulmonaire ;
3. Influence de l'aspiration thoracique et des mouvements respiratoires sur la petite circulation.

1° Pression du sang dans l'artère pulmonaire. — Toutes les différences que les anatomistes et les physiologistes ont signalées entre la force des deux cœurs, et entre la pression artérielle aortique et pulmonaire, tiennent à la grandeur des résistances très différentes éprouvées par l'un et l'autre cœurs pour opérer la circulation du sang, respectivement dans chacun des systèmes circulatoires, général et pulmonaire.

Laissant de côté pour le moment les conditions qui favorisent la petite cir-

culation et qui sont étudiées plus bas, le cœur droit ayant à pousser devant
lui une masse de sang plus de quatre fois moindre que le gauche, l'énergie
de sa systole sera quatre fois moindre que celle déployée par le ventricule
aortique.

L'épaisseur différente des parois musculaires des deux ventricules révèle
d'un autre côté l'inégalité des résistances que chacun d'eux surmonte dans
son fonctionnement régulier ; le ventricule gauche, chez l'adulte, est en effet

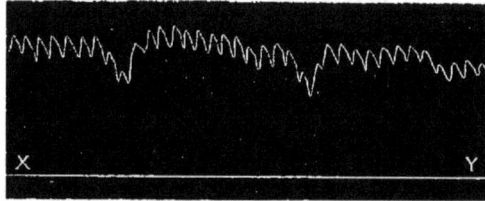

Fig. 161. — Tracé de la pression du sang dans l'artère pulmonaire chez le chien.
Manomètre de Magendie.

quatre fois plus épais que le droit[1]. Comme d'un autre côté l'effort systolique d'un ventricule se mesure assez exactement par la résistance que la
pression artérielle oppose au passage de l'ondée sanguine ventriculaire, on
peut dire que la tension du sang dans l'artère pulmonaire doit être environ
quatre fois moindre que celle qui existe dans l'aorte. C'est d'ailleurs ce qu'ont
montré les mesures directes, au moyen des manomètres, de la pression dans
l'artère pulmonaire, chez les animaux, après qu'on a ouvert la poitrine et
pratiqué la respiration artificielle (fig. 161).

2° **Vitesse de la circulation pulmonaire comparée à celle de la circulation générale.** — Chaque section théorique des systèmes circulatoires général et pulmonaire doit, à chaque moment, laisser passer la même quantité
de sang, sans quoi il y aurait rapidement stagnation et accumulation de
sang en amont de l'obstacle. (Voir *Circulation, considérations générales,*
p. 272.) Le débit des deux cœurs doit donc être le même, quelque inégale
que puisse être d'ailleurs la capacité des ventricules. En outre, la section de
l'artère pulmonaire étant la même que celle de l'aorte, il faut en conclure
avec Hales que la vitesse du sang est la même dans ces deux vaisseaux.
Enfin comme la quantité de sang que contient le poumon est de beaucoup
inférieure à celle que renferme le corps tout entier, il s'ensuit que le renouvellement du sang se fera beaucoup plus vite dans le poumon que dans le

---

[1] Chez le fœtus, la circulation pulmonaire n'existe pas ; le ventricule droit chasse son
ondée sanguine dans l'aorte par le canal artériel. Les deux cœurs concourent ainsi également à effectuer la circulation générale, les ventricules éprouvent les mêmes résistances, et
par conséquent déploient le même effort : aussi présentent-ils la même épaisseur des
parois. Ce n'est que plus tard, après la naissance, par le fait de l'établissement de la circulation pulmonaire, que la différence de musculature des cœurs se montre.

reste du corps. Grâce au moindre parcours qu'elle devra accomplir, une molécule de sang qui entre dans l'artère pulmonaire arrivera beaucoup plus vite au ventricule gauche qu'une molécule qui entre dans l'aorte n'arrivera au ventricule droit. C'est ce que Jolyet et Tauziac ont cherché à déterminer directement par l'expérience, en employant le procédé que Héring avait appliqué à la détermination de la vitesse moyenne générale du sang.

Ce procédé, déjà appliqué par Jolyet et Rosapelly à l'évaluation de la vitesse moyenne du sang dans le foie, consiste à injecter dans le sang, par un vaisseau déterminé, une quantité convenable de prussiate de potasse, et à rechercher au bout de combien de temps ce sel apparaît dans un autre vaisseau plus ou moins éloigné de celui où l'injection a été faite. Pour le cas qui nous occupe, le prussiate doit donc être injecté dans le ventricule droit, et recherché dans le sang du ventricule gauche. Le temps qui s'écoulera entre le moment de l'injection et celui de l'apparition du sel indiquera le temps qu'aura mis le sang à traverser le poumon en suivant les voies naturelles de la circulation. A cet effet, une sonde est introduite par la veine jugulaire chez un chien de grande taille, jusque dans le ventricule droit, et une autre sonde est enfoncée dans l'intérieur du ventricule gauche, par l'artère carotide. Par la première est injecté le prussiate de potasse ; par la seconde, aussitôt après l'injection, on fait des prises de sang, toutes les secondes, pour y rechercher plus tard la présence du sel.

Pour connaître exactement le moment précis où sont faites l'injection et chacune des prises de sang, le dispositif suivant est employé. La seringue à injection et celle du sang portent à la partie supérieure du corps de pompe un ajutage qui est mis, au moyen d'un tube de caoutchouc, en rapport avec un tambour à levier : chaque mouvement d'abaissement ou d'élévation du piston des seringues imprimera donc un mouvement au levier du polygraphe correspondant, qui s'inscrira sur le papier noirci du cylindre enregistreur. Sur ce même papier, au-dessous des tracés produits par les mouvements des pistons des seringues, un métronome battant la seconde inscrit les divisions du temps. L'expérience étant faite, comme nous venons de dire, c'est-à-dire l'injection poussée dans le ventricule droit, et les prises de sang faites successivement dans le ventricule gauche, chassées, au moyen d'un robinet à trois voies, de la pompe dans des tubes étiquetés, on recherche, dans le sang des différents tubes, la présence du prussiate de potasse. Pour cela, chaque échantillon de sang est additionné de sulfate de soude, décoloré par la chaleur, et filtré. En versant dans le liquide de chacun des tubes une goutte d'acide chlorhydrique et une goutte de solution de perchlorure de fer, on obtient une coloration bleue dans le liquide provenant des échantillons de sang qui contiennent le prussiate, en même temps que l'intensité de la coloration indique quelle quantité de sel y est contenue. Le tracé montre d'un autre côté à quel moment, à partir de l'injection, correspond l'apparition du réactif. On trouve ainsi que l'apparition maximum du sel dans le cœur gauche correspond à la sixième seconde, après son injection dans le ventricule droit.

Par une expérience semblable, mais inverse, on détermine la vitesse du sang dans le corps, chez le même animal, quelques heures plus tard, et on trouve cette vitesse égale à vingt-quatre secondes. C'est-à-dire qu'une molécule sanguine met quatre fois plus de temps pour traverser la grande circulation qu'elle n'en met pour accomplir le trajet de la circulation pulmonaire. Or, comme la vitesse dans les deux systèmes circulatoires est en raison inverse des masses sanguines mises en mouvement, il en résulte que chez l'animal vivant à l'état physiologique le système de la petite circulation contient quatre fois moins de sang que celui de la grande[1].

3° Influence de l'aspiration thoracique et des mouvements de la respiration sur la petite circulation.

— Pour bien comprendre l'influence de l'aspiration pleurale sur la circulation pulmonaire, il faut se rappeler la structure du poumon et la disposition de ses vaisseaux au double point de vue du renouvellement de l'air et du sang dans l'organe.

Le poumon offre à considérer les bronches, les alvéoles et les vaisseaux. On admet pour les divisions bronchiques, comme pour les vaisseaux, que la somme de leurs *calibres* va en augmentant, et que l'on peut comparer, sous le rapport du volume, l'arbre bronchique, comme l'arbre artériel, à un cône creux dont le sommet est à la trachée et à l'aorte, et la base aux bronchioles et aux capillaires. C'est une erreur, au moins pour l'arbre bronchique, qui repose sur une fausse interprétation géométrique, et tient à ce que dans cette

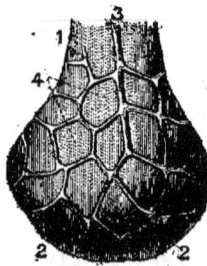

Fig. 162. — Réseau sous-pleural artériel du lobule primitif.

3, ramuscule de l'artère pulmonaire. (Sappey.)

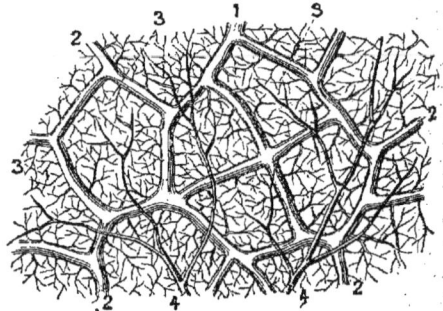

Fig. 163. — Réseau capillaire intra-lobulaire (3, 3, 3, 3), et origine des veines pulmonaires (4, 4); réseau sous-pleural (2, 2). (Sappey.)

appréciation on a confondu la circonférence avec la surface. Le cône en volume et le cône en surface sont orientés en sens inverse l'un de l'autre : le cône en volume a son sommet aux dernières ramifications bronchiques, aux canalicules respirateurs, mais il subit en ce point une brusque dilatation là où les subdivisions des canalicules respirateurs viennent s'ouvrir chacune dans un lobule primitif. Une conséquence de la disposition signalée du cône bronchique, c'est de diminuer la quantité d'air retenue dans les bronches, c'est-à-dire là où l'air ne sert pas, et par suite de favoriser le renouvellement de l'air dans les lobules et les échanges gazeux pulmonaires. La structure du lobule pulmonaire est exactement celle d'un poumon de grenouille. L'intérieur du lobule est divisé par des trabécules qui limitent des compartiments ou vésicules pulmonaires qui s'ouvrent toutes dans la cavité du lobule. La paroi des vésicules et des lobules pulmonaires est formée de dedans en

[1] La même recherche que ci-dessus peut être faite en injectant dans le cœur droit un sel de lithine, et en recherchant dans les échantillons de sang pris dans le cœur gauche les bandes spectroscopiques du lithium.

dehors : 1° par une couche endothéliale sous laquelle se trouve le réseau capillaire pulmonaire avec la couche de tissu conjonctif qui le supporte ; 2° d'une couche externe de nature élastique (la paroi musculaire, intermédiaire, très développée chez les reptiles, s'arrête chez les animaux supérieurs aux canalicules respirateurs).

Les lobules secondaires ne sont que l'ensemble des lobules primitifs réunis sur les ramifications d'un même canalicule respirateur, comme le poumon tout entier n'est que l'ensemble des lobules secondaires réunis sur les ramifications bronchiques. Nous pouvons donc nous représenter le poumon tout entier par le lobule renfermé dans la cavité pleurale.

L'artère pulmonaire, après s'être divisée comme les bronches, fournit une branche à chaque lobule secondaire (artère lobulaire), et cette artère se divise en autant de ramifications qu'en présente la canalicule respirateur. L'artère lobulaire (3, fig. 162), qui est à la surface extérieure du lobule, forme sur cette surface un réseau à larges mailles (4-4, même figure et fig. 163) qui embrasse le lobule comme le filet de soie embrasse le ballon qu'il emprisonne : c'est le réseau *extra-lobulaire ou sous-pleural artériel*. De chaque maille de ce réseau partent des capillaires irradiés qui traversent la paroi alvéolaire au niveau des trabécules, se placent sous l'endothélium formant le réseau *admirable* ou *aérien* (3, 3, 3, 3, fig. 163), et séparé de l'air par l'épithélium seul qui le recouvre. De ce réseau intra-lobulaire partent des veinules (4 4, fig. 163) qui traversent à leur tour la paroi alvéolaire et vont former le réseau *extra-lobulaire ou sous-pleural veineux*.

Théorie de l'action du vide pleural sur les vaisseaux pulmonaires.

1° *Influence de l'aspiration thoracique constante* [1]. — Tout ce qui est en dehors des alvéoles est plongé dans le vide pleural et en subit l'influence : tels sont les réseaux artériels et veineux, à l'exception du réseau aérien sous-endothélial. Les vaisseaux de ces réseaux sont donc dilatés mécaniquement par le vide qui les enveloppe et restent béants [2]. Le sang n'aura ainsi aucune peine à les déplisser pour les traverser ; il arrivera donc plus facilement au réseau aérien, et sortira de même plus facilement de ce réseau que si le vide pleural n'existait pas. Autrement dit, l'aspiration thoracique constante, en diminuant les résistances au cours du sang dans les réseaux artériels et veineux pulmonaires, favorise la circulation pulmonaire et diminue le travail du cœur droit chargé de l'opérer. Pour un effort cardiaque donné, la respiration étant suspendue, les veines pulmonaires seront traversées par une quantité plus grande de sang, le vide pleural existant, qu'elles n'en débiteraient si l'aspiration pleural n'existait pas.

2° *Influence des variations respiratoires de l'aspiration thoracique.* — a. *Inspiration.* — Au moment de l'inspiration, le vide pleural augmente brusquement en même temps qu'il se produit un vide partiel à l'intérieur des vésicules pulmonaires. Ce vide intra-lobulaire qui a pour cause la disposition du cône bronchique et l'étroitesse des canalicules respirateurs, qui ne permet pas la rentrée immédiate de l'air dans le lobule dilaté par l'augmenta-

---

[1] Pour se représenter l'état circulatoire indiqué, il faut supposer l'homme ou l'animal dans le *repos expiratoire soutenu*. Voir, pour plus de détails : *rôles de l'aspiration thoracique*, p. 341.

[2] La pression en effet *dans* les vaisseaux est égale à la pression atmosphérique augmentée de la pression sanguine ; la pression *autour* des vaisseaux est égale à la pression atmosphérique, diminuée du vide pleural.

tion du vide pleural, a pour effet la dilatation excentrique des capillaires du réseau aérien. Le réseau sous-pleural extra-lobulaire (artériel et veineux), subissant l'influence directe du renforcement inspiratoire de l'aspiration thoracique, il en résulte qu'au moment de l'inspiration *tous* les réseaux pulmonaires se trouvent *dilatés*. La dilatation vasculaire est comblée, à mesure qu'elle se produit, par le sang venu du cœur, qui précipite ses battements, en même temps que ses ondées deviennent plus fortes, par le fait de l'arrivée plus grande du sang dans les veines intra-thoraciques également dilatées au même moment. On voit par là que *pendant le mouvement d'inspiration l'air et le sang se précipitent au-devant l'un de l'autre, et que plus le poumon contient d'air, plus aussi il contient de sang.*

b. *Expiration.* — Des phénomènes inverses se produisent par suite du retrait des poumons. La pression augmente dans l'artère pulmonaire par la diminution du vide pleural, et l'arrivée des ondées toujours lancées du cœur droit. Dans le lobule, l'air qui s'était mis en équilibre de pression avec l'atmosphère, se trouve subitement comprimé par le fait de l'étroitesse des canalicules respirateurs qui oppose une résistance à sa sortie[1]. Le réseau capillaire intra-lobulaire se trouve donc également comprimé. Par suite, le sang accumulé pendant l'inspiration dans les vaisseaux pulmonaires se trouve chassé, pendant l'expiration, du côté du cœur gauche avec un renforcement de vitesse.

L'*expérimentation* a confirmé les résultats théoriques précédents. Heger montre que le vide pleural favorise la circulation pulmonaire en faisant des circulations artificielles dans les poumons séparés : 1° en les soumettant à la pression atmosphérique ; 2° en les plaçant sous cloche, et raréfiant l'air autour pour les dilater. Le débit sous pression constante est toujours plus grand dans le premier cas que dans le second ; 3° en faisant rythmiquement l'exagération du vide pleural et par suite l'inspiration, on constate qu'il y a appel correspondant du sang dans le poumon, en même temps que ralentissement de l'écoulement veineux qui augmente au contraire à chaque mouvement de retrait de l'organe.

L'écoulement est arrêté si on insuffle de l'air par la trachée. Compression du réseau aérien (Gréhant).

VI. — TRAVAIL DU CŒUR

Le transport continu du sang à travers l'organisme nécessite un déploiement de travail considérable de la part du cœur, mais fort différent pour l'un et l'autre ventricules qui opèrent ce transport, le gauche dans le corps, le

---

[1] On admet que l'oxygène de l'air se dissout dans le sang pendant c mouvement de retrait du poumon sous l'influence de l'augmentation de pression dans le lobule. Sous l'influence du vide partiel qui se produit dans l'alvéole au début de l'inspiration, le sang s'y précipite et perd au contraire son acide carbonique.

droit dans le poumon, par suite de l'inégalité des résistances vaincues par chacun d'eux. (Voir plus haut.)

L'évaluation du travail du cœur suppose la connaissance : 1° de la quantité de sang mise en mouvement à chaque contraction ventriculaire ; 2° de la valeur de la résistance à l'évacuation de cette ondée dans les artères (tensions sanguines aortique et pulmonaire); 3° enfin, de la vitesse avec laquelle le sang se meut au début de sa course. Pour simplifier le problème nous négligerons ce dernier élément.

Le ventricule gauche lance, à chacune de ses systoles, une ondée sanguine de 100 grammes, et comme la pression dans l'aorte qu'il doit surmonter équivaut à une colonne sanguine de $2^m,50$ à 3 mètres (20 centimètres de Hg) le ventricule soulève en quelque sorte à chaque systole 100 grammes de sang à $2^m,50$ de hauteur, c'est-à-dire exécute un travail de $100 \times 2,50 = 250$ grammètres. En admettant 75 pulsations du cœur par minute, on trouve qu'en vingt-quatre heures, le ventricule gauche pour opérer la circulation du sang dans le corps, exécute un travail de 27,000 kilogrammètres. Le travail du ventricule droit peut être évalué au tiers de celui du ventricule gauche, soit à 9,000 kgm., et par conséquent le travail du cœur entier à 36,000 kgm.

Si on remarque que le travail mécanique produit par l'homme dans la journée de huit heures est de 300,000 kgm., on voit que le cœur accomplit à lui seul la huitième partie de ce travail.

Comme le travail effectué par le cœur est employé en entier à surmonter des résistances, autrement dit est transformé en chaleur par les frottements du sang dans les vaisseaux, on voit qu'il concourt pour une part à élever la température du corps. Ces 36 000 kgm. du travail journalier du cœur, en se transformant en chaleur fournissent au corps 85 calories (425 kgm. correspondant à 1 calorie), c'est-à-dire la quantité de chaleur produite par la combustion d'environ 10 grammes de charbon.

Mesure de l'effort maximum du cœur. — Le procédé suivant de Jolyet et Légerot donne cette détermination pour le cœur des poissons. On introduit les deux extrémités opposées d'un tube en T dans les deux bouts de l'artère branchiale coupée chez l'anguille, et on fait communiquer la branche perpendiculaire du tube en T avec un cardiomètre de Magendie. On constate que la pression dans cette artère est de 7 centimètres de Hg. Vient-on à obturer au moyen d'une serre-fine l'artère branchiale au delà du T, la pression monte aussitôt dans le manomètre à 15 centimètres de Hg, accusant ainsi un effort statique du cœur un peu plus du double de celui que l'organe déploie dans les conditions ordinaires de son fonctionnement. Le même résultat est obtenu par Marey au moyen du cœur de tortue séparé de l'organisme et opérant une circulation artificielle de sang. A cet effet le cœur est muni à l'une de ses veines d'une canule portant un tube de caoutchouc ajusté par l'autre extrémité au tube d'un entonnoir surélevé, plein de sang. Une des aortes du cœur transporte, par l'intermédiaire d'un T, le sang dans l'entonnoir, en même temps que le sang exerce par la branche libre du T sa pression sur un manomètre. Si on laisse le sang s'écouler, par le tube aortique sous une pression de 5 à 6 centimètres de Hg, le manomètre accuse une élévation de pression de 10 à 12 centimètres de Hg, lorsque l'écoulement sanguin est empêché.

III

SYSTÈME NÉVRO-MUSCULAIRE DE L'APPAREIL CIRCULATOIRE

I. — SYSTÈME NÉVRO-MUSCULAIRE DU CŒUR

Considérations générales. — C'est la succession régulière des systoles et des diastoles des diverses parties du cœur, c'est-à-dire les alternatives de resserrement et de relâchement des poches musculaires cardiaques, qui produit la circulation du sang dans les différentes parties du système circulatoire. (Voir p. 274.)

Comme pour toutes les autres parties du système musculaire, les contractions des poches musculaires cardiaques sont évidemment influencées par le système nerveux. Les muscles striés ne se contractent que sous la sollicitation des excitations parties de certaines cellules des centres nerveux, et conduites à ces organes par les nerfs moteurs. Or le cœur extrait du corps de l'animal et vide de sang, et n'ayant plus par conséquent aucun rapport avec le système nerveux central, continue à se contracter régulièrement plus ou moins longtemps chez les animaux inférieurs et les mammifères dans certaines conditions. C'est donc qu'il possède en son sein les conditions nécessaires à l'entretien de ses contractions. Ces conditions sont la présence dans son tissu de cellules nerveuses groupées sous forme de ganglions sur le trajet des nerfs cardiaques, et d'où partent les excitations qui entretiennent dans ce cas le jeu rythmé du cœur.

D'un autre côté, ces ganglions qui sont en rapport par l'intermédiaire des nerfs cardiaques, sympathiques et pneumogastriques, avec le système nerveux central (cérébro-spinal) proprement dit, et en subissent l'influence à l'état normal, ont été distingués en ganglions *excitateurs* et en ganglions *modérateurs* du cœur. Eh bien! la succession alternative et régulière des systoles et des diastoles des poches cardiaques, c'est-à-dire le *rythme du cœur*, est-il sous la dépendance de ce double système nerveux, comme on l'admet généralement, ou n'est-il au contraire qu'une propriété de la fibre musculaire cardiaque?

Enfin la contraction des muscles striés volontaires peut se décomposer en une série de petites contractions élémentaires ou secousses musculaires, fusionnées par l'élasticité musculaire. (Voir *Secousse et tétanos musculaires physiologiques.*) Ces trente à quarante secousses à la seconde qui composent la contraction volontaire sont le résultat des excitations transmises aux nerfs moteurs et émanées des cellules motrices qui vibrent en quelque sorte à ce ton. On peut donc se demander quelle est la nature de la systole cardiaque ; est-ce une secousse ou une contraction plus ou moins durable, analogue de la contraction des muscles volontaires ? Si c'est une secousse, comme on l'admet généralement, pourquoi le myocarde ne répond-il pas aux excitations discontinues et multiples émanées des centres, comme les muscles striés ordinaires, c'est-à-dire par une contraction ? telles sont les questions très importantes à étudier maintenant : quelle est la part qui revient au muscle cardiaque et à son système nerveux dans l'activité du cœur, et l'entretien régulier et rhytmique de ses contractions.

Structure du cœur. — Il importe de rappeler ici les notions d'anatomie générale, concernant le système neuro-musculaire cardiaque pour se bien rendre compte de sa physiologie particulière. Comme c'est sur le cœur de la grenouille qu'ont été faites les principales

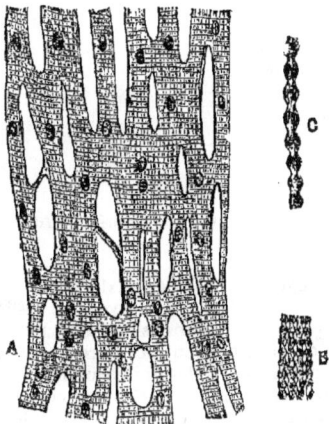

Fig. 164. — Fibres musculaires du cœur de la souris. A, Réseau. — B, C, Fibrilles.

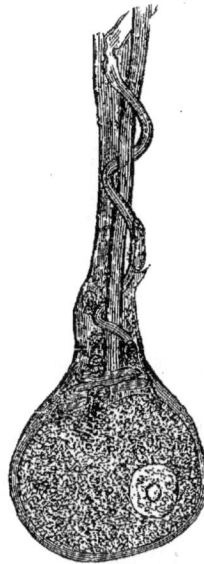

Fig. 165. — Cellule ganglionnaire sympathique de la grenouille avec fibre droite et fibre spirale.

découvertes à ce sujet, c'est plus spécialement l'anatomie du cœur de cet animal que nous aurons en vue dans les descriptions qui vont suivre.

L'anatomie du cœur nous présente à considérer les cellules nerveuses groupées en ganglions sur le trajet des nerfs cardiaques (REMAK, 1844) et le réseau musculaire soumis à leur influence.

Le *muscle cardiaque*, si différent des muscles striés volontaires par certaines de ses propriétés physiologiques, s'en distingue également par certaines particularités anatomiques. " Par la constitution et le mode de groupement de ses fibrilles élémentaires, par sa double striation longitudinale et transversale, par sa composition chimique et par son évolution embryonnaire, le myocarde ressemble aux muscles de la vie de relation. Par l'absence du sarcolemme, par les dispositions générales de son tissu conjonctif, par son mode d'insertion sur le tissu fibreux, il se rapproche des tissus de la vie organique.

Enfin, il diffère de tous les autres muscles de l'organisme par sa structure réticulaire, par ses divisions en segments cellulaires et par ses terminaisons nerveuses » (PITRES). — La disposition plexiforme, réticulaire et anastomotique dans tous les sens des faisceaux contractiles du myocarde, qui est surtout caractéristique, a une importance fonctionnelle très grande ; celle de réunir dans une remarquable synergie d'action toutes les fibres musculaires du cœur.

La connaissance des fibres de Purkinje qu'on observe sous l'endocarde du cœur de certains animaux a aussi son importance. Ces fibres sont translucides et anastomosées de

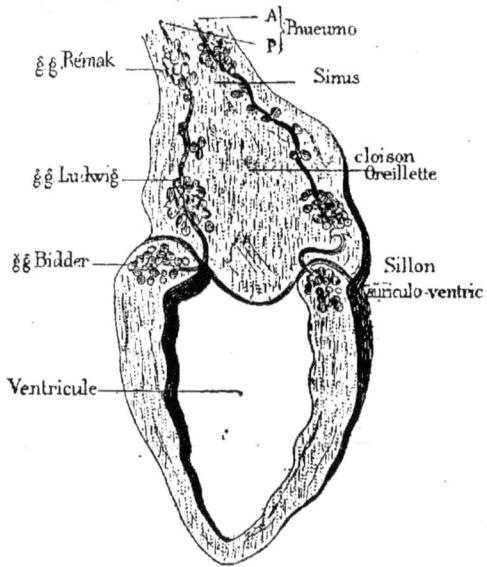

Fig. 166. — Schéma des ganglions du cœur de la grenouille (d'après Pitres).

façon à former des travées constituées par des rangées de cellules juxtaposées, offrant deux noyaux au milieu du protoplasma musculaire. Le fait que les travées du réseau de Purkinje se continuent avec les fibres cardiaques proprement dites, en prenant peu à peu leur aspect et leur striation, montre que les fibres de Purkinje sont des fibres musculaires cardiaques arrêtées dans leur développement, et inversement que les fibres cardiaques représentent des cellules soudées bout à bout et anastomosées en réseau. Ces particularités qui rapprochent la fibre cardiaque de l'état embryonnaire de la cellule protoplasmique en en montrant l'origine cellulaire, peuvent servir à faire comprendre certains faits du fonctionnement rythmique du myocarde, indépendamment de toute influence nerveuse, sous la seule sollicitation de la stimulation nutritive sanguine.

Nerfs. — Ce qu'il est particulièrement utile de connaître pour la compréhension des faits concernant la physiologie du myocarde et de son système nerveux propre, c'est la disposition, chez la grenouille, des nerfs cardiaques et des cellules nerveuses groupées en amas ganglionnaires sur le trajet de ces nerfs.

Le cœur de la grenouille est formé de trois cavités : deux oreillettes et un ventricule. A la face postérieure de l'oreillette droite aboutit le sinus veineux, confluent de la veine cave inférieure et des deux veines caves supérieures. L'oreillette gauche reçoit les veines pulmonaires. Le ventricule donne naissance au bulbe aortique. Les deux oreillettes, d'inégale capacité, sont séparées par une cloison mince flottante bombée du côté gauche et qui se fixe en avant et en arrière sur l'orifice auriculo-ventriculaire. Cette cloison détachée du cœur, ayant subi l'imprégnation d'acide osmique, montre à la loupe la réticulation musculaire caractéristique et deux filaments noirs qui réprésentent les rameaux cardiaques du nerf pneumogastrique.

Les rameaux cardiaques abordent le cœur au niveau du sinus veineux, qu'ils traversent, et entrent dans la cloison, cheminant dans son intérieur, plus rapprochés de sa face gauche que de la droite, l'un en avant, l'autre en arrière, jusqu'aux points où le bord intérieur de la cloison vient antérieurement et postérieurement se souder à l'orifice auriculo-ventriculaire, sur le bourrelet membraneux triangulaire qui a reçu le nom de collerette. Le rameau postérieur rectiligne est plus court et plus gros que l'antérieur, qui se dirige d'abord horizontalement, pour se rendre ensuite et descendre verticalement le long du bord antérieur de la cloison pour se terminer au niveau de la base du ventricule.

Les deux rameaux s'anastomosent au niveau du sinus : sur leur trajet les nerfs cardiaques présentent de nombreuses cellules nerveuses ayant l'aspect de globes réguliers isolés ou groupés sous forme d'amas ganglionnaires. On distingue sur chacun des nerfs cardiaques trois de ces groupes cellulaires. Ce sont :

1° Les ganglions de Rémak ou du sinus, situés sur le sinus veineux cave à son aboutissement avec l'oreillette droite ;

2° Les ganglions de Ludwig, ou ganglions de la cloison, formés de cellules plutôt disséminées le long des nerfs cardiaques dans leur trajet dans la cloison, que groupés en un véritable amas ganglionnaire ;

3° Enfin les ganglions de Bidder, situés à l'extrémité de chacun des nerfs cardiaques au voisinage du point d'insertion de la cloison sur le bourrelet auriculo-ventriculaire. Ces ganglions sont, l'un en avant, l'autre en arrière, au niveau et un peu au-dessous du sillon auriculo-ventriculaire.

Au delà des ganglions de Bidder il n'y a plus de nerfs à myéline ni de cellules ganglionnaires. Un fait à noter, c'est que les cellules ganglionnaires annexées ou mieux appendues sur le trajet des nerfs cardiaques dans la cloison, font avec ses nerfs saillie sous l'endocarde gauche de façon à subir l'influence nutritive et respiratoire du sang artériel oxygéné ; sur le sinus, la paroi est parcourue par un réseau vasculaire, entre les mailles duquel sont logées les cellules et qui en assure la nutrition.

La nature des cellules des divers amas ganglionnaires est importante à connaître. Les observations de Ranvier montrent que les cellules des ganglions de Bidder diffèrent essentiellement de celles du sinus et de la cloison. Or, toutes les cellules des ganglions de Rémak sont à fibres spirales. Dans la cloison, toutes les cellules extérieures aux rameaux nerveux, et ce sont de beaucoup les plus nombreuses, sont également à fibres spirales. Fait important, cette identité de structure devant faire supposer une identité d'action.

1° PHYSIOLOGIE DU MUSCLE CARDIAQUE

Nature de la systole du cœur.

Bien des raisons tendent à faire regarder la systole du muscle cardiaque comme représentant une *secousse* musculaire.

Si on place sous le cardiographe (fig. 167) un cœur séparé ou non du corps de la grenouille, on obtient une série de courbes représentant le graphique des pulsations, etdont chacune offre par sa forme une ressemblance parfaite avec la secousse des autres muscles.

La période ascendante ou d'énergie croissante, qui correspond au raccourcissement du muscle, est plus brève que la période d'énergie décroissante où de retour du muscle à sa longueur primitive.

La durée de la systole, plus longue que la secousse d'un muscle volontaire du même animal, ne saurait établir une différence dans la nature de ces deux actes, car on sait que la durée de la secousse musculaire varie sous l'influence d'un grand nombre de conditions. La structure du myocarde, différente de celle du muscle strié ordinaire, suffit à expliquer la différence.

Dans le cœur lui-même, la systole n'a pas la même durée dans les différentes parties de l'organe ; l'oreillette accomplit la sienne beaucoup plus vite que le ventricule, ainsi que le montre la figure suivante (fig. 169).

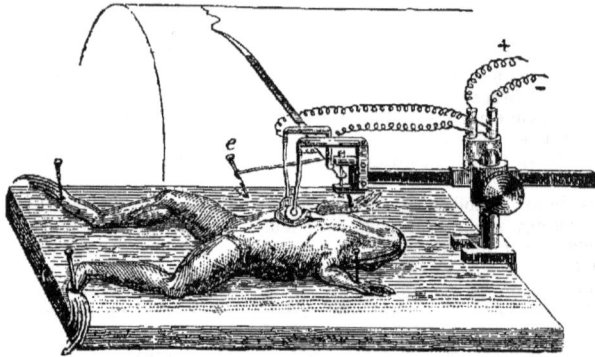

Fig. 167. — Cardiographe de Marey [1].

Quand un cœur séparé a cessé de battre, on peut, en portant une excitation artificielle sur l'oreillette ou le ventricule, provoquer à volonté une systole de l'une ou l'autre des poches cardiaques, avec tous les caractères qui lui sont propres.

La même constatation peut être faite sur la pointe isolée du ventricule, ne battant plus spontanément, par suite de la séparation du muscle cardiaque du système ganglionaire (section à l'union du quart supérieur du ventricule avec ses trois quarts inférieurs). En lançant sur cette pointe placée sous le

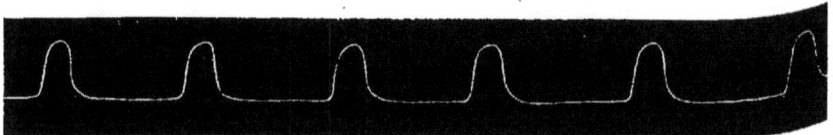

Fig. 168. — Tracé myographique du cœur de la grenouille.

cardiographe excitateur un *coup* ou *choc* d'induction, c'est-à-dire une excitation *unique* d'une durée excessivement courte $\left(\frac{1}{20000}\right.$ de seconde$\left.\right)$, on provoque une systole qui ressemble de tous points à la systole spontanée du ventricule. Or, si l'on considère que l'excitation par le choc d'induction d'un muscle quelconque ne provoque jamais que la secousse musculaire, on devra admettre que la systole cardiaque n'est elle-même qu'une secousse.

[1] Le ventricule du cœur est saisi entre les deux mors ou cuillerons de cette sorte de pince myographique. Le cuilleron mobile est rappelé au moyen d'un fil de caoutchouc plus ou moins tendu et fixé à une épingle sur la planchette de liège de l'appareil. Chaque contraction du ventricule déplace le cuilleron mobile et le levier auquel il est fixé, tandis qu'à chaque diastole celui-ci est ramené à sa position première par le fil élastique.

Temps perdu du myocarde. — Si on enregistre en même temps que la systole cardiaque le choc d'induction qui la provoque, on constate que, comme les muscles striés volontaires, le muscle cardiaque ne répond pas

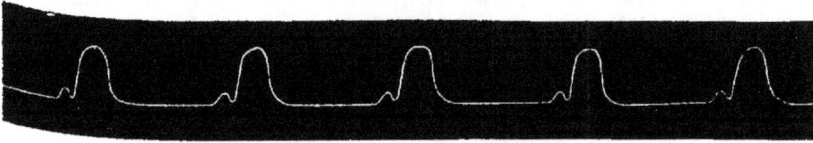

Fig. 169. — Tracé du cœur (oreillettes et ventricule).

immédiatement à l'excitation : le mouvement offre un certain retard qui représente son *temps perdu* ou sa *période d'excitation latente*, comme pour les autres muscles.

Or, le temps perdu du myocarde est ici de 0",3 moindre pour l'oreillette, mais toujours plus long que celui des muscles volontaires, fait en rapport avec cette loi générale que le temps perdu est d'autant plus long que la secousse du muscle présente plus de durée[1].

La *variation négative qui accompagne la systole cardiaque* montre également qu'on peut assimiler la systole cardiaque à une secousse musculaire. Si on applique le nerf d'une patte galvanoscopique de grenouille sur le cœur

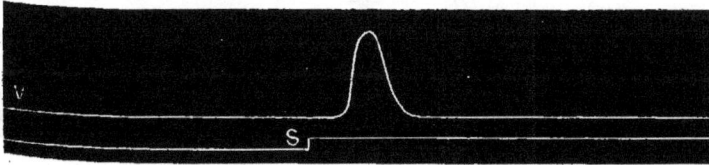

Fig. 170. — Temps perdu du myocarde.

Ligne V, tracé du myographe appliqué sur le ventricule ; — ligne S, moment de l'excitation électrique.

d'un animal, chaque systole de celui-ci donne *une secousse* du muscle de grenouille et non un tétanos. C'est la preuve qu'une *variation électrique simple* accompagne la systole, que par conséquent cette systole est une secousse.

Quelques physiologistes, regardent la systole cardiaque, non comme une secousse, mais comme une contraction tétanique. Un des arguments invoqués à l'appui est le bruit rotatoire ou musculaire (1er bruit du cœur) qui accompagne la systole. Or, dit-on, une secousse musculaire, c'est-à-dire une seule vibration d'un corps solide, ne peut produire un bruit. S'il y a bruit, c'est donc qu'il y a tétanos du cœur, résul-

[1] Il faut remarquer que le temps perdu du myocarde, indiqué ci-dessus, est le temps perdu du développement de la force élastique du muscle. S'il est aussi long, c'est qu'au moment de la contraction la force élastique du cœur est encore très grande. Les éléments contractiles sont donc déjà en jeu bien avant leur effet apparent. C'est pourquoi dans l'expérience de Burdon-Sanderson de mesure du temps perdu du gonflement du muscle (paroi du cœur reposant sur un plan résistant, et point d'application du levier sur la paroi opposée), c'est-à-dire des éléments contractiles, le début de la contraction coïncide avec l'apparition de la variation négative du myocarde.

tant d'une fusion de secousses, d'un nombre tel qu'au moins l'harmonique supérieur du son produit soit perceptible à l'oreille.

L'interprétation complète du bruit musculaire est complexe. J'ai déjà dit (voir *Bruits du cœur*) comment on pouvait interpréter le premier bruit cardiaque, tout en considérant la systole comme une secousse. Si l'interprétation donnée est exacte, la secousse des muscles striés ordinaires doit être accompagnée d'un bruit. C'est ce qu'on peut constater, en auscultant dans des conditions convenables un muscle strié ordinaire dans lequel on produit une secousse par un choc d'induction : on entend un bruit semblable au premier bruit (musculaire) du cœur, mais d'une durée plus courte, parce que la secousse du muscle est plus brève que la systole. Le muscle élastique, tendu brusquement dans la secousse, vibre donc en produisant un bruit, en outre qu'un bruit peut résulter aussi des frottements des faisceaux musculaires entre eux, qui ne sont pas tous envahis par la contraction au même moment, surtout pour le cœur. Nous verrons plus loin, par l'étude des propriétés spéciales du myocarde (inexcitabilité systolique), les autres raisons qui montrent que la systole cardiaque ne peut être de nature tétanique.

Cause du rythme cardiaque.

Si on place sous le myographe le ventricule d'un cœur de grenouille battant spontanément on obtient le graphique des alternatives de systole et de diastole de cette poche cardiaque, c'est-à-dire le rythme du ventricule (fig. 168).

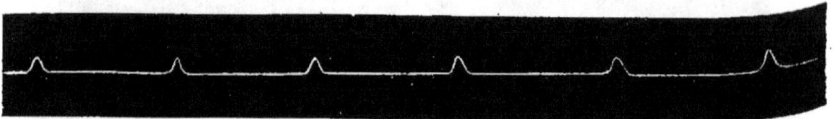

Fig. 171.

Pareillement on peut enregistrer les pulsations des oreillettes avec leur rythme spécial (fig. 171).

Enfin, en employant le myographe double de Franck (fig. 172), on pourra

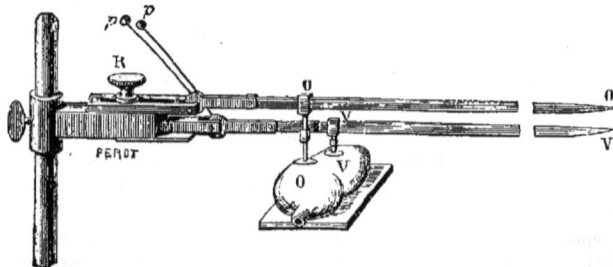

Fig. 172. — Double myographe pour le cœur de la grenouille ou de la tortue.
O. Oreillette avec son levier. — V. Ventricule avec son levier.

enregistrer simultanément les pulsations des oreillettes et celles du ventricule (fig. 169).

On aura ainsi le rythme systolo-diastolique des oreillettes par rapport au ventricule dans le jeu complet du cœur. (On s'en occupera plus loin.)

Laissons de côté pour le moment la recherche de la cause du rythme des poches cardiaques les unes par rapport aux autres ; nous ne nous occuperons que de celle du rythme particulier du ventricule, et de celui des oreillettes.

Le rythme du ventricule est une propriété du myocarde. Dans l'entretien de ce rythme, le système nerveux n'intervient qu'à titre d'excitant ordinaire du muscle. — On sait (Ludwig) que si on sectionne la pointe du cœur à l'union de son quart supérieur avec ses trois quarts inférieurs, on sépare le myocarde de tous les centres ganglionnaires du cœur. Le ventricule, qu'on désigne pour cette raison sous le nom de *pointe isolée*, ne bat plus *spontanément*, tandis que le reste du cœur (oreillettes et base du ventricule) continue ses battements rythmés. C'est donc qu'à l'état normal le ventricule se contracte sous la sollicitation des excitations qui lui arrivent des cellules ganglionnaires intra-cardiaques [1].

Plaçons cette pointe du cœur, isolée et immobile, mais excitable, sous le cardiographe excitateur, et recherchons quel est le courant induit d'ouverture, *juste suffisant* (Bowditch) à provoquer une systole du ventricule :

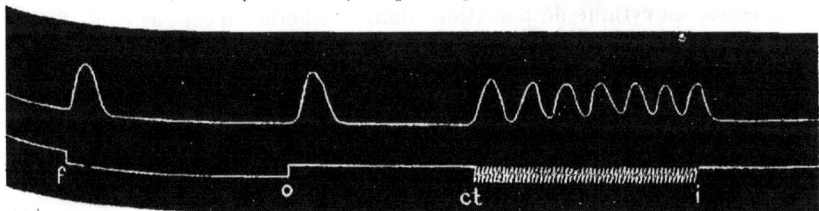

Fig. 173. — Pointe isolée du cœur, immobile donne une pulsation à chacune des excitations *f o* du courant induit suffisant — *b* à *t* rythmiquement sous l'excitation du courant tétanisant (*ct* à *i*).

celui-ci répond par une pulsation à chacun de ces coups d'induction isolés (*f o*, fig. 173) ; mais, fait remarquable, si cette même pointe du cœur est excitée par des interruptions fréquentes (au minimum 30 à la seconde) de ce même courant (comme à partir de *ct* même figure), *elle bat rythmiquement* (Heidenhain. Ranvier, etc.).

Le muscle strié ordinaire, qui répond comme le cœur, c'est-à-dire par des secousses isolées aux chocs espacés du courant d'induction, entre au contraire en tétanos (tétanos de fusion des secousses) sous l'action du courant fréquemment interrompu. (Voir plus haut.)

La conclusion forcée de cette observation, c'est que le rythme ne dépend pas des cellules ganglionnaires du cœur : ce rythme est la manière propre au

---

[1] L'excitant, dans ce cas, ne peut être le sang. puisque le cœur, séparé et absolument vide, continue de battre. On verra plus loin l'action excitatrice des pulsations entretenues par le sang.

muscle cardiaque de réagir aux excitations fréquentes qu'il reçoit. Sous ce rapport, le myocarde se différencie donc complètement du muscle strié ordinaire.

Le rythme des oreillettes est également une propriété du muscle. — La démonstration directe ne peut en être donnée comme pour le ventricule, par suite de l'impossibilité qu'il y a de séparer anatomiquement le muscle auriculaire des cellules ganglionnaires intra-cardiaques. Mais l'homologie du rythme des poches auriculo-ventriculaires montre suffisamment que la cause de ce rythme doit être identique dans les deux cas. Du reste, quand le cœur a cessé de battre par épuisement de son système nerveux, les oreillettes peuvent encore être excitées artificiellement à se contracter; le courant induit fréquemment interrompu, qui leur est appliqué, agissant alors sur le muscle, provoque non le tétanos, mais des pulsations rythmées de l'organe.

Explication du rythme du cœur.

Loi de l'inexcitabilité périodique du cœur. — Le fait que les excitations très fréquentes du courant induit *suffisant* entretiennent dans la pointe du cœur isolée un rythme de pulsations dont le nombre n'est pas égal, comme pour le muscle strié volontaire, mais toujours inférieur au nombre des interruptions du courant, montre que le myocarde n'obéit pas à toutes les excitations qui lui parviennent. C'est qu'évidemment un grand nombre d'entre elles sont non avenues, n'atteignant pas le cœur au moment favorable, au moment où il est excitable. Bowditch avait signalé implicitement ce fait en appelant *excitations suffisantes sans effet* celles qui ne sont pas suivies d'une contraction.

C'est en définitive Marey qui donne la démonstration claire de ce fait, l'un des plus importants de la physiologie du cœur, à savoir : que le myocarde est inexcitable pendant la durée de sa contraction, *phase réfractaire systolique du cœur*, pour redevenir excitable à partir du moment où il se décontracte, c'est-à-dire pendant la durée de sa période diastolique. C'est ce que montre clairement la figure 174, résumant les expériences de Marey, relatives aux effets de l'excitation électrique suffisante, portée sur le cœur intact de grenouille aux différents moments de sa révolution.

La figure montre de plus que, pendant sa phase d'excitabilité diastolique, le cœur est d'autant plus excitable que la période de relâchement diastolique et de distension est elle-même plus avancée : la réaction en effet est d'autant plus rapide et la systole provoquée d'autant plus forte, que le myocarde reçoit l'excitation plus tardivement.

La loi de l'inexcitabilité systolique périodique du cœur, telle qu'on vient de la faire connaître, n'est vraie que pour les excitations faibles, juste suffisantes à produire une contraction, lorsqu'elles tombent sur le cœur à l'état de relâchement. Elle s'applique donc entièrement au cœur inctact, battant sous la sollicitation des excitations émanées des cellules ganglionnaires : ces excitations naturelles, physiologiques, étant toujours juste proportionnées à l'effet qu'elles doivent produire.

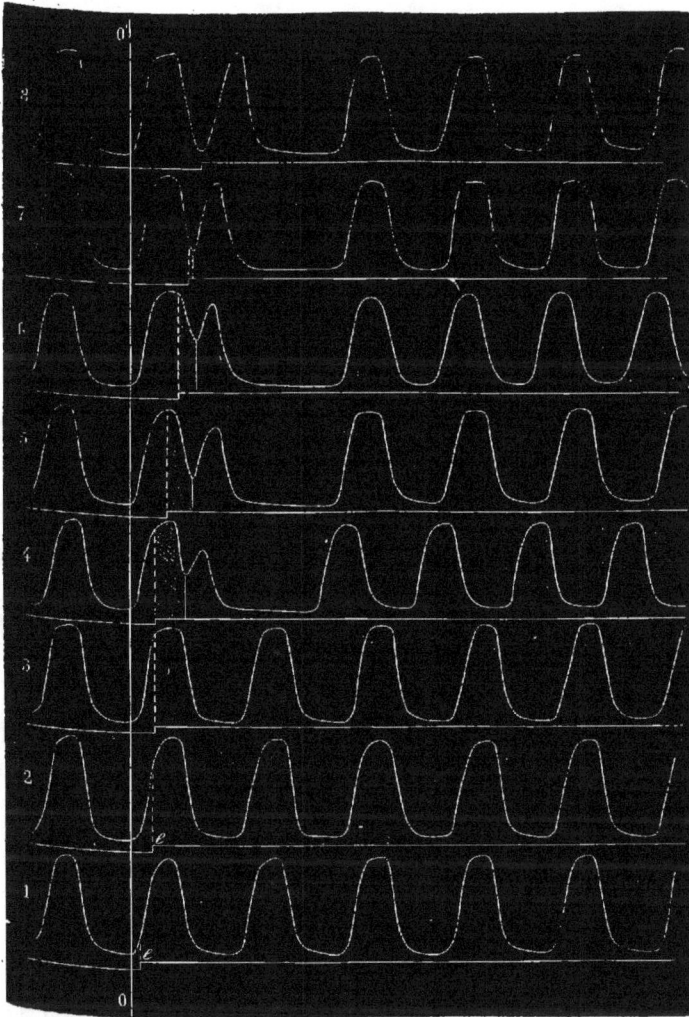

Fig. 174. — OO', Origine commune des pulsations pendant lesquelles l'excitation s'est produite.

Lignes 1, 2, 3, excitations inefficaces qui surprennent le cœur en systole.
Lignes 4, 5, 6, excitations efficaces qui surprennent le cœur en diastole.

On peut maintenant comprendre pourquoi on observe une différence si fondamentale dans la réaction, à des excitations identiques du muscle cardiaque et du muscle strié volontaire, ou autrement dit le pourquoi de cette propriété du myocarde, d'être inexcitable pendant sa contraction. C'est la raison suffisante et nécessaire du rythme cardiaque, propriété du muscle qui permet à celui-ci de réagir aux excitations discontinues qu'il reçoit des cellules ganglionnaires pendant ses battements en apparence spontanés, ou à celles qui sont apportées artificiellement par les courants suffisants fréquemment interrompus, comme dans l'expérience de la pointe isolée, en prenant un rythme de mouvement, qui n'est pas en rapport avec le nombre des excitations reçues, mais qui par cela même est seul compatible avec le jeu donné du cœur.

Le muscle strié volontaire, au contraire, est toujours excitable, même pendant sa contraction. L'absence de la période réfractaire est précisément la cause de l'addition d'effets qui produit le raccourcissement extrême et durable du tétanos musculaire expérimental, comme de la contraction volontaire. C'est donc une erreur que de chercher à faire de la propriété rythmique du muscle cardiaque, une propriété des muscles ordinaires. C'est leur différence, au contraire, qui rend possible le fonctionnement différent et spécial de chacun d'eux.

Cette même différence dans les propriétés des muscles cardiaque et strié volontaire explique pourquoi le courant continu qui n'agit comme excitant de celui-ci qu'à sa fermeture et à son ouverture, traduira son action sur celui-là par des contractions rythmées : la phase d'inexcitabilité systolique pratiquant en quelque sorte des interruptions dans la continuité du courant.

La phase d'inexcitabilité systolique du cœur n'est pas absolue, mais relative et dépendante de la force de l'excitant, les excitations fortes étant toujours *infaillibles* (Bowditch). De même et inversement les excitations très faibles pourront n'être efficaces que pour une partie de la diastole (diastole extrême). Si donc expérimentalement, partant d'une excitation infaillible, on diminue peu à peu la force de l'excitant, la phase réfractaire réduite d'abord aux premiers instants de la période systolique envahit progressivement toute cette période, pour gagner même l'état diastolique, repoussant ainsi l'excitation efficace, jusqu'aux derniers moments du relâchement diastolique. On comprend qu'il en doit être ainsi dans l'entretien du rythme cardiaque sous l'excitation physiologique.

On comprendra de même que la durée de la phase d'excitabilité périodique est relative et dépendante de l'excitabilité du cœur. C'est ainsi par exemple que dans le cours d'une expérience physiologique sur un cœur d'une excitabilité diminuée sous l'influence du froid, un excitant donné, reconnu tout d'abord inefficace pendant toute la période systolique, pourra être trouvé plus tard efficace pendant une partie plus ou moins avancée de cette période, si la chaleur a augmenté l'excitabilité du myocarde.

L'action du froid et de la chaleur, en diminuant ou augmentant la durée de la phase d'inexcitabilité périodique du cœur, ralentit ou accélère le rythme cardiaque naturel ou entretenu artificiellement par un courant interrompu donné; en même temps l'amplitude des pulsations varie en sens inverse [1].

Tétanos du muscle cardiaque. — Si les excitations lancées sur le myocarde sont très fortes (infaillibles), jusqu'à faire disparaître plus ou moins complètement la période d'inexcitabilité systolique; si, de plus, elles sont suffisamment répétées, elles font entrer le cœur en tétanos (fig. 175).

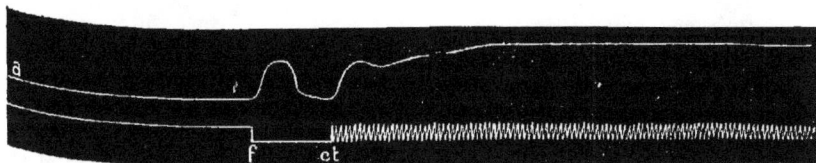

Fig. 175. — Pointe du cœur immobile à partir de *a* — excitée par une fermeture du courant fort en *f*, et donnant une pulsation — entrant en tétanos sous l'influence des interruptions fréquentes (à partir de *ct*) du courant.

Si les excitations sont assez rapprochées pour que la décontraction du cœur qui se fait lentement n'ait pas le temps de commencer avant le début de la contraction suivante, on voit se produire le tétanos parfait d'emblée. Dans le cas contraire, le tétanos est imparfait, on voit alors peu à peu s'élever le point de départ des systoles, qui diminuent en même temps d'amplitude, et même si l'expérience dure assez longtemps la décontraction ne se faisant plus du tout, l'amplitude des pulsations se réduit à zéro. Ranvier, qui a étudié cette question, établit une distinction radicale entre le tétanos par fusion des secousses des muscles blancs, et celui du cœur qu'il compare au tétanos de tonicité des muscles rouges. Comme caractère différentiel il invoque surtout le défaut de relâchement instantané du cœur quand cessent les excitations qui ont mis ce muscle en tétanos. La différence, qui n'est peut-être pas aussi profonde, peut tenir à la longue durée des actes de la systole cardiaque comparée à celle des actes de la secousse des muscles ordinaires, qui rend si différent le nombre des excitations capables de produire le tétanos dans les deux cas. Quant à la décontraction lente du myocarde tétanisé,

[1] L'inexcitabilité systolique du muscle cardiaque est un fait général. Le tracé suivant (fig. 176) en est un exemple pour le cœur des invertébrés. On voit que toutes les excita-

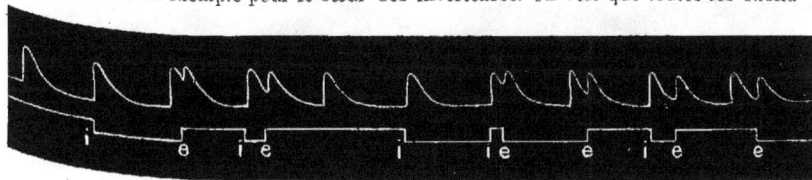

Fig. 176. — Vérification de la loi d'inexcitabilité systolique pour le cœur du crabe.

tions qui tombent sur le cœur en systole sont inefficaces, tandis qu'elles provoquent une pulsation anticipée quand elles surprennent l'organe dans sa phase diastolique.

alors qu'il n'est plus excité, elle tient surtout à une modification passagère
des éléments contractiles, sous l'influence des courants forts, qui pourrait
être la mise en jeu d'une tonicité particulière à ce muscle[1]. La force des
excitations nécessaire à tétaniser le cœur ne peut être précisée à l'avance.
Elle est fonction de l'excitabilité du myocarde, qui, augmentée (chaleur) ou
diminuée (froid), tend à supprimer la durée de la période réfractaire, ou à
l'allonger. (Voir plus haut.)

Influence excitatrice du sang sur le cœur.

Le rythme, propriété du muscle cardiaque, peut être entretenu par les
excitations artificielles des courants interrompus sur le cœur séparé et vide
de sang, continuant à battre en apparence spontanément, ce sont les excitations émanées des cellules ganglionnaires qui entretiennent les pulsations
dans ce cas.

Mais physiologiquement, le cœur fonctionne au contact du sang, et en
subit l'influence nutritive. Cette stimulation a non seulement un rôle dans
l'entretien de l'excitabilité et de la contractilité cardiaque, mais encore elle
entre en cause dans l'entretien du jeu rythmé du cœur. Chez l'embryon, le

[1] La figure 177 montre que le tétanos du cœur de crabe, produit par courant tétanisant,
cesse immédiatement avec les excitations du courant. Le cœur du crabe n'offre donc pas la

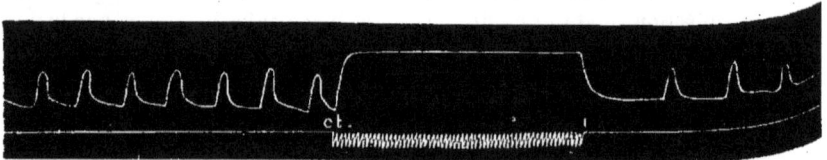

Fig. 177. — Tétanos du cœur du crabe.

propriété tonique assignée au cœur en général, et se comporte comme un muscle blanc.
Les graphiques A et B de la figure 178, de tétanos imparfait, montrent comment le tétanos tend à se compléter par fusion des systoles, à mesure qu'on augmente le nombre des

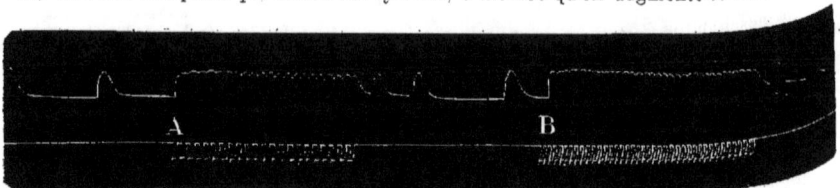

Fig. 178.

excitations électriques. On voit, dans la première partie du tracé en A, le cœur du crabe
répondre à quatre excitations faradiques par seconde, par quatre systoles non complètement fusionnées ; en B répondre à six excitations par seconde, par six systoles encore
distinctes.

Une particularité intéressante à signaler du tétanos rythmique du cœur de crabe, sous cœur ne fonctionne-t-il pas déjà à une époque où il ne renferme encore aucun élément nerveux, alors même que ces fibres musculaires ne sont pas encore constitués? C'est assurément dans le fluide sanguin encore incolore à cette époque, qui remplit sa cavité, qu'il faut chercher la cause qui entre- tient et excite ses contractions rythmiques. De plus, l'expérience directe montre que le sang non seulement entretient l'excitabilité du cœur, mais que même il excite ce muscle à se contracter rythmiquement dans certaines conditions de circulation artificielle.

Entretien de l'excitabilité du cœur par le sang. — Le sang et les liquides lymphatiques qui sont les milieux nutritifs des éléments anato- miques, représentent aussi les conditions nécessaires à l'entretien de l'exci- tabilité et de la contractilité du muscle cardiaque. Dans les expériences phy- siologiques le sérum et même certains liquides artificiels peuvent aussi entretenir d'une manière durable les contractions spontanées du cœur des animaux inférieurs (grenouille, tortue), à la condition toutefois que ces liquides, comme le sang, soient oxygénés.

Dans les cœurs *caverneux* (grenouilles) le muscle cardiaque ne subit la stimulation nutritive du sang qu'au moment de la diastole.

De même dans les cœurs à *circulation capillaire*, c'est à ce moment aussi que les échanges nutritifs entre le sang oxygéné et le tissu musculaire ont lieu avec le plus d'activité. De ces faits signalés ici nous tirerons plus loin certaines déductions importantes.

L'arrêt rapide du cœur qui suit la ligature des artères coronaires chez les animaux supérieurs, montre bien l'importance de l'excitation sanguine pour l'entretien du rythme cardiaque[1].

l'influence des excitations faradiques suffisantes, est la suivante : le myocarde du crabe offre à un haut degré le phénomène de sommation ou d'addition latente, c'est-à-dire l'aug-

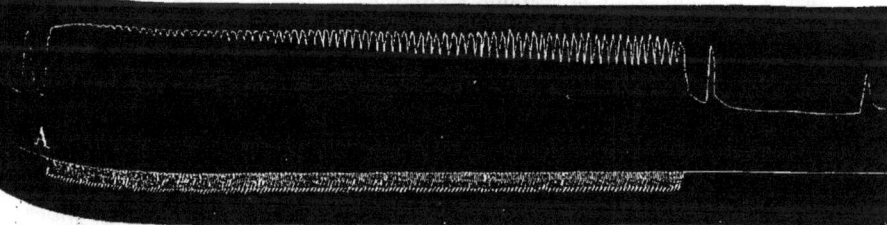

Fig. 179.

mentation de l'excitabilité du cœur sous l'influence des excitations. Ce phénomène déjà marqué sur la figure 178 en A est tout à fait typique sur le tracé de la figure 179.

[1] Chirac, en 1698, signale le premier cette action, puis Erichsen en 1842, Jolyet et Pélis- sard montrent que sur le chien immobilisé par la cicutine et respirant artificiellement au moyen du soufflet, si on vient, après avoir mis le cœur à découvert et dénudé les artères

Rythme cardiaque entretenu dans la pointe isolée du cœur, sous la sollicitation de l'excitation sanguine, aidée de la pression. — Dans les conditions ordinaires de la circulation, la stimulation nutritive du sang n'est pas suffisante à elle seule pour entretenir les battements rythmés du ventricule, en dehors des excitations qui lui parviennent des cellules ganglionnaires.

L'expérience suivante de Heidenhain (1854), répétée par Bernstein (1876), et que chacun peut faire, le montre absolument. Sur une grenouille vivante, on exerce avec une pince fine une constriction très forte sur le ventricule, à l'union de son tiers supérieur avec ses deux tiers inférieurs. Cette constriction qui détermine un sillon dans l'épaisseur du myocarde, *détruit la continuité nerveuse* entre la pointe musculaire du ventricule et les cellules ganglionnaires du cœur, sans interrompre celle de la cavité de la poche cardiaque. Dans ces conditions, la pointe isolée du cœur, dilatée par le sang, reste indéfiniment immobile, tandis que la base de l'organe continue ses battements rythmés, qui suffisent à entretenir la circulation du sang pendant des semaines (Bowditch).

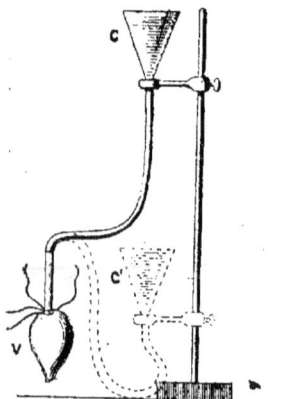

Fig. 180. — Expérience montrant l'influence de la pression sur les contractions rythmées du cœur.

Ludwig et Luchsinger (1879), Gaskel et Forster (1880), confirment les résultats précédents de l'expérience de la séparation physiologique de la pointe du cœur, et mettent en lumière un fait important : à savoir l'influence *excitatrice* de la pression; la pointe isolée qui, bien que distendue par le sang, reste immobile, repart d'un mouvement rythmé si l'on vient à comprimer l'aorte, de manière à augmenter la tension intra-ventriculaire. L'expérience peut être faite sur le ventricule lié sur une canule double dont le tube inférieur communique, au moyen d'un caoutchouc, avec un vase à pression. Tout le système étant rempli de sang défibriné, le ventricule exécute des pulsations rythmées qui se suivent d'autant plus rapidement que la tension à l'intérieur du ventricule est plus forte, et s'arrêtent au contraire immédiatement, dès qu'on cesse la pression en abaissant le vase. De même, le sérum du sang, et même certains liquides artificiels (eau salée à 0,6 p. 100) peuvent entretenir plus ou moins longtemps des battements réguliers dans les mêmes conditions.

coronaires antérieure et postérieure, à poser des serres fines sur le tronc de ces artères, le cœur continue à battre régulièrement pendant une ou deux minutes; puis, presque brusquement, les battements deviennent tumultueux; les ventricules qui restent distendus n'ont que des contractions incomplètes et faibles, remplacées qu'elles sont par une sorte de mouvement vermiculaire et trémulatoire du muscle cardiaque. Pendant ce temps les oreillettes et surtout les auricules continuent à battre assez régulièrement (in *Thèse Pélissard*, Paris, 1869). En 1881, en France, Sée, Rochefontaine et Roussy; en Allemagne, Conheim, Schulthers, Ruhberg étudient de nouveau ces effets de la ligature. Il est à remarquer que le cœur, dans les conditions de l'expérience, livré à lui-même, sans respiration, continue à battre pendant sept ou huit minutes.

L'expérience ci-contre, qui consiste à opérer la pression intra-ventriculaire, non plus à l'aide de sang ou de liquides artificiels comme ci-dessus, mais avec de l'air ou un gaz inerte, en ramenant des pulsations rythmées, montre que l'excitation qui provoque le rythme dans tous ces cas est plutôt le résultat de la distension mécanique excentrique des fibres du myocarde, que de toute autre cause [1].

Théorie du rythme cardiaque basée sur l'ensemble des faits précédents. — Dans la théorie générale des mouvements rythmés des diverses parties du cœur nous pouvons laisser de côté le rôle particulier des ganglions intra-cardiaques, considérés comme organes d'arrêt, de régulation de la fonction rythmique pour n'envisager que leur rôle d'organes d'excitation et

Poisons musculaires du cœur. — Il est intéressant de connaître au point de vue physiologique les substances toxiques qui portent leur action sur le muscle cardiaque lui-même, et qu'on désigne pour cette raison sous le nom de *poisons du cœur*. La digitale avec ses glycosides (digitaline, digitaléine, digitoxine) en est le type le plus remarquable. L'upas antiar, suc de l'*antiaris toxicaria* dont certaines peuplades se servent pour empoisonner leurs flèches, le strophantus, le liquide lactescent contenu dans les follicules de la peau du crapaud commun, du crapaud calamite, et des tritons (Vulpian) possèdent une action toxique analogue. Toutes ces substances exercent sur le cœur une action à laquelle on peut distinguer quatre stades :

1er stade. — *Augmentation de l'amplitude de la pulsation du cœur*, par suite de l'augmentation de la phase diastolique, sans changement de la puissance d'action du cœur (Williams). Cet effet, qui est utilisé en thérapeutique pour la digitale, paraît être le résultat de l'action du poison sur le système modérateur du cœur. (Voir plus loin.)

2e stade. — *Irrégularité des mouvements du cœur*, qui prennent la forme péristaltique (Vulpian). Cet effet semble dû à ce que toutes les parties du ventricule ne sont pas atteintes à la fois et, dans les mêmes proportions, par le poison.

3e stade. — *Arrêt systolique du ventricule*, caractéristique, puis bientôt après également des oreillettes. L'arrêt du ventricule *en systole* montre l'erreur des physiologistes, qui attribuent l'arrêt cardiaque (Traube) à une excitation des centres frénateurs du cœur ; ou au contraire (Schiff et Akermann) à une paralysie des extrémités des nerfs cardiaques excitateurs des pulsations : la poche cardiaque devrait alors être paralysée, en *diastole*, et distendue par le sang. (Voir plus loin.) On peut expliquer avec Schmiedeberg l'état systolique du cœur produit par la digitaline et les autres poisons du cœur par une modification de l'élasticité du myocarde. A l'état normal l'élasticité du muscle permet à la poche cardiaque de se laisser distendre par le sang, et de passer de la phase d'inexcitabilité systolique à la phase d'excitabilité diastolique. Chez la grenouille digitalinisée par suite de la perte de l'élasticité, la systole est durable, le myocarde reste à la phase d'inexcitabilité : il ne reçoit donc plus les excitations rythmées qui continuent de lui arriver des centres ganglionnaires excitateurs du cœur. Le muscle cardiaque n'a cependant pas perdu alors sa contractilité. La preuve, c'est que si par une dilatation mécanique artificielle (augmentation de la pression sanguine à l'intérieur du ventricule, par introduction de liquide) on vient à faire cesser l'état systolique, le ventricule repart d'un mouvement rythmé.

4e stade. — *Perte de la contractilité du myocarde*. Le cœur conserve son état systolique, et semble se rétracter encore progressivement ; c'est la mort du cœur par perte de sa contractilité et rigidité cadavérique.

Les poisons du cœur ne bornent pas leur action au muscle cardiaque ; ils agissent aussi (Vulpian) sur les muscles striés ordinaires, qui perdent également leur contractilité, mais plus tard que le cœur. C'est la raison pour laquelle, aussitôt après l'arrêt cardiaque, les grenouilles se présentent comme à l'état normal, ayant conservé à peu près intacts tous les mouvements réflexes et volontaires. Les muscles de la vie animale ne tardent pas toutefois à s'affaiblir et à perdre à peu leur contractilité, et cela toujours plus vite que des grenouilles de même espèce non empoisonnées, mais auxquelles on a lié au même moment les vaisseaux à la base du cœur, pour produire une anémie correspondante du système névro-musculaire.

d'entretien de cette fonction, attribut de la fibre musculaire cardiaque auriculaire et ventriculaire, en vertu de la loi d'inexcitabilité périodique.

Les oreillettes et les ventricules ne sont donc *aptes* à recevoir les excitations *juste suffisantes* qui partent régulièrement des cellules nerveuses
ganglionnaires que pendant la diastole, et à la fin de cette diastole, au
moment où l'excitabilité de ces poches musculaires arrive à son maximum
sous l'influence de leur *relâchement* et de leur *distension* par le sang qui les
remplit de plus en plus. A la fin de la diastole générale du cœur, oreillettes
et ventricules sont pleins de sang; les oreillettes surtout, en raison de la
minceur de leurs parois, seront dilatées davantage, et passeront à la phase
d'excitabilité accrue avant les ventricules, qui sont d'ailleurs moins excitables. Elles subiront donc d'abord l'influence excitatrice de la pression et
de la distension sanguines, en même temps qu'elles recevront peut-être
plutôt que les ventricules celle des cellules ganglionnaires dont elles sont
plus rapprochées. Les oreillettes se contracteront les premières.

Le contenu sanguin, chassé brusquement dans le ventricule, dilate à son
maximum cette poche cardiaque qui, sous cette influence, passe à son tour
à son maximum d'excitabilité, et se contracte, à la fois sous l'influence excitatrice de la tension sanguine qui s'est renforcée subitement à son intérieur,
à la fois sous celle qui lui vient constamment des ganglions, mais qui ne
devient efficace qu'à ce moment. Ainsi se trouve expliqué le rythme des
mouvements des diverses poches cardiaques, d'abord des oreillettes, puis
des ventricules [1].

2° PHYSIOLOGIE DE L'APPAREIL NERVEUX DU CŒUR

A. — Ganglions intra-cardiaques.

L'étude actuelle de la physiologie des ganglions intra-cardiaques repose
en grande partie sur les connaissances plus approfondies que nous possé-
dons relativement à l'anatomie et à l'histologie de ces ganglions. Le lecteur
doit donc se pénétrer de ces notions aussi bien que possible. (Voir l'*Aperçu
anatomo-histologique*, p. 354.)

L'exposé de la théorie de l'action du système nerveux du cœur, que nous
allons faire, nous le tirerons en grande partie des remarquables travaux
anatomo-physiologiques du professeur Ranvier. C'est la critique profonde
qu'il a faite des expériences de Stannius, Bidder, de Bezold, Heidenhain et
Ludwig, etc., les expériences nouvelles et concluantes qu'elle lui a inspirées,
qui vont nous permettre d'ébaucher aujourd'hui une théorie physiologique
et compréhensible sur ce sujet.

---

[1] L'accélération inspiratoire et le ralentissement expiratoire du rythme cardiaque peuvent
trouver une explication dans l'augmentation de l'excitabilité du muscle cardiaque, sous
l'influence de la distension diastolique plus grande pendant la phase inspiratoire (renforcement périodique de l'aspiration thoracique).

Le fait que la *pointe isolée* du ventricule cesse de battre spontanément, alors que la base du ventricule et les oreillettes restées en rapport avec les ganglions nerveux continuent leurs battements rythmiques, nous a déjà permis de conclure que les ganglions interviennent à titre d'organes d'excitation et d'entretien des mouvements du cœur, la fonction rythmique, pour les raisons que nous avons développées, étant l'attribut exclusif du myocarde lui-même. Par conséquent, dans l'étude qui va suivre, nous n'aurons donc pas à faire intervenir les centres ganglionnaires pour expliquer le rythme.

Mais les ganglions cardiaques sont multiples et différents par leur position dans le cœur et leur structure histologique. Sont-ils tous excitateurs des mouvements? Sinon, auxquels d'entre eux est dévolue cette fonction? Quelle est l'action des autres?

Hypothèse de deux centres excitateur et frénateur. — Stannius, en 1852, se basant sur un certain nombre d'expériences faites sur le cœur de la grenouille, dans le but de constater les *effet des ligatures* placées sur les différentes parties du cœur, principalement au niveau des ganglions, annonce l'existence dans le cœur de deux espèces de centres ganglionnaires, de nature tout à fait différente, puisque l'un d'entre eux arrêterait les contractions, tandis que l'autre les rétablit ou les accélère.

Des 23 expériences de Stannius, deux surtout sont capitales, la *septième*, connue aussi sous le nom d'*expérience de Stannius*, et la *dixième*. Ces expériences sont les suivantes :

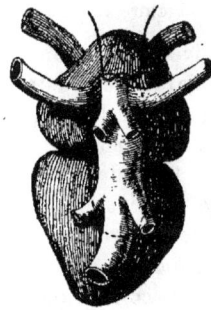

Fig. 181. — Septième expérience de Stannius. Ligature au sinus.

7ᵉ Expérience. — *Si on place une ligature sur le sinus veineux cave* exactement au point où il s'abouche dans l'oreillette, *le cœur tout entier s'arrête en diastole d'une façon prolongée*, tandis que les trois veines caves et le sinus continuent leurs battements réguliers.

10ᵉ Expérience. — Tout le cœur étant arrêté par la ligature du sinus, si on pose une deuxième ligature sur le sillon auriculo-ventriculaire, le ventricule se contracte rythmiquement pendant un certain temps, tandis que les oreillettes restent au repos.

C'est pour interpréter les effets des ligatures de Stannius et déterminer la *position des deux centres excitateur et frénateur dans le cœur*, que les physiologistes ont fait des expériences si nombreuses sur lesquelles on a basé les théories les plus variées.

Nous procéderons ici différemment. La physiologie indique la présence dans le cœur de centres excitateurs de ses mouvements; nous rechercherons la position de ces centres.

La physiologie indique qu'il y a dans le bulbe rachidien un centre frénateur, dont l'influence modératrice est apportée aux ganglions excitateurs par les fibres du nerf pneumogastrique (spinal en réalité), contenues dans les rameaux des nerfs cardiaques. La section des vagues dans la région du cou, qui accélère les pulsations, l'excitation des bouts périphériques de ces nerfs qui les arrête ou les ralentit, démontrent bien cette influence spéciale.

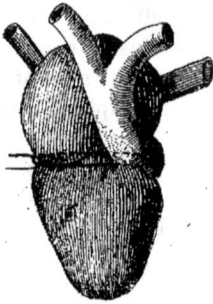

Fig. 182. — Dixième expérience de Stannius. Ligature au sillon.

On doit donc s'attendre à retrouver dans les expériences sur le cœur les effets frénateurs de l'excitation des fibres du nerf vague, toutes les fois qu'on exercera une action excitatrice prédominante sur les fibres de ce nerf contenues dans les rameaux cardiaques; mais on ne sera pas pour cela autorisé à dire que c'est la manifestation d'action d'un centre frénateur distinct.

Les ganglions du sinus veineux et de la cloison des oreillettes sont les centres automoteurs du cœur. — La démonstration peut en être donnée par les expériences simples suivantes, que chacun peut répéter facilement : si on sépare avec un rasoir ou des ciseaux bien aiguisés le ventricule du cœur de la grenouille au niveau du sillon auriculo-ventriculaire, ou si on applique en ce point une ligature serrée (9e exp. de Stannius), on voit les oreillettes munies de ganglions de Remak et de Ludwig, et le ventricule avec ses ganglions de Bidder, battre chacun de leur côté; il y a une pulsation du ventricule pour deux ou trois des oreillettes. Mais, après un certain temps (une ou deux minutes), le ventricule qui a ralenti peu à peu ses battements *finit par s'arrêter*, tandis que les oreillettes *continuent indéfiniment leurs pulsations régulièrement rythmées*[1].

Les conclusions qu'on peut tirer des expériences précédentes sont :

1° Que les ganglions de Bidder n'interviennent pas d'une façon efficace et durable dans l'entretien du rythme cardiaque ;

2° Que l'action automotrice est reléguée dans les ganglions supérieurs du sinus et de la cloison;

3° Que si l'identité de structure des éléments anatomiques est une raison suffisante pour faire conclure à une identité de fonction, on est conduit à admettre que les cellules à fibres spirales, qui constituent la totalité des ganglions du sinus, et la grande majorité, sinon la totalité également des cellules des ganglions de Ludwig sont les vrais centres automatiques qui entretiennent les mouvements du cœur entier séparé du corps, comme ils entretiennent ceux des oreillettes isolées:

---

[1] L'expérience peut aussi être faite sur la grenouille intacte, en opérant la séparation du ventricule du reste du cœur comme dans l'expérience de la *séparation physiologique de la pointe*, c'est-à-dire en opérant l'écrasement des tissus au niveau du sillon. Elle donne les mêmes résultats.

On peut aussi procéder de la façon suivante avec Ranvier : le cœur étant découvert, on lie les deux aortes, puis les deux veines caves (au delà du sinus pour ne pas arrêter le cœur) qu'on incise derrière la ligature et on enlève le cœur rempli de sang. On applique alors une ligature serrée au sillon, et on porte l'organe sous le myographe double pour enregistrer simultanément les battements des oreillettes et du ventricule.

*Action des excitants artificiels sur les centres ganglionnaires des oreil-
lettes et du ventricule séparés.* — 1ᶜ Soit les oreillettes isolées du ventricule
et remplies de sang comme dans la variante de l'experience ci-dessus (note)
et portées sous le cardiographe, après en avoir détaché le ventricule d'un
coup de ciseau : comme le cœur entier, les oreillettes isolées battent indéfiniment (fig. 183, P).

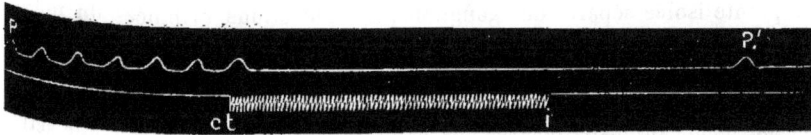

Fig. 183. — Arrêt diastolique des oreillettes sous l'influence du courant faradique
tétanisant (*ct* à *i*). Reprise plus tard (en P') des pulsations.

Excitées par des courants interrompus suffisants (*ct* à *i*), les oreillettes
s'arrêtent en diastole, pendant un temps d'autant plus long après la cessation du courant que l'intensité de celui-ci a été elle-même plus grande.

Les battements reprennent plus tard (en P'), d'abord faibles et espacés
pour se rapprocher ensuite peu à peu de l'amplitude et du rythme normaux.

Les excitations mécaniqués au moyen du stylet, portées sur les oreillettes
et surtout sur le sinus, au niveau des ganglions de Remak, ralentissent plus
ou moins les pulsations et les arrêtent quand elles sont suffisantes [1].

2° Soit maintenant le ventricule séparé *avec ses ganglions* par une section
au niveau du sillon auriculo-ventriculaire, et porté sous le myographe : le
ventricule bat quelque temps, se ralentit, puis s'arrête définitivement.
Vient-on à l'exciter mécaniquement, en un point quelconque de sa surface,
on obtient une pulsation suivie d'un arrêt indéfini, si une nouvelle excitation ne survient (comme dans le cas du ventricule isolé). Mais si on porte les
excitations mécaniques sur son orifice, au niveau des ganglions de Bidder,
le rythme reprend ; les pulsations d'abord fréquentes se ralentissent peu à
peu, puis s'arrêtent.

Les excitations électriques du courant tétanisant, à rupture juste suffisante,
appliquées sur le ventricule ralenti ou arrêté, le ramènent au rythme normal,

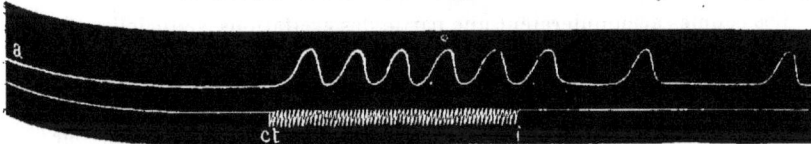

Fig. 184. — Ventricule muni de ses ganglions de Bidder, et arrêté, reprend ses
pulsations rythmées sous l'influence du courant tétanisant (*ct* à *i*).

et le maintiennent dans ce rythme pendant toute la durée du courant (fig. 184).

Mais, dira-t-on, le rythme entretenu ainsi dans le ventricule muni des gan-

[1] Les excitations mécaniques et électriques, lorsqu'elles sont très faibles, accélèrent
les pulsations en ajoutant leur action à celle des centres excitateurs.

glions de Bidder, est le fait de l'excitation du myocarde, et non celui des cellules ganglionnaires. Sans doute l'action du courant sur le muscle ne peut être négligée, et en supposant même qu'elle soit prédominante pour l'entretien du rythme pendant le passage du courant, elle ne saurait expliquer la continuation de ce rythme, un certain temps après que la stimulation électrique (ou mécanique) a cessé, car on sait que, dans l'expérience de la pointe isolée séparée des ganglions, les pulsations rythmées du muscle sous l'action du courant tétanisant suffisant cessent aussitôt qu'on interrompt son passage.

La conclusion de tous ces faits, c'est que des excitations de même nature et de même intensité portées sur les oreillettes, mettent en jeu une action *excito-frénatrice* plus ou moins durable des cellules ganglionnaires à fibres spirales du sinus et de la cloison, puisque l'arrêt diastolique qui en résulte persiste encore après la cessation de l'excitation; ces mêmes excitations portées sur le sillon du ventricule mettent en jeu une action excito-motrice des cellules des ganglions de Bidder, manifestée par la continuation du rythme encore après que l'excitation a cessé.

Action excito-motrice irritative des ganglions de Bidder. — Ranvier qui a fait les expériences ci-dessus relatées, en a expliqué les résultats en disant que l'excitation portée sur ces ganglions n'est pas tout entière employée par ces organes qui en accumulent une partie. C'est cette partie *emmagasinée* par les cellules, qui serait ensuite dépensée et servirait à entretenir quelque temps les pulsations du ventricule, après que l'excitation a cessé. Il en trouve encore la preuve dans le fait suivant : le rythme étant entretenu dans le ventricule par un courant tétanisant, à rupture juste suffisante à amener une pulsation après quelque temps du passage de ce courant, celui-ci est devenu *plus que suffisant*, puisqu'en diminuant plus ou moins son intensité on arrive à un courant minimum, capable d'entretenir le rythme. Mais si, cessant son action, on laisse les pulsations ventriculaires s'éteindre peu à peu, le courant minimum reporté alors sur le ventricule est *inefficace*, et il faut revenir au courant primitif pour rétablir le rythme. De ces expériences Ranvier déduit le rôle des cellules dépourvues de fibres spirales des ganglions de Bidder.

Ces cellules accumuleraient une partie des excitations artificielles (du courant tétanisant), ou naturelles (émanées des cellules spirales), distribuant le reste d'une manière régulière pour l'entretien des pulsations. C'est la partie des excitations retenue par le ganglion qui serait employée à l'entretien non durable du rythme du ventricule, après sa section ou sa ligature, comme dans la 9° expérience de Stannius.

La vérité, c'est que le rôle des cellules bipolaires des ganglions de Bidder n'est pas connu, et que les faits signalés par Ranvier résultent plutôt d'une propriété particulière des nerfs du cœur, celle d'être plus irritables que les autres nerfs, de conserver et de manifester plus longtemps l'action irritative qu'on porte sur eux, comme cela semble découler de l'interprétation que nous allons faire des effets qui suivent la *ligature de Stannius*.

Action excito-frénatrice des cellules à fibres spirales sur le cœur. — L'action des excitants sur les cellules spirales du sinus et de la cloison qui amène l'arrêt des oreillettes isolées en diastole, est au fond identique à celle qui suit l'excitation des nerfs vagues et qui produit l'arrêt plus ou moins prolongé du cœur tout entier. On doit donc supposer que l'arrêt est le résultat, dans les deux cas, d'une irritation des fibres du pneumogastrique, dans le premier des fibres intra-cardiaques, extra-cardiaques dans l'autre. Si on observe alors les différences particulières dans les effets qui suivent les excitations artificielles, comme par exemple dans la durée de l'arrêt diastolique (soutenu ou non), suivant qu'on excite les fibres du pneumogastrique dans le cœur ou en dehors du cœur, on sera légitimement en droit de les rattacher, comme nous l'avons déjà laissé entendre, aux modifications anatomiques profondes subies par les nerfs cardiaques au sinus et dans la cloison par le fait de leurs connexions avec les cellules à fibres spirales.

Avant d'aller plus loin, il importe de se représenter d'une façon théorique et schématique la double modalité qui incombe ainsi forcément aux cellules spirales du sinus et des oreillettes, à savoir de pouvoir passer successivement par les deux états opposés d'activité et de repos, suivant que les fibres cardiaques du pneumogastrique sont au contraire au repos ou qu'elles entrent en jeu.

Il faut se représenter la cellule à fibre spirale Sp (fig. 185) abandonnée à elle-même comme vibrant en quelque sorte d'une façon permanente[1]. Cette cellule dégage donc constamment, en vertu de son activité propre, l'excitant rythmé, transmis à la fibre spirale sympathique s, qui le communique à son tour à la cellule musculaire cardiaque m. Sous cette stimulation la fibre du cœur, en vertu de son inexcitabilité périodique, prend un rythme de pulsations particulier et différent de celui des excitations nerveuses qui l'a provoqué.

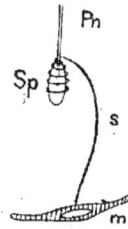

Fig. 185. — Schéma de la cellule à fibre spirale.

On peut concevoir maintenant que les excitations rythmées du courant interrompu par exemple (ou celles émanées du centre modérateur bulbaire), portées sur les nerfs pneumogastriques, transmettent à la cellule spirale, par l'intermédiaire de sa fibre droite Pn, un ébranlement qui diminue ou fasse équi-

[1] La qualification d'automatiques donnée aux cellules nerveuses du cœur semble indiquer une spontanéité d'action de ces éléments nerveux, alors que tous ou presque tous les autres centres n'entrent en activité que sous la sollicitation des excitations émanées de la périphérie ou d'autres centres nerveux. (Voir *Réflexes.*)

Assurément il n'est pas démontré d'une façon absolue que les pulsations du cœur ne soient pas d'une nature réflexe, ou tout au moins que les excitations des extrémités nerveuses terminées dans l'endocarde ne puissent transmettre aux centres cardiaques un ébranlement capable de les exciter et de les aider à fonctionner.

Quoi qu'il en soit, les cellules cardiaques sont excitées à fonctionner par la stimulation nutritive, sous l'action de certains principes des sucs nourriciers du sang, de l'oxygène et cela même en dehors de la sollicitation périphérique centripète. C'est ce qui constitue plus particulièrement l'automatisme des centres.

Quant à la nature (continue ou discontinue) des excitations nerveuses centrales, quoique inconnue dans son essence, les faits semblent démontrer que la sollicitation motrice centrifuge est toujours discontinue et rythmée. (Voir plus loin.)

libre, en l'annihilant, à l'ébranlement qui constitue son mode d'activité propre; le ralentissement ou l'arrêt des pulsations du muscle en sera la conséquence.

Il n'y a donc plus à rechercher si les ganglions du sinus sont des centres modérateurs, tandis que ceux de la cloison des oreillettes ou du sillon ventriculaire seraient excitateurs, ni à discuter pour savoir si la ligature au sinus qui amène l'arrêt plus ou moins prolongé du cœur, agit en supprimant un centre excitateur (Von Bezold, Goltz) ou en excitant un centre modérateur (Heidenhain, Ludwig).

Il est évident, maintenant, pour nous que la ligature au sinus agit surtout comme un excitant durable des fibres cardiaques frénatrices du pneumogastrique, cause de la suppression d'action des cellules automotrices situées au-dessous (interférence ou autre). Mais il est évident aussi que la ligature en séparant du cœur une partie plus ou moins grande des cellules automotrices sises au sinus, en diminuant par suite le nombre de celles restant, et situées sur le trajet des nerfs cardiaques dans la cloison, aura pour effet d'atténuer par cela même le rythme, en même temps qu'elle rendra plus efficace et plus durable l'action frénatrice exercée sur les cellules de la cloison. Cela explique en partie pourquoi l'excitation du sinus par un courant faradique provoque un arrêt moins prolongé du cœur que la ligature; les centres excitateurs réfrénés, plus nombreux dans le premier cas que dans le second, finissent par l'emporter plus vite sur l'action frénatrice qui s'épuise [1].

Mêmes remarques pour la 8e expérience de Stannius, c'est-à-dire pour la ligature des oreillettes, quel que soit le point entre le sinus et le sillon; le cœur qui bat au-dessus est arrêté au-dessous. Le rythme supprimé aura d'autant moins de tendance à reparaître dans le ventricule que la ligature aura porté plus bas et aura par conséquent séparé des parties inférieures du cœur un plus grand nombre de centres excitateurs.

[1] L'hypothèse de Von Bezold et Goltz, par laquelle la ligature ou la section du sinus supprimerait un centre excitateur *nécessaire* à l'automatisme du cœur, ne peut être soutenue. Comment, en effet, comprendre, dans ce cas, le retour durable du rythme du cœur après un arrêt plus ou moins long? Comment expliquer l'arrêt soutenu du cœur intact dans certaines conditions d'excitation par le courant faradique limité au sinus?

Goltz, il est vrai, prétend que l'excitation du sinus ne produit pas l'arrêt du cœur, et pour répondre à l'objection que si la section franche du sinus laisse réapparaître plus vite le rythme, c'est parce qu'elle excite moins que la ligature, dit que si on opère sous l'huile, la section ou la ligature agissent de même. De là sa théorie de l'action excitante de l'air, qui dans la section du sinus, en entrant dans le cœur, excite sa surface endocardique et ramène les *pulsations réflexes;* tandis que, par la ligature, le sang retenu dans le cœur empêche le contact de l'air, les pulsations s'arrêtant par suite de l'isolement du centre excitateur qui est au sinus.

Goltz prétend démontrer le rôle du sang comme excitant du cœur : le cœur vidé de sang par un courant d'eau reste définitivement au repos; il rebat quand on y injecte du sang, d'où la conclusion que les mouvements du cœur sont plutôt commandés réflexes qu'automatiques : ils sont supprimés quand toute excitation disparaît (1862). C'est la théorie étendue des deux centres du cœur de Bidder, centres des mouvements rythmés, influencé par le pneumogastrique et centre des mouvements réflexes sur lequel le vague est sans action (1852.)

La 11e expérience de Stannius : le cœur étant arrêté par la ligature du sinus, l'excitation mécanique d'un point de la surface du ventricule qui provoque une pulsation d'ensemble, d'abord des oreillettes, puis du ventricule, semble indiquer une action centripète.

Dans l'expérience 10°, le cœur étant arrêté par la ligature au sinus, une deuxième ligature apposée au sillon fait rebattre le ventricule, c'est le résultat de l'excitation des fibres nerveuses motrices constrictionnées au niveau des ganglions de Bidder; les pulsations rappelées sous cette stimulation passagère s'éteignent peu à peu avec elle [1].

B. — Nerfs extrinsèques du cœur.

Le système nerveux intra-cardiaque, bien que suffisant à lui seul à entretenir les mouvements du cœur, n'en est pas moins, comme tous les systèmes particuliers, sous la dépendance plus ou moins étroite du grand foyer d'innervation générale. L'observation la plus simple établit ces relations.

Chacun a pu constater sur lui-même l'influence bien différente exercée sur le cœur par les impressions de nature diverse, qui peuvent ébranler notre cerveau : une émotion comme la peur, une sensation douloureuse peuvent ralentir et même arrêter le cœur en produisant la syncope, alors que telle autre au contraire, comme l'amour, en active et en précipite les battements.

Des perturbations du rythme cardiaque, pareillement, peuvent se montrer à la suite d'impressions internes, de nature pathologique, dont l'individu souvent n'a pas conscience, mais que le médecin a grand intérêt à connaître. Elles établissent les relations du cœur avec le système grand sympathique.

Toutes ces manifestations cardiaques sont le dernier terme de réflexes plus ou moins compliqués, dont nous aurons à déterminer bientôt les nerfs eisodiques et les centres, mais dont les nerfs exodiques ou centrifuges, vont actuellement faire l'objet de notre étude.

Enfin le cœur, bien peu insensible à la douleur, possède néanmoins des

---

[1] **Poisons nerveux du cœur.** — De même que le myocarde, le système nerveux intra-cardiaque a ses poisons et la connaissance de leur action toxique contribue à éclairer le mécanisme physiologique des centres ganglionnaires du cœur. De ces poisons, les uns agissent sur le système nerveux frénateur pour l'exciter, les autres pour le paralyser. Dans les premiers se trouvent le principe toxique de la fausse orange (*agaricus muscarius*), *la muscarine* (Schmiedeberg et Kopp, J.-L Prévost), le sulfate de magnésium (Jolyet et Laffont); l'atropine est le type des seconds (de Bézold et Blocbaum, Bidder et Keuchel). La muscarine offre la propriété d'arrêter le cœur *en diastole*, le ventricule et les oreillettes sont relâchés, et distendus par le sang, absolument comme le cœur dans la 7ᵉ expérience de Stannius, ou à la suite de l'excitation du sinus par le courant tétanisant. Le myocarde n'est pas paralysé et reste excitable pendant l'arrêt diastolique du cœur, répondant par une pulsation à chaque excitation qu'on porte sur lui. L'arrêt du cœur n'est pas modifié par la section des nerfs pneumogastriques, et la destruction des centres nerveux. On ne peut donc pas l'attribuer à une excitation du tronc de ces nerfs, ou de leurs origines centrales. Il est dû, comme dans la ligature de Stannius, à une excitation durable des extrémités des vagues dans le cœur (fibres droites des cellules à fibres spirales). L'atropine, au contraire, qui paralyse ces mêmes extrémités nerveuses, rend impossible l'action d'arrêt de la muscarine et joue le rôle d'antagoniste de cette substance ; le cœur de la grenouille muscarinée se met immédiatement à battre quand il est soumis à l'action de l'atropine (Schmiedeberg et Kopp).

nerfs centripètes qui transportent à certains centres de l'axe bulbo-spinal les impressions non senties, exercées à sa surface interne. Ces impressions peuvent donner lieu également à des réflexes dont la manifestation phénoménale, bien qu'extérieure au cœur, aura cependant un effet cardiaque indirect très important. Comme ces réflexes des nerfs sensibles du cœur ont lieu principalement sur les vaisseaux, nous en renverrons l'étude complète au chapitre du système nerveux vaso-moteur.

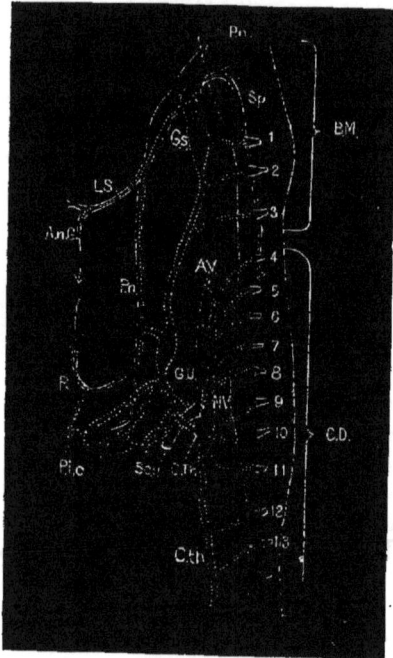

Fig. 186. — Schéma des nerfs du cœur.
BM. moelle et bulbe. — CD, moelle cervico-dorsale. — 1, 2, 3, etc., nerfs rachidiens. — AV, art. vertébrale.

Le schéma de F. Franck (fig. 186) représente la disposition d'ensemble et la provenance des divers rameaux nerveux modérateurs et accélérateurs du cœur, qui vont former les plexus cardiaques (Pl c). Les fibres modératrices émanent du tronc complexe du nerf pneumogastrique (Pn) après qu'il a reçu la branche interne du spinal (Sp) et s'est anastomosé d'autre part avec les deux ou trois premières paires rachidiennes, le ganglion cervical supérieur (GS), etc.

Les fibres accélératrices sympathiques figurées en pointillé proviennent du système des ganglions cervical inférieur (GU) et premier thoracique (G th) reliés entre eux par les deux branches sympathiques qui forment l'anneau de Vieussens et embrassent l'artère sous-clavière (S cl). Les plexus cardiaques recevraient, en outre, des filets accélérateurs sympathiques du nerf pneumogastrique (ou spinal), directement (pointillé en Pn) et indirectement par le laryngé supérieur (L s), l'anastomose de Galien (An G) et le récurrent (R).

L'étude des nerfs intrinsèques du cœur comprendra donc :

1° Des nerfs centrifuges
  a. contenus dans le pneumogastrique (nerfs modérateurs ou d'arrêt du cœur);
  b. émanés du grand sympathique (nerfs accélérateurs du cœur);

2° Des nerfs centripètes
  contenus dans le pneumogastrique (nerf dépresseur du cœur, ou nerf de Cyon).

1. Nerfs modérateurs ou d'arrêt du cœur, contenus dans le tronc du nerf pneumogastrique. — Le fait capital, que le *cœur suspend ses contractions en diastole, quand on excite les nerfs pneumogastriques par un courant interrompu d'induction,* a été découvert en 1845 par Ed. Weber. Tout paradoxal qu'il parût alors, et quoiqu'en contradiction avec les données reçues concernant la physiologie des nerfs centrifuges (moteurs) ordinaires, ce fait entraîna bientôt la conviction, quand on eut reconnu qu'il se reproduisait chez tous les animaux (mammifères, batraciens, reptiles, poissons), soit qu'on excitât les nerfs intacts, ou seulement leurs bouts périphériques après section, et que toujours le cœur était arrêté à l'état de relâchement musculaire, les poches cardiaques étant flasques et distendues par le sang venu des veines.

L'arrêt du cœur ou son ralentissement, ce qui revient au même, est produit non seulement par l'excitant électrique, mais encore par les excitants chimiques (sel marin, glycérine) et mécaniques (tétano-moteurs), alors même qu'ils ne sont appliqués que sur un seul des deux nerfs. Toutefois l'effet est plus marqué et l'arrêt plus prolongé lorsqu'on agit sur le nerf du côté droit que sur le gauche (Masoin, Arloing et Tripier).

L'arrêt du cœur, produit par l'excitation des nerfs pneumogastriques, a toujours une durée limitée, variable d'ailleurs avec l'excitabilité du nerf et de son appareil terminal et aussi avec l'intensité et la fréquence des excitations électriques. Plus facilement obtenu et plus longtemps soutenu, l'arrêt diastolique cesse toujours après un certain temps, *malgré la prolongation du passage du courant :* les pulsations réapparaissent bientôt, lentes d'abord, puis avec un rythme plus rapide, qui peut même dépasser pendant quelques instants le rythme du début.

Tous ces faits démontrent absolument l'erreur des physiologistes (Schiff, Valentin, Moleschott) qui, ne pouvant s'expliquer *l'action d'arrêt* d'un nerf, avaient supposé que le pneumogastrique était un nerf excitateur du cœur, et que l'arrêt ne se produisait que sous l'influence de courants trop forts qui épuisent l'action du nerf. On voit, au contraire, que l'effet primitif d'activité du nerf est l'arrêt diastolique, l'effet secondaire ou consécutif dû à la fatigue, la reprise quand même des battements.

La section des vagues d'un autre côté donne des résultats confirmatifs ; la section d'un seul nerf provoque une accélération momentanée, la section des deux une accélération durable des pulsations qui s'élèvent, chez le chien, de 70 à 80, à 150 et plus à la minute, en même temps qu'elles augmentent d'énergie.

Détails et particularités de l'action excito-modératrice du pneumogastrique. — Chez la grenouille, lorsque l'excitation du nerf est faible, elle produit non l'arrêt, mais le ralentissement du rythme caractérisé par un allongement des périodes de diastole et de pause, avec diminution de l'amplitude des pulsations. Chez le chien, le graphique de la pression artérielle traduira donc l'affaiblissement des contractions, par l'abaissement de la tension moyenne et l'augmentation au contraire de l'amplitude des oscillations variables. (Voir *Hydraulique circulatoire.*)

Dans le cas d'excitation suffisante pour produire l'arrêt, il s'écoule toujours un certain temps entre le début de l'excitation du nerf, et l'arrêt des pulsations. Ce *temps perdu* varie suivant la phase pendant laquelle débute l'excitation : il se produit une pulsation intercalaire, si l'excitation tombe pendant la pause (retard minimum) ; deux, si la systole est commencée (retard maximum).

Chez les mammifères, les fibres cardiaques modératrices aboutissent à un appareil ganglionnaire terminal commun, puisque si on épuise par une excitation soutenue l'un des nerfs pneumogastriques, l'action portée sur l'autre reste sans effet; elle ne redevient efficace qu'après un certain temps de repos.

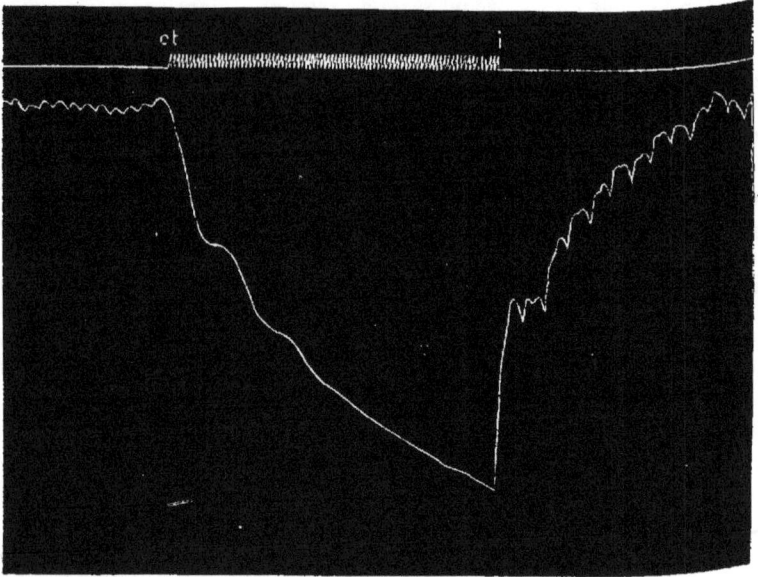

Fig. 187. — Chute de la pression sanguine carotidienne, avec cessation des pulsations, par suite de l'excitation faradique (ct à i) du bout périphérique du nerf pneumogastrique, chez le chien.

Chez la grenouille, l'épuisement d'un des nerfs n'empêche pas l'action de l'autre. Dans tous les cas l'action frénatrice des pneumogastriques est bila-

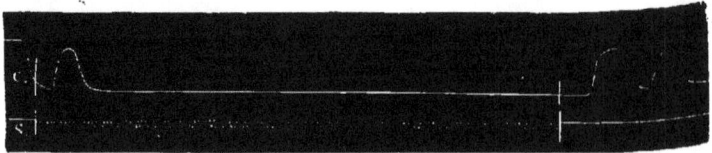

Fig. 188. — Arrêt du cœur de la grenouille par l'excitation faradique du nerf pneumogastrique.

térale, l'action isolée des nerfs s'étendant toujours aux deux moitiés du cœur, oreillettes et ventricules. A la reprise des battements la succession physiologique des mouvements a lieu, d'abord la contraction des oreillettes, puis des ventricules. Dans certains cas d'excitation faible et peu prolongée (Franck), on observe l'arrêt du ventricule, l'oreillette n'étant que ralentie.

Origine des nerfs cardiaques d'arrêt. — Ces nerfs, contenus dans le tronc pneumogastrique, n'appartiennent pas à ce nerf en réalité, mais lui viennent de son anastomose avec la branche interne du spinal. La démonstration en a été donnée par **A.** Waller, qui observa que si on arrache le spinal par le procédé de Cl. Bernard (en tirant sur la branche externe de ce nerf, bien isolée jusqu'au trou déchiré postérieur), on arrache en même temps que les filets médullaires tous les filets bulbaires, et qu'on attende quatre jours révolus pour laisser aux fibres du spinal le temps de dégénérer et de perdre leurs propriétés physiologiques, l'excitation du pneumogastrique n'a plus d'action sur le cœur, tandis qu'elle se produit du côté opposé où le spinal est intact.

L'arrachement des deux nerfs spinaux, contrairement à l'opinion d'Echardt et de Schiff, produit une accélération constante des mouvements du cœur qui augmentent en même temps de force (Heidenhain, Vulpian, Jolyet). Le nerf spinal qui est déjà le nerf vocal, est donc en même temps le nerf modérateur du cœur.

Nerfs accélérateurs sympathiques.

L'opinion que la moelle exerce une influence excito-motrice sur le cœur est déjà ancienne et date des expériences de Wilson Philip, Legallois (1819-1821), qui avaient montré que certaines excitations portées sur les centres nerveux accélèrent le rythme cardiaque. Mais on n'avait aucune donnée sur les voies par lesquelles cette influence est transmise de la moelle au cœur.

C'est aux expériences de V. Bezold, de Ludwig, et surtout des frères Cyon, confirmées et étendues par F. Franck, qu'on doit la connaissance exacte des origines médullaires et ganglionnaires des fibres sympathiques accélératrices qui se jettent dans les plexus cardiaques. Ces fibres sortent de la moelle avec les rameaux communiquants des quatre ou cinq dernières paires cervicales, et des cinq premières dorsales, et gagnent, par l'intermédiaire du nerf vertébral et du cordon thoracique sympathique, le premier ganglion thoracique qui communique par l'anneau de Vieussens avec le ganglion cervical inférieur. C'est de ce système des ganglions et de l'anneau qui les relie que partent les nerfs cardiaques accélérateurs qui se rendent aux plexus cardiaques.

L'excitation de ces nerfs ou des ganglions bien isolés provoque une accélération très marquée des pulsations du cœur (fig. 189), ou les rappelle si le cœur est arrêté.

Les fibres accélératrices qui ne prennent pas leur origine dans le grand sympathique lui-même, mais dans la moelle, ont été suivies par l'expérimentation physiologique, à travers les racines antérieures des nerfs indiqués plus hauts, et dans la moelle elle-même jusqu'au bulbe, où serait leur origine centrale. Si on fait par la galvanocaustique la destruction de tous les nerfs cardiaques à l'exception des filets cardiaques accélérateurs ; si, de plus, on a sectionné les nerfs splanchniques pour écarter des actions perturbatrices vaso-motrices, l'excitation du bout périphérique de la moelle cervicale coupée chez un chien curarisé produit l'accélération des battements du cœur. Elle ne peut plus être reproduite si on enlève le système du ganglion cervical inférieur et premier thoracique.

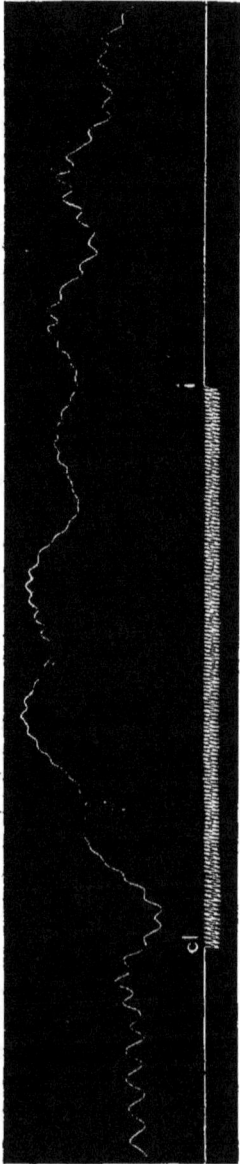

Particularités de l'action des nerfs accélérateurs. — Il y a un retard très considérable (qui varie de 1' à 1"δ) entre le moment de l'excitation des nerfs accélérateurs et l'instant où apparaît l'accélération du rythme. Ce temps perdu est augmenté encore par le refroidissement des animaux, le curare, les anesthésiques.

L'effet accélérateur produit par l'excitation est d'autant plus marqué que le rythme cardiaque est plus lent, de telle sorte que, pour un cœur dont les pulsations sont très fréquentes, l'effet produit devient nul. C'est le cas qui se montre lorsqu'on a supprimé l'action excito-motrice bulbaire par la section des vagues chez le chien.

Le temps perdu de l'accélération semble dû à la nécessité de surmonter la résistance excito-frénatrice (F. Franck).

L'accélération produite est suivie d'un ralentissement du rythme.

Il n'y a pas de prédominance d'action des nerfs accélérateurs d'un côté sur l'autre.

L'accélération cardiaque est le résultat du raccourcissement des phases diastolique et systolique, mais surtout de la première.

C. — Centres modérateurs et accélérateurs cardiaques.

Réflexes auxquels ils peuvent donner lieu.

Il est manifeste maintenant que les fibres des pneumogastriques, ou plus exactement des nerfs spinaux, apportent au cœur l'*influence modératrice d'un centre bulbaire*. Budge (1841) avait constaté, avant même l'expérience de Weber, que l'électrisation du bulbe rachidien peut déterminer le ralentissement et l'arrêt du cœur. Un choc violent porté sur ce centre produit le même résultat chez la grenouille (Vulpian), alors même que tout réflexe a été aboli par le chloroforme (Jolyet). Le centre d'arrêt bulbaire exerce sur le cœur, chez les animaux supérieurs, une influence modératrice *permanente,*

Fig. 189. — Accélération des pulsations du cœur produite par l'excitation faradique (*cl* à *c*) des nerfs accélérateurs chez le chien.

comme l'indique l'augmentation de la force et du nombre des pulsations cardiaques, qui suit toujours la section des nerfs vagues au cou, ou l'arrachement des spinaux[1].

Mais cette influence, sous des actions centripètes diverses, peut être renforcée ou diminuée, et par suite donner naissance à des réflexes modérateurs ou accélérateurs du cœur.

De même les fibres accélératrices du cœur, qui ne prennent pas leur origine dans le grand sympathique lui-même, ont pu être suivies par la méthode physiologique, d'abord à travers les racines antérieures des nerfs indiqués plus haut, puis à travers la moelle cervicale elle-même jusque dans ses régions supérieures (et peut-être au bulbe où semble être leur origine centrale). Mais il est impossible, actuellement au moins, de préciser autrement la situation de ces centres excitateurs cardiaques, et de les différencier des autres nombreux centres organiques qui occupent les mêmes régions médullaires. Quoi qu'il en soit, des réflexes cardiaques peuvent également se produire par leur intermédiaire.

Les deux centres modérateur et accélérateur bulbo-médullaires, comme tous les autres centres, sont soumis à l'influence stimulatrice nutritive. On admet, un peu hypothétiquement peut-être, que le centre accélérateur est excité par l'excès d'oxygène dans le sang, le centre modérateur par l'excès d'acide carbonique (ou le défaut d'oxygène). Ce qu'il y a de certain, c'est que le sang asphyxique exerce une influence excitatrice centrale, qui se traduit par des effets variables, suivant la prédominance d'action sur l'un ou l'autre des centres.

C'est ainsi par exemple que si, pratiquant la respiration artificielle chez un lapin, on vient à la suspendre brusquement, on voit le cœur ralentir ses battements, et même s'arrêter momentanément en diastole pour passer ensuite par un rythme accéléré. L'accélération seule se montre si les spinaux ont été préalablement arrachés. D'autres conditions favorisent plus particulièrement l'activité du centre accélérateur. C'est ainsi, par exemple, que l'anémie du bulbe et des régions supérieures de la moelle (compression carotidienne), l'anémie globulaire accélèrent les battements du cœur.

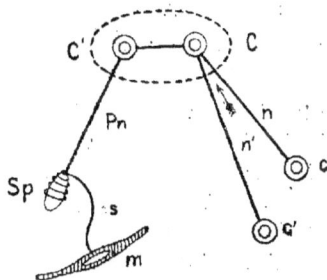

Fig. 190. — Schéma des réflexes cardiaques inhibitoires.

Réflexes inhibitoires du cœur. — Ces réflexes (fig. 190) ont tous comme organes de réflexion le centre modérateur bulbaire C', et les fibres cardiaques des nerfs spinaux P n;

[1] Chez la grenouille, le centre modérateur bulbaire est inactif dans les conditions ordinaires, la section des deux nerfs pneumogastriques ne modifiant jamais le rythme cardiaque.

Comme organes incidents :

1° Les nerfs sensitifs cérébro-spinaux cn ;

2° Les nerfs centripètes sympathiques $c' n'$. Le ralentissement ou l'arrêt diastolique du cœur, et par suite la syncope qui en est la conséquence, peut succéder à l'irritation du nerf sensitif lui-même comme à celle de la surface épithéliale cutanée ou muqueuse qui en est l'épanouissement.

Une expérience ancienne, très élégante et très démonstrative de Schiff, nous fait connaître à la fois les voies centripètes et centrifuges du réflexe qui nous occupe.

Sur un lapin préparé pour l'arrachement des deux nerfs spinaux, on irrite la cinquième paire, en comprimant fortement sur l'os, avec le pouce, le pinceau du nerf sous-orbitaire; le cœur s'arrête en diastole, comme le montre

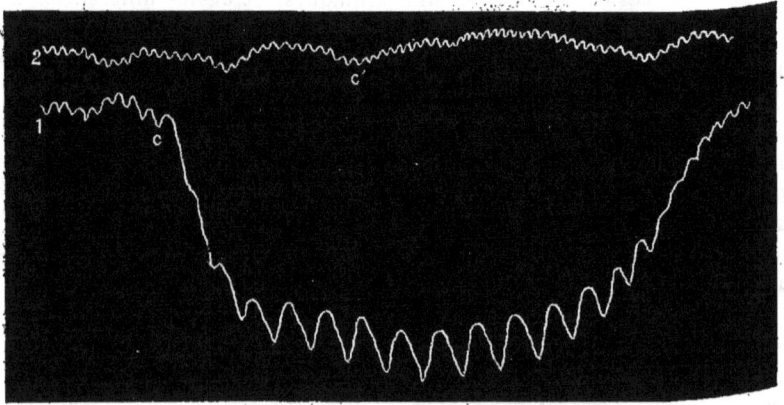

Fig. 191. — Expérience de Schiff.

Ligne 1. Arrêt momentané et ralentissement des pulsations du cœur par irritation (en c) du nerf sous-orbitaire chez le lapin. — Ligne 2. Pulsations carotidiennes après arrachement des deux nerfs spinaux. La compression du nerf (en c') ne produit plus d'effet sur le cœur.

le tracé 1 (fig. 191) de la pression carotidienne ou les oscillations d'une aiguille introduite dans les parois du cœur. On arrache alors les deux nerfs spinaux; le rythme accéléré de ce chef n'est plus influencé par la compression du nerf. (Tracé 2.)

Le réflexe d'arrêt est d'autant plus facile à produire qu'on excite, comme dans l'expérience précédente, un nerf d'une sensibilité plus exquise (rameaux de la cinquième paire). Cela explique l'arrêt momentané du cœur qui se montre si facilement chez le lapin sous l'influence des inhalations de chloroforme (F. Franck), surtout au début de l'action irritante portée sur les muqueuses sensibles, nasale et laryngée, et montre l'importance qu'il y a dans la chloroformisation de surveiller le cœur en même temps que la respiration. Cela explique également, en partie, la mort subite qui suit si souvent l'introduction des corps étrangers dans le vestibule susglottique, si sensible, du larynx.

Le pneumogastrique, et en particulier un rameau sensitif de ce nerf, isolé chez le chien, provoque, quand on excite son bout central, en même temps que le phénomène de la toux le ralentissement et l'arrêt réflexe du cœur (Jolyet).

Il ne faudrait pas attribuer à l'élément *douleur*, c'est-à-dire *au centre cérébral conscient*, le réflexe cardiaque, dans les expériences ci-dessus. On le reproduit également chez les animaux, dont on a enlevé les hémisphères cérébraux. Toutefois, les influences psychiques et sensorielles conscientes ne sont pas à négliger, puisqu'elles peuvent provoquer à elles seules les réflexes cardiaques.

Les nerfs centripètes viscéraux (intestin principalement), qui normalement ne sont pas doués d'une sensibilité dont nous avons conscience, peuvent aussi, par voie réflexe, ralentir et arrêter le cœur en diastole. Fait remarquable, ce sont surtout les excitations mécaniques (contusion, écrasement des ganglions et nerfs mésentériques), qui sont les plus aptes à ébranler ces nerfs. C'est ainsi que, dans l'*expérience de Goltz*, des petits coups répétés, frappés sur l'intestin mis a nu de la grenouille, provoquent bientôt l'arrêt diastolique du cœur. Si ces mêmes excitations appliquées sur l'intestin *enflammé* par une exposition prolongée de l'air amènent un arrêt beaucoup plus prolongé (de Tarchanoff), il faut l'attribuer moins à l'intervention de la douleur proprement dite, qu'à un état irritatif nerveux qui s'est transmis aux centres, et a rendu tous ces organes plus excitables. On voit de suite l'importance qu'il y pour le médecin à connaître ces faits. Ils lui permettent d'expliquer les cas de mort subite par un état syncopal prédominant survenu sous l'influence d'excitation des nerfs viscéraux, comme, par exemple, à la suite du *choc épigastrique*, de contusion du testicule, de l'ingestion d'eau glacée, le corps étant en sueur, celles qui se montrent chez les enfants à la suite des convulsions dites internes. En outre de l'arrêt dû à une excitation viscérale, notons que la prolongation de la syncope se trouve encore favorisée par une dérivation du sang dans les vaisseaux splanchniques, comme on le verra plus loin. L'irritation des nerfs sensibles du cœur (dépresseur de Cyon), en dehors de l'effet vaso-moteur, ralentit toujours le cœur; le ralentissement n'a plus lieu quand on a arraché au préalable les nerfs spinaux (lapin).

Réflexes accélérateurs du cœur. — Dans un certain nombre de cas, l'excitation des nerfs sensibles provoque l'accélération du rythme cardiaque en agissant sur le centre accélérateur. C'est même la réaction ordinaire, lorsque les nerfs spinaux ont été arrachés, ou paralysés plus ou moins complètement par certaines substances toxiques (belladone, cicutine, curare). Il semble donc qu'à l'état normal l'excitation des nerfs sensitifs, comme dans les expériences plus haut, retentit sur les deux centres accélérateur et modérateur cardiaques, mais par suite de la prédominance d'action du centre d'arrêt l'effet de l'autre se trouve annihilé : un réflexe modérateur se montre. C'est sans doute la raison de la fréquence plus grande de ce genre de réflexe sur le second, dans les conditions expérimentales ordinaires.

Il existe cependant un certain nombre de cas, physiologiques comme pathologiques, où l'on observe le réflexe accélérateur du cœur. Fait à remarquer, ce sont les cas dans lesquels les excitations des nerfs sensibles ne sont ni trop soudaines, ni trop intenses. Ce sont précisément les conditions inverses de celles qui favorisent le réflexe d'arrêt. C'est ainsi que retentissent sur le cœur nombre d'irritations faibles de l'estomac, de l'utérus et du cœur lui-même.

II. — SYSTÈME NÉVRO-MUSCULAIRE DES VAISSEAUX

Considérations générales. — Dans l'étude que nous avons faite du mouvement du sang dans les artères et les veines, nous avons considéré ces vaisseaux comme des tubes inertes, doués de la seule propriété physique d'*élasticité*. C'est, avons-nous dit, étant donné le jeu du cœur, la condition essentielle, fondamentale, du mouvement général du sang.

Mais si maintenant, au lieu d'envisager seulement les conditions d'une *circulation d'ensemble*, nous cherchons à déterminer les *nécessités des circulations locales*, c'est-à-dire des circulations d'organes, l'élasticité des vaisseaux n'est plus suffisante : il faut faire intervenir une nouvelle propriété, *leur contractilité*. Ceci, pour être compris, demande quelques développements.

Le sang, liquide nourricier, est fait pour les éléments anatomiques des organes, qui en ont besoin à tous les moments pour leur nutrition et leur fonctionnement. Il est évident aussi qu'un organe en fonction, une glande qui sécrète, par exemple, aura besoin, pour subvenir à la sécrétion, d'une irrigation sanguine plus considérable que celle nécessitée par sa nutrition seule, lorsqu'elle est au repos.

Si tous nos organes fonctionnaient en même temps, et se reposaient en même temps on comprendrait, à la rigueur, que le cœur, au moyen des mécanismes nerveux que nous avons appris à connaître, pût, en augmentant ou en diminuant la fréquence et la force de ses contractions, accélérer ou ralentir, selon les besoins, la circulation dans les divers organes du corps. Mais il n'en est pas ainsi. Chacun de nos organes fonctionne à son heure, à son moment, et pour prendre un exemple, les glandes salivaires, dans l'acte de la digestion, entreront en sécrétion, alors que le pancréas ne commencera la sienne que plusieurs heures plus tard. La circulation des glandes salivaires devra donc être activée à un moment où celle du pancréas n'aura besoin que d'être juste proportionnée aux besoins nutritifs de l'organe. Elle devra être, au contraire, en pleine activité dans ce dernier organe, lorsque le premier aura ralenti la sienne depuis longtemps.

On voit donc qu'à moins d'un courant circulatoire activé d'une manière générale et constante, ce qui aurait le grave inconvénient d'augmenter considérablement le travail du muscle cardiaque, sans en accroître l'effet utile, le *cœur ne peut régler les circulations locales*. La Nature économe a tourné la difficulté en mettant en œuvre le grand principe de la division du travail physiologique qui en assure le perfectionnement. Le cœur est chargé d'opérer la circulation d'ensemble du sang, qui doit fournir à tous les moments aux tissus du corps la quantité de sang nécessaire à leur nutrition propre. Mais elle a placé à l'entrée de chacun de nos organes *un mécanisme actif* particulier, qui fait que les artères de l'organe et principalement les artérioles qui avoisinent les réseaux capillaires, se dilatent ou se resserrent plus ou moins, selon que les réseaux capillaires considérés ont besoin d'être traversés par une quantité plus ou moins grande de sang. Ce mécanisme représente en quelque sorte un robinet placé sur le courant sanguin de chacun des organes, qu'un gardien tient à demi fermé, lorsque le tissu ne doit que se nourrir, et qu'il ouvre plus ou moins largement, lorsqu'au contraire il doit fonctionner. Le robinet, c'est la tunique moyenne musculeuse des artères; le gardien, c'est le système nerveux vaso-moteur qui le commande.

I. — Action musculaire des vaisseaux.

C'est la tunique moyenne seule qui contient les fibres musculaires lisses, de même qu'elle renferme les fibres élastiques. Mais la distribution de chacun de ces éléments n'est pas la même dans les grosses et dans les petites artères. Presque exclusivement formée de tissu élastique, à son origine aortique, la tunique moyenne renferme de plus en plus des fibres musculaires lisses, pour n'être plus composée que de ces éléments contractiles, au niveau des artérioles de la périphérie.

Disposition des fibres lisses. — Ces fibres sont presque exclusivement disposées d'une façon annulaire (fig. 192). Dans les artères incomplètement fixées, comme les splénique, ombilicale, dorsale du pénis, on trouve en plus quelques fibres longitudinales. Les éléments musculaires des veines moins nombreux présentent aussi la disposition générale annulaire, sauf dans les veines de l'utérus gravide, la veine porte, l'hépatique, la veine cave au-dessous du foie, où les fibres longitudinales sont plus ou moins nombreuses. Les capillaires sont sans fibres lisses.

Effets de la contraction des vaisseaux. — La présence des fibres musculaires dans la paroi des vaisseaux confère à cette paroi le pouvoir de se contracter. La disposition générale annulaire des fibres lisses dans la tunique moyenne, dans les conditions ordinaires de réplétion des vaisseaux

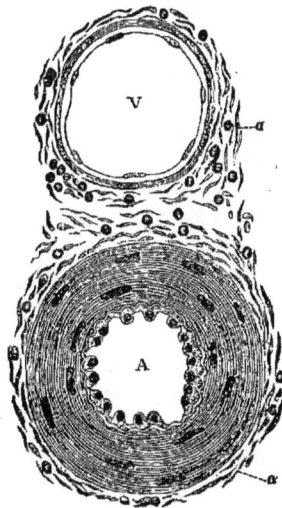

Fig. 192. — Coupe d'une artériole et d'une veinule dans l'épiglotte d'un enfant.
A. Artère. — V. Veine.

par le sang, ne permet que le mouvement de resserrement de ces vaisseaux, lorsqu'il y a contraction des fibres, et de retour au calibre primitif, lorsque la contraction a cessé. La contraction des artères est donc en lutte avec la pression du sang qui redistend le vaisseau dès qu'il entre en relâchement. *Il n'y a donc pas lieu d'admettre une dilatation active*, inexplicable d'ailleurs, les fibres musculaires ne pouvant jamais que resserrer un vaisseau, les annulaires en diminuant son calibre, les longitudinales sa longueur.

Excitants des muscles des vaisseaux. — Les muscles de la paroi vasculaire réagissent aux excitants artificiels, *mécaniques, physiques et chimiques.* Nous en passerons quelques-unes en revue.

Verschuir (1766) constate, le premier, le resserrement annulaire des artères (crurale et carotide du chien) dans tous les points grattés par la pointe d'un scalpel, fait vérifié et étendu depuis à tous les vaisseaux par les physiologistes.

C'est ce même resserrement des petits vaisseaux, porté au maximum, qui est la cause de la traînée blanche, persistante pendant plusieurs minutes quelquefois, qui se montre sur la peau, quelques instants après qu'on l'a grattée sur une certaine étendue avec l'ongle ou une pointe mousse. La teinte de la peau qui reparaît ensuite devient même plus rouge par suite de la distension passive due à la paralysie des muscles des vaisseaux sur tout le trajet excité. Dans les maladies à dépression du système névro-musculaire, la traînée blanche d'activité musculaire tonique est remplacée rapidement par la raie rouge de paralysie musculaire.

Dans les coupures, les opérations, c'est ce même resserrement des petits vaisseaux, sous l'excitation mécanique du couteau, qui fait que l'écoulement sanguin ne suit pas immédiatement la section de la peau et des tissus, et qui, par sa disparition plus tard, est la cause de l'hémorrhagie secondaire si fréquente.

Les excitants électriques donnent des résultats identiques, mais plus marqués encore.

Le froid également, en donnant naissance au phénomène de l'*onglée*, ne fait que provoquer la contraction énergique des vaisseaux. Il se produit ensuite, lorsque l'action excitante a cessé d'agir ou s'est épuisée, un phénomène inverse de relâchement musculaire des vaisseaux, qui fait succéder la rougeur à la pâleur des tissus. C'est cette action constrictive du froid sur les vaisseaux qui a fait de tout temps, de son emploi, un des moyens les plus sûrs pour arrêter les hémorrhagies. La chaleur, du moins quand elle est modérée, produit des effets inverses : c'est ce qui fait employer les cataplasmes tièdes pour favoriser et prolonger l'écoulement sanguin par les morsures de sangsues.

Mode de contraction des vaisseaux. — Il est le même que celui des autres muscles à fibres lisses (Henle) : *temps perdu considérable* (plusieurs secondes), *contraction tonique durable* (plusieurs secondes) encore alors que l'excitation a cessé depuis quelque temps, beaucoup plus longue que pour le cœur lui-même dont la propriété tonique est déjà accentuée[1].

II. — Actions nerveuses vaso-motrices.

A l'état normal, la paroi musculaire des vaisseaux est mise en mouvement par l'intermédiaire du système nerveux. Des modifications du calibre des artères (de resserrement actif et de dilatation passive) se produisent donc par suite de l'excitation ou de la paralysie des nerfs et centres vaso-moteurs. Cl. Bernard (1851) et Brown-Séquard en donnent la démonstration expérimentale rigoureuse en faisant connaître **l'action de la portion cervicale du grand sympathique sur les vaisseaux de la tête.** L'expérience aujourd'hui classique qui consiste à déterminer : 1° les effets de la section du grand sympathique cervical ; 2° ceux de l'excitation de son bout périphérique ou céphalique, est si importante que nous la décrirons complètement.

1° Effets de la section du nerf sympathique au cou. — Les phénomènes qui se produisent peuvent être distingués en trois groupes : *a*, phénomènes oculo-pupillaires ; *b*, vasculaires ; *c*, calorifiques.

a. *Phénomènes oculo-pupillaires*, vus par Pourfour du Petit. — Ces effets consistent dans le resserrement de la pupille et dans la rétraction du globe oculaire vers le fond de l'orbite. L'état moyen de dilatation pupillaire et de saillie de l'œil est le résultat de l'action de muscles antagonistes, constricteurs et dilatateurs pour la pupille, rétracteurs et propulseurs pour le globe oculaire. La section du sympathique paralysant les fibres rayonnées de l'iris et le muscle orbitaire ou de H. Muller, propulseur de l'œil, la myosis se produit sous l'action qui n'est plus contre-balancée des fibres du sphincter irien, la rétraction du globe par la contraction tonique des muscles striés oculaires (J.-L. Prévost et Jolyet).

b. *Phénomènes vasculaires*. — Ce sont les plus remarquables. Les vaisseaux se dilatent d'une façon considérable. L'artère médiane de l'oreille du

---

[1] La contractilité des veines, quoique manifeste et identique au fond à celle des artères, n'a qu'une importance secondaire qui peut être négligée dans l'étude des actions vaso-motrices. Le système veineux joue le rôle principal de diverticulum sanguin dont les parois élastiques et extensibles sont renforcées par les fibres musculaires.

De même la contractilité des capillaires, de nature sarcodique, n'a pas non plus à intervenir dans cette étude.

Les contractions rythmiques spontanées des terminaisons des veines caves et pulmonaires, quoique indépendantes dans une certaine mesure des mouvements du cœur, s'exécutent sous des influences nerveuses identiques. Elles favorisent le mouvement du sang vers le cœur. De même, les mouvements de l'aile de la chauve-souris, de la queue des anguilles, favorisent, avec l'aide des valvules veineuses, le retour du sang au cœur : ce sont des sortes de cœurs veineux accessoires soumis à l'influence du système nerveux. Il en est de même quant à la cause des mouvements rythmés de l'artère saphène interne (Lœven) et de l'artère médiane de l'oreille du lapin (Schiff). Ce sont des cas particuliers d'importance secondaire, mais qui démontrent bien l'existence de la contractilité des vaisseaux.

lapin offre une diastole permanente et une dilatation telle que le pouls y devient perceptible au doigt. Non seulement toutes les branches qui partent de cette artère, mais ses rameaux, ses plus fins ramuscules s'injectent, et l'observation de l'oreille à la loupe y fait distinguer un grand nombre de petits vaisseaux qui n'étaient pas visibles auparavant. Il en est de même du côté des veines qui s'élargissent et dont beaucoup deviennent alors apparentes. Le sang veineux vu par transparence prend une teinte plus rouge. En même temps les capillaires distendus par ce même sang donnent à toute l'oreille une coloration rosée générale qui tranche sur la pâleur normale de celle du côté opposé.

La rougeur et l'injection des tissus se constatent dans toute la moitié correspondante de la tête, dans la conjonctive, les muqueuses nasale et buccale, la langue, les glandes salivaires, dans le cerveau mis à nu symétriquement de chaque côté de la ligne médiane, dans le fond de l'œil à l'ophtalmoscope.

La dilatation paralytique des vaisseaux, en diminuant les résistances au cours du sang, a aussi pour effet d'*activer la circulation dans la moitié correspondante de la tête*. On le constate facilement (A. Waller) en comparant l'écoulement sanguin par des plaies symétriques faites aux oreilles du lapin : le sang sort en plus grande abondance et plus rouge du côté opéré que du côté sain. Des modifications semblables de vitesse et de couleur s'observent dans le sang de la veine jugulaire qui a conservé en partie ses qualités de sang artériel, et dont l'analyse des gaz fournit une plus forte proportion d'oxygène et une moindre quantité d'acide carbonique.

Des variations concordantes se montrent dans la pression du sang : elle est augmentée dans les capillaires et les veines de la région, elle est diminuée dans les branches artérielles afférentes. (Voir *Hydraulique circulatoire*.)

c. — *Phénomènes calorifiques*. — Très faciles à apprécier par la palpation comparative des deux oreilles surtout en hiver; au thermomètre, on peut constater un écart de 5, 10, 15° et plus en faveur de l'oreille du côté lésé. Il en est de même pour les autres parties congestionnées qui présentent toujours un certain excès de température. L'échauffement des tissus, marqué surtout lorsqu'ils sont superficiels, est sans aucun doute en grande partie le résultat de la circulation plus rapide du sang dans les vaisseaux dilatés.

L'arrachement du ganglion cervical supérieur, qui soustrait les vaisseaux à l'action d'un plus grand nombre de nerfs vaso-moteurs, produit des effets plus marqués et plus durables que la section seule du cordon sympathique.

2° **Effets de l'excitation du sympathique du cou.** — L'excitation du bout périphérique ou céphalique du cordon cervical, par un courant faradique suffisamment intense produit des phénomènes inverses.

a. Les effets oculo-pupillaires de la section disparaissent et changent de sens; la pupille se dilate au maximum et l'œil projeté en avant fait une saillie plus marquée que du côté opposé.

b. Les vaisseaux dilatés se resserrent; les artérioles, dans certaines régions même, comme l'oreille, s'effacent au point d'arrêter la circulation et de faire cesser l'écoulement sanguin des plaies veineuses [1]. La pression sanguine baisse dans les réseaux capillaires et veineux; elle s'élève dans les artères afférentes des régions dont les petits vaisseaux sont contractés.

c. La température diminue dans l'oreille, la face, le cerveau et peut même s'abaisser au-dessous de celle des mêmes parties du côté opposé.

Extension des actions vaso-motrices. — Le relâchement des vaisseaux peut se produire à la suite de la section de la plupurt des nerfs sympathiques et cérébro-spinaux. Cela n'a rien qui doive surprendre; les ganglions sympa- thiques communiquant avec la moelle par l'intermédiaire des racines des nerfs et les rameaux communicants, tous les nerfs contiennent un plus ou moins grand nombre de fibres nerveuses vaso-motrices.

Origine médullaire des nerfs vaso-moteurs. — Il est facile d'établir tout d'abord, au moyen d'expériences simples, que la moelle est le foyer principal d'origine des nerfs vaso-moteurs chez les animaux supérieurs et l'homme, comme chez la grenouille; on verra ensuite si les ganglions de la chaîne fondamentale sympathique peuvent, eux aussi, jouer le rôle de centres d'innervation pour les vaisseaux.

On appréciera les variations du calibre des vaisseaux (relâchement ou resserrement) à la suite des sections ou des excitations de la moelle :

a. Par la coloration des tissus, par l'inspection directe et à la loupe, ou au microscope chez la grenouille (membrane interdigitale);

b. Par les modifications de température des parties;

c. Par celles apportées dans l'écoulement sanguin des plaies;

d. Par les variations de la pression sanguine locale ou générale, si l'action vaso-dilatatrice a déterminé une modification circulatoire dans une région étendue du corps.

C'est Nasse, en 1839, qui le premier constate qu'une section de la moelle produit une élévation de température dans les membres postérieurs. Mais cette observation, sans signification alors, passe inaperçue.

Brown-Séquard (1853) montre qu'une hémisection au tiers inférieur de la moelle dorsale élève la température du membre postérieur correspondant; l'échauffement est moins marqué si la section est faite plus en arrière, au niveau de la région lombaire. La section dans ce cas, paralyse donc ou sépare de leurs centres un moins grand nombre de fibres vaso-motrices. Il est plus accentué encore que dans le premier cas, si la section est faite dans le milieu (entre septième et troisième vertèbre dorsale ou plus haut) de la région dorsale, et il se manifeste alors en même temps dans le membre anté- rieur du même côté. Si la section porte au niveau de la première dorsale, il y a en plus échauffement dans la tête. Donc effets de la section d'autant plus marqués et généralisés qu'on se rapproche davantage du bulbe, et si l'hémi-

[1] Des effets différents se montrent dans la muqueuse naso-bucco-labiale, par suite de la présence dans le cordon sympathique des fibres vaso-dilatatrices de ces régions, à côté de fibres vaso-constrictives, dont l'effet est annihilé par l'action des premières.

section porte sur cet organe, il y a paralysie des vaisseaux dans toute la moitié du corps correspondante seulement, ou dans le corps tout entier si la section est complète.

Lorsque Brown-Séquard (1852), Budge, Waller (1853) eurent montré que l'électrisation de la moelle au niveau des premières vertèbres dorsales produit tous les effets oculo-vasculaires de l'excitation du cordon cervical sympathique, d'où le nom de *cilio-spinale* donné à cette région de la moelle, tous les physiologistes ont excité la moelle sectionnée aux diverses hauteurs et ont constaté qu'au relâchement des vaisseaux succédait un resserrement plus ou moins marqué et généralisé suivant le point excité.

Voici l'expérience qui résume celles faites par de Bezold, Ludwig et Thiry sur ce point.

Sur un chien curarisé, ou mieux cicutiné (Jolyet), pour paralyser en même temps que les nerfs moteurs les nerfs modérateurs du cœur [1], on fait la respiration artificielle au moyen du soufflet et on enregistre la pression sanguine, artérielle avec le kymographion de Ludwig.

La ligne (1, fig. 193) donne le tracé normal. On sectionne alors le bulbe au niveau de l'atlas; le tracé (2) donne l'abaissement (6 cent. de Hg) de tension qui en résulte. On constate en même temps une élévation notable de la température des membres, et une plaie faite à la pulpe d'un orteil donne lieu à un écoulement sanguin continu. On faradise en (3 +) le bout phéripérique de la moelle; l'écoulement sanguin se ralentit et s'arrête pendant tout le temps que dure l'excitation du bulbe, et les pattes se refroidissent très manifestement. Pendant ce temps, la pression sanguine s'élève graduellement et se maintient à un certain niveau, comme l'indique le tracé, qui accuse une augmentation de tension de 9 centimètres de Hg ; en *f* on cesse d'exciter le bulbe ; la tension, qui se soutient encore quelques instants, baisse ensuite considérablement, pour devenir même inférieure à ce qu'elle était au début de l'excitation. Ce n'est que très lentement qu'elle remonte au niveau primitif. Pendant le temps que s'opère la chute de la pression, les autres phénomènes qui accusent le relâchement vasculaire réapparaissent; les pulpes digitales redeviennent chaudes et la plaie de l'orteil se remet à saigner peu à peu abondamment.

Les expériences de section et d'excitation de la moelle ou du bulbe donnent les mêmes résultats chez la grenouille; on constate dans ce cas le relâchement ou la contraction des vaisseaux dans la membrane interdigitale au microscope [2].

Hypothèse d'un centre vaso-moteur bulbaire unique. — Les expériences précédentes semblent conduire à penser que les nerfs vaso-moteurs des dif-

[1] La cicutine, en paralysant complètement et d'emblée les nerfs modérateurs et en accélérant au maximum les pulsations cardiaques, a l'avantage de supprimer l'effet accélérateur cardiaque de l'excitation du bulbe, qui se manifesterait en même temps que l'effet vasculaire constricteur, si le cœur pouvait s'accélérer davantage.

[2] L'expérience peut se montrer très bien au microscope solaire en projection plus simplement en sectionnant la sciatique chez la grenouille curarisée, puis l'excitant, on voit les vaisseaux se dilater, puis se resserrer et la circulation s'arrêter. C'est une belle expérience de cours.

férentes régions du corps, remontent, à travers la moelle, jusqu'au bulbe rachidien où serait leur véritable et unique origine centrale (Schiff). Owsjannikow aurait même délimité le siège et l'étendue de la partie des centres nerveux d'où naîtraient les vaso-moteurs du corps, à savoir : 1 millimètre en arrière des tubercules quadrijumeaux pour la limite antérieure ; 4 millimètres en avant du bec du calamus scriptorius pour la postérieure. La destruction du bulbe en ce point supprimerait tout tonus et réflexes vasculaires.

Centres vaso-moteurs échelonnés dans la moelle. — Si l'hypothèse précédente était exacte, il est évident qu'après séparation de la moelle, du bulbe rachidien, toute autre lésion du centre médullaire ou des nerfs ne pourra plus produire une nouvelle dilatation des vaisseaux, c'est-à-dire abaisser à nouveau la tension artérielle générale ou élever encore la température des membres. Or, les expériences de Vulpian et de Goltz sont catégoriques à ce sujet : de nouvelles sections (ou hémisections) de la moelle cervicale ou dorsale produisent toujours une nouvelle élévation très notable de la température des membres postérieurs, qui se trouve encore augmentée par la section de leurs nerfs. La section de la moelle dorsale, dans l'expérience rapportée plus haut, a donné les mêmes résultats en même temps qu'un abaissement

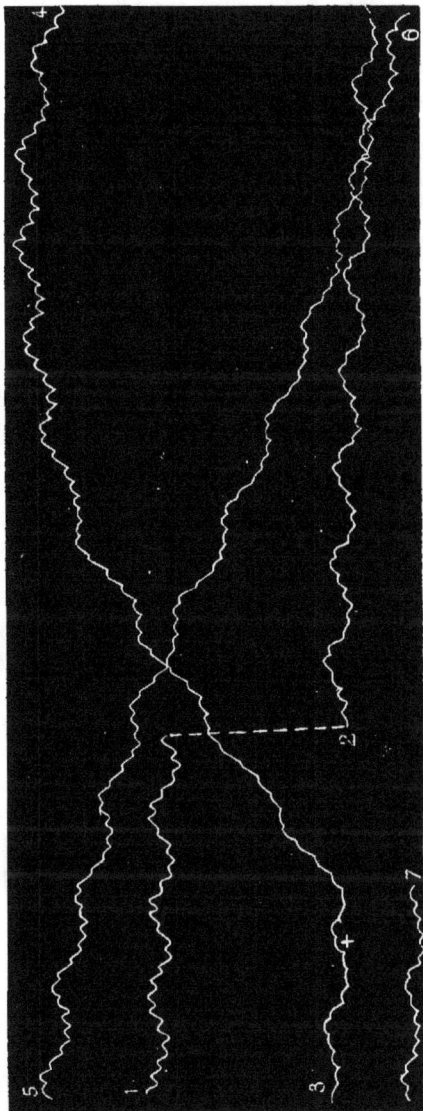

Fig. 193. — Expérience de Goltz.

1, tracé carotidien normal ; 2, chute de la pression à la suite de la section du bulbe ; 3, (+) excitation faradique du bout médullaire coupé produisant une élévation considérable de la pression ; 3, retour de la pression à son niveau primitif après cessation de l'élévation.

nouveau de plus de 1 centimètre de Hg de la tension artérielle.

On obtient des résultats confirmatifs par les expériences sur les grenouilles : après séparation du bulbe, la section de la moelle et celle des nerfs donnent lieu à une nouvelle dilatation des vaisseaux de la membrane interdigitale. La persistance des réflexes vasculaires parle dans le même sens. (Voir plus loin *Réflexes vaso-moteurs.*)

Conclusion. — Le bulbe rachidien, s'il est le foyer principal, n'est pas le foyer d'origine unique des nerfs vaso-moteurs. D'autres centres plus ou moins nombreux de ces nerfs sont également disséminés ou échelonnés dans toute la hauteur de la substance grise de la moelle.

Les ganglions sympathiques jouent le rôle de centres vaso-moteurs. — La démonstration en est facile chez la grenouille. Après l'isolement complet du ganglion cervical sympathique, des centres nerveux, ou même après la destruction complète du myélencéphale, l'arrachement du ganglion sympathique cervical d'un côté produit toujours une rougeur bien manifeste de la moitié correspondante de la langue et de la paroi de la cavité buccale, ainsi qu'une dilatation, mais moins marquée, des vaisseaux du membre antérieur. Cette expérience apporte une preuve de plus à l'appui de l'opinion qui confère aux ganglions du grand sympathique le rôle de centres indépendants d'excitation pour les nerfs qui en naissent. (Voir *Ganglions intracardiaques* et plus loin *Centres vaso-moteurs périphériques.*) Quant à la question de savoir si l'indépendance fonctionnelle des ganglions nerveux sympathiques est durable, ou seulement passagère, il est impossible de la résoudre dans les conditions de mutilation nécessitées par ces expériences.

Activité tonique du système névro-musculaire des artères. — Pendant la vie, la paroi musculaire des artères est toujours dans un certain état de contraction ou *tonus vasculaire*, en lutte constante avec la pression du sang qui s'exerce à l'intérieur des vaisseaux et tend à les dilater.

Ce tonus vasculaire est entretenu par un état permanent d'activité des centres nerveux vaso-moteurs disséminés dans la substance grise du bulbe rachidien, de la moelle épinière, des ganglions du grand sympathique, et, par anticipation, des ganglions et centres vaso-moteurs périphériques. Nous ne chercherons pas à savoir si l'activité de ces centres est automatique ou réflexe pas plus que nous ne l'avons fait pour les cellules spirales excitatrices du cœur, auxquelles on ne saurait mieux les comparer. Les uns comme les autres de ces centres *dégagent constamment l'excitant rythmé nécessaire à la mise en action des éléments moteurs nerveux et musculaires*, et cela suffit. Toutefois, comme pour tout élément anatomique, les cellules de ces centres sont excitées à fonctionner par la stimulation nutritive et par celle de certains principes du sang. On peut comprendre également qu'elles puissent recevoir par l'intermédiaire de fibres nerveuses centripètes vasculaires excitées par le sang ou d'autres nerfs, un ébranlement de nature réflexe qui contribue à entretenir leur état d'activité, et par suite aussi, le tonus vasculaire.

Quoi qu'il en soit, l'activité propre des centres vaso-moteurs et le tonus vasculaire qui en est la conséquence, peuvent être, sous des influences nerveuses centripètes : 1° diminués ou supprimés; 2° renforcés. Comme pour le cœur, il existe pour les vaisseaux des actions réflexes de deux espèces différentes : 1° des actions réflexes d'arrêt, avec inhibition des centres vaso-moteurs, d'où la suspension d'action des éléments moteurs nerveux et musculaire des vaisseaux, la suppression du tonus et la dilatation des artères sous la pression sanguine ; ce sont les *actions réflexes vaso-dilatatrices* ; 2° des *actions réflexes vaso-constrictives* par stimulation des centres vaso-moteurs, d'où le renforcement d'action du système névro-musculaire et du tonus vasculaire. Ces actions réflexes, qui ont pour nerfs eisodiques le système sensitif cérébro-spinal et sympathique, ont leur point de départ tantôt à la surface interne du cœur, tantôt à la surface de la peau et des membranes muqueuses. Leur étude nous explique comment peuvent s'exercer à distance des modifications circulatoires nombreuses. C'est ainsi que, par influence nerveuse, des circulations d'organes profondément situés peuvent être modifiées par des excitations portées sur la peau, et que des causes d'excitation provenant de la profondeur des tissus peuvent à leur tour réagir sur la circulation superficielle.

Réflexes vaso-dilatateurs.

1° *Réflexe du nerf dépresseur de Ludwig et Cyon.* — C'est le nerf sensitif du cœur. Distinct chez le lapin et quelques autres animaux, il accompagne le sympathique au cou et aboutit par deux branches aux nerfs pneumogastrique et laryngé supérieur pour gagner la moelle allongée.

Pour expérimenter sur ce nerf, on opère sur le lapin curarisé afin d'éviter les mouvements résultant de l'excitation d'un nerf sensible. On enregistre la pression carotidienne au moyen du kymographion, et on sectionne le nerf isolé au milieu du cou. La faradisation du bout périphérique (cardiaque) est sans action aucune, tandis que l'excitation du bout nerveux central (céphalique) amène une dépression sanguine considérable de 5 à 6 centimètres de Hg

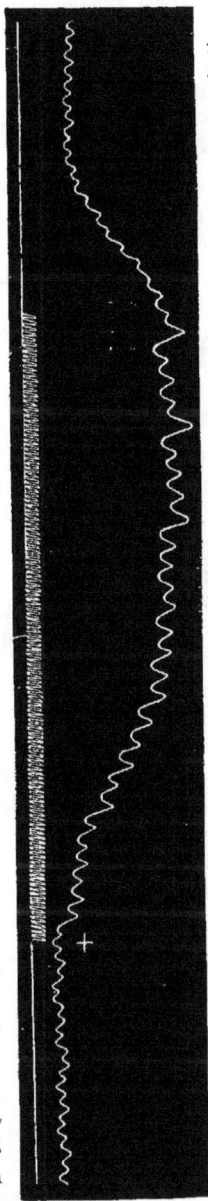

Fig. 194. — Expérience de Cyon. Chute de la pression sanguine carotidienne et ralentissement des pulsations par excitation faradique (en +) du nerf dépresseur chez le lapin.

(fig. 194) qui se maintient pendant que passe le courant et qui se relève dès qu'on vient à l'interrompre. En même temps qu'a lieu la baisse de la tension artérielle, il y a également diminution du nombre des battements du cœur, qui remonte à son chiffre primitif avec la pression.

L'analyse expérimentale a démontré à Ludwig et Cyon que l'excitation du nerf agit d'une manière réflexe : 1° sur les centres vaso-moteurs, qu'elle inhibe ; 2° sur le centre modérateur cardiaque, qu'elle excite.

L'effet cardiaque, accessoire, peut être supprimé par la destruction des nerfs du cœur ; l'effet fondamental de dépression circulatoire par paralysie réflexe de la tonicité de tous les vaisseaux de l'organisme n'en persiste pas moins. Il est annihilé, au contraire, si on a coupé au préalable les nerfs splanchniques, qui sont les principaux nerfs vasculaires, les plus capables de modifier la pression générale artérielle, à cause de la vascularisation énorme des organes splanchniques auxquels ils se distribuent ; c'est la raison pour laquelle la grande dépression qui suit cette section ou celle de la moelle, n'est plus augmentée d'une façon appréciable par l'excitation des nerfs dépresseurs.

L'importance du réflexe du nerf dépresseur est considérable ; il permet au cœur, à l'aide des nerfs de sensibilité dont il est pourvu, de régler en quelque sorte son amplitude suivant ses besoins, en agissant par action réflexe sur la circulation générale. Si la sensibilité du cœur est excitée par une réplétion sanguine trop forte, il en résulte une action réflexe énergique qui dilate les petits vaisseaux et attire le sang à la périphérie. Si au contraire la sensibilité interne du cœur est trop faiblement excitée, les vaisseaux périphériques se resserrent et refoulent le sang vers le centre circulatoire. C'est ainsi que s'établit le balancement perpétuel qui doit exister entre la circulation centrale et la circulation périphérique.

2° *Réflexe de Goltz.* — Il est analogue au précédent, mais il a pour voies sensitives les fibres centripètes qui partent des viscères abdominaux et des ganglions sympathiques correspondants.

La percussion ou la pression exercée sur les viscères abdominaux provoque chez la grenouille la dilatation paralytique des vaisseaux splanchniques qui se remplissent de sang, et le cœur s'arrête en diastole. Le réflexe d'arrêt cardiaque déjà connu et le réflexe vaso-dilatateur ne sont pas connexes : celui-ci persiste quand on a aboli celui-là par la section des vagues. On peut comprendre néanmoins que ces effets qui se produisent simultanément dans les cas de mort subite observés chez l'homme, à la suite de coups portés sur l'épigastre, peuvent contribuer tous deux au résultat fatal, le premier en produisant la syncope, le second en la prolongeant et la maintenant par suite de la rétention du sang dans les vaisseaux splanchniques dilatés.

Réflexes à effet local. — Les réflexes vaso-dilatateurs précédents, étendus à l'ensemble ou aux principaux nerfs vasculaires, réagissent sur la circulation générale. Il en est d'autres plus bornés, limités à une région du corps, ou même à une seule artère, savoir :

Réflexe du nerf cervico-auriculaire antérieur. — La section de ce nerf sensitif qui contient un certain nombre de fibres vaso-motrices de l'oreille, provoque un certain degré de relâchement des vaisseaux de l'organe qui est remplacé par un resserrement lorsqu'on excite le bout périphérique du nerf. Mais l'excitation du bout central par un courant faradique suffisant, provoque par voie réflexe une dilatation considérable de tous les vaisseaux de l'oreille, qui s'étend même au côté opposé. L'excitation de tout autre nerf sensitif (sciatique) produit la même paralysie vasculaire de l'oreille par inhibition des centres vaso-moteurs de cette région.

Réflexes du nerf péronier. — Dans l'expérience de Loven, l'excitation du bout central du nerf péronier produit chez le lapin, curarisé ou non, une dilatation considérable de l'artère saphène (isolée en dedans du genou) qui, de presque capillaire qu'elle est à l'état normal, acquiert le volume de l'artère fémorale, en même temps qu'elle devient pulsatile.

Réflexes divers. — Des dilatations réflexes peuvent s'observer dans les vaisseaux de toutes les régions du corps, à la suite d'excitations centripètes de nature diverse. Telles sont :

a. L'injection des régions mises à nu par des plaies ;

b. Les congestions de la peau à la suite de l'application de substances irritantes (caustiques, cantharide, moutarde) ;

c. La rougeur de la peau produite par l'électricité ;

d. Les érythèmes de la face exposée à l'action des rayons chimiques d'une lumière électrique intense (Charcot);

e. Les érythèmes produits par la lumière solaire (coup de soleil), qui agit également par ses rayons chimiques (violet) (Ch. Bouchard).

Réflexes vaso-constricteurs.

La constriction réflexe plus ou moins générale des vaisseaux suit l'excitation du bout central des nerfs sensitifs cérébro-rachidiens. C'est ainsi que l'excitation du bout central du nerf sciatique, chez le chien curarisé ou cicutiné

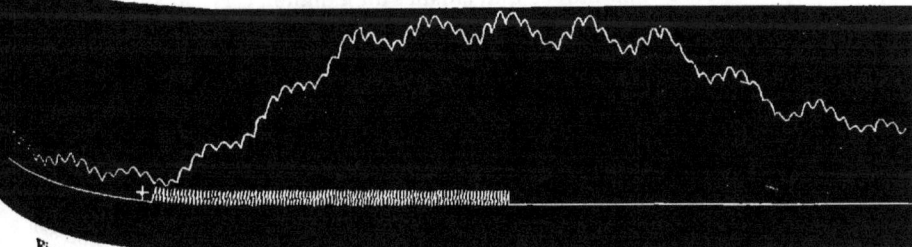

Fig. 195. — Élévation de la pression carotidienne chez le chien à la suite de l'excitation faradique du bout central du nerf sciatique.

pour éviter le réflexe d'arrêt cardiaque, et les mouvements généraux qui troubleraient la circulation, retentit toujours sur la circulation générale (fig. 195), en amenant une élévation considérable de la pression carotidienne. Une irritation vive de la peau produit un effet bien manifeste du même genre.

La constriction des vaisseaux par excitation réflexe des centres et nerfs vaso-moteurs peut être démontrée aussi par l'abaissement de la température des extrémités des pattes pendant la faradisation du nerf, ainsi que par l'arrêt complet de l'écoulement du sang d'un orteil du membre du côté opposé au nerf du membre excité, et par la reprise de l'hémorrhagie quand l'excitation a cessé.

L'élévation de la pression ne se produit que d'une manière insignifiante si on a sectionné au préalable les nerfs splanchniques, qui sont la voie de retour principale du réflexe.

L'expérience de Brown-Séquard et Tholozan, par laquelle on constate un abaissement de la température de la main fermée sur l'ampoule d'un thermomètre quand on plonge l'autre main dans l'eau glacée, est un réflexe sympathique du même genre, mais limité à une région du corps. Il en est de même du resserrement des vaisseaux de la moelle qui suit l'excitation des capsules surrénales ou des plexus nerveux qui les entourent (Brown-Séquard).

Centres vaso-moteurs périphériques.

Nerfs vaso-dilatateurs.

Certaines expériences avaient fait penser aux physiologistes que la section des nerfs vaso-moteurs sympathiques ne produisait pas dans certaines régions la dilatation complète des vaisseaux, et que d'autres nerfs devaient exister pour provoquer une dilatation vasculaire plus prononcée. Ces prévisions se trouvèrent vérifiées par la découverte des nerfs vaso-dilatateurs par Cl. Bernard, en 1858.

On savait que la glande sous-maxillaire, par l'intermédiaire du plexus sous-maxillaire, reçoit des nerfs de deux sources :

1° Des filets sympathiques qui, émanés du ganglion cervical supérieur, forment le plexus inter-carotidien et gagnent le plexus sous-maxillaire et les glandes, par l'intermédiaire des artères; 2° de la corde du tympan qui se sépare du nerf lingual, dans le voisinage de la glande, pour aller se jeter également dans le plexus sous-maxillaire. On savait également que la section des fibres sympathiques provoque la dilatation des vaisseaux, et leur excitation le resserrement de ces mêmes vaisseaux, et le ralentissement de la circulation dans la glande. Or, en galvanisant le bout périphérique de la corde du tympan que Ludwig avait signalée comme excitatrice de la sécrétion salivaire, Cl. Bernard provoque, en outre, *directement par action centrifuge*, une suractivité circulatoire de la glande sous-maxillaire, dont les petites artères, les capillaires, les veines se dilatent énormément, beaucoup plus que par la section seule des filets sympathiques.

La dilatation vasculaire est telle que l'onde pulsatile se propage jusque dans les veines dont on peut distinguer les battements à l'œil nu. Si on fait une plaie à ces vaisseaux, le sang s'en échappe par jets saccadés, rouge et rutilant, comme d'une artère coupée.

Le fait de l'existence de nerfs qui, par action centrifuge (par rapport à l'axe cérébro-spinal), provoquent la dilatation des vaisseaux, est aujourd'hui une notion acquise à la science. Resté longtemps isolé, ce phénomène a été

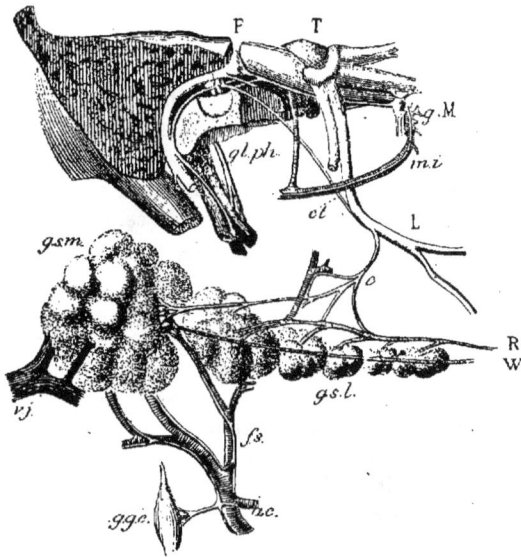

Fig. 196. — Schéma de l'innervation des glandes sous-maxillaire et sub-linguale.

gsm et gsl, glandes sous-maxillaires et sub-linguale; W et R, conduits excréteurs de Warthon et de Rivinus de ces glandes; ac, divisions artérielles qui s'y rendent; vj, veines qui en sortent; c, plexus et ganglion sous-maxillaire recevant : fs, les filets sympathiques émanés du ganglion cervical supérieur, ggc, et la corde du tympan ct, qui se sépare en arrière du nerf lingual L; T, trijumeau; F, facial; gl ph, glosso-pharyngien; gM, ganglion de Meckel; mi, artère maxillaire interne.

étendu peu à peu à un certain nombre d'autres nerfs auxquels les physiologistes reconnurent une action vaso-dilatatrice analogue à celle de la corde. Telles furent, par exemple, les actions vaso-dilatatrices de certaines fibres des nerfs :

a. — Glosso-pharyngien de la grenouille pour la langue (Lépine, 1870);

b. — Lingual et glosso-pharyngien pour les parties antérieure et postérieure de la langue (A. Vulpian, 1871);

c. — Érecteurs pour les corps caverneux de l'urètre et le gland (Eckhard);

d. — Maxillaire supérieur et buccal du maxillaire inférieur pour les parois nasale, buccale, gingivale et labiale (Jolyet et Laffont);

e. — Laryngé supérieur pour la muqueuse du larynx et du vestibule sus-glottique (Hédon).

Rôle des ganglions périphériques. — Avant d'entrer dans la description de ces actions, il faut, tout d'abord, en donner l'explication qui fait rentrer ces phénomènes, en apparence singuliers et contradictoires, dans les actions vaso-motrices déjà connues.

Les nerfs vaso-moteurs ne pouvant excercer sur les vaisseaux une action dilatatrice active (voir plus haut), par contraction des fibres musculaires de la tunique moyenne, il faut évidemment, comme l'avait indiqué Bernard, chercher l'explication du phénomène dans une action inhibitoire, exercée par les fibres nerveuses vaso-dilatatrices sur des centres nerveux vaso-moteurs périphériques.

Or, l'observation a montré que les nerfs vaso-dilatateurs, qui donnent lieu à une vaso-dilatation bien nette, présentent dans tous les cas, sur leur trajet, une série de ganglions, ou des cellules nerveuses disséminées.

Ainsi la corde du tympan entre en rapport avec le ganglion sous-maxillaire. Dans la glande même, les fibres du nerf sont encore en rapport avec d'autres petits ganglions microscopiques et des cellules nerveuses disséminées çà et là. Il en est de même pour la partie de la corde tympanique qui accompagne à la langue les divisions du nerf lingual.

Loven a signalé pareillement la présence de petits ganglions et de cellules nerveuses sur le trajet des nerfs érecteurs ; Jolyet, sur les divisions des nerfs buccal et maxillaire supérieur[1]. Ce groupement de cellules nerveuses à divers points du trajet des nerfs vaso-dilatateurs, rappelle absolument la disposition analogue que nous avons signalée antérieurement des cellules excitatrices du cœur, sur le trajet des nerfs cardiaques du pneumogastrique.

La juste interprétation des faits oblige à admettre que ces ganglions ou ces cellules sympathiques, sont des centres vaso-moteurs périphériques, identiques aux autres centres vaso-moteurs déjà connus et situés dans l'axe gris bulbo-spinal, et dans les ganglions de la chaîne fondamentale, et à l'action desquels ils viennent ajouter leur action propre pour l'entretien du tonus des vaisseaux des régions particulières où on les trouve.

Théorie des réflexes vaso-dilatateurs. — Continuant l'assimilation des ganglions vaso-moteurs aux ganglions excitateurs du cœur, nous pouvons supposer que les fibres spirales des cellules sympathiques, en même temps qu'elles font communiquer les diverses cellules entre elles, transmettent à la paroi musculaire des vaisseaux l'excitant rythmé cellulaire qui entretient sa contraction tonique. Mais, par le fait de l'excitation de la fibre droite vaso-dilatatrice, la cellule peut recevoir un ébranlement qui, par un phénomène d'interférence ou autre, annihile son activité propre, d'où relâchement du vaisseau.

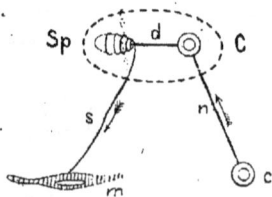

Fig. 197. — Schéma du réflexe vaso-dilatateur ordinaire.

Dans cette hypothèse on comprend dès lors, très bien, pourquoi la section des fibres vaso-motrices sympathiques, qui se rendent à la glande et

[1] On les trouve également sur le trajet du nerf glosso-pharyngien à la langue, chez la grenouille (Jolyet).

se mettent en rapport avec les centres ganglionnaires périphériques, produit un relâchement des vaisseaux, toujours moindre que celui provoqué par l'excitation de la corde tympanique. La section des filets sympathiques, en supposant qu'on les coupe tous, laisse persister l'action excito-tonique des centres vaso-moteurs périphériques. Elle ne fait que supprimer l'appoint d'excitation qui leur est apporté du centre bulbo-spinal et des ganglions de la chaîne, tandis qu'au contraire l'excitation de la corde *supprime entièrement le tonus des vaisseaux*, en inhibant tous les centres excito-moteurs de la glande, qui l'entretiennent, en vertu des connexions qu'ils ont entre eux par les fibres spirales, et qui les rendent solidaires dans l'action paralysante de la fibre droite vaso-dilatatrice. C'est absolument ce qui se passe pour le cœur, qui s'arrête tout entier en diastole, quand on excite un des nerfs pneumogastriques, et qui reste arrêté même si une autre excitation est portée sur les nerfs accélérateurs cardiaques.

En étudiant dans le chapitre précédent les actions vaso-dilatatrices réflexes, nous avons vu que les centres vaso-moteurs médullaires peuvent être inhibés par des excitations des nerfs et centres sensitifs. (Voir *Réflexes vaso-dilatateurs*.)

Appliquant aux centres vaso-moteurs médullaires ce que nous venons de dire des centres périphériques, nous pourrons représenter schématiquement (fig. 197) le réflexe vaso-dilatateur de la façon suivante : le système incident, par la cellule épithéliale sensitive c, communiquant avec la cellule sensitive centrale C par le nerf sensitif n. Le système réfléchi étant formé par la cellule à fibre spirale sp, la fibre spirale s communique avec la cellule musculaire lisse m. Le prolongement droit d faisant communiquer entre elles la cellule spirale et la cellule sensitive. L'activité propre de la cellule centrale vaso-motrice entretient l'état tonique permanent de la fibre musculaire. La cellule épithéliale étant excitée transmet son impulsion au nerf sensitif, puis à la cellule centrale sensitive, la fibre intercentrale, ou fibre droite, passe à son tour du repos à l'activité, inhibe la cellule sp, la fibre musculaire entre au repos.

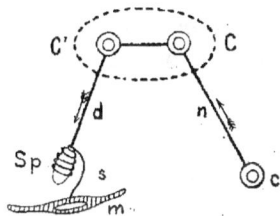

Fig. 198. — Schéma du réflexe vaso-dilatateur de la glande sous-maxillaire.

Le schéma du réflexe vaso-dilatateur de la glande sous-maxillaire est le précédent dans lequel la fibre intercentrale (fibre droite) est représentée par la fibre nerveuse vaso-dilatatrice de la corde du tympan. Les nerfs vaso-dilatateurs, comme d'ailleurs les fibres cardiaques d'arrêt du pneumogastrique, peuvent donc être considérés comme des fibres intercentrales, reliant des centres sensitifs avec des centres excito-moteurs sympathiques, situés, dans le cas particulier, en dehors des centres nerveux proprement dits, au lieu d'y être renfermés comme c'est le cas le plus ordinaire.

Étude spéciale de l'action vaso-dilatatrice de la corde du tympan.

L'action vaso-dilatatrice (et excito-sécrétoire) de la corde peut être mise en jeu par stimulation directe (excitation du bout périphérique de la corde ou du nerf lingual au-dessus du point d'émergence de la corde), ou par stimulation indirecte ou réflexe (excitation artificielle du nerf lingual, au delà du point d'émergence du faisceau glandulaire de la corde du tympan, ou de ses terminaisons, à la langue, par les substances sapides). Dans les deux cas on observe la suractivité circulatoire, la dilatation paralytique de tous les vaisseaux de la glande, aussitôt suivie de la sécrétion, tous phénomènes signalés plus haut.

La suractivité circulatoire a évidemment pour cause une dilatation des artérioles par irritation des fibres de la corde. Il y a afflux plus considérable du sang dans ces artérioles, puis dilatation passive des capillaires, et le sang passe au travers du réseau formé par ces vaisseaux, plus rapidement que dans l'état normal. C'est la raison de la rutilance du sang des veines, et de la propagation jusque dans ces vaisseaux de l'onde pulsatile.

S'il en est réellement ainsi, la pression du sang doit augmenter dans les réseaux capillaires de la glande et dans les veines, elle doit diminuer dans les artères afférentes en deçà des artérioles relâchées. C'est ce que montre (fig. 199) l'observation de la tension sanguine prise dans l'artère linguale, sans interruption du cours du sang, lors de l'excitation du nerf tympanico-lingual (Jolyet et Laffont)[1].

Action vaso-dilatatrice de la corde du tympan sur la langue. — Le rameau nerveux qui se détache du lingual pour se rendre à la glande ne représente pas toute la corde; une partie s'en sépare en ce point pour se rendre à la langue, en accompagnant les divisions du nerf lingual à la périphérie; c'est ce que démontre l'altération de fibres nerveuses dans les rameaux du lingual après la section de la corde, dans la caisse du tympan (A. Vulpian, J.-L. Prévost). Ce fait explique comment l'action vaso-dilatatrice de la corde s'exerce aussi sur les vaisseaux de la langue.

Tous les nerfs contenant des fibres vaso-motrices, la section de chacun des nerfs moteur et sensitif de la langue, produit un certain degré de congestion de l'organe du côté lésé; mais, tandis que l'excitation du bout périphérique de l'hypoglosse fait diminuer la rougeur en resserrant les vaisseaux, celle du lingual l'augmente considérablement, en supprimant tout tonus vasculaire. La rougeur se remarque sur les deux faces de la langue du côté excité, et on

---

[1] On a attribué l'action vaso-dilatatrice à *une constriction des veinules* qui ramènent le sang de la partie dont les artérioles se dilatent; le sang, rencontrant un obstacle au sortir des capillaires, dilaterait ceux-ci en s'y accumulant, puis les artérioles et les artères. Mais, s'il en était ainsi, la tension devrait augmenter dans les artères; l'expérience montre qu'elle y diminue; elle devrait diminuer dans les veines, et on sait qu'elle y augmente.

constate facilement que les veinules de la face inférieure sont plus visibles et plus larges, en même temps qu'elles contiennent un sang beaucoup plus rouge que les veinules correspondantes du côté opposé.

Origine différente des fibres vaso-dilatatrices et excito-sécrétoires de la corde tympanique[1]. — L'intérêt qui se rattache à cette question est non pas tant de déterminer la véritable origine de la corde, nerf complexe, que de rechercher si les phénomènes excito-sécrétoires et vaso-dilatatoires qui suivent simultanément l'excitation du filet glandulaire, sont le résultat de la mise en action de fibres nerveuses fonctionnellement et originellement distinctes, les unes sécrétoires, les autres vaso-dilatatrices. Y a-t-il des nerfs excito-sécrétoires, ou la sécrétion n'est-elle qu'un épiphénomène, le résultat des phénomènes vaso-dilatateurs, de suractivité circulatoire, d'augmentation de pression qui se passe alors dans les vaisseaux de la glande par le fait seul de la mise en jeu de nerfs vaso-dilatateurs excités? L'une et l'autre de ces opinions ont été défendues, et aujourd'hui encore malgré les expériences de Ludwig, Heidenhain, etc., plusieurs physiologistes se refusent encore à admettre l'existence des nerfs directement sécrétoires. Il est évident que la question serait résolue dans le sens de l'affirmative, si on parvenait par l'expérience à produire isolément chacune des deux actions vaso-dilatatrice et sécrétoire qui se passent simultanément par excitation de la corde. C'est ce qu'ont fait Jolyet et Laffont (1878). Ayant coupé, par un procédé particulier qui permet la survie des animaux, le facial dans le crâne (avec nerf auditif et intermédiaire), ils constatent, ce qu'on savait déjà, l'abolition de la sécrétion; mais si après quinze jours, on vient à exciter la corde à sa sortie du lingual, l'excitation du nerf qui n'a plus d'effet sécrétoire direct ou réflexe provoque des effets vasculaires ordinaires. La conclusion, c'est que les phénomènes sécrétoires ne sont pas la conséquence des phénomènes vaso-dilatateurs qui suivent l'excitation de

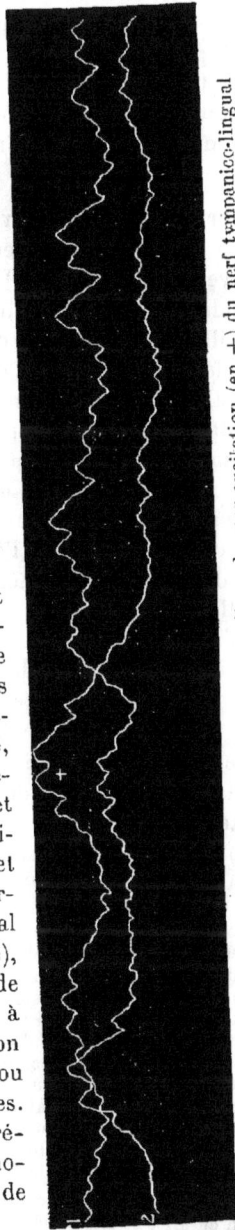

Fig. 199. — Baisse de la pression du sang dans l'artère linguale, par excitation (en +) du nerf tympanico-lingual chez le chien curarisé.

[1] La corde du tympan est le nerf vaso-dilatateur et excito-sécrétoire de la glande sous-maxillaire; c'est en même temps le nerf vaso-dilatateur de la langue dans sa partie antérieure. On sait de plus que ce nerf possède une action sur la sensibilité spéciale de cette

la corde[1]. Il y a des nerfs excito-sécrétoires et vaso-dilatateurs originelle-ment et fonctionnellement distincts[2].

Dans d'autres expériences, Jolyet et Laffont ont montré que l'excitation du bout périphérique du tronc de la cinquième paire provoque tous les effets vaso-dilatateurs (glande et langue) de la corde du tympan. Les fibres vaso-dilatatrices de ce nerf sont par conséquent contenues dans le tronc de la cinquième paire à son origine, qui les céderait au facial au niveau de son trajet intrapétreux.

Nerfs vaso-dilatateurs des parois nasales et bucco-labiales. — Les nerfs maxillaire supérieur et buccal du maxillaire inférieur contiennent (Jolyet et Laffont, 1879) les fibres vaso-dilatatrices des parois naso-bucco-labiales. Le nerf maxillaire supérieur étant isolé dans la fosse ptérygo-maxillaire, l'excitation de son bout périphérique bien isolé provoque une rubéfaction très intense des muqueuses nasale, labiale, gingivale supérieure et palatine, ainsi qu'une hypersécrétion des fosses nasales, du côté correspondant. En même temps la température augmente dans les régions congestionnées. De plus, lorsqu'on réussit à introduire dans les deux bouts de l'artère maxillaire interne un ajutage en T, qui permet de prendre la pression sans interrompre le cours du sang, on voit cette pression artérielle baisser aussitôt que se produit l'excitation. Cette baisse de la pression, primitive et d'emblée, dans les artères afférentes à la région congestionnée, est la meilleure preuve de la dilatation paralytique de ses artérioles, qui livrent ainsi un passage plus facile au courant sanguin qui s'active. Pareillement l'excitation faradique du bout périphérique du nerf buccal sectionné, avant l'émergence des filets destinés à la glande de Nuck, provoque :

a) L'écoulement par la canule introduite dans le conduit excréteur de cette glande, d'une salive limpide extrêmement visqueuse; en même temps la glande devient turgide, ses vaisseaux s'injectent, le sang des veines efférentes est rutilant.

b) Les orifices des glandules géniennes et labiales inférieures, invisibles jusqu'alors, deviennent très apparents, et on y voit sourdre des gouttes de salive.

<hr/>

même partie antérieure de la langue. Ces diverses actions de la corde, bien différentes de celles du facial proprement dit, lui ont fait attribuer des orignes différentes de celles de ce dernier nerf par les auteurs qui se sont occupés de cette question. C'est ainsi que les uns, avec Claude Bernard, considérant plus particulièrement l'action excito-sécrétoire et vaso-dilatatrice de la corde, la font naître du nerf intermédiaire de Wrisberg, qu'on regarde alors comme une racine bulbaire du sympathique; les autres, voyant au contraire l'action du nerf sur la sensibilité spéciale de la langue, en font une émanation du glosso-pharyngien (gustatif), voire même du nerf intermédiaire, qu'on considère dans ce cas comme une racine postérieure du facial par suite de la présence du ganglion géniculé placé sur son trajet. Pour d'autres enfin, la corde n'a plus de rapport ni avec l'intermédiaire ni avec le glosso-pharyngien; elle naîtrait du nerf maxillaire supérieur de la cinquième paire, et, par un trajet compliqué, irait rejoindre le facial dans l'aqueduc de Fallope au niveau du ganglion géniculé.

[1] Jolyet au moyen d'une pince excitatrice *ad hoc*, a excité le facial dans le crâne chez le chien curarisé et provoqué de ce chef la sécrétion de la glande sous-maxillaire, sans action vaso-dilatatrice concomitante ni de la glande ni de la langue.

[2] Mêmes phénomènes vaso-dilatateurs du côté de la conjonctive et des muqueuses nasale et buccale. (Voir plus loin.)

c) La muqueuse de la joue et de la lèvre inférieure présente les mêmes effets congestifs que ceux constatés plus haut sur la joue et la lèvre supérieure.

Comme la glande sous-maxillaire, les glandes sous-zygomatique et géniennes ont des nerfs excito-sécrétoires, fonctionnellement et originellement distincts des nerfs vaso-dilatateurs. L'excitation du bout périphérique de la cinquième partie dans le crâne ne donne lieu qu'aux phénomènes vaso-dilatateurs des régions sus-indiquées. Les expériences de Jolyet et Laffont semblent donc montrer que le nerf trijumeau contient à son origine les principaux nerfs vaso-dilatateurs de la tête.

Physiologiquement les nerfs vaso-dilatateurs des parois buccales, comme ceux de la corde, n'entrent en action que lorsqu'ils y sont sollicités par voie réflexe. C'est donc pendant l'acte de la mastication, sous l'influence des mouvements et de l'action sapide des aliments sur les extrémités nerveuses de la cinquième paire, que se produira par excitation des nerfs vaso-dilatateurs, la congestion de la muqueuse buccale, comme celle de la langue et des glandes, en même temps que ces derniers organes entreront en sécrétion. Mais il est facile de comprendre que les excitations artificielles ou pathologiques des rameaux de la cinquième paire ou de leurs terminaisons muqueuses, auront un effet congestif identique. Telle est la cause des congestions plus ou moins vives des régions innervées par la cinquième paire dans les *névralgies* des rameaux de ce nerf (Jolyet et Laffont). Les mêmes congestions réflexes peuvent encore se produire par excitation d'autres nerfs sensitifs ; c'est ainsi (excitation des fibres sensitives du poumon), qu'on peut expliquer la rougeur des pommettes chez les phtisiques et les pneumoniques.

Les filets vaso-dilatateurs bucco-faciaux, comme ceux contenus dans la corde du tympan, n'arrivent à destination qu'après avoir suivi un trajet plus ou moins compliqué. Jolyet, en étudiant les réflexes congestifs buccaux, par excitation du bout central d'un des rameaux du trijumeau, a signalé le premier (1878) que la rubéfaction réflexe ne se produit plus du côté où l'on a coupé le nerf sympathique cervical ; Dastre et Morat, 1879, ont montré qu'elle a lieu directement par excitation du bout céphalique de ce cordon. Les vaso-dilatateurs bucco-faciaux sortent donc de la moelle avec les vaso-moteurs du cordon sympathique, qu'ils accompagnent pendant une partie de leur trajet pour s'en séparer ensuite et se jeter dans le tronc de la cinquième paire et ses branches maxillaire supérieure et buccale du maxillaire inférieur[2].

---

[1] Il est intéressant de remarquer que les irritations morbides entretiennent très long-temps l'excitation des nerfs vaso-dilatateurs, sans fatigue, alors que les excitations artificielles les épuisent vite.

[2] **Rôles divers des actions vaso-dilatatrices.** — Si on admet que le système nerveux vaso-moteur proprement dit appartient au grand sympathique, on doit regarder les nerfs vaso-dilatateurs comme des fibres intercentrales faisant communiquer les systèmes cérébro-spinal et sympathique entre eux. On ne peut, par suite, pas dire que ces nerfs appartiennent plutôt à l'un qu'à l'autre de ces systèmes. Les vaso-dilatateurs pourront donc se rendre

Nerfs érecteurs. — Eckhard a décrit, sous le nom de *nervi erigentes*, des nerfs du plexus sacré qui se rendent aux corps caverneux, et qui, lorsqu'on en excite les bouts périphériques après les avoir divisés, provoquent, après un moment, le gonflement de la portion bulbeuse de l'urèthre et la turgescence du gland, en même temps que la circulation plus rapide du sang veineux, qui devient plus rouge, comme on peut s'en assurer en pratiquant au préalable des incisions sur les corps caverneux. Lorsqu'on cesse l'excitation, le gonflement persiste quelques instants, puis disparaît assez rapidement ainsi que l'écoulement du sang qui reprend bientôt ses caractères veineux. La dilatation des mailles n'est pas due à un rétrécissement des veines efférentes qui se produirait directement ou indirectement par la contraction des faisceaux musculaires situés entre les racines de ces veines, et qui empêcherait le retour du sang. Cette contraction, si elle se produit, peut favoriser l'érection, mais elle est insuffisante à la produire comme le montre la ligature des voies de retour du sang des corps caverneux (Loven). L'excitation des nerfs érecteurs provoque en même temps une augmentation de la sécrétion prostatique. Physiologiquement c'est par l'excitation centripète des nerfs honteux que se produit l'érection.

Rôles divers des nerfs vaso-moteurs.

Les nerfs vaso-moteurs règlent les circulations locales. — Dans les considérations générales placées au début de ce chapitre nous avons fait connaître déjà ce rôle général du système vaso-moteur. Il convient d'insister sur les conséquences qui en découlent. Du fait que le tonus des centres vaso-moteurs et secondairement le tonus vasculaire des organes, est sous la dépendance d'actions nerveuses réflexes, comme, probablement aussi, il est influencé par la voie automatique, il résulte qu'il existe un continuel balancement entre les circulations locales, et que la répartition de la masse du sang dans l'ensemble du système circulatoire varie en quelque sorte constamment.

aux centres moteurs périphériques en accompagnant les nerfs cérébro-rachidiens ou par l'intermédiaire des ganglions et cordons sympathiques, comme d'ailleurs les nerfs vaso-moteurs médullaires, qui se rendent à destination de la paroi musculaire des vaisseaux directement en suivant les racines rachidiennes et les nerfs, ou indirectement par les rameaux communicants et les nerfs ganglionnaires. C'est en effet ce qui arrive pour les vaso-dilatateurs bucco-faciaux, qui sortent de la moelle avec les vaso-moteurs du cordon cervical, avec lesquels ils sont mélangés ; mais cela ne prouve pas leur origine sympathique, pas plus que le fait de la présence des nerfs vaso-moteurs dans les racines rachidiennes et les nerfs ne prouve leur origine cérébro-spinale. Du reste, c'est mal comprendre aujourd'hui les actions nerveuses que de vouloir séparer complètement du système nerveux de la vie animale celui de la vie organique, auquel serait seule dévolue la régulation de la circulation (Dastre et Morat). L'étude des actions vaso-dilatatrices montre, au contraire, les relations intimes des deux systèmes ; nombre de ces actions, et des mieux connues, établissent que le système sympathique vaso-moteur est sous la dépendance directe du système sensitif cérébro-spinal, et cela par l'intermédiaire des nerfs vaso-dilatateurs. Inversement les excitations des fibres centripètes du grand sympathique peuvent réagir sur le système cérébro-spinal et donner lieu par exemple à des convulsions générales. Ces faits montrent que toutes les parties du système nerveux communiquent entre elles, l'excitation d'une fibre centripète quelle qu'elle soit pouvant mettre en action tout le système, si cette excitation est suffisante et si les centres ont l'excitabilité voulue.

Les vaso-moteurs régulateurs thermiques. — Ce rôle des vaso-moteurs, du balancement qui, par action nerveuse et sous l'influence des conditions physiques extérieures, s'établit entre la circulation de la peau et celle des organes profonds, produit une déperdition plus ou moins abondante de chaleur suivant que le sang des organes profonds afflue dans les vaisseaux cutanés dilatés, ou qu'au contraire il reflue de la peau, par suite du resserrement de ses vaisseaux vers les organes splanchniques congestionnés, et constitue ainsi un véritable régulateur de la chaleur animale. (Voir *Chaleur animale*.)

Les nerfs vaso-moteurs régulateurs cardiaques. — Nous avons montré plus haut (voir *Réflexe du nerf dépresseur*) comment le système vaso-moteur, par l'intermédiaire des nerfs sensibles du cœur, établit le perpétuel balancement qui doit exister entre la circulation centrale et la circulation périphérique en agissant sur le tonus vasculaire.

De même le système vaso-moteur facilite puissamment la diastole cardiaque, ou l'entrave plus ou moins, suivant que les vaisseaux sont contractés ou plus ou moins dilatés. (J. L. Prévost et Radrikiowski.)

La paralysie vasculaire, condition des transsudations plasmatiques. — La paralysie du tonus des vaisseaux est un procédé physiologique de l'organisme. Une des actions les plus importantes de cette paralysie est de permettre la sortie des liquides plasmatiques des vaisseaux, en même temps que de favoriser la diapédèse. De nombreux faits le démontrent. Chez la grenouille curarisée on constate une abondante exsudation du plasma sanguin dans toutes les cavités lymphatiques, avec de nombreux globules blancs. De même chez le chien, le lapin, dans les mêmes conditions, les surfaces des plaies se recouvrent d'une abondante exsudation de lymphe, les cavités séreuses, péritonéale, pleurale, contiennent une certaine quantité de sérosité; le tissu cellulaire devient plus humide. L'exsudation lymphatique est la conséquence de la paralysie vaso-motrice causée par le curare.

Pathologiquement, *la paralysie du tonus vasculaire est nécessaire pour la production des œdèmes*, comme des diverses exsudations, dans les séreuses, le tissu cellulaire. Contrairement à l'opinion de Lower (1680), Bouillaud (1823), la stase sanguine, par oblitération veineuse, n'est pas suffisante à elle seule, à produire l'œdème. Il faut en plus la paralysie des vaso-moteurs (Ranvier, 1869). L'expérience suivante est démonstrative. On lie, sur un chien, la veine cave inférieure, pas d'œdème, malgré la stase veineuse; mais venait-on à couper le nerf sciatique d'un seul côté, sur un chien qui avait subi la ligature de la veine cave, qu'un œdème considérable se montrait dans le membre abdominal seul dont le sciatique (les vaso-moteurs) avait été sectionné. De même chez les malades, en réalité, l'œdème nécessite pour se produire la paralysie du tonus vasculaire, en même temps qu'un obstacle au cours du sang veineux qui augmente la pression du sang.

Physiologiquement, *la paralysie vasculaire a son rôle dans la sécrétion*, où toujours les nerfs vaso-dilatateurs sont associés aux nerfs sécréteurs ; tous concourent pour leur part à la sécrétion physiologique : les nerfs sécréteurs en agissant directement sur les éléments sécrétoires de la glande ; les nerfs vaso-dilatateurs, en paralysant les vaisseaux, en augmentant la circulation et la pression du sang, dans les réseaux capillaires d'une part, en favorisant d'autre part la sortie au travers de la paroi vasculaire de l'eau et des principes qui doivent subvenir à la sécrétion.

La paralysie vasculaire par la diapédèse et la phagocytose qu'elle entraîne constitue un procédé de défense de l'organisme. — Elle est la conséquence dans ce cas d'un réflexe vaso-dilatateur qui se produit dans une partie du corps sous l'influence de substances solides en particulier de microbes ou de leurs produits; la diapédèse et la phagocytose s'ensuivent, et l'infection de l'organsime se trouve arrêtée.

Le resserrement anormal des petits vaisseaux qui se produit dans certains cas, sous l'action exagérée des nerfs vaso-moteurs, soit directement, soit d'une manière réflexe, produira des effets inverses, l'anémie des organes, la diminution et la cessation des transsudations dans les tissus, tous phénomènes pouvant aller jusqu'à produire des troubles profonds dans la nutrition et la gangrène des parties; dans les cas d'excitation forte et persistante du système vaso-moteur.

CIRCULATION LYMPHATIQUE

Le plasma du sang artériel, en arrivant dans le système capillaire, prend sous l'influence de la pression sanguine et d'actions osmotiques mal définies, deux voies différentes, qui le partagent en deux courants de retour : l'un, le courant veineux, qui le ramène au cœur en suivant la voie directe des canaux veineux; l'autre, *indirect*, qui traverse les parois vasculaires, se répand dans les tissus, est repris par les lymphatiques, et revient par un chemin détourné se réunir au courant direct et au liquide dont il était sorti.

Causes de la progression de la lymphe. — La circulation lymphatique (chyle ou lymphe), au point de vue des causes qui l'entretiennent, présente beaucoup d'analogie avec la circulation veineuse. Les *cœurs lymphatiques* qui, chez les reptiles, contribuent pour une large part à la circulation de la lymphe, font défaut chez l'homme et les animaux supérieurs. La lymphe ne progresse des origines du système lymphatique au canal thoracique et au système veineux, que sous l'influence de la *vis à tergo* aidée par les contractions des parois des vaisseaux lymphatiques et les mouvements musculaires, rendus efficaces par le jeu des valvules.

Le plasma sanguin transsudé par osmose à travers la paroi des capillaires pour constituer la partie essentielle de la lymphe, comme le liquide introduit dans les chylifères, chasse de proche en proche, devant lui, le liquide contenu dans ces vaisseaux à l'origine du système lymphatique, pour le conduire au canal thoracique et dans le système veineux. C'est cette force qui, sous le nom de *vis à tergo* ou *poussée par derrière*, constitue la principale cause, celle qui, à elle seule, peut suffire à entretenir la circulation de la lymphe.

Parmi les causes adjuvantes, la *contractilité des vaisseaux lymphatiques* est la plus importante. Les contractions rythmiques de ces vaisseaux ont été observées par Colin sur les lymphatiques du mésentère chez le bœuf, par Heller chez le cobaye. Chez les animaux et même chez l'homme, après décapitation, la contractilité des parois des canaux de la lymphe est d'ailleurs facile à mettre expérimentalement en évidence, comme pour les vaisseaux sanguins.

Les contractions des vaisseaux lymphatiques n'ont, on le comprend, d'effet pour faire progresser la lymphe qu'avec l'aide des *valvules* qui déterminent la direction du courant. Il en est de même des mouvements musculaires (muscles des membres et de l'abdomen) qui tendent à faire progresser la lymphe et le chyle dans le sens que les valvules commandent.

Comme pour le cours du sang dans les veines, l'aspiration thoracique et les mouvements de la respiration viennent en aide à la circulation lymphatique; l'aspiration thoracique constante, en diminuant les résistances au cours de la lymphe, son renforcement inspiratoire, en exerçant un appel du liquide de la portion abdominale du canal thoracique, dans sa portion intrathoracique. A l'expiration, sous l'influence de la diminution du vide pleural et du retrait élastique des parois du canal thoracique, la lymphe se trouve chassée dans le système veineux avec un renforcement de vitesse. C'est pourquoi lorsque, dans une expérience sur l'animal vivant, on recueille au cou le liquide du canal thoracique, la lymphe s'échappe par jet à chaque mouvement d'expiration.

La *pression* et la *vitesse de la lymphe*, dans les troncs lymphatiques du cou, chez le chien et le cheval, ont été étudiées par Weiss. La pression a été trouvée de 1 millimètre de Hg et la vitesse de 4 millimètres en moyenne par seconde.

La circulation dans les ganglions lymphatiques, plus compliquée, est peu connue. Il doit s'y produire un ralentissement du cours de la lymphe, en rapport avec le fonctionnement de ces organes. (V. p. 51.)

La transsudation de la lymphe à travers la paroi des vaisseaux capillaires, n'est pas le résultat d'une simple filtration, par suite d'une différence existant entre la pression du sang à l'intérieur des capillaires et la pression de la lymphe au dehors de la paroi. On sait le rôle joué par la paralysie vaso-motrice dans la transsudation lymphatique et la diapédèse des leucocytes (voir p. 405). On peut penser en plus que la lymphe prend naissance par une sorte de sécrétion dont l'endothélium des capillaires est le siège. On s'explique alors comment la formation de la lymphe est augmentée, et par suite le courant lymphatique dans le canal thoracique accéléré, par l'injection intra-veineuse de certaines substances (solutions concentrées de sucre, d'urée, de sels neutres) indépendamment d'une augmentation de la pression sanguine intra-capillaire. L'excès d'eau de la lymphe qui produit l'accélération du courant, ne provient pas du sang, qui devient aussi plus aqueux, mais de l'eau d'imbibition des éléments des tissus. La substance injectée dans le sang sort des vaisseaux capillaires et se concentre dans la lymphe en y attirant l'eau des éléments des tissus.

D'autres substances (albumine, peptone) déterminent encore un accroissement de la lymphe, mais par un mécanisme différent. L'injection intra-veineuse de peptones produit l'accélération du courant lymphatique, par la sortie au travers de la paroi des capillaires, avec une vitesse accélérée d'une lymphe plus riche en albumine. Le résultat du côté du sang, de cette perte rapide de liquide, est une concentration en substances solides, spécialement en hémoglobine. L'accroissement de lymphe dans ce cas semble bien le résultat d'une activité sécrétoire propre des cellules endothéliales des parois capillaires. Le rôle joué par la lymphe dans les échanges nutritifs entre le sang et les tissus, est important dans les hémorrhagies.

Dans les hémorrhagies rapidement abondantes, si, sous l'influence de l'abaissement de la tension sanguine, l'hémorrhagie s'arrête à temps par coagulation du sang, la pression sanguine se relève assez vite, sans intervention spéciale, d'une part sous l'influence de la contraction des petits vaisseaux, d'autre part par le retour du liquide des vaisseaux lymphatiques, et des éléments des tissus, dans la voie sanguine. Mais ces moyens, dans les grandes hémorrhagies, peuvent devenir insuffisants à relever la pression du sang, et les troubles nutritifs et fonctionnels qui en résultent, pour le système nerveux en particulier, peuvent devenir rapidement mortels. Alors l'injection intra-veineuse à temps de la *solution salée physiologique* peut, par le rétablissement de la tension sanguine qui en résulte, écarter tout danger (Jolyet). Notons que pour pénétrer dans le sang, la solution saline n'a pas besoin d'être injectée directement dans les veines : des injections salines multipliées, dans le tissu cellulaire ou dans la cavité péritonéale, pourront être assez rapidement résorbées pour rétablir la réplétion vasculaire nécessaire au bon fonctionnement des tissus.

RESPIRATION

CONSIDÉRATIONS GÉNÉRALES

Définition. — Tout ce qui vit respire, c'est-à-dire absorbe de l'oxygène et exhale de l'acide carbonique, et nous avons vu que la présence de l'oxygène est une des conditions indispensables de la vie des cellules. Même le protoplasma amorphe des monères respire, empruntant au milieu dans lequel il est plongé l'oxygène nécessaire, y rejetant l'acide carbonique produit. C'est pour la réalisation de cette condition fatale, absolue, très facile pour les organismes les plus simples, beaucoup moins pour les organismes un peu différenciés, que se constitue, chez ces derniers, une série de dispositions qui arrivent à être très compliquées chez les animaux supérieurs et dont l'ensemble formant l'appareil respiratoire, n'a cependant pas d'autre but que d'assurer à chaque unité protoplasmique, à chaque cellule, son approvisionnement d'oxygène, l'agent unique de cette combustion qui est la vie.

Chez les animaux très inférieurs, les échanges gazeux s'effectuent directement entre les éléments anatomiques et le milieu ambiant, et la fonction est réduite à sa plus grande simplicité. Chez d'autres, plus élevés en organisation, les éléments anatomiques sont mis en rapport avec le milieu extérieur ambiant par l'intermédiaire d'un liquide (hémolymphe, sang), appelé quelquefois milieu intérieur, chargé de capter et de leur apporter l'oxygène et de leur enlever l'acide carbonique. Enfin, chez les êtres les plus élevés, les vertébrés, les échanges gazeux entre le sang et le milieu extérieur s'effectuent dans des appareils très différenciés et disposés de manière à donner plus d'activité à cet échange. Ces appareils où viennent se rencontrer le milieu intérieur et le milieu extérieur pour y effectuer les échanges gazeux, varient suivant la nature du milieu extérieur ; c'est la *branchie* dans l'eau ou le *poumon* dans l'air.

Schéma du poumon. — Le but de la respiration étant l'introduction de l'oxygène de l'air extérieur dans le sang et le dégagement de l'acide CO_2 du sang dans l'air extérieur, il est évident que ce but sera d'autant mieux rempli que l'air et le sang seront en rapport par une plus large surface. C'est ce qui a lieu et le poumon réalise une vaste surface d'absorption et d'exhalation où un courant de sang est exposé, en couche extrêmement mince, à un courant d'oxygène atmosphérique. Voilà tout le schéma du poumon.

On peut donc considérer le poumon comme une immense surface épithéliale (100 m. carrés chez l'adulte) *au-dessous* de laquelle circule un puissant courant sanguin, tandis qu'*au-dessus* circule un courant d'air.

Le *courant sanguin* est contenu dans un réseau capillaire qui a pour canaux afférents les branches de l'artère pulmonaire, et pour canaux efférents les veines pulmonaires. Le sang y circule d'un mouvement continu et régulier, et ce réseau capillaire représentant les trois quarts environ de la surface pulmonaire totale, soit 75 m. carrés, contient à chaque instant environ 1 litre de sang et se trouve ainsi, en vingt-quatre heures, traversé par 20,000 litres de sang, soit environ 10,000 litres de globules rouges...

Le *courant aérien* circule au-dessus de l'épithélium. Il est amené par des canaux afférents qui se ramifient à la façon des artères, mais il n'a pas de canaux efférents propres et ressort par les mêmes canaux qui l'ont amené, en

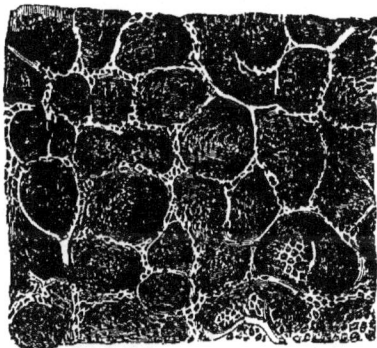

Fig. 200. — Réseaux capillaires sanguins sous-épithéliaux des alvéoles du poumon de l'homme.

sorte que son courant n'est pas continu, mais alternativement renversé comme un mouvement de marée. L'entrée qui correspond au flux porte le nom d'*inspiration*, la sortie analogue au reflux, celui d'*expiration*. La quantité d'air qui circule ainsi, en vingt-quatre heures, au contact de la surface pulmonaire, atteint 10,000 litres.

La disposition anatomique de cette surface est plus ou moins plissée et repliissée suivant les animaux. Elle est constituée par deux grands sacs simples dont la cavité interne est incomplètement cloisonnée, chez les batraciens et les reptiles. Le sang à oxygéner circule sous la paroi interne du sac et des cloisons, l'air pénètre dans le sac et en sort par les voies respiratoires, bronches et trachée. Chez les animaux où la respiration est très active, oiseaux et mammifères, chacun des poumons n'est plus formé par un sac simple, mais par des milliers de sacs beaucoup plus petits appelés *lobules pulmonaires primitifs*, dont la cavité est partagée en un certain nombre de petites cavités secondaires, les *alvéoles*, par des cloisons qui n'arrivent pas tout à fait au centre et qui ont pour rôle de multiplier la surface d'échange. Ces cloisons s'atrophient et disparaissent en partie dans l'*emphysème* et chez les vieillards, d'où l'activité moins grande, dans ces cas, de la respiration. Nous n'avons pas à entrer dans une étude plus détaillée de la structure du poumon, le schéma que nous venons de donner suffit pour l'intelligence des phénomènes physiologiques de la respiration. Nous ajouterons simplement que la paroi propre des lobules et la charpente conjonctive qui réunit les divers lobules entre eux, contiennent de nombreuses fibres élastiques, et que les petites bronches renferment une couche de fibres musculaires lisses. Nous verrons plus loin l'importance de ces deux particularités.

Enfin signalons ce fait que l'ensemble des voies respiratoires (trachée et bronches) et des lobules pulmonaires forme non pas un cône unique, mais deux cônes, opposés par leur sommet, le cône bronchique et le cône pulmonaire. Il résulte de cette disposition, indiquée par le schéma figure 201, une sorte de rétrécissement, de défilé

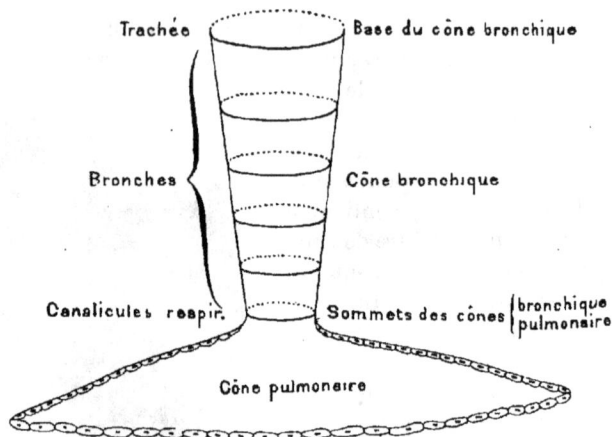

Fig. 201. — Cône bronchique et cône pulmonaire.

respiratoire, qui permet à l'aspiration thoracique de produire tous ses effets sur le courant aérien et sur le courant sanguin qui traversent le poumon.

Ainsi donc, chez l'homme et les vertébrés pulmonés, l'air et le sang sont mis en rapport au niveau de l'épithélium pulmonaire, et c'est au travers de cet épithélium que s'effectuent les échanges gazeux. Puis le sang chargé d'oxygène est transporté par la circulation jusqu'aux éléments anatomiques auxquels il cède cet oxygène et dont il reçoit l'acide carbonique. Cet acide carbonique revient par les veines et le cœur au niveau du poumon où il se dégage dans l'air des alvéoles, et le cycle recommence. On aura donc à étudier dans ce qui va suivre : 1° le mécanisme par lequel l'air extérieur est amené au poumon ; 2° les échanges gazeux qui se passent au niveau de l'épithélium pulmonaire entre l'air et le sang; 3° enfin les phénomènes intimes respiratoires qui se passent dans les éléments anatomiques. Nous étudierons aussi : 4° l'action du système nerveux ; 5° les troubles de la fonction respiratoire et en particulier l'asphyxie et 6° l'influence de l'aspiration thoracique sur la circulation pulmonaire.

I

PHÉNOMÈNES MÉCANIQUES DE LA RESPIRATION

L'étude expérimentale de la mécanique respiratoire a été faite pour la première fois, dans ses grandes lignes, par Galien (IIe siècle), et, bien qu'on ne le cite guère, c'est à lui qu'on doit la découverte des faits principaux relatifs à ce mécanisme.

Les poumons peuvent être considérés, au point de vue physiologique, comme deux sacs à air renfermés dans une cavité dilatable, le thorax, dont ils suivent exactement toutes les variations de volume. Grâce aux dilatations et aux contractions successives de cette cavité, il s'établit par la trachée, par suite des différences de pression ainsi produites entre l'air intérieur et l'air extérieur, un courant d'air alternatif d'entrée et de sortie analogue de tous points au courant d'air produit dans un soufflet sans soupape. Le mouvement du soufflet qui introduit l'air dans le poumon a reçu le nom d'*inspiration*, le mouvement en sens inverse qui le refoule à l'extérieur a reçu le nom d'*expiration*. Il n'est donc pas nécessaire d'étudier les mouvements du poumon lui-même, il suffit d'étudier ceux de la cavité où il est logé.

A. — MOUVEMENTS DU THORAX ET ACTIONS DES MUSCLES RESPIRATEURS

Variations de forme et de volume de la cavité thoracique. — La cavité thoracique a la forme d'un demi-ellipsoïde régulier dont les diamètres éprouvent dans leur longueur pendant la respiration, des variations plus ou moins marquées. De ces diamètres, trois sont à considérer, perpendiculaires l'un à l'autre, qui forment les trois axes de ce demi-ellipsoïde : le diamètre *vertical*, le diamètre *antéro-postérieur* et le diamètre *transversal*. Ces diamètres, à l'état de repos, c'est-à-dire après une expiration calme, ou mieux sur le cadavre, ont certaines dimensions qui correspondent à l'état d'équilibre du thorax. Ils ne peuvent en sortir que par la contraction des muscles qui viennent s'insérer sur les leviers osseux qui limitent la cavité thoracique. Si les muscles qui entrent en jeu font croître ces dimensions, allongent les diamètres, c'est l'inspiration qui se produit et ces muscles alors en contraction sont inspirateurs. Les muscles inspirateurs cessant d'agir, le thorax, comme tout corps élastique momentanément déformé, tend à revenir à sa position d'équilibre, y revient, en effet, si rien ne s'y oppose , les diamètres se raccourcissent et l'expiration se produit. Dans ce cas, qui est celui de la respiration *calme*, l'inspiration est un acte musculaire *actif*, l'expiration un acte mécanique *passif*. C'est le cas le plus important. Mais, dans certains cas, l'expiration, au lieu de rester calme, superficielle, comme à l'état normal, devient violente, agitée, c'est l'*expiration forcée*. Celle-ci ne peut se faire alors que par l'intervention *active* des muscles spéciaux qui sont dits muscles expirateurs. De ces deux groupes de muscles, évidemment le plus important est le premier puisque leur action s'exerce dans l'inspiration calme, à plus forte raison dans l'inspiration forcée, tandis que le second groupe n'agit que dans l'expiration forcée, c'est-à-dire bien plus rarement.

Nous étudierons d'abord le mécanisme de l'inspiration.

1° Inspiration.

Augmentation du diamètre vertical. — Diaphragme. — C'est le plus important de tous les muscles inspirateurs. Il s'insère, comme on le sait, au bord inférieur du système costal, à la colonne vertébrale et au sternum, constituant une cloison musculaire dont les déplacements peuvent s'effectuer dans le sens vertical. Cette cloison, qui limite en bas la cavité thoracique, limite en haut la cavité abdominale; si bien que l'une ne peut s'agrandir par le déplacement du diaphragme sans que l'autre diminue et réciproquement: elle n'est pas plane, mais présente la forme d'un dôme (voir fig. 202 d'après Henle), dont la concavité serait tournée vers l'abdomen. Les fibres du diaphragme, qui constituent les parties latérales de ce dôme, sont disposées méridiennement et viennent aboutir à un tendon aplati, irrégulièrement circulaire, nommé centre phrénique, qui forme comme la clef de voûte du dôme. A l'état de repos, la flèche FF′ de ce dôme (fig. 203), c'est-à-dire la distance verticale du centre phrénique au plan AB, qui passe par la circonférence d'insertion du diaphragme est maxima; mais lorsque le muscle se contracte, les fibres musculaires tendent à diminuer cette distance, à effacer

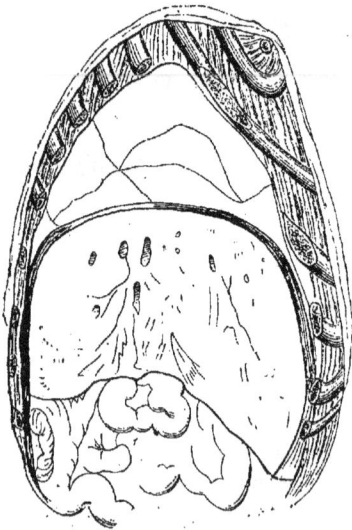

Fig. 202. — Coupe antéro-postérieure du thorax.

la convexité de la voûte diaphragmatique de manière que, si la force de contraction était suffisante, la voûte serait, en passant par les positions intermédiaires, A F″ B, A F‴ B, ramenée au plan A F B, et la convexité du diaphragme complètement effacée. Mais, en réalité, le diamètre vertical de la cavité thoracique ne s'augmente pas de toute la flèche FF′ de la convexité du diaphragme, car, comme nous l'avons vu, la cavité abdominale diminue, par le jeu du diaphragme, d'autant plus que la cavité thoracique augmente, et il arrive un moment où les organes abdominaux refoulés et comprimés s'opposent à toute nouvelle diminution de la cavité qui les contient. Comme effet secondaire de la contraction du diaphragme, les organes abdominaux sont donc refoulés en bas et en dehors et il en résulte une saillie plus ou moins prononcée de l'abdomen. Il est d'ailleurs bien évident que la contrac-

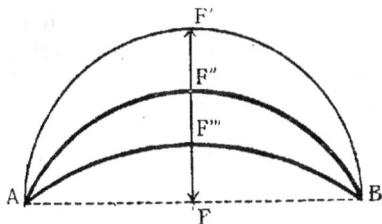

Fig. 203. — Schéma des mouvements du diaphragme.

tion du diaphragme ne peut, comme l'ont voulu certains physiologistes, écarter ces points d'insertion pris sur les côtes et le sternum.

Il suffit de jeter un coup d'œil sur le schéma (fig. 203) pour voir que, si un mouvement relatif des points A et B pouvait être produit par la contraction du diaphragme, ce serait plutôt leur rapprochement que leur écartement. En réalité, ni l'un ni l'autre ne se produisent, car ces points, qui doivent nécessairement être fixés pour que la contraction du diaphragme ait une action inspiratrice efficace, le sont par des muscles dont l'action est synergique de celle du diaphragme. Donc, en résumé, le diaphragme augmente le diamètre vertical de la cavité thoracique à la façon d'un piston qui s'éloigne de la base du corps de pompe qui le contient ou à la façon de la membrane d'un soufflet dont les plis s'effacent ; il produit la saillie inspiratoire de l'abdomen et n'est pour rien dans l'augmentation des deux autres diamètres du thorax.

Augmentation du diamètre antéro-postérieur. — *Projection du sternum* — Si nous considérons tout d'abord le diamètre antéro-postérieur, sa longueur ne pourra augmenter qu'à condition que ses deux points extrêmes s'écartent l'un de l'autre et comme l'un deux, la colonne vertébrale, est fixe, c'est le sternum qui seul, dans l'accroissement du diamètre antéro-postérieur, prend un mouvement d'arrière en avant. Pour voir comment peut se faire ce mouvement il suffit de se rappeler que sur le cadavre ou bien lorsque le thorax est à l'état d'expiration ordinaire, les côtes descendent très obliquement de la colonne vertébrale pour se porter à leur articulation chondro-costale et que cette articulation est située sur un plan perpendiculaire à l'axe du corps beaucoup plus inférieur que leur articulation vertébrale. Si bien que, si l'on veut représenter schématiquement cette position pour deux côtes en supposant, pour simplifier, ces deux côtes rectilignes, on aura la figure losangique A B C D (fig. 204). Mais les côtes peuvent recevoir autour de leur articulation vertébrale plusieurs mouvements ; un, entre autres qui, leur faisant décrire autour de cette articulation des arcs de cercle C C', D D', les amène dans la position A C', B D'. C'est ce qui se passe dans l'inspiration. Ce mouvement a pour conséquence de déplacer en même temps le sternum qui relie les extrémités sternales des côtes et de le porter, de la position primitive C D, à la position C'D'. Dans cette nouvelle position, le sternum est non seulement plus élevé que dans la position C D, mais encore il se trouve plus éloigné de la colonne vertébrale. Le diamètre antéro-postérieur du thorax a donc augmenté par le seul fait du mouvement d'élévation des côtes de la quantité $m\,n$, qui mesure la distance des deux positions successives du sternum.

Influence de la longueur des côtes sur l'augmentation du diamètre antéro-postérieur. — Nous avons supposé dans le schéma (fig. 204) que les côtes étaient

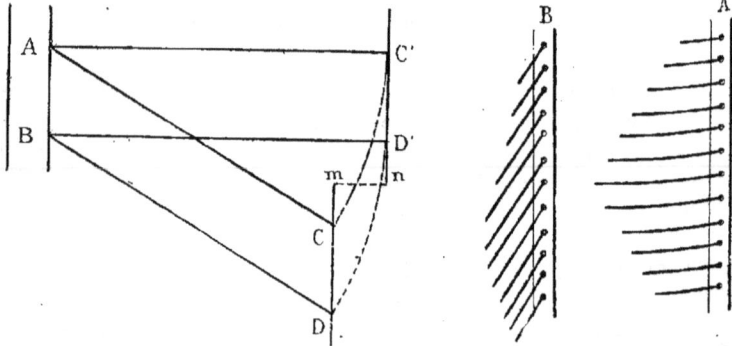

Fig. 204. — Schéma du mouvement des côtes.   Fig. 205. — Influence de l'inégalité des côtes sur la projection en avant du sternum.

d'égale longueur ; dans ce cas, le sternum est déplacé parallèlement à lui-même et le diamètre antéro-postérieur augmente au niveau des deux côtes figurées d'une même quantité $m\,n$. En réalité il n'en est pas ainsi et les côtes ont des longueurs très inégales, ou, ce qui est seul important ici, les cordes qui sous-tendent les arcs costaux varient d'un de ces arcs à l'autre. Il résulte de cette inégalité que l'effet utile produit sur le sternum par le relèvement de chaque côte est proportionnel à la longueur de la corde de cette côte. Donc, la projection en avant du sternum sera le plus prononcée au niveau des sixième, septième et huitième côtes dont les cordes sont les plus longues. C'est ce que montre bien le schéma suivant (fig. 205). Les leviers en A et B ont des longueurs proportionnelles aux longueurs des douze côtes ; en B, les leviers sont disposés obliquement, ressemblant aux côtes dans la position d'expiration ; en A, ils sont relevés horizontalement, montrant les allongements des divers diamètres antéro-postérieurs qui résultent de l'élévation des côtes dans l'inspiration.

Augmentation du diamètre transversal. — L'élévation des côtes ne contribue pas seulement à accroître le diamètre antéro-postérieur de la cavité thoracique, mais accroît en même temps son diamètre transversal. Pour se rendre un compte exact du mécanisme de ce mouvement, il suffit d'examiner ce qui se passe dans le schéma (fig. 206) dans lequel O V représente la colonne vertébrale ; O A et O B les deux côtes d'une même paire à l'état d'expiration, ces deux côtes étant supposées rectilignes à partir de leur articulation verté-

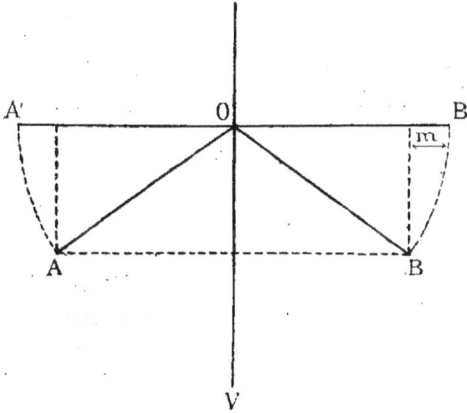

Fig. 206.

brale jusqu'aux points A et B de leur courbure maxima. La direction de ces côtes forme, comme on le voit, avec la colonne vertébrale O V un angle aigu ouvert en bas et en dehors et, à l'état de repos ou d'expiration, le diamètre transversal au niveau de la paire considérée est A B. Les côtes se relevant pendant l'inspiration, l'angle aigu va diminuer de plus en plus les points A et B de leur courbure maxima décrivant les arcs A A', B B'. Il pourra même arriver, si le mouvement d'élévation est assez puissant, que les côtes viennent occuper les positions A' O, B' O et soient placées sur le prolongement l'une de l'autre. A ce moment, le diamètre transversal sera devenu A' B', c'est-à-dire qu'il aura augmenté de chaque côté de la colonne vertébrale de la quantité m, en tout de la quantité $2\,m$.

Influence de la courbure des côtes sur l'augmentation du diamètre transversal. — Non seulement les arcs costaux n'ont pas tous des cordes d'égale longueur, mais encore les courbures de ces arcs varient notablement. On prend pour mesure de cette courbure la longueur de la perpendiculaire CD menée du point de courbure maxima sur la corde de l'arc costal A B, perpendiculaire qui mesure le rayon du mouvement de rotation décrit dans le plan transversal sur le point de la côte le plus éloigné de la colonne vertébrale. Si nous construisons un schéma semblable à celui (fig. 205), mais en donnant aux lignes parallèles des longueurs proportionnelles aux longueurs trouvées pour la perpendiculaire CD (fig. 208) mesurée successivement pour chaque côte, nous aurons la figure 207 qui montre bien la différence de l'agrandissement des deux diamètres transversaux au niveau de la sixième et de la douzième côte lors-qu'on fait décrire à ces côtes le mouvement d'élévation. La quantité *m n* qui mesure cet agrandissement pour la sixième côte est plus grande que *m' n'* qui le mesure également pour la douzième côte. Donc, en résumé, l'a-grandissement d'un des dia-mètres transversaux du thorax sera d'autant plus grand que les côtes auxquelles il correspond auront une cour-bure plus grande.

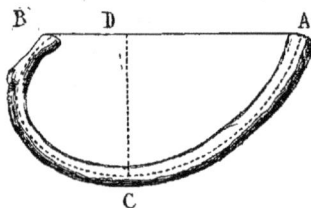

Fig. 208. — Courbure d'une côte.

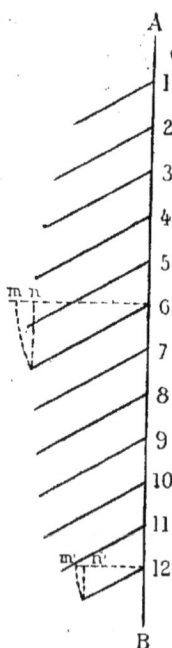

Fig. 207. — Influence de la courbure des côtes.

Muscles élévateurs des côtes. — D'après ce qui précède, l'agrandissement des deux diamètres antéro-postérieur et transversal de la cage thoracique étant sous la dépendance du mouvement d'élévation des côtes, tous les muscles contribuant à produire ce mouvement d'élévation contri-bueront à l'agrandissement de ces diamètres et seront par conséquent inspirateurs. Tous les muscles inspirateurs auront donc nécessairement leur insertion mobile sur les côtes, et leur insertion fixe en un point plus élevé que les côtes qu'ils doivent mouvoir. C'est en effet ce qu'on retrouve anatomiquement chez tous les inspirateurs. Les plus importants, ceux qui agissent dans l'inspiration calme, ont leurs insertions fixes sur la colonne vertébrale, ce sont les *sur-costaux*, les *scalènes*, le *petit dentelé postérieur et supérieur*, le *cervical descendant*. Beaucoup moins importants sont quelques autres muscles qui n'agissent que dans l'inspiration forcée et dont l'action est d'ailleurs moins efficace ; il suffira de citer : le grand dentelé, le petit pectoral et le grand dorsal.

Action des intercostaux. — Une mention toute spéciale doit être faite de l'action des muscles *intercostaux* dans la respiration, à cause du débat encore ouvert entre les physiologistes et des nombreuses opinions (pas moins de dix) émises à son sujet. On sait que ces muscles, au nombre de deux pour chaque espace intercostal, sont superposés l'un à l'autre sur presque toute la longueur de l'espace et que leurs fibres sont diversement inclinées, celles des intercostaux externes étant dirigées de haut en bas et d'arrière en avant celles des intercostaux internes étant aussi inclinées de haut en bas, mais d'avant en arrière. Ceci dit et nous rappelant qu'un muscle qui se contracte pour produire un mouvement rapproche ses deux points d'insertion en se raccourcissant, il est facile de se rendre compte, au moyen de la machine schématique de Hamberger, de l'action de chacun des muscles intercostaux dans la respiration.

Schéma de Hamberger. — Cette machine se compose (fig. 209) d'une règle VV' figurant la colonne vertébrale sur laquelle sont fixées, mobiles en O O', deux tiges O A, O'B, qui représentent les côtes.

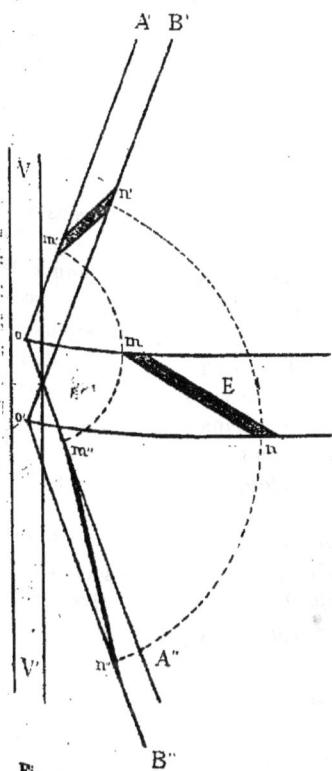

Fig. 209. — Schéma de l'action des intercostaux *externes*.

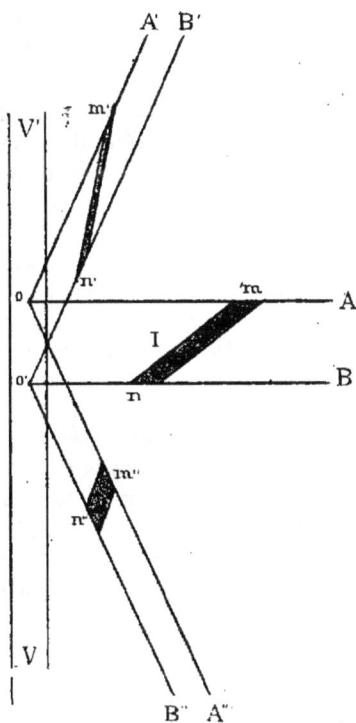

Fig. 210. — Schéma de l'action des intercostaux *internes*.

Les muscles intercostaux *externes*, dont un faisceau est seul représenté, sont figurés par une bande de caoutchouc dont les points d'insertion sur les côtes sont *m* et *n*. Si l'on fait décrire aux deux tiges un mouvement de rotation autour des points O O', en les laissant toujours parallèles entre elles, on voit que forcément, par suite du mouvement, les points *m* et *n* d'insertion se sont rapprochés dans la position O O' A' B' et que la longueur du muscle figuratif a diminué. C'est tout le contraire dans la position O O' A" B", dans laquelle les côtes sont abaissées; le faisceau musculaire est allongé et ses deux points d'insertion se sont écartés. Donc il n'est pas possible que les muscles intercostaux externes abaissent les côtes parce que leurs points d'insertion s'écarteraient, ce qui est contre le but assigné à toute contraction musculaire active. Au contraire, ils peuvent élever les côtes parce que, dans ce cas, ils rapprochent leurs points d'insertion et diminuent la longueur de leurs fibres. *Élevant* les côtes, ils sont *inspirateurs*.

On peut faire un raisonnement analogue pour les muscles intercostaux *internes*. (V. fig. 210.) Mais ici les points d'insertion s'écartent dans le mouvement d'élévation des côtes en O O′ A′ B′. Ils se rapprochent dans la position O O′ A″ B″. Donc les muscles intercostaux internes ne peuvent, par leur contraction, élever les côtes, ils peuvent les abaisser. *Abaissant* les côtes, ils sont *expirateurs*.

Pour que les muscles intercostaux puissent agir efficacement dans la respiration, il ne suffit pas qu'ils se contractent ; il faut encore que leur action soit synergique de celle d'autres muscles sans lesquels elle serait inefficace.

Pour que le onzième intercostal *externe*, par exemple (le dernier), puisse relever la douzième côte, il est nécessaire que la onzième soit fixe ou subisse, elle aussi, par le fait de la contraction du dixième muscle intercostal, un mouvement d'élévation. Mais ce dixième muscle intercostal ne peut élever la onzième côte que si la dixième est déjà fixée ou subit un mouvement d'élévation de la part du neuvième muscle intercostal ; et ainsi, de proche en proche, jusqu'à la première côte qui doit être élevée ou maintenue fixe pour que le premier muscle intercostal puisse y prendre un point d'appui pour élever la deuxième côte. Il est donc nécessaire. pour que les muscles intercostaux externes aient une affection efficace dans l'inspiration, que la première côte soit fixée ou élevée, par conséquent que la contraction des autres muscles inspirateurs, tels que les *surcostaux* et les *scalènes* surtout, accompagne ou précède la leur.

Il en est de même pour les muscles intercostaux *internes*. En raisonnant de la même manière, on arrive à cette conclusion : que ces muscles ne peuvent être efficacement expirateurs que si la dernière côte est fixée par la contraction synergique des muscles *carré des lombes* et *grand oblique*.

2° *Expiration.*

Elasticité du thorax. — A chaque mouvement d'expansion de la cavité thoracique succède, comme on le voit bien par les tracés des pneumographes, un mouvement de rétraction. Ce mouvement de rétraction est-il passif ou bien nécessite-t-il la mise en jeu de contractions musculaires antagonistes de celles qui agissent dans l'inspiration ? C'est ce qu'il s'agit de déterminer. Pour cela il suffit de remarquer que le thorax du cadavre est en expiration calme, et que l'on peut considérer cet état comme l'état d'équilibre du thorax. Or le thorax est une cavité à parois *élastiques*, déformables par les forces extérieures, mais tendant à revenir à leurs positions primitives lorsque ces forces cessent d'agir; la preuve qu'il en est bien ainsi, c'est que le thorax du cadavre, comprimé suivant son diamètre antéro-postérieur ou transversal, revient, aussitôt que l'on cesse la compression, à sa forme première. Il s'effectue ainsi des inspirations et des expirations artificielles qui sont utilisées pour rappeler les asphyxiés à la vie. Dans l'inspiration, le thorax est de même déformé par la contraction des muscles inspirateurs; le sens suivant lequel s'effectue la déformation diffère, mais le résultat est le même et aboutit, comme dans le cas de la compression chez les asphyxiés, à un écart de l'état d'équilibre. Les conséquences doivent donc être les mêmes et le thorax, dont l'élasticité a été mise en jeu dans l'inspiration, revient passivement, dans l'expiration, à l'état d'équilibre en satisfaisant à la force élastique développée. L'élasticité du thorax ne contribue pas seule au mouvement d'expiration, l'élasticité du poumon y participe aussi comme nous allons le voir.

Élasticité pulmonaire. — *Rôle mécanique du poumon.* — Le poumon est appendu dans la cavité thoracique et mis en rapport avec l'air extérieur par la trachée. Cette association du poumon et de la cavité thoracique peut être à peu près représentée par le schéma suivant que les figures 211 et 212 font suffisamment comprendre.

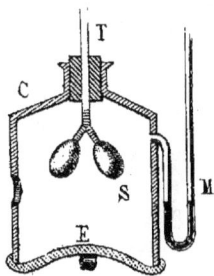

Fig. 211. — Schéma du poumon.   Fig. 212. — Schéma du poumon.
  Expiration.   *Inspiration.*

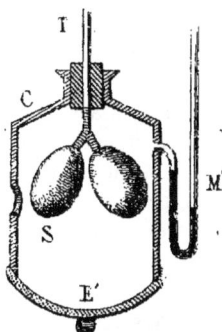

Schéma de Funke. — Une cloche à douille en verre représente la cage thoracique; E est une membrane de caoutchouc obturant complètement l'ouverture de la cloche et liée sur ses bords; elle représente le diaphragme; T un tube en verre, passant à travers un bouchon bifurqué à l'intérieur, sur chacune des bifurcations duquel on a lié un sac ou un ballon de caoutchouc représentant le poumon; enfin M est un manomètre pouvant donner la pression de l'air à l'intérieur de la cloche. Supposons maintenant que l'on produise sur ce schéma un mouvement d'inspiration en abaissant le diaphragme : l'équilibre qui existait va être détruit, la pression de l'air enfermé dans la cloche diminue puisque son volume augmente, elle n'arrive plus à contre-balancer la pression atmosphérique au niveau de la surface des sacs de caoutchouc représentant le poumon. Donc celle-ci l'emporte et une nouvelle quantité d'air rentrant par le tube communiquant avec l'intérieur va dilater les sacs. Mais en dilatant les sacs, cet air met en jeu leur élasticité et il arrive bientôt un moment où la force élastique des ballons de caoutchouc ainsi développée ajoutée à la pression de l'air de la cloche fait équilibre à la pression atmosphérique. A ce moment-là l'inspiration est terminée (fig. 212). Si on laisse maintenant le diaphragme revenir à sa position initiale, le volume de l'air de la cloche diminuant, sa pression va augmenter. Cette pression, plus la force élastique des sacs de caoutchouc, l'emportant sur la pression atmosphérique, une certaine quantité de l'air des ballons va être chassée à l'extérieur et l'expiration se produira.

En réalité tout se passe dans la cavité thoracique humaine à peu près de la même façon que dans le schéma ci-joint. Quelques particularités importantes sont cependant à signaler. Ainsi, par exemple, il n'existe pas d'espace libre entre le poumon et la paroi du thorax, les deux plèvres sont intimement accolées l'une à l'autre et glissent l'une sur l'autre à frottement, le poumon remplit donc complètement la cavité thoracique. Dans ces conditions, lorsque la cavité thoracique se dilate sous l'action des muscles inspirateurs, l'espace entre les parois de cette cavité et le poumon étant vide de gaz, l'élasticité seule du poumon fait obstacle à la rentrée de l'air, et comme la pression atmosphérique l'emporte toujours et de beaucoup sur la force élastique du poumon, celui-ci est maintenu exactement appliqué contre les parois du thorax et en suit tous les mouvements. Donc, pendant l'inspiration, en même temps qu'une certaine force élastique était développée par l'agrandissement de la cage thoracique subissant l'action des muscles inspirateurs, une autre force élastique était simultanément développée par la distension du poumon maintenu accolé aux parois. Si bien que, si l'on fait la somme des forces qui, de dehors, tendent à ramener le thorax à sa position d'expiration calme, on trouve : 1° la pression atmosphérique qui s'exerce sur tout le tronc ; 2° la force élastique des parois thoraciques dilatées ; 3° la force élastique du poumon distendu.

Les forces opposées agissant de dedans en dehors sont : 1° la pression atmosphérique s'exerçant sur la surface interne du poumon ; 2° la contraction active des muscles inspirateurs.

A la fin de l'inspiration il y a égalité entre ces deux groupes de forces. A ce moment donc, la contraction des muscles inspirateurs fait équilibre à la force élastique de la cavité thoracique et à celle du poumon, car la pression atmosphérique figurant dans ces deux groupes de forces opposées n'a plus aucune action. Quand vient l'expiration, ou plutôt pour la produire, la contraction des muscles cesse et ces forces élastiques du poumon et de la cavité thoracique n'étant plus contre-balancées par rien ramènent le poumon à sa position d'expiration en chassant l'air par la trachée.

- Même après ce mouvement d'expiration ordinaire, et alors que la cage thoracique est revenue à sa position d'équilibre ayant satisfait entièrement à la force élastique qu'y avait développée la contraction des muscles inspirateurs, le poumon conserve encore une certaine force élastique. On peut le prouver par l'expérience suivante : si sur le thorax d'un cadavre on ouvre un espace intercostal, de manière à laisser un libre accès à l'air extérieur, on voit le poumon se détacher des parois thoraciques et se recroqueviller vers la trachée en expulsant une partie de l'air qu'il contenait. Le physiologiste anglais Carson a même pu mesurer, chez les animaux récemment morts, cette force élastique au moyen d'un manomètre qu'il adaptait à la trachée avant d'ouvrir la cavité thoracique. Il a trouvé pour différents animaux (veau, chien, mouton) des dénivellations manométriques comprises entre $0^m,30$ et $0^m,45$ d'eau. Donders, qui a fait la même mesure sur des cadavres humains, a trouvé une moyenne de $0^m,006$ de mercure.

Ce *reliquat de force élastique* du poumon après une expiration calme étant bien démontré, on peut se demander quels en sont les effets. D'abord il est certain que les plèvres ne peuvent être écartées l'une de l'autre, de manière à établir un vide entre leurs feuillets, puisqu'il faudrait pour cela vaincre la pression atmosphérique qui s'exerce à la surface interne du poumon, et que cette force élastique est notablement insuffisante. Cette force élastique du poumon agit sur la cage thoracique pour la diminuer, la déformer de la même manière que la contraction des muscles expirateurs. Cette déformation s'arrête lorsque la force élastique ou de réaction développée ainsi dans la cage thoracique fait équilibre à la force élastique du poumon qui lui a donné naissance. Or, de toutes les parois de la cavité thoracique, celle qui cède le plus facilement à cette espèce de *succion* exercée par la paroi élastique du poumon, c'est le diaphragme, à cause de la souplesse due au tissu musculaire dont il est formé. Il sera donc attiré à l'intérieur et prendra la forme en dôme que nous connaissons.

En résumé, c'est à l'élasticité du poumon et à celle de la cavité thoracique mises en jeu par les muscles inspirateurs qu'est due l'expiration calme. C'est encore à l'élasticité du poumon qu'est due la forme particulière du diaphragme nécessaire à l'efficacité de sa contraction.

Contractilité des bronches. — Si, après avoir retiré les poumons de la cavité thoracique d'un chien mort récemment, on adapte à la trachée la courte branche d'un tube manométrique, on observe une dénivellation sensible du liquide dans le tube lorsqu'on excite le tissu même du poumon au moyen d'un courant électrique. Cette expérience, faite tout d'abord par Williams, démontre la *contractilité des bronches*. Paul Bert, qui a répété

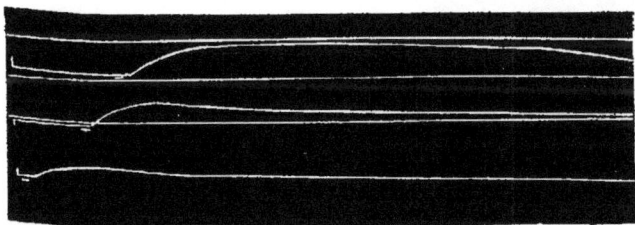

Fig. 213. — Graphique obtenu par l'excitation électrique du tissu pulmonaire. (P. Bert.)

cette expérience sur le chien et l'a ensuite faite sur plusieurs animaux, a obtenu le graphique figure 213 en joignant directement le tambour inscripteur par un tube de caoutchouc à la trachée du chien.

On voit que cette forme de contraction est caractéristique : c'est celle des fibres *musculaires lisses* que l'on trouve disposées circulairement dans les bronches. Le levier s'est élevé lentement et est redescendu de même, aussitôt l'excitant enlevé. Il suffit de faire cette constatation pour ne pas attribuer un rôle actif à la contractilité pulmonaire dans la respiration. Il est à noter, comme complément, que l'excitation des pneumogastriques produit le même effet sur le manomètre que l'excitation directe du poumon.

Muscles expirateurs. — Dans l'expiration *forcée*, la cage thoracique dépassant l'état d'équilibre est déformée en sens inverse de ce qui a lieu pour l'inspiration (voir p. 416) et il est nécessaire, comme dans l'inspiration, que des forces actives entrent en jeu. Ces forces sont dues à la contraction des muscles dit expirateurs. Ces muscles *diminuant*, les diamètres antéro-postérieur et transversal du thorax ne peuvent être qu'abaisseurs des côtes ; car, comme on le voit, si à un mouvement d'élévation des côtes correspond une augmentation de ces deux diamètres, une diminution de leur longueur correspond toujours à l'abaissement de ces mêmes côtes. Les muscles abaisseurs des côtes, et par conséquent expirateurs, sont peu nombreux. En première ligne il convient de citer les muscles *intercostaux internes* dont on connaît déjà le mécanisme (voir fig. 210); puis viennent ensuite le muscle *carré des lombes* et le *grand oblique*, qui fixent la dernière côte et favorisent l'action des muscles intercostaux internes; les muscles *sous-costaux*, qui sont comme une dépendance des muscles intercostaux internes et agissent d'une manière analogue; le *triangulaire du sternum*, le *petit dentelé postérieur et inférieur* et la portion supérieure du *grand dentelé*.

Les muscles de l'abdomen agissent aussi dans l'expiration d'une manière indirecte, surtout en refoulant par leur contraction les organes abdominaux en haut et en arrière et contribuant ainsi à exagérer la voussure du diaphragme. Ces muscles, qui contribuent ainsi à diminuer le diamètre vertical de la cavité thoracique, sont : le *grand oblique*, le *petit oblique*, le *transverse* et le *grand droit*.

B. — MESURE DE L'AIR INSPIRÉ OU EXPIRÉ. — SPIROMÉTRIE

Nous connaissons maintenant le jeu du soufflet thoracique et les agents moteurs qu'il utilise ; il nous reste à indiquer, pour terminer cette étude des phénomènes mécaniques de la respiration, les quantités d'air introduites dans le poumon à chaque inspiration et rejetées à chaque expiration; en un mot le *débit* du soufflet thoracique et les principaux instruments qui ont servi à le mesurer.

Spiromètres. — L'un des plus anciens appareils employés est le *spiromètre* de Hutchinson (1846). Il est fondé sur le même principe que le gazomètre à cloche des usines à gaz et la figure 214, qui le représente, permet d'en comprendre le maniement. C'est après avoir envoyé l'air expiré dans le gazomètre qu'on fait la lecture de son volume sur l'échelle. Ce spiromètre, peu employé aujourd'hui, a donné entre les mains de son auteur des résultats très nombreux recueillis sur l'homme sain et sur l'homme affecté des diverses maladies qui ont leur siège dans le poumon.

Un autre spiromètre très simple et qui peut être, par cela même, employé facilement en clinique, consiste en une vessie en caoutchouc de forme à peu près cylindrique et qui, vide d'air, est repliée sur elle-même à la façon d'un soufflet. Vient-on à insuffler l'air expiré, la partie supérieure du soufflet s'élève et un index se déplaçant sur une échelle indique le volume cherché.

L'*anapnographe* de Bergeon et Kastus est un spiromètre inscripteur. Il repose sur un principe tout différent. Sur une planchette verticale est fixée une boîte rectangulaire ressemblant à une chambre noire pour photographie ; à la place de l'objectif est fixé l'embout, par lequel l'air est inspiré ou expiré ; à la place de la plaque sensible, est fixée une valve en aluminium très légère, très mobile autour d'un axe horizontal, et exactement équilibrée par deux ressorts antagonistes. Un stylet très long et très léger, solidaire des mouvements de la valve, les inscrit en les amplifiant sur une bande de papier déroulée par un mouvement d'horlogerie. La sensibilité de cet appareil est telle qu'il permet d'inscrire le moment d'éclosion des bulles d'air arrivant d'un tube adducteur dans l'eau d'un flacon laveur mis en communication avec l'embout. Il permet de plus d'inscrire aussi bien le *volume* de l'air inspiré que celui de l'air expiré, les *pressions* et les *vitesses* d'écoulement des gaz à chaque temps de la respiration. Un perfectionnement introduit dans la construction de l'appareil par M. Bergeon a établi la proportionnalité entre les écarts de la valve mobile et les volumes qui traversent l'appareil au même instant.

Aujourd'hui l'appareil le plus employé dans les laboratoires consiste en un *simple compteur à gaz* soigneusement construit et donnant en litres, décilitres et centilitres le volume du gaz qui l'a traversé, ou même dans une simple cloche graduée pourvue d'un contrepoids et renversée sur une cuve à eau.

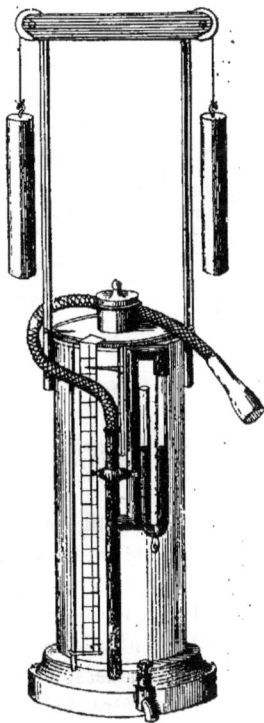

Fig. 214. — Spiromètre de Hutchinson (d'après Hutchinson).

RÉSULTATS FOURNIS. — *Capacité du poumon.* — Le soufflet thoracique a un débit variable avec de très nombreuses conditions. L'homme peut introduire dans ses poumons par l'inspiration une quantité d'air qui ne dépend, jusqu'à une certaine limite supérieure, que de sa volonté. De même, il peut expirer des quantités d'air variables jusqu'à une certaine limite inférieure au delà de laquelle ses muscles expirateurs ont épuisé leur action. Lorsque le mouvement respiratoire va de l'une de ses limites à l'autre, l'amplitude des oscillations du thorax est maxima et le volume d'air déplacé, le débit du soufflet thoracique, est maximum. Hutchinson a donné au volume d'air ainsi expiré, lorsque, le thorax étant à la limite supérieure, l'inspiration maxima passe à la limite inférieure, l'expiration maxima, le nom de *capacité vitale*. Mais la capacité vitale n'est pas égale à la capacité totale du poumon ; même après une expiration forcée énergique, il reste encore dans celui-ci une certaine quantité d'air que l'on ne peut parvenir à expulser. Cet air, analogue à celui qui occupe l'*espace nuisible*, sous le piston des pompes pneumatiques, a été appelé *résidu respiratoire* ou *air résidual*. Voici donc dans la capacité totale du poumon une première division en deux parties à établir : d'abord la *capacité vitale*, qui peut être utilisée tout entière pour l'introduction de l'air; ensuite la *capacité résiduelle* qui ne peut jamais être utilisée et qui, une fois remplie d'air, ne peut plus être vidée par l'expiration. Le schéma

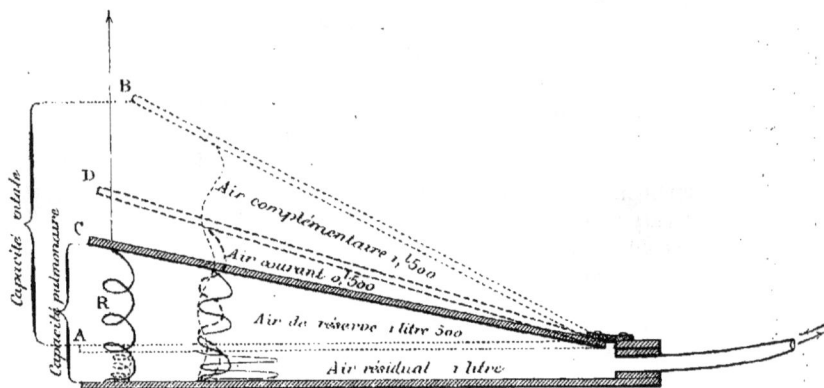

Fig. 215. — Schéma du soufflet thoracique.

A, position de la paroi mobile dans l'expiration forcée ; — B, sa position dans l'inspiration forcée ; — de C en D, excursion de cette paroi dans la respiration calme ; — R, ressort représentant l'élasticité thoraco-pulmonaire. — La flèche représente l'action des forces inspiratoires.

(fig. 215) qui figure le soufflet thoracique, indique nettement cette différence. La *capacité totale* est celle du soufflet au maximum de dilatation; la *capacité vitale* de A en B peut être librement parcourue par la paroi mobile du soufflet et, lorsqu'elle est entièrement utilisée, donne le débit maximum du soufflet; enfin la *capacité résiduelle* dans laquelle la paroi mobile ne peut pénétrer au-dessous de A, contient le *résidu respiratoire* qui, par conséquent, ne peut en être chassé.

Dans chaque mouvement respiratoire ordinaire toute la capacité vitale n'est pas utilisée, le poumon ne part pas de l'état d'inspiration forcée pour arriver à l'état d'expiration forcée et, réciproquement, la lame mobile du soufflet ne se meut pas de A en B et de B en A, mais s'arrête avant d'avoir atteint ces points. L'espace compris entre la position où s'arrête cette lame dans une expiration calme, C, et celle qu'elle pourrait atteindre dans l'expiration forcée A, contient un certain volume d'air que l'on appelle *air de réserve*. L'air de réserve est donc celui que l'on peut encore *expulser* après une *expiration* calme, ordinaire, en mettant en jeu tous les muscles *expirateurs*.

De même l'espace, compris entre la position où s'arrête la lame mobile dans une inspiration calme D et celle qu'elle pourrait atteindre dans l'inspiration forcée B, contient un certain volume d'air que l'on appelle *air complémentaire*. L'air complémentaire est donc celui que l'on peut encore *introduire* dans le poumon, après une *inspiration* calme ordinaire, en mettant en jeu tous les muscles *inspirateurs*.

Enfin, il reste un quatrième espace de la cavité du soufflet compris entre la position C où s'arrête la lame mobile après une expiration calme et la position D où elle arrive après une inspiration également calme. Le volume d'air contenu dans cet espace mesure le débit ordinaire, courant, du soufflet thoracique, c'est l'*air courant*. L'air courant est donc celui qui est introduit dans le poumon par une inspiration calme et qui en est expulsé par une expiration également calme.

En résumé, de la *capacité totale* du poumon il n'est utilisé dans la respiration qu'une partie appelée *capacité vitale;* l'autre partie, qui contient l'*air résidual*, n'est jamais utilisée. De la capacité vitale la respiration calme n'utilise qu'une faible partie, celle qui contient l'*air courant*. Pour introduire dans le poumon l'*air complémentaire*, il faut mettre en jeu toutes les forces inspiratrices; pour expulser l'*air de réserve*, toutes les forces expiratrices sont nécessaires.

Mesure des divers volumes de la cavité thoracique. — Voici comment a été faite la mesure de ces différents volumes et les moyennes des nombres trouvés par les différents expérimentateurs :

1° L'*air courant* est relativement facile à mesurer, un spiromètre quelconque peut être utilisé. Cependant l'expérimentateur doit se mettre en garde contre les modifications dans la profondeur et le rythme des mouvements respiratoires provenant des conditions un peu anormales dans lesquelles il se trouve placé. Dans tous les cas, un grand nombre d'expériences est nécessaire pour que leur moyenne ait quelque valeur. Le nombre trouvé par les divers expérimentateurs (Dalton, Valentin, Bérard, Vierordt, Gréhant) qui exprime le volume de l'air courant, oscille autour de 500 centimètres cubes. C'est ce chiffre de 1/2 litre qui est devenu classique;

2° L'*air complémentaire* peut être mesuré de la même façon, au moyen d'un spiromètre. Il suffit, pour cela, après avoir fait une inspiration aussi énergique que possible, de la faire suivre d'une expiration ordinaire, en envoyant l'air expiré dans la cloche du spiromètre. De même que pour l'air courant, l'expérience doit être répétée un grand nombre de fois. La valeur moyenne adoptée pour le volume de l'air complémentaire est 1 litre 5;

3° L'*air de réserve* et l'*air résidual*, c'est-à-dire le volume d'air que le poumon contient après une expiration calme, restent à mesurer. C'est cette capacité, somme de l'air de réserve et de l'air résidual, que l'on a appelée *capacité pulmonaire*.

De ces deux quantités composantes, on pourrait à la rigueur déterminer l'une, l'air de réserve, à l'aide du procédé déjà employé pour l'air courant et pour l'air complémentaire. Pour cela, après une expiration ordinaire, on pourrait mettre en jeu tous les muscles expirateurs et envoyer l'air ainsi expulsé dans la cloche du spiromètre. Mais avec ce procédé on ne pourrait avoir l'autre composante, et par conséquent la somme resterait inconnue.

On a cherché à déterminer cette somme sur le *cadavre* en faisant communiquer la trachée avec le spiromètre, ou simplement, une cloche renversée sur la cuve à eau. On ouvrait alors la poitrine, le poumon revenait partiellement sur lui-même en vertu de son élasticité et chassait l'air dans la cloche. On exprimait et malaxait avec les mains le tissu pulmonaire pour expulser l'air résiduel et l'on pouvait ainsi connaître à peu près la capacité pulmonaire du poumon considéré. Ce procédé, outre la difficulté qu'il y a à ne pas laisser d'air dans le poumon et surtout dans les bronches, présente le grand inconvénient de n'être applicable que sur le cadavre.

Le *procédé de Gréhant*, qui s'applique sur le vivant, est d'une exactitude rigoureuse. Il est basé sur le raisonnement suivant :

Si, au lieu d'inspirer dans la respiration calme 500 centimètres cubes d'air, on inspire 500 centimètres cubes d'un gaz non absorbable par le poumon, ce gaz va se mélanger à l'air et à l'acide carbonique qui constituent l'air de réserve et l'air résiduel. Ce mélange sera devenu homogène au bout d'un certain nombre de mouvements respiratoires successifs s'effectuant dans l'espace clos contenant primitivement le gaz non absorbable. Alors, si on fait l'analyse du gaz provenant d'une dernière expiration calme, on y retrouve une certaine quantité pour 100 de gaz non absorbable. De cette quantité il est facile de déduire, à l'aide d'une simple proportion, la quantité totale de gaz contenue dans le poumon après une inspiration de 500 centimètres cubes, et par conséquent le volume de la *capacité pulmonaire*. Gréhant a choisi l'hydrogène comme gaz non absorbable par le poumon. L'hydrogène, en effet, d'après les recherches de MM. Regnault et Reiset, n'est pas absorbé par le poumon, et, de plus, ne se trouve jamais à l'état de liberté dans l'arbre aérien. Le même auteur a déterminé encore, au moyen d'expériences et d'analyses successives, le nombre de mouvements respiratoires nécessaires pour rendre homogène le mélange d'hydrogène et des gaz intra-pulmonaires.

On procède à la mesure de la capacité pulmonaire de la façon suivante : dans une cloche de trois à quatre litres placée sur la cuve à eau, on introduit 500 centimètres cubes d'hydrogène pur et l'on fait inspirer ce gaz par la personne dont on veut mesurer la capacité pulmonaire. Lorsque cinq ou six mouvements respiratoires se sont succédé dans la cloche, on interrompt la communication entre les poumons et la cloche au moyen d'un robinet. On n'a plus qu'à analyser l'air de la cloche au moyen de l'eudiomètre. Dans une expérience de Gréhant sur un homme de vingt-neuf ans parfaitement constitué, le gaz de la cloche contenait 14 centimètres cubes, 6 d'hydrogène pour 100. Dans ces conditions, si 14 centimètres cubes 6 d'hydrogène sont contenus dans 100 centimètres cubes de mélange, un seul centimètre cube sera contenu dans $\frac{100}{14,6}$ et 500 dans $\frac{100 \times 500}{14,6} = 3,430$.

De ces 3,430 centimètres cubes, il faut retrancher, pour avoir la capacité pulmonaire, les 500 centimètres cubes introduits par une inspiration calme. Il reste donc 2,930 centimètres cubes qui représentent cette capacité chez le sujet en expérience.

Quelques précautions sont indispensables à prendre lorsqu'on veut sans danger utiliser la méthode de Gréhant. Il les indique lui-même de la façon suivante : pendant l'expérience et après, il faut se garder d'approcher la bouche d'un corps allumé car les poumons contiennent un mélange détonant ; il faut employer de l'hydrogène pur. Cette dernière condition qu'on néglige quelquefois est indispensable, un mélange d'hydrogène arsénié ou sulfuré ayant causé des accidents graves et qui peuvent entraîner la mort.

En résumé voici les volumes en nombres *ronds* :

Air complémentaire   —   1 litre 500
Air courant   —   0 litre 500
Capacité pulmonaire   —   2 litres 500   { air de réserve 1 l. 500 / air résidual 1 litre.

D'où *capacité totale* du poumon = 4 litres 500

Il est facile de trouver le chiffre qui représente la capacité *vitale;* en effet, la capacité vitale, c'est l'air complémentaire + air courant + air de réserve, c'est-à-dire 1 l. 500 + 0 l. 500 + 1 l. 500 = 3 l. 500.

Variation de ces divers volumes. — Hutchinson, qui a fait un très grand nombre d'expériences, a déterminé surtout la variation de la capacité vitale dans des conditions très variées. L'augmentation de cette capacité est presque exactement proportionnelle à la hauteur de la taille, que cette hauteur provienne de la longueur du thorax ou de la longueur des jambes; elle est plus petite chez la femme que chez l'homme, toute inégalité résultant de la différence de stature mise à part. Elle varie avec l'âge et augmente jusqu'à trente-cinq ans pour diminuer ensuite; enfin elle varie avec la position du corps, la circonférence du thorax, le poids, etc., dans des sens divers.

Il est à remarquer que le volume partiel qui varie surtout avec l'âge, c'est l'air complémentaire, c'est-à-dire celui qu'on introduit par une inspiration forcée. Ce volume *diminue* à partir de l'âge mûr, ce qui peut expliquer l'essoufflement rapide du vieillard, qui remplace, par une plus grande fréquence de mouvements respiratoires, l'amplitude de ces mouvements qui s'est amoindrie.

Renouvellement de l'air dans les poumons. — Coefficient de ventilation. — Lorsque par l'inspiration ordinaire de l'air courant on introduit dans le poumon 500 centimètres cubes d'air pur, cet air se divise en deux parties : une qui est expulsée au prochain mouvement d'expiration mélangée d'air vicié; l'autre, *seule utilisée* pour l'hématose, qui reste dans le poumon. Quel est au juste le volume d'air qui constitue cette seconde partie? C'est ce qu'il est important de connaître. Pour cela Gréhant a procédé de la façon suivante : après avoir inspiré 500 centimètres cubes d'hydrogène, il a expiré un volume égal et analysé ce volume. Il a trouvé que le volume d'hydrogène expulsé était de 170 centimètres cubes. L'air se conduisant absolument comme l'hydrogène, on voit qu'à chaque inspiration de 500 centimètres cubes l'air frais introduit dans le poumon et utilisé pour l'hématose est de 330 centimètres cubes, les deux tiers du volume inspiré à peu près.

Ces 330 centimètres cubes d'air pur peuvent donc être considérés, après une expiration ordinaire, comme répartis uniformément dans tout l'arbre aérien, c'est-à-dire dans la capacité pulmonaire composée de l'air de réserve et de l'air résidual; en divisant ce chiffre d'air pur introduit par le volume de la capacité pulmonaire, on obtient ce que Gréhant a dénommé *coeffi-*

cient de ventilation. Dans ce cas particulier pris pour exemple (p. 429) le coefficient est :

$$\frac{\text{Air pur resté dans le poumon}}{\text{Capacité pulmonaire}} = \frac{330}{2930} = 0,113$$

Il y a donc, à la fin de chaque expiration calme, dans le poumon, *un dixième* en volume d'*air pur* mélangé à 9/10es d'air alvéolaire plus ou moins vicié. C'est avec ce mélange gazeux, d'une composition à peu près constante, que le sang vient se mettre en contact.

Mais le coefficient de ventilation peut varier. Ainsi le volume de l'air inspiré restant constant, il augmente quand la capacité pulmonaire diminue; et de même, la capacité pulmonaire restant constante, il augmente avec le volume de l'inspiration. Il augmente aussi quand l'inspiration et l'expiration augmentent parallèlement et que, par suite, la capacité pulmonaire diminue, comme dans le tableau ci-après dû à Gréhant :

VOLUME de l'inspiration.	VOLUME de l'expiration.	CAPACITÉ PULMONAIRE (vol. des poumons après l'expiration).	COEFFICIENT de ventilation.
300 cent. c.	345 cent. c.	2,295 litres.	0,060
500 —	475 —	2,365 —	0,135
600 —	625 —	2,315 —	0,159
1000 —	1300 —	2,040 —	0,263

Ce tableau montre que la valeur du coefficient augmente avec le volume des inspirations, et qu'à égalité de volume d'air inspiré les inspirations faibles renouvellent moins bien l'air alvéolaire que les inspirations fortes. 5 inspirations de 300 centimètres cubes introduisent, en effet, $5 \times 6 = 30$ centimètres cubes d'air pur par 100 centimètres cubes de gaz intra-pulmonaire, tandis que 3 inspirations de 500 centimètres cubes (soit 1,500 centimètres cubes d'air dans les deux cas) introduisent $3 \times 13,5 = 40$ cc.,5 p. 100.

Rôle de la diffusion. — Comme deux gaz diffusent toujours l'un dans l'autre et finissent par former un mélange homogène, il s'ensuit que la vitesse de la diffusion entre l'air pur inspiré et l'air vicié intra-alvéolaire intervient pour une part dans la valeur du coefficient de ventilation.

Cette vitesse toutefois n'est pas très grande et ne saurait suffire seule au renouvellement de l'air, en l'absence de tout mouvement respiratoire, dans les conditions ordinaires de la vie; mais elle suffit dans certaines circonstances où les actes vitaux sont très réduits, comme dans l'hibernation, la mort apparente, le sommeil des Fakirs.

C. — FORME DES MOUVEMENTS RESPIRATOIRES — PNEUMOGRAPHIE

L'étude des changements de forme et de volume de la cavité thoracique a une certaine importance, car elle nous renseigne sur l'énergie de la ventilation pulmonaire, et la simplicité de la plupart des appareils employés en permet l'application à la clinique.

Pneumographes. — Ces appareils servent à mesurer soit l'ampliation totale, soit l'ampliation de la circonférence du thorax à diverses hauteurs, soit enfin la variation de chacun des diamètres de la cavité thoracique.

Le pneumographe le plus simple, qu'on pourrait appeler *thoracomètre totalisateur*, parce qu'il mesure les variations du volume total du thorax, consiste en un récipient à parois rigides analogue au pléthysmographe de Mosso et dans lequel on peut enfermer le thorax dont on recherche les variations de volume en l'entourant d'eau (Boerhaave) ou d'air (P. Bert). Les variations des volumes de l'eau et de pression de l'air sont proportionnelles aux variations de volume de la cage thoracique et de même sens.

Ce procédé a été peu employé par les physiologistes qui ont mesuré de préférence et inscrit les variations suivant les circonférences ou suivant les divers diamètres de la cage thoracique.

Le nouveau pneumographe de Marey (fig. 216) peut s'attacher sur l'homme autour de la poitrine et à diverses hauteurs au moyen d'un lien inextensible. Il se compose

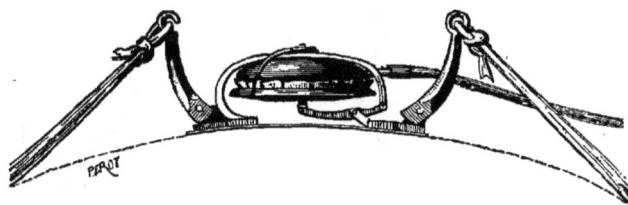

Fig. 216. — Pneumographe de Marey.

essentiellement d'un tambour à levier porté par une plaque d'acier flexible et placé parallèlement à cette plaque. Si l'on tire sur les chefs du lien circulaire, on fléchit la lame par l'intermédiaire des deux tiges à crochets qui les portent (voir la figure 216); de ce fait, le parallélisme entre la plaque et le tambour est détruit et le levier vient refouler la membrane élastique et transmettre ce mouvement, par le tube *a*, au tambour conjugué qui l'inscrit. Lorsque ce pneumographe est placé sur l'homme, le développement circonférentiel du thorax, suivant la section qu'embrasse le lien inélastique, agit comme la traction directe sur ce lien et provoque, pendant l'inspiration et l'expiration, les mêmes alternatives de dilatation et de compression.

Il est à remarquer que le mouvement de l'air dans le tambour [récepteur réuni à ce pneumographe se fait dans le même sens que dans le poumon.

On a donc, avec le dispositif ordinaire (inscription sur un cylindre vertical noirci et style placé à la partie supérieure de la membrane du tambour), une courbe descendante pour l'inspiration et une seconde ascendante pour l'expiration.

Les appareils au moyen desquels on peut mesurer ou inscrire l'ampliation de la cage thoracique suivant une seule de ses dimensions sont assez nombreux. En premier lieu, il convient de citer le *thoracomètre* de Sibson avec lequel on peut mesurer l'augmentation de tout diamètre antéro-postérieur (fig. 217). Le sujet en expérience se place en R étendu sur le dos et le tampon Z de la crémaillère s'appuie sur la partie antérieure de sa poitrine, et suit exactement tous les mouvements d'élévation ou d'abaissement de celle-ci. La crémaillère transmet ses mouvements à un pignon dont l'axe porte une aiguille qui se meut sur un cadran dont les divisions indiquent en centimètres, millimètres et 1/10 de millimètre les élévations et les abaissements de la crémaillère.

Le *tambour à compas* (P. Bert), analogue à un compas d'épaisseur, sert à inscrire les variations du diamètre thoracique compris entre ses deux branches. En C est le

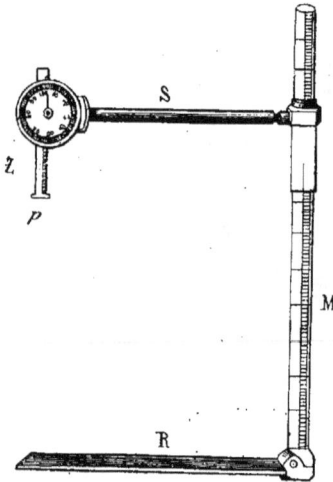

Fig. 217. — Thoracomètre de Sibson.   Fig. 218. — Tambour à compas de Bert.

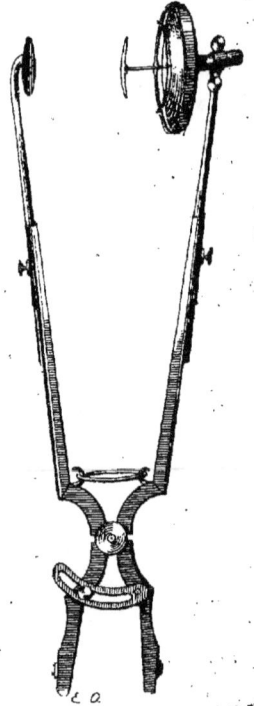

tube abducteur que l'on réunit par un tube de caoutchouc avec le tambour récepteur. Le maniement et le fonctiohnement de cet appareil se comprennent facilement au moyen de la figure.

Le *Phrénographe.* — Pour apprécier l'amplitude des mouvements du diaphragme, Rosenthal s'est servi, sur les animaux, d'un levier qu'il introduisait par une ouverture faite à la paroi abdominale. L'extrémité de l'un des bras était en contact avec le centre phrénique, l'autre pouvait se mouvoir sur le cylindre enfumé et y inscrire les mouvements du diaphragme.

Forme du mouvement respiratoire. — Les résultats fournis par les pneumographes sont de plusieurs ordres. Si l'on considère la courbe obtenue par Marey sur l'homme au moyen d'un pneumographe, on peut en tirer les renseignements suivants. D'abord, pour ce qui a rapport à la forme du mouvement du thorax, au niveau de la circonférence embrassée par le pneumographe, on remarque que ce mouvement peut être décomposé en deux périodes inégales et par leur durée et par leur forme. La partie *descendante* de la courbe, qui correspond comme nous l'avons vu à l'*inspiration*, s'effectue en moins de temps que la partie *ascendante*, qui correspond à l'*expiration*. De plus, le mouvement inspiratoire s'effectue d'un manière régulière sans variation brusque de vitesse, la courbe est presque droite, sans crochets, à peu près également inclinée dans toute cette partie-là. Le mouvement expiratoire, au contraire, d'abord régulier, s'affaiblit presque brusquement pour conserver une vitesse très petite jusqu'à la fin. En effet, la courbe monte régulièrement d'abord, puis présente un changement de direction assez brusque pour devenir très inclinée et presque horizontale jusqu'à la fin du mouvement respiratoire.

Le tracé du pneumographe ci-joint montre aussi qu'il n'existe entre l'inspiration et l'expiration *aucune pause* ou période de repos. Le mouvement change brusquement de sens, comme l'indique le rebroussement inférieur de

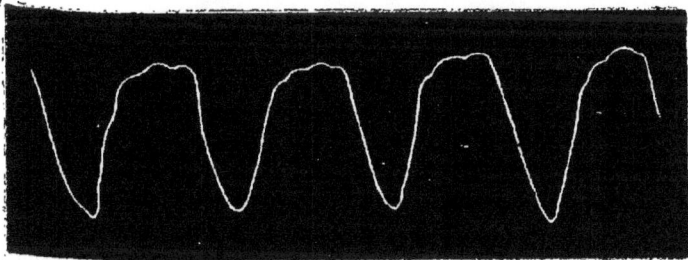

Fig. 219. — Courbe du mouvement respiratoire (Marey).

la courbe, mais il est *continu*[1]. Bien que la chose ne soit pas aussi nette, il en est de même entre l'expiration et l'inspiration. La courbe ne présente aucune partie absolument horizontale, elle s'élève lentement jusqu'à l'inspiration. Il n'y a donc pas non plus de pause expiratoire. Ce qui a pu en imposer à quelques physiologistes, c'est la lenteur avec laquelle la courbe s'élève à la fin de l'expiration, lenteur qui, avec des tambours peu sensibles ou non hermétiques, peut se traduire par un plateau.

Durée et fréquence du mouvement respiratoire. — Pour connaître la *durée* d'un mouvement respiratoire du thorax il suffirait de tracer les vibrations d'un diapason chronographe au-dessous de la courbe (fig. 219) obtenue avec le pneumographe. On y arrive plus simplement en comptant le nombre d'actes respiratoires accomplis pendant un temps déterminé. On peut avoir ainsi très facilement la durée d'un seul mouvement de va-et-vient du thorax,

[1] Chez les mammifères plongeurs tels que le dauphin par exemple, étudié par Jolyet, il n'en est pas ainsi et il existe une *pause inspiratoire* très longue. L'animal qui, au repos, fait trois mouvements respiratoires par minute, commence par faire une expiration aussitôt suivie d'une inspiration, puis il ferme son évent et reste 20 secondes sans expirer.

ou bien le *nombre* de mouvements accomplis dans une minute ; ce dernier nombre, plus usité en physiologie, détermine le *rythme respiratoire*. Il est variable avec l'âge et d'autres influences fort nombreuses.

Attitude. — Couchée = 13 respirations ; assise = 19 ; debout = 23, chez l'adulte.

Exercice. — La course, l'ascension d'un haut escalier ou d'un coteau, et tout exercice violent accélèrent énormément les mouvements respiratoires qui deviennent très nombreux et très superficiels (*essoufflement*).

Sommeil. — Ils tombent au minimum et sont en moyenne diminués d'un quart.

Chaleur. — La chaleur *extérieure*, ou celle produite par l'exercice, ou par la *fièvre* augmente beaucoup le nombre des respirations (*polypnée*). A Panama (climat chaud et humide) j'ai vu, chez le cheval qui a normalement 10 respirations par minute, ce nombre monter à plus de 60 après une course au petit trot de quelques minutes.

Age. — Quételet a trouvé les chiffres suivants par minute sur 300 individus.

AGE	MAXIMUM	MINIMUM	MOYENNE	
Nouveau-né.	70	23	44	
1 à 5 ans.	32	—	26	
15 à 20 —	24	16	20	
20 à 25 —	24	14	18,7	Soit en moyenne
25 à 30 —	21	15	16	une respiration pour
30 à 50 —	23	11	18,1	4 battements du cœur.

Émotions. — Les émotions altèrent énormément le rythme de la respiration. Le simple fait de compter sur soi-même ou sur un individu prévenu les mouvements respiratoires, en modifie le nombre. Il en est même ainsi chez certains animaux lorsqu'ils s'aperçoivent qu'on les regarde.

Types respiratoires. — L'emploi des pneumographes a confirmé et précisé les anciennes observations d'Hutchinson sur la forme différente des mouvements respiratoires dans les deux sexes. Si l'on applique, par exemple, successivement sur un homme, une femme, un enfant trois pneumographes identiques et placés sur le thorax à des hauteurs différentes : le premier embrassant la poitrine au niveau des *côtes supérieures*, l'autre au niveau des *côtes inférieures*, le troisième enfin au niveau de l'*ombilic*; on constate que les courbes tracées par les trois pneumographes ont des amplitudes fort différentes sur chaque sujet et différentes aussi chez les trois sujets. Chez l'*homme* respirant *avec calme*, le premier pneumographe, placé au niveau des côtes supérieures, n'inscrira que de faibles amplitudes ; le second, placé au niveau des côtes inférieures, inscrira des amplitudes relativement *très grandes*; le troisième, enfin, inscrira des amplitudes intermédiaires. Le mouvement respiratoire du thorax se fait donc, dans ce cas, surtout au niveau des côtes inférieures.

Chez la *femme* c'est le pneumographe supérieur qui inscrit les plus fortes amplitudes. Enfin chez l'*enfant*, c'est le troisième pneumographe, placé au niveau de l'ombilic, qui inscrira les plus grandes amplitudes.

Il existe donc trois *types respiratoires* distincts : 1° *type costo-supérieur* observable surtout chez la *femme;* 2° *type costo-inférieur*, observable surtout chez *l'homme;* 3° *type abdominal* ou *diaphragmatique*, observable surtout chez *l'enfant.*

Les silhouettes ci-dessous, d'après Hutchinson, obtenues en dessinant sur un écran l'ombre portée des sujets en expérience, aux divers temps des mouvements respiratoires effectués par ces sujets, donnent une idée des deux types les plus importants, le type costo-supérieur et le type costo-inférieur. L'épaisseur du trait noir est d'au-

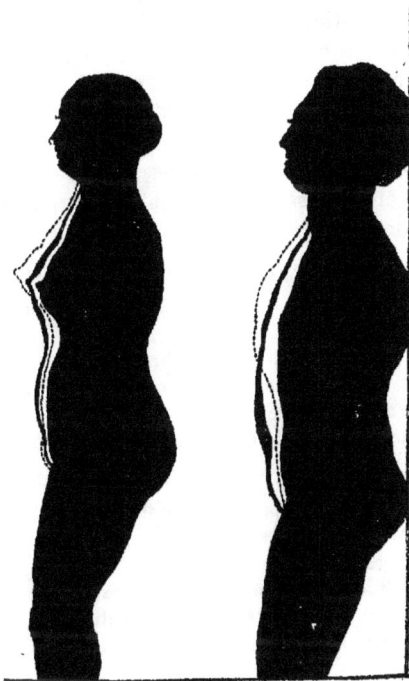

Fig. 220. — Silhouettes respiratoires.

tant plus grande que les déplacements des points du thorax correspondants sont plus grands dans la respiration *calme*. On voit que cette épaisseur est maximum au niveau du creux épigastrique chez l'homme, et au niveau du mamelon chez la femme, ce qui confirme bien les données précédentes. La ligne pointillée indique le profil du thorax a l'état d'inspiration forcée ; enfin le contour de la silhouette indique ce même profil à l'état d'expiration forcée. On voit que dans le cas d'inspiration *forcée* il n'y a plus une aussi grande différence entre les deux types respiratoires que dans la respiration *calme*. Le déplacement du sternum chez l'homme devient considérable dans ce cas et c'est au niveau des premières côtes que le thorax présente sa dilatation maxima.

Effort. — Ces actes sont nombreux, mais de tous, le plus important, c'est *l'effort*. Dans tout acte musculaire énergique, les muscles ont besoin de prendre sur le thorax un point d'insertion fixe, afin de repousser ou de maintenir l'obstacle, but de l'effort. Pour cela, après avoir fait une inspiration profonde, la glotte est fermée et les muscles expirateurs sont mis en jeu. Il en résulte une augmentation de pression de l'air intra-pulmonaire et une rigidité de toute la cage thoracique très propre à donner aux muscles de l'abdomen et des membres un solide point d'appui. L'effort terminé, la glotte s'ouvre et une expiration se produit, d'abord très rapide à cause de la pression anormale intra-thoracique nécessitée pendant l'effort.

Les autres actes physiologiques auxquels les mouvements respiratoires sont associés peuvent être classés, suivant qu'ils se produisent pendant l'inspiration ou l'expiration, en *inspiratoires* ou *expiratoires*.

Actes inspiratoires. — Dans le *bâillement*, la bouche étant grande ouverte, une inspiration profonde et involontaire se produit, les fosses nasales étant fermées et le voile du palais fortement relevé.

Le *hoquet* est caractérisé par une contraction brusque, involontaire et convulsive du diaphragme produisant un appel d'air assez violent pour mettre en vibration les cordes vocales, quoique non tendues.

Le *sanglot* est encore un mouvement inspiratoire dû à des contractions successives et saccadées du diaphragme.

Actes expiratoires. — Le *rire*, au point de vue mécanique, peut se rapprocher du sanglot ; c'est une expiration sonore, saccadée, associée à des contractions particulières des muscles du visage.

L'*éternuement* est constitué par une contraction réflexe de tous les muscles expirateurs à la suite d'une irritation portée au niveau du voile du palais ou sur la muqueuse des fosses nasales. Il en résulte une expiration très brusque, qui chasse l'air par la bouche et les fosses nasales en donnant naissance à un bruit spécial.

La *toux* est un acte tantôt volontaire, tantôt involontaire, dans lequel, après une inspiration plus ou moins profonde, la glotte est momentanément fermée. A ce moment les muscles expirateurs entrent en jeu et, comme dans l'effort, augmentent la pression des gaz intra-pulmonaires. La glotte s'ouvre alors brusquement et l'air, chassé avec vitesse, balaye énergiquement les mucosités qu'il rencontre sur son passage.

II

ÉCHANGES GAZEUX DANS LE POUMON. — HÉMATOSE

Nous avons appris dans le précédent chapitre par quel mécanisme l'air extérieur était amené au niveau des alvéoles pulmonaires; d'autre part, on a vu,
à l'article *Circulation*, comment le sang, milieu intérieur, est amené dans
les capillaires qui tapissent les parois de ces alvéoles; il nous reste à étudier
dans ce chapitre les échanges gazeux qui vont s'effectuer entre ces deux
milieux mis en présence au niveau de l'épithélium pulmonaire, échanges
gazeux que l'on comprend sous le nom d'*hématose*.

A. — MÉTHODES EMPLOYÉES POUR MESURER LES ÉCHANGES GAZEUX

Méthode directe. — Pour étudier ces échanges gazeux, la première méthode employée, et celle qui l'a été le plus fréquemment, peut être résumée
de la façon suivante : étant donnée la composition centésimale de l'air atmosphérique, si l'on confine un animal dans un espace clos rempli de cet air,
par le fait même du séjour de cet animal, la composition de l'air va être
modifiée, la quantité pour 100 d'acide carbonique va être augmentée, celle
de l'oxygène diminuée; la teneur de l'azote et celle de la vapeur d'eau varie-
ront. En cherchant de nouveau la composition centésimale de cet air vicié,
on déduira, par comparaison, les quantités d'acide carbonique, d'oxygène,
d'azote et de vapeur d'eau exhalées ou absorbées dans la respiration de l'animal en expérience. C'est là, simplifié, le principe de la *méthode directe* employée d'abord par Lavoisier.

Méthode indirecte. — Il en est une autre employée par Boussingault et
que l'on a appelée, par opposition, *méthode indirecte*. En voici le principe :
tout d'abord on ne se préoccupe pas le moins du monde de ce qui peut se
passer dans la respiration de l'animal en expérience et celui-ci vit à l'air
libre; mais par contre on surveille avec soin ce qu'il introduit dans son tube
digestif et les excréments rendus. Pour cela, soumettant l'animal à la ration
d'entretien, c'est-à-dire lui donnant une quantité d'aliments telle que pendant toute la durée de l'expérience son poids ne varie pas, on pèse et on fait
l'analyse élémentaire de tous ses aliments; de même on pèse et on analyse
tous ses excréments. Des quantités totales d'oxygène, d'hydrogène, de carbone et d'azote fournies par l'analyse des aliments, on retranche les quantités
totales d'oxygène, d'hydrogène, de carbone et d'azote fournies par l'analyse

des excréments. On obtient ainsi un reste variable avec chacun des quatre corps élémentaires, qui indique précisément la quantité de ces corps qui a été éliminée par le poumon, puisque le poids de l'animal est resté le même.

Il est à remarquer que le poids total d'oxygène absorbé ne peut être donné par cette méthode, comme celui du carbone, de l'hydrogène et de l'azote, qui sont fournis exclusivement à l'animal par ses aliments. La principale source d'oxygène pour l'animal, en effet, c'est l'air atmosphérique; or, nous savons que dans la méthode indirecte on ne tient nul compte de l'absorption ou de l'exhalation par voie pulmonaire. Aussi pour avoir le poids total d'oxygène absorbé on a recours au raisonnement suivant : le carbone et l'hydrogène ne peuvent être éliminés en nature par le poumon, mais ils le sont sous forme d'eau et d'acide carbonique. Puisque l'oxygène fourni par les aliments est insuffisant pour que ces combinaisons du carbone et de l'hydrogène puissent s'effectuer, il a donc fallu que l'air atmosphérique fournît la quantité manquant. Le poids total d'oxygène éliminé par le poumon, le seul qui ne soit pas donné directement par la méthode, s'obtient en calculant la quantité d'oxygène nécessaire pour transformer en eau le poids connu de l'hydrogène et en acide carbonique le poids connu du carbone. Une partie de cet oxygène est tirée des aliments; l'autre, plus importante, vient de l'air inspiré.

La méthode indirecte mise en pratique par Boussingault sur un oiseau, la tourterelle, a donné de bons résultats, surtout au point de vue de l'hydrogène transformé en eau par l'animal. Elle complète les résultats donnés par la méthode directe.

APPAREILS DE LA MÉTHODE DIRECTE. — Pour mettre en pratique la méthode directe, les physiologistes ont dû avoir recours à des appareils assez compliqués qu'il est important de connaître. Il ne suffit pas, en effet, pour étudier les échanges gazeux respiratoires sur un animal, de placer cet animal, comme cela a été indiqué en donnant le principe de la méthode, dans un espace clos remplir d'air; il faut aussi *renouveler cet air* à mesure qu'il est vicié par la respiration, de manière que cette fonction s'effectue autant que possible dans des conditions physiologiques normales. Diverses solutions expérimentales ont été proposées; nous examinerons seulement les principales.

L'*appareil de Valentin et Brunner* se compose simplement d'un flacon dans lequel l'expérimentateur rejette l'air expiré en s'astreignant à n'inspirer que par le nez et à l'air libre. L'air expiré déplace l'air du flacon et il arrive un moment où celui-ci est entièrement rempli d'air ayant servi à la respiration. On analyse cet air au moyen des procédés usuels et on obtient, soit simultanément, soit au moyen de plusieurs expériences, sa teneur en oxygène, acide carbonique, azote et vapeur d'eau.

Dans l'*appareil d'Andral et Gavarret*, la respiration s'effectue dans un espace clos constitué par un masque s'appliquant hermétiquement sur le visage du sujet en expérience. Un courant d'air atmosphérique traverse cet espace clos, entrant par une ouverture pratiquée dans le masque et se dirigeant vers un récipient formé par trois grands ballons de verre dans lesquels on a fait le vide. C'est dans ce courant d'air que s'effectue la respiration du sujet; l'acide carbonique exhalé est dosé ensuite dans les récipients par les procédés ordinaires.

L'*appareil de Regnault et Reiset* est l'un des plus importants, tant par le mérite des auteurs qui en ont fait usage, que par les nombreux résultats qu'il a fournis entre leurs mains. Le principe sur lequel il repose est le suivant : étant donné un animal qui respire dans un espace clos, maintenir constante la composition de l'air de cet espace, en absorbant l'acide carbonique à mesure qu'il est produit et en fournissant de l'oxygène à mesure qu'il est absorbé.

Pour mettre en pratique ce principe, Regnault et Reiset se sont servis d'un appareil dont le schéma est représenté (fig. 221). Il se compose de trois parties distinctes : 1° une cloche tubulée C contenant l'animal en expérience et qu'on peut entourer

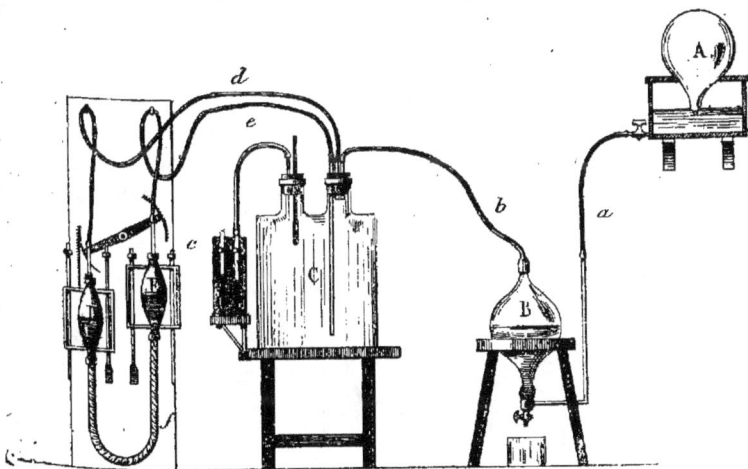

Fig. 221. — Schéma de l'appareil de Regnault et Reiset pour l'étude chimique des gaz de la respiration *chez les animaux.*

d'eau pour que sa température ne varie pas. Cette cloche est rodée et repose sur une platine de manière à former un joint hermétique ; 2° d'un système, E D, de deux pipettes destinées à absorber l'acide carbonique. Ces pipettes, au moyen du balancier représenté sur la figure, reçoivent un mouvement qui les vide alternativement l'une dans l'autre, mettant ainsi l'air de la cloche en contact avec la dissolution de potasse caustique qu'elles contiennent. C'est par les tubes *e* et *d* que l'air est tantôt attiré de la cloche dans les pipettes, tantôt refoulé des pipettes dans la cloche ; 3° d'un appareil destiné à remplacer l'oxygène au fur et à mesure qu'il est absorbé par l'animal comprenant un ballon B jaugé contenant de l'oxygène. Ce ballon est mis en communication avec l'air de la cloche par le tube *b* et avec un récipient à niveau constant, A, par le tube *a*. Une dissolution de chlorure de calcium ne dissolvant pas l'oxygène s'écoule lentement de A en B et déplace l'oxygène qui est chassé dans la cloche C. Un manomètre et un thermomètre servent à connaître, à chaque instant, la pression et la température de l'air de la cloche.

Pour faire une expérience au moyen de cet appareil, on commence par placer l'animal sur lequel on veut expérimenter dans la cloche C que l'on referme exactement. Puis, remplissant à moitié les pipettes E, D d'une solution de potasse caustique titrée et pesée, on met en mouvement le balancier auquel sont suspendues les pipettes au moyen d'un moteur quelconque ; le flacon B est rempli d'oxygène et le robinet du tube *a* est ouvert. Lorsque l'expérience a duré suffisamment, on pèse de nouveau et on titre la solution de potasse ; on a ainsi le poids d'acide carbonique produit ; on a de plus le poids d'oxygène employé par le nombre de flacons B qui ont été vidés.

L'appareil de Regnault et Reiset, bien que susceptible de donner des résultats d'une grande précision, prête cependant le flanc à certaines critiques importantes. En premier lieu l'animal respire un air qui n'est pas absolument dans les conditions physiologiques ordinaires. En effet, l'air de la cloche C, d'après les analyses des auteurs eux-mêmes, contenait en moyenne 2 p. 100 d'acide carbonique au lieu de 4 p. 10,000 au plus qu'en contient l'air ordinaire. L'animal respirait donc dans un air cinquante fois plus chargé d'acide carbonique que l'air normal ; les conditions physiologiques dans lesquelles vivait l'animal étaient changées et les résultats devaient être faussés. De plus, les produits de la respiration cutanée venaient se mêler à ceux de la respiration pulmonaire. Enfin, l'air était tellement chargé d'humidité, après quelque temps de séjour de l'animal, que les parois intérieures de la cloche ruisselaient.

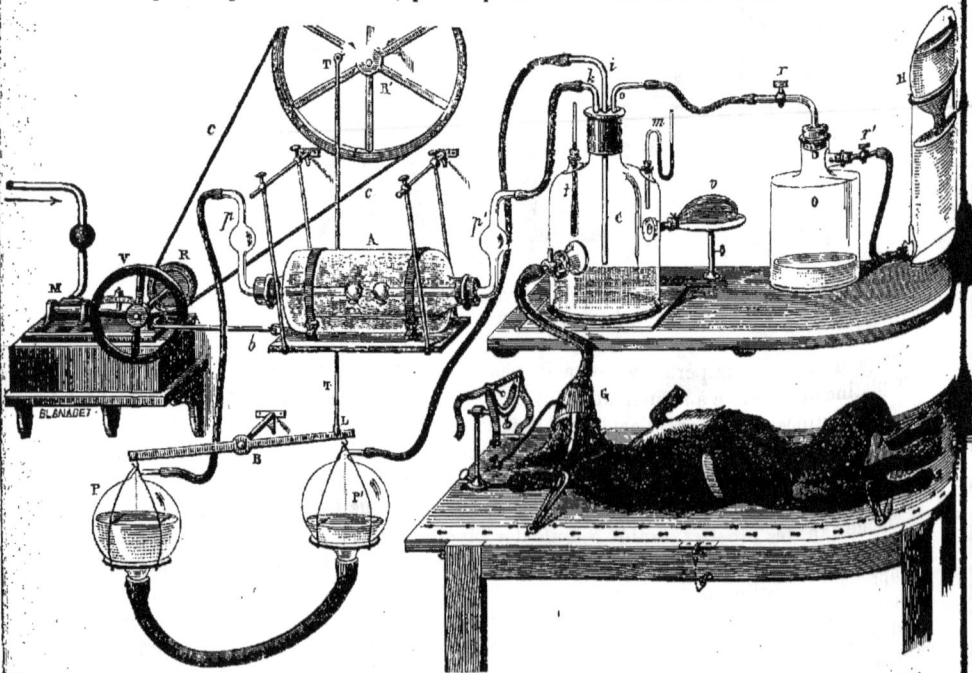

Fig. 222. — Appareil de Jolyet et Regnard pour l'étude chimique des gaz de la respiration *chez les animaux.*

Jolyet et Regnard ont modifié cet appareil de manière à ramener les conditions, dans lesquelles respire l'animal, à être aussi rapprochées que possible des conditions physiologiques.

Appareil de Jolyet et Regnard. — Leur appareil, représenté figure 222, comprend toujours les trois parties essentielles de l'appareil de Regnault et Reiset, mais toutes trois ont subi des modifications importantes. L'animal n'est plus enfermé dans la cloche C, mais respire cependant dans cette cloche, par l'intermédiaire de la musc- lière hermétique G. En *v* est un sac de caoutchouc de 400 à 500 centimètres cubes de capacité, dont les parois sont accolées l'une à l'autre, et destiné à empêcher les variations de pression qui résulteraient des inspirations et des expirations de l'animal dans l'appareil clos et rigide. Les pipettes P et P' de Regnault et Reiset, remplies de glycérine, ne sont plus employées que pour faire circuler l'air de la cloche C à tra- vers un manchon à deux tubulures A, incessamment et violemment secoué par un mouvement rapide de va-et-vient sur un support articulé. La solution de potasse que contient ce manchon est ainsi brassée continuellement avec l'air et le dépouille com- plètement de son acide carbonique. La source d'oxygène est constituée par un fla- con O dans lequel la solution de chlorure de calcium déplace le gaz aussitôt qu'il s'effectue, par suite de l'absorption de l'acide carbonique, une diminution de pres- sion dans l'appareil.

Appareil de Pettenkofer et Voit. — Ces physiologistes ont construit et utilisé un appareil qui se distingue des précédents par ses dimensions vraiment colossales. Il est employé *pour l'homme* et se compose d'une chambre de douze mètres cubes de capacité, dans laquelle le sujet en expérience respire librement, et peut même se livrer à certaines occupations. Cette chambre est ventilée, comme le masque de l'appareil d'Andral et Gavarret, par aspiration ; l'air entrant par des ouvertures pra- tiquées dans la chambre est aspiré, à diverses hauteurs, dans celle-ci, par un tuyau mis en communication avec une pompe à vapeur.

Cet air est mesuré exactement, au moyen d'un compteur à gaz. Sur la conduite principale, allant de la chambre à respiration au compteur, est branché un tube d'un petit diamètre, communiquant lui-même avec une pompe aspirante et par lequel est dérivée une fraction connue de la masse d'air ayant traversé la chambre. C'est cette fraction seule que l'on soumet à l'analyse. Pour cela on lui fait traverser des tubes contenant de la ponce imbibée d'acide sulfurique qui retiennent la vapeur d'eau, et des tubes contenant une solution de potasse caustique qui retiennent l'acide carbonique. Connaissant, par l'augmentation de poids de ces tubes, la quan- tité de vapeur d'eau et d'acide carbonique contenus dans cette fraction de l'air ayant servi à la respiration, on obtient, par simple multiplication, les quantités totales.

Grâce à la puissance de l'appareil ventilateur employé, l'expérience peut être con- tinuée très longtemps, sans que le sujet enfermé dans la chambre à respiration de Pettenkofer et Voit soit le moins du monde incommodé. De plus, les conditions dans lesquelles s'effectuent les mesures peuvent être beaucoup variées, grâce à la capacité de cette chambre qui laisse au sujet sa presque entière liberté. Ce sont là les prin- cipaux avantages de l'appareil de Pettenkofer et Voit. En retour, il présente certains inconvénients dont le plus frappant est celui-ci : les dosages de vapeur d'eau et d'acide carbonique étant faits sur une fraction très minime de l'air, la multiplication qu'on est obligé de faire transforme une erreur infime, provenant de ces dosages, en une erreur qui n'est plus négligeable. Or, malgré tout le soin apporté à la cons- truction et au maniement de l'appareil analyseur, une semblable erreur est difficile à éviter. De plus, l'appareil de Pettenkofer et Voit ne peut servir à doser l'oxygène absorbé, pas plus qu'il ne peut tenir compte d'une variation possible du volume de l'azote dans l'air ayant servi à la respiration. On peut, avec cet appareil, comme l'ont

fait Pettenkofer et Voit, joindre aux résultats fournis par la méthode directe ceux
donnés par la méthode indirecte.

Nouvel appareil de Jolyet. — Plus récemment MM. Jolyet, Bergonié et Sigalas ont
fait usage de l'appareil représenté figure 223, pour l'étude des gaz de la respiration
chez l'homme. Ce qui le distingue des précédents, c'est surtout la puissance du condenseur de CO^2, A P P′, qui en fait partie. Grâce à la rapidité avec laquelle l'acide
carbonique est absorbé, on a pu restreindre jusqu'à une extrême limite le volume

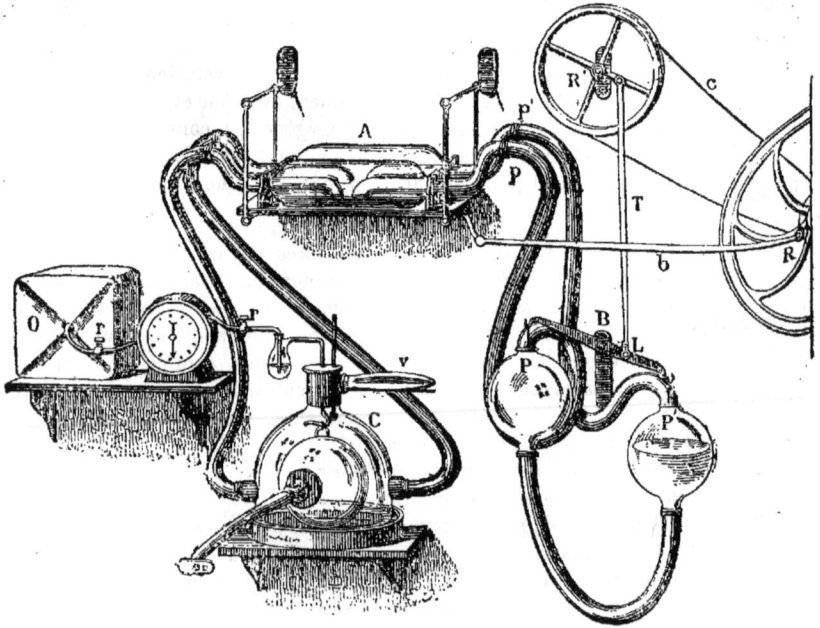

Fig. 223. — Nouvel appareil de Jolyet, pour l'étude chimique de la respiration
chez l'homme.

d'air servant à la respiration. Ce volume est contenu dans l'espace annulaire compris
entre la cloche C et le ballon qui la contient. Les pipettes P et P′ remplies de glycérine ne servent qu'à maintenir une active circulation de l'air à travers le condenseur. Le moteur R agite violemment, par la bielle *b*, la solution de potasse du condenseur en même temps qu'il fait osciller par TB les pipettes. L'oxygène renfermé
en O vient combler la dépression produite par l'absorption de CO^2 et est mesuré au
passage. En V est un sac de caoutchouc qui se dilate à chaque expiration. La faible
capacité de l'appareil permet de se rendre compte des variations de l'azote dans les
gaz de la respiration.

B. — RÉSULTATS OBTENUS. — COMPARAISON ENTRE L'AIR INSPIRÉ ET L'AIR EXPIRÉ

Par la respiration, l'air peut être modifié dans ses propriétés physiques et
dans sa composition chimique. La température, le volume, l'état hygrométrique de l'air inspiré et de l'air expiré sont différents, de même que la quantité d'oxygène et d'acide carbonique qu'ils contiennent.

Modifications physiques. — *Température.* — Il est facile de prendre la température de l'air expiré ; pour cela on place simplement un thermomètre dans un tube de verre terminé par un embout dans lequel on expire lentement par la bouche, après avoir inspiré par le nez. Après un temps suffisant, le thermomètre reste stationnaire et donne la température de l'air expiré.

On a constaté ainsi que, quelle que soit la température de l'air inspiré, de — 6° à + 37°, celle de l'air expiré ne varie que dans des limites assez étroites, et se rapproche de la température du corps. L'air se réchauffe donc fortement dans son passage à travers les fosses nasales, le pharynx, la trachée et les bronches dont les muqueuses sont abondamment vascularisées. Dans les circonstances ordinaires, c'est-à-dire pour des températures de l'air inspiré comprises entre 10° et 25°, la température de l'air expiré oscille autour de 36°. Pour une température de l'air inspiré de — 6°, celle de l'air expiré était de 29°,8 ; elle était de 38°,5 pour un air inspiré de 44°.

Volume. — Grâce à cette variation de température, toutes les autres circonstances restant les mêmes, le volume de l'air expiré est *plus grand* que celui de l'air inspiré. Mais cette augmentation n'est due qu'à l'élévation de température, car, à la même température, et sous la même pression, le volume de l'air expiré est, en réalité, *plus petit* que celui de l'air inspiré. Cela tient, comme nous le verrons, aux modifications chimiques que l'air éprouve dans sa composition.

État hygrométrique. — L'état hygrométrique de l'air inspiré peut varier du point de sécheresse absolue au point de saturation. L'état hygrométrique de l'air expiré, au contraire, ne varie pas ; il est toujours saturé de vapeur d'eau. Cette opposition si tranchée s'explique parfaitement ; l'air inspiré suit, en effet, toutes les variations hygrométriques de l'air qui nous entoure et dont il fait partie. Or, cet air peut passer par tous les degrés de l'échelle hygrométrique, bien qu'atteignant rarement les degrés extrêmes et surtout le point zéro (sécheresse absolue). L'air expiré se trouvant, dans le poumon, en contact avec une surface très étendue et continuellement humectée, sort du poumon saturé à la température de 36°. On comprend facilement, alors, combien doit être variable l'élimination de l'eau par la respiration, car les éléments les plus importants qui influent sur cette élimination, l'état hygrométrique de l'air inspiré et sa température varient dans de larges limites. Dans chaque cas particulier, le phénomène de la transpiration pulmonaire, obéissant aux lois physiques de l'évaporation, il sera facile de trouver la quantité d'eau enlevée à chaque mouvement respiratoire au réseau des capillaires sanguins qui rampent sous l'épithélium pulmonaire. Pour cela, il suffira de connaître l'état hygrométrique de l'air *inspiré* et sa température, l'état hygrométrique de l'air *expiré* et sa température, et de calculer, au moyen de ces données, le poids de vapeur d'eau contenue dans les volumes inspirés et expirés et d'en faire la différence. Dalton, qui a fait le premier ce calcul, a trouvé des nombres très rapprochés de ceux trouvés directement plus tard par Valentin et Gréhant. Dans une des expériences de ce dernier auteur, la quantité d'eau en poids éliminée par le poumon était de 0^{gr},38 par minute. Le nombre des mouvements respiratoires était de 17 dans le même temps; la quantité éliminée en vingt-quatre heures s'élevait à 547^{gr},10.

On peut donc prendre en moyenne, comme chiffre classique du poids de l'eau éliminée par le poumon en vingt-quatre heures, le chiffre rond de 500 grammes.

Quant aux circonstances qui font varier ce chiffre, elles sont, comme nous l'avons dit plus haut, faciles à saisir. Valentin a trouvé par l'expérience que, par une température extérieure très basse, ce chiffre diminuait. Cela s'explique facilement, car dans ce cas on trouve que l'air expiré sort du poumon à une température inférieure à 36° et, bien que saturé, contient une moindre quantité de vapeur d'eau.

Un fait à signaler, comme conséquence de l'élimination de l'eau par le poumon, est l'*abaissement de température* que doit faire subir au sang cette évaporation. On sait en effet, et Claude Bernard a démontré, que la différence de température du sang dans les deux ventricules est en faveur du ventricule droit; le sang se refroidit donc en passant par le poumon et la quantité de chaleur qui lui est enlevée par la vaporisation de l'eau éliminée par la respiration contribue certainement à cet abaissement de la température.

On peut se demander d'où provient toute l'eau exhalée par la surface pulmonaire. Le sang en est évidemment la source immédiate et, par ce fait, on doit attribuer à l'eau éliminée par le poumon la même origine qu'à celle contenue dans toutes les sécrétions de l'organisme. Ce n'est donc pas à la combustion de l'hydrogène provenant de l'oxydation ultime des matériaux de l'économie qu'il faut attribuer la production de l'eau éliminée au niveau du poumon, car l'eau introduite avec les aliments, les boissons, y entre aussi pour une très large part. D'ailleurs, n'arriverait-on pas par le raisonnement précédent à cette conclusion, on y serait amené par le fait brutal suivant, c'est que la quantité d'eau éliminée par le poumon est plus considérable que celle fournie par la combustion de l'hydrogène.

Modifications chimiques. — L'air, on le sait, a la composition centésimale suivante (en volume) : azote 79,02; oxygène, 20,95; CO_2, 0,03. Si l'on dresse un état comparatif des quantités pour 100 en *volume* d'oxygène et d'acide carbonique contenues dans l'air inspiré et dans l'air expiré, on obtient les chiffres suivants :

	AIR INSPIRÉ	AIR EXPIRÉ
Oxygène	20,95	16,0
Acide carbonique	0,03	4,4

Acide carbonique. — Bien que les chiffres de l'air expiré ne soient que des moyennes et soient très variables, comme nous le verrons plus loin, avec des circonstances fort nombreuses, ils montrent l'énorme différence entre la proportion d'acide carbonique contenu dans l'air inspiré et expiré.

La quantité d'acide carbonique est plus de 100 *fois plus grande* dans l'air *expiré;* on peut donc, en négligeant l'acide carbonique contenu dans l'air inspiré, calculer à quel taux s'élève l'exhalation de ce gaz dans un temps donné. On trouve ainsi que, *dans une heure,* l'homme adulte qui fait 16 mouvements respiratoires par minute et expire un demi-litre, *exhale* 21 *litres* à peu près d'*acide carbonique.* Les nombres trouvés par des mesures directes au moyen des appareils déjà décrits se rapprochent de ce chiffre, bien que très variables suivant les auteurs ; ainsi Scharling donne le chiffre de 443 litres d'acide carbonique exhalé en vingt-quatre heures.

En *poids,* la quantité d'acide carbonique exhalée en vingt-quatre heures peut être évaluée, d'après le même auteur, à 867 grammes.

Oxygène. — L'air inspiré, d'après le tableau précédent, contient 20,9 p. 100 d'oxygène, tandis que l'air expiré n'en contient plus que 16 p. 100. La quantité d'oxygène absorbée pendant la respiration s'élève donc à 4,9 p. 100 du volume total, soit par un calcul semblable à celui de l'acide carbonique, environ 23 *litres d'oxygène* absorbés en *une heure.*

En *poids,* d'après les mesures directes faites par les auteurs, on peut compter en moyenne 744 grammes par vingt-quatre heures (Vierordt).

Quotient respiratoire. — On voit, d'après ce qui précède, que la quantité en volume d'oxygène absorbée (23 litres par heure) est plus grande que la quantité d'oxygène contenue dans l'acide carbonique exhalé pendant le même temps (21 litres). Aussi, le *rapport* du volume du CO^2 produit à celui de l'oxygène absorbé, c'est-à-dire $\frac{21}{23}$, appelé par Pflüger *quotient respiratoire,* est-il, dans des conditions physiologiques normales, *plus petit* que l'unité : $\frac{CO^2}{O} < 1$. Il est d'ailleurs très variable suivant les circonstances, nous le répétons, comme chacun des termes qui le composent. Il varie notamment, avec la nature et la composition chimique des aliments introduits dans le tube digestif. Avec les aliments hydrocarbonés (fécule $C^6H^{10}O^5$, glycose $C^6H^{12}O^6$), riches en oxygène, sa valeur augmente et se rapproche de l'unité $\frac{CO^2}{O} = 1$; avec des aliments plus riches en hydrogène qu'en oxygène, tels que les graisses (stéarine = $C^{57}H^{110}O^7$), les huiles ($C^{87}H^{104}O^6$), les albuminoïdes, sa valeur diminue et s'éloigne de l'unité $\frac{CO^2}{O} = 0,55$. La conclusion à tirer de ces faits, c'est que l'oxygène absorbé par l'animal, qui ne reparaît pas sous forme d'acide carbonique dans l'air expiré, est employé à brûler l'hydrogène de ses aliments pour former de l'eau, quand ceux-ci ne contiennent pas assez d'oxygène dans leur propre molécule, comme c'est le cas des corps gras.

Il résulte encore de cette considération du quotient respiratoire un fait qui, quoique secondaire, est à signaler : c'est que, tout animal respirant dans un espace clos, diminue la tension des gaz de cet espace par le fait de sa respiration, le volume d'oxygène absorbé étant plus grand que le volume d'acide carbonique exhalé (Lavoisier, 1777).

Rôle de l'azote dans la respiration. — Le rôle de l'azote dans la respiration est encore une question à l'étude. Les expériences de Regnault et Reiset tendent à démontrer qu'il y a exhalation d'azote dans la respiration, du moins en ce qui concerne les animaux supérieurs, mammifères et oiseaux. D'autre part, la quantité d'azote exhalée, un centième à peu près du poids d'oxygène absorbé, est tellement minime, qu'elle ne dépasse peut-être pas la limite des erreurs possibles, malgré toute la précision apportée par les auteurs dans la mesure des volumes gazeux. Cependant il est bon de signaler que les mêmes auteurs ont vu une absorption d'azote se produire dans la cloche de leur appareil où ils avaient enfermé des oiseaux soumis à un jeûne prolongé. Dans tous les cas, les quantités d'azote absorbées ou exhalées sont excessivement petites et le rôle de l'azote dans la respiration n'est que très secondaire.

Autres gaz et principes volatils contenus dans l'air expiré. — On sait par expérience que certains liquides volatils, tels que l'alcool, l'éther, le chloroforme, etc., introduits dans l'organisme, donnent à l'haleine une odeur qui les révèle facilement. Il en est de même pour les principes odorants du musc, de l'ail, de l'asa fœtida, etc. Dans ces cas, étant donné la présence des liquides en question dans le sang, ou la grande diffusibilité des principes odorants, il est facile d'expliquer, par un passage direct à travers l'épithélium pulmonaire, la présence de ces gaz ou vapeurs dans l'air expiré.

La même explication ne peut convenir pour certains gaz, tels que l'hydrogène, l'hydrogène carboné et l'hydrogène sulfuré qui peuvent se rencontrer dans l'air expiré des cloches à expérience. L'origine intestinale de ces gaz peut être démontrée par ce fait que tous les auteurs qui les ont rencontrés, se servaient d'appareils dans lesquels l'animal en expérience est renfermé en entier (Regnault et Reiset, Pettenkofer et Voit). D'autre part, on ne constate jamais leur présence dans les produits de la respiration d'un animal coiffé d'une muselière hermétique et dont l'œsophage a été lié.

L'air expiré renferme encore des particules organiques qui colorent en jaune l'acide sulfurique et en rose une solution d'azotate d'argent. Les matières organiques viciaient assez rapidement l'air de la cloche dans l'appareil de Regnault et Reiset. L'air qui renferme une notable quantité de ces *miasmes* présente une odeur particulière qui est celle des salles de réunion insuffisamment ventilées après le séjour d'un grand nombre de personnes.

Nous compléterons ces données sur l'air expiré au chapitre de l'*haleine pulmonaire*.

C. — VARIATIONS DANS L'ACTIVITÉ DES ÉCHANGES GAZEUX DANS LA RESPIRATION

Les nombres cités plus haut qui représentent les quantités d'acide carbonique exhalé et d'oxygène absorbé sont variables dans une foule de circonstances dont nous citerons les principales.

Causes individuelles. — *Influence de l'espèce animale.* — Les mammifères et les oiseaux ont une température constante qui se maintient toujours à un niveau assez élevé quelle que soit la température ambiante et sont dits pour cette raison animaux à *sang chaud*. Les autres vertébrés et tous les invertébrés ont une température variable qui se met en équilibre avec celle du milieu extérieur, et qui n'atteint jamais des chiffres aussi élevés que pour les mammifères et les oiseaux; aussi les appelle-t-on animaux à *sang froid*. L'activité de la respiration est directement en rapport avec la température du corps : la consommation d'oxygène est donc plus grande chez les animaux à sang chaud que chez les animaux à sang froid comme l'indique le tableau suivant :

QUANTITÉS D'OXYGÈNE CONSOMMÉES PAR HEURE ET PAR KILOGRAMME D'ANIMAL

ESPÈCE ANIMALE	CENTIM. CUBES D'OXYGÈNE A 0° ET 760mm	AUTEURS	ESPÈCE ANIMALE	CENTIM. CUBES D'OXYGÈNE A 0° ET 760mm	AUTEURS
Homme	300	Vierordt	Lézard.	134	Regnault, Reiset
Veau , porc, mouton			Anguille. . . .	48	Jolyet et Regnard
Lapin	300-350	Reiset	Raie.	47	Id.
Chien	687	Pflüger	Crabe	107	Id.
Cobaye	900	Regnault, Reiset	Écrevisse . . .	38	Id.
Poulet.	1,100	Colasanti	Hanneton . . .	700	Regnault, Reiset
Moineau. . . .	750-1,000	Regnault, Reiset	Ver à soie . . .	600-800	Id.
Petits oiseaux .	6,710	Id.	Lombric. . . .	70	Id.
Marmotte en hibernation. . .	9,000-10,000	Id.	Huître.	13,5	Jolyet et Regnard
			Sangsue. . . .	22	Id.
Grenouille. . .	30	Id.	Astérie	32	Id.
	44-73	Id.			

Influence de la taille. — Si l'on considère les quantités totales d'acide carbonique formé ou d'oxygène absorbé par différents animaux de tailles diverses, on constate que ces quantités sont d'autant plus grandes que la taille et le poids de l'animal considéré sont eux-mêmes plus grands. Mais il en est tout autrement si l'on considère, notion beaucoup plus rationnelle, le rapport de ces quantités au poids de l'animal qui les a fournies, c'est-à-dire la quantité d'oxygène absorbé ou d'acide carbonique produit par un kilogramme de l'animal en question. Dans ce cas, on trouve un résultat inverse et ce sont les *petits animaux* qui, proportionnellement, *consomment le plus* d'oxygène et *exhalent le plus* d'acide carbonique. Ce fait est à rapprocher du suivant, que nous aurons l'occasion de rappeler au chapitre de la *Chaleur animale*, à savoir que ce sont également les petits animaux qui, proportionnellement, produisent les plus grandes quantités de chaleur. L'un est évidemment la conséquence de l'autre. L'homme ne fait pas exception à cette règle ; elle s'applique également à tous les animaux.

Influence de l'âge. — D'après Andral et Gavarret, l'activité des combustions respiratoires augmente chez l'homme avec l'âge, passe par un maximum vers trente-deux ans pour diminuer ensuite jusqu'à la mort. Chez un vieillard plus que centenaire, ces auteurs ont trouvé que le dégagement d'acide carbonique n'était que de 11 litres par heure, à peu près ce que dégage un enfant de huit à neuf ans.

Influence du sexe. — Suivant les mêmes auteurs, toutes conditions égales d'ailleurs, la femme exhale moins d'acide carbonique et absorbe moins d'oxy-

gène que l'homme. Son activité respiratoire augmente aussi avec l'âge jusqu'à la puberté, mais subit à ce moment un temps d'arrêt qui dure jusqu'à
la ménopause pour augmenter de nouveau ensuite. La grossesse agit, comme
la suppression des règles, en augmentant les échanges gazeux.

Causes physiologiques. — *Influence du sommeil.* — D'après les expériences de Scharling, on peut évaluer à 1/4 la diminution de l'activité respiratoire pendant le sommeil. Cette diminution est beaucoup plus marquée
chez les animaux hibernants pendant l'hibernation. Quand l'engourdissement
est complet, la respiration est presque nulle.

Influence de l'activité musculaire. — Par contre, le travail musculaire
augmente toujours, tant chez l'homme que chez les animaux, l'activité des
échanges gazeux. Ce fait, découvert par Lavoisier (1785), a été confirmé
depuis par d'autres physiologistes. Vierordt, notamment, a trouvé que, pendant un exercice modéré, l'accroissement de l'acide carbonique exhalé pouvait atteindre 19 centimètres cubes par minute.

Influence de l'alimentation. — Nous avons vu, à propos du quotient respiratoire, comme variaient les échanges gazeux avec la nature des aliments.

Influence du jeûne. — Lorsqu'on suspend l'alimentation d'un animal, la
quantité d'acide carbonique exhalé diminue de plus en plus, à mesure que
l'abstinence se prolonge. Dans une expérience de Boussingault, une tourterelle recevant sa ration ordinaire brûlait, en vingt-quatre heures, 5^{gr},1 de
carbone, tandis qu'une tourterelle semblable, mais privée d'aliments, n'en
brûlait que 2^{gr},2.

L'influence de la digestion se fait aussi sentir pour augmenter l'activité
des échanges gazeux. Cette activité croît depuis le commencement de la digestion jusqu'à la fin, pour diminuer ensuite jusqu'au prochain repas (Lavoisier,
Vierordt, Valentin, Frédéricq).

Causes physiques. — *Influence de la température.* — Chez l'homme et
chez tous les animaux dont la température est invariable, les combustions
organiques augmentent d'activité à mesure que la température du milieu
ambiant se refroidit. L'exhalation d'acide carbonique et l'absorption d'oxygène sont donc *plus grandes* chez ces animaux *en hiver* qu'en été. Le fait est
facilement explicable en considérant qu'à une plus grande déperdition doit
correspondre une plus grande production de calorique pour que la température reste invariable. Mais il peut arriver, pour une cause pathologique
quelconque, que le régulateur qui maintient constante la température de ces
animaux ne fonctionne plus ; dans ce cas, l'animal se comporte comme un
corps inerte qui se refroidit. La chaleur qu'il perd, n'est plus fournie par les
combustions organiques et celles-ci peuvent diminuer. C'est ce qui arrive,
par exemple, par la section de la moelle chez les lapins ; la régulation de la
température, dans ce cas, ne peut plus s'effectuer, l'animal se refroidit et
l'exhalation d'acide carbonique s'abaisse avec la température. Chez un cobaye

intact, dont la température restait parfaitement constante, Letellier a trouvé, pour l'acide carbonique exhalé, les chiffres suivants, confirmant la loi qui vient d'être établie :

TEMPÉRATURE	GRAMMES PAR HEURE
30° à 40° C.	1,458
15° à 20° C.	2,080
0° C.	3,006

Influence de la lumière. — La lumière, d'après les expériences de Moleschott, augmente l'activité des échanges gazeux respiratoires. Les expériences ont été faites sur des grenouilles.

Causes pathologiques. — *Influence des maladies.* — Les maladies agissent d'une façon plus ou moins intense sur les échanges gazeux de la respiration.

Les *fièvres franches*, les *phlegmasies aiguës* augmentent la consommation d'oxygène et l'exhalation d'acide carbonique ; mais l'exhalation de ce dernier n'est pas proportionnelle à l'absorption de l'oxygène dont la moitié seulement se retrouve dans l'acide carbonique, l'autre moitié se fixant probablement sur les produits hydrocarbonés.

Les *fièvres lentes et hectiques*, les *inflammations chroniques*, se traduisent aussi par une augmentation dans la consommation de l'oxygène, quoique moins forte que dans le cas précédent, et l'exhalation d'acide carbonique est moindre encore par rapport à l'absorption d'oxygène. Il y a donc une très forte portion de l'oxygène absorbé qui doit se fixer sur les corps hydrogénés, les graisses des tissus par exemple, qui sont brûlés, d'où amaigrissement rapide dans ces maladies.

Enfin les *maladies cachectiques*, anémie, cancer, etc., où le sang a perdu une partie de sa capacité respiratoire ; celles où il y a un obstacle mécanique entravant l'apport de l'air dans le poumon, telles que la pleurésie, le pneumothorax, les déformations rachitiques du thorax, etc., qui diminuent le champ de l'hématose ; les affections cardiaques accompagnées de stase pulmonaire ou veineuse et déterminant un certain degré d'asphyxie, toutes ces affections s'accompagnent d'une diminution dans la consommation d'oxygène (*anoxhémie*) et dans l'exhalation de l'acide carbonique.

III

PHÉNOMÈNES CHIMIQUES DE LA RESPIRATION

THÉORIE DES ÉCHANGES GAZEUX RESPIRATOIRES, CHIMISME RESPIRATOIRE

Nous avons vu, dans les deux chapitres précédents, par quel mécanisme l'air extérieur était amené au contact de l'épithélium pulmonaire et quelles modifications il subissait dans le poumon; il nous reste à faire un pas de plus pour chercher ce que devient l'oxygène qui disparaît par la respiration et d'où vient l'acide carbonique contenu dans l'air expiré.

DE L'OXYGÈNE ET DE L'ACIDE CARBONIQUE CONTENUS DANS LE SANG

Nous avons vu, en étudiant le sang (voir p. 87), que ce liquide contient trois gaz, l'oxygène, l'acide carbonique et l'azote dont nous avons indiqué l'état combiné ou dissous, les proportions respectives, la provenance, les variations suivant diverses conditions, etc. Nous ne pouvons que renvoyer à cette étude dont nous devons seulement rappeler ici les conclusions.

L'oxygène provenant de l'air inspiré n'est pas simplement dissous [1], mais se *combine* avec l'hémoglobine des globules au niveau du poumon, pour former l'*oxyhémoglobine* qui se dissocie dans les capillaires généraux et passe à l'état d'hémoglobine réduite.

L'acide carbonique libre ou combiné, provenant des tissus, est contenu dans le plasma et se dégage au niveau du poumon. L'azote n'a qu'une importance secondaire.

Nous devons ajouter ici quelques mots au sujet des processus qui amènent ou favorisent le dégagement du CO_2 combiné, au niveau du poumon.

Causes du dégagement de l'acide carbonique combiné. — La dissociation des carbonates et le dégagement de CO_2 qui a lieu au niveau du poumon ont été attribués autrefois par Robin et Verdeil à l'influence d'un acide faible, l'*acide pneumique*, qu'on n'a jamais pu isoler.

Il ne paraît point y avoir là d'acide particulier, mais quelque chose en joue positivement le rôle, ce sont les globules par l'oxyhémoglobine qui a les propriétés d'un acide. Ce rôle de l'oxyhémoglobine est démontré par le fait que, dans le vide, le sang entier abandonne beaucoup plus de CO_2 que ne le ferait le sérum de ce même sang qui, presque seul pourtant, contient

---

[1] Sauf une très faible fraction = à 1/5 de l'oxygène total.

l'acide CO^2. L'oxyhémoglobine en se formant dans le poumon intervient donc pour déplacer l'acide CO^2 des carbonates par un phénomène d'effervescence. Il y a donc une action chimique dans la respiration pulmonaire, et non pas un simple phénomène physique d'échange gazeux. Toutefois la *tension* du CO^2 simplement dissous contribue au maintien ou à la dissociation de la combinaison du CO^2 avec les alcalis, suivant que cette tension reste au-dessus ou au-dessous du point de dissociation. (Voir plus loin, p. 456.)

Récemment Garnier a repris la théorie de l'acide pneumique à la suite d'expériences qui l'ont amené à admettre qu'il y a, dans le tissu pulmonaire, un corps, qu'il n'a d'ailleurs pu isoler, et qui aurait une fonction acide.

On peut supposer, aussi, que les cellules épithéliales des vésicules pulmonaires joueraient un rôle actif dans les échanges gazeux et, se comportant comme des cellules glandulaires et non comme des éléments inertes, décomposeraient les carbonates du sang et rejetteraient à l'extérieur le gaz CO^2. Le poumon justifierait ainsi la définition qu'on en a donnée : une glande qui sécrète de l'acide carbonique. (Voir *Haleine*.)

Enfin une autre explication fait jouer aux globules sanguins *entourés d'une atmosphère d'oxygène libre* (atmosphères limitées) le même rôle que celui des corps pulvérulents inertes (mousse de platine, bioxyde de manganèse, etc.), entraînant par leur présence seule la décomposition de l'eau oxygénée ou le dégagement de l'acide carbonique de solutions saturées, tant que chaque parcelle solide est revêtue d'une couche d'air adhérente (Merget).

RESPIRATION INTERNE OU RESPIRATION DES TISSUS

Respiration élémentaire. — Ce n'est pas pour le sang lui-même, mais en réalité pour les éléments anatomiques de l'organisme tout entier que l'oxygène est emprunté au milieu extérieur, au niveau du poumon, et le sang n'est qu'un intermédiaire entre le milieu extérieur et les éléments des tissus. Les phénomènes mécaniques de la respiration, les échanges gazeux qui ont lieu entre le sang et l'air au niveau du poumon ne sont que des phases préliminaires de la vraie respiration qui a lieu au niveau des tissus eux-mêmes, et on peut supposer des organismes dépourvus de ces mécanismes intermédiaires et chez lesquels l'oxygène viendrait directement vivifier les éléments anatomiques. C'est le cas, non seulement pour les êtres inférieurs composés d'une seule ou d'un petit nombre de cellules, mais encore pour des organismes relativement très complexes comme les insectes, chez lesquels l'air, apporté par des canaux ou *trachées* qui parcourent tous les tissus, vient entourer tous les éléments d'une atmosphère d'oxygène.

Ainsi donc, on peut admettre plusieurs phases dans l'exercice de la fonction respiratoire :

1° La respiration *externe*, qui fait pénétrer l'oxygène de l'air dans le sang, c'est-à-dire dans le milieu intérieur ou intermédiaire. L'ensemble des mécanismes chargés d'exécuter cette première phase constitue l'appareil respiratoire et la respiration proprement dite ;

2° La respiration *interne* qui fait pénétrer l'oxygène du sang dans les tissus.

Parallélisme des respirations interne et externe. — Ces deux respirations se ressemblent, en fait, beaucoup plus qu'elles n'en ont l'air et on pourrait en faire une étude presque rigoureusement parallèle.

La *respiration externe* a lieu au niveau des capillaires *pulmonaires*; elle se fait entre les gaz du milieu extérieur et les éléments du milieu intérieur constitué par un tissu spécialisé, le sang.

La *respiration interne* a lieu au niveau des capillaires *généraux*, elle se fait entre les gaz du milieu intérieur et les éléments des divers tissus.

Elles sont assurées toutes les deux par des actes mécaniques différents, mais dont le résultat est identique, à savoir le renouvellement de l'oxygène : l'*externe* par le mécanisme thoraco-pulmonaire (phénomènes mécaniques de la respiration) agissant sur le milieu extérieur, c'est-à-dire sur l'air; l'*interne* par le mécanisme de la circulation agissant sur le milieu intérieur, c'est-à-dire sur le sang. Le sang artériel représente pour les tissus ce que représente l'air inspiré pour le sang contenu dans le poumon, c'est-à-dire l'apport d'oxygène ; le sang veineux représente l'air expiré, c'est-à-dire le départ de l'acide carbonique.

Fixation de l'oxygène sur les tissus. — Ce phénomène si important de la respiration des tissus, qui est l'essence même de la respiration, a été signalé pour la première fois par Spallanzani qui constata que des parties d'organes séparés du corps, muscle, substance cérébrale, moelle épinière, tendons, etc., placés sous des éprouvettes, absorbent de l'oxygène et exhalent de l'acide carbonique. Cet illustre observateur a étudié ainsi la respiration de chaque tissu en particulier, et il est arrivé à des chiffres qui concordent sensiblement avec ceux qui sont obtenus aujourd'hui par les méthodes perfectionnées. Depuis, de nombreux expérimentateurs, Liebig, Pflüger, P. Bert, Regnard, etc., ont étudié le même sujet et bien précisé les conditions du phénomène.

Non seulement un muscle séparé du corps, c'est-à-dire du sang, absorbe l'oxygène de l'air et exhale de l'acide carbonique, mais encore, lorsqu'il est placé dans une atmosphère d'hydrogène et d'azote, il continue à exhaler CO_2, et même en grande quantité, si on le fait contracter, bien que l'on se soit assuré, au préalable, qu'il ne contient aucun oxygène libre, en le soumettant à l'action de la pompe à mercure. Et cette exhalation de CO_2, ainsi que la faculté de se contracter, peut durer un certain temps dans ces conditions. Cependant, on sait que l'oxygène est nécessaire à la vie du muscle, et que celui-ci perd sa contractilité si on le prive de ce gaz, en le faisant traverser, par exemple, par un courant de sang veineux, au lieu de sang artériel. Il faut donc qu'il existe, dans l'intérieur du muscle, de l'oxygène à un état particulier et que le vide ne peut pas dégager, c'est ce qui a lieu.

Le muscle jouit donc, d'une part, de la propriété d'absorber et de fixer l'oxygène ambiant, en le transformant en oxygène intra-moléculaire d'une *tension très faible ou nulle ;* d'autre part, de la propriété de produire et de dégager continuellement CO_2, en quantité plus ou moins grande, suivant qu'il est à l'état de repos ou de contraction.

La contre-partie de l'expérience du muscle plongé dans l'air, c'est-à-dire séparé du sang et qui continue tout de même à exhaler CO_2, consistera à observer le sang séparé du muscle et maintenu à la température du corps. Or, les oxydations sont faibles, l'oxygène qu'il contient disparaît lentement, et si on y ajoute des corps très oxydables, tels que la glycose par exemple ou l'acide pyrogallique, on les retrouve intacts, après un temps fort long, ce qui prouve qu'ils n'ont pas été brûlés. *Il n'y a donc, dans le sang lui-même, que des combustions inappréciables.*

Maintenant, si on plonge un fragment de muscle non plus dans l'air, mais dans le sang artérialisé ou dans une solution d'oxyhémoglobine, le muscle absorbera l'oxygène du sang ou de la solution, lesquels ne donneront plus au spectroscope que l'unique raie d'absorption de l'hémoglobine réduite. Il en est de même si le muscle, au lieu d'être plongé librement dans un bain de sang, est traversé par le sang lui-même comme cela a lieu sur le vivant, où le muscle, pénétré par un réseau capillaire sanguin, est en quelque sorte plongé dans une éponge sanguine.

La paroi des capillaires, bien que séparant le sang des fibres musculaires, n'empêche pas la susbstance musculaire d'absorber l'oxygène contenu dans le sang. Plusieurs expériences le prouvent : si, comme Schützenberger, on fait circuler du sang artériel défibriné dans un tube de baudruche plongé dans une bouillie de levure de bière, c'est-à-dire de protoplasma vivant, on constate que la levure absorbe l'oxygène du sang qui la traverse et dont l'oxyhémoglobine se trouve ainsi réduite. L'élégante expérience de Vierordt n'est pas moins démonstrative. On éclaire très vivement la pulpe rosée du bout du doigt rendue ainsi transparente, et on l'examine au spectroscope ; on reconnaît les deux bandes d'absorption de l'oxyhémoglobine du sang qui arrive dans le doigt. Puis on arrête la circulation par une ligature faite à la base du doigt. Au bout de deux ou trois minutes, la pulpe rosée est devenue violette et le spectroscope ne montre plus que la bande unique de l'hémoglobine réduite. L'oxygène du sang a donc été absorbé par les tissus du bout du doigt.

Les combustions ont lieu dans la substance même des tissus et non dans le sang qui les baigne. — Mais si la tension de l'oxygène du muscle est nulle, celle de l'oxygène du sang est comparativement forte, et ce gaz tendra continuellement à traverser le plasma, la paroi capillaire, les espaces lymphatiques et le sarcolemme pour venir dans la substance musculaire sur laquelle il se fixe en perdant sa tension, en sorte qu'il y a sans cesse appel d'oxygène en ce point. C'est l'inverse pour CO_2 qui, sans cesse produit par le tissu musculaire, y possède une tension toujours plus forte, tandis qu'elle est relativement faible dans le sang : d'où un courant de CO_2 du muscle vers le sang. La respiration du muscle a donc lieu dans le muscle lui-même et non dans le sang qui le traverse. Les opérations chimiques, d'ailleurs mal connues dans leur essence, qui donnent naissance à CO_2, se passent donc dans l'intimité de la substance musculaire, et CO_2 n'est pas produit, comme quelques-uns l'ont cru, dans le sang lui-même où le muscle ne ferait que verser certains principes *oxydables* que l'oxygène du sang aurait directement oxydés et transformés en CO_2 et autres produits dits de combustion.

Ce qui a lieu pour le muscle a lieu évidemment pour les autres tissus, et c'est bien au niveau de leurs éléments, et non dans le sang qui les traverse, que s'effectuent les combustions respiratoires.

Enfin l'expérience de la *grenouille salée* montre bien aussi que ce n'est pas dans le sang que se produisent les combustions respiratoires puisque, sur une grenouille dont on a remplacé tout le sang par de l'eau salée, et qui peut continuer à vivre assez longtemps, les phénomènes chimiques de la respiration persistent sans modification. Or, il est difficile de supposer que ce n'est pas dans les tissus, mais dans l'eau salée qui les traverse, que se produisent les phénomènes métaboliques de l'organisme.

Mécanisme des échanges gazeux. — *Différences de tension.* — Les échanges qui ont lieu au niveau des capillaires généraux, entre le sang et les cellules des tissus, s'opèrent par le même mécanisme, et en vertu des mêmes lois de la diffusion, que ceux qui ont lieu dans les capillaires pulmonaires entre l'air et le sang, c'est-à-dire qu'ils ont pour cause les *différences* respectives de *tension* dans le sang, et dans le liquide interstitiel des tissus, de l'oxygène et du CO_2. Dans le sang artériel qui arrive aux capillaires, la tension de l'oxygène est forte (14 à 15 p. 100); elle est faible au contraire, dans le plasma interstitiel qui baigne les cellules des tissus. Pour CO_2, c'est le contraire. Il y a donc une tendance à l'équilibre qui fait passer l'oxygène du plasma du sang dans le plasma des tissus, et le CO_2 des tissus dans le sang. Mais dès que la tension de l'oxygène tombe au-dessous de 4 p. 100 d'une atmosphère, l'oxyhémoglobine se dissocie et restitue au plasma une quantité d'oxygène égale à celle qui a diffusé dans les tissus et ainsi se maintiennent les différences de tension qui assurent la continuité des échanges entre le milieu intérieur et les tissus.

Les *mesures de la tension* de l'oxygène et du CO_2 dans le sang et les tissus ont pu être faites soit directement pour le sang, au moyen de l'*aérotomètre*, soit indirectement pour les tissus par la mesure de la tension de ces gaz dans les liquides formés dans la profondeur même des tissus : lymphe revenant des membres, bile pour le tissu du foie, urine pour le tissu du rein, salive pour le tissu des glandes salivaires, etc.

Or, la tension de l'oxygène se montre très faible ou nulle dans ces humeurs, car la lymphe n'en contient pas et les sécrétions n'en renferment que très peu, ce qui implique que la tension de l'O dans les tissus correspondants doit être également nulle ou très faible et que l'O du sang doit s'écouler facilement vers les tissus.

La tension du CO_2, au contraire, est relativement forte dans ces mêmes humeurs et par suite dans les tissus. Tandis que dans le sang artériel cette tension équivaut à 21^{mm} de mercure, et dans le sang veineux des capillaires du poumon à 41^{mm}, elle monte à 50^{mm} dans la bile, à 58^{mm} dans le liquide péritonéal et la paroi intestinale, à 68^{mm} dans l'urine, c'est-à-dire qu'elle est de beaucoup supérieure à celle du CO_2 du sang artériel, et qu'il doit s'établir facilement un courant de CO_2 des tissus vers le sang.

On peut schématiser ainsi ce double courant de sens inverse qui résume tout le mécanisme des échanges gazeux :

	AIR EXTÉRIEUR	AIR ALVÉOLAIRE	SANG	TISSUS
Tension de l'oxygène	21 °/₀ A. > ↦	18 °/₀ A. > ↦	14 °/₀ A.	> ↦ 0 °/₀ A.
— du CO_2	0 °/₀ A. ↤ <	2,8 °/₀ A. ↤ <	3,8 à 5,4 °/₀ A. ↤	< 5 à 9 °/₀ A.

Réserve d'oxygène. — Nous avons vu que dans le muscle l'exhalation de CO_2 ne dépend pas directement de l'absorption d'oxygène, puisque le muscle produit encore du CO_2 dans une atmosphère d'hydrogène ou d'azote. Et il en est ainsi pour les autres tissus et pour l'organisme tout entier. Il semble donc que l'O absorbé par les tissus ne sert pas immédiatement à la combustion, mais est d'abord emmagasiné un certain temps. Les expériences de Spallanzani (répétées par W. Edwards, Collard de Martigny, et plus récemment par Pflüger) ont montré en effet, il y a longtemps, que les grenouilles placées dans une atmosphère d'hydrogène ou d'azote continuent à vivre un certain temps (96 heures à 0°, 48 heures à la température ordinaire) et à exhaler du CO_2. Cet acide CO_2 est produit aux dépens de l'oxygène introduit par la respiration *avant* l'expérience et qui est emmagasiné et *mis en réserve* dans les tissus sous forme d'oxygène intra-moléculaire que le vide ne déplace pas. Cette réserve permet à l'organisme de fonctionner un certain temps, et, par suite, de produire du CO_2, sans absorber d'oxygène, tout comme les cils vibratiles de certaines cellules peuvent continuer à se mouvoir un certain temps dans l'azote ou l'hydrogène, pourvu qu'on les soumette au préalable à l'action de l'oxygène. L'oxygène agit donc, dans ce cas, suivant la comparaison de Pflüger, comme pour remonter la pendule vitale. Et celle-ci, une fois montée, peut marcher un certain temps, sans avoir besoin d'être remontée de nouveau.

Cette réserve d'oxygène ne s'épuise que lentement chez les animaux à sang froid, surtout aux basses températures, et chez les animaux en hibernation, ainsi que chez les petits mammifères nouveau-nés, par suite de la lenteur des échanges au niveau des tissus. Mais chez les animaux à sang chaud, dans les conditions ordinaires, elle est rapidement épuisée et l'asphyxie survient, au bout de quelques minutes, si l'animal est privé d'oxygène.

Certains oiseaux ou mammifères *plongeurs*, qui peuvent rester plusieurs minutes sans respirer, possèdent une réserve d'oxygène plus grande, grâce à la capacité proportionnellement plus grande de leur système circulatoire où peut s'accumuler une plus grande quantité de sang et, partant, d'oxygène. A poids égal, par exemple, un canard contient un tiers ou moitié de sang de plus qu'un poulet : ainsi ce dernier animal plongé dans l'eau (ou étranglé) périt au bout de deux à trois minutes, tandis que le premier résiste jusqu'à sept ou huit minutes (P. Bert).

Variations dans l'activité respiratoire des tissus. — Causes intrinsèques : *Nature des tissus.*

Tous les tissus n'absorbent pas la même quantité d'oxygène, comme l'avait déjà vu Spallanzani, et le tableau suivant, indique les quantités d'oxygène absorbé et de CO_2 exhalé pendant vingt-quatre heures par 100 grammes de divers tissus plongés dans l'air à la température de 10° :

NATURE DU TISSU	OXYGÈNE ABSORBÉ		ACIDE CARBONIQUE EXHALÉ
	(Quinquaud.)	(P. Bert.)	(P. Bert.)
100 gr. de tissu musculaire .	23,3 cent. c.	50,8 cent. c.	56,8 cent. c.
100 — du cœur. . .	21 —	—	—
100 — cérébral. . .	12 —	45,8 —	42,8 —
100 — du rein . . .	10 —	37,0 —	15,6 —
100 — de la rate. .	8 —	27,3 —	15,4 —
100 — du testicule .	16 —	18,3 —	27,5 —
100 — osseux. . . .	5 —	17,2 —	8,1 —
100 — du sang. . .	1 —	—	—

Il est vrai que, dans les conditions ordinaires, les tissus ne respirent pas directement dans l'air, mais dans le sang où ils puisent l'oxygène qui leur est nécessaire. Or, l'expérience faite en plongeant ces tissus dans du sang défibriné donne, pour la consommation d'oxygène, des chiffres concordants avec ceux qu'on obtient par la respiration directe dans l'air.

L'activité respiratoire des tissus n'est donc pas égale pour tous les tissus du même animal, et nous voyons que c'est le muscle et la substance nerveuse qui sont le mieux doués à cet égard ; mais elle varie aussi pour le même tissu examiné chez des animaux différents : le muscle du chien absorbe 68 c. c. d'oxygène, celui du cheval 62, celui du lapin 45, celui des animaux à sang froid encore moins.

Toutes les causes de variations que nous avons signalées, à propos des échanges gazeux entre l'air et le milieu intérieur, se retrouvent aussi pour les échanges entre le milieu intérieur et les tissus. C'est ainsi que nous retrouvons l'influence de l'âge, du sommeil et du repos, du travail musculaire, de la température, des maladies, et ces variations s'effectuent naturellement dans le même sens que celles des échanges gazeux pulmonaires, puisque ces derniers ne sont que la résultante des échanges gazeux des tissus. Reprenons un peu en détail l'influence de chacune de ces causes.

Causes physiologiques. — *Influence de l'âge.* — L'activité respiratoire des tissus, et surtout celle du tissu musculaire, offre une intensité plus grande

---

[1] Les chiffres obtenus, d'après Quinquaud, sont notablement plus faibles quand on opère sur les tissus extraits de l'organisme avec toutes les précautions antiseptiques et placés dans des milieux, air ou sang, absolument stérilisés et à une température invariable de manière à éviter les phénomènes de putréfaction qui dans les expériences des autres auteurs viennent modifier les résultats. La quantité de CO_2 est un peu inférieure à celle de l'oxygène absorbé.

dans l'enfance et la jeunesse et diminue à partir de l'âge mûr pour se restreindre de plus en plus dans la vieillesse. Cependant, chez les nouveau-nés, elle présente une remarquable lenteur qui nous explique la si grande résistance des animaux et des enfants nouveau-nés à l'asphyxie, comme l'a le premier signalé Buffon. Le chiffre de l'oxygène absorbé par les muscles du nouveau-né, par rapport aux muscles de l'adulte, est comme 29 est à 47.

Il semble que les tissus du fœtus baignés par un sang qui reçoit son oxygène non pas directement du milieu extérieur, mais seulement par l'intermédiaire du sang maternel, conservent, quelques jours encore après la naissance, cette tendance à une moindre consommation d'oxygène. Dans l'organisme de la mère, le fœtus respire en quelque sorte à la façon d'un parasite, ou, pour parler plus exactement, à la façon d'un être à respiration aquatique, le sang de la mère jouant le même rôle que l'eau, c'est-à-dire servant d'intermédiaire entre l'air atmosphérique et le sang du fœtus.

Influence du repos et du travail. — Le repos restreint les combustions respiratoires des tissus ; le travail, au contraire, les augmente. Matteucci, le premier, a vu que la quantité d'oxygène absorbée par un muscle séparé du corps est plus grande si on fait contracter ce muscle, et on sait que, tandis que le sang veineux qui revient des muscles est *rouge* quand le muscle est au repos, il devient *noir* si on fait contracter le muscle, ce qui indique que tout l'oxygène de ce sang a été consommé et qu'une plus grande quantité d'acide CO_2 a été exhalée.

La valeur des échanges dans le tissu musculaire a été récemment mesurée par Chauveau (1887). Il a vu d'abord que sur le muscle releveur propre de la lèvre supérieure du cheval, l'activité circulatoire est cinq fois plus grande dans le muscle en travail que dans le muscle en repos. Quant à la quantité d'O, absorbée en *une minute* par le muscle, Chauveau a trouvé les valeurs suivantes :

1° Pendant le *travail*, cette quantité équivaut à 0,0014100 du poids du muscle. La quantité d'O contenue dans le CO_2 exhalé dans le même temps est supérieure à l'O absorbé ; le rapport moyen de ces deux quantités est de 1,223, ce qui prouve que l'O absorbé pendant le travail est insuffisant pour alimenter les combustions organiques et que le surplus d'O consommé doit venir de l'O emmagasiné pendant le repos ;

2° Pendant le *repos*, le muscle prend au sang, en *une minute*, une quantité d'O égale à 0,00000690 du poids du muscle, c'est-à-dire vingt-une fois moindre que pendant le travail. Mais, à l'inverse de ce qui arrive pendant le travail, tout l'O absorbé par le muscle en repos ne se retrouve pas dans le CO_2 excrété par le muscle ; l'excédent pour une minute équivaut à 0,00000190 du poids du muscle, et c'est cet excédent qui s'emmagasine durant le repos et forme une réserve d'oxygène.

Influence de la veille et du sommeil. — L'influence de la veille et du sommeil a été mise en évidence par les recherches de Pettenkofer et Voit qui ont montré que les productions d'oxygène absorbé et de CO_2 exhalé diffèrent suivant la veille et le sommeil. Déjà Regnault et Reiset avaient observé que, pendant le sommeil hibernal, les animaux augmentent de poids parce que tout en respirant très peu ils absorbent plus d'oxygène qu'ils n'en rendent sous forme de CO_2. Voici les chiffres des physiologistes de Munich : un homme en vingt-quatre heures, sur 100 parties d'oxygène absorbé, en absorbe 33 le jour, 67 la nuit, c'est-à-dire juste le double ; pendant ce même temps, sur 100 parties de CO_2 exhalé, 58 parties sont exhalées le jour, 42 seulement la nuit :

MOMENT DU NYCTHÉMÈRE	CO_2 EXHALÉ P. 100		O ABSORBÉ P. 100	
	REPOS	TRAVAIL	REPOS	TRAVAIL
Le jour	58	69	33	31
La nuit suivante.	42	31	67	69
	100	100	100	100

Ce petit tableau montre que l'homme, pendant le jour, surtout s'il travaille, n'absorbe pas assez d'O pour suffire à l'exhalation de CO_2 qu'il fait dans le même temps, et qu'il faut qu'il en emprunte en outre à une autre source, c'est-à-dire à ses tissus.

D'autre part, nous voyons que le CO_2 exhalé la nuit ne représente pas tout l'O absorbé dans le même temps ; il y a donc une partie de l'O qui n'est pas brûlée et qui s'emmagasine dans les tissus pour être consommée ultérieurement pendant la veille. Ces faits prouvent donc encore que la respiration, comme la nutrition, n'est pas directe et que ce n'est pas l'O qui vient d'être absorbé par le poumon qui oxyde immédiatement les tissus.

CAUSES PHYSIQUES. — *Influence de la quantité d'oxygène.* — La quantité d'oxygène contenue dans le milieu intérieur où respirent les tissus peut varier en plus ou en moins et, par suite, l'oxydation des éléments anatomiques est plus ou moins énergique.

1° L'oxygène est *augmenté.* Spallanzani a constaté que des tissus placés dans des milieux de plus en plus oxygénés absorbaient des quantités de plus en plus grandes d'oxygène, et Bert, dans ses études sur l'air comprimé, a vu que les combustions des tissus allaient toujours en augmentant jusqu'à ce que la teneur de l'air en oxygène fût de 50 à 60 p. 100 ; puis, qu'à partir de là, elles diminuaient progressivement. La suroxygénation du sang (travail dans l'air comprimé) produit donc une exagération de combustion des tissus.

2° L'oxygène est *diminué.* Ce cas, beaucoup plus fréquent que le précédent, a une grande importance en pathologie. Toutes les fois, en effet, que par la diminution de l'apport d'oxygène (obstacles mécaniques à la ventilation pulmonaire), affaiblissement de la capacité respiratoire du sang soit par diminution dans le nombre des globules (aglobulie), soit par modification de l'hémoglobine, il y a une moins grande quantité de sang offerte aux tissus, les combustions intimes sont ralenties, il y a moins d'oxygène absorbé, moins de CO^2 rendu, d'où une torpeur plus ou moins grande des phénomènes vitaux et un abaissement de la température.

Influence de la température. — Nous avons vu précédemment que, chez les animaux à température constante, les échanges gazeux entre l'air et le sang augmentent à mesure que la température extérieure diminue. Mais ce phénomène n'a lieu que chez les animaux à sang chaud pourvus d'un mécanisme nerveux qui leur permet, pour résister au froid, de produire une plus grande quantité de chaleur et de maintenir constante la température de leur milieu intérieur. Aussi, chez eux, les éléments anatomiques ne subissent-ils que d'une façon accidentelle et toute pathologique, et dans des limites d'ailleurs peu étendues (sauf le cas du lapin à moelle coupée), les variations de température que subissent les éléments des animaux à sang froid. C'est donc l'influence des variations de température non plus sur l'organisme tout entier, mais sur les tissus eux-mêmes soustraits à l'influence nerveuse, que nous allons étudier maintenant.

De nombreuses expériences, en particulier celle de Reguard, montrent que les cellules de la levure de bière placée dans l'eau, que les globules rouges dans le sang extrait du corps, consomment des quantités croissantes d'oxygène de 0° à 35°, que de ce chiffre jusqu'à 55° les combustions sont à peu près égales, et qu'à 60° l'élément anatomique est tué et n'absorbe ni ne consomme plus d'oxygène. Pour le tissu musculaire qui a une si grande activité respiratoire, les expériences montrent de même que vers 0° la fibre musculaire ne respire presque pas, mais que les combustions dont elle est le siège augmentent rapidement de 20° à 30°. Le maximum est placé entre 35° et 40°. Déjà à 42° il y a bien moins de CO^2 produit; à 45° il n'y en a presque plus; et on constate alors, en l'examinant au microscope, que la fibre musculaire a subi une véritable dégénérescence graisseuse. Peut-être est-ce là une des raisons de la mort par températures élevées, car on sait que, dans les maladies hyperpyrétiques, il y a une dégénérescence graisseuse des muscles et en particulier du myocarde.

On doit donc conclure de tous ces faits que la température de 37° qui est la température normale de l'homme, est effectivement très favorable à l'activité respiratoire des tissus; que si cette température s'abaisse, les oxydations seront diminuées, que si elle s'élève au-dessus de 37°, les oxydations seront augmentées (fièvre); et qu'enfin, si elle atteint 42° et s'y maintient quelque temps, les oxydations seront amoindries ou supprimées par la dégénération ou la mort des éléments.

IV

INFLUENCE DU SYSTÈME NERVEUX SUR LES PHÉNOMÈNES MÉCANIQUES DE LA RESPIRATION

Innervation de l'appareil moteur de la respiration. — La respiration est une fonction involontaire, bien que la volonté puisse intervenir pour en modifier le rythme, la fréquence et l'amplitude. Un simple mouvement respiratoire est un acte physiologique très compliqué dans lequel beaucoup de muscles entrent en jeu. Aussi, aucune autre fonction ne nécessite, plus que celle-ci, le concours harmonieux et synergique d'un plus grand nombre de groupes musculaires très différents les uns des autres, comme le diaphragme et les muscles des narines par exemple. L'énumération suivante montre la complexité de l'appareil musculaire respiratoire et la multiplicité de son innervation, en même temps qu'elle laisse supposer que les nombreux centres nerveux qui actionnent ces mouvements divers doivent être soumis à l'hégémonie d'un centre plus important qui commande tous les autres.

A. — INSPIRATION

Inspiration calme.
- Diaphragme. (*Nerf phrénique.*)
- Scalènes. (*Rameaux musculaires des plexus cervical et brachial.*)
- Surcostaux. (*Rameaux postérieurs des nerfs dorsaux.*)
- Intercostaux externes. (*Nerfs intercostaux.*)

a. Muscles du tronc.

Inspiration forcée.
- Sterno-mastoïdien. (*Rameau externe du nerf spinal.*)
- Trapèze. (*Rameau externe du spinal et plexus cervical.*)
- Petit pectoral. (*Nerfs thoraciques antérieurs.*)
- Petit dentelé postérieur supérieur. (*Nerf dorsal de l'épaule.*)
- Rhomboïde. (*Nerf dorsal de l'épaule.*)
- Extenseurs de la colonne vertébrale. (*Rameaux postérieurs des nerfs dorsaux.*)
- Grand dentelé. (*Nerf thoracique postérieur.*)

b. Muscles du larynx.

- Sterno-hyoïdien. (*Branche descendante de l'hypoglosse.*)
- Sterno-thyroïdien. Id.
- Crico-aryténoïdien postérieur. (*Nerf laryngé inférieur.*)
- Thyro-aryténoïdien Id.

c. Muscles de la face.

- Élévateur superficiel de l'aile du nez et de la lèvre. (*Nerf facial.*)
- Élévateur profond de l'aile du nez et de la lèvre. Id.
- Dilatateur de l'aile du nez. Id.

d. *Muscles du pharynx.*

Inspiration forcée *(suite)*.
{ Élévateur du voile du palais. (*Nerf facial.*)
{ Azygos de la luette.   Id.

B. — EXPIRATION

Expiration calme.
{ Phénomène passif dû à l'élasticité des poumons, des
{ cartilages costaux et des muscles abdominaux, et au
{ poids des parois de la cage thoracique.
} Pas d'action nerveuse.

Expiration forcée.
{ Muscles de l'abdomen. (*Rameaux antérieurs des nerfs intercostaux.*)
{ Triangulaire du sternum. (*Nerfs intercostaux.*)
{ Grand dentelé. (*Rameaux externes des nerfs dorsaux.*)
{ Carré des lombes. (*Rameaux musculaires du plexus lombaire.*)
{ Intercostaux internes. (*Nerfs intercostaux.*)
{ Muscles lisses des bronches. (*Nerf pneumogastrique.*)

Tous les nerfs qui animent ces muscles si nombreux et leur concours synergique, dans la succession rythmée des actes respiratoires (inspiration et expiration), paraissent obéir à l'action de centre nerveux situés dans le bulbe, au niveau du noyau d'origine des pneumogastriques, dans un point signalé d'abord par Legallois (1812), et auquel Flourens, qui l'a bien étudié ensuite (1842), a donné le nom expressif de *nœud vital*, parce que la lésion ou la destruction de ce point entraîne rapidement la mort comme Galien l'avait déjà anciennement constaté pour les lésions du bulbe. Nous le désignerons sous le nom de *centre respiratoire.*

Centre respiratoire. — Le nœud vital est formé de deux noyaux pairs qui occupent une position symétrique de chaque côté de la ligne médiane du bulbe, un peu au-dessus de l'émergence des pneumogastriques, entre le centre vaso-moteur et la pointe du *calamus scriptorius*, au niveau de l'intervalle entre l'occipital et l'atlas. Il est probable, comme nous le verrons plus loin, que chacun de ces centres est double (inspiratoire et expiratoire). La preuve que ce centre occupe bien la position indiquée, c'est que la moelle épinière peut être sectionnée immédiatement au-dessous, et le cerveau enlevé par tranches successives jusqu'aux limites supérieures du centre, sans que la respiration soit arrêtée. Au contraire, dès que ce point est lésé ou détruit, tout le reste du système nerveux restant intact, la respiration s'arrête définitivement et la mort suit.

Centres respiratoires accessoires. — Les recherches de Rokitansky (1874), Lagendorff (1880), tendent à faire admettre dans la moelle épinière des *centres accessoires d'inspiration*. Foster admet même que les nerfs moteurs respiratoires, dans leur trajet intra-médullaire, sont reliés à des masses ganglionnaires spéciales que traversent les impulsions motrices. En sorte que, dans certaines conditions et en particulier chez de jeunes animaux, on peut voir se produire des mouvements respiratoires en l'absence du bulbe. C'est ainsi que chez un jeune chat, après la destruction du bulbe, si l'excitabilité de la moelle a été augmentée par de petites doses de strychnine, non seulement on peut produire des mouvements réflexes du thorax en pinçant la peau, mais encore on peut observer des efforts spontanés de respiration. Foster en conclut que le mécanisme nerveux de la respiration n'est pas exclusivement limité au bulbe, comme on l'a cru si longtemps, mais qu'il comprend aussi d'autres centres accessoires situés dans la moelle. Le système nerveux respiratoire serait en somme, à beaucoup d'égards, analogue au système nerveux vaso-moteur avec son centre principal dans le bulbe et divers autres centres secondaires disséminés dans la moelle. Ces centres accessoires que traverse en s'y complétant l'influx nerveux émané du centre respiratoire bulbaire, peuvent, dans certains cas exceptionnels, remplacer, quoique d'une façon imparfaite, le centre principal. Mais leur rôle est en réalité bien secondaire.

Un autre centre accessoire d'inspiration existe dans le plancher du troisième ventricule et un autre dans les tubercules quadrijumeaux antérieurs.

Il y a en outre un *centre d'expiration* à l'union des tubercules quadrijumeaux antérieurs et postérieurs (Christiani, 1880). C'est ce qui explique comment certaines excitations des nerfs optiques et acoustiques peuvent modifier le rythme respiratoire.

Automatisme des centres respiratoires. — Si la volonté peut modifier le rythme, la fréquence et l'amplitude des mouvements respiratoires, elle est impuissante à les suspendre complètement, et, d'autre part elle est inutile à leur production puisqu'ils persistent dans le sommeil, l'anesthésie et le coma où toute conscience est abolie. Les centres respiratoires ne sont donc pas des centres volontaires. Ils n'ont pas davantage le caractère de centres réflexes, bien que leur activité puisse être modifiée profondément par des excitations centripètes apportées par des nerfs sensibles et, en particulier, par le pneumogastrique, comme nous le verrons plus loin. La preuve que les mouvements respiratoires ne sont pas nécessairement consécutifs à des impressions sensitives, c'est que l'on peut couper les deux pneumogastriques et le plus grand nombre des nerfs sensitifs qui agissent sur le centre respiratoire, et isoler même complètement ce centre du reste du système nerveux sans que les mouvements respiratoires soient supprimés, quoique profondément troublés,

Rôle du CO² et de l'O du sang. — Le centre respiratoire a donc en lui-même un mobile suffisant d'activité, c'est-à-dire qu'il appartient à la catégorie des *centres automatiques.* Toutefois, il s'agit bien plutôt, dans ce cas, d'une excitabilité directe par un excitant spécial, le sang, que d'un automatisme véritable. Rosenthal a démontré, en effet, que la composition chimique du sang qui arrive au bulbe a une influence positive sur le degré d'activité de la respiration. Plus ce sang est pauvre en O et riche en CO², plus la respiration s'accélère, et la *dyspnée,* c'est-à-dire l'accélération plus ou moins convulsive des mouvements respiratoires, est précisément la résultante de l'action d'un sang chargé de CO² sur le bulbe, comme cela se produit dans les cas de stase sanguine consécutive aux maladies du poumon, d'anémie causée par la ligature simultanée des carotides et des vertébrales, ou par une hémorragie, etc.

Au contraire, l'excès d'O produit l'état opposé d'*apnée* caractérisé par la suspension momentanée du besoin de respirer. Il se fait donc à chaque instant dans le centre inspiratoire, sous l'influence de l'irrigation sanguine, un réglage automatique de la ventilation pulmonaire qui proportionne l'énergie de cette ventilation, et par suite l'oxygénation du sang, aux besoins mêmes de l'organisme. La dissociation des effets du défaut d'O et de l'excès de CO_2 sur les centres respiratoires a pu être faite expérimentalement, et Bernstein a montré que si on coupe les pneumogastriques, afin d'éliminer les excitations venues du poumon, le défaut d'O excite le centre inspiratoire, tandis que l'excès de CO_2 stimulerait plus spécialement le centre d'expiration. Mais dans les conditions physiologiques normales, c'est-à-dire dans l'état d'intégrité des nerfs pneumogastriques, il est probable que l'action du sang sur les centres respiratoires est plutôt réflexe que directe, plutôt périphérique que centrale, et qu'elle se produit au niveau même du poumon, sur les terminaisons nerveuses du pneumogastrique, d'où elle est apportée d'une manière rythmée jusqu'au centre bulbaire.

Cause de la première inspiration. — Le centre respiratoire est complètement inactif pendant toute la vie intra-utérine, et le fœtus est à l'état d'apnée, grâce à la provision d'O que lui fournit le sang maternel qui respire pour lui. Mais, à défaut de respiration *externe*, c'est-à-dire pulmonaire, le fœtus a une respiration *interne* et ses tissus absorbent de l'O et rendent du CO_2. Mais cette respiration élémentaire, bien que réelle, est faible et ne donne que peu de CO_2 qui s'élimine au niveau des capillaires placentaires en vertu des différences de tension,

Au moment de la naissance, la respiration placentaire du fœtus se trouve interrompue avant que la respiration pulmonaire ait commencé, et le CO_2, en s'accumulant dans le sang, exerce sur le centre respiratoire l'excitation qui provoque, avec le premier vagissement, le *premier mouvement respiratoire*. L'enfant naît donc toujours avec un commencement d'asphyxie; quelquefois même, l'asphyxie est assez complète pour produire un état de mort apparente, et, l'excitation du sang sur le bulbe ne suffisant pas pous stimuler le centre respiratoire qui a perdu son excitabilité faute d'O, il faut recourir aux stimulations excito-réflexes que produisent les impressions thermiques sur la peau (projections d'eau froide ou d'eau chaude), — ou mieux à la respiration artificielle : insufflation bouche à bouche, inhalation d'oxygène.

Influences excito-réflexes sur le centre respiratoire. — 1° Voies centripètes du réflexe respiratoire. — a. *Influence du pneumogastrique.* — De toutes les excitations excito-respiratoires qui viennent stimuler le centre respiratoire, les plus importantes sont celles qui prennent leur source dans l'appareil pulmonaire lui-même et dans les muqueuses bronchique, trachéale et laryngienne et sont conduites par les fibres du pneumogastrique. Bien qu'en dehors de la muqueuse laryngienne et bronchique, la sensibilité du nerf pneumogastrique ne soit pas consciente, à la façon de toutes les sensibilités viscérales, ce nerf n'en est pas moins le nerf *sensible* du poumon. Cette influence excito-réflexe est *accélératrice* des mouvements respiratoires, et, ce qui le prouve, c'est que si on sectionne au cou le pneumogastrique d'un seul ou des deux côtés, les mouvements respiratoires se réduisent à la moitié ou au quart, mais deviennent plus profonds. Si l'on excite alors le *bout central* du nerf, ces mouvements s'accélèrent considérablement et une excitation trop forte peut arrêter la respiration en produisant la contraction tétanique des muscles inspirateurs et surtout du diaphragme et, par une contradiction paradoxale, les animaux *meurent sans expirer* puisqu'ils meurent en inspiration. Ce fait semble donc prouver que le pneumogastrique contient des *fibres centripètes d'inspiration.*

Il contient aussi, mais en moins grand nombre, des fibres *expiratrices* dont l'action est antagoniste des précédentes ; c'est-à-dire que l'excitation de ces fibres provoque, par voie réflexe, un arrêt en expiration passive, ou même un effort d'expiration. Mais ces effets ne sont pas apparents dans les conditions ordinaires d'excitation du nerf, par suite de la prédominance d'action des fibres inspiratrices, et, pour les observer, il faut, en quelque sorte, paralyser l'action de ces dernières, soit par l'anesthésie chloralique, soit par l'épuisement nerveux consécutif à une forte excitation préalable.

Les fibres centripètes inspiratrices et expiratrices du pneumogastrique provenant du poumon, c'est au niveau de cet organe qu'elles devront recueillir les impressions excito-réflexes qui produisent les mouvements d'inspiration et d'expiration. Ces impressions sont produites soit par l'*action du sang* des capillaires pulmonaires sur les terminaisons nerveuses de ces fibres, soit même par l'*action de l'air* plus ou moins chargé d'O ou de CO_2 des vésicules pulmonaires ; soit enfin, et surtout, par l'*excitation mécanique* due au retrait et à l'expansion alternatifs du tissu pulmonaire pendant les mouvements respiratoires. C'est ainsi que dans la respiration artificielle, chaque insufflation provoque une expiration et chaque retrait du poumon une inspiration, comme on peut bien le voir aux mouvements correspondants des narines de l'animal. L'insufflation d'azote ou d'un autre gaz inerte produit les mêmes effets.

La *section* des *deux* pneumogastriques empêche ces résultats de se produire, ce qui prouve que c'est par leur intermédiaire qu'ils ont lieu. Enfin la *vagotomie* double ne tarde pas à entraîner la mort après un temps variable suivant les espèces animales.

Le *nerf laryngé supérieur* possède aussi des fibres centripètes expiratrices dont l'action est en quelque sorte comparable à celle des nerfs d'arrêt du cœur. En effet, si on excite le laryngé supérieur par un courant modéré, les mouvements *diminuent* d'amplitude et de fréquence, et si l'excitation devient plus forte on produit l'*arrêt* de l'inspiration avec quelques contractions dans les muscles abdominaux, indiquant un certain effort expiratoire. Ce rôle de *nerf centripète d'arrêt de la respiration* a été bien mis en évidence par Brown-Séquard qui a montré que certaines excitations mécaniques du larynx, de la trachée et de la peau correspondante, peuvent produire l'*inhibition* des centres respiratoires et amener la mort.

L'excitation du *laryngé inférieur* produit aussi, quoique à un moindre degré (étant surtout moteur), une action d'arrêt sur les mouvements respiratoires. Nous étudierons plus loin le rôle de ces deux nerfs dans les fonctions de la glotte. Mais leur rôle comme conducteurs d'impressions excito-réflexes expiratrices nous explique comment toute irritation pathologique de la muqueuse du larynx et de la trachée provoque la toux, c'est-à-dire de violents efforts d'expiration.

b. *Influence des autres nerfs sensibles.* — Tous les nerfs sensibles périphériques, y compris les nerfs sensoriels, peuvent agir sur le centre respiratoire plus ou moins à la façon du pneumogastrique, et leur excitation est le point de départ de *réflexes excito-respiratoires*. On connaît en particulier l'influence des impressions thermiques de chaud et de froid sur la peau des nouveau-nés asphyxiés pour provoquer les mouvements respiratoires, celle des frictions sur la peau des noyés, employées dans le même but, celle du marteau de Mayor, etc.

Le nerf *trijumeau* qui préside à la sensibilité de la face et à celle de la portion nasale des voies respiratoires présente avec le centre respiratoire des relations plus intimes que les autres nerfs et qui le placent, comme nerf excito-respiratoire, à côté du pneumogastrique. On connaît, en effet, l'influence des flagellations froides sur la face pour produire de profondes inspirations chez les individus en état de syncope ou d'asphyxie chloroformique. D'autre part, l'excitation de sa branche nasale ou celle de la muqueuse des narines produit l'arrêt de la respiration en expiration pendant vingt secondes chez le lapin (Schiff), et jusqu'à dix minutes chez le canard (Frédéricq).

2° VOIES CENTRIFUGES. — Nous les avons suffisamment indiquées dans l'énumération des muscles qui concourent à la mécanique respiratoire. Le plus important est le *nerf phrénique*, branche du *plexus cervical* qui va innerver le diaphragme et qui, dans certains traumatismes de la moelle épinière ayant détruit l'origine de tous les autres nerfs respiratoires, peut suffire à assurer la ventilation pulmonaire. Mais la destruction de la moelle au niveau du noyau du nerf phrénique ou au-dessus est immédiatement mortelle.

Influence du cerveau sur la respiration. — *Excitation de la surface du cerveau.* — L'étude des effets produits sur les mouvements respiratoires par l'excitation des différentes parties du cerveau a été abordée par un certain nombre d'auteurs. Nous avons déjà signalé l'existence de deux centres d'*inspiration* : l'un sur les parois du troisième ventricule, l'autre à l'union des tubercules quadrijumeaux antérieurs et postérieurs, et d'un centre d'*expiration* dans les tubercules quadrijumeaux antérieurs. Mais les résultats obtenus par l'excitation des centres corticaux ont varié suivant les auteurs. Une étude d'ensemble faite sur ce sujet par François Franck lui a permis d'établir les points suivants :

Les excitations de la zone motrice seule, quel que soit le point excité, provoquent, quand elles sont suffisamment fortes et prolongées, des modifications dans les mouvements respiratoires. Ces modifications consistent : 1° en *accélération* des mouvements par les excitations faibles, en *ralentissement* par les excitations fortes ; 2° en changements d'*amplitude* qui peuvent être soit en rapport direct, soit en rapport renversé avec les changements de fréquence ; 3° en une tendance vers l'inspiration ou vers l'expiration liées la première avec l'augmentation, la seconde avec la diminution d'amplitude ; 4° en changements de diamètre de la glotte et du calibre des bronches corrélatifs des précédents. Il n'y a dans l'écorce des circonvolutions ni centres spéciaux d'inspiration ou d'expiration, ni centres dissociables pour le larynx ou le diaphragme. (F. Franck. *Fonctions motrices du cerveau.*)

Influence des émotions. — Indépendamment des modifications apportées par la volonté à la fréquence, au rythme, à l'amplitude des mouvements respiratoires, on sait que les émotions et les sensations pénibles ou douloureuses altèrent profondément la respiration qui peut devenir très précipitée et superficielle (respiration *haletante*), ou ralentie et profonde (respiration *suspirieuse*), ou entrecoupée et surtout expiratrice (respiration *singultueuse*), ou même s'arrêter complètement. Quoique ces effets soient en partie indirects et se produisent par l'intermédiaire des modifications que les émotions exercent sur les battements du cœur, et, par suite, sur le courant sanguin qui arrive au centre respiratoire, ils sont dus aussi, pour une part importante, à l'action directe sur ce centre des impulsions nerveuses venues des diverses parties du cerveau.

Respiration de luxe. — Nous avons, dans les pages précédentes, fait la part qui revient dans la régulation du rythme respiratoire à la *théorie chimique* de B. Séquard et de Rosenthal acceptée par presque tous les physiologistes et à la *théorie réflexe mécanique* de Héring et Breuer (action du pneumogastrique). Mais ces deux théories sont en réalité insuffisantes à expliquer seules le rythme respiratoire normal, comme l'a montré la découverte faite par Mosso de ce qu'il a appelé la *respiration de luxe*, voulant dire par là que nous respirons habituellement plus que ne l'exigent les besoins chimiques de notre organisme. Nous respirons *trop* comme nous mangeons trop.

Or, cette respiration *superflue*, ainsi que l'a montré Pachon en étudiant l'influence respiratoire de l'extirpation du cerveau (chez le pigeon), de la morphinisation, des maladies mentales avec dépression, est due à l'influence propre du cerveau qui, à l'état normal, exerce un *tonus* permanent, régulier, sur la fréquence et le rythme de la respiration. (V. plus loin *Phénomène de Cheyne-Stokes*, p. 477.)

V

TROUBLES DE LA RESPIRATION

I. — TROUBLES DUS AU DÉFAUT OU A LA VICIATION DE L'AIR RESPIRABLE. — ASPHYXIE

Le phénomène fondamental de la respiration, l'hématose, consistant essentiellement dans l'absorption d'O et l'exhalation de CO_2, la suspension de ce double mouvement ou seulement de l'un de ses termes produira un trouble fonctionnel caractérisé par un ensemble de phénomènes morbides et même rapidement mortels qui constitue ce qu'on appelle l'*asphyxie*. Par cette définition se trouveraient éliminés de l'asphyxie proprement dite les phénomènes produits par l'absorption des gaz délétères, oxyde de carbone, gaz des égouts, des fosses d'aisances, vulgairement appelés asphyxie, ainsi que les empoisonnements par les vapeurs anesthésiques : chloroforme, éther, etc., qui, quoique très semblables à l'asphyxie, ne sont pas constitués par les mêmes phénomènes. Cependant, pour nous conformer à l'usage général, nous étudierons à la suite de l'asphyxie vraie, telle qu'elle est définie plus haut, l'asphyxie par les gaz délétères. Quoiqu'il soit souvent très difficile de décider si la cause prochaine de la mort dans l'asphyxie est due à la privation d'O, ou à la rétention du CO_2, ou si ces deux causes n'agissent pas plutôt simultanément, nous étudierons séparément les effets produits par chacune de ces causes prises isolément.

Ainsi donc, les phénomènes qu'on désigne vulgairement sous le nom d'*asphyxie* et qui sont caractérisés par une gène croissante allant jusqu'à la suppression de la respiration se produisent sous l'influence de trois causes : 1° la privation d'oxygène (*asph. par défaut d'air respirable*) ; 2° la rétention de CO_2 dans le sang (*asph. par viciation de l'air respirable*) ; 3° l'empoisonnement du sang et la paralysie des globules (*asph. toxique*).

1° **L'asphyxie par défaut d'air respirable** (*inanition respiratoire*) survient le plus souvent, non par le manque absolu d'oxygène dans l'atmosphère ambiante (atmosphères irrespirables de gaz inertes, hydrogène, azote, etc., ou de gaz suffocants, acide sulfureux, ammoniaque, chlore, etc.), mais parce que cet O ne peut pas pénétrer dans les poumons (compression du thorax, submersion, strangulation, suffocation causée par un corps étranger tombé dans le larynx, etc.).

Pour se rendre compte des effets rapidement mortels qui suivent la suppression de la respiration dans le cas de compression du thorax, par exemple, d'occlusion brusque de la trachée, etc., il faut se rappeler en premier lieu qu'il suffit de quatre-vingt-dix à cent secondes pour équilibrer la tension de CO_2 du sang et celle de CO_2 de l'air contenu dans les vésicules pulmonaires, en second lieu que l'O contenu dans le sang des animaux à sang chaud est à peu près tout consommé en trois ou quatre tours de circulation et que, par conséquent, au bout de trente à quatre-vingt-dix secondes de suspension de la respiration, il n'y a plus d'O dans le sang. On peut facilement faire l'expérience chez le chien.

Symptômes de l'asphyxie rapide. — Dès que l'O diminue dans le sang artériel au-dessous de la proportion normale, les mouvements respiratoires deviennent plus profonds et plus nombreux et mettent en jeu toutes les puissances musculaires susceptibles d'agir sur les parois thoraciques. Cette première période de *dyspnée* ou d'*hyperpnée* contraste avec la modification respiratoire produite par la section du pneumogastrique et qui est caractérisée par des mouvements plus profonds, mais moins nombreux qu'à l'état normal (*hypopnée*).

A la fin de cette première phase d'hyperpnée qui devient de plus en plus intense à mesure que l'O diminue, l'expiration prédomine de plus en plus sur l'inspiration, et presque tous les muscles du corps entrent en jeu dans cette lutte suprême qui se termine par de véritables *convulsions expiratoires* dont l'ordre et la succession sont masqués par leur violence et leur généralisation. Ces convulsions de l'asphyxie confirmée sont dues à l'excitation du bulbe par le sang veineux, comme le prouve le fait qu'elles ne se produisent pas lorsqu'on a divisé la moelle au-dessous du bulbe, et qu'elles se produisent encore quand on a enlevé toutes les parties du cerveau au-dessus du bulbe. Il y a donc dans le bulbe un *centre convulsif* qui ne paraît pas distinct du centre respiratoire, car on peut observer tous les intermédiaires depuis la plus légère expiration jusqu'aux convulsions les plus violentes de l'asphyxie.

Ces convulsions sont d'ailleurs les mêmes que celles qui surviennent dans le cas de ligature brusque des vaisseaux qui vont à la tête et par suite au bulbe, ou dans le cas d'hémorragie abondante.

L'excès de stimulation exercée par le CO_2 sur le centre respiratoire du bulbe s'étend aussi aux centres vaso-moteurs, au centre modérateur du cœur, aux centres sudoraux, etc., d'où résultent de nombreux phénomènes, concomitants des convulsions respiratoires, tels qu'une augmentation de la pression artérielle par vaso-constriction, le ralentissement du cœur, des sueurs profuses, etc.

Une période de calme et d'épuisement suit la période convulsive qui est assez courte, une à deux minutes environ. Les pupilles se dilatent, le réflexe palpébral ne se produit plus par l'attouchement de la cornée, et tous les réflexes en général sont supprimés, les mouvements d'expiration sont à peine sensibles et tous les muscles, sauf les inspirateurs, sont relâchés. Cette période de calme dure ainsi une à deux minutes.

Dans la *troisième et dernière période*, un peu plus longue (deux à trois minutes), les mouvements d'inspiration deviennent de plus en plus faibles et éloignés par suite de la perte d'excitabilité des centres respiratoires par le défaut d'O. Il se produit quelques convulsions agoniques dans les muscles extenseurs du tronc et du cou, des bâillements spasmodiques, et la mort ne tarde pas à survenir.

Résistance à l'asphyxie. — La *durée* de l'asphyxie, et par conséquent la *résistance* à ses effets, varie, non seulement suivant les animaux (trois à cinq minutes chez la plupart des animaux à sang chaud, sauf les *animaux plongeurs* qui résistent bien plus longtemps), mais encore chez le même animal, suivant différentes circonstances. Nous avons déjà signalé la *résistance des animaux nouveau-nés* à l'asphyxie par submersion due à la lenteur que présente chez eux la respiration des tissus, c'est-à-dire la consommation d'O. Ainsi, tandis que chez le chien adulte la mort survient après une minute et demie de submersion, le chien nouveau-né peut résister une demi-heure à une heure. L'activité respiratoire des tissus peut aussi être amoindrie par un ralentissement de la circulation, comme cela a lieu *pendant la syncope* où la résistance à la privation d'O est beaucoup plus grande qu'à l'état normal. On comprend en effet que la provision d'O contenu dans le sang étant la même dans les deux cas, elle sera d'autant plus vite épuisée et, partant, l'asphyxie d'autant plus rapide, que la circulation sera plus active. C'est pour cette même raison que la résistance à l'asphyxie est très grande durant le *sommeil hibernal* où la flamme, s'étant faite plus petite, peut brûler plus longtemps (Gratiolet). Le rappel à la vie de certains noyés, après une submersion de dix minutes, ou plus encore, s'explique par un état de syncope qui a ralenti la circulation et rendu presque nulle la consommation d'O. La résistance à l'asphyxie est aussi beaucoup plus grande dans le cas de strangulation que dans le cas de submersion (trois minutes quarante-cinq secondes pour les chiens étranglés, une minute seulement pour les chiens noyés).

Par un entraînement progressif le centre respiratoire peut arriver à supporter la privation d'O pendant un temps plus long qu'à l'ordinaire. C'est ainsi que les pêcheurs de perles et de corail peuvent rester sous l'eau jusqu'à deux minutes et demie. Le capitaine James, observé par Lacassagne, serait arrivé à rester sous l'eau jusqu'à quatre minutes, grâce à la déglutition préalable d'une certaine quantité d'air qui passerait ensuite de l'estomac dans les poumons.

L'activité de la respiration et des échanges gazeux interstitiels étant très variable chez les divers animaux, il en résulte aussi des variations très grandes dans leur façon de se comporter dans le cas de la privation d'oxygène, et, d'une façon générale, plus les animaux sont placés bas dans l'échelle zoologique, mieux ils résistent à l'asphyxie. Les mollusques, en particulier, jouissent de la propriété de consommer, avant de mourir, la presque *totalité* de l'oxygène des atmosphères limitées dans lesquelles on les enferme et, par conséquent, ils vivent un certain temps dans une atmosphère qui ne contient plus que des traces à peine appréciables d'O.

Les phénomènes de l'*asphyxie lente* dans laquelle l'accès de l'O est graduellement diminué, comme on l'observe dans beaucoup de maladies, sont, au fond, les mêmes que ceux de l'asphyxie brusque et on y observe les mêmes phases, mais avec une évolution prolongée (*hypohématose*).

État des diverses fonctions dans l'asphyxie. — Il serait intéressant de passer en revue les troubles anatomiques et fonctionnels qui surviennent sous l'influence de l'asphyxie dans les divers appareils de l'organisme : sang, cœur, muscles, système nerveux; mais ces considérations sont plutôt du domaine de l'anatomie et de la physiologie pathologiques. Nous signalerons seulement l'arrêt du cœur qui n'est pas dû, du moins exclusivement, à l'excitation du noyau bulbaire du pneumogastrique (puisqu'il survient encore après la section de ce nerf), mais encore, et surtout, à l'abolition de la contractilité de la fibre cardiaque sous l'influence de la privation d'O.

2° **Asphyxie par viciation de l'air respirable** (*rétention du* CO_2). — *Confinement*. — Lorsqu'un animal se trouve enfermé dans un espace confiné, les inspirations deviennent bientôt plus rapides, et il cherche avec anxiété une issue ; puis la respiration se ralentit et devient, en même temps, plus profonde et il fait de violents efforts d'inspiration comme si on l'étranglait. L'intelligence, la sensibilité, le mouvement disparaissent et, si on ne lui rend pas d'air pur, la respiration s'affaiblit, et l'animal s'éteint graduellement, sans convulsions, avec une pâleur générale des téguments et un refroidissement plus ou moins marqué. Le cœur bat encore quelques instants après que les mouvements respiratoires ont cessé et, tant qu'il n'est pas arrêté, on peut rappeler l'animal à la vie en le portant à l'air et en provoquant, par un procédé quelconque, une inspiration spontanée.

La marche des phénomènes varie avec la grandeur de l'espace confiné.

Si l'*espace est petit* ou d'étendue moyenne par rapport au volume de l'animal, une grande partie de l'O est absorbée et un volume de CO_2 à peu près correspondant est éliminé. La *mort*, dans ce cas, est *due à l'asphyxie par défaut d'O*, la tension de ce gaz étant descendue au-dessous de la limite compatible avec la vie. Cette limite est d'ailleurs difficile à préciser, étant variable suivant les animaux et les conditions. Les rats et les souris peuvent encore vivre dans un air ne contenant plus que 1 et même 1/2 p. 100 d'O, les carnassiers et les oiseaux dans un air contenant 3 à 4 p. 100 qui est impropre à la combustion d'une bougie. Mais des troubles sérieux apparaissent déjà chez les chiens, quand la proportion d'O est de 10, 12 et même 15 p. 100, et il en est à peu près de même pour l'homme.

Si l'*espace confiné est relativement grand*, l'animal meurt longtemps avant que l'O soit complètement épuisé, c'est-à-dire que l'*asphyxie est plutôt due à l'accumulation de* CO_2, qu'au défaut d'O.

Si l'on éloigne le CO_2, au fur et à mesure qu'il se forme, l'animal vit beaucoup plus longtemps que s'il avait continué à respirer le même air plus ou moins chargé de CO_2. Toutefois, le gaz CO_2 n'agit pas comme *toxique* dans ces conditions, ainsi que beaucoup d'auteurs le pensaient autrefois; il ne le devient que lorsque sa tension dépasse 20 p. 100 d'une atmosphère, et il agit alors comme un poison narcotique sur le système nerveux. Mais le plus souvent, dans l'air confiné, la tension de l'O descend au-dessous de la limite vitale minima avant que la tension du CO^2 ait pu s'élever au degré mortel, et la mort par confinement de l'air est due en réalité au manque d'O (Bert)[1]. Cependant, à mesure que la tension du CO^2 s'élève dans l'espace clos, elle produit une accumulation de CO^2 dans le sang et, par suite, dans les tissus, d'où résulte une rapidité croissante de la respiration (dyspnée) due à l'action excitante du CO^2 sur les centres respiratoires . C'est là, comme nous l'avons vu plus haut, le premier degré de l'asphyxie qui précède l'asphyxie confirmée et la mort si la proportion du CO^2 augmente encore.

Le *temps* au bout duquel la mort survient dans une atmosphère confinée varie suivant des raisons analogues à celles qui font varier la composition de l'atmosphère mortelle. Il est plus long pour les animaux affaiblis, malades, ou en hibernation, ou nouveau-nés, plus long dans un grand espace confiné que dans un petit, à cause de l'accoutumance, etc. (Cl. Bernard).

Les *accidents* dus au confinement ne sont pas rares chez l'homme et il n'existe que de trop nombreux exemples où on a vu des prisonniers rassemblés en grand nombre dans des espaces trop petits, des émigrants ou des nègres entassés dans des cales de navire, des mineurs surpris dans des galeries de mine, etc., mourir en quelques heures après les plus horribles luttes pour atteindre les rares ouvertures qui leur fournissaient un air insuffisant.

Le *séjour habituel* dans des atmosphères insuffisamment renouvelées, quoique non absolument closes, entraîne des accidents nombreux dont les hygiénistes ont indiqué l'importance pour l'étiologie d'un grand nombre de maladies, car on admet qu'une proportion de CO^2 de 4 p. 1000 dans l'air respiré est déjà nuisible. Mais la disparition partielle de l'O, et son remplacement par une quantité presque égale de CO^2, ne sont plus alors les seules causes qui rendent irrespirable l'air confiné. Il s'y ajoute la décomposition des produits exhalés par les surfaces pulmonaire et cutanée, la saturation de l'air par la vapeur d'eau, l'élévation de la température, etc. Il importe donc, dans l'établissement des locaux où se trouveront rassemblés un grand nombre de personnes, hôpitaux, hospices, écoles, casernes, navires, théâtres, salles de conférences, églises, etc., de se préoccuper non seulement du *cube d'air* à un moment donné, mais encore et surtout du renouvellement de cet air, c'est-à-dire de la *ventilation* et, bien que le CO^2 exhalé pendant une heure ne vicie que 4 mètres cubes d'air, pour satisfaire à toutes les exigences de l'hygiène un homme doit disposer de 18 mètres cubes d'air pur par heure. (V. les *Traités d'Hygiène*.)

L'homme vit plongé au fond d'un océan gazeux d'une vingtaine de lieues d'épaisseur qu'on appelle l'atmosphère terrestre, comme le poisson vit au fond d'un océan liquide. La pression de ces deux milieux est au maximum dans les couches les plus centrales. L'homme souille directement, par les résidus volatils de ses diverses fonctions, la portion d'atmosphère dans laquelle il vit, en même temps qu'il la dépouille de son oxygène. Il ne tarderait donc pas à la rendre impropre à l'entretien de sa vie, si la pureté de l'air n'était maintenue par le *mouvement continuel* dont ce milieu est agité et qui a pour effet d'amener de nouvelles portions d'air non souillé, et d'entraîner au loin les excréments gazeux. Quand l'agitation de l'air est empêchée par des murs, des portes, des fenêtres, des tentures, cet air, comme on le voit pour l'eau dans un ruisseau obstrué, devient stagnant et se corrompt alors de plus en plus.

[1] Chez les animaux à sang froid, la mort serait due plutôt à la présence du CO^2 en excès.

C'est dans cet air stagnant et putréfié, dans ces marécages gazeux, que vivent la plupart des habitants des villes dont les demeures, sous prétexte de confortable, ferment aussi hermétiquement que possible. La vie au grand air est seule salubre et les villes sont des foyers d'infection. Les ateliers, les internats, les casernes, les cités ouvrières sont des monstruosités et des attentats continuels à la vie humaine.

3° **Asphyxie toxique**. — C'est par suite d'une confusion déjà ancienne qu'on a qualifié d'asphyxie la mort par les *vapeurs de charbon*, c'est-à-dire par l'*oxyde de carbone*. L'asphyxie, dans ce cas, complique la maladie, mais ne la constitue pas, et celle-ci est caractérisée par un véritable *empoisonnement du sang*, les globules se trouvant incapables de fixer l'O par suite de la combinaison irréductible formée par l'hémoglobine et le gaz CO. C'est ce qui explique la gravité beaucoup plus grande de ce dernier mode d'asphyxie, car autant l'asphyxie vraie se dissipe rapidement si on rend au poumon de l'air pur, autant l'asphyxie toxique est difficile à combattre dès que la proportion de CO qui a pénétré dans le sang est un peu considérable, car tous les globules oxycarbonés sont des globules paralysés, définitivement perdus pour la respiration. Les symptômes aussi sont différents de ceux de l'asphyxie légitime, et les lésions anatomiques diffèrent considérablement. Pour ne parler que du sang, tandis qu'il est noir dans l'asphyxie ordinaire, il est d'un rouge écarlate dans l'empoisonnement par le gaz CO et donne un spectre absolument différent. (V. p. 73 et fig. 35.) Toutefois, malgré la différence que présentent au premier abord ces deux modes d'asphyxie, il est probable que la cause prochaine de la mort, dans l'empoisonement par la vapeur de charbon, est la même que dans l'asphyxie vraie, c'est-à-dire qu'elle est due aux troubles apportés dans le fonctionnement des centres nerveux respiratoires par la privation d'O. Quant à l'oxyde de carbone, il n'a pas par lui-même d'action toxique sur les tissus.

C'est à l'empoisonnement par l'oxyde de carbone qu'est due la mort du plus grand nombre des victimes dans les *incendies de théâtre* dont la catastrophe de l'Opéra-Comique a donné récemment un si terrible exemple. Un centième de CO dans l'air suffit à le rendre aussi toxique que 30 à 40 centièmes de CO^2.

D'autres gaz, tels que l'*hydrogène sulfuré*, l'*hydrogène arsénié*, etc., quoique agissant autrement, déterminent aussi de véritables empoisonnements du sang et non une asphyxie simple.

L'*hydrogène sulfuré*, par exemple, agit comme réducteur en transformant l'oxyhémoglobine en hémoglobine réduite, c'est-à-dire impropre à la respiration des tissus et en l'empêchant sans doute de s'oxyder de nouveau.

L'*hydrogène arsénié* dissout l'hémoglobine qui passe dans les urines (*hémoglobinurie*) et la transforme aussi partiellement en méthémoglobine (Jolyet). Dissoute ou transformée l'hémoglobine ne prend plus l'O.

II. — TROUBLES DUS A L'EXCÈS D'OXYGÉNATION DU SANG

Apnée. — En opposition avec l'asphyxie par privation d'oxygène, il existe un état physiologique, observé d'abord par Rosenthal (1862), qui consiste dans la présence dans le sang d'une quantité trop considérable d'O et qu'on produit facilement, chez le chien et le lapin, par une respiration artificielle énergique. Le sang saturé d'O n'exerce plus alors sur les cellules nerveuses des centres respiratoires son action excitatrice, et l'animal n'éprouve plus le besoin de respirer pendant plusieurs secondes et jusqu'à une demi-minute.

Au bout de ce temps, l'O étant consommé, le sang reprend, avec sa veinosité normale, sa vertu excitatrice et les mouvements respiratoires recommencent.

L'état d'apnée peut aussi se produire chez l'homme à la suite d'une série d'inspirations très profondes, et ce moyen paraît être employé par les plongeurs de profession.

La différence des conditions physiologiques où se trouvent les cellules des centres respiratoires, dans la respiration normale ou *eupnée*, dans la *dyspnée* et dans l'*apnée*, devient bien manifeste quand on excite les fibres centripètes du tronc du pneumogastrique par un courant modéré. On voit alors que, dans la respiration normale, il y a une légère augmentation des mouvements respiratoires, dans la dyspnée une accélération presque convulsive, tandis que dans l'apnée aucun effet ne se produit. Si l'apnée est bien marquée, une excitation même forte reste également sans effet.

III. — TROUBLES CAUSÉS PAR LES CHANGEMENTS DE PRESSION DANS L'AIR RESPIRÉ

1° **Diminution de pression.** — A. *Diminution graduelle.* — Les troubles observés sont dus au *manque d'O* et les animaux meurent d'asphyxie. Le sang contient de moins en moins d'O, et la quantité renfermée dans le sang artériel devient moindre que celle du sang veineux ; la quantité de CO_2 diminue pareillement. La dyspnée augmente progressivement accompagnée d'une grande faiblesse, et il se produit souvent des convulsions.

L'organisme peut cependant s'adapter à des milieux dans lesquels la pression de l'air est de beaucoup inférieure à la pression barométrique normale. C'est le cas pour les populations qui vivent dans les Andes péruviennes, sur les hauts plateaux du Mexique, du Thibet, etc., à des altitudes variant de 3.000 à 4.000 mètres et plus, au-dessus du niveau de la mer. Il y a même des points habités à 5,000 mètres (Hg = 40 c.).

Le processus de cette adaptation consiste, ainsi que je l'ai indiqué, dans une augmentation considérable du nombre des globules rouges du sang et de la proportion d'hémoglobine qui peuvent ainsi capter une plus grande quantité d'oxygène et rétablir l'équilibre dans la proportion de ce gaz nécessaire aux tissus (Viault). Cette acclimatation à la vie dans les hauts lieux se fait très rapidement (une ou deux semaines) chez l'homme et les animaux bien portants, et cette *action hématogène* des altitudes peut être mise à profit dans certaines maladies.

B. *Diminution brusque.* — Si, comme dans l'ascension rapide d'une haute montagne, ou dans une ascension en ballon, on passe rapidement d'une atmosphère ordinaire à une atmosphère raréfiée, il se produit des troubles fonctionnels nombreux connus sous le nom de *mal des montagnes* et qui peuvent être résumés ainsi : sentiment de fatigue hors de proportion avec l'espace parcouru, précipitation des battements du cœur et des mouvements respiratoires qui deviennent en même temps irréguliers, faiblesse musculaire extrême, tintements d'oreilles, éblouissements, vertiges, hémorragies des muqueuses. D'autres symptômes, survenus en même temps du côté du tube digestif, tels que nausées et vomissements, contribuent à donner à cet ensemble une ressemblance avec le mal de mer. Au début, tous ces phénomènes, dus à une oxygénation insuffisante des tissus, disparaissent après quelques instants de repos ; mais quand on atteint des hauteurs plus élevées et que se montrent les symptômes graves (hémorragies), le repos ne suffit pas à les dissiper.

Ces troubles, qui surviennent dès qu'on atteint 3.000 mètres d'altitude dans les ascensions de montagne, ne se produisent qu'à 6.000 mètres dans les ascensions en ballon, ce qui s'explique par l'absence de fatigue musculaire dans ce dernier cas.

La plus grande altitude atteinte en montagne est celle de 6.882 mètres (ascension de l'Himalaya par les frères Schlagintweit). Les plus grandes hauteurs atteintes en ballon sont celles de 7.400 mètres (Robertson et Lhoste, 1803), 7.600 mètres (Blanchard), 8,600 mètres (Crocé-Spinelli, Sivel et Tissandier, 1875), 8,840 mètres (Glaisher). On connaît l'issue dramatique de l'ascension du *Zénith* où Crocé-Spinelli et Sivel trouvèrent la mort. La pression barométrique était descendue à 262 millimètres, et la tension de l'O n'était, par conséquent, que de 52 millimètres, c'est-à-dire réduite à 7 p. 100 d'une atmosphère. Les expériences de Bert ont montré que, dans le cas de diminution brusque de la pression barométrique (raréfaction dans la cloche pneumatique ou ascension dans l'atmosphère), la mort est due à la diminution de l'O dans le sang (*anoxyémie aiguë*) et non au dégagement des gaz du sang qui, en s'accumulant dans le cœur et les vaisseaux, arrêteraient la circulation et la respiration. En effet, des oiseaux qui meurent sous la cloche pneumatique, quand la pression est réduite à 20 centimètres, continuent à vivre sous une pression de 13 centimètres seulement, si on fait arriver de l'O pur dans la cloche. Bert a, d'ailleurs, pu étudier sur lui-même les effets de la diminution de pression et de l'influence de l'O pur pour en combattre les effets, et c'est parce que les malheureux aéronautes du *Zénith* ne purent atteindre assez tôt les sacs à oxygène qu'ils avaient emportés avec eux, qu'ils succombèrent ; car, dans une ascension antérieure à 7,500 mètres, ils avaient vu se dissiper les troubles résultant de la diminution de pression (30 c. de Hg) par la respiration de l'oxygène.

L'expérimentation montre que la dyspnée commence à se faire sentir quand la proportion de l'O dans l'air respiré est abaissée, soit par diminution de la pression barométrique sans changement de la composition de l'air, soit par diminution de la proportion d'O sans changer la pression, de 20,8 p. 100 qui est le chiffre normal à 10 p. 100. Au sommet du Mont-Blanc

(4,800 mètres), la pression barométrique est de 418 millimètres Hg, et la tension de l'O de 11 1/2 p. 100 d'une atmosphère. Quand la tension de l'O a été réduite à 3 p. 100, dans l'air à la pression normale, ce qui correspond à 22,8 millimètres de mercure, et même ordinairement, longtemps avant que cette limite soit atteinte, la mort survient, car la proportion de 3 p. 100 correspond à la tension de l'O à laquelle l'oxyhémoglobine commence à se dissocier, et, par conséquent, le sang ne peut plus absorber l'O nécessaire au fonctionnement des centres nerveux.

2° **Augmentation de pression.** — L'homme et les animaux résistent mieux à l'*augmentation* qu'à la *diminution* de la pression atmosphérique. De même qu'en s'élevant dans l'air, on diminue la pression du milieu respirable, de même, en descendant au-dessous du niveau de la mer, comme dans les mines et surtout comme dans les travaux où l'on emploie l'air comprimé (fondation des ponts, des digues et autres travaux sous-marins), dans la pêche des éponges, des perles, du corail, etc., on augmente cette pression dans une proportion plus ou moins forte. Les plongeurs qui descendent à 40 mètres dans l'eau, les ouvriers qui travaillent dans les caissons pneumatiques pour la fondation des piles de pont respirent un air comprimé à 5 atmosphères. La compression peut être augmentée jusqu'à 10 atmosphères sans danger immédiat. Mais si on l'augmente davantage, il survient des accidents formidables. Un oiseau, dans un air comprimé à 20 atmosphères, meurt avec des convulsions terribles analogues à celles que produit la strychnine. Ce résultat, comme l'a montré P. Bert, est dû, non à l'action mécanique de l'air comprimé à un si grand degré, mais à l'augmentation de tension de l'O. En effet ce gaz, lorsque sa pression partielle dépasse 3 atmosphères et demie, agit comme un violent poison sur tous les êtres vivants, animaux et plantes, même les ferments figurés, dont il suspend les manifestations physico-chimiques. La limite de tension toxique est obtenue soit en comprimant l'oxygène pur à 5 1/2 atmosphères, soit en comprimant l'air à 17 atmosphères (P. Bert).

Effets de la décompression. — Si l'homme et les animaux peuvent supporter, pendant quelques moments, des pressions de 5 à 10 atmosphères, à condition de procéder avec les précautions voulues, ils courent les plus grands dangers quand on les ramène trop rapidement à la pression normale. C'est ce qui fait dire aux ouvriers qui travaillent dans l'air comprimé, et qui ne prennent pas toujours ces précautions, qu'*on ne paye qu'en sortant*. Un animal qui résiste à une pression de 10 atmosphères meurt instantanément si on le ramène brusquement à la pression ordinaire, et l'autopsie montre le cœur et les gros vaisseaux remplis de bulles gazeuses formées surtout d'azote. Sous l'influence d'une pression double, triple, décuple de la pression normale, le sang dissout une proportion double, triple, décuple d'air (et surtout d'azote). Si l'animal est soumis alors à une brusque diminution de pression, l'azote, n'étant plus maintenu en dissolution dans le sang, s'y dégage à l'état gazeux (H. Seyler) sous forme de bulles qui, produisant des embolies dans les capillaires du cerveau, du cœur, des poumons, amènent l'arrêt de la circulation et la mort, comme le ferait l'introduction directe d'air dans les veines. Pour éviter ce dégagement de bulles d'azote, il faut opérer la décompression très graduellement. Les ouvriers, en sortant des tubes, doivent séjourner un quart d'heure ou une demi-heure dans des chambres *éclusées* où on les décomprime peu à peu. L'excès de gaz absorbé s'élimine alors progressivement par le poumon, sans produire d'accident.

IV. — TROUBLES DUS A DES CAUSES PATHOLOGIQUES

Il serait trop long, et il n'entre pas dans le plan de ce livre, de passer en revue tous les troubles de la respiration, dus à des causes pathologiques siégeant soit dans le poumon lui-même, soit dans les autres viscères thoraciques, soit dans d'autres organes. Nous rappellerons seulement, en quelques mots, les principales modifications de fréquence, d'amplitude et de rythme que peuvent présenter les mouvements respiratoires.

Altérations de fréquence. — A l'état normal et au repos, il y a, en moyenne, 16 respirations et 64 pulsations radiales par minute, ce qui fait entre les deux un rapport de 1 à 4. Dans la fièvre, et dans presque toutes les maladies étrangères à l'appareil respiratoire, cette proportion se maintient, et quand le pouls monte à 80, 100, 120, la respiration se précipite et atteint ainsi 20, 25, 30 mouvements par minute. Mais elle se modifie dans les affections thoraciques et la respiration peut atteindre 30, 40, 50 mouvements par minute, sans que le pouls s'élève au-dessus de 100 pulsations.

Au lieu de l'*accélération*, on peut observer dans quelques maladies, surtout les affections cérébrales, un *ralentissement* prononcé de la respiration, comparable à celui que produit chez les animaux la section du pneumogastrique.

Altérations d'amplitude. — La plupart des *affections dyspnéiques* rendent, en général, la respiration plus profonde en même temps que plus rapide. Mais, souvent aussi, l'augmentation d'amplitude coïncide avec le ralentissement de la respiration; exemple les maladies qui rétrécissent le larynx, croup, œdème, etc. L'inspiration devient alors très profonde et très prolongée. Dans certaines affections du tissu pulmonaire, telles que l'emphysème, la gêne est surtout respiratoire et c'est l'expiration qui est longue et ralentie. Les recherches graphiques de Marey lui ont montré que, dans le cas d'obstacles à la respiration, l'obstacle allonge la période pendant laquelle il agit.

L'action du *corset* trop serré allonge l'inspiration, diminue l'amplitude et augmente la fréquence.

Altérations de rythme. Phénomène de Cheyne-Stokes. — On désigne ainsi, du nom des auteurs qui ont étudié ces phénomènes, une altération particulière du rythme respiratoire qui consiste dans un *arrêt total* de la respiration (apnée) d'une durée de vingt à trente secondes et jusqu'à une minute, se reproduisant à intervalles réguliers, et *alternant* avec des périodes d'*hyperpnée* qui se constituent et qui cessent graduellement. Si on suit un cycle respiratoire complet dont la durée varie d'une minute à une minute et demie, on voit qu'en partant de l'apnée la respiration, d'abord très faible, très superficielle, devient de plus en plus profonde, sans toutefois s'accélérer. Parvenue à son maximum d'intensité, la respiration passe par une phase décroissante, devenant de plus en plus faible jusqu'à ce qu'elle se suspende de nouveau (apnée) pour recommencer ensuite le même cycle.

Ce phénomène encore mal expliqué (diminution d'excitabilité (Traube) ou inhibition incomplète (Wertheimer) du centre respiratoire), se rencontre surtout dans la dégénérescence graisseuse du cœur, dans diverses affections cérébrales, dans quelques états urémiques et même, à l'état normal (*respiration périodique* de Mosso), pendant le sommeil. Sauf dans ce dernier cas, il est d'un pronostic très grave.

Respiration périodique. — Mosso a bien montré que le phénomène de Cheyne-Stokes n'est en réalité qu'une des formes — la plus accentuée — d'un type de respiration qu'on rencontre à l'état physiologique, atténué pendant la veille, plus marqué pendant le sommeil, la respiration périodique.

L'étude expérimentale du morphinisme aigu lequel donne à la respiration le type périodique en diminuant ou même en supprimant la stimulation normale qu'exerce le cerveau sur la respiration (V., p. 466, *Respiration de luxe*), montre bien que la respiration périodique normale, de même que le phénomène pathologique de Cheyne-Stokes, sont dus à une cause unique, à la suppression de l'activité psychique et non pas seulement à l'amoindrissement fonctionnel du centre respiratoire (Pachon).

VI

INFLUENCE DE LA RESPIRATION SUR LA CIRCULATION PULMONAIRE

L'étude détaillée de l'influence de l'aspiration thoracique sur les mouvements de l'air et sur ceux du sang dans le poumon a été faite au chapitre *Circulation pulmonaire*, p. 349, et nous n'y reviendrons pas. Nous devons simplement ajouter quelques mots :

Cône pulmonaire. — L'ensemble des canaux (trachée, bronches) qui amènent l'air au contact de la surface épithéliale pulmonaire, a la forme d'un cône ayant sa base, non au niveau des divisions ultimes, c'est-à-dire des *canalicules respirateurs*, comme on le dit et comme on le figure encore, mais au niveau de *la partie supérieure de la trachée*. Les surfaces augmentent en effet par la division successive des canaux ; mais les calibres, qui importent seuls ici, n'augmentent pas ou même diminuent.

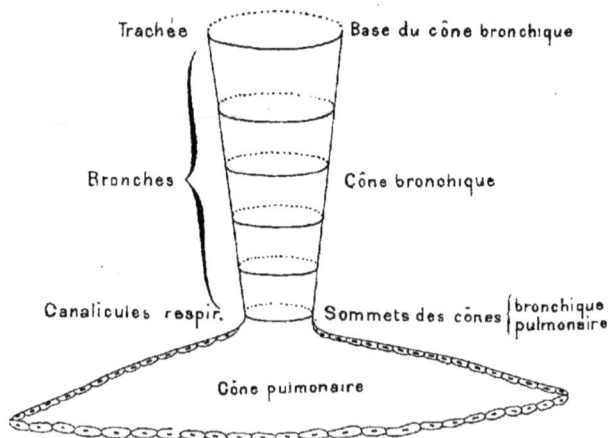

Fig. 224. — Schéma du cône pulmonaire.

Le sommet du cône bronchique se termine au niveau du sommet du cône très surbaissé, représenté par l'ensemble des alvéoles pulmonaires, et il existe, à ce niveau une partie rétrécie qui oppose une certaine résistance au va-et-vient du courant aérien et favorise ainsi l'action de l'*aspiration thoracique*. Il résulte de cette disposition que la tendance au vide et le vide relatif produit par l'ampliation pulmonaire ne sont pas instantanément comblés par le courant d'air d'inspiration et que la sortie du sang du gaz CO^2 est probablement favorisée par cette *raréfaction* de l'air intrapulmonaire.

Inversement, au début de l'expiration, il se produit, par la résistance qu'apporte ce rétrécissement à l'écoulement de l'air intrapulmonaire, une *augmentation de pression* de cet air qui peut faciliter la pénétration de l'oxygène dans le sang.

SÉCRÉTION URINAIRE

A. — SCHÉMA DU REIN

Le rein est un des principaux gardiens de la constitution du milieu intérieur dont il maintient l'intégrité en le débarrassant rapidement d'un certain nombre de substances qui tendent à l'altérer, notamment les produits azotés usés. Quand il fonctionne normalement, il empêche l'accumulation de ces déchets en les éliminant au fur et à mesure de leur arrivée dans le sang où ils sont versés par les tissus. La *nocuité* toute particulière de ces principes, aussi bien que celle de certains autres introduits artificiellement dans un but expérimental ou thérapeutique, exige une élimination rapide et pour ainsi dire instantanée et nous explique pourquoi cet organe, double et essentiellement vasculaire, est placé sur le tronc même de l'aorte, c'est-à-dire sur le courant sanguin principal, dont il dérive une grande partie. Le sang qui est destiné au cerveau se trouve ainsi débarrassé plus que les autres de ces produits nuisibles.

Sans entrer ici dans le détail de la structure du rein, nous devons dire que cet organe, qui sécrète l'urine, consiste essentiellement en un nombre infini (1 million pour les deux reins) de petits corpuscules vasculaires, *glomérules de Malpighi*, dont chacun représente un petit *réseau* capillaire pelotonné, au niveau duquel la pression sanguine est très forte, en sorte qu'il se produit, à ce niveau, une exosmose des parties liquides du sang. Le liquide extravasé tombe dans une ampoule entourant chaque glomérule d'où il passe dans un tube étroit, très long et très tortueux, qui aboutit, après s'être anastomosé par confluence avec des tubes voisins, dans l'entonnoir de l'uretère ou bassinet. Dans toute sa longueur, ce tube est revêtu d'un épithélium; mais, dans les premières parties du tube, l'épithélium présente des caractères particuliers qui en font un épithélium *sécréteur*, versant probablement, dans le liquide transsudé au niveau du glomérule, des principes importants tels que l'urée ou autres. Nous étudierons plus loin la disposition très importante des vaisseaux du rein.

B. — CARACTÈRES PHYSIQUES ET CHIMIQUES DE L'URINE

L'urine de l'homme en santé est un liquide clair, de *couleur* jaune ambré, de *saveur* salée et un peu amère, d'*odeur* un peu aromatique et rappelant celle du bouillon au moment de l'émission, puis de plus en plus pénétrante et dite alors *urineuse* tant que persiste l'acidité ; devenant enfin, plus tard, franchement ammoniacale. On sait que l'ingestion de certaines substances modifie l'odeur normale de l'urine. La térébenthine lui donne l'odeur de

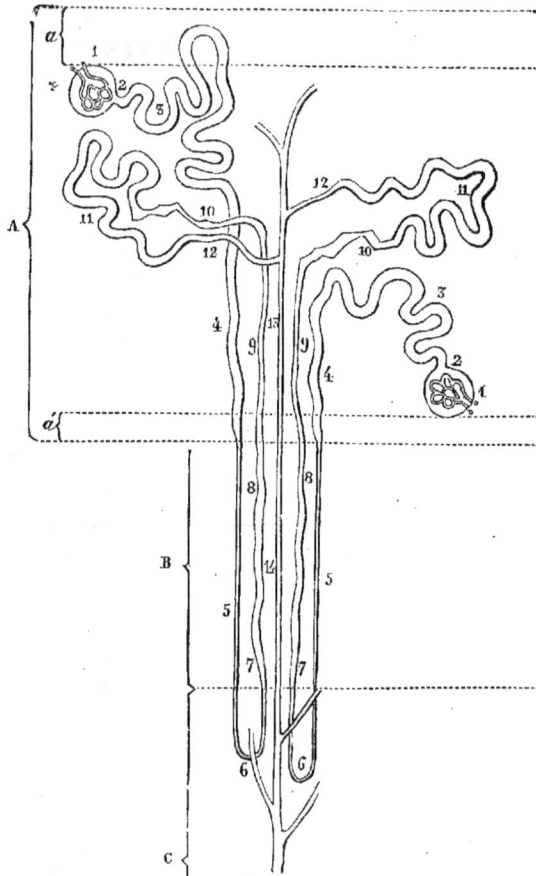

Fig. 225. — Trajet des tubes urinifères du rein. (Schéma.)

A, substance corticale ; — *a*, couche sous-capsulaire sans glomérules ; — *a'*, couche interne aussi sans glomérules ; — B, C, substance médullaire ; — 1, capsule de Bowmann entourant le glomérule. — 2, collet de la capsule ; — 3, tube contourné ; — 4, portion spirale ; — 5, portion descendante de l'anse de Henle ; — 6, l'anse ; — 7, 8, 9, portion ascendante de l'anse de Henle ; — 10, tube irrégulier ; — 11, tube intermédiaire contourné ; — 12, commencement du tube collecteur ; — 13, 14, le tube collecteur plus large, dans la papille non représentée, le tube collecteur s'unit aux autres et forme le conduit excréteur. (Klein.)

violette ; le copahu et le cubèbe, une forte odeur aromatique ; les asperges, une odeur fétide et pénétrante ; la valériane, l'ail et le castoréum, l'odeur qui les caractérise.

Couleur. — Varie suivant le degré de concentration, le régime, l'exercice, etc. L'urine du matin est plus foncée (*urina sanguinis*) que celle du repas (*urina cibi*), et celle des boissons est presque incolore (*urina potús*).

Cette coloration tient à l'urobiline (?). Sa *transparence*, complète au moment de l'émission, se trouble souvent par le repos, soit sous l'influence du refroidissement qui diminue son pouvoir dissolvant et laisse précipiter l'acide urique et les urates, soit par un commencement de fermentation alcaline qui détermine la précipitation des phosphates de chaux et ammoniaco-magnésien dissous dans l'urine acide, phénomène qui se produit dans la vessie et peut provoquer la formation de calculs.

Couleur et transparence varient considérablement dans les maladies par le fait de la présence des pigments de la bile ou du sang, de débris épithéliaux, pus, graisse, mucus et sédiments divers.

Réaction. — Chez l'homme, dans le cas ordinaire d'un régime mixte, ou d'un régime végétal où dominent les céréales (pain) et les légumineuses riches en albuminoïdes, l'urine est *acide*, mais un régime exclusivement composé de pommes de terre la rend *alcaline*. Le degré d'acidité de l'urine ordinaire varie pendant plusieurs heures du jour. Au maximum le matin, au réveil, il diminue pendant et immédiatement après le repas, au point que l'urine deviendrait alors alcaline (Gorges, 1877) par suite d'une sorte de balancement avec la sécrétion du suc gastrique qui est acide. L'urine des carnivores est très acide, celle des herbivores au contraire alcaline par la prédominance des carbonates alcalins ; mais chez ces derniers elle devient acide par le jeûne. L'acidité de l'urine humaine n'est [due ni à un acide libre (urique ou lactique), car elle ne précipite pas par l'hyposulfite de soude et ne bleuit pas le rouge congo, mais à un sel, le phosphate acide de soude. Elle correspond, pour l'urine de vingt-quatre heures, à 2 grammes d'acide oxalique et est saturée par l'alcalinité de 1^{gr},5 de soude caustique. Elle paraît faciliter le passage des sels à travers le filtre rénal.

La réaction acide augmente pendant quelques heures après l'émission, ce qui contribue, avec le refroidissement, à précipiter les urates. Mais elle est, au bout de deux ou trois jours, remplacée par une réaction alcaline due à la transformation de l'urée en carbonate d'ammoniaque, sous l'influence d'un ferment (*torula ureæ*), que, chez certains malades, le cathétérisme peut transporter dans la vessie où commence, dans ce cas, la décomposition de l'urine.

Densité. — Dépend des proportions respectives d'eau et de matériaux solides, et est ordinairement en raison inverse de la quantité d'urine. Varie à l'état physiologique, de 1,005 (boissons abondantes) à 1,030 (après le repas) ; est en moyenne (pour les vingt-quatre heures) de 1,020 ; un peu plus faible chez la femme.

Quantité. — Varie suivant de nombreuses circonstances : taille, âge, sexe, régime, exercice, saison, sueur, quantité de boissons, etc. Chez un adulte vigoureux et bien nourri, elle varie entre 1.300 et 1.600 grammes pour vingt-quatre heures ; chez la femme entre 900 et 1.200 grammes. La sécrétion est au minimum entre 2 et 4 heures du matin, au maximum entre 2 et 4 heures du soir.

C. — COMPOSITION CHIMIQUE

Composition générale et moyenne. — L'appareil urinaire étant comme le grand égout collecteur de l'organisme, l'urine doit renfermer tous les déchets et tous les résidus de la nutrition des différents tissus, et, si l'on songe à la complexité de la composition chimique de ces tissus, à la multiplicité des actions : oxydations, dédoublements, hydratations, etc., qui se passent dans ce laboratoire vivant, on comprendra facilement que ce liquide doive présenter une composition très complexe. On peut, avec Hoppe-Seyler, ranger les produits qu'elle contient dans les catégories suivantes :

1° *Uréides* : urée, acide urique, allantoïne, acide oxalurique, xanthine, guanine, créatine, créatinine, acide sulfocyanique ;

2° *Corps de la série grasse* : acides volatils $C^n H^{2n} O^2$, acides oxalique, lactique, succinique, phosphoglycérique ; glucose, inosite, cystine ;

3° *Corps de la série aromatique* : acide hippurique, acides sulfoconjugués du phénol, du crésol, de la pyrocatéchine, etc., de l'indoxyle, scatoxyle ;

4° *Pigments* : urochrome, urobiline.

5° *Sels minéraux* : chlorures alcalins, sulfates et phosphates alcalins, phosphates terreux, sels ammoniacaux, acide silicique, etc.

Un litre d'urine d'une densité de 1,020 contient en moyenne 956 grammes d'eau, 44 grammes de principes solides. Plus dense, il y aurait un peu moins d'eau et un peu plus de solides ; moins dense, plus d'eau et moins de solides.

La *quantité* de matériaux solides éliminés dans les vingt-quatre heures ne se répartit pas également entre toutes les heures de la journée, comme le montrent les chiffres suivants (Harley) :

VOLUME	NATURE DE L'URINE	DENSITÉ	QUANTITÉ DE RÉSIDU SOLIDE
1,000 c.c.	*Urina cibi...*	1,025	58,35
—	— *sanguinis...*	1,012	32,61
—	— *potùs...*	1,009	20,97

Le tableau ci-après emprunté à M. A. Gautier résume la composition moyenne de l'urine. Il est à peine besoin de dire que les analyses données par les divers auteurs varient plus ou moins, suivant les conditions des sujets qui ont fourni l'urine. En général, les chiffres des analyses françaises sont plus faibles que ceux des analyses anglaises, et ceux-ci plus faibles que ceux des analyses allemandes, ce qui tient à des différences de régime (les Allemands sont grand buveurs de bière).

MATÉRIAUX	SÉCRÉTÉS EN 24 HEURES	CONTENUS EN 1000 PARTIES D'URINE
Quantité d'urine	1300,0	"
Densité.	1,020	»
Eau	1243,0	956,0 (simple dissolvant).
Principes solides.	57,0	44,0
	1300,0	1000,0
Urée	33,5	25,37
Acide urique.	0,52	0,40
Xanthine.	0,006	0,004
Créatine, créatinine.	1,3	1,0
Acide hippurique.	0,365	0,35
Composés aromatiques.		
Acides gras		
Glucose, inosite	Traces.	Traces.
Matières colorantes.		
Chlorure de sodium	13,30	10,06
Sulfates alcalins	4,03	3,1
Phosphate calcique.	0,408	0,314
— magnésique	0,592	0,456
— alcalin	1,86	1,43
Acide silicique	Traces.	Traces.
Ammoniaque, etc.	Traces.	Traces.
	57,0	44,0

Uréides. — L'étude complète de ces principes qui sont le produit de la désassimilation des albuminoïdes sera mieux à sa place dans le chapitre des *phénomènes métaboliques de la nutrition*. Nous indiquerons alors le lieu et le mode de leur formation, ainsi que les rapports qu'ils présentent entre eux. Nous dirons seulement ici dans quelles limites et sous quelles influences leur proportion dans l'urine peut varier.

URÉE. — La proportion éliminée en vingt-quatre heures varie chez l'homme de 22 à 43 grammes, moyenne = 34 grammes ; chez la femme, la moyenne, plus faible, est de 25 grammes, soit, pour les deux, 0gr,40 à 0gr,50 par kilo-gramme de poids vif ; chez l'enfant elle est relativement plus forte, soit 15 grammes à six ans, ce qui fait 1 gramme par kilogramme de poids vif pour vingt-quatre heures. Enfin, chez le vieillard, la proportion d'urée baisse beaucoup.

Influence du régime.— Un régime riche en albumine, caséine, glutine, etc., augmente l'élimination d'urée qui peut monter de 35 à 80 et même 100 grammes par jour, comme on l'observe chez quelques diabétiques gros mangeurs. Par contre, avec un régime farineux et herbacé, la quantité peut tomber à 20 grammes et au-dessous. — Mais l'abstinence même, quoiqu'elle diminue l'urée excrétée, ne la supprime pas entièrement et, après les oscillations des premiers jours, il s'établit un minimum d'excrétion qui persiste plus ou moins longtemps.

Influence de l'exercice musculaire. — Les expériences sur l'homme et les animaux ont montré que l'exercice n'augmente l'urée excrétée que dans de faibles proportions, comme Voït l'a vu le premier sur le chien et, après lui, Fick et Wislicenus sur eux-mêmes, Parkes sur des soldats, Flint sur un coureur américain. L'expérience la plus souvent citée est celle de Fick et Wislicenus. Ces deux physiologistes firent l'ascension du Faulhorn (1.956 mètres) sans prendre d'aliments azotés pendant les dix-sept heures qui précédèrent l'ascension, pendant les huit heures de l'ascension et enfin pendant un laps de huit heures après. Mais ils prirent en quantité modérée des gâteaux faits avec du riz, de la graisse et du sucre et burent de la bière, du thé et du vin. Le travail produit fut pour Fick pesant 66 kilogrammes, de 129.096 kilogrammètres, pour Wislicenus pesant 76 kilogrammes, de 148.656 kilogrammètres. Mais il faut ajouter le travail produit par le cœur, par les muscles respiratoires, par les actions musculaires qui maintiennent la station verticale et par les mouvements des bras. Ce qui porte le chiffre total des kilogrammètres produits pendant l'ascension à 319.274 pour Fick, à 368.574 pour Wislicenus. L'urine fut examinée avant, pendant et après l'ascension et après un bon repas de viande. Le résultat chez les deux observateurs fut une légère *diminution* de l'urée pendant la montée et après la descente, comparativement au chiffre trouvé avant l'ascension. La quantité d'urée excrétée par Fick par heure, durant chacune des quatre périodes indiquées, fut de 0gr,63, 0gr,41, 0gr,40, et 0gr,45 ; pour Wislicenus, elle fut de 0gr,61, 0gr,39, 0gr,40 et 0gr,51. Ces chiffres correspondent à l'oxydation de 37 grammes d'albumine pour les deux expérimentateurs. Or, l'oxydation de cette quantité d'albumine ne développe que 105.000 kilogrammètres. L'excédent de kilogrammètres développés provient donc de l'oxydation de substances non azotées, ce qui explique que l'urée n'augmente pas après l'exercice musculaire. Kaufmann est arrivé récemment à des résultats semblables chez le cheval.

Il faut cependant faire exception pour l'exercice poussé jusqu'à la *fatigue* qui augmente effectivement l'urée. Sur un bicycliste qui venait de courir un record de vingt-quatre heures, Denigès a constaté que la proportion d'urée éliminée le lendemain de la course était *double* de la proportion normale. Byasson a montré aussi que le travail cérébral augmente l'urée.

Azoturie. — L'augmentation persistante, et non due à une alimentation trop substantielle, de l'urée et des uréides constitue l'azoturie. On l'observe dans les fièvres, les maladies de la nutrition (goutte, obésité, athrepsie, diabète sucré), une maladie spéciale, le *diabète azoturique* (sans glycosurie), lié souvent avec la polyurie et les maladies de foie. Sa plus grande fréquence est dans le diabète sucré (40 p. 100) et n'est pas liée à la polyphagie, car elle persiste si on restreint l'alimentation à la ration ordinaire. — Elle est par elle-même une cause de consommation.

ACIDE URIQUE. — Moyenne de vingt-quatre heures = 0gr,60 pouvant monter à 1 gramme ou 1gr,50 par un régime azoté et surtout par l'usage des viandes salées et des poissons salés et descendre à 0gr,30 par une alimentation végétale. Sa proportion par rapport à l'urée est de 1 : 50.

CRÉATININE. — La quantité de vingt-quatre heures varie de 0gr,50 à 1gr,30 chez l'adulte. Elle augmente avec la quantité de viande ingérée, ce qui prouve

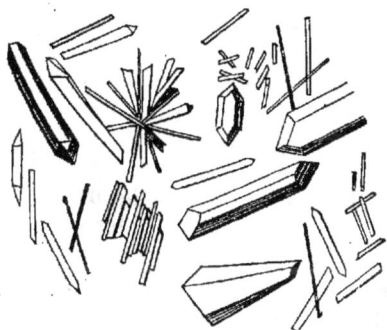

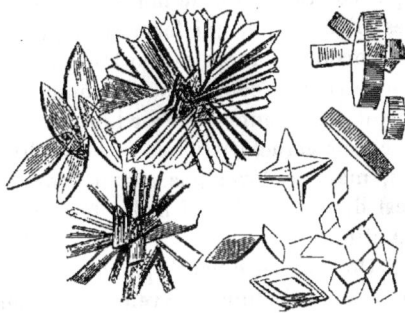

Fig. 226. — Acide hippurique.   Fig. 227. — Acide urique.

qu'elle provient de la créatine des muscles. Elle paraît manquer dans l'urine des enfants à la mamelle.

ACIDE HIPPURIQUE. — Varie de 0gr,30 à 1 gramme, augmente surtout par l'ingestion de substances aromatiques : asperges, prunes reine-Claude, acides benzoïque, quinique, etc.

Corps de la série grasse. — Ces corps, énumérés plus haut, n'existent qu'en très petite quantité. La présence même de quelques-uns d'entre eux à l'état normal, la glucose par exemple, est encore contestée.

Corps de la série aromatique. — Il n'en existe aussi que des *traces* dans l'urine. Le phénol et le crésol n'y existent pas comme tels, mais en combinaison avec l'acide sulfurique et formant des acides conjugués qui, unis aux bases, donnent du *phénylsulfate* et du *crésylsulfate de potassium* que la distillation de l'urine dédouble. Ces acides aromatiques proviennent des produits d'hydratation des albuminoïdes pendant la digestion intestinale et, notamment, de la tyrosine, et ils sont résorbés par l'intestin pour s'éliminer par l'urine. L'ingestion de phénol, benzol, indol, tyrosine en augmente la quantité.

L'*indican*, principe colorant des urines bleues, dont il existe des traces dans l'urine normale (4 à 20 milligrammes), n'est pas identique, comme on l'avait cru, à l'indigogène des plantes indigofères, mais forme un dérivé de l'indol, l'*indoxylsulfate de potassium* résultant de la combinaison de l'acide SO³H avec l'indol. De même, il existe aussi un dérivé du scatol, le *scatoxylsulfate de potassium* et ces deux produits viennent aussi de l'indol et du scatol de l'intestin; mais ces derniers subissent dans le sang un très léger degré d'oxydation avant de s'unir à l'acide sulfurique. La proportion de l'indican dans l'urine augmente par les causes qui retardent le passage des aliments azotés dans l'intestin, comme par exemple la ligature de l'intestin.

Corps non sériés. — MATIÈRES COLORANTES : *Urobiline*. — Les recherches spectroscopiques de Vierordt ont montré qu'il y a dans l'urine plusieurs principes colorants dont le nombre n'est pas connu. Un seul a été un peu étudié, c'est l'*urobiline*, qui forme le pigment principal de l'urine normale. Jaffé l'a rencontré quarante-cinq fois sans exception. Cependant sa présence n'est peut-être pas constante, du moins au moment de l'émission. Mais alors l'urine abandonnée à l'air libre se fonce peu à peu et donne bientôt les réactions caractéristiques de l'urobiline. Dans ce cas, l'urobiline ne préexiste pas, mais se développe aux dépens d'un chromogène encore inconnu. — C'est dans les urines fébriles foncées que l'urobiline existe en plus grande quantité.

Cette substance paraît pouvoir provenir de la matière colorante du sang; après une injection intraveineuse d'hémoglobine, l'urine est en effet chargée de pigment. Maly a montré qu'elle peut également provenir de la bilirubine versée dans l'intestin, laquelle, en présence de l'hydrogène naissant dégagé par les fermentations butyrique et putride, se transforme en hydrobilirubine ou stercobiline dont une partie, résorbée par l'intestin, s'élimine par l'urine sous forme d'urobiline.

L'*urochrome* de Thudicum n'est pas une substance bien définie.

Sels minéraux. — Ils existent, pour la plupart, en solution naturelle dans l'urine et ne sont pas dus à la calcination, comme cela a lieu pour quelques-uns de ceux du sang.

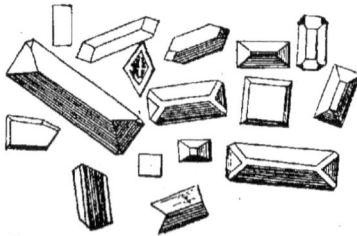

Fig. 228. — Phosphate ammoniaco-magnésien.

Les *chlorures* (14 grammes) sont les plus abondants et les plus importants : NaCl. = 12 grammes, CaCl. = 2 grammes. Ils viennent pour la plus grande partie des aliments.

Les *phosphates* (3 grammes) viennent en partie des phosphates des aliments, en partie du phosphore ou des phosphates associés aux albuminoïdes, et enfin des graisses phosphorées telles que la lécithine. Quand l'urine devient alcaline, les phosphates de chaux et de magnésie se précipitent, le phosphate de soude restant dissous. La quantité des phosphates éliminés augmente par une alimentation abondante, par le travail musculaire et cérébral. Elle diminue dans la grossesse.

Les *sulfates* (4 grammes) proviennent en partie des sulfates de l'alimentation, en partie du soufre des albuminoïdes. On a désigné dans ces derniers temps, sous le nom de *soufre neutre* de l'urine, des corps sulfurés peu connus autres que les sulfates et les sels sulfo-conjugués.

Les *carbonates*, quand ils sont en grande quantité, proviennent de l'oxydation des sels organiques, végétaux, citrates, tartrates, etc.

La nature des bases de l'urine est en rapport avec l'alimentation. Un régime végétal fait prédominer les bases alcalines, un régime animal les bases terreuses.

GAZ DE L'URINE. — Les gaz qu'on peut extraire de l'urine par la pompe à gaz sont surtout de l'azote et du CO^2. L'oxygène manque ou n'est qu'en très faible proportion.

Variations de composition de l'urine. — *Principes anormaux de l'urine.* — L'urine peut contenir, dans certains cas pathologiques, des éléments anatomiques tels que globules du sang, globules du pus, corpuscules muqueux, cellules épithéliales de la vessie ou du rein et spermatozoïdes. Elle peut renfermer aussi de l'albumine, et ses congénères, des cylindres fibrineux hyalins, de la graisse, de la cholestérine, de la glycose, de la leucine et de la tyrosine, de l'acide oxalique, des acides et des pigments biliaires, et la présence de ces divers éléments révèle au clinicien des maladies particulières de certains organes spéciaux ou de la nutrition en général. L'étude des urines pathologiques constitue un chapitre important de séméiologie sur lequel ont été publiés de nombreux et bons ouvrages auxquels nous renvoyons.

Principes accidentels. — *Elimination par l'urine.* — De nombreuses substances qui ne font pas normalement partie de l'alimentation, mais sont ingérées comme médicaments ou accidentellement comme poisons, s'éliminent par l'urine. Tels sont les acides minéraux qui passent dans l'urine à l'état de sels alcalins ammoniques ou calciques; l'iode qui passe à l'état d'iodure alcalin; les sels alcalins neutres, sulfates, chlorates, phosphates, borates, ainsi que les chlorures, bromures, iodures de sodium et de potassium qui passent sans altération, de même que l'acide arsénieux; les sels métalliques solubles, mais seulement en petite quantité et assez longtemps après l'ingestion (on sait que l'iodure de potassium favorise l'élimination du mercure); les acides organiques, quand ils ont été pris à forte dose (à faible dose ils sont brûlés ainsi que leurs sels); les sucres et l'alcool pris de même à forte dose; les alcaloïdes, quinine, morphine, strychnine, théine et théobromine; enfin certaines matières colorantes telles que celles de la garance, du campêche et de la rhubarbe.

Toxicité des urines normales. — Les recherches de Bouchard sur le pouvoir toxique des divers produits d'excrétion, fèces, urine, bile, etc., lui ont montré que l'organisme de l'homme et des animaux est un réceptacle et une fabrique de poisons. L'urine normale introduite expérimentalement dans le sang possède un pouvoir toxique plus ou moins grand suivant les animaux, dû soit aux leucomaïnes, soit aux sels de potassium. L'homme élimine en vingt-quatre heures et par kilogramme une quantité de poison urinaire capable de tuer 0ᵏᵍ,465. L'urine du lapin est beaucoup plus toxique. 1 kilogramme de lapin élimine par jour de quoi tuer 4ᵏᵍ,184. Celle du cobaye l'est encore plus. Fait extrêmement important, l'inanition et le régime lacté diminuent considérablement cette toxicité.

Dans les diverses maladies, le *coefficient urotoxique* peut être considérablement augmenté, ce qui indique le rôle important du rein pour débarrasser l'organisme des poisons qu'il fabrique. Dans le cas d'*insuffisance rénale*, l'élimination de ces poisons est arrêtée et l'organisme succombe.

L'intégrité et le bon fonctionnement des reins sont donc de la plus haute importance dans la lutte contre les maladies infectieuses.

D. — SÉCRÉTION DE L'URINE

Double système vasculaire du rein. — Nous avons précédemment donné brièvement une idée très générale de la structure du rein, et nous avons vu qu'elle diffère notablement de la structure des autres organes sécrétaires, les glandes salivaires par exemple. Nous devons expliquer maintenant pourquoi la pression sanguine est si élevée, comme nous l'avons dit, dans les capillaires des glomérules. Il nous faut revenir, pour cela, sur la disposition des vaisseaux dans le rein.

L'*artère rénale*, très volumineuse, donne, après avoir pénétré dans le rein, des branches qui vont former un réseau anastomotique en arcades au niveau de la ligne virtuelle de séparation de la substance corticale et de la substance médullaire, en formant ce qu'on a appelé la voûte artérielle du rein. De la convexité de cette voûte artérielle partent des branches *artères radiées* qui se dirigent en ligne droite vers la surface de l'organe, et émettent latéralement, sur toute leur longueur, des branches horizontales à l'extrémité desquelles est comme appendu un glomérule.

Chacune de ces branches pénètre dans le glomérule (vaisseau *afférent*) et s'y *capillarise* en formant un petit réseau, lequel se reconstitue ensuite en un seul tronc qui sort du glomérule (vaisseau *efférent*). Rien de particulier jusque-là. Mais ce tronc efférent, *plus étroit* que le vaisseau afférent, ne s'anastomose pas avec des troncs voisins pour former une veine. Après un court trajet, il se résout de nouveau en un réseau capillaire dont les mailles entourent les tubes urinifères, et c'est de ce *second* réseau que naissent les veinules qui se rendent dans des *veines radiées* disposées comme les artères et qui vont former à leur tour une *voûte veineuse* entre les deux substances.

Il y a donc, dans la partie corticale du rein, deux systèmes capillaires, et le système capillaire du glomérule qui, comparativement à ce qui existe dans les autres organes sécréteurs, peut être considéré comme surajouté, constitue véritablement un *système porte artériel* que quelques auteurs ont improprement appelé veine porte rénale, car, d'une part, cette expression doit être réservée à une véritable veine porte qui existe chez les oiseaux, les reptiles et les poissons, et, d'autre part, le système sanguin du glomérule n'a pas la valeur d'une veine, mais celle d'une artère. Nous ferons remarquer, à ce propos, que cette disposition anatomique, désignée sous le nom de système porte (*réseaux admirables* des anciens), peut se rencontrer soit dans le système veineux, exemple : veine porte hépatique, veine porte rénale des oiseaux ; soit dans le système artériel : système porte glomérulaire du rein ; soit enfin dans le système lymphatique : troncs afférents et efférents, et chemins de la lymphe des ganglions.

Il résulte de la disposition que nous venons d'indiquer que, dans les deux systèmes capillaires de la substance corticale, communiquant par le vaisseau efférent, plus étroit, comme nous l'avons dit, que le vaisseau afférent, la pression du sang ne doit pas être la même que dans les capillaires généraux. En effet, dans le système glomérulaire, la pression est plus forte ; dans le système péritubulaire la pression est plus faible que dans les capillaires ordinaires. Et cette différence de pression dans les deux systèmes du rein nous explique le rôle spécial, dans la sécrétion urinaire, du glomérule d'une part et des tubes urinifères de l'autre. Comme Bowmann l'a indiqué depuis longtemps, il est probable que certains principes de l'urine seulement sont *sécrétés* par la partie contournée des tubes urinifères agissant à la façon des glandes ordinaires, tandis que la plus grande partie de l'eau avec les sels solubles et diffusibles préexistant dans le sang sont simplement *filtrés* par les glomérules.

S'il en est ainsi, comme le passage des liquides et des substances dialysables à travers les membranes dépend, en grande partie, de la pression, la filtration dialytique de liquide, au niveau du glomérule, sera directement en rapport avec la pression du sang dans les artères rénales, tandis que cette pression n'aura qu'un effet indirect sur le rôle sécrétoire des tubes urinifères. Bien plus que les autres sécrétions glandulaires, la sécrétion urinaire doit donc être influencée par la pression sanguine et c'est le rôle de cette pression sanguine dans la production de l'urine que nous allons d'abord étudier.

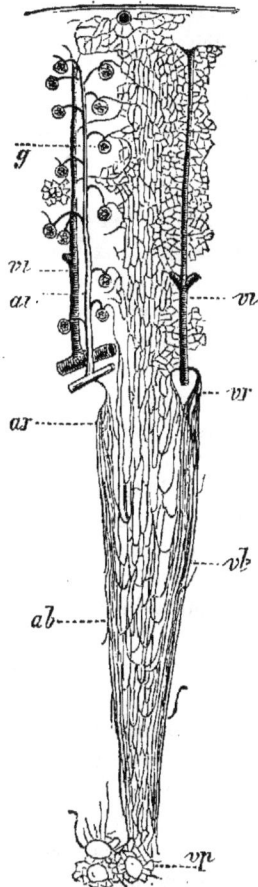

Fig. 229. — Schéma des vaisseaux du rein.

ai, artère interlobulaire ou radiée ; — *vi*, veine interlobulaire ou radiée ; — *g*, glomérule de Malpighi ; — *vs*, étoiles veineuses ; — *ar*, artères droites ; — *vr*, veines droites ; — *a b*, faisceaux d'artères droites et de veines droites ; — *vb*, réseau vasculaire autour des orifices papillaires des tubes collecteurs.

Variations vaso-motrices du volume du rein. — CAUSES MÉCANIQUES : *Rôle de la pression artérielle dans la sécrétion urinaire*. — On sait aujourd'hui que le rein possède un système de nerfs vaso-moteurs parfaitement développés. D'autre part, au moyen d'une modification apportée au pléthysmographe, on peut expérimentalement observer les variations du volume du rein.

Plusieurs causes peuvent faire augmenter le volume de cet organe : 1° le gonflement de ses éléments constituants ; 2° l'accumulation de lymphe dans les espaces lymphatiques qui, d'après Ludwig et Zawarykin, entourent les tubes urinifères ; 3° la distension de ses vaisseaux sanguins, la seule de ces trois causes qui ait vraiment de l'importance. Cette distension dépend surtout de la constriction ou de la dilatation des artères rénales et de leurs branches, car la distension due à l'oblitération des veines n'a lieu que dans des cas spéciaux. Par conséquent, comme le fait observer Foster, les variations de volume du rein peuvent être prises comme mesure des variations de ses vaisseaux, l'augmentation de volume indiquant la dilatation des vaisseaux et la diminution leur resserrement.

On voit alors, au moyen du pléthysmographe, que le volume du rein répond si fidèlement aux variations de la pression artérielle que la courbe obtenue reproduit presque exactement une courbe de la pression sanguine montrant, non seulement les ondulations respiratoires, mais même les oscillations dues à chaque battement du cœur (Foster). Quand la pression *générale* artérielle monte, il pénètre plus de sang dans l'artère rénale et le rein se dilate ; quand elle baisse, c'est l'inverse.

D'autres influences peuvent aussi faire varier le volume du rein. Quand la respiration s'arrête, le sang, de plus en plus riche en CO_2, agit sur les centres vaso-moteurs médullaires et produit la contraction des artères rénales ainsi que de tout le système artériel, et le rein diminue de volume. L'excitation du bulbe ou du nerf splanchnique produit une diminution très marquée du volume du rein, par suite du resserrement de ses artères. L'excitation d'un nerf sensitif produit également, par voie réflexe, le resserrement du rein, bien qu'il se produise en même temps une élévation de la pression générale qui tendrait, par elle-même, à faire augmenter le rein. L'excitation des nerfs du rein, comme celle du splanchnique, amène au contraire cette diminution par voie directe. Après la section, d'ailleurs très difficile, de tous les nerfs du rein, l'excitation portée sur les nerfs des diverses parties du corps ne produit plus la diminution, mais la dilatation du rein, puisqu'elle amène une augmentation de la pression générale grâce à laquelle il pénètre passivement une plus grande quantité de sang dans le rein.

CAUSES CHIMIQUES DES VARIATIONS DE VOLUME DU REIN. — *État du sang.* — Indépendamment de ces causes mécaniques, des modifications purement chimiques dans la constitution du sang peuvent aussi mettre en jeu l'action vaso-motrice des nerfs du rein. L'injection dans le sang d'eau, même en petite quantité, d'urée et de quelques autres substances diurétiques amène une diminution du rein, bientôt suivie d'une dilatation plus durable, tandis que l'injection de solution saline normale (7gr,50 de chlorure de sodium pour 1.000 grammes d'eau) et surtout de diurétiques, tels que l'acétate de soude produit du premier coup la dilatation, sans resserrement préalable. Il est à noter que ces effets des diurétiques et des changements chimiques du sang se montrent, même après la section, en apparence complète, de tous les nerfs du rein, ce qui ferait supposer que ces substances amènent des modifications vasculaires en agissant soit sur quelque appareil vaso-moteur périphérique (tel que des ganglions nerveux intra-rénaux), soit directement sur les vaisseaux eux-mêmes. Et ces effets sur le rein sont obtenus sans modification appréciable de la pression générale.

Parallélisme des variations de volume et de sécrétion. — On n'a pas découvert encore les fibres vaso-*dilatatrices* se rendant au rein, et la dilatation active n'a été observée que comme effet des agents chimiques. Mais si ces filets dilatateurs n'existent pas, les filets vaso-moteurs (constricteurs) sont suffisamment démontrés. Dans la plupart des observations rapportées plus haut, l'écoulement de l'urine était déterminé en même temps que le volume du rein, en mesurant le liquide qui sortait de l'uretère du rein soumis à l'expérience, au moyen d'une canule introduite dans cet uretère. Et on constatait qu'à moins de causes particulières, l'expansion du rein était suivie d'une augmentation, et la contraction d'une diminution de l'écoulement d'urine.

Rôle de la pression intra-glomérulaire. — *Filtration.* — La principale condition de la filtration urinaire que nous avons à considérer est le degré de pression qui existe dans les petits vaisseaux des glomérules. Plus cette pression sanguine excède la pression du fluide déjà sécrété dans les tubes urinifères, plus rapide et plus intense sera la filtration. Si cette pression diminue, ou s'égalise, ou se renverse, la sécrétion est diminuée ou même tout à fait arrêtée.

Les causes qui peuvent *augmenter* la pression sanguine *locale* dans les vaisseaux du glomérule sont :

1° L'augmentation de la pression *générale* du sang produite : *a*, par l'augmentation de force, de fréquence, etc., des battements du cœur; *b*, par le resserrement des petites artères d'autres régions que le rein ;

2° Le relâchement de l'artère rénale qui, tout en faisant baisser la pression dans cette artère, l'augmente dans les capillaires et les petites veines que fournit l'artère. Il est à peine besoin d'ajouter que ce relâchement local doit, soit être accompagné d'une contraction dans d'autres départements vasculaires, soit, tout au moins, ne pas être accompagnée d'une dilatation suffisamment compensatrice en un autre point.

Les causes qui peuvent *diminuer* la pression sanguine dans les glomérules sont :

1° La constriction de l'artère rénale et de ses branches qui, tout en augmentant la pression dans le côté cardiaque de l'artère, la diminue dans les capillaires et les veines qui sont fournis par l'artère. De même que plus haut, cette constriction doit être accompagnée par une dilatation dans d'autres départe-

ments vasculaires, ou, du moins, ne pas être contre-balancée par une constriction compensatrice ;

2° L'abaissement de la pression sanguine générale produite par : a, l'affaiblissement, etc., des battements du cœur ; b, par une dilatation générale des
petites artères du corps en général, ou par une dilatation de départements
vasculaires autres que les reins.

Influence du système nerveux. — Il devient maintenant facile d'expliquer les cas dans lesquels la production d'urine est augmentée ou diminuée
par des moyens naturels ou artificiels. Ainsi la *section* de la moelle épinière,
au-dessous du bulbe, produit une grande diminution et quelquefois un arrêt
complet ou presque complet de la sécrétion urinaire. Cette opération produisant une dilatation vasculaire très générale et, par suite, une grande chute de
la pression sanguine. La section de la moelle dans la région dorsale abaisse,
de même, la pression sanguine et arrête ou diminue la sécrétion urinaire.
Cependant, comme l'animal peut se rétablir et survivre longtemps, la sécrétion reparaît, mais la pression sanguine se relève aussi, ce qui démontre encore
la relation entre la pression sanguine et la sécrétion urinaire.

L'*excitation* de la moelle au-dessous du bulbe, quoique agissant inversement, produit aussi le même résultat, l'arrêt de la sécrétion. Par cette excitation l'action des nerfs vaso-moteurs est augmentée et la constriction des
artères rénales, aussi bien que celle des autres artères du corps, se produit.
L'augmentation de la pression générale ainsi produite est insuffisante pour
compenser la résistance augmentée aussi dans les artères rénales, et, par
conséquent, le passage du sang dans les glomérules est considérablement
diminué. Nous avons vu que, dans ces conditions, le rein diminue, et on le
voit, en effet, pendant l'excitation, devenir pâle et exsangue.

La *section des nerfs* du rein est suivie d'une sécrétion très abondante,
(hydrurie ou polyurie). La section, en interrompant les conducteurs vaso-
moteurs, même si elle n'agit pas en détruisant le tonus normal (d'ailleurs
douteux), empêche l'arrivée des excitations normales constrictives, et produit ainsi indirectement la dilatation des artères rénales, et, par suite, l'augmentation de pression dans les petits vaisseaux du glomérule. Si, après la
section des nerfs du rein, la moelle est divisée au-dessous du bulbe, la
polyurie disparaît, car la diminution de la pression générale, ainsi produite,
compense au delà la dilatation propre des artères rénales. Réciproquement,
si, après la section des nerfs du rein, la moelle est excitée, l'écoulement de
l'urine devient encore plus abondant puisque l'élévation de la pression générale, due à la constriction générale des artères, produite par l'excitation,
tend à pousser encore plus de sang dans les artères rénales sur lesquelles,
grâce à la division de leurs nerfs, l'excitation de la moelle est sans effet.
La section des nerfs du rein est quelquefois suivie d'albuminurie.

La *section des nerfs splanchniques* augmente aussi la sécrétion urinaire,
mais l'augmentation, dans ce cas, est plus faible et moins constante que dans
la section des nerfs du rein... Inversement, l'excitation des splanchniques

peut arrêter la sécrétion en produisant le resserrement des artères rénales. Ces deux actions s'expliquent par ce fait que les nerfs splanchniques contiennent les nerfs vaso-moteurs du rein.

Tous les faits expérimentaux que nous venons de relater reçoivent ainsi une explication suffisante quand on les rapporte exclusivement aux variations de la pression sanguine, et beaucoup des variations naturelles de la sécrétion urinaire peuvent s'expliquer de la même façon. On connaît, par exemple, la corrélation, au point de vue fonctionnel, de l'état de la peau et de la sécrétion urinaire entre lesquels il y a comme une sorte de balancement que régit évidemment l'appareil vaso-moteur. L'action du froid sur la peau produit le resserrement des vaisseaux cutanés, d'où une élévation de la pression sanguine générale et, par suite, une augmentation de la sécrétion urinaire. Inversement la chaleur, en dilatant les vaisseaux de la peau, abaisse la pression générale et diminue la sécrétion urinaire, tandis que la sueur augmente, et il est bien connu qu'on urine plus l'hiver que l'été. Il est possible cependant que ces phénomènes aient lieu par l'intermédiaire de modifications dans la composition du sang. L'influence exercée par le système nerveux est donc une influence *exclusivement vaso-motrice*, et il ne paraît pas exister de nerfs *sécrétoires* dont l'action semble, en effet, *a priori*, inutile, la glande rénale différant beaucoup des glandes salivaires, par exemple.

Rôle de l'épithélium des tubes urinifères. — Les caractères de l'épithélium qui tapisse les canalicules contournés, le tube spiral, le tube irrégulier et le tube contourné intermédiaire du rein indiquent *a priori* que cet épithélium doit avoir un rôle sécréteur comme celui des glandes salivaires par exemple, et certaines expériences ne peuvent laisser aucun doute à ce sujet.

On peut en effet produire artificiellement un écoulement d'urine, même quand l'écoulement naturel a été arrêté par une diminution de la pression sanguine, dans le cas de section du bulbe par exemple, en injectant dans le sang certaines substances : l'urée, l'acétate de soude, etc. Cet écoulement est, ou du moins peut être, entièrement indépendant de toute élévation de pression sanguine suffisante pour amener la filtration glomérulaire. De même, l'ingestion de grandes quantités d'eau augmente la sécrétion urinaire sans augmenter la pression, mais en modifiant l'état du sang qui agit alors directement sur le rein, et sans l'intermédiaire de l'appareil vaso-moteur, puisque l'action a lieu après la section complète des nerfs du rein. Nous avons vu plus haut qu'on peut admettre, dans ce cas, une action locale exercée exclusivement sur les vaisseaux du glomérule et y augmentant la pression ; mais on peut supposer également que la présence, dans le sang, de l'eau d'injection ou de boisson, de l'urée et des substances dites diurétiques, provoque une plus grande activité des cellules épithéliales qui versent alors dans les tubes une sécrétion plus abondante, comme la présence de la pilocarpine dans le sang, produit une hypersécrétion des cellules salivaires. La dilatation des vaisseaux glomérulaires observée en même temps ne serait, comme cela a lieu pour les glandes salivaires, qu'un phénomène adjuvant et non essentiel de la sécrétion.

Expérience de Nüssbaum. — L'anatomie comparée vient apporter un argument favorable à cette manière de voir. Chez les batraciens où il existe une veine porte rénale et où, par conséquent, le rein reçoit du sang de deux sources, on constate que l'artère rénale fournit exclusivement les glomé-rules, tandis que la veine porte, émanée de la veine fémorale, forme seulement un réseau capillaire autour des tubes, réseau dans lequel se

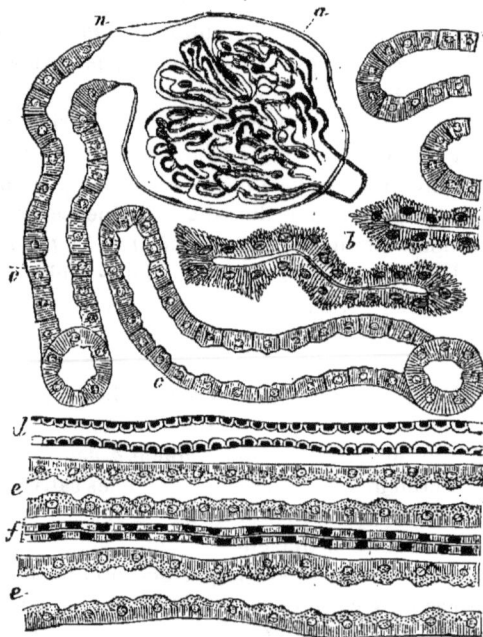

Fig. 230. — Formes diverses de l'épithélium des tubes urinifères.

a, la capsule de Bowmann avec les vaisseaux disposés en lobules; — *n*, collet de la capsule; — *b*, tube irrégulier avec épithélium polyédrique à bâtonnets; — *c*, tubes contournés avec épithélium cubique à bâtonnets; — *d*, tube collecteur avec épithélium transparent; — *e*, portion du tube en spirale avec épithélium cubique à bâtonnets; — *f*, branche ascendante du tube de Henle avec épithélium polyédrique plat vaguement fibrillé (Klein).

rendent aussi les branches efférentes des glomérules. Si donc on lie l'artère rénale, on supprime la circulation dans les glomérules où le sang des capil-laires péritubulaires ne peut pas refluer. Le rein est donc transformé en une glande ordinaire sans appareil spécial de filtration. Nüssbaum a pu montrer de la sorte, par cette ingénieuse expérience, quelles substances sont élimi-nées par les glomérules et quelles autres par l'épithélium des tubes. Il a vu que si le sucre et les peptones injectés dans le sang passent rapidement dans le rein intact pour apparaître dans l'urine, ils ne passent pas après la liga-ture de l'artère rénale. Ils s'éliminent donc par les glomérules. L'urée, au contraire, injectée dans le sang, amène une sécrétion d'urine, même quand l'artère rénale est liée. Elle est donc sécrétée par l'épithélium qui, en même temps qu'il l'élimine, verse dans la cavité du tube une certaine quantité d'eau.

L'acide urique, comme on peut le constater facilement chez les oiseaux, la matière colorante de la bile sont aussi sécrétés par ce même épithélium.

Expérience d'Heidenhain. — L'expérience d'Heidenhain démontre aussi le rôle sécréteur de l'épithélium. Si on injecte dans le sang d'un animal, dont on a arrêté la sécrétion urinaire par la section de la moelle, une certaine quantité d'indigo-sulfate de soude, on constate, en tuant l'animal quelque temps après l'injection, que la matière colorante a passé dans l'épithélium rénal et, de là, dans la cavité des tubes où elle forme des amas solides qui restent en place, aucune circulation de liquide n'ayant plus lieu dans ces tubes. On ne trouve dans les glomérules aucune trace de matière colorante, et les cellules qui paraissent l'éliminer, par un véritable travail de sécrétion, sont exclusivement les cellules à épithélium trouble des tubes contournés, d'une partie des anses de Henle et des canaux d'union. Heidenhain a pu suivre toutes les phases de l'élimination de l'indigo-sulfate de soude, en arrêtant l'expérience à des moments différents.

Double processus sécrétoire. — En résumé, ce que faisait prévoir la structure du rein, l'expérimentation vient aussi le démontrer, et la sécrétion de l'urine se fait positivement par un double travail : *travail de filtration* d'une part, qui débarrasse le sang aussi rapidement que possible d'une certaine quantité d'eau et qui est sous la dépendance directe de la pression sanguine; *travail de sécrétion* d'autre part, effectué par l'épithélium des tubes urinifères et sans relations directes avec la pression. Ces deux processus peuvent éliminer de l'eau, mais ils peuvent tous deux aussi éliminer des principes solides dissous dans cette eau. La filtration glomérulaire élimine surtout de l'eau et, accessoirement, des sels; la sécrétion épithéliale, au contraire, élimine surtout des sels, et accessoirement de l'eau. Celle-là est sous la dépendance de l'innervation vaso-motrice, celle-ci est provoquée par la présence, dans le sang, de certaines substances agissant comme stimulants chimiques sur l'épithélium. Quant à la part qui revient à chacune de ces deux actions dans la production des divers principes de l'urine, elle n'a pu encore être établie.

La filtration glomérulaire n'est probablement pas une *simple action mécanique,* mais elle doit comporter une activité spéciale, élective, des cellules épithéliales des capillaires du glomérule. Ainsi, par exemple, voici deux substances également dialysables apportées par le sang, la glycose utile à l'organisme, l'urée inutile. Or, l'urée passe et non la glycose. De même l'albumine du plasma ne passe pas, et les albumines, les peptones injectées dans le sang passent rapidement. Le carmin injecté passe par les glomérules, non l'indigo qui est éliminé par l'épithélium des tubes contournés. D'où il faut conclure que l'action des glomérules n'est pas si exclusivement mécanique qu'on l'a cru.

Théories de la sécrétion urinaire. — THÉORIE DE BOWMANN. — Ce mécanisme de la sécrétion urinaire, que nous venons d'exposer, n'est autre que l'ancienne théorie de Bowmann modifiée successivement par Bowmann lui-même, von Wittich, Donders, Heidenhain, Nüssbaum. Mais il existait récemment encore deux autres théories que nous devons rapidement indiquer, bien qu'elles soient généralement abandonnées.

THÉORIE DE LUDWIG. — D'après Ludwig, qui fait jouer à la pression sanguine le rôle principal, le liquide qui filtre dans les glomérules est le *sérum sanguin moins les albuminoïdes*, mais contenant les sels et les matières extractives du sang. Ce liquide se convertit en urine pendant son parcours dans les tubes du rein. Il s'établirait en effet entre ce liquide, d'une part, et la lymphe des espaces lymphatiques péritubulaires ainsi que le sang des capillaires qui entourent les tubes, d'autre part, un échange de matériaux qui aurait pour effet le passage dans le sang d'une certaine quantité d'eau, et le passage dans le liquide urinaire de corps dialysables solubles, d'où résulterait une concentration de l'urine. L'épithélium, dans cette hypothèse, ne ferait que participer simplement à la constitution de la membrane endosmométrique sans jouer le rôle d'organe glandulaire. On peut faire à cette théorie, de même qu'à la suivante, un certain nombre d'objections.

THÉORIE DE KUSS. — Küss admet que le liquide filtré dans le glomérule est du *sérum complet*, analogue aux sérosités qui transsudent à travers les capillaires dans les cas d'obstacle à la circulation, et contenant, par conséquent, de l'albumine. Ce sérum, en parcourant les tubes urinifères, se convertirait en urine par la résorption de l'albumine qu'effectuerait précisément l'épithélium de ces tubes. Küss invoque, à l'appui de cette opinion : 1° la nature albuminoïde du contenu des kystes urinaires ; 2° la faible pression du sang dans les capillaires péritubulaires ; et 3° la longueur, ainsi que les sinuosités considérables des tubes du rein comparables en cela aux circonvolutions intestinales et indiquant, d'après lui, un travail d'absorption et non de sécrétion de la part de l'épithélium. Que cet épithélium soit altéré, comme dans la maladie de Bright, et la résorption de l'albumine n'ayant plus lieu, l'urine reste albumineuse.

Cette théorie est passible de très graves objections : le sérum est alcalin, l'urine est acide et la simple résorption de l'albumine ne saurait suffire, évidemment, pour changer la réaction, si le liquide urinaire était réellement du sérum transsudé ; en outre, on ne s'explique pas comment les sels, infiniment plus dialysables que l'albumine, ne sont pas résorbés en même temps ou même de préférence à l'albumine, comme c'est la règle.

ORIGINE ET MODE DE FORMATION DES DIVERS PRINCIPES DE L'URINE. (V. *Nutrition*, § *Destruction des albuminoïdes*.)

E. — EXCRÉTION DE L'URINE

Rôle du rein et de l'uretère. — La sécrétion de l'urine, comme celle de la bile, est continue et son excrétion commence, dans le rein lui-même, au niveau des tubes collecteurs. Pendant tout son trajet intra-rénal, elle est poussee de proche en proche par la *vis a tergo*, et, après avoir franchi l'orifice un peu rétréci des papilles, elle tombe dans les calices et de là dans le bassinet, confluent de tout le rein, d'où elle passe dans le canal long et étroit de l'uretère. Les parois musculaires de ce canal favorisent par leurs contractions, d'ailleurs très lentes, le cours de l'urine qui, chez l'homme, est encore aidé par l'action de la pesanteur, sauf pendant le décubitus horizontal. Sur l'uretère, divisé et muni d'une canule, chez un animal vivant, on voit suinter l'urine à gouttes plus ou moins pressées, selon qu'elles sont ou non poussées par les ondes péristaltiques de la tunique musculaire, lesquelles se produiraient non comme un réflexe, l'uretère ne contenant ni fibre, ni cellule nerveuse (Engelmann), mais par l'excitation que détermine la *pression* excentrique de l'urine sur les parois du canal.

Rôle de la vessie. — L'urine s'accumule ainsi dans la vessie où elle pénètre par quelques gouttes à la fois, à intervalles réguliers de quelques secondes (48"), comme on a pu le constater chez l'homme même, dans les cas d'exstrophie vésicale. Chaque petit flot coïncide avec un mouvement d'inspiration.

Comment la vessie se remplit. — Le faible vide qui reste dans la vessie après sa déplétion ne tarde pas à être rempli par une nouvelle quantité d'urine et il faudrait une nouvelle déplétion si les parois du réservoir n'étaient susceptibles de s'étendre et la cavité de s'agrandir. Cette dilatation toute passive de la vessie n'est possible qu'à la condition que l'urine déjà accumulée ne puisse ni refluer par le canal d'arrivée, ni s'échapper par le canal de sortie. La première condition est remplie par la disposition oblique « *en sifflet* » de l'orifice de l'uretère dont la lèvre supérieure forme une valve hydraulique laissant passer l'urine de dehors en dedans, mais non de dedans en dehors.

La seconde est réalisée passivement aussi par la présence d'un sphincter musculaire en état de contraction élastique et peut-être tonique (réflexe ou non) renforcé encore chez l'homme par la prostate qui comprime élastiquement l'urèthre et manque au contraire chez la femme, moins maîtresse, comme on sait, de son occlusion vésicale. Enfin, quand on résiste activement, le sphincter uréthral volontaire se contracte énergiquement. Cette distension graduelle de la vessie exige aussi, pour s'accomplir, que la force des contractions de l'uretère qui pousse les nouvelles quantités d'urine, soit assez grande pour vaincre la résistance des parois de la vessie. Il faut, en un mot, que la pression de l'urine soit plus forte dans l'uretère que dans la vessie.

Comment la vessie se vide. — Quand la limite de distension normale est atteinte, les nerfs sensitifs de la vessie sont excités et transmettent au centre vésico-spinal, situé dans la moelle lombaire, une excitation qui se réfléchit sur les nerfs moteurs et fait ainsi contracter les parois mêmes de la vessie, véritable muscle creux (*detrusor urinæ*). Mais il ne faudrait pas croire que pour que la limite de distension soit atteinte, il est nécessaire que la capacité totale de la vessie (1 litre environ chez l'adulte) soit remplie. En effet, la capacité *physiologique* est très différente de la capacité *anatomique* et est d'ailleurs très variable, chez les divers individus, suivant le degré de sensibilité. Certains vident leur vessie très fréquemment, non qu'elle soit très petite, mais parce qu'elle est très sensible, et on a pu dire que cet organe est un *esthésiomètre* très délicat, surtout si l'on songe à l'influence des émotions (p. ex. incontinence des candidats). Dans certaines maladies, la vessie devient absolument intolérante (*cystites*), tandis que d'autres fois, distendue au maximum, elle reste inerte (*miction par regorgement, paralysie*).

Rôle de l'urèthre. — *Mécanisme de la miction.* — Sous l'effort, non perçu, de la paroi vésicale contractile, quelques gouttes d'urine franchissent le *premier* sphincter lisse et involontaire du col vésical et, arrivant au contact de la muqueuse très sensible de la région prostatique, y provoquent une sensation particulière, le *besoin d'uriner*, que fait éprouver également l'attouchement par le bec d'une sonde. Si on résiste au besoin, le *deuxième* sphincter strié et volontaire des régions prostatique et membraneuse de l'urèthre (muscle de Wilson) se contracte avec force et refoule, pour un temps, l'urine dans la vessie. Puis le besoin reparaît et finit par devenir invincible. Alors, comme dans le cas où on n'a pas résisté, le sphincter volontaire se relâche et les contractions soutenues de la vessie, aidées de celles des muscles de l'abdomen, chassent peu à peu l'urine qui sort sous forme de jet d'abord continu, puis intermittent et saccadé vers la fin. Ces saccades (coups de piston) tiennent aux contractions du muscle bulbo-caverneux (*ejaculator urinæ*) qui expulse de l'urèthre les dernières gouttes de liquide sur lesquelles n'ont plus de prise les contractions de la vessie et la *presse abdominale*. En ce qui concerne cette dernière, Magendie a montré, il y a longtemps, qu'elle n'est pas indispensable à la miction et que des chiens peuvent uriner avec l'abdomen ouvert, par la seule contraction de la vessie. Mais l'évacuation ne serait pas alors absolument complète. Un léger effort avec occlusion de la glotte précède et suit la déplétion vésicale.

Influence des nerfs. — *Centres vésico-spinaux.* — Le *centre* nerveux *excitateur* des mouvements coordonnés de la miction est placé au niveau de la quatrième vertèbre lombaire (Masius, Budge). Mais Goltz a montré qu'il paraît y avoir dans la même région, en connexion avec lui, un second centre d'*inhibition* ou d'*arrêt*. La clinique montre, en effet, que l'incontinence ou la rétention d'urine ne suivent pas nécessairement les sections de la moelle, mais que les blessés peuvent, dans certains cas, uriner régulièrement. Cela prouve que, tant que la vessie se remplit, l'action du centre moteur est *empêchée*, sans doute par un centre d'arrêt, jusqu'à ce que l'excitation produite par l'accumulation de l'urine soit assez forte pour stimuler le centre moteur et lui faire surmonter l'action inhibitoire du centre d'arrêt. Goltz a vu que, dans le cas de lésion de la moelle, chez l'homme, l'application d'une éponge d'eau froide à l'anus produit une expulsion immédiate de l'urine, soit en excitant le centre moteur à faire contracter la vessie, soit en paralysant le centre d'arrêt qui empêchait le premier de répondre aux excitations venues de la vessie distendue. Chacun, enfin, a expérimenté sur soi-même l'action de la volonté sur ces deux centres.

SÉCRÉTION PULMONAIRE OU HALEINE

A. — LE POUMON ORGANE D'EXCRÉTION

Structure glandulaire du poumon. — On peut définir le poumon une glande en grappe sécrétant de l'acide CO_2, de la vapeur d'eau et divers principes volatils. C'est en vertu seulement du *principe d'économie*, autrefois bien mis en lumière par H. Milne-Edwards, et dont la biologie offre de nombreux exemples, que la nature n'emploie qu'un organe pour l'oxygénation du sang et pour sa dépuration gazeuse. Mais les deux fonctions n'ont qu'une connexion apparente, et peuvent être étudiées séparément. Elles peuvent même être dissociées expérimentalement comme le prouve le fait qu'une grenouille, dans une atmosphère d'hydrogène, continue à exhaler CO_2 sans absorber simultanément O. De même Jolyet a pu faire vivre un chien curarisé en lui injectant de l'O. dans le sang et en le faisant respirer dans l'hydrogène. Ce chien continuait à exhaler CO_2. Chez le macropode de la Chine qui a une respiration intestinale active, l'intestin absorbe O, mais n'exhale jamais CO_2. Celui-ci sort uniquement par les branchies. La *fonction excrétoire* du poumon (ou de la branchie) paraît donc plus essentielle que *sa fonction hématosante* qui peut être remplie par un autre organe (peau, intestin, injection directe d'O. dans le sang).

Nous avons, à propos de la respiration, insisté sur la disposition de la muqueuse pulmonaire où une vaste surface épithéliale, plissée et replissée, mais très mince, met en présence plutôt qu'elle ne sépare un courant d'air venu de l'extérieur et un courant de sang venu de la profondeur des tissus. Au point de vue de *sa fonction excrétoire*, le poumon a tout à fait la disposition et la structure d'une glande et cela doit d'autant moins nous étonner qu'il se développe absolument comme une glande sous forme d'un bourgeon épithélial, d'abord plein, puis creux et de plus en plus ramifié.

Cellules glandulaires du poumon. — Les cellules des alvéoles pulmonaires jouent sans doute un rôle actif dans le dégagement de CO_2 qui a lieu dans le poumon et, loin d'être des éléments inertes, décomposent probablement les bicarbonates du sang et rejettent à l'extérieur le gaz CO_2 libéré, agissant ainsi comme de véritables cellules glandulaires.

Ces cellules, d'ailleurs, ne sont pas de simples lamelles de protoplasma très aplaties, analogues aux cellules endothéliales des vaisseaux, et ne servant, en quelque sorte, que de membrane limitante: mais une partie de leur corps protoplasmique, celle qui entoure le noyau, restée granuleuse et plus épaisse, se loge dans les vides des mailles capillaires, comme l'indique

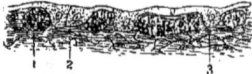

Fig. 231. — Coupe schématique de la paroi d'un alvéole pulmonaire.

1. Capillaires sous-épithéliaux ; — 2. Cellules endothéliales dont le noyau et le corps protoplasmique sont logés dans les vides intercapillaires ; — 3. Tissu conjonctif et fibres élastiques.

la figure 231. Dans cette partie épaisse et granuleuse, doivent évidemment se passer des actions nutritives énergiques, comme dans le corps de toutes les cellules glandulaires. Tandis que le reste de leur masse, aminci et comme laminé, recouvre d'une pellicule infiniment mince la surface des capillaires, n'offrant de la sorte aucun obstacle à la pénétration de l'O. dans le sang. Les deux fonctions du poumon sont ainsi indiquées par la forme même des cellules endothéliales, véritables cellules à deux fins, qui tapissent les culs-de-sacs ou *acini* pulmonaires.

Parallèle du poumon et du rein. — Il y a une certaine analogie entre le schéma du rein et le schéma du poumon envisagé comme organe d'excrétion. Le réseau capillaire du glomérule représente le réseau sanguin du lobule pulmonaire ; tous les deux sont séparés par un épithélium mince d'une cavité, ampoule de Bowmann, alvéole pulmonaire, où tombent les produits excrétés, urine, exhalation pulmonaire, pour passer de là dans une série de tubes convergents, bronches des divers ordres, tubes urinifères. Les produits de ces organes sont aussi très analogues. Tandis que le rein élimine, à l'état dissous, les principes solides provenant de la désassimilation des tissus, mais d'une désassimilation incomplète, le poumon élimine, à l'état gazeux, le CO_2 et l'eau, produits ultimes de la combustion complète, et il y a longtemps que, pressentant cette analogie, de Blainville avait placé l'haleine « *excrément gazeux* » à côté de l'urine excrément liquide.

B. — ÉTUDE PHYSICO-CHIMIQUE DE L'HALEINE

Caractères physiques. — L'haleine est le mélange gazeux qui sort des poumons pendant l'expiration. Nous verrons plus loin sa composition chimique.

Couleur. — C'est un fluide incolore et par conséquent invisible. Mais quand la respiration a lieu dans un milieu refroidi, comme pendant l'hiver, la vapeur d'eau qu'il contient se précipite en *brouillard* qui rend l'haleine visible au sortir même des voies respiratoires, comme les particules charbonneuses de la *fumée* d'une machine trahissent l'existence d'un foyer.

Odeur. — A l'état normal, son odeur est nulle ; mais dans des cas très nombreux d'affections pulmonaires, pharyngiennes, buccales, dentaires ou nasales, ou même générales, elle peut contracter des odeurs variables, simplement fades ou aigres, mais d'autres fois très fétides. La fétidité de l'haleine n'est pas en général perçue par le sujet lui-même. Enfin, on sait qu'un grand nombre de principes volatils peuvent laisser leur odeur propre à l'haleine — l'alcool, les résines, l'ail, le tabac, la coca chez les Indiens *coqueros*, etc.

Réaction. — L'air expiré est légèrement *acide*, tandis que l'air inspiré est neutre.

Température. — La température de l'haleine est en moyenne de 34° environ, et c'est pour profiter de cette chaleur qu'on souffle l'hiver dans ses doigts pour les réchauffer.

Composition chimique. — L'haleine brute ou totale, si l'on peut ainsi parler, représente deux éléments : 1° un *reliquat de l'air inspiré*, qui a été dépouillé d'une partie de son oxygène par les globules, reliquat auquel vient se mélanger 2° la *véritable exhalation pulmonaire*, formée de CO_2, de vapeur d'eau et de traces de matières azotées. Le résidu de l'inspiration précédente sert ainsi de véhicule aux gaz exhalés du sang veineux. — Si nous comparons l'air inspiré et l'haleine, nous voyons qu'ils présentent les différences suivantes, pour 100 parties :

	AIR INSPIRÉ	AIR EXPIRÉ OU HALEINE BRUTE		DIFFÉRENCES	
Oxygène.	20,93	16,06	résidu inspiratoire . .	—	4,87
Azote	79,07	79,07		=	0,00
CO_2	0,0004	4,87		+	4,87
H_2O	0,0	4,	exhalation pulmonaire.	+	4
Hydrogène	0,0	traces		+	traces
Matières animales.	0,0	traces		+	traces

Nous avons donné des chiffres *moyens* pour l'air expiré, mais il y a des variations assez sensibles, comme l'ont montré les recherches de Speck.

Acide carbonique. — Le CO_2 peut monter jusqu'à 5,43 p. 100, il peut y avoir aussi exhalation d'azote. La proportion de CO_2 exhalée n'est pas dans un rapport constant avec la quantité d'O. disparue de l'air inspiré. (V. *Quotient respiratoire*, p. 445.) Ce rapport est en général plus petit que 1, soit 37 vol. de CO_2 en moyenne . pour 100 vol. d'O. disparu. L'O. qui ne se retrouve pas dans le CO_2 est employé à brûler l'hydrogène des tissus et à former de l'eau et des produits fixes divers, urée et autres.

La *quantité* de CO_2 exhalé en vingt-quatre heures par un adulte au repos est de 460 à 480 litres à 0° et 760 millimètres, soit 910 à 950 grammes. A la suite d'un violent exercice musculaire, elle peut quadrupler.

Eau. — L'haleine contient une notable quantité de vapeur d'eau. Le poumon en exhale, en effet, environ 500 grammes dans les vingt-quatre heures, soit $0^{gr},340$ par minute, ou 50 centimètres cubes (à 15°) par litre d'haleine. Cette vapeur, on le sait, se condense au contact de l'air froid, ou des objets froids qui se recouvrent de *buée* ou même d'une certaine quantité d'*eau de condensation*, comme dans les instruments de musique en cuivre.

Toute cette eau ne provient pas de la combustion de l'hydrogène, mais une partie est due à la sortie du sang de l'eau venant des aliments et des boissons, comme l'eau de l'urine.

Gaz divers. — Les gaz expirés par la bouche contiennent, en outre, une trace d'ammoniaque, et peut-être d'ammoniaques composées (10 milligrammes par vingt-quatre heures) et, dans quelques cas, un peu d'hydrogène libre et de gaz des marais. Ces derniers seraient constants dans l'haleine des lapins; ils proviennent de gaz intestinaux résorbés.

Quant au *poison de l'air expiré*, signalé par B. Séquard et d'Arsonval, son existence est contestée.

Les *miasmes* qui donnent à l'air confiné dans lequel de nombreuses personnes ont respiré (chambrées, théâtres, etc.), l'odeur si caractéristique qu'on connaît, ne sont dus que pour une faible partie à l'exhalation pulmonaire elle-même, qui contient bien des traces de matières organiques volatiles, mais sont surtout produits par les exhalations cutanées, provenant de la décomposition des matières entraînées par la sueur, dont sont imprégnés les vêtements et la peau.

C. — MÉCANISME DE LA SÉCRÉTION

Processus de dégagement de l'acide carbonique. — Nous avons signalé précédemment (V. p. 450) les diverses causes auxquelles on a attribué la dissociation des carbonates du sang et le dégagement du gaz CO_2 au niveau des alvéoles pulmonaires. Nous ne ferons que les rappeler ici; ce sont : l'intervention d'un acide ou plutôt de l'hémoglobine qui en joue le rôle, la différence de tension entre le CO_2 des tissus, puis du sang, et le CO_2 de l'air intrapulmonaire, l'action des atmosphères gazeuses de Merget. Nous avons au commencement même de ce chapitre (V. p. 500) insinué que les parties protoplasmiques de l'endothélium pulmonaire, attirant à elles les carbonates du sang, pourraient, par une sorte de travail glandulaire, les décomposer et mettre CO_2 en liberté. Quelle que soit la véritable raison, on conçoit que c'est un processus de nature plutôt chimique que vitale, et que, par suite, le système nerveux ne puisse pas avoir sur lui une influence sensible, pas plus que sur l'excrétion de l'urée.

Continuité de la sécrétion. Intermittence de l'excrétion. — Comme pour les autres produits excrémentitiels (urine, sueur, bile), le processus qui donne naissance à l'haleine est *continu*, la dépuration de l'organisme ne pouvant subir aucun temps d'arrêt sous peine de rétention dans le sang du produit fabriqué dans la profondeur des tissus. Le dégagement de CO_2 et de vapeur d'eau, au niveau des alvéoles pulmonaires, a donc lieu aussi bien pendant l'inspiration que pendant l'expiration, et même avec plus d'intensité pendant la dilatation du poumon; mais l'excrétion proprement dite, c'est-à-dire le rejet à l'extérieur des gaz exhalés, n'a lieu que pendant l'expiration. C'est là une nécessité résultant de ce qu'il n'y a qu'un seul système de tuyaux pour l'amenée et pour le départ des gaz. — Au contraire, chez les animaux à respiration cutanée, comme les batraciens, ou branchiale comme les poissons, l'exhalation gazeuse de CO_2 et d'eau, au niveau de la peau ou de la branchie, se fait sans aucune intermittence.

D. — USAGES ET ROLE PHYSIOLOGIQUE

Dépuration. — Galien avait déjà reconnu que l'haleine est une sorte de fumée qui emporte la suie de l'organisme. Cette comparaison est d'autant plus juste qu'on assimile à une véritable combustion les phénomènes de respiration intime des tissus qui donnent naissance aux produits constituant l'haleine. Tandis que l'urine entraîne les déchets azotés, incomplètement oxydés, l'haleine élimine les principes carbonés complètement brûlés. — Ces deux actions se complètent ainsi l'une l'autre et assurent l'élimination parfaite de tous les résidus des actions chimiques qui se passent au sein des tissus.

Élimination de principes accidentels ou médicamenteux. — Comme toutes les glandes, le poumon contribue à débarrasser l'organisme de certains principes introduits avec les aliments, ou à titre de médicaments. Ce sont naturellement les substances volatiles qui s'éliminent par cette voie. Citons l'alcool, l'aldéhyde et l'acétone (chez les diabétiques), le chloroforme, l'éther, l'hydrogène sulfuré, les principes odorants de l'ail, de l'asa fœtida, du musc, etc.

Régulation thermique. — Le dégagement du CO^2 et de la vapeur d'eau, au niveau du poumon, a pour effet d'abaisser la température du sang, ce qui explique pourquoi le sang du ventricule gauche qui a traversé le poumon est *moins chaud* (de quelques dixièmes de degré), que le sang du ventricule droit. Plus la température du sang tend à s'élever, sous l'influence d'un exercice violent ou de la fièvre, plus la quantité d'eau vaporisée par le poumon augmente et enlève de chaleur au sang. Le poumon est aidé, dans ce rôle, par la peau dont les glandes fournissent la sueur. La transpiration pulmonaire et la transpiration cutanée ont donc pour effet de régulariser, automatiquement, la température du sang et, par suite, de tout le corps. Ce résultat est d'autant plus facilement atteint que l'air ambiant est plus sec. Les climats chauds et *humides* (ou les temps orageux) ne sont si pénibles que parce que l'air, déjà saturé d'humidité, ne se prête pas à l'évaporation pulmonaire et cutanée. Les climats chauds et *secs* sont beaucoup plus salubres. Chez certains animaux tels que le chien, qui ne suent pas, la transpiration pulmonaire suffit seule à rafraîchir le sang, et c'est pour cela que ces animaux, quand ils ont très chaud, tirent la langue et respirent très vite (*polypnée*) même au repos.

E. — TROUBLES DE LA SÉCRÉTION PULMONAIRE

Variations de l'haleine. — Les *odeurs* si variées que peut présenter l'haleine et dont la connaissance est utile pour la séméiologie médicale tiennent moins à l'haleine elle-même qu'à son mélange avec les produits volatils nés dans les cavités avoisinantes (bronches, pharynx, bouche, fosses nasales) dont toutes les maladies donnent naissance à des produits qui subissent dans ces cavités des fermentations diverses aboutissant plus ou moins à la putréfaction.

La *température* de l'haleine s'élève dans les fièvres intenses; s'abaisse au point de devenir froide dans le choléra, les diverses algidités, l'agonie.

La *composition chimique* varie aussi suivant de nombreuses circonstances physiologiques ou morbides, comme nous l'avons indiqué à propos des variations des combustions respiratoires. (Voir p. 446.)

Suppression de l'haleine. Asphyxie. — Le plus important des troubles de la sécrétion pulmonaire est certainement la *suppression* même de cette fonction qui entraîne la rétention dans le sang de l'acide carbonique formé. Il en résulte une des formes de l'asphyxie que nous avons précédemment étudiée (voir p. 470), l'asphyxie par *viciation de l'air respirable* ou *confinement*, qui, dans la pratique, se combine en général avec l'asphyxie par *inanition respiratoire* ou *défaut d'oxygène*, mais qu'on peut en isoler expérimentalement et qui se montre alors avec ses symptômes propres entièrement distincts de ceux de cette dernière. Les accidents et la mort sont du alors à l'action narcotique du CO^2 sur le système nerveux.

SÉCRÉTION BILIAIRE

A. — LE FOIE ORGANE D'EXCRÉTION (APPAREIL BILIAIRE)

Multiplicité des fonctions du foie. — On ne croit plus aujourd'hui à la *dualité anatomique* du foie, et on n'admet plus qu'il se compose de deux glandes enchevêtrées l'une dans l'autre au point de ne pouvoir être séparées, mais indépendantes et distinctes quant à leurs fonctions : une glande vasculaire sanguine close, et une glande ramifiée ouverte, la première sécrétant la matière glycogène, la seconde, la bile. Au point de vue *anatomique*, le foie est bien une glande *unique*, développée primitivement sur le modèle des autres glandes, sous forme de bourgeons épithéliaux, mais remaniée de bonne heure par la pénétration des capillaires sanguins entre ses éléments.

Au point de vue *physiologique*, nous voyons ici, comme dans beaucoup d'autres organes, qu'en vertu du *principe d'économie* la nature a confié à un seul organe des fonctions diverses. Mais nulle part ce principe n'est poussé plus loin, et aucun autre organe ne *cumule* d'aussi nombreuses fonctions. Il est bien, comme on l'a dit, un des principaux, sinon le principal gardien de la constitution du milieu intérieur. Le foie agit en effet sur ce milieu à la fois pour l'enrichir des principes dont il a besoin et qu'il fabrique (glycogène, graisse, ferments) et pour le débarrasser d'éléments inutiles, résidus de la désassimilation générale des tissus (lécithine, cholestérine, acides gras, pigments dérivés de l'hémoglobine usée, etc.), ou produits de sa propre élaboration (glycocolle, taurine, acides biliaires, urée). Il protège enfin le milieu intérieur en le débarrassant de nombreux principes médicamenteux ou toxiques qu'il arrête au passage et qu'il détruit, comme les toxines absorbées par l'intestin, ou qu'il emmagasine comme le mercure, l'arsenic, etc.

Unité anatomique, dualité excrétoire. — Le foie est donc *un* malgré la complexité de sa structure et de ses fonctions et l'élément fondamental de son activité est la *cellule hépatique* dont le nombre immense, la grosseur, la richesse protoplasmique, les rapports intimes avec les capillaires expliquent cette multiplicité d'actions qui font du foie le principal laboratoire des actions chimiques et nutritives de l'organisme. Mais tous ces principes élaborés par ces cellules n'ont pas le même rôle : les uns sont destinés à être versés dans le milieu intérieur; ils y pénètrent directement, par les capillaires qui entourent immédiatement les cellules, nous donnant ainsi un type de *sécrétion interne*.

Les autres sont destinés à être emportés au dehors, ils sont drainés par un système de canalicules qui les entraînent dans l'intestin, c'est-à-dire vers une surface d'émonction; ils forment ainsi une *sécrétion externe*.

C'est cette sécrétion externe ou *bile* que nous allons étudier dans ce chapitre, renvoyant au chapitre de la *Nutrition* l'étude de la sécrétion interne.

B. — CARACTÈRES PHYSIQUES ET CHIMIQUES DE LA BILE

Les **caractères** de la bile varient assez notablement suivant les divers animaux, et, chez le même animal, suivant différentes conditions dont le déterminisme n'a pas toujours été précisé par les auteurs qui ont fait des recherches à cet égard.

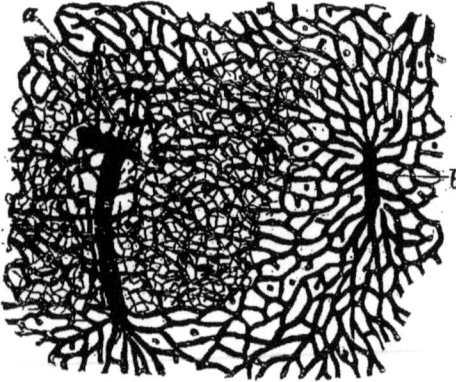

Fig. 232. — Lobule hépatique du lapin avec les vaisseaux sanguins et biliaires injectés.

a, veines interlobulaires origine des capillaires sanguins intralobulaires : elles sont entourées par les conduits biliaires interlobulaires d'où partent les capillaires biliaires intralobulaires ; — *b*, la veine centrale du lobule. (Klein.)

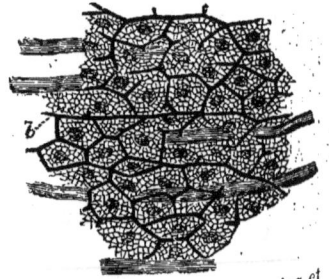

Fig. 233. — Capillaires sanguins et biliaires du foie du lapin (figure précédente très grossie).

b, capillaires biliaires entre les cellules hépatiques ; on voit bien la forme polygonale de ces cellules, le noyau central, le protoplasme réticulé ; — *c*, capillaires sanguins beaucoup plus volumineux. (Klein.)

On l'obtient, pour l'étude, soit en la recueillant dans la vésicule biliaire immédiatement après la mort (suppliciés, animaux), soit en établissant une fistule biliaire (Schwann) chez certains animaux, surtout chez le chien, soit enfin en profitant des fistules pathologiques de la vésicule ou des canaux biliaires qu'on observe quelquefois chez l'homme.

Couleur. — La bile fraîche et n'ayant pas séjourné dans la vésicule est un liquide transparent, de couleur *jaune* chez tous les mammifères et chez l'homme (jaunisse), mais avec des nuances depuis le jaune orangé jusqu'au jaune vert. Elle est franchement *verte* chez tous les ovipares. Elle le devient aussi par un séjour prolongé dans la vésicule, et sur le cadavre, chez l'homme et chez les herbivores tandis que chez les carnivores elle devient *brune*.

Viscosité. — Pure, elle est très fluide et non visqueuse, mais elle s'épaissit par résorption d'eau et devient filante par addition de mucus dans la vésicule.

Son *odeur* est fade ou un peu musquée, sa *saveur* est très amère caractéristique (fiel) avec un arrière-goût douceâtre.

Sa *réaction* est toujours neutre quand elle est pure, et ne devient alcaline que par son mélange avec du mucus. La bile cystique est cependant acide chez les carnivores, et elle le devient aussi chez les herbivores soumis à l'abstinence (Cl. Bernard). Ces changements de réaction sous l'influence du régime sont comparables à ceux qui ont lieu dans l'urine sous les mêmes conditions. Sa *densité* (bile cystique) varie de 1,020 à 1,035 (homme), 1,043 (choléra), 1,066 (foie gras).

Réactions chimiques. — La bile ne coagule pas par la chaleur, car elle ne contient pas d'albumine ; l'alcool et l'acide acétique donnent un précipité de mucine, les acides minéraux (Az O³, etc.) un précipité résineux d'acides biliaires. La bile acidulée précipite les peptones, la syntonine, l'albumine, mais le précipité est redissous par un excès de bile. Elle a un pouvoir colorant énergique (jaunisse) et dissout rapidement les globules rouges et blancs du sang. Elle dissout aussi et saponifie les acides gras et retarde la putréfaction des matières albuminoïdes.

C. — COMPOSITION CHIMIQUE

Composition moyenne. — Il a été publié, depuis Berzélius, de nombreuses analyses toutes différentes les unes des autres. On peut cependant admettre, jusqu'à nouvel ordre, pour la bile humaine la *moyenne générale* suivante résultant des recherches de Frerichs, Gorup-Besanez, Ritter, etc. :

Eau	880	(libre = simple dissolvant et non eau de constitution).	
		Sels biliaires.	75
		Graisse et savons. . . .	12
Solides.	120	Pigments.	10 (?) non dosés directement.
	———	Mucine (pseudomucine).	10
	1000	Cholestérine	5
		Sels minéraux	8
			———
			120

I. Sels et acides biliaires. — Ce sont les matériaux les plus importants de la bile. Les sels sont au nombre de deux, le *taurocholate* et le *glycocholate* de sodium (bilates alcalins). Chez l'homme, la plupart des mammifères, les oiseaux, les animaux à sang froid, le taurocholate prédomine de beaucoup et existe même seul chez le chien, le chat et les carnivores en général. On ne trouve une quantité notable de glycocholate que chez l'homme (pas toujours), le bœuf, le porc, le kangourou.

Préparation. — On extrait le taurocholate de sodium de la bile de chien par le procédé suivant : on ajoute à la bile du noir animal pour la décolorer, de l'alcool pour précipiter le mucus et on décante et filtre. La liqueur claire est évaporée et le résidu repris par un peu d'alcool absolu chaud. On refiltre et additionne d'éther jusqu'à formation d'un trouble qui d'abord amorphe devient cristallin.

Ces sels n'existent pas dans le sang, ni dans l'urine (sauf dans l'ictère) et sont fabriqués par le foie ; ils donnent à la bile une saveur amère, devient la lumière polarisée à droite, sont solubles dans l'eau et se décomposent facilement dans l'intestin, en présence des acides, des alcalins ou des ferments. Chez les poissons de mer, le potassium prend la place du sodium.

1° ACIDE TAUROCHOLIQUE (ancien choléique). — Abondant dans la bile de l'homme et du chien, existe aussi dans celle du bœuf, des oiseaux, etc. C'est un acide copulé résultant de la combinaison de un équivalent de *taurine*, substance azotée sulfurée, et un équivalent d'*acide cholalique* non azoté.

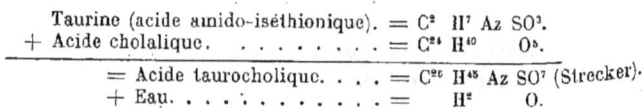

$$
\begin{aligned}
\text{Taurine (acide amido-iséthionique).} &= C^2\ H^7\ Az\ SO^3. \\
+ \text{Acide cholalique.} \dots\dots\dots &= C^{24}\ H^{40}\qquad O^5. \\
\hline
= \text{Acide taurocholique.} \dots &= C^{26}\ H^{45}\ Az\ SO^7\ \text{(Strecker)}. \\
+ \text{Eau.} \dots\dots\dots &= \qquad H^2\qquad O.
\end{aligned}
$$

Préparation. — Les cristaux de taurocholate sont dissous dans l'eau et traités par l'acétate de plomb ammoniacal; il se forme du taurocholate de plomb ; le précipité, délayé dans l'alcool, est décomposé par l'HS qui met l'acide en liberté et forme du sulfure de plomb. On ajoute de l'éther et l'acide cristallise.

L'acide taurocholique forme des aiguilles soyeuses, déliquescentes, très acides, solubles dans l'eau et l'alcool, dextrogyres chez le bœuf, lévogyres chez le chien (comme pour les acides tartriques droit et gauche), très peu stables et se dédoublant facilement *in vitro* et dans l'intestin (sous l'influence des ferments) en taurine et en acide cholalique, qu'on retrouve dans les fèces.

2° ACIDE GLYCOCHOLIQUE (ancien cholique). — C'est aussi un acide copulé résultant de la combinaison du glycocolle (ou sucre de gélatine) et de l'acide cholalique : abondant dans la bile du bœuf, existe aussi chez l'homme, manque chez les carnivores, des traces dans l'urine ictérique.

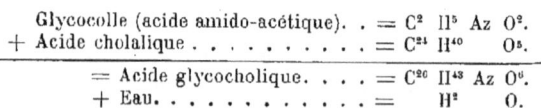

$$
\begin{aligned}
\text{Glycocolle (acide amido-acétique).} \ . &= C^2\ H^5\ Az\ O^2. \\
+ \text{Acide cholalique} \dots\dots\dots &= C^{24}\ H^{40}\qquad O^5. \\
\hline
= \text{Acide glycocholique.} \dots &= C^{26}\ H^{43}\ Az\ O^6. \\
+ \text{Eau.} \dots\dots\dots &= \qquad H^2\qquad O.
\end{aligned}
$$

Il forme des aiguilles soyeuses, incolores, très solubles dans l'alcool, peu solubles dans l'eau.

Chauffés avec les alcalis (solution saturée de baryte) ou les acides étendus (HCl dilué), ces deux acides se dédoublent facilement en leurs deux composants, avec fixation d'une molécule d'eau, et on a précisément l'inverse des équations chimiques précédentes.

Produits de dédoublement des acides biliaires. — 1° TAURINE. — Contient du soufre. Forme de magnifiques prismes incolores et transparents, solubles dans l'eau bouillante, insolubles dans l'alcool, inattaqués par l'eau régale, les acides et les alcalis, résistant à une chaleur de 240°.

Préparation. — Toute formée dans la bile putréfiée (d'où on la retire), l'urine du bœuf, les muscles des mollusques, les tissus des plagiostomes (Frerichs). En chauffant l'acide taurocholique avec les acides dilués ou les alcalis, il se dédouble très facilement en taurine et acide cholalique.

Une petite quantité de la taurine mise en liberté dans l'intestin passe dans les excréments avec lesquels elle est éliminée ; le reste se décompose sous l'influence des ferments, en présence des carbonates alcalins, et donne naissance à de l'hydrogène sulfuré et à des sulfates qui passent peut-être dans l'urine.

Les *rapports physiologiques* de la taurine, son origine, ses métamorphoses dans l'organisme sont encore complètement inconnues, malgré les recherches de Salkowski. On peut également supposer qu'elle est un produit de désassimilation des albuminoïdes.

2° GLYCOCOLLE. — C'est un acide amidé (amido-acétique) qui se présente sous forme de gros rhomboèdres incolores transparents, inaltérables à l'air, solubles dans l'eau et l'alcool dilué, insolubles dans l'alcool absolu et l'éther, sucrés quoique de réaction acide, se combinant aux bases, aux acides et aux sels. N'existe nulle part libre dans l'organisme, mais seulement en combinaison dans la bile avec l'acide cholalique, dans l'urine avec l'acide benzoïque (= acide hippurique), dans la gélatine en combinaison complexe. — Il est mis en liberté par la décomposition de ces diverses combinaisons. Celui qui provient du dédoublement de l'acide glycocholique dans l'intestin ne s'y retrouve pas et doit y subir une décomposition plus profonde ou passer dans le sang pour y être oxydé et transformé en urée. — La question de son origine dans l'organisme sera étudiée plus loin.

3° ACIDE CHOLALIQUE. — Il se présente à l'état amorphe et cireux ou sous forme de cristaux tétraédriques, très amers, efflorescents, peu solubles dans l'eau, solubles dans l'alcool et l'éther, dextrogyres. Sa constitution chimique est inconnue et on ne connaît que sa formule brute. On le trouve à l'état libre dans le gros intestin et les excréments de l'homme, du chien, du bœuf ; quelques traces aussi dans l'urine ictérique.

Chauffé à 200° ou bouilli avec HCl, il se transforme, avec perte d'eau, en *dyslysine*, substance insoluble dans l'eau et l'alcool.

Dans la bile de quelques animaux l'acide cholalique a des caractères un peu différents : c'est ainsi qu'on trouve chez le porc l'acide hyocholalique ($C^{25} H^{40} O^4$) ; chez l'oie, l'acide chénocholalique ($C^{27} H^{44} O^4$). Bayer a même admis chez l'homme un acide anthropocholalique, qui serait notablement différent de l'acide cholalique du bœuf ou du chien.

L'*origine* de l'acide cholalique est inconnue. Pour les uns il proviendrait de la désassimilation des albuminoïdes, bien qu'il soit dépourvu d'azote, pour d'autres de celle des graisses.

La *formation* des acides biliaires azotés (glycocholique et taurocholique) est également inconnue. Elle doit avoir lieu dans le foie, puisque l'extirpation de cet organe (chez la grenouille) ne produit pas leur accumulation dans le sang, et se faire aux dépens des albuminoïdes. La communauté du noyau cholalique de ces acides révèle leur parenté chimique et physiologique. La taurine contient le soufre de l'albumine, et le stroma des globules rouges détruits dans le foie participe peut-être à sa formation.

Réaction de Pettenkofer. — L'acide cholalique et les substances qui en contiennent (bile, acides biliaires et leurs sels) présentent une réaction colorée très caractéristique. Si on y ajoute un peu de sucre de canne et d'acide sulfurique et si l'on chauffe très légèrement, de manière à ne pas dépasser 70°, on observe une belle couleur *rouge pourpre* dichroïque, qui donne au spectroscope deux bandes d'absorption, une près de E, l'autre près de F. Cette réaction est très sensible et peut déceler (elle se produit alors plus lentement) des proportions très faibles de sels biliaires, 1 pour deux ou trois mille. Les liquides essayés doivent être privés d'albumine, oléine, etc., qui peuvent donner la même coloration, mais les spectres d'absorption sont alors différents (Dalton).

II. Matières colorantes. — Les nombreuses matières colorantes (bilifulvine, biliphéine, cholépyrrhine, etc.), indiquées par Berzélius, étaient des mélanges cadavériques, mal définis et non cristallisables. D'après les travaux de Stœdeler et Maly, on n'admet aujourd'hui dans la bile fraîche que deux pigments : l'un brun, *bilirubine*, dans la bile jaune de l'homme et des carnivores; l'autre vert, la *biliverdine*, dans cette bile jaune altérée et dans la bile verte des herbivores et des ovipares.

1. BILIRUBINE. $C^{32} H^{36} Az^4 O^6$. — Existe dans la bile jaune à l'état de dissolution simple et se rencontre aussi dans le contenu de l'intestin, l'urine ictérique et les calculs biliaires où elle est combinée avec la chaux.

Préparation. — Peut s'obtenir pure à l'état *amorphe* sous forme de poudre jaune rougeâtre, ou à l'état *cristallisé*, en lames clinorhombiques, transparentes, orangées, insolubles dans l'eau, l'alcool, l'éther, très solubles dans le chloroforme; s'extrait par l'agitation avec le chloroforme de la bile fraîche de l'homme ou du chien, ou mieux des calculs biliaires du bœuf, formés de bilirubinate de chaux, qui en contiennent jusqu'à 40 p. 100.

Son *identité* avec l'hématoïdine des anciens foyers hémorrhagiques et des kystes hydatiques du foie paraît prouver qu'elle provient aussi de l'hémoglobine des globules rouges détruits dans le foie (par les acides biliaires). Elle se rencontre dans l'intérieur des cellules hépatiques. Toutes les causes qui détruisent les globules du sang (injection dans le sang d'oxyhémoglobine ou de bilirubine (Tarchanoff), d'acides biliaires (Frerichs), d'eau, etc., transfusion, fièvres, ictère, etc.) augmentent la proportion de matière colorante dans la bile et font apparaître la bilirubine dans l'urine sous forme d'hydrobilirubine ou urobiline. Si la transformation directe de l'hémoglobine en bilirubine n'a pas été observée, on a vu que l'hématine en solution alcaline traitée par l'amalgame de sodium donne, comme la bilirubine elle-même, de l'hydrobilirubine, ce qui ne permet guère de douter de l'origine hématique de la bilirubine (Hoppe-Seyler). Quant au fer de l'hématine qui disparaît dans la transformation de cette substance en bilirubine, on ne sait ce qu'il devient, le tissu hépatique n'en contenant que très peu.

2° BILIVERDINE. $C^{32} H^{36} Az^4 O^8$. — On la rencontre dans le contenu de l'intestin, les vomissements bilieux, l'urine ictérique, la bile verte des herbivores et des ovipares, le placenta des chiennes. Elle est rare dans les calculs biliaires. Elle représente un produit d'oxydation de la bilirubine, dont elle ne diffère que par O^2 en plus, et s'obtient en effet par la simple exposition à l'air, dans une assiette, d'une solution alcaline de bilirubine. C'est une poudre amorphe, vert foncé, insoluble dans l'eau, l'éther et le chloroforme, très soluble dans l'alcool, les alcalis et l'acide acétique glacial.

Réaction de Gmelin. — En versant doucement un agent oxydant, tel que de l'acide azotique jaunâtre (c'est-à-dire contenant des vapeurs d'acide azoteux) dans un liquide contenant du pigment biliaire, il se forme aussitôt des jeux de couleur consistant en une succession d'anneaux colorés dans l'ordre suivant : vert (biliverdine), bleu, violet, pourpre, brun, jaune (cholétéline) dus à l'oxydation progressive de la bilirubine qui donne de la biliverdine, puis d'autres matières colorantes dont la plus oxydée, seule connue, est jaune (cholétéline). S'il n'y a que de la biliverdine, la réaction commence par le bleu. Cette réaction très sensible se produit encore dans une dilution au 1/80,000e.

HYDROBILIRUBINE. — Par la putréfaction ou l'action de l'amalgame de sodium sur leurs solutions alcalines, la bilirubine et la biliverdine se transforment en *hydrobilirubine* $C^{32} H^{40} Az^4 O^7$ (Maly). C'est une poudre brun rouge, très peu soluble dans l'eau, soluble dans l'alcool, les hydrocarbures, le chloroforme, les acides acétique et sulfurique. Elle a tous les caractères d'un acide faible.

Par sa couleur et ses caractères spectroscopiques, cette substance qui, d'après Hammarsten, existe déjà dans la bile normale, se montre identique avec la matière colorante des fèces ou *stercobiline.* Son développement dans l'intestin a lieu par suite de l'*hydratation* de la bilirubine sous l'influence de l'hydrogène naissant dégagé par les fermentations. Dans les cas de *rétention biliaire,* par obstruction du canal cholédoque, par exemple, on sait que les excréments sont *décolorés* et prennent un aspect argileux. — Mais cette décoloration pourrait aussi, d'après quelques-uns, se produire sans qu'il y ait rétention biliaire, s'il y a rétention pancréatique, l'action de ce suc sur la bile étant nécessaire pour la production de l'hydrobilirubine.

Elle est identique aussi à l'un des pigments de l'urine, l'*urobiline* $C^{32} H^{40} Az^4 O^7$ de Jaffé, abondante surtout dans l'urine de la fièvre et de toutes les maladies dans lesquelles la destruction des globules est augmentée. Une partie de l'hydrobilirubine produite dans l'intestin est donc résorbée et passe dans l'urine soit en nature (urobiline), soit un peu modifié (*chromogène* ou urobiline incolore).

BILIFUSCINE, BILIPRASINE, BILICYANINE. — Dérivés peu connus de la bilirubine qu'on trouve dans la bile altérée et dans les calculs biliaires.

III. Cholestérine (de χδλὴ στέαρ = suif de la bile) $C^{26} H^{44} O (H^2 O)$. — Cette substance qui n'est pas un corps gras, comme on le croyait autrefois, mais un alcool (Berthelot), est très répandue dans l'économie et se trouve dans la bile et les calculs biliaires, le contenu intestinal, le cerveau, les nerfs, le sérum sanguin, le jaune d'œuf, le pus, et divers liquides pathologiques : hydrocèles, kystes, etc., et dans beaucoup de substances végétales.

Préparation. — On la retire très facilement, par l'alcool bouillant, de certains calculs biliaires composés, pour la plus grande partie, de cholestérine presque pure. Elle forme de beaux cristaux brillants, en lames ou paillettes rhombiques, fusibles à 137°, insolubles dans l'eau, solubles dans l'alcool bouillant, l'éther, le chloroforme. Dans la bile, elle est dissoute à la faveur des sels biliaires, dans le sérum et les divers liquides morbides par des traces de savons.

Son *origine* et son *rôle physiologique* ne sont pas nettement établis. La cholestérine de la bile est simplement excrétée (?) par le foie qui la puise dans le sang. Toutefois rien ne prouve qu'elle soit, comme le dit Flint, un produit de désassimilation de la substance cérébrale. Sa présence dans beaucoup d'éléments et de tissus animaux et végétaux semble indiquer qu'elle a peut-être un rôle histogénique, et ce fait paraît plutôt prouver que celle de la bile est formée par les cellules hépatiques; en effet, après l'extirpation du foie, elle ne s'accumule pas dans le sang.

IV. Lécithine et autres substances organiques. — On trouve encore dans la bile de petites quantités de lécithine ou de ses produits de dédoublement (névrine ou choline et acide phosphoglycérique); de graisses neutres, palmitine, stéarine, oléine, et de leurs savons; d'urée (des traces) et d'un ferment diastasique.

V. Sels minéraux. — Les sels minéraux de la bile sont le chlorure de sodium (de beaucoup le plus abondant), le chlorure de potassium, le carbonate de sodium, les phosphates de soude et de chaux et l'oxyde de fer (de 0,0004 à 0,0010), parfois un peu de cuivre et de manganèse. — Les cendres *totales* de la bile contiennent, en outre, la soude des sels biliaires, de l'acide phosphorique venant de la lécithine, des sulfates venant de la taurine, de l'acide carbonique, etc. (H. Rose). — La bile contient des gaz : un peu d'azote et beaucoup de CO^2.

VI. Variations de la composition de la bile. — On a signalé les causes suivantes de variation qui peuvent expliquer en partie les discordances des analyses: un régime abondant, azoté, augmente les matériaux fixes; l'ingestion d'une grande quantité d'eau les diminue ; le séjour dans la vésicule concentre la bile qui contiendrait une à trois fois plus de principes solides que la bile hépatique ; la bile du jour contient plus d'eau que celle de la nuit ; la bile de la femme contient plus d'eau et de graisse et moins de taurocholate que celle de l'homme; la bile sécrétée au moment de la digestion est plus riche en sels biliaires et minéraux, cholestérine et graisses. Parmi les variations accidentelles, il faut signaler la *bile blanche* qui est de la vraie bile, comme l'a montré Ritter, mais sans matières colorantes.

D. — SÉCRÉTION DE LA BILE

La sécrétion de la bile est *continue rémittente*, avec exagération au moment de la digestion. Celle qui est sécrétée en dehors de la digestion s'accumule dans la vésicule, d'où elle est excrétée lorsque le contenu *acide* de l'estomac vient toucher l'orifice du canal cholédoque, comme on peut le constater expérimentalement, tandis que l'attouchement avec un liquide alcalin est presque sans effet. Il y a là, sans doute, une action réflexe produisant la contraction des parois musculaires de la vésicule et des conduits et le relâchement du *sphincter* de l'orifice, mécanisme analogue à celui de la déplétion de la vessie.

L'étude au moyen des fistules biliaires a montré que la *courbe* de la sécrétion présente deux maxima, dont le premier est atteint trois à cinq heures, et le second douze à quinze heures après le repas, pour les animaux à repas éloignés; la sécrétion, dans ce cas, descend au minimum vers la vingt-deuxième heure.

La *quantité* sécrétée en vingt-quatre heures a été diversement évaluée. Elle serait, chez l'homme, de 1 000 à 1 500 grammes, ce qui ferait par kilogramme de poids 15 grammes environ en vingt-quatre heures avec $0_g^r,44$ de substances solides. Chez les animaux on a trouvé par kilogramme et pour vingt-quatre heures : 15 grammes chez le chat, 20 grammes chez le chien ($1^{gr},2$ de principes solides), 25 grammes chez le mouton, 136 grammes chez le lapin ($2^{gr},5$ de solides), 175 grammes chez le cobaye ($5^{gr},2$ de solides).

La quantité de bile produite est influencée de la manière suivante par l'alimentation. Elle est *diminuée* par l'abstinence et par un régime gras exclusif, presque *supprimée* par l'inanition prolongée; elle est *augmentée* par un régime azoté et l'augmentation est au maximum avec une nourriture mixte de pain et de viande. Les climats chauds et les chaleurs de l'été, les purgatifs et les médicaments dits *cholagogues* (podophyllin, calomel, aloès, etc.) augmentent aussi la quantité de bile.

Rôle des différents vaisseaux. — Pour établir la part respective de la veine porte et de l'artère hépatique dans la sécrétion biliaire, on a fait, depuis Malpighi, de nombreuses expériences dont voici les principaux résultats :

La ligature *brusque* de la veine porte arrête la sécrétion [Simon (de Metz), Schiff], mais la mort survient rapidement; la ligature *progressive*, d'après le procédé d'Oré, diminue mais ne supprime pas la sécrétion, la circulation se rétablissant par les veines portes accessoires. De même les cas d'oblitération morbide de la veine porte (pyléphlébite) et les anomalies dans lesquelles cette veine se jetait directement dans la veine cave, sans passer par le foie, ne prouvent pas davantage que l'artère hépatique puisse suffire à la sécrétion biliaire.

La ligature *simultanée* de la veine porte et de l'artère hépatique (Rœhrig) amène un arrêt complet.

La ligature de l'artère hépatique seule (Malpighi, Schiff) laisse continuer la sécrétion, mais le foie s'altère rapidement par nécrose; la sécrétion continue aussi si on fait passer le sang de l'artère hépatique dans la veine porte liée à son extrémité périphérique.

L'influence du système nerveux n'a pu jusqu'ici être nettement établie et la section, aussi bien que l'excitation des nerfs qui se rendent au foie, paraît n'avoir aucune influence ou n'agir du moins que par des phénomènes vaso-moteurs.

Phénomènes intimes de la sécrétion. — La sécrétion de la bile n'est pas une simple filtration, au niveau du foie, de principes préexistants dans le sang, mais une fabrication, dans les cellules hépatiques, des substances caractéristiques de la bile (sels biliaires, pigments, cholestérine) dont le sang apporte les matières premières. Cette activité spéciale des cellules du foie s'accompagnerait, d'après Heidenhain, au moment de la digestion, de modifications histologiques dans ces cellules (?) ; mais on ne peut cependant pas y déceler, par les réactifs, la présence de ces produits qui doivent les quitter au fur et à mesure. La température élevée du sang des veines hépatiques et l'abondance du CO_2 dans la bile témoignent aussi de phénomènes d'oxydation énergiques dans le foie pendant la sécrétion. L'eau même de la bile n'est pas éliminée par une filtration pure et simple, puisque la pression dans les voies biliaires peut dépasser la pression dans la veine porte.

Effets de l'extirpation du foie. — Chez les animaux où elle est possible, avec survie assez longue de l'animal (oiseaux, reptiles, grenouille), les résultats qu'elle a fournis sont très démonstratifs et forment, en quelque sorte, la contre-épreuve des expériences de ligature du canal cholédoque, Tandis que, dans ce dernier cas, les sels biliaires, les pigments, la cholestérine, s'accumulent dans le sang où ils déterminent des troubles très graves, cette accumulation n'a plus lieu dans le cas d'extirpation, donnant ainsi la preuve que ces principes ne préexistent pas dans le sang, mais sont véritablement fabriqués par la cellule hépatique.

Excrétion. — La pression sous laquelle la bile est excrétée est très faible, 16 millimètres de mercure environ chez le cochon d'Inde, c'est-à-dire beaucoup moins que la pression artérielle chez le même animal. Mais c'est surtout du sang veineux que reçoit le foie, et des expériences sur les chiens ont montré que la pression sous laquelle la bile est sécrétée dépasse celle du sang dans les veines mésentériques qui forment la veine porte, de même que la pression dans les conduits excréteurs des glandes salivaires est plus forte que celle du sang dans les capillaires de ces glandes. Les causes qui produisent cette pression et font cheminer la bile sont : 1° la *vis a tergo* ; 2° la compression du foie par le diaphragme au moment de l'inspiration ; 3° la contractilité même des canaux biliaires et de la vésicule pourvus de tuniques musculaires.

Innervation des voies biliaires. — La contraction des parois musculaires des canaux et de la vésicule biliaires est sous la dépendance de filets nerveux provenant des nerfs splanchniques et pneumogastriques et acccompagnant l'artère hépatique. Cette contraction se fait sous l'action d'un réflexe parti de l'orifice cholédoque. Doyon a montré qu'il peut y avoir aussi une dilatation active dont le mécanisme est analogue à la vaso-dilatation des artérioles.

Pénétration de la bile dans la vésicule. — Elle n'a point lieu par des conduits directs hépato-cystiques qui n'existent que chez certains animaux, mais par un reflux direct, rendu possible par l'étroitesse et l'occlusion tonique de l'orifice duodénal du canal cholédoque. Comprimée de toutes parts, la bile n'a d'issue que dans la vésicule où la pression est plus faible, ou même nulle, et elle y monte. Chez le cheval dépourvu de vésicule, la bile s'accumule dans le canal et le distend dans l'intervalle des digestions. La valvule spirale du conduit cystique, dont le rôle a été comparé improprement à celui de la vis d'Archimède, facilite simplement l'ascension en fragmentant la colonne de bile.

E. — USAGES ET ROLE DE LA BILE

Destinée finale de la bile dans l'intestin. — Certains principes de la bile sont éliminés en totalité; d'autres sont partiellement repris par l'absorption. La *mucine* passe tout entière et presque sans changement dans les excréments. Les *pigments biliaires* sont transformés par les fermentations intestinales en biliprasine qui ne donne plus la réaction de Gmelin et en hydrobilirubine ou stercobiline dont une partie passe aussi dans les fèces, tandis qu'une autre partie, résorbée, est éliminée par l'urine sous forme d'urobiline. La *cholestérine* passe également dans les excréments en partie en nature, en partie décomposée, mais non la lécithine qui est décomposée ou résorbée. Les *acides biliaires* sont aussi, pour la plus grande partie (7/8), résorbés dans l'intestin et 1/8 seulement de l'acide cholalique se retrouve dans les excréments qui ne contiennent également que des traces de glycocolle et de taurine. Pour les uns, ces produits absorbés seraient ramenés au foie par la veine porte pour y être recombinés de nouveau et sécrétés sous forme de sels biliaires, donnant ainsi lieu à une espèce de *circulation de bile* entre le foie et l'intestin (Schiff); pour d'autres, l'acide cholalique résorbé serait réduit par la combustion en CO^2 et H^2O; le glycocolle, outre la formation (accessoire chez l'homme) de l'acide hippurique, se transformerait en urée; et, quant à la taurine, sa destinée est inconnue.

Rôle général de la bile. — Nous avons indiqué son rôle *digestif* (V. p. 243) et nous avons montré que ce rôle n'est, en quelque sorte, qu'accessoire et que, s'il vient en aide dans une certaine mesure aux autres liquides digestifs, et paraît surtout favoriser l'absorption des substances grasses, il n'est cependant pas absolument indispensable. C'est donc à un point de vue plus général que nous devons l'envisager ici. Pour nous, la bile a surtout un *rôle dépurateur*, comme l'urine, et elle paraît chargée d'éliminer principalement des matières hydrocarbonées (cholestérine, graisses et acides gras) et des matières azotées (pigments biliaires). Ce rôle dépurateur qui a été contesté par quelques auteurs nous paraît, au contraire, très réel et très important, et voici sur quels faits on peut s'appuyer pour affirmer le caractère purement excrémentitiel de ce liquide :

1° Continuité de la sécrétion et existence d'un réservoir où s'accumule la bile dans l'intervalle des excrétions;

2° Absence d'albumine et d'eau de constitution;

3° Sécrétion de la bile pendant la vie fœtale (méconium), pendant le sommeil hibernal et pendant les longues abstinences, c'est-à-dire dans des circonstances où il n'y a aucun travail digestif;

4° Empoisonnement du sang dans les cas de rétention et de résorption de la bile. (Cholémie, toxicité biliaire.)

Toutes ces particularités se retrouvent dans la sécrétion de l'urine et nous montrent l'analogie de caractère de ces deux sécrétions.

La résorption de certains principes de la bile dans l'intestin ne prouve pas qu'elle n'est pas un liquide excrémentitiel, puisque la plupart de ces principes résorbés sont ensuite éliminés par d'autres voies : l'acide cholalique sous forme de CO^2 et H^2O par le poumon, le glycocolle sous forme d'urée, la taurine sous forme de sulfates par le rein. On pourrait, d'ailleurs, trouver dans la sécrétion urinaire des faits de résorption semblables. L'albumine par exemple, d'après Küss, et une certaine quantité d'eau chez les mammifères (Ludwig) et surtout chez les oiseaux et les serpents, sont normalement résorbées au niveau des tubes urinifères.

Quant à la provenance de ces principes dont la bile débarrasse l'économie, il est probable que la plupart proviennent non du sang, c'est-à-dire de l'organisme tout entier, mais seulement du foie, et qu'ils sont les résidus des actions chimiques importantes qui se passent dans cet organe; en sorte que la bile serait l'urine du foie.

En un mot la bile est un *sous-produit* de l'activité du foie dont les produits principaux sont le glycogène, la graisse, l'urée et d'autres encore peut-être jusqu'ici inconnus (comme le coaltar, et le sulfate d'ammoniaque, par exemple, sont des sous-produits de la fabrication du gaz). Le fait que ce sous-produit peut remplir certains usages, avant d'être définitivement rejeté de l'organisme, est en rapport avec la *loi d'économie* formulée autrefois par H. Milne-Edwards et aussi vraie au point de vue physiologique qu'au point de vue anatomique.

Toxicité biliaire. — *Ictère*. — La clinique a montré depuis longtemps les résultats souvent très graves de la résorption de la bile dans le sang à la suite d'*obstruction* du canal cholédoque et ces effets se montrent aussi chez les animaux à la suite de la ligature expérimentale de ce canal. Les troubles consistent, outre la coloration jaune des tissus (*jaunisse ictère*), en un ralentissement marqué des battements du cœur, en dissolution d'un grand nombre de globules du sang (dont les pigments passent dans l'urine), en dégénérescence graisseuse des épithéliums du rein (d'où albuminurie), altérations des capillaires (d'où hémorrhagies, etc...)

Tous ces accidents sont dus à la *toxicité biliaire* étudiée expérimentalement par Bouchard et Roger et dus principalement aux bilates et aux pigments. La bile est 9 fois plus toxique que l'urine et 5 centimètres cubes de bile injectés dans les veines tuent 1 kilogramme de lapin.

SÉCRÉTION SUDORALE

A. — L'APPAREIL SUDORAL

L'appareil sudoral est constitué par d'innombrables petites *glandes en tube simple* dont l'extrémité aveugle, enroulée sur elle-même, forme un peloton ou *glomérule* logé dans les aréoles de la face profonde de la peau, et entouré d'une gaine de fibres conjonctives entremêlées de fibres élastiques avec de nombreux capillaires; dont l'autre extrémité vient s'ouvrir à la surface de l'épiderme par un petit pore, visible seulement à la paume de la main ou à la plante des pieds.

Le canal *excréteur* sudorifère, sans paroi propre dans l'épiderme, est constitué, dans le derme, par une membrane propre limitante, prolongement de la *basement membrane*, par un épithélium composé de deux ou trois couches de cellules polyédriques, prolongement du corps muqueux de Malpighi, et par une très fine *cuticule* interne limitant la lumière du canal.

Dans le tube *sécréteur* plus large du glomérule, l'épithélium est réduit à une seule couche de cellules primastiques, transparentes, à protoplasma strié, assez analogues aux cellules salivaires séreuses, et entre ces cellules et la paroi propre on trouve une couche de *fibres musculaires lisses* enroulées en spirale allongée en dedans de la paroi propre à laquelle elles adhèrent intimement (*cellules myo-épithéliales*).

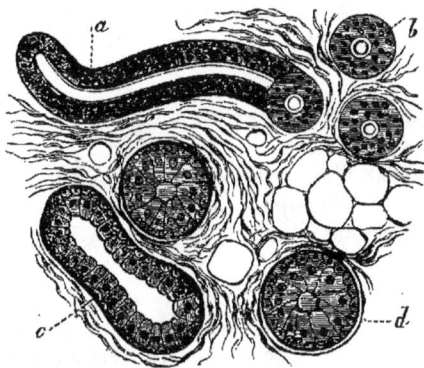

Fig. 234. — Portion d'une coupe de glomérule sudoripare de l'homme.

a, commencement du tube enroulé vu en coupe longitudinale montrant l'épithélium sur deux couches et la cuticule. — *b*, le même coupé en travers; — *c*, portion profonde du tube enroulé coupé en long; — *d*, le même coupé en travers. On voit les grosses cellules, et la couche musculaire.

Le nombre total des glandes sudoripares a été diversement évalué. Il serait de 7 millions (?) (E. Wilson), de 2 millions et demi seulement (Sappey). Ce dernier chiffre représenterait une masse glandulaire égale au tiers d'un rein.

B. — ÉTUDE PHYSICO-CHIMIQUE DE LA SÉCRÉTION SUDORALE

Sueur et transpiration insensible. — La sueur est le produit de la sécrétion des glandes sudoripares déversé, d'une façon continue, à la surface de la peau et immédiatement transformé en vapeur, dès qu'il entre en contact avec l'atmosphère (perspiration insensible), ou restant liquide, lorsqu'il est sécrété en trop grande quantité pour être vaporisé au fur et à mesure de son excrétion (sueur proprement dite). Il n'y a donc pas lieu de distinguer, comme on l'a fait longtemps, la transpiration sensible ou sueur de la transpiration insensible, et cette dernière n'est point, ainsi que l'ont cru beaucoup d'auteurs, une exhalation d'eau immédiatement vaporisée à travers l'épiderme situé entre les glandes sudoripares, mais elle est le produit de ces glandes mêmes. La quantité de liquide normalement exhalée dans l'état de repos est faible et constitue la transpiration *insensible*, plus grande elle rend la peau humide et donne lieu à la *moiteur*, plus abondante encore elle sort en gouttelettes et forme la *sueur*. Dans le premier état, la peau est souple, fraîche, sans aucune humidité appréciable ; dans la moiteur elle est humide, mais sans liquide visible, souple, onctueuse ; dans la sueur elle est mouillée à des degrés divers. Ces distinctions sont importantes en clinique ; cependant on appelle souvent moiteur une sueur modérée.

QUANTITÉ. — Très variable ; de 900 à 1 000 grammes par jour en moyenne, peut monter jusqu'à 1 500 et 2 000 grammes et même bien plus haut encore (19 kilogrammes) sous l'influence de l'étuve sèche, de boissons abondantes, etc. La *courbe* sudorale quotidienne a son principal minimum entre 5 et 6 heures du matin, un autre une heure après le repas (Weyrich) ; son maximum quatre heures après le repas, et présente plusieurs oscillations autour de ce dernier point.

Caractères physiques. — La sueur est un liquide *incolore* transparent, d'une *odeur* spéciale variable suivant les régions de la peau (aisselle, scrotum, pli inguino-génital, pieds), d'une *saveur* salée. Sa *densité* = 1,004.

On la recueille en plaçant le sujet tout entier, sauf la tête, dans une caisse à sudation doublée de zinc, ou, pour les sueurs locales, en plaçant un membre dans un sac de caoutchouc.

Sa *réaction*, pour la plupart des auteurs, est *acide* sauf dans l'aisselle, l'aine, etc., où Donné l'a le premier trouvée alcaline. Luchsinger et Trümpy ont prétendu récemment que cette acidité est due au mélange des acides gras de la sécrétion sébacée, et que la réaction propre de la sueur serait partout alcaline. Les expériences peuvent donner en effet des résultats différents suivant les conditions dans lesquelles on opère et dont il importe d'établir un déterminisme rigoureux.

Voici à ce sujet les faits scientifiquement établis :

1° La sueur *naturelle* est toujours et partout acide. L'exception apparente de celle de l'aisselle, de l'aine, des intervalles des orteils, tient à ce que, dans ces plis, les acides volatils de la sueur s'évaporent, tandis que le résidu alcalin, difficilement entraîné, reste fixé sur la peau et y neutralise la sueur qui s'y déverse. Ces régions, parfaitement débarrassées par un lavage de ce résidu alcalin, donnent une sueur acide (Tourton) ; 2° la sueur *provoquée* par la pilocarpine est alcaline (Straus); c'est ce qui a trompé Luchsinger; dans les sudations abondantes, la première partie de la sueur est acide, la seconde est neutre, la troisième alcaline (Favre, Ch. Robin); 3° chez le chat, le cheval, le chien, la sueur est alcaline (Vulpian); 4° l'usage des eaux alcalines en augmentant l'élimination des sels alcalins par la sueur peut en masquer l'acidité normale; 5° la nature du régime végétal ou animal ne modifie pas la réaction de la sueur (Cl. Bernard), contrairement à ce qui a lieu pour l'urine.

Composition chimique. — Les diverses analyses qu'on possède diffèrent notablement, en raison des procédés employés pour recueillir la sueur, et il ne faut les prendre que pour des dosages plus ou moins approximatifs des proportions relatives des différents corps qui la constituent.

PRINCIPES CONSTITUANTS	ANSELMINO	FAVRE	SCHOTTIN	FUNKE
Eau	995.00	995.573	977.40	988.44
Matières solides	5.00	4.427	22.60	11.56
	1000.00	1000.00	1000.00	1000.00

On voit que suivant ces analyses la sueur contient de 5 à 12 p. 1000 de solides.

Parmi ces matières signalons : les débris épithéliaux et une petite quantité de graisse, les matières extractives : urée et sels organiques (lactates, sudorates, acétates), les sels alcalins, surtout le chlorure de sodium et le carbonate de KO. On voit que la sueur est une des sécrétions renfermant le plus d'eau. (Elle en élimine en moyenne le quart de la quantité éliminée par l'urine, et le rapport des solides éliminés par ces deux liquides serait aussi 1 : 4.)

Étude de quelques principes de la sueur. — 1° ACIDES. — Ce sont pour la plupart des acides gras volatils : acétique, formique, butyrique, caproïque, propionique, etc., faiblement combinés avec des bases, soude ou potasse, et formant des sels peu stables d'où l'acide se dégage facilement en donnant à la sueur son odeur particulière plus ou moins accentuée suivant la prédominance de l'un ou l'autre d'entre eux. L'acide sudorique de Favre est mal déterminé et n'est peut-être qu'un mélange de plusieurs autres. Il existe aussi dans la sueur une faible proportion d'acides phosphorique et sulfurique à l'état de phosphates et sulfates alcalins. Enfin elle contient de l'acide CO_2, probablement en dissolution simple, qui se dégage à la surface de l'épiderme et forme l'*exhalation gazeuse de la peau*. Mais aucune absorption corrélative d'oxygène n'ayant lieu par la peau, on ne peut, chez l'homme, admettre une *respiration cutanée* analogue à celle qui a lieu chez les batraciens.

2° Graisses. — Indépendamment des graisses venant du mélange de la sécrétion sébacée, la sueur contient une très faible quantité de graisses neutres et de cholestérine.

3° Urée. — Soupçonnée depuis longtemps dans la sueur à l'état physiologique, mais démontrée seulement par Favre (1852), sa proportion serait environ 0^{gr},50 par litre. Fünke au contraire l'évalue à 1^{gr},55 par litre. Elle peut augmenter beaucoup dans l'anurie, la sudation par le jaborandi, le choléra.

4° Sels minéraux. — Le plus important est le chlorure de sodium, puis le carbonate de potasse, le chlorure de potassium, les sulfates et une trace

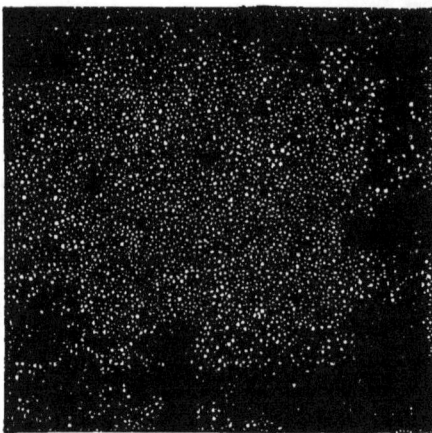

Fig. 235. — Empreinte sudorale pointillée obtenue en appliquant sur le dos de la main un papier imprégné de nitrate d'argent (d'après Aubert).

de phosphates alcalins et terreux. Ces divers sels peuvent être décelés par l'emploi de papiers sensibilisés au nitrate d'argent, au protonitrate de mercure, etc., appliqués sur la peau et donnant, après exposition à la lumière, des empreintes pointillées ou linéaires, etc., aux points où la réduction s'est opérée par le contact de la sueur naissante (Aubert).

5° Élimination de principes médicamenteux ou toxiques par la sueur. — Les plus importants de ces principes sont les arsénites et les arséniates, le bichlorure de mercure, l'iode, l'iodure de potassium, les antimoniaux, le plomb (?), l'ipéca, la salsepareille, le gaïac, le camphre, le musc, le castoréum, la valériane, les éthers, quelques essences, l'opium, l'alcool, les acides benzoïque, succinique, tartrique, la quinine, les principes odorants de l'ail, de l'assa fœtida, de l'opium (sueurs odorantes des Orientaux opiophages).

C. — RÔLE ET USAGES DE LA SUEUR

1° Dépuration et déshydratation du sang. — La sueur est une voie importante d'élimination des alcalis et pendant que le rein en élimine 1 gramme, la peau en excrète 1^{gr},2 (Favre), ce qui coïncide avec ce que nous avons dit de la richesse du suint en carbonate de potasse. Elle a aussi une très grande importance pour l'excrétion des acides gras volatils, formés ou introduits dans l'organisme. Elle excrète aussi une certaine quantité de CO^2 et vient en aide à l'exhalation pulmonaire. Elle peut suppléer plus ou moins complètement la sécrétion urinaire (la peau est le *vicaire* du rein), et, dans ce cas, les proportions d'eau, d'urée, de sels augmentent notablement. Elle élimine aussi les principes étrangers déjà indiqués ; à l'état normal la transpiration insensible enlève à l'organisme 1 000 grammes d'eau en vingt-quatre heures ou 42 grammes par heure. Elle peut s'élever jusqu'à 400 grammes par heure, pendant un exercice violent. Le poumon laisse échapper 400 à 500 grammes de vapeur d'eau en vingt-quatre heures et les reins 1 400 grammes. (Entraînement, cure de sueur.)

2° RÉGULATION DE LA CHALEUR ANIMALE. — La simple perspiration et surtout l'hypersécrétion de la sueur, sous l'influence de l'élévation de température du corps, produit, par l'évaporation de cette sueur, une réfrigération de l'organisme qui se trouve ainsi ramené à la chaleur normale. (Voir *Chaleur animale.*)

3° FAVORISATION DU TOUCHER. — La transpiration insensible entretient la souplesse et l'état onctueux de la peau non seulement par elle-même, comme on le sait depuis longtemps, mais encore par le résidu alcalin hygrométrique qu'elle laisse sur la peau, et qui retient l'humidité et entretient un état savonneux et souple de l'épiderme très favorable au toucher, surtout à la paume des mains et à la plante des pieds, où cet épiderme est très épais et où les glandes sudoripares sont très nombreuses (Aubert).

D. — MÉCANISME DE LA SÉCRÉTION

Influence du système nerveux. — L'influence du système nerveux sur la sécrétion de la sueur, admise depuis longtemps, n'a été définitivement et directement établie que depuis 1876, grâce à la découverte de l'action sudorifique de la pilocarpine et de l'action antisudorifique de l'atropine.

Nerfs excito-sudoraux. — L'existence des nerfs se distribuant aux glandes sudoripares et provoquant la sécrétion sudorale a été démontrée par Goltz (1875). Ces nerfs se trouvent dans le sciatique et ses branches pour le membre postérieur, dans le médian et le cubital pour le membre supérieur, dans le nerf sous-orbitaire pour la face.

Ils proviennent de la moelle, soit en passant directement pour la plupart dans les racines des nerfs mixtes (Vulpian), soit en passant d'abord dans le grand sympathique par les *rami communicantes* pour arriver ensuite à ces nerfs (Luchsinger, Nawrocki).

Nerfs fréno-sudoraux. — Vulpian avait admis d'abord, mais il a abandonné ensuite l'hypothèse de nerfs capables d'arrêter la sécrétion sudorale et analogues aux nerfs semblables des glandes salivaires, et aux nerfs vasodilatateurs. L'abondante sudation qui se produit après la section du sympathique au cou chez le cheval, sur la moitié correspondante de la face, peut s'expliquer par l'augmentation de la circulation sanguine cutanée, aussi bien que par la section des *fibres frénatrices*. Mais si ces nerfs n'existent pas, à titre de nerfs distincts, ce qui n'est pas prouvé, il existe des actions fréna- trices et suspensives de la sudation, pouvant s'exercer peut-être par les mêmes voies que les actions excitatrices, suivant l'état des appareils péri- phériques (Franck).

Centres sudoraux. — Ils ne sont pas nettement délimités comme les noyaux d'origine des nerfs bulbaires, mais sont plutôt des *régions* où nais- sent les fibres sudorales. — 1° *Centres médullaires* : pour le membre posté- rieur, de la dixième paire dorsale à l'extrémité inférieure ; pour le membre supérieur, la moitié supérieure de la moelle dorsale ; pour la face, la moelle cervicale. En réalité tout l'axe gris de la moelle joue le rôle de centre pour les nerfs sudoraux. — 2° *Centre bulbaire*. Nawroki croyait à tort qu'il existait seul. Il détermine la sudation générale, tandis que les centres médullaires ne déterminent que des sudations partielles (Vulpian). — 3° *Centres cérébraux*. Admis par Adamkiewicz ; leur existence est douteuse.

Influences excito-sudorales. — Pour que la sudation se produise, il faut l'intervention de certaines influences, soit à l'état physiologique, soit à l'état pathologique, soit même dans les expériences. On connaît, depuis longtemps, les principales causes de la sudation : température élevée résultant de la cha- leur ambiante, de la fièvre, de l'exercice musculaire ; ingestion abondante de boissons, poisons, substances sudorifiques, etc., mais le mécanisme de leur action n'est établi que depuis peu. On peut, avec Franck, les répartir ainsi :

1° Influences agissant a la périphérie. — A. *Sur les troncs nerveux*. Irritation expérimentale, électrique ou autre, des nerfs périphériques (scia- tique, etc.), névrites, névralgies qui provoquent aussi des sueurs réflexes dans un autre domaine que celui du nerf malade.

Après la section, le nerf sudoral présente aussi, pendant quelques jours, une excitabilité plus grande aux divers agents ; mais quand la dégénération est complète, il y a paralysie sudorale. Cette suppression de la sueur n'est manifeste en clinique que sur les membres atteints de paralysie grave et complète.

B. *Sur les terminaisons nerveuses sudorales*. — Ces appareils ne sont encore connus que très incomplètement et on n'a pas encore vu la continuité des tubes nerveux périphériques avec l'épithélium glandulaire. Coyne (1878), Hermann (1879) ont vu ces tubes aboutir à des cellules multipolaires situées en dehors de la paroi propre des glandes et les prolongements de ces cellules sont peut-être en relation avec l'épithélium. Quoi qu'il en soit, c'est exclu- sivement sur les *terminaisons nerveuses* et non sur l'épithélium lui-même qu'agissent certains excitants périphériques tels que la *pilocarpine* et la *muscarine*. D'autres, au contraire, *atropine, duboisine, piturine*, paralysent la sudation par une action également périphérique, mais *antagoniste* de la précédente.

Il en est de même de l'application locale du froid ou d'une trop forte chaleur qui empêchent la sueur dans la région refroidie ou surchauffée (Luschsinger, Straus).

2° INFLUENCES AGISSANT DIRECTEMENT SUR LES CENTRES SUDORAUX. — A. *État asphyxique du sang.* — Son action est facile à démontrer ; si, sur un animal curarisé, on suspend la respiration artificielle, le corps se couvre de sueur partout où il y a des glandes sudoripares en rapport avec les centres par des nerfs intacts. Les sueurs des diverses asphyxies cardiaque, pulmonaire, de l'agonie, etc., sont dues à l'action du CO_2 sur les centres.

B. *Élévation de la température du sang.* — Ce n'est pas par une action locale sur la peau que la chaleur extérieure agit pour provoquer la sueur, mais en élevant la température du sang qui agit alors sur les centres de la sueur. L'expérience prouve, en effet, qu'en plaçant un animal dans une étuve chauffée la sudation générale s'établit sur tous les membres, sauf sur le membre postérieur dont le sciatique a été préalablement coupé. La peau de ce membre reçoit cependant aussi l'impression périphérique de la chaleur de l'étuve, mais la voie *centrifuge* du réflexe a été coupée. L'auto-expérience de Frédéricq, qu'on pourrait qualifier de *paradoxe sudoral*, prouve de même que le corps placé nu dans une enceinte refroidie peut se couvrir de sueur, si on respire en même temps de l'air chaud qui élève la température du sang.

C. *Poisons.* — La strychine, la picrotoxine, la nicotine, l'ésérine, l'acétate d'ammoniaque, le camphre agissent sur les centres bulbo-médullaires et excitent la sueur.

3° INFLUENCES RÉFLEXES EXCITO-SUDORALES. — Toutes les excitations de nerfs sensibles (généraux, spéciaux, viscéraux) peuvent produire la sueur, à titre de réaction réflexe, soit dans le territoire de la région cutanée irritée, soit dans des parties symétriques ou autres plus ou moins éloignées, soit sur toute la peau. L'influence des irritations cutanées produites par la chaleur, l'électricité, le chatouillement; celle de l'excitation des nerfs du goût signalée par Brown-Séquard sont bien connues : il n'en est pas de même des sueurs de provenance viscérale jusqu'ici moins étudiées et dépendant de l'excitation du sympathique. On a signalé des sueurs réflexes provenant d'irritation cardiaque, péricardique (angine de poitrine), broncho-pulmonaire, pleurale, gastrique, intestinale, péritonéale, utérine, rénale, uretérine. (V. Bouveret. *Sueurs morbides.*)

Rôle de la circulation périphérique dans la sécrétion sudorale. — Bien que la peau qui sue soit, en général, rouge et chaude, ce qui indique une vascularisation plus active des glandes, la sécrétion de la sueur est cependant indépendante de la circulation, comme le prouve la sudation qui a lieu par l'excitation directe des nerfs, par les influences centrales, par la pilocarpine, après la compression des vaisseaux du membre, après la ligature de l'aorte, après l'amputation : les sueurs froides émotives, celles de l'agonie, etc., se produisent sur une peau exsangue dont tous les capillaires sont contractés. Inversement, on voit souvent la peau rougir vivement sans que la sueur se produise (stade de chaleur des fièvres, expériences de vaso-dilatation périphérique, etc.). Mais si ces deux phénomènes sont, d'une manière absolue, indépendants l'un de l'autre et si la fonction nerveuse sudorale est distincte de la fonction vaso-dilatatrice, elles n'en sont pas moins dans un rapport étroit, au point de vue de l'abondance de la sécrétion. Comme pour les glandes salivaires, l'afflux sanguin est indispensable pour fournir aux glandes sudoripares les matériaux d'une sécrétion abondante et durable, et l'innervation est double aussi (nerfs glandulaires, nerfs vasculaires).

Rôle des cellules glandulaires. — Si l'influence du système nerveux sur la sécrétion sudorale est parfaitement établie, le mécanisme de cette action est encore inconnu dans son intimité, et on n'a que quelques notions sur les modifications sécrétoires de l'épithélium. Il ne paraît pas y avoir une véritable *fonte* des cellules sudorales, comme l'avait supposé Kuss et la sueur se produit plutôt par *filtration* et élaboration par l'épithélium. Renaut a vu que les glandes sudoripares, après une sécrétion prolongée, ont un épithélium qui d'allongé est devenu très court, moins volumineux; le noyau gonflé est devenu central, le protoplasma est fortement granuleux de strié qu'il est à l'état de repos. Isaac Ott a confirmé ce rapetissement des cellules sudorales par la sécrétion.

L'excrétion de la sueur a lieu surtout par la *vis a tergo*. Elle peut être favorisée par la contraction des fibres lisses de la peau et par les fibres musculaires *intra-glandulaires* décrites par Ranvier et Hermann. De fortes pressions exercées à la surface de la peau (jusqu'à 40 kilogrammes) n'arrêtent pas l'excrétion.

E. — TROUBLES DE LA SÉCRÉTION SUDORALE

Troubles intrinsèques. — 1° QUANTITÉ. — a. *En plus.* L'*hyperhydrose* généralisée s'observe dans certaines maladies aiguës et chroniques : fièvre typhoïde, variole et rougeole, phtisie. Elle présente le caractère de *sueurs froides* dans certains états psychiques, peur, douleur, honte, et dans les états suivants : nausée, indigestion, syncope, coliques, péritonite, coliques néphrétiques, hernies étranglées, empoisonnement par arsenic, asphyxies cardiaque, pulmonaire, etc., agonie.

L'*hyperhydrose* localisée ou *éphydrose* se montre aux pieds, aux mains, aux aisselles, à la région parotidienne, à la face et dans les territoires de nerfs atteints de névralgie ou de névrite.

b. *En moins.* L'*anhydrose* se voit dans le marasme sénile, le diabète, le psoriasis et l'ichtyose, les anesthésies périphériques ou médullaires, certains stades des fièvres. —Mais toute perspiration insensible disparaît-elle ?

2° QUALITÉ. — a. *Odeur.* On connaît la *fétidité* de certaines sueurs, celle des pieds par exemple chez quelques individus, due à des bases volatiles (triméthylamine) et à un produit sulfuré d'odeur alliacée résultant du dédoublement microbien d'un corps sulfuré plus complexe.

b. La *couleur* peut être quelquefois jaune, bleue, noire (chromhydrose) ou rouge et contenir alors du sang (hémathydrose, *sueurs de sang, stigmates hystériques*).

c. La *composition chimique* peut être altérée par la présence de glycose, acide urique, albumine, pigments biliaires, dans certains cas pathologiques, et par l'élimination des nombreuses substances étrangères que nous avons énumérées.

Toxicité de la sueur. — Comme les autres sécrétions excrémentielles, la sueur normale possède une certaine toxicité variable suivant les conditions, plus grande par exemple dans la sueur consécutive à un violent exercice musculaire, tel que la danse, que dans celle produite par l'action de l'étuve (Arloing). — Les sueurs pathologiques auraient une toxicité plus forte, surtout celle des épileptiques et des éclamptiques.

Suppléance de la sueur pour d'autres excrétions. — A l'état normal, les rapports de la sueur et de l'urine varient avec la saison, c'est-à-dire avec la température. L'été fait prédominer la sueur sur l'urine, l'hiver c'est l'inverse. Dans des cas pathologiques, où l'urine est plus ou moins complètement supprimée, la sueur supplée, pour une partie, à l'insuffisance du rein et excrète de l'urée, de l'acide phosphorique et des chlorures en fortes proportions. — On a admis aussi un rapport inverse entre la sueur et les sécrétions intestinales déjà connu de Théophraste (371 ans avant J.-C.); par exemple, balancement entre les sueurs et la diarrhée chez les phtisiques (*si cutis densitas, alvi laxitas et contra*); enfin elle peut suppléer dans une certaine mesure le poumon pour l'excrétion de CO_2 et d'eau.

Suppression de la transpiration. — Il y a lieu de distinguer plusieurs cas :

1° La *suppression de la perspiration cutanée* par un enduit imperméable (vernissage, brûlure étendue) entraîne des accidents le plus souvent mortels non par la rétention dans le sang de principes nuisibles qui devaient être éliminés (ammoniaque, produits infectieux, CO_2), mais par la production de lésions viscérales (tube digestif et rein) et de troubles fonctionnels dont le plus remarquable est le refroidissement progressif de l'animal. Ce refroidissement attribué par les uns à l'exagération réelle de la déperdition de calorique par la surface vernie ou brûlée, paraît aussi, pour une très grande partie, dû au retentissement sur la calorification centrale de lésions médullaires très importantes qui suivent le vernissage et les brûlures et dont la cause est encore obscure (paralysie réflexe des vaisseaux, inhibition). Enfin, d'après des recherches récentes de Laulanié, les animaux vernis mourraient en réalité de faim, le métabolisme désassimilateur devenant si intense que l'absorption alimentaire ne serait plus assez rapide pour l'équilibrer.

2° *Suppression de la sueur par le froid.* Tous les pathologistes reconnaissent comme cause à un grand nombre de maladies inflammatoires l'action du froid sur le corps en sueur. Mais si l'action nocive du froid est certaine, la suppression de la sueur, la « sueur rentrée », en admettant qu'elle ait réellement lieu, et bien que la sueur puisse avoir une certaine toxicité, n'est pas la cause immédiate et prochaine de la maladie. La sueur n'a eu dans ce cas qu'un seul effet, celui d'augmenter la réfrigération de la peau et, par suite, l'impression du froid dont l'action, évidemment transmise par le système nerveux, va provoquer les phlegmasies viscérales, par un mécanisme pathogénique analogue à celui qui rend la poule *refroidie* sensible au virus charbonneux.

3° La *suppression des sueurs locales* peut déterminer divers accidents dont l'étude est du ressort de la clinique.

SÉCRÉTION SÉBACÉE

La **Sécrétion sébacée**, hors certains cas pathologiques (*séborrhée*), paraît peu importante si on la compare aux sécrétions que nous venons d'examiner et sa quantité est si faible qu'elle est presque entièrement invisible. Mais, si on considère que cette sécrétion se fait, sinon sans eau, au moins avec une très faible quantité d'eau (35 p. 100), (laquelle entre pour une si forte proportion dans la bile, l'urine, la sueur) ; que, d'autre part, elle s'opère simultanément sur presque tous les points d'une surface très étendue, telle que celle de la peau, on sera amené à penser que bien qu'inappréciable pour un point limité et pour un temps donné elle ne doit pas moins avoir, dans son ensemble, une importance plus grande qu'on ne serait tenté de le croire au premier abord. (Kystes sébacés renfermant plusieurs kilos de sébum.)

APPAREIL SÉBACÉ. — L'appareil sébacé est formé de petites glandes ou follicules en grappe simple logés dans l'épaisseur de la peau et dont le canal excréteur vient s'ouvrir dans les follicules pileux tout près de l'orifice de ceux-ci. Dans les régions dites glabres, c'est-à-dire à poils rudimentaires, les glandes sébacées s'ouvrent directement à la surface de la peau, mais leur orifice est traversé par un poil rudimentaire; enfin au niveau du mamelon et des petites lèvres chez la femme, de la face interne du prépuce et de la couronne du gland chez l'homme, elles sont sans aucun rapport avec les follicules pileux qui manquent dans ces points. La paume des mains et la plante des pieds sont dépourvues de glandes sébacées.

L'étude comparative de ces glandes chez les mammifères nous montre de nombreuses différenciations donnant naissance à des glandes spéciales telles que les glandes mammaires, les glandes de Meibomius, du larmier, les glandes odorantes anales des carnivores (*civette mouffette*, etc.) et des rongeurs (*castoreum*), les glandes préputiales (*musc*), etc. Chez le mouton, les glandes sudoripares débouchent dans le conduit des glandes sébacées d'où le mélange des deux sécrétions donnant naissance à ce produit particulier, très complexe, le *suint* qui imprègne la toison de ces animaux et qui est si riche en carbonate de potasse (37 p. 100) qu'on en extrait industriellement ce sel.

La *structure* de ces glandes comprend une membrane limitante propre, tapissée par une couche de cellules épithéliales petites, polyédriques, granuleuses, avec un noyau présentant souvent des figures karyokinétiques. En dedans de cette couche, et remplissant toute la cavité des culs-de-sac sont de grosses cellules polyédriques, à noyau plus ou moins distinct, dont le corps cellulaire est rempli de fins globules huileux entre lesquels reste une sorte de stroma réticulé. Les cellules les plus rapprochées du centre sont les plus grosses et n'ont plus de noyau. Vers le conduit excréteur elles se montrent vidées, ratatinées et forment de petites masses amorphes. Les cellules bordantes, en se multipliant, repoussent vers le centre les cellules déjà formées et la sécrétion sébacée prend ainsi un caractère desquamatif. Entre les cellules qui évoluent dans le sens *sébacé*, il en reste quelques-unes qui ne se chargent pas de graisse, mais évoluant dans le sens *corné*, constituent des sortes de cloisons dans la masse sébiforme.

Caractères de la sécrétion sébacée. — Cette humeur n'est un peu visible chez l'homme que sur la peau du front, du nez et des joues qu'elle recouvre parfois d'un léger enduit huileux. En touchant les points mouillés avec du papier on produit sur celui-ci des taches grasses, et du papier de tournesol rougi est légèrement ramené au bleu, ce qui indique la *réaction alcaline*. En recueillant par le raclage un peu de cette humeur sur une plaque de verre on y constate, au microscope, la présence de gouttes d'huile. Si on examine le produit encore contenu dans le col du follicule ou dans les culs-de-sac sébacés, on trouve qu'il est constitué par un amas de cellules infiltrées de gouttelettes huileuses, jaunes, sphériques, à contour foncé, d'autant plus fines qu'on se rapproche davantage de la couche épithéliale bordante.

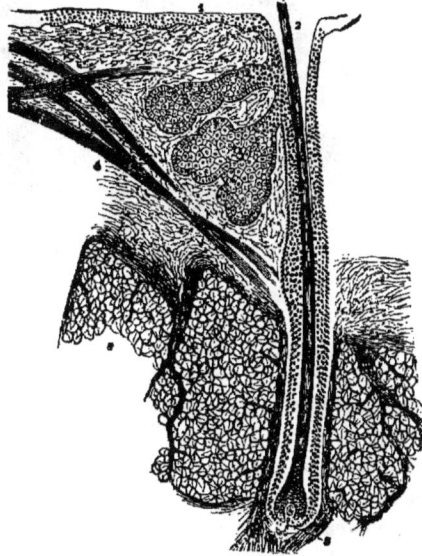

Fig. 236. — Appareil pilo-sébacé.

1, épiderme; — 2, orifice du follicule pileux; — 3, glandes sébacées; — 4, muscle *arrector pili*; — 5, papille du poil.

L'accumulation des gouttelettes distend de plus en plus et finit par rompre la paroi cellulaire et le contenu, devenu libre, se mêle au contenu des autres cellules. L'humeur huileuse en fluant au dehors n'entraîne pas toujours les parois vides qui s'accumulent alors dans la glande qu'elles distendent, formant ainsi les *comédons* au centre desquels existe parfois un acare vermiforme, le *demodex folliculorum*.

Au moyen de l'arrêt qu'exerce sur la réaction giratoire du camphre le contact des matières grasses, Arnozan a montré que la sécrétion sébacée, nulle dans la première enfance, se développe surtout vers la puberté, atteint son maximum chez l'adulte et diminue chez le vieillard. Elle est limitée à la région de la tête et à la partie supérieure du tronc, en avant et en arrière, où elle affecte la disposition d'un *fichu*. Les côtés et la partie sous-ombilicale du tronc, ainsi que les membres, en sont dépourvus.

Composition chimique. — L'humeur sébacée pure et normale, difficile à étudier au point de vue chimique à cause de sa faible quantité, paraît constituée presque essentiellement par un mélange d'oléine et de palmitine, des savons alcalins, un peu de cholestérine et des sels, surtout des phosphates alcalins et terreux et du chlorure de sodium. L'eau (35 p. 100) et les albuminoïdes (22 p. 100) signalés dans les analyses de Lutz, provenant d'un cas de séborrhée, appartiennent non à l'humeur sébacée proprement dite, mais au protoplasma des débris épithéliaux contenus dans cette humeur.

L'enduit fœtal ou *vernix caseosa* qui recouvre la peau des nouveau-nés est un mélange d'humeur sébacée et de cellules épidermiques macérées conte-

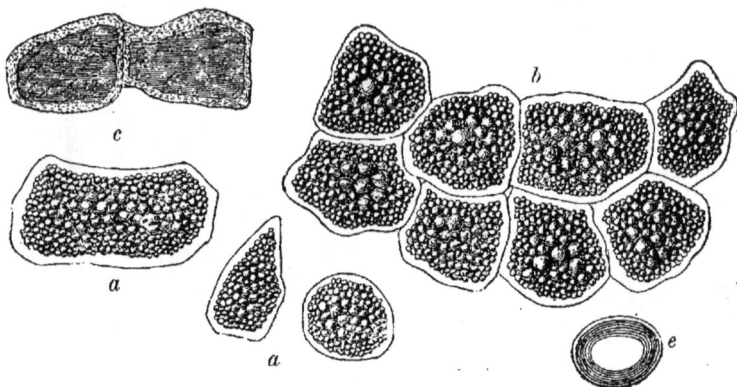

Fig. 237. — Cellules épithéliales des glandes sébacées (Ch. Robin).

a, cellules isolées ; — *b*, cellules encore réunies, remplies de gouttes d'huile ; — *c*, cellules vidées ratatinées ; *e*, petite cellule dont le contenu ne forme qu'une seule goutte.

nant 47,5 p. 100 de graisse. Il en est de même du *smegma préputial* (53 p. 100 de graisse) dans lequel on trouve, en outre, un savon ammoniacal.

Le *cérumen* du conduit auditif est un mélange d'humeur sébacée et du produit des glandes cérumineuses qui ne sont que des glandes sudoripares. C'est une humeur jaunâtre, demi-solide, très amère, montrant, au microscope, de la graisse libre (oléine et stéarine), des cristaux de cholestérine, des cellules épidermiques et des cellules sébacées. Il contient de l'eau (10 p. 100), des matières grasses (26 p. 100), une substance azotée analogue à la mucine, un principe amer inconnu, des savons de potasse (52 p. 100) et de petites quantités de sels à base de potasse, de soude et de chaux.

Mécanisme de la sécrétion. — Elle a lieu, nous l'avons vu, par desquamation et déhiscence. Mais d'où vient la matière grasse ainsi formée ? Est-elle empruntée au sang ou plutôt à la lymphe (les réseaux lymphatiques paraissant plus développés que les réseaux sanguins autour des glandes sébacées), ou est-elle formée sur place, par l'activité métabolique des *cellules bordantes*, et aux dépens des albuminoïdes de leur protoplasma ? Cette dernière opinion paraît la plus plausible. Les cellules sébacées seraient donc le siège d'une *synthèse adipogénique* dont les produits n'ont aucun rôle récrémentitiel. Ils paraissent simplement jouer un *rôle de protection* pour les téguments et les poils qu'ils assouplissent et rendent imperméables à l'eau, ce dernier rôle surtout marqué chez certains animaux aquatiques.

SÉCRÉTIONS INTERNES

PHYSIOLOGIE DES GLANDES VASCULAIRES SANGUINES

Considérations générales sur les glandes closes. — Il n'entre pas dans le programme de ce livre de passer en revue les innombrables hypothèses mises en avant, même de nos jours (sans remonter aux temps anciens) pour expliquer le rôle des glandes sans conduit excréteur. A quoi bon se charger l'esprit de notions reconnues fausses? C'est pour cela que dans notre première édition nous n'avons pas parlé de la physiologie de ces organes. Mais la science est en possession aujourd'hui de connaissances plus précises et, bien que la question soit encore à l'étude, un certain nombre de faits ont été acquis dans ces dernières années et nous devons les faire connaître.

Il est évident que le passage à travers certains organes, comme la rate, d'une certaine quantité de sang devait faire supposer qu'un tel organe était chargé de modifier la composition chimique et histologique du sang, sans qu'on pût préciser d'ailleurs de quelle nature était la modification. Par analogie, la glande thyroïde, les capsules surrénales, devaient avoir un fonctionnement analogue, bien qu'ignoré, et les anatomistes les réunissaient dans un même groupe sous le nom de *glandes vasculaires sanguines*. Les physiologistes, à la suite de recherches sur la glande thyroïde, viennent de sanctionner cette manière de voir en les appelant glandes à *sécrétion interne*, c'est-à-dire versant leur produit dans le sang et non au dehors, comme les glandes pourvues d'un canal excréteur. La réalité de cette sécrétion interne avait déjà été montrée pour le foie qui verse du sucre dans le sang. Si, en même temps, il verse aussi de la bile à la surface de l'intestin, cela montre qu'un même organe peut posséder à la fois la sécrétion interne et la sécrétion externe. La récente découverte de la *fonction glycolytique* du pancréas est venue donner un nouvel exemple de cette dualité.

Enfin, les propriétés physiologiques que possèdent les *extraits* de certaines glandes ordinaires ont conduit Brown-Séquard à admettre que, non seulement les glandes sans canal excréteur possèdent une sécrétion interne, mais encore que toutes les glandes, caractérisées jusqu'ici par une sécrétion spéciale (le testicule, par exemple, le pancréas, etc.), possèdent aussi une sécrétion interne dont les produits sont résorbés normalement par les vaisseaux de la glande. Si cette glande (testicule, pancréas, corps thyroïde, capsules surrénales) est enlevée ou atrophiée, l'injection sous-cutanée d'un extrait de cette même glande, prise chez un autre animal, restituera à l'organisme les principes que la glande absente lui fournissait et dont l'importance est manifestée par les troubles importants et même la mort, qui sont consécutifs à l'extirpation de la dite glande.

Nature de la sécrétion interne. — Elle n'est évidemment pas la même pour toutes les glandes. Le produit sécrété peut être destiné soit à *détruire* des *principes nuisibles* résultant du fonctionnement de l'organisme (sécrétions *toxicolytiques* du foie et des capsules surrénales, *glycolytique* du pancréas, *myxolytique* du corps thyroïde); soit au contraire à *enrichir le sang* *de principes utiles* par eux-mêmes à l'organisme (sucre du foie), ou nécessaires à la plénitude de l'énergie nerveuse (sécrétion dynamogène du testicule).

CORPS THYROÏDE

Structure. — Il existe au-devant du cou, à cheval sur la partie inférieure du larynx, un organe bilobé (pesant environ 30 grammes chez l'adulte) d'apparence glandulaire qui a reçu le nom de *corps* ou *glande thyroïde*. Il est composé d'une série de vésicules closes, arrondies ou tubuleuses, de 40 à 120 μ de diamètre, tapissées par une couche simple d'épithélium cubique et contenant dans leur intérieur un liquide colloïde. Ces tubes et ces vésicules glandulaires sont plongés dans un stroma conjonctif parcouru par de nombreux vaisseaux sanguins et lymphatiques. La masse glandulaire qui, en s'hypertrophiant, forme le *goitre*, est sans canal excréteur. Mais elle en a possédé un qui a disparu pendant la période embryonnaire. Il venait s'ouvrir dans le *foramen cæcum* de la base de la langue. Cet organe existe chez tous les vertébrés.

Effets de l'extirpation. — Au sujet de ses fonctions si longtemps restées hypothétiques, ce sont des observations faites par des cliniciens qui ont mis sur la voie et provoqué les expérimentations des physiologistes. Chez certains malades dont le corps thyroïde s'atrophiait, on a vu un dépérissement indiquant une altération profonde de la nutrition, accompagné de bouffissure, d'infiltration de la peau qui devient épaisse comme celle des pachydermes et remplie d'une sérosité mucoïde. On a donné à cet ensemble symptomatique le nom de *cachexie pachydermique* ou *myxœdème*.

Les chirurgiens, de leur côté, après l'ablation du corps thyroïde, observaient une dégénérescence semblable et constataient que le malade qui, avant l'opération avait toute son intelligence, tombait, au bout de quelques mois, dans un affaiblissement cérébral complet se terminant par l'idiotie et pouvant être accompagné de convulsions. De plus, si l'opération a été faite sur un jeune sujet, la croissance s'arrête.

Schiff, à la suite de ces observations, reprenant d'anciennes expériences qu'il avait faites, constatait que les chiens auxquels il extirpait complètement la glande thyroïde, présentaient des troubles comparables à ceux observés chez l'homme (attaques cloniques et toniques, paralysies, troubles de la nutrition et mort). Il en concluait que la glande thyroïde élabore un principe qui, versé dans le sang, joue un rôle dans la nutrition du système nerveux.

De nombreuses expériences, répétées depuis, ont montré que chez le chien, le chat, le singe, l'extirpation *complète* est suivie des mêmes accidents et de la mort. L'extirpation *partielle* n'est suivie que de troubles faibles et passagers. Chez le lapin, l'extirpation en apparence totale du corps thyroïde n'est pas mortelle. Mais Gley a donné la clef de cette anomalie en montrant que deux glandules thyroïdes accessoires échappaient à l'ablation et suppléaient, en s'hypertrophiant, la glande principale enlevée. Si on les extirpe aussi, l'animal meurt. Ainsi s'explique l'absence d'accidents observés quelquefois chez l'homme après une thyroïdectomie qui a laissé échapper quelque fragment de la glande.

Rôle de la glande thyroïde. — On a cherché à interpréter les résultats précédents en invoquant des *troubles nerveux* produits par le traumatisme ; mais l'absence de ces troubles dans le cas où on a préalablement greffé sous le péritoine un fragment vivant de glande thyroïde, avant d'extirper le corps thyroïde de l'animal en expérience, réfute suffisamment cette opinion. Et le fait que l'extirpation ultérieure de la greffe les provoque, ne laisse aucun doute sur la nature chimique de la fonction thyroïdienne, aussi bien que la guérison ou l'atténuation de ces mêmes troubles par l'injection sous-cutanée ou intra-vasculaire d'extrait de glande thyroïde.

Mais quelle est la nature du principe chimique élaboré par le corps thyroïde? Est-ce un principe utile par lui-même et apportant aux éléments nerveux, par exemple, un aliment ou une force? Est-ce au contraire un principe destructeur de certains poisons de l'organisme, ou de produits tels que la mucine signalée dans le sang des animaux thyroïdectomisés par Halliburton? On ne sait encore; toutefois, l'action toxicolytique ou myxolytique paraît peut-être plus probable.

Quoi qu'il en soit, la clinique a profité à son tour des progrès de la physiologie à cet égard, et la greffe de thyroïdes de moutons, ou mieux l'injection d'extrait thyroïdien sont pratiqués aujourd'hui avec des résultats favorables chez les malades atteints de myxœdème.

Peut-être la *glande pituitaire* aurait-elle une fonction analogue à celle du corps thyroïde et pourrait-elle le suppléer au besoin (Gley).

CAPSULES SURRÉNALES

La découverte d'une relation entre la *maladie bronzée* d'Addison et l'altération pathologique des organes, jusque-là énigmatiques, appelés capsules surrénales, a provoqué, de la part des physiologistes, de nombreuses expériences sur ces organes. Le premier, Brown-Séquard montra (1856) que les capsules surrénales sont des organes indispensables à la vie, et que les accidents consécutifs à leur extirpation dépendent d'une *altération chimique du sang* et non de causes banales inhérentes au traumatisme (lésions nerveuses, etc.). Il fit voir que si l'ablation d'une seule capsule n'est pas nécessairement mortelle, la destruction des deux l'est fatalement, et dans un délai très court : neuf heures pour le lapin, treize heures pour le cobaye, quatorze heures pour le chien et le chat. La mort est précédée d'un affaiblissement considérable, véritable paralysie des membres et des muscles respiratoires, et de convulsions épileptiformes. La survie signalée par quelques expérimentateurs tient sans doute à l'ablation incomplète des capsules ou à la présence de glandules aberrantes.

Rôle des capsules surrénales. — La plupart des physiologistes ont confirmé les résultats de Brown-Séquard.

De leurs expériences faites sur la grenouille, Abelous et Langlois ont conclu que l'animal décapsulé meurt (au bout de douze jours l'hiver, de quarante-huit heures l'été) par suite de la paralysie des plaques terminales motrices, comme dans l'empoisonnement par le curare. Un fait important est que le sang des grenouilles décapsulées mourantes, transfusé à des grenouilles qui viennent de subir l'extirpation, produit très rapidement la paralysie et la mort. L'injection d'extrait des capsules chez un animal décapsulé atténue les symptômes et prolonge la survie.

On doit donc conclure de ces faits que les capsules surrénales ont pour fonction essentielle de neutraliser, par une sécrétion toxicolytique, les effets d'un poison analogue au curare, fabriqué par l'organisme et qui s'accumule dans le sang, dans le cas de maladie ou d'extirpation de ces organes.

D'autres fonctions, déduites de la connexion intime des capsules avec le système sympathique, leur sont aussi attribuées, mais elles sont encore incertaines et en tout cas accessoires. Le mécanisme de leur influence sur la *pigmentation* échappe encore.

RATE

Depuis l'antiquité jusqu'à nos jours, d'innombrables hypothèses ont été faites sur le rôle de la rate. Nous ne parlerons ici que des notions précises appuyées sur des faits et ce chapitre sera, non l'exposé complet de la physiologie de la rate, mais la simple réunion de matériaux que les découvertes de l'avenir devront compléter et mettre en œuvre.

La rate, ganglion lymphatico-sanguin. — Par sa structure, la rate se range à côté des ganglions lymphatiques. Mais, au lieu d'être traversée par de la lymphe, elle est traversée par du sang. La présence de fibres musculaires lisses et de fibres élastiques dans sa capsule lui permet de se contracter et de se dilater rapidement et d'admettre, par conséquent, une quantité plus ou moins considérable de sang. Quand la tension intra-arté-rielle augmente, pendant l'absorption digestive, la course, elle se dilate et loge une grande quantité de sang: quand la tension diminue, elle se con-tracte et chasse le sang de ses mailles, formant ainsi une sorte de réservoir régulateur de la circulation des organes abdominaux, surtout du foie. Dans certaines maladies infectieuses (paludisme) elle augmente beaucoup. La quinine, la strychnine la font contracter.

Innervation. — L'excitation du splanchnique gauche, du grand sympathique, de la moelle, du bout central du vague et des nerfs sensibles (par action réflexe) fait contracter la rate. La section du plexus splénique la fait dilater.

Influence de la splénectomie. — L'extirpation de cet organe, pratiquée même chez l'homme, n'entraîne pas la mort et ne produit même aucun acci-dent constant, ce qui ne prouve pas que cet organe ne sert à rien, mais que ses fonctions peuvent être exercées par d'autres organes, probablement les ganglions lymphatiques. Il existe d'ailleurs, fréquemment, des rates acces-soires qui peuvent s'hypertrophier après l'extirpation de la rate principale.

La splénectomie ne paraît d'ailleurs rester inoffensive que chez les jeunes animaux. Elle est mortelle chez les vieux chiens. Les animaux dératés auraient une grande propension à l'engraissement et les fermiers anglais pratiquent, dit-on, couramment cette opération sur les veaux.

Fonction hémato-poiétique. — 1° *Globules blancs.* — Comme la traversée de la lymphe dans les ganglions lymphatiques enrichit cette humeur en glo-bules blancs, de même après la traversée de la rate le sang qui sort de cet organe est plus riche en leucocytes que celui qui y entre, ainsi que l'établit la numération. Proportion respective des globules blancs et rouges : 1/225 à l'entrée, 1/60 à la sortie. Dans la *leucémie* la rate devient énorme.

2° *Globules rouges.* — Après avoir admis à une certaine époque que la rate agissait sur le sang en détruisant les globules vieillis (la rate est le *cime-tière* des globules), la plupart des physiologistes pensent aujourd'hui qu'elle est un des principaux organes de néoformation et de régénération globu-laire. Malassez et Picard ont montré que la suractivité fonctionnelle produite par l'énervation de la rate augmente le nombre des globules et la teneur en hémoglobine. La proportion considérable de fer et de potassium que con-tient le tissu splénique doit nous faire considérer cet organe comme un lieu de réserve du potassium et du fer destinés aux globules neufs. (Voir pour plus de détails *Physiologie du sang*, p. 97.)

Il est possible que cette néoformation de globules, qui paraît réelle, soit précédée de la destruction des vieux globules dont certains matériaux, le fer notamment, sont remis en œuvre.

Autres fonctions. — Les autres fonctions attribuées à la rate : rôle *uréo-poiétique*, *pancréatogénique*, etc., sont moins certaines. Pachon a montré, pour ce dernier, que chez des chiens dératés, la macération du pancréas digère la fibrine. — La rate sécréterait un *poison* qui paralyse les centres moteurs bulbaires.

PANCRÉAS
(SÉCRÉTION INTERNE SEULEMENT)

Fonction glycolytique du pancréas. — Depuis quelques années, les anatomo-pathologistes avaient remarqué un rapport entre certaines formes de diabète et diverses lésions du pancréas, lorsqu'en 1889 les expériences de Von Méring et Minkowski démontrèrent que l'ablation *complète* du pancréas chez un chien produit une glycosurie intense avec mort rapide de l'animal. La conservation d'un fragment de pancréas suffit à empêcher le diabète de se produire. L'enlèvement de ce fragment amène immédiatement le passage du sucre dans l'urine.

Ces expériences répétées et variées par de nombreux physiologistes, et particulièrement par Hédon, confirmèrent ce fait important du diabète par lésion pancréatique. Quant à l'explication du fait, les uns invoquaient l'action traumatique de l'extirpation sur les fibres nerveuses du plexus solaire qui se rendent au pancréas; les autres l'intervention d'une *sécrétion interne*.

Greffe sous-cutanée. — Cette deuxième hypothèse a été vérifiée (à l'exclusion de la première qui a été par cela même réfutée) le jour où Minkowski et peu après Hédon, Gley, etc., ont réussi à pratiquer la transplantation sous-cutanée d'un fragment de pancréas et ont montré que, comme dans le cas de la greffe thyroïdienne, la présence du fragment greffé empêche le trouble constaté de se produire, tandis que l'extirpation ultérieure ou l'atrophie de ce même fragment le fait apparaître.

Si l'atrophie du pancréas, consécutive à l'injection dans le canal de Wirsung de matières grasses ou à la ligature de ce canal, ne provoque pas le diabète, la raison en est que le pancréas n'est pas ainsi *totalement* détruit et qu'une partie de la tête de l'organe adhérente au duodénum échappe toujours à la destruction.

Théorie du diabète pancréatique. — Pour expliquer l'action glandulaire, aujourd'hui hors de doute, du pancréas sur la production du sucre, deux théories principales sont en présence :

1° L'hyperglycémie résulte du *défaut de production* par les cellules pancréatiques du ferment qui, à l'état normal, *détruit le sucre* versé dans le sang (*ferment glycolytique* de Lépine);

2° L'hyperglycémie est due à l'*excès de production de sucre* par le foie, dont le pancréas, par sa sécrétion interne, est le véritable régulateur (Chauveau).

FOIE

L'étude de la *sécrétion interne* du foie, c'est-à-dire la *glycogénie hépatique*, est faite page 537. Nous avons signalé également, page 505, les autres fonctions du foie, qui peuvent se rattacher à un processus de sécrétion interne.

NUTRITION

Définition. — Prise dans son sens le plus large, la nutrition est cette propriété générale de tous les corps vivants dont nous avons déjà parlé au commencement de cet ouvrage.

Elle comprend, comme nous l'avons vu, tout un ensemble de fonctions, *digestion*, *absorption*, *circulation*, *respiration*, *sécrétions*, qui ont été étudiées séparément avec tous les détails qu'elles comportent. Mais, dans les organismes élevés, toutes ces fonctions ne sont en quelque sorte que préparatoires ou secondaires, et destinées seulement à réaliser, pour les éléments anatomiques, le milieu chimique approprié où se passe réellement leur vie. Or, on désigne aujourd'hui, dans un sens plus étroit, sous le nom de nutrition interstitielle ou simplement de nutrition, les échanges de matériaux qui s'opèrent entre le milieu intérieur et les éléments, et les transformations moléculaires que subissent ces éléments eux-mêmes. C'est ce que les Allemands appellent le *Stoffwechsel*, c'est-à-dire l'ensemble des transformations et échanges de la matière.

DIVISION. — Nous étudierons, dans une première section de ce chapitre, la *nature* et le *sens* des phénomènes qui constituent essentiellement la nutrition et que nous appellerons phénomènes *métaboliques* [1].

Dans une seconde section, nous établirons le *bilan* de la nutrition, c'est-à-dire la *grandeur normale* et les *variations diverses* de ces phénomènes métaboliques.

Le tableau ci-après résume l'ensemble de ce vaste chapitre :

I. Phénomènes métaboliques de la nutrition.

A. Synthèse organique ou assimilation.	Synthèse du sucre. *Glycogénie.* — des graisses. *Adipogénie.* — des albuminoïdes. *Albuminogénie.*
B. Destruction organique ou désassimilation.	Destruction des sucres. *Glycolyse.* — des graisses. *Adipolyse.* — des albuminoïdes. *Albuminolyse.*

II. Bilan de la nutrition.

[1] Métabolisme (d'où métabolique adjectif), substantif tiré du grec signifiant transformation (Littré).

PHÉNOMÈNES MÉTABOLIQUES DE LA NUTRITION

A. PHÉNOMÈNES D'ASSIMILATION OU DE SYNTHÈSE ORGANIQUE

1° **Glycogénie** ou **synthèse du sucre.**

Peu de questions ont provoqué plus d'expériences et suscité plus de théories contraires que celle de la glycogénie, depuis le jour où Cl. Bernard l'a
posée, en 1847, jusqu'au moment actuel.

Relater et discuter toutes ces expériences, exposer ces diverses théories
est impossible dans un livre élémentaire. Nous nous bornerons donc à faire
connaître les résultats positivement acquis. — Cl. Bernard avait fait, en
quelque sorte, son domaine de la glycogénie et presque tous les faits essentiels ont été découverts par lui. Le déterminisme des conditions dans lesquelles ces faits se produisent a été précisé par lui avec tant de rigueur qu'ils
conservent aujourd'hui encore toute leur valeur. Mais, sa théorie primitive
de la glycogénie a subi bien des attaques, et il a dû successivement la modifier pour la faire cadrer avec les faits découverts par d'autres expérimentateurs.

Les expériences les plus récentes faites en Allemagne sur cette question
sont venues confirmer sa dernière manière de voir à cet égard, et la faire
triompher des objections qu'elle rencontrait encore. Qu'importent d'ailleurs
les théories toujours prématurées dans l'état actuel de la science? Les faits
restent.

Nous allons donc exposer les faits généralement acceptés aujourd'hui, sans
nous préoccuper de suivre rigoureusement l'ordre historique dans lequel ils
ont été découverts et nous parlerons surtout de la glycogénie hépatique, la
plus importante de toutes. Mais nous devons faire remarquer, avant d'aller
plus loin, que la glycogénie est une fonction beaucoup plus générale qu'on
ne le croyait autrefois, puisqu'elle est, en réalité, commune à tous les êtres
vivants, et que, chez les animaux aussi bien que chez les végétaux, elle
comprend deux phases successives : 1° l'*Amylogénie* ou synthèse de l'amidon; 2° la *Glycogénie*, proprement dite, ou transformation de l'amidon en
sucre.

A. — GLYCOGÉNIE HÉPATIQUE

On peut formuler dans un petit nombre de propositions toute l'histoire de la glycogénie hépatique :

I. Le sang contient du sucre fabriqué par le foie.

II. La fabrication du sucre par le foie n'est pas directe; elle résulte de la transformation d'une substance saccharifiable, le glycogène.

III. C'est le foie qui fabrique le glycogène hépatique.

IV. La transformation du glycogène en sucre a lieu sous l'influence d'un ferment.

V. Conclusion : la fabrication du sucre par le foie a lieu en deux temps.

VI. Le système nerveux influe sur la glycogénie hépatique.

Centre diabétique.

I. LE SUCRE DU SANG EST FABRIQUÉ PAR LE FOIE. — Nous avons vu (V. p. 81, *Analyse du sang*) qu'il existe à l'état normal, dans le sang, une petite quantité de sucre (1 à 2 grammes p. 1 000), non seulement chez les herbivores nourris de végétaux qui contiennent des matières sucrées et féculentes, mais encore chez les carnivores dont l'alimentation est exclusivement composée de viande et même chez les chiens en inanition depuis huit jours, ce qui prouve que ce sucre est indépendant de l'alimentation. Cl. Bernard, à une époque où tous les physiologistes croyaient que les animaux sont incapables de fabriquer des principes immédiats, conclut de la présence constante du sucre dans le sang des animaux que ce sucre doit être fabriqué par quelque organe, dans l'intérieur même du corps, et l'analyse du sang veineux revenant des différents organes lui montre que ce n'est ni le pancréas, ni la rate, ni le rein, ni le poumon, mais seulement le foie qui fabrique ce principe.

Preuves de la glycogénèse hépatique. — Voici quelques expériences classiques qui ne laissent aucun doute :

1° *Il existe du sucre dans le tissu même du foie.* — Du foie *frais* broyé est bouilli dans un peu d'eau. On filtre en retenant les matières albuminoïdes par du noir animal, et on précipite celles qui ont pu s'échapper par le sulfate de soude en excès. On peut alors constater la présence du sucre dans le liquide par les moyens usuels : réactif cupro-potassique, ébullition avec la potasse ou la chaux, saccharimètre, etc. La quantité de ce sucre est de $44^{gr},870$ sur un foie de bœuf de $5^{kg},300$; de $23^{gr},27$, sur un foie de supplicié de $1^{kg},300$. Ces chiffres sont ceux de la teneur en sucre quelques heures après la mort. Sur le foie vivant, ils sont plus faibles et la proportion n'est que de 2 à 6 millièmes. — On retrouve le sucre hépatique chez tous les vertébrés et chez les invertébrés qui ont un foie, mollusques, crustacés, etc.

2° *Il existe du sucre dans le sang qui sort du foie.* — Un chien en pleine digestion d'un repas exclusivement azoté est tué subitement par la section du bulbe. On place des ligatures sur la veine porte et sur la veine cave inférieure, au-dessus et au-dessous des veines sus-hépatiques. Par une ponction de la veine porte au-dessous de la ligature, on retire le sang qui allait entrer dans le foie; à l'analyse il ne donne pas de sucre; par une ponction sur la veine cave inférieure, entre les deux ligatures, on retire le sang qui vient de sortir du foie, il contient beaucoup de sucre. *Donc le foie fabrique du sucre.*

Les résultats contraires obtenus par Pavy, de Méring, ont été contestés récemment par Bleile qui a confirmé ceux de Cl. Bernard.

3° *Effets de l'extirpation du foie.* — On extirpe le foie à des grenouilles (Moleschott) et, si elles survivent, on voit qu'au bout de quinze jours il n'y a plus trace de sucre dans le sang; le sucre était donc formé par le foie.

Réponse à quelques objections. — Colin, Sanson objectent que le sucre contenu dans le foie provenait d'une alimentation féculente antérieure et s'était emmagasiné dans le foie à la façon de l'arsenic.

Cl. Bernard réfute ces objections en montrant, par les expériences suivantes, que le sucre ne provient pas des aliments féculents :

Expériences. — 1° Sur des chiens nourris depuis six et huit mois exclusivement de viande, le foie contient autant de sucre que celui de chiens nourris à la fois de viande et de féculents.

2° Sur des chouettes prises au nid, n'ayant mangé pendant trois mois que du cœur de bœuf, le foie contient sa quantité normale de sucre, soit 1gr,50 p. 100.

3° Sur des chiens nourris comparativement les uns de viande, les autres de féculents, la proportion de sucre dans le foie est sensiblement la même. La glycose absorbée par ces derniers ne s'accumule donc pas dans le foie.

4° Le foie du fœtus qui ne mange pas, contient aussi du sucre.

Conclusion : *Le sucre du foie* ne *vient donc pas du sucre des aliments,* il *est fabriqué dans le foie par les cellules hépatiques.* Telle est la première conclusion de Cl. Bernard (1847-1855), conclusion encore incomplète, car il croyait alors que le foie fabriquait du sucre *directement,* de toutes pièces, aux dépens du sang seul, et que le sucre des aliments ne contribuait jamais à la formation de sucre par le foie. Il n'avait pas encore reconnu que la glycogénie est indirecte.

II. La fabrication du sucre par le foie *n'est pas directe,* elle résulte de la transformation d'une substance saccharifiable, amidon animal ou glycogène. — **Découverte du glycogène.** — Pavy ayant fait remarquer que la quantité de sucre du foie, toujours faible chez l'animal vivant, augmente progressivement après la mort, au point de monter à 3 p. 100, au bout d'une heure, Cl. Bernard vérifia le fait et constata l'existence de cette glycogénie *post mortem.* Mais loin d'en faire un phénomène cadavérique, comme Pavy, de nouvelles expériences l'amenèrent, au contraire, à abandonner sa première manière de voir et à admettre que le sucre n'est pas produit directement par le foie, mais provient de la transformation d'une substance spéciale, génératrice du sucre et analogue à l'amidon, le *glycogène,* qu'il eut la gloire de découvrir.

Expériences. — 1° Si on dose, à des intervalles variables, le sucre contenu dans un foie *après la mort,* la proportion de sucre augmente à mesure qu'on s'éloigne du moment de la mort.

Il y a donc, dans le foie, une substance qui se transforme lentement en sucre. Les analyses récentes de Delprat (Maly's *Jahresber.*, 1881) confirment ce résultat et montrent que, chez le lapin, la quantité de glycose du foie augmente dans les premières heures après la mort tandis que la quantité de glycogène diminue. D'après Musculus et de Méring, le sucre formé serait d'abord la maltose, ce n'est que plus tard qu'on trouve de la glycose et de la dextrine.

2° *Expérience du foie lavé.* — Un chien nourri à la *viande* depuis plusieurs jours est tué par section du bulbe; le foie enlevé est lavé par injection dans la veine porte d'un fort courant d'eau et l'eau de lavage sortant par les veines sus-hépatiques qui contenait du sucre au début n'en contient plus, après un lavage complet. Une décoction de tissu hépatique n'en contient pas non plus. Ce foie, au bout de vingt-quatre heures, redonne du sucre par le lavage ou par la décoction et on en conclut, comme plus haut, qu'une substance contenue dans le foie s'est transformée en sucre entre les deux lavages.

Caractères du glycogène. — Cette substance, découverte par Cl. Bernard (1857) qui l'a nommée glycogène, est un *isomère de l'amidon* et a reçu également les noms de *zoamyline* ou *amidon animal*, d'*hépatine*, de *bernardine*. Elle se convertit en glycose sous l'action des ferments diastasiques (salive, suc pancréatique) comme l'amidon de l'orge se transforme en glycose par la diastase, pendant la germination.

Sa formule est $6 (C^6 H^{10} O^5) + H^2 O$, comme celle de l'inuline et de l'amylodextrine de Nœgeli. Isolée, c'est une poudre blanche, amorphe, qui se gonfle dans l'eau comme l'empois et se dissout facilement à chaud donnant un liquide opalin peu diffusible et fortement dextrogyre. Elle est insoluble dans l'alcool qui la précipite de ses solutions aqueuses.

Elle forme, autour du noyau des cellules hépatiques, des masses amorphes, ou des gouttes demi-liquides dans les mailles du protoplasma; mais n'existe pas avec la même abondance dans toutes les régions du foie.

L'ébullition avec les acides minéraux dilués transforme le glycogène en glycose, l'iode en solution iodurée lui donne une couleur rouge vineux (tandis que l'amidon se colore en bleu) qui disparaît par la chaleur et reparaît par le refroidissement. La solution ne réduit par la liqueur de Bareswil. Enfin, comme nous l'avons dit, les ferments diastasiques animaux ou végétaux, la salive, le sang, le suc pancréatique, le suc du foie transforment le glycogène en glycose ou plutôt en une dextrine réductrice (achroodextrine) et en maltose (Musculus, de Méring, Külz). Il se forme en même temps une petite quantité de glycose. La maltose ainsi obtenue a les deux tiers du pouvoir réducteur de la glycose.

Préparation et dosage. — Il y a plusieurs procédés. Le meilleur est celui de Brücke.

Le foie d'un lapin bien nourri et qui vient de faire un repas de sucre est extrait rapidement, après la décapitation de l'animal, coupé en morceaux, et les morceaux jetés dans de l'eau acidulée *bouillante* pour tuer le ferment. On retire les morceaux de foie et on les pile, puis on les fait bouillir une seconde fois dans la même eau et on refroidit rapidement la liqueur. Il faut en séparer d'abord les albuminoïdes. Pour cela, on les précipite en ajoutant alternativement de l'iodhydrargyrate de potassium et de l'acide HCl, jusqu'à ce qu'il ne se produise plus de précipité. On filtre et on ajoute de l'alcool à la liqueur filtrée, le glycogène se précipite en abondance. On filtre de nouveau et le précipité est lavé avec de l'alcool de plus en plus concentré, puis avec de l'éther pour enlever les matières grasses, on sèche dans le vide et on pèse.

La *proportion* de glycogène du foie varie chez les divers animaux et suivant diverses conditions (de 1,5 à 4,5 p. 100 en moyenne); elle peut atteindre jusqu'à 13 à 17 p. 100 chez les animaux bien nourris. Un état de faiblesse et de maladie la font diminuer beaucoup et on n'en trouve presque jamais dans le foie des sujets morts de maladie. L'inanition diminue aussi le glycogène hépatique et on n'en trouve plus chez le lapin après cinq jours, chez le chien après quatorze jours d'abstinence. Un exercice violent le fait également disparaître, ainsi que certaines substances, curare, strychnine, etc. — Le glycogène augmente avec l'alimentation, surtout avec les aliments sucrés ou féculents.

Les muscles, les globules blancs, les tissus embryonnaires, le placenta, la rate, les productions épithéliales normales et pathologiques en contiennent aussi, quoique en moindre quantité que le foie, comme nous le verrons plus loin. Le glycogène se rencontre chez tous les animaux vertébrés et invertébrés, chez les champignons du groupe des Mucorinées (L. Errera) et chez quelques autres végétaux (*Lemania, Linum, Mahonia, Solanum*).

III. C'EST LE FOIE QUI FABRIQUE LA MATIÈRE GLYCOGÈNE HÉPATIQUE. — **Origine du glycogène.** — 1° *Origine alimentaire.*

a. *Féculents :* La matière glycogène disparaît du foie pendant l'inanition; elle reparaît au contraire ou augmente après un repas riche en fécule, dextrine, sucres divers (saccharose, glycose, lévulose, lactose), ou après l'injection directe de ces matières dans la veine porte. Elle doit donc provenir des produits absorbés de la digestion intestinale, c'est-à-dire des aliments, et, en particulier, des aliments féculents ou sucrés par une simple déshydratation suivant l'équation $C^6 H^{12} O^6$ (glycose) — $H^2 O = C^6 H^{10} O^5$ (glycogène).

b. *Albuminoïdes :* Mais elle peut aussi provenir des albuminoïdes (Cl. Bernard et auteurs plus récents) et on la retrouve en abondance dans le foie des carnivores nourris de viande ou même d'albuminoïdes dépourvus de substances génératrices du glycogène, telles que la fibrine et l'albumine (Finn, de Méring). De même Wolffberg a confirmé cette observation de Cl. Bernard que lorsqu'un animal est soumis à un régime sucré, une addition d'albumine pure augmente la production de glycogène. Ces expériences ruinent ainsi l'objection faite par Colin, Figuier, Sanson, que la formation du glycogène chez les animaux nourris de viande était due exclusivement au collagène et à la dextrine contenus dans cette viande.

Le processus de cette transformation des albuminoïdes en glycogène est dû probablement à un dédoublement par hydratation donnant naissance à de la dextrine (Schützenberger). Quant à la gélatine, on sait qu'elle donne du glycocolle, lequel peut se dédoubler en urée et glycose d'où vient ensuite le glycogène par un simple phénomène de déshydratation (glycogène = anhydride de glycose).

c. *Graisses :* Les corps gras ne produisent pas de glycogène et, par une alimentation exclusivement grasse, cette substance disparaît du foie comme par la diète absolue. Seegen a admis récemment (1886), que la graisse, bien que ne donnant pas de glycogène, peut donner du sucre, directement.

Chaque repas augmente donc la quantité de glycogène du foie qui emmagasine ainsi les sucres et une partie des peptones. Entre les repas, il restitue peu à peu au sang, sous forme de glycose, ces matériaux qu'il a retenus, jouant ainsi le rôle d'un réservoir de distribution. L'expérience de Cl. Bernard faisant apparaître la glycosurie chez un animal, par une injection de glycose dans une veine d'un membre, tandis qu'une semblable injection faite lentement dans une des racines de la veine porte, ne détermine aucune apparition de sucre dans l'urine, montre bien ce rôle régulateur du foie, à l'état normal, dans la distribution du sucre fourni par les aliments. Ce n'est que dans le cas d'injection d'une quantité énorme de sucre, ou dans le cas de trouble du fonctionnement normal du foie, que le sucre alimentaire passe en excès dans le sang et dans l'urine donnant lieu au *diabète alimentaire*.

2° *Origine non alimentaire*. — On peut observer aussi une production de glycogène sans rapports avec l'alimentation, par exemple chez les animaux hibernants, chez les oiseaux après la ligature de la veine porte, et ce glycogène peut provenir dans ces cas, ou de la glycose du sang lui-même, ou du dédoublement du glycocolle des acides biliaires, ou directement des cellules hépatiques. Vulpian pense, en effet, ainsi qu'Heidenhain et Seegen, que le glycogène n'est pas dû à la transformation directe de la glycose, mais à l'activité propre des cellules du foie sur lesquelles la glycose absorbée agirait simplement comme un stimulant. Quoi qu'il en soit, la formation du glycogène paraît liée à la vie des cellules hépatiques, vie qui, ayant lieu dans un milieu peu oxygéné (sang veineux porte), n'est pas sans analogie avec celle des ferments anaérobies (Wurtz).

IV. LA TRANSFORMATION DU GLYCOGÈNE EN GLYCOSE A LIEU SOUS L'ACTION D'UN FERMENT. — **Saccharification du glycogène**. — Si trois parts égales d'un foie de lapin broyé sont abandonnées à elles-mêmes, la première après avoir été cuite, la deuxième après l'addition du tanin, la troisième sans avoir subi aucune modification, on trouve, au bout d'un certain temps, que les deux premières ne contiennent presque pas de glycose mais du glycogène, tandis que la troisième renferme beaucoup de sucre et pas de glycogène. Donc la coction et le tanin qui arrêtent les fermentations ont détruit la substance qui favorise la transformation du glycogène ou amidon animal en glycose, et cette substance ne peut qu'être analogue *aux ferments diastasiques* qui transforment l'amidon végétal en glycose.

Ce ferment, d'après Cl. Bernard corroboré par Wittich, se trouverait dans les cellules hépatiques d'où il serait possible de l'extraire par l'alcool. D'après Schiff, au contraire, il ne serait pas localisé dans le foie mais dans le sang où il ne se formerait, même qu'accidentellement, quand le sang cesse d'être en mouvement. Mais Wittich a réfuté cette assertion. L'origine de ce ferment est incertaine.

V. Conclusion. — **La fabrication du sucre par le foie se fait en deux temps :** 1er *temps : amylogénie*, fabrication d'amidon hépatique ou glycogène aux dépens des glycoses et des peptones absorbés, et mise en réserve de ce glycogène à l'état insoluble ; 2e *temps : glycogénie* proprement dite, transformation graduelle de l'amidon hépatique en sucre sous l'action d'un ferment.

Objections à la glycogénie hépatique. — Parmi ces objections, les plus importantes considèrent cette fonction comme n'étant pas spéciale au foie, mais appartenant à l'organisme tout entier (Rouget, Colin), nous y reviendrons plus loin ; ou comme étant exclusivement un *phénomène cadavérique* et n'ayant pas lieu sur le vivant (Pavy, Lussana, Schiff). Mais si, sur le vivant, on ne trouve que peu ou point de sucre, tandis qu'on en trouve beaucoup après la mort, c'est que, pendant la vie, ce sucre est emporté par le sang au fur et à mesure de sa production et ne peut pas s'accumuler dans le foie.

Quantité de sucre versé dans le sang par le foie. — Seegen a approximativement chiffré l'importance de la glycopoïèse hépatique, d'après la quantité de sang qui traverse le foie en un temps donné et le dosage moyen en sucre du sang des veines sus-hépatiques. Pour un chien de 10 kilogrammes, le foie verserait dans le sang 144 grammes de sucre en vingt-quatre heures. Chez l'homme, il en verserait 500 à 600 grammes. Bouchard l'a évalué au chiffre probablement trop fort de 2 kilogrammes.

VI. Influence du système nerveux sur la glycogénie hépatique. — **Centre diabétique.** — Bien qu'il n'y ait entre la fonction glycogénique du foie et les sécrétions qu'une analogie éloignée, il existe un point du système nerveux dont l'action paraît gouverner cette fonction, comme le *centre salivaire*, par exemple, gouverne la sécrétion de la salive. Ce point, découvert par Cl. Bernard, est situé sur le plancher du quatrième ventricule, c'est le noyau d'origine du pneumogastrique. Si, chez un animal, lapin, chien, grenouille, dont le foie est chargé de glycogène, on pratique une piqûre du plancher du quatrième ventricule entre les racines des nerfs acoustiques et celles des nerfs pneumogastriques, on trouve, au bout d'une heure environ, du sucre dans les urines de l'animal. Ce diabète artificiel est *temporaire* et ne dure que quelques heures, un ou deux jours au plus. La preuve que ce diabète est bien dû à la formation du sucre en excès par le foie, c'est que si, sur une grenouille, on enlève le foie, la glycosurie n'a plus lieu (Winogradoff). Il en est de même

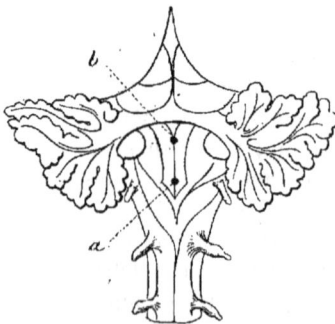

Fig. 238. — Plancher du 4e ventricule chez le lapin (Cl. Bernard).

La piqûre en *a*, un peu au-dessus du bec du calamus, produit la glycosurie ; en *b* la polyurie sans glycosurie.

chez les animaux en inanition, ou dont le foie ne fonctionne plus à la suite d'empoisonnement par l'arsenic, d'oblitération de la veine porte, etc., toutes causes qui font disparaître le glycogène.

L'interprétation du mode d'action de la piqûre diabétogène est assez difficile, en raison de la presque impossibilité de démêler les actions excito-sécrétoires des effets purement vasculaires ; il est probable toutefois que la dilatation des vaisseaux du foie qui survient après la piqûre n'est pas due à la paralysie des vaso-moteurs qui ont leur centre dans la région de la piqûre, mais à l'excitation directe de vaso-dilatateurs analogues aux fibres de la corde du tympan, qui dilatent les artères de la glande sous-maxillaire. Cette congestion vasculaire agirait en facilitant le contact du ferment avec le glycogène.

La fonction glycogénique du foie est donc placée sous la dépendance d'un centre réflexe (à la fois vaso-moteur et sécrétoire), qui a pour voie *centripète* les nerfs pneumogastriques. Leur section au cou, en effet, arrête la formation du sucre, tandis que l'excitation du bout central la fait reparaître. Comme la section dans l'abdomen est sans action, Cl. Bernard avait placé dans la surface pulmonaire le point de départ du réflexe, et il est probable qu'il en est ainsi à l'état normal, mais expérimentalement le point de départ du réflexe peut être très varié, et l'excitation du sciatique, par exemple (Schiff, Lafont), peut produire la glycosurie réflexe, comme elle détermine la salivation. Il en est de même de l'excitation du bout central du nerf dépresseur de Cyon (Filchne, Laffont), de la section de l'anneau de Vieussens, de la destruction des ganglions cervicaux inférieur et supérieur et du premier thoracique, de l'excitation de la moelle, de l'arrachement du spinal, etc.

La voie *centrifuge* suivie par les excitations, depuis le bulbe jusqu'au foie, est plus difficile à déterminer. Elle paraît suivre le bulbe, la moelle épinière cervicale, les *rami communicantes*, l'anneau de Vieussens, le ganglion étoilé, le grand sympathique dorsal et les splanchniques. Ces derniers, comme l'ont montré Morat et Dufourt, paraissent contenir les filets *excito-sécrétoires* qui président à la formation du sucre, car l'excitation de leur bout périphérique produit l'hyperglycémie tout en s'accompagnant de la *constriction* des vaisseaux du foie. La question est d'ailleurs encore à l'étude et, dans des travaux récents, Chauveau et Kaufman ont constaté l'existence de centres *excitateurs* situés dans le bulbe et de centres *frénateurs* situés dans la moelle cervico-dorsale.

B. — AUTRES FORMES DE GLYCOGÉNIE

1° **Glycogénie musculaire.** — Il existe, dans les muscles embryonnaires (Cl. Bernard) et adultes (Nasse), une substance glycogène analogue à celle du foie et qui, chez le fœtus, où elle a d'abord été découverte, précède même cette dernière dans son apparition, ce qui prouve qu'elle n'est pas un produit du foie transporté par le sang dans les muscles. Son origine est mal connue, elle diminue et disparaît dans l'inanition prolongée, et par le travail musculaire, le tétanos, la ligature de l'artère nourricière et la rigidité cadavérique ; elle s'accumule, au contraire, dans les muscles au repos (sommeil, hibernation, paralysie), et pendant la digestion surtout dans le cas d'un régime exclusivement azoté où sa proportion dépasserait même celle du foie (Weiss). Sa présence est donc constante quoique sa quantité varie. On trouve à côté d'elle d'autres substances amylacées ou sucrées, dextrine, glycose, inosite.

Ce glycogène, qui sert soit à la nutrition, soit au travail des muscles, se transforme incessamment en sucre et en acide lactique ; mais cette transformation est si rapide qu'il est difficile à l'état normal de déceler le produit intermédiaire, c'est-à-dire le sucre, en sorte que les muscles versent dans le sang non du sucre, mais de l'acide lactique.

2° **Glycogénie embryonnaire.** — Avant que le foie du fœtus contienne du glycogène et fabrique du sucre, le sang et même l'urine contiennent du sucre qui vient des muscles, du placenta, des poumons, des épithéliums de la peau et des muqueuses, tous pourvus de glycogène. C'est particulièrement dans le placenta, chez les rongeurs, les carnivores, et à la face interne de l'amnios chez les ruminants, que s'accumulent les *cellules glycogéniques* en formant des amas, plaques ou villosités.

3° **Glycogénie généralisée.** — D'après Cl. Bernard, ce glycogène des divers tissus embryonnaires disparaîtrait, sauf dans les muscles, à mesure que le foie se développe et que la fonction glycogénique s'y localise. Pour Rouget, Pavy, Woroschiloff, le glycogène persiste chez l'adulte dans beaucoup de tissus, épithélium des voies génitales femelles, épithélium buccal et autres, muscles, rate, pancréas, cerveau, rein, globules du sang. La glycogénie ne serait donc pas une fonction aussi exclusivement hépatique que le croyait Cl. Bernard, et elle serait en rapport avec la nutrition ou la formation de la majorité des tissus.

4° **Glycogénie mammaire.** — La glande mammaire, pendant la lactation, produit une matière sucrée, la *lactose* ou sucre de lait (du groupe des saccharoses), qui existe dans le lait en proportion assez considérable (3 à 6 p. 100). Ce sucre est exclusivement formé dans et par le protoplasma de l'épithélium mammaire, car il n'existe ni dans le sang artériel ni dans le sang veineux. En outre, il ne résulte pas de l'élimination par la mamelle de la glycose provenant de l'alimentation et en circulation dans le sang ; car, d'une part, l'injection directe de glycose dans le sang ne change pas la nature du sucre de lait qui est toujours de la lactose et jamais de la glycose, et d'autre part, chez les carnivores soumis à un régime exclusif de viande soigneusement débarrassée de sucre et de glycogène, le lait contient toujours de la lactose. On ne sait pas encore, toutefois, aux dépens de quels principes du plasma sanguin l'épithélium mammaire élabore la lactose. Il est probable cependant que, dans le cas de régime végétal ou mixte, la lactose provient en grande partie de la glycose du sang transformée, car, bien que la glycose n'existe jamais en grande quantité à la fois dans le sang, la quantité de sang qui traverse la mamelle en vingt-quatre heures est considérable et suffit à fournir la glycose nécessaire. Mais il paraît certain aussi que l'épithélium mammaire fabrique, tout comme les cellules hépatiques, du sucre avec les principes albuminoïdes du sang. Enfin P. Bert admet qu'une substance *lactosogène* jouerait, pour la formation de la lactose, le rôle du glycogène pour la formation de la glycose.

La lactose n'est pas directement assimilable et doit être préalablement transformée, mais on ne connaît pas le processus de cette transformation.

C. — CIRCULATION DU SUCRE DANS LE SANG

Proportion du sucre dans le sang. — Nous avons dit plus haut qu'il existe à l'état normal, dans le sang, du sucre dont la recherche et le dosage demandent des opérations compliquées et assez difficiles que nous ne décrirons pas. Cette difficulté explique les divergences des résultats obtenus par les divers expérimentateurs. La proportion qui est, en général, de 1 à 1,50 p. 1 000, varie suivant les espèces et aussi suivant les individus : Cl. Bernard a trouvé les chiffres suivants : homme, 0,90; bœuf, 1,27; veau, 0,99; cheval, 0,91; mouton, 0,50; marsouin, 1,20; squale, 0,51; poule, 1,44. Nous avons vu plus haut que Seegen évalue en moyenne à 600 grammes, par vingt-quatre heures, chez l'homme, la quantité de sucre versée dans le sang par le foie.

De même que le sucre ne s'accumule pas dans le foie, de même il ne s'accumule pas dans le sang, et comme il n'est éliminé, en proportion appréciable, par aucune des sécrétions, il faut qu'il disparaisse dans le sang au fur et à mesure qu'il y est versé par le foie; il faut, en un mot, que la dépense équilibre la recette. Si cet équilibre est rompu, pour une cause quelconque, et cela a lieu dès que la proportion du sucre dépasse 3 p. 1 000, il apparaît dans l'urine donnant ainsi lieu à la *glycosurie* physiologique ou pathologique, suivant les conditions. Le processus qui maintient le sucre du sang, au chiffre normal et qui joue un véritable rôle de régulateur est-il double, et le sucre du sang disparaît-il : 1° par combustion au niveau des muscles; 2° par l'action d'un ferment (*glycolyse*) sécrété par le pancréas (les deux processus étant probablement inversement proportionnels); ou n'y a-t-il qu'un processus unique d'oxydation au niveau des muscles avec *action de présence* nécessaire du ferment, comme le dit Lépine? On ne sait.

Dosage du sucre dans les différents vaisseaux.. — D'après Cl. Bernard, le sang artériel contient partout la même proportion de glycose; le sang veineux, au contraire, en contient des proportions différentes suivant les veines et en outre, d'une façon générale, le sang de chaque veine, sauf celui des veines sus-hépatiques, renferme moins de glycose que celui de l'artère correspondante. Une partie du sucre disparaîtrait ainsi dans la traversée des capillaires et serait remplacée par le déversement qui a lieu au niveau de l'abouchement des veines sus-hépatiques dans la veine cave. Les analyses récentes de von Méring n'ont pas confirmé ces résultats, et, pour ce physiologiste, le sang veineux contiendrait autant de sucre que le sang artériel. Mais il n'y a plus de doute et la différence s'accentue si, comme l'ont fait Chauveau et Kauffman, on analyse le sang qui revient d'un muscle en travail, comme le masséter du cheval pendant la mastication.

Variations de la proportion de sucre dans le sang. — De nombreuses circonstances peuvent faire varier la proportion de sucre contenue dans le sang. Voici les principales :

1° DIGESTION. — *Hyperglycémie alimentaire.* — Nous avons dit que si le sucre du foie et, par suite, du sang, ne vient pas directement du sucre des aliments, il n'en vient pas moins indirectement des aliments amylacés et albuminoïdes. Les expériences montrent que le jeûne prolongé diminue le chiffre du sucre, tandis que la digestion l'augmente, le fonctionnement du foie étant à ce moment plus actif. A l'état normal, un repas de sucre très abondant peut augmenter, chez un animal, la proportion de sucre dans le sang, le foie n'ayant pas pu arrêter au passage tout ce sucre pour le transformer préalablement en glycogène. Il y a hyperglycémie alimentaire. Il en est de même dans les cas d'oblitération de la veine porte, de cirrhose, où le sucre alimentaire est versé directement dans la circulation générale par des voies détournées sans avoir traversé le foie.

2° RESPIRATION. — *Hyperglycémie asphyxique.* — L'asphyxie rapide amène l'hyperglycémie, par suite soit de l'excitation du foie par le sang désoxygéné, soit de l'excitation du *centre* diabétique par CO^2; l'asphyxie lente produit l'hypoglycémie par épuisement des réserves sucrées (Dastre).

3° HÉMORRHAGIES. — *Hyperglycémie hémorrhagique.* — Les saignées modérées augmentent la quantité absolue du sucre et les différences entre le sang artériel et veineux.

Ces diverses hyperglycémies peuvent se traduire par de la glycosurie.

4° EMPOISONNEMENTS. — *Hyperglycémies toxiques.* — L'éther, le chloroforme, le curare augmentent le sucre du sang et produisent la glycosurie par une action toxique propre ou par l'asphyxie. Beaucoup d'autres poisons. l'oxyde CO, le nitrite d'amyle, l'acide phosphorique, la térébenthine, les mercuriaux, la morphine, le chloral, etc., peuvent produire de pareils effets.

5° ÉTATS MORBIDES. — *Hyperglycémies et diabètes pathologiques.* — Beaucoup de maladies, pleurésie, pneumonie, fièvre typhoïde, rhumatisme, suppurations prolongées, cachexie palustre, etc., peuvent amener une hyperglycémie et une glycosurie *passagères*.

L'hyperglycémie et le diabète sucré *permanents* se rattachent à des causes multiples, qui n'ont pas encore été suffisamment élucidées et que nous ne pouvons pas même énumérer. (Il n'y a pas moins de 37 théories du diabète !)

Rôle du sucre dans l'organisme. — Pour Cl. Bernard, soutenu par la plupart des physiologistes et corroborée par les expériences récentes de Chauveau et Kaufmann, la glycose est un élément indispensable à la nutrition des tissus. Chez le fœtus, elle se forme d'abord un peu partout, en raison de l'activité des processus nutritifs et, à cette époque, l'hyperglycémie est un phénomène normal. Puis, à mesure que le foie se développe, il prend en quelque sorte le monopole de la fabrication du sucre. Ce sucre, versé dans le sang, traverse les poumons sans se brûler, comme on l'avait cru, et va dans les capillaires généraux pour y servir à la nutrition, surtout dans les muscles qui le brûlent pendant leur contraction et le transforment en acide lactique. Il est donc aussi producteur de travail mécanique et de chaleur, et on doit le considérer comme le *principal combustible* de la machine animale, car il produit à lui seul les trois quarts de la chaleur dégagée dans l'organisme.

Pour Rouget, Jaccoud, etc., la glycose serait un produit de désassimilation, comme l'urée, et c'est pour cela qu'on en trouve dans la plupart des tissus dont elle constitue un résidu.

La glycose hépatique participe enfin, par une série de réactions peu connues, à la formation de la graisse de l'organisme.

D. — GLYCOGÉNIE VÉGÉTALE

L'*amidon* est le plus important des produits fabriqués par les plantes et il constitue des réserves abondantes destinées à la nutrition et au développement du végétal. (*Amylogénie.*)

On connait la série de transformations (hydratations et dédoublements qu'il ubit sous diverses influences chimiques, telles que l'ébullition avec les acides étendus, par exemple, pour passer à l'état de glycose. Dans la cellule vivante, ces transformations se produisent aussi, mais par un mécanisme différent (*glycogénie proprement dite*). A certains moments, par exemple quand les graines, les tubercules, les bourgeons chargés d'amidon passent de la vie latente à la vie manifestée, on voit les grains d'amidon se dissoudre peu à peu dans les cellules, et finalement y être remplacés par de la maltose. Ce phénomène a lieu sous l'influence de la diastase et s'accompagne d'une réaction acide du protoplasma. La diastase rend d'abord l'amidon soluble, puis le dédouble, avec fixation d'eau, en quatre *dextrines* successives et en *maltose*. Mais la diastase paraît incapable d'opérer seule la dernière hydratation qui transforme la maltose en *glycose* (ce qui a lieu très facilement par les acides) et qui se produit sous l'influence d'un agent encore inconnu.

La *maltose* est donc un des principes sucrés les plus répandus chez les plantes à certains moments. On sait que sous l'action des acides étendus elle s'hydrate et se dédouble en deux équivalents de glycose. Le même dédoublement s'opère sans doute dans la cellule vivante, mais on ignore encore si c'est par l'invertine ou par quelque autre principe analogue.

La *saccharose* proprement dite, sous l'influence de l'invertine, s'hydrate aussi, et se dédouble en un équivalent de glycose et un équivalent de lévulose (sucre de canne interverti).

2° Adipogénie ou synthèse des graisses.

I. LA GRAISSE ÉLÉMENT CONSTITUANT DE L'ORGANISME. — Tous les tissus et toutes les humeurs de l'organisme, sauf l'urine, contiennent des graisses et nous avons vu précédemment que cette substance prend part à la constitution du protoplasma animal ou végétal.

Les graisses doivent donc former une des catégories d'aliments indispensables à l'organisme et nous les voyons exister en proportion notable dans le lait (2 à 18 p. 100) et dans le jaune d'œuf (12 p. 100) qui forment seuls la première nourriture des mammifères et des ovipares. L'animal adulte, carnivore, herbivore, granivore, les trouve aussi dans la chair, l'herbe ou les grains dont il se nourrit, et peut ainsi les assimiler directement, ou du moins, sans leur faire subir de profondes modifications. Peut-il aussi les fabriquer de toutes pièces aux dépens des autres aliments, hydrates de carbone et albuminoïdes? C'est ce qui paraît aujourd'hui démontré. Mais le mécanisme de cette synthèse est absolument ignoré.

États de la graisse dans l'organisme. — Chez l'homme la graisse se présente : 1° à l'*état libre* sous forme de gouttelettes plus ou moins fines en suspension dans le chyle, la lymphe, le sang, le lait, la synovie, etc.; 2° à l'*état de tissu*, emprisonnée dans des cellules dites *cellules adipeuses* pourvues d'une membrane. La plupart des éléments anatomiques, dont le protoplasma comprend d'ailleurs de la graisse dans sa constitution, peuvent aussi, dans certains cas morbides, s'infiltrer de graisse et l'on sait que dans certaines conditions physiologiques l'obésité, la gestation et la lactation, les cellules hépatiques peuvent en contenir une proportion beaucoup plus considérable qu'à l'état ordinaire.

II. Constitution générale physico-chimique des graisses. — Pendant la vie, la graisse contenue dans les cellules adipeuses est ordinairement *fluide*; mais après la mort, elle se solidifie par le refroidissement. Sa composition et sa consistance sont, d'ailleurs, variables suivant les animaux; le suif des animaux de boucherie, par exemple, est beaucoup plus dur que la graisse des oiseaux, la graisse de l'homme diffère de celle du chien, etc. Ces différences tiennent à ce que la graisse est un mélange en proportions variables de trois corps gras neutres : stéarine, palmitine, oléine, les deux premiers solides, à la température ordinaire et tenus en dissolution par l'oléine qui est liquide. Suivant la prédominance de l'un ou l'autre de ces principes, les graisses sont : *solides* (stéarine), ruminants et rongeurs; *molles* (palmitine), lard, beurre, graisse des carnivores, de l'homme, etc.; *liquides* (oléine), huiles de poisson, huiles végétales. Par suite de la proportion plus ou moins grande d'oléine, la graisse des diverses régions du corps, chez le même animal, a des points de fusion différents. Le suif sous-cutané du mouton, par exemple, fond à 27°, le suif des reins à 37° seulement (Henneberg). Nous rappellerons qu'au point de vue chimique les graisses animales sont des *éthers triacides* de la glycérine (tristéarine, tripalmitine, trioléine) et se dédoublent, par la saponification, en glycérine (alcool triatomique) et en acides stéarique, palmitique, oléique.

III. Origine de la graisse. — 1° **Fixation de la graisse des aliments.** — Il n'est pas douteux qu'une partie de la graisse des aliments, absorbée par les chylifères, passe du sang, d'où elle disparaît rapidement, dans les cellules du tissu adipeux, celles du foie, etc., où elle se fixe pour constituer une réserve, sans qu'on puisse préciser, d'ailleurs, le mécanisme de cette fixation. Il est certain cependant qu'elle s'accompagne de modifications plus ou moins pro- fondes destinées à lui faire prendre les caractères spéciaux propres à la graisse de chaque animal. Ces modifications ont lieu, sans doute, au niveau des cel- lules adipeuses douées, à cet égard, d'une activité métabolique propre, puis- que le chien, par exemple, transforme en graisse de chien la graisse de mouton, l'huile de colza, et même l'huile de palme (dépourvue de stéarine), ou le spermaceti (sans oléine) qu'on lui fait manger, créant ainsi de toutes pièces le principe gras qui manque ou faisant disparaître, comme dans le cas de l'huile de colza, un principe caractéristique de ce corps gras, l'acide érucique, qu'on ne retrouve pas dans la graisse de chien (Radsiejewski). En raison de ces faits, quelques auteurs ont cru que la graisse ne provient pas directement, même après transformation, de la graisse des aliments, qui disparaîtrait d'une façon ou de l'autre, mais des dédoublements du protoplasma des cellules qui subi- rait la dégénérescence graisseuse sous l'influence du régime gras, comme sous l'influence du phosphore. Mais on a la preuve que la transformation est moins parfaite et que la graisse peut être fixée en nature quand l'absorption s'exerce sur une quantité considérable d'un corps gras spécial. Lebedeff (1882) a vu que, sur deux chiens préalablement privés de toute leur graisse, par un jeûne de trente jours, et nourris pendant trois semaines, l'un avec du suif de mouton et un peu de viande, l'autre avec de l'huile de lin et un peu de viande, la graisse du premier était solide et semblable au suif de mouton, celle du second diffluente et très riche en huile.

La graisse des aliments, modifiée ou non, est donc *mise en réserve* et *n'est pas brûlée immédiatement* puisque l'exhalation de CO^2 n'augmente pas avec la quantité de graisse ingérée; de plus, l'urée diminue un peu, ce qui indique qu'une petite portion d'albumine précédemment brûlée a été épargnée par la combustion d'une quantité équivalente de la graisse ingérée, dont la plus grande partie a été emmagasinée.

2° **Formation de la graisse de toutes pièces : A.** *Aux dépens du sucre et des féculents.* — Contrairement à Dumas et à son école qui soutenaient que les végétaux seuls peuvent former des principes immédiats, Liebig prouva que les animaux peuvent former de la graisse en montrant que le beurre sécrété journellement par une vache dépasse de beaucoup la quantité des matières grasses contenues dans le foin consommé par cette vache. De même les abeilles fabriquent une matière grasse, la cire, avec le miel, et les carni- vores maigres engraissent très vite si on ajoute des hydrocarbonés à leur nourriture. Les expériences de Persoz sur les oies, de Boussingault, de Lawes et Gilbert sur les porcs, ont prouvé que ces animaux contiennent beaucoup plus de graisse qu'ils n'en ont reçu avec leur nourriture, et il est d'observation vulgaire que les féculents sont les aliments les plus propices à l'engraissement. Nous verrons plus loin sous quelles conditions. Il en est de même des aliments sucrés; on a constaté dans les pays de canne à sucre qu'au moment de la récolte les animaux et les nègres qui consomment alors beaucoup de matières sucrées, deviennent remarquablement gras. Enfin, d'après Tscherinoff, c'est aux dépens du glycogène que les cellules hépatiques fabriquent la graisse dont elles sont si souvent chargées.

- B. *Aux dépens des albuminoïdes.* — Boussingault, le premier, admit que les aliments azotés peuvent servir à former de la graisse et les recherches ultérieures, en particulier celles de Voit et Pettenkoffer, ont confirmé ce fait. Plus récemment Subbotin a montré que des chiennes en lactation, nourries de viande pure, donnent un lait d'autant plus riche en graisse qu'on leur donne plus de viande, tandis qu'une nourriture grasse ou amylacée l'appauvrit. Tscherinoff a engraissé des poules en les gavant avec de la viande maigre et les recherches de Debove sur la suralimentation ont montré que les phtisiques engraissent par l'usage des poudres de viande. Tout l'azote des aliments albuminoïdes se retrouve dans l'urée; mais tout le carbone ne s'y retrouve pas, comme le montre la composition centésimale de l'albumine et de l'urée :

	C.	H.	O.	AZ.	S.	
Urée.	20	6.66	26.67	46.67	»	100
Albumine	53	7.30	23.04	15.53	1.13	100

100 grammes d'urée représentent donc l'azote de 300 grammes d'albumine, mais les 300 grammes d'albumine contiennent 139 grammes de C de plus que les 100 grammes d'urée, et c'est cet excédent de C qui peut servir, quand les besoins de l'organisme n'exigent pas qu'il soit brûlé et transformé en CO^2, à former la graisse en s'unissant l'H. D'après Voit, l'albumine peut fournir 51,4 p. 100 de son poids de graisse.

Indépendamment de ces expériences, on peut invoquer d'autres faits pour démontrer la transformation de l'albumine en graisse. Telles sont la formation du gras de cadavre; la stéatose des muscles, du foie, etc., dans l'empoisonnement par le phosphore chez des animaux débarrassés de leur graisse par un jeûne prolongé; la transformation de la caséine en beurre dans le lait, et dans le fromage de Roquefort mûr; la formation abondante de graisse dans le corps des larves de mouches nourries de sang coagulé, lequel ne contient pas de graisse, etc.

L'*Adipogénie mammaire* ou formation du beurre est un exemple bien démonstratif de la synthèse des graisses, puisqu'on peut voir la matière grasse s'accumuler dans les cellules glandulaires, de la même façon que dans les cellules adipeuses. Elle en sort ensuite soit par rupture, soit par une contraction protoplasmique analogue à celle par laquelle l'Amibe expulse les restes non digérés de sa proie (Foster). Tout paraît prouver que le beurre est formé dans les cellules glandulaires par l'activité métabolique du protoplasma cellulaire et non aux dépens des graisses apportées par le sang. La proportion du beurre dans le lait est grandement et directement augmentée par une alimentation azotée, tandis qu'elle est diminuée, au contraire, par un régime gras.

Quant aux processus chimiques de la synthèse de la graisse, soit aux dépens des féculents, soit aux dépens des albuminoïdes, ils sont absolument ignorés. En ce qui concerne ces derniers, le fait que la chair musculaire en décomposition donne naissance au *gras de cadavre*, mélange d'acides gras et surtout d'acide palmitique unis à de l'ammoniaque (Hoppe-Seyler), ne prouve pas qu'il en soit ainsi dans l'économie vivante, car il resterait à expliquer comment ces acides gras se transforment en graisses neutres en s'unissant à la glycérine dont on n'a pas jusqu'ici constaté la formation dans l'organisme, en dehors de celle qui se forme dans l'intestin sous l'action du suc pancréatique. Peut-être l'hydrate dextriniforme signalé par Schützenberger, comme produit d'hydratation des albuminoïdes, intervient-il dans cette synthèse de la graisse aux dépens des albuminoïdes.

En résumé, la graisse est le produit d'une synthèse dont le carbone est emprunté soit aux hydrates de carbone, soit à l'excédent de carbone de l'albumine usée non engagé dans l'urée, soit enfin aux graisses des aliments dont la molécule est disloquée.

IV. CONDITIONS DE L'ENGRAISSEMENT. — Bien que, comme nous l'avons dit, les féculents favorisent le développement de la graisse, cela n'a lieu qu'*à condition que les féculents soient associés à une certaine quantité de graisse ou d'albuminoïdes*. S'ils sont donnés seuls, ils ne provoquent aucune formation de graisse et font bientôt maigrir, et la proportion la plus favorable pour l'engraissement est de trois parties de féculents et une partie d'albuminoïdes (Fürstemberg). C'est en se fondant sur ces faits que Voit admettait que les féculents ne contribuent pas directement à la formation de la graisse, mais indirectement, seulement, en se brûlant à la place des albuminoïdes qui, étant ainsi épargnés, se transforment eux, par dédoublement, en urée et en graisse. Mais les expériences plus récentes de Kühn, Weiske et Wildt, B. Schulze, Henneberg, Munk, Soxhlet, etc., confirment cependant la participation directe des hydrates de carbone dans la synthèse adipogénique. Parmi les conditions extérieures favorisant l'engraissement, on sait que la plus puissante est le défaut d'exercice et le ralentissement de la respiration qui agit en diminuant les combustions internes, c'est-à-dire en économisant la graisse déjà formée et les matériaux adipogènes.

V. RÔLE DES GRAISSES. RÉSERVES. — La graisse représente pour l'organisme une réserve de *combustible*, car son rôle principal est en rapport avec la calorification. Par sa combustion, qui dégage une bien plus grande quantité de calories que celle des hydrates de carbone, elle devient une source de chaleur et, par suite, de forces vives [1]. Sa présence dans la constitution des tissus et, d'une façon générale, du protoplasma montre qu'elle a aussi un *rôle histogénétique* important. Elle est utile enfin comme *matière de remplissage* entre les organes qu'elle contribue à fixer et à protéger; et le pan-

[1] Les Lapons consomment jusqu'à 5 et 6 kilogrammes d'huile par jour.

nicule graisseux sous-cutané sert à la fois de coussinet protecteur, surtout à la plante des pieds et à la paume de la main, et de *corps mauvais conducteur* empêchant la déperdition de la chaleur animale. Chacun de ces divers rôles se retrouve chez l'homme. Mais quelques-uns d'entre eux arrivent à un haut degré de développement chez les animaux (graisse des cétacés qui maintiennent leur température d'animaux à sang chaud dans les mers glacées du pôle, graisse des animaux hibernants, boule graisseuse des chrysalides, etc., etc.).

VI. ADIPOGÉNIE VÉGÉTALE. — Parmi les substances dérivées de l'activité du protoplasma, les plus importantes et les plus répandues, après l'amidon, sont celles qui appartiennent à la série des corps gras. Solides à la température ordinaire, ils forment les *suifs, beurres, cires;* liquides, ce qui est le cas le plus fréquent, ils forment les *huiles.*

Suivant le temps et le lieu où ils se développent, les corps gras jouent un rôle très différent dans la vie de la plante. Dans l'enveloppe charnue des fruits à noyau par exemple, tels que l'olive, ils sont sans utilité pour l'alimentation de la plante et font partie des substances éliminées, comme les matières grasses contenues chez l'homme dans la sécrétion sébacée. Il en est tout autrement, s'ils se forment et s'accumulent dans les organes de végétation ou de reproduction. Ils constituent alors une réserve pour les développements ultérieurs et disparaissent en se transformant.

Le *processus* de cette transformation est très intéressant. Il a lieu par dédoublement en glycérine et acide gras, avec fixation d'eau, mais à la température ordinaire et sans intervention des alcalis ou des acides étendus.

Quand une graine oléagineuse germe, le protoplasma produit une substance azotée neutre, soluble, la *saponase,* qui a la propriété d'abord d'émulsionner les matières grasses, puis de les dédoubler en glycérine et acide gras, c'est-à-dire de les saponifier. Ainsi séparés, ces deux corps subissent bientôt des transformations ultérieures, la glycérine est assimilée directement par le protoplasma, les acides gras s'oxydent, etc., et finissent par produire divers hydrates de carbone, en particulier de l'amidon.

Les résines, les essences et les autres carbures d'hydrogène produits par l'activité protoplasmique de certaines cellules sont des produits d'élimination et non des matériaux de réserve à rapprocher des excrétions chez les animaux.

Quant à *l'origine* des corps gras des végétaux, elle paraît due à une transformation de l'amidon. En effet, si on compare la composition chimique de l'amidon et de la graisse, on voit que tandis que le C et l'H sont presque en proportions identiques dans ces deux substances, l'O, au contraire, est dans la graisse beaucoup moins abondant. Si donc l'amidon perd de l'oxygène, il peut se transformer en une substance qui aura la composition de la graisse. Dans la fermentation alcoolique, on voit une molécule de sucre se dédoubler en deux molécules : l'une riche en O, c'est l'acide CO_2; l'autre pauvre en O, c'est l'alcool. Un dédoublement semblable a lieu quand on fait fermenter de l'amidon avec du fromage et de la craie; on voit apparaître alors de l'alcool avec des acides gras, lactique et butyrique. Dans beaucoup de plantes à graines oléagineuses, la production d'huile, à mesure que la graine mûrit, est accompagnée d'une diminution parallèle et progressive de l'amidon.

3° **Albuminogénie** ou **synthèse des albuminoïdes.**

Le protoplasma animal fabrique-t-il des albuminoïdes ? — Le protoplasma végétal *pourvu de chlorophylle* possède, comme nous l'avons vu, la propriété de former, de toutes pièces, *avec les éléments minéraux*, les substances ternaires et quaternaires les plus élevées et réalise ainsi, dans toute son étendue, la synthèse des principes immédiats.

Le protoplasma *incolore* des parties non vertes des plantes peut également, ainsi que l'ont prouvé les recherches de Pasteur, réaliser ces synthèses multiples et, en particulier, celles des substances albuminoïdes les plus complexes, mais en partant d'*éléments carbonés plus élevés*, sucre, alcool, acide acétique, acide lactique et d'*un sel ammoniacal*.

En est-il de même du protoplasma incolore des animaux ? Il est probable que les albuminoïdes de l'organisme animal sont aussi le produit d'une synthèse organique, moins complète toutefois que celle qui a lieu dans les plantes, puisque les animaux empruntent ces substances déjà formées aux végétaux. Le groupe des albuminoïdes de l'organisme animal est nombreux et varié et, cependant, toutes ces substances peuvent dériver d'une seule matière azotée, ou de deux, comme c'est le cas chez l'enfant auquel sa première nourriture, le lait, n'en offre que deux, la caséine et l'albumine, avec lesquelles il fabrique toutes les autres par un véritable travail de synthèse chimique.

État des albuminoïdes dans l'organisme. — Les substances albuminoïdes offrent dans l'organisme dont elles constituent la majeure partie (élément fondamental du protoplasma), les formes les plus variées : tantôt elles constituent des tissus et présentent en quelque sorte leur plus haut degré d'organisation, tantôt elles sont amorphes, tantôt enfin elles sont à l'état de dissolution complète ou seulement, comme le prétend Brücke, de division extrême et de grande distension moléculaire. Le tableau suivant énumère les plus importantes et les mieux connues :

Albumine.	Vitelline.	Ptyaline.
Paralbumine.	Substance amyloïde.	Pepsine.
Métalbumine.	—	Pancréatine.
Fibrinogène.	Mucine.	—
Mat. fibrino-plastique.	Spermatine.	Peptones.
Fibrine.	Nucléine.	
Myosine.	Kératine.	Hémoglobine.
Globuline.	Élastine.	
Syntonine.	Osséine et gélatine.	
Caséine.	Chondrogène, chondrine.	

On trouvera, dans les Traités de Chimie biologique, la classification, les caractères différentiels et les principales réactions de ces nombreuses substances. Qu'il nous suffise de dire ici qu'elles contiennent toutes de l'azote et du soufre, et que leur composition moyenne peut être représentée par la formule centésimale $C^{54}H^7Az^{16}O^{22}S^4$, qu'il ne faut pas confondre avec la formule atomique incomparablement plus compliquée.

Elles sont amorphes, neutres, plus ou moins solubles dans l'eau et les acides, solubles dans les alcalis, presque insolubles dans l'alcool et l'éther, subissant facilement à l'air la putréfaction et donnant alors, ainsi que sous l'action à chaud des acides ou des alcalis, les produits de décomposition suivants : acides gras volatils (oxalique, acétique, formique, valérianique, fumarique, asparagique), leucine, tyrosine, ammoniaque, etc. La leucine et la tyrosine se forment également dans l'organisme vivant par le dédoublement des albuminoïdes.

ORIGINE DES ALBUMINOÏDES DE L'ORGANISME. — C'est dans le sang que les tissus et les humeurs puisent les principes albuminoïdes dont ils ont besoin, et le sang, lui-même, les tire des aliments azotés transformés, dans l'estomac et l'intestin, en peptones absorbables. Quelle que soit la variété des aliments albuminoïdes ingérés, ces aliments, sous l'action des ferments digestifs, sont transformés en deux principes seulement : la syntonine et les peptones. Un fait curieux, révélé par les récentes expériences de Schmidt-Mülheim et de Hofmeister, c'est que la peptone injectée dans le sang agit comme un véritable poison. Heureusement, la peptone absorbée par l'intestin n'a pas le temps de s'accumuler dans le sang en quantité nuisible et elle se *transforme*, au fur et à mesure de sa pénétration, en *albumine du sérum*, soit dans l'épithélium intestinal, soit dans le foie, soit dans le sang lui-même. Ainsi donc, à peine entrées dans le sang, la syntonine et les peptones y disparaissent et on ne trouve dans ce liquide (plasma) que les albuminoïdes suivants : *Sérine* ou *Albumine du sérum, Fibrinogène, Matière fibrinoplastique* ou *Paraglobuline, Caséine, Globuline.*

Ces divers principes se sont donc constitués, aux dépens de la syntonine et des peptones par des transformations moléculaires encore ignorées, peut-être une déshydratation et une condensation des peptones, de même qu'ils seront, à leur tour, l'origine des nombreux albuminoïdes des tissus et des humeurs. La myosine, par exemple, qui existe dans le sarcolemme, est une espèce chimique distincte qui n'existe pas dans le sang, et qui a été élaborée sur place, dans le muscle lui-même, aux dépens d'un des albuminoïdes du sang. La gélatine du tissu cellulaire, l'osséine, le chondrogène, l'élastine, etc., n'existent pas comme tels dans le sang et sont, par conséquent, des produits de transformation ou de synthèse. Il y a donc en quelque sorte trois *degrés* dans cette synthèse : dans le *premier*, les matériaux azotés des aliments sont transformés en peptones; dans le *second*, ces peptones sont transformées en principes albuminoïdes du sang; et dans le *troisième* ces derniers enfin, par des opérations nouvelles, donnent naissance aux albuminoïdes des tissus et des humeurs : *albumine des sécrétions* (salive, sucs gastrique, pancréatique, intestinal), *ferments azotés* (ptyaline, pepsine, trypsine), *caséine* et *albumine du lait*, etc...

Une autre théorie formulée par Fick n'attribue aux peptones qu'un rôle accessoire. Il paraît certain, en effet, qu'une partie des albuminoïdes des aliments sont absorbés à l'état d'albumine non peptonisée. C'est cette albumine seule qui fournirait les albumines du sang et des tissus. Quant aux peptones absorbées, elles seraient rapidement détruites et transformées en urée. En injectant des peptones dans le sang, on en retrouve, après quelques heures, tout l'azote dans l'urine. La transformation de la peptone en albumine paraît cependant probable en raison de leur parenté chimique et Henninger a pu la réaliser artificiellement.

PROCESSUS CHIMIQUE DE LA SYNTHÈSE DES ALBUMINOÏDES. — On ne connaît pas les réactions successives qui donnent naissance à ces produits définitifs, les albuminoïdes des tissus, car on ignore même la constitution des matières complexes qui les subissent et celle des produits qui en résultent. Ce sera l'œuvre de l'avenir. Mais il est probable que ces transformations sont peu profondes, car ses substances sont voisines les unes des autres et il suffit de modifications moléculaires assez faibles pour les transmuer de l'une en l'autre. Les modifications désassimilatrices sont, au contraire, beaucoup plus profondes.

ALBUMINOGÉNIE VÉGÉTALE. — Nous avons dit que c'est surtout la cellule végétale, avec ou sans chlorophylle, qui possède, dans le monde organique, la propriété d'opérer la synthèse des albuminoïdes, tandis que la cellule animale ne jouit de cette propriété qu'à un moindre degré. Le résultat de cette synthèse est la formation de nombreux principes albuminoïdes (albumine végétale, gluten ou fibrine végétale, caséine végétale, etc.) qui vont se mettre en réserve dans certains organes de la plante pour être utilisés plus tard (floraison, fructification, germination). Ces réserves albuminoïdes sont alors véritablement digérées par des *pepsines* qui les hydratent, les dissolvent et les dédoublent en *peptones*. Celles-ci s'hydratent et se dédoublent à leur tour sous l'action de ferments encore ignorés. Certains de leurs produits définitifs vont s'accumuler dans les cellules sous forme d'amides diverses, asparagine (la plus importante), glutamine, leucine, tyrosine, dont la formation est analogue à celle de l'urée. Mais ces produits de désassimilation sont réutilisés par le végétal lui-même pour former de nouveaux composés.

B. PHÉNOMÈNES DE DÉSASSIMILATION OU DE DESTRUCTION ORGANIQUE

1° Destruction des hydrates de carbone (sucres, etc.).

NATURE DES HYDRATES DE CARBONE DE L'ORGANISME. — Les hydrates de carbone contenus dans l'organisme sont les suivants :

1° *Glycose* (ou dextrose) dans le sang, le foie, les muscles, etc.;

2° *Maltose* dans les muscles;

3° *Glycogène* dans presque tous les organes de l'embryon et dans beaucoup de ceux de l'adulte, surtout le foie, les muscles;

4° *Inosite* dans les muscles et, à l'état pathologique, dans la plupart des humeurs et des organes des brightiques, diabétiques, etc.;

5° *Dextrine* dans le sang, le foie, les muscles (très abondante dans les muscles des jeunes chevaux).

PROCESSUS DESTRUCTEUR. — Cl. Bernard a montré que la nutrition n'est pas directe et que la glycose provenant des sucres et des féculents absorbés s'accumule dans le foie sous forme de glycogène. C'est de ce glycogène que provient, par fermentation, le sucre du sang et probablement aussi les autres hydrates, bien que l'inosite puisse également venir du dédoublement des albuminoïdes.

Comment ce sucre et ces hydrates disparaissent-ils? — A l'état normal, aucune partie, sauf de très faibles traces de glycose, ne passe dans les urines, et tout le sucre est complètement et rapidement oxydé dans le sang, donnant, comme produits ultimes, CO^2 et H^2O. Cette oxydation, source de chaleur et de force, se ferait au niveau des capillaires généraux, et surtout ceux des muscles et du tissu nerveux.

On a pensé aussi (Robin, Cl. Bernard) que le sucre et les autres hydrates pouvaient se transformer en acide lactique, par un phénomène de fermentation, mais il n'existe pas de preuve certaine de cette assertion. Il est probable, cependant, qu'il en est ainsi et que l'acide lactique, si abondant dans les muscles soumis à un travail énergique, a pour origine un hydrate de carbone, soit le glycogène, soit la glucose, soit l'inosite du muscle. (Voir *Physiologie générale du muscle*, p. 143.) Le cœur qui travaille toujours est, de tous les muscles, le plus riche en inosite. L'observation de Brücke et S. Weiss, à savoir que les muscles tétanisés de grenouille contiennent moins de glycogène que les muscles au repos, vient apporter un argument en faveur de la transformation du glycogène en acide lactique. Cet acide lactique qui n'est qu'un produit intermédiaire, disparaît à son tour, en formant CO^2 et H^2O.

Une certaine quantité de sucre peut aussi disparaître en donnant naissance à de la graisse, par l'intermédiaire de l'acide lactique, lequel se transforme ensuite en acides gras.

2° Destruction des matières grasses.

VOIES D'ÉLIMINATION. — Les corps gras ne sont éliminés par l'organisme qu'en faible quantité par les poils, l'épiderme, les épithéliums, la matière sébacée, la sueur, et le lait pendant la lactation. Ils sont donc, pour la plus grande partie, soumis dans l'économie à des transformations profondes et multiples. On sait avec quelle rapidité la graisse disparaît par les maladies fébriles, le jeûne ou les grandes fatigues, sans qu'on en trouve trace, à l'état libre, dans l'urine ou les fèces. Ces faits indiquent une grande activité dans la désassimilation de la graisse dont les produits doivent être excrétés par les poumons et la peau sous forme gazeuze de CO^2 et H^2O.

PROCESSUS DESTRUCTEUR. — Cette destruction paraît se faire *par voie d'oxydation* puisque la graisse diminue ou augmente dans l'organisme suivant que la consommation d'oxygène est augmentée (fièvre, travail énergique) ou diminuée (repos). On ne sait, d'ailleurs, si cette oxydation donne d'emblée CO_2 et H_2O, ou seulement, après avoir produit comme corps intermédiaires les acides gras volatils, formique, acétique, butyrique, etc., qui existent dans l'organisme, mais qui peuvent aussi venir du dédoublement des albuminoïdes.

La destruction des graisses pourrait se faire aussi *par voie de saponification*, sous l'action de l'oxygène, en présence des carbonates alcalins (Gorup-Besanez), ou d'un ferment spécial, la *lipase*, récemment découvert dans le sang par Hanriot, avec mise en liberté de glycérine et d'acides gras qui se combinent avec les bases. Ces savons alcalins disparaissent à leur tour par oxydation de l'acide qui se transforme en CO_2 et H_2O.

Toutes ces transformations des matières grasses donnent lieu à un grand dégagement de chaleur et par suite de forces vives. Rubner a constaté, par exemple, qu'au point de vue dynamique et en tant que calorigène 100 grammes de graisse équivalent à 211 grammes d'albuminoïdes secs et à 240 grammes de fécule. C'est pour cette raison que, d'instinct, l'habitant des pays froids consomme de grandes quantités de corps gras, tandis que celui des climats chauds préfère les hydrates de carbone.

TROUBLES DE LA DÉSASSIMILATION DES GRAISSES. — Toutes les causes qui ralentissent les oxydations organiques : la vie sédentaire, l'absence de travail physique ou de locomotion, l'insuffisance de l'air et de la lumière arrêtent la désassimilation des graisses et des hydrates de carbone et favorisent l'accumulation de graisse dans l'organisme. Il y a en outre des causes prédisposantes, telles, par exemple, que l'hérédité, l'anémie, l'influence sexuelle qui viennent ajouter leurs actions aux précédentes et déterminer l'état morbide connu sous le nom de *polysarcie* ou d'*obésité*. Les expériences de Fick et Wislicénus ont démontré que le travail mécanique n'emprunte pas sa source à la combustion des principes azotés, puisque l'urée n'est pas notablement augmentée, mais à l'oxydation des hydrates de carbone, c'est-à-dire des générateurs de la graisse, et à l'oxydation de la graisse elle-même. Toutes les conditions ralentissant cette oxydation favorisent l'emmagasinement dans les tissus des graisses non brûlées, et inversement, pour faire disparaître cet excès de graisse, il faudra, en prescrivant des exercices musculaires énergiques, rationner les albuminoïdes et les graisses au strict nécessaire, et réduire au minimum les hydrates de carbone.

3° Destruction des albuminoïdes.

URÉE, URÉIDES ET DÉCHETS NON AZOTÉS

Processus général de destruction. Produits formés. — La destruction des albuminoïdes donne naissance à une série nombreuse de produits dont les derniers termes aboutissent à l'urée, à l'acide CO_2 et à l'eau. Les processus de ces transformations, complexes et encore mal connus, ont lieu sans doute, par l'une ou l'autre des actions suivantes : *oxydation, dédoublement, fer-*

mentation. Mais ce qu'il y a de certain, c'est que l'urée n'est pas produite d'emblée et qu'il y a de nombreux *produits intermédiaires*, les uns azotés, les autres sans azote

PRODUITS AZOTÉS

Ac. taurocholique.	$C^{26} H^{45} Az SO^7$.	Sarcine	$C^5 H^4 Az^4 O$.
— glycocholique.	$C^{26} H^{43} Az O^6$.	Xanthine	$C^5 H^4 Az^4 O^2$.
Taurine	$C^2 H^7 Az O^3 S$.	Acide urique	$C^5 H^4 Az^4 O^3$.
Ac. hippurique.	$C^9 H^9 Az O^3$.	Allantoïne	$C^4 H^6 Az^4 O^3$.
— cynurénique.	$C^{20} H^{14} Az^2 O^6 + 2 H^2O$.	Créatine	$C^4 H^9 Az^3 O^2$.
— urocanique.	$C^{12} H^{12} Az^4 O^4$.	Créatinine	$C^4 H^7 Az^3 O$.
— inosique.	$C^{10} H^{14} Az^4 O^{11}$.	Carnine	$C^7 H^8 Az^4 O^3$.
— oxalurique.	$C^3 H^4 Az^2 O^4$.	Bilirubine	$C^{16} H^{18} Az^2 O^3$.
Tyrosine	$C^9 H^{11} Az O^5$.	Biliverdine	$C^{16} H^{18} Az^2 O^4$.
Leucine	$C^6 H^{13} Az O^2$.	Urobiline	$C^{32} H^{40} Az^4 O^7$.
Butalanine	$C^5 H^{11} Az O^2$.	Indican	$C^8 H^7 Az SO^4$.
Glycocolle	$C^2 H^5 Az O^2$.	Indigo	$C^{16} H^5 Az^2 O^2$.
Névrine	$C^5 H^{13} Az O^3$.	Urée	$C H^4 Az^2 O$.
Guanine	$C^5 H^5 Az^5 O$.		

PRODUITS NON AZOTÉS

Cholestérine	$C^{26} H^{44} O$.	Acide oxalique	$C^2 H^2 O^4$.
Acides gras.	$C^n H^{2n} O^2$.	— succinique	$C^4 H^6 O^4$.
— valérique.	$C^5 H^{10} O^2$.	— phénol-sulfu-	
— butyrique.	$C^4 H^8 O^2$.	rique.	$C^6 H^5 SO^4 H$.
— propionique.	$C^3 H^6 O^2$.	— paroxyphény-	
— acétique.	$C^2 H^4 O^2$.	lacétique.	$C^8 H^6 O^3$.
— formique.	$C H^2 O^2$.	— carbonique.	$C O^2$.
— lactique.	$C^3 H^6 O^3$.	Eau	$H^2 O$.

De tous les produits azotés, l'urée est le plus important, car c'est par lui qu'est éliminée la presque totalité de l'azote provenant de la destruction des albuminoïdes, muscles, etc. Contrairement à ce qu'avaient cru voir Regnault et Reiset et Boussingault, Voit a montré qu'aucune partie de l'azote n'est éliminée par les poumons ou la peau, sous forme d'azote libre. Une petite proportion de l'azote se retrouve aussi dans les autres produits azotés de l'urine, acide urique, hippurique, créatine et, d'autre part, dans les principes azotés de la sueur, débris épidermiques, poils, etc.

Formation de l'urée dans l'économie. — On ne peut plus admettre aujourd'hui, comme on l'a fait pendant longtemps, que l'urée résulte *directement* de l'*oxydation* des albuminoïdes par la combustion respiratoire, car il est certain que des phénomènes d'*hydratation* et de *dédoublement* de la molécule d'albumine en groupes atomiques de plus en plus simples se produisent dans cette transformation, et l'urée est, soit le produit direct de cette hydratation (Schützenberger), soit plutôt le résultat de l'oxydation consécutive que subissent les *nombreux corps azotés* provenant de l'hydratation. Plusieurs faits viennent à l'appui de cette manière de voir : 1° dans certaines maladies, l'atrophie aiguë du foie par exemple, l'urine contient en abondance de la leucine, de la tyrosine et quelques autres produits d'hydratation qu'on n'y trouve pas à l'état normal, tandis que l'urée y fait défaut.

Ces corps, dans ce cas, n'ont pas été oxydés et transformés en urée ; — 2° l'ingestion de glycocolle, de leucine, d'asparagine, de sarkosine, augmente la proportion d'urée excrétée et tout leur Az se trouve dans l'urée supplémentaire.

Il est probable que l'oxydation progressive des produits d'hydratation va jusqu'à la formation de CO^2 qui, en présence de l'ammoniaque, forme du carbonate d'ammoniaque. En se déshydratant, ce dernier donne de l'urée et du carbonate d'ammonium. Ce qui paraît le prouver, c'est que l'ingestion de carbonate d'ammoniaque augmente l'urée excrétée (Schmiedberg Hallervorden, etc.). Drechsel cependant pense qu'il ne se forme pas en réalité dans l'économie de carbonate d'ammoniaque, mais d'emblée du carbamate d'ammonium qui se convertit en urée en perdant une molécule d'eau, c'est-à-dire en se déshydratant.

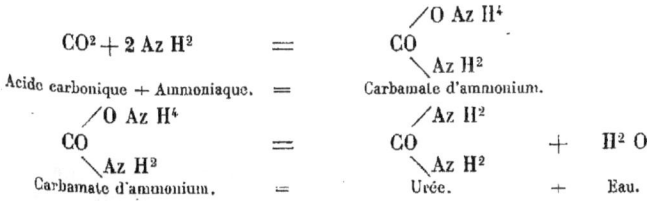

$$CO^2 + 2\,Az\,H^2 = CO \diagup O\,Az\,H^4 \diagdown Az\,H^2$$

Acide carbonique + Ammoniaque. = Carbamate d'ammonium.

$$CO \diagup O\,Az\,H^4 \diagdown Az\,H^2 = CO \diagup Az\,H^2 \diagdown Az\,H^2 + H^2 O$$

Carbamate d'ammonium. = Urée. + Eau.

LIEU DE FORMATION DE L'URÉE. — Trois opinions ont régné à cet égard :
1° L'urée se forme *dans les reins*, comme le lait dans l'épithélium mammaire, opinion à peu près abandonnée depuis que Prévost et Dumas ont montré que l'extirpation des reins n'empêchait pas la formation de ce produit qui s'accumule alors dans le sang. Rien ne prouve cependant, comme l'a objecté Hoppe-Seyler, que les reins ne forment pas une partie de l'urée (V. plus loin) ;
2° L'urée se forme *dans tous les organes*, puisque la désassimilation est un phénomène général et on la trouve, en effet, dans la lymphe qui la reçoit directement des tissus ;
3° L'urée se forme *dans le foie* (Meissner, Brouardel, etc.).

Il paraît aujourd'hui probable que les premières phases de la désassimilation se produisent seules au niveau des tissus et donnent naissance aux corps intermédiaires, créatine, créatinine, xanthine, sarcine, carbonate d'ammoniaque dont l'oxydation se complète dans le foie et forme ainsi l'urée. L'intensité des phénomènes de désassimilation qui se passent dans cet organe important, la richesse de son tissu en urée, la disparition presque complète de l'urée dans l'urine, dans les cas d'atrophie aiguë du foie, et son augmentation fréquente dans le diabète (d'où azoturie) paraissent venir à l'appui de cette opinion. Cyon a constaté, en outre, que le sang qui sort du foie contient presque deux fois autant d'urée que celui qui y entre, et, d'après Schrœder (1882), l'injection de carbonate d'ammoniaque dans la veine porte chez le chien augmente la quantité d'urée dans le sang des veines sus-hépatiques. C'est là un fait très important. Les expériences récentes (1884) de

Gréhant et Quinquaud confirment ce rôle *uréopoiétique* du foie et montrent que la rate y contribue aussi pour une part. Le sang qui a traversé le foie et la rate est plus riche en urée que le sang artériel. La différence est la plus grande pendant la digestion. Elle peut s'élever à 9 milligrammes pour 100 centim. cubes de sang, ce qui fait 13 gr. en plus par vingt-quatre heures.

Les expériences d'extirpation du foie chez les oiseaux, les reptiles et la grenouille confirment ce rôle du foie dans la formation de l'urée ou plutôt de l'acide urique en montrant que la plus grande partie de l'azote de l'urine est excrétée alors sous forme d'ammoniaque.

PRÉCÉDENTS IMMÉDIATS DE L'URÉE. — Il existe donc entre les albuminoïdes et l'urée, terme final de leur transformation, de nombreux intermédiaires, dont quelques-uns seulement, les plus voisins de l'urée, sont connus quoique imparfaitement.

Créatine, créatinine, etc. — Bien que Picard ait signalé la présence de l'urée dans le muscle, fait tout récemment confirmé par Demant, cette substance n'y existe qu'en très petite quantité, et c'est surtout de la créatine (2 à 4 p. 1 000) avec des produits voisins, créatinine, xanthine, hypoxanthine, etc., qu'on y trouve, et qu'on peut considérer comme les vrais produits de la désassimilation du muscle. Les muscles formant une grande portion du corps, il en résulte qu'une quantité notable de créatine est versée en vingt-quatre heures par les muscles dans le sang pour aller se transformer dans quelque organe en urée, ou en un corps plus voisin de l'urée que la créatine, et l'opinion de Voit et de Picard qui placent dans les muscles le lieu de formation de l'urée serait ainsi partiellement vraie[1].

La substance nerveuse, la rate, divers organes glandulaires contiennent aussi une certaine quantité de créatine, tandis qu'on n'y trouve pas d'urée. On pourrait donc supposer que la créatine précède normalement l'urée, et que le rôle du rein se borne à une simple transformation de la créatine en urée, opérée par l'épithélium rénal. Mais les expériences de ligature des uretères ou d'extirpation des reins ne permettent ni de nier ni d'affirmer qu'il en est ainsi pour toute l'urée. La plus grande partie de l'urée de l'urine existe manifestement dans le sang qui arrive au rein, sous forme d'urée qui n'a qu'à traverser l'épithélium, ou sous forme de produits voisins de l'urée et capables de se transformer facilement en elle, et de s'accumuler comme urée dans les tissus et les humeurs, lorsque le pouvoir excréteur des reins est aboli.

Leucine, tyrosine, glycocolle. — Ces produits, qui résultent de la décomposition naturelle des albuminoïdes, ou de leur digestion par le suc pancréatique, n'existent pas normalement dans l'urine ; mais ils s'y trouvent en quantité notable dans certaines maladies qui détruisent les cellules du foie, atrophie aiguë, stéatose phosphorique, tandis que l'urée a disparu et l'on peut supposer que, dans ces cas, la transformation normale de la leucine et de la tyrosine en urée n'a pu avoir lieu. D'autre part, l'ingestion de glycocolle et de leucine augmente la quantité d'urée et tout l'azote de ces corps se retrouve exactement dans l'urée.

De même, une alimentation riche en albuminoïdes est suivie rapidement d'une abondante excrétion d'urée. Si on ne sait, au juste, quelle part de cette urée revient à la *leucine* et à la *tyrosine* développées par les ferments pancréatiques et *absorbées*

---

[1] Dans les muscles et dans l'organe électrique de la torpille, il existe une proportion considérable d'urée dont Gréhant et Jolyet ont étudié les variations.

par les *radicules de la veine porte*, leur rôle paraît pourtant certain. C'est en effet, comme le prouvent les altérations du foie, aux dépens de ces produits provenant de l'*albumine circulante*, ou directement même de l'absorption alimentaire, que les cellules hépatiques fabriquent une partie de l'urée, l'autre partie venant de la désassimilation de l'*albumine constituante*, c'est-à-dire des tissus.

Le processus chimique de cette transformation est difficile à expliquer. La leucine étant un acide amido-caproïque doit se dédoubler en ammoniaque et en acide caproïque (lequel disparaît soit en formant de la graisse, soit en donnant par oxydation de l'acide CO_2). L'ammoniaque forme, à son tour avec CO_2, du carbonate d'ammoniaque d'où provient l'urée (V. plus haut). Les mêmes phénomènes ont lieu avec le glycocolle qui est l'acide amido-acétique.

En résumé, dans l'état actuel de nos connaissances, on peut dire qu'une partie au moins de l'*urée de l'urine* (l'autre partie étant formée par le rein, aux dépens de divers produits azotés) est simplement séparée du sang par l'épithélium rénal qui la prend au sang par un processus d'absorption nutritive comparable à son absorption de l'indigo-sulfate de soude, et qui la verse ensuite dans la cavité des tubes.

Les sources de l'*urée du sang* sont : d'une part, la créatine des muscles et de quelques autres organes ; d'autre part, la leucine et les produits semblables formés soit dans le tube digestif, soit dans divers tissus et amenés, par une série de réactions mal connues, à l'état de carbonate d'ammoniaque. La *transformation* finale de toutes ces substances en urée paraît s'opérer dans le foie et la rate, par l'activité propre de certains éléments agissant, en quelque sorte, comme des ferments.

Formation de l'acide urique. — L'acide urique est un des principes constitutifs de l'urine de l'homme et des carnivores, où on le trouve surtout à l'état d'urates alcalins et, pour une faible partie, à l'état libre. La *quantité* éliminée chaque jour par un adulte bien portant est de 75 centigrammes ; mais, elle peut monter à 2 grammes par un régime fortement azoté. Il constitue presque à lui seul l'urine demi-solide des oiseaux et des reptiles. On en trouve, à l'état normal, des traces, sous forme d'urates, dans le sang, les muscles, le foie, la rate, le cerveau, et il est si abondant, sous forme d'acide et d'urates, dans le sang des goutteux, qu'il forme des dépôts ou *tophus* dans le voisinage des articulations. Les calculs rénaux et vésicaux et la *gravelle* en sont surtout composés.

Origine. — Une critique approfondie des faits physiologiques et pathologiques se rapportant à la question de l'acide urique a complètement fait abandonner l'ancienne théorie de la formation de cet acide par l'oxydation des albuminoïdes et on admet aujourd'hui qu'il provient en partie du dédoublement des nucléines (Kossel, Horbaczewski), en partie d'un processus de synthèse qui unit dans le foie l'acide lactique du travail musculaire ou des fermentations digestives et l'ammoniaque des albuminoïdes. Le fait est démontré pour les oiseaux et les reptiles. C'est là une nouvelle preuve du rôle que joue le foie dans la défense de l'organisme.

Chez les mammifères qui produisent moins d'acide lactique ou qui l'utilisent au moment de sa formation, l'ammoniaque des glycocolles provenant eux-mêmes des albuminoïdes est fixée à l'état d'urée avec production transitoire de carbamate d'ammonium. Toutefois si, pour une raison quelconque, l'acide lactique vient à augmenter, le foie restant intact, une dose plus ou moins forte d'acide urique apparaîtra dans l'urine.

Lieu de formation. — Il est probable qu'on doit le placer dans l'intimité de tous les tissus pour la part qui provient du dédoublement des nucléines, dans le *foie* ou les *reins* pour celle qui est fournie par la synthèse de l'acide lactique et de l'ammoniaque. En effet, chez les serpents il paraît formé principalement par les cellules épithéliales du rein. Car si on extirpe les reins, on ne retrouve aucun dépôt d'urate dans les muscles, les poumons ou le foie. Chez les oiseaux, au contraire, il se formerait surtout dans le foie, car l'extirpation de cet organe, chez l'oie, fait tomber l'acide urique de l'urine de 50 à 60 p. 100 à 2 ou 3 p. 100 (Minkowski), tandis que l'extirpation des reins n'arrête pas sa production.

TRANSFORMATION DANS L'ÉCONOMIE ET ÉLIMINATION. — L'acide urique est un corps moins oxydé que l'urée. Bien qu'il donne, sous l'influence des réactifs oxydants (ozone par exemple), de l'urée et de l'acide oxalique, cela ne veut pas dire, comme nous l'avons exposé plus haut, qu'il soit l'antécédent de l'urée. Au contraire, nous avons vu qu'il résulte de phénomènes métaboliques différents de ceux qui produisent l'urée, sans qu'on puisse dire que cette différence tient à une moindre consommation d'oxygène par l'organisme, puisqu'on trouve ce produit aussi bien chez les oiseaux, dont la respiration est si active, que chez les reptiles où elle est si faible. Si les expériences de Frerichs et de Wohler, Stokvis, Zabelin, dans lesquelles l'injection d'acide urique augmente non la quantité de cet acide dans l'urine, mais celle de l'urée et de l'acide oxalique, paraissent prouver qu'une partie au moins de l'acide urique formé dans l'organisme s'élimine sous forme d'urée, les expériences de Meyer et de Jaffé, d'autre part, ont montré qu'en administrant de l'urée à des oiseaux normaux, elle reparait dans l'urine transformée en acide urique, tandis que chez les oies *déshépatisées* de Minkowski on la retrouve intacte dans l'urine.

Il y a donc de nouvelles recherches à faire et peut-être le processus de formation n'est pas le même dans les différentes classes d'animaux.

Formation de l'acide hippurique. — L'acide urique est remplacé, pour la plus grande partie, dans l'urine des herbivores par de l'acide *hippurique* découvert d'abord par Liebig dans l'urine du cheval (ἵππος) où il est moins abondant cependant (4 à 5 gr. par litre) que dans celle de la vache (12 à 15 gr.) et surtout du chameau (25 gr.). L'urine de l'homme n'en renferme que 0ᵍʳ,40 à 0ᵍʳ,50 par litre.

On étudie en chimie plusieurs synthèses de l'acide hippurique. Une d'elles consiste à faire agir l'acide benzoïque sur le glycocolle (*benzoïglycocolle* = acide hippurique). Or, c'est précisément celle-ci qui est réalisée dans l'or ganisme. Les albuminoïdes fournissent le glycocolle, et certaines substances végétales qui font partie de la nourriture des herbivores contiennent diverses substances aromatiques, la coumarine par exemple (dans la *Flouve odorante*, graminée fourragère), susceptibles de s'oxyder dans l'économie, et de donner de l'*acide benzoïque*.

Il est démontré que, dans l'organisme, la formation de l'acide hippurique résulte, comme dans la synthèse artificielle, de l'union de l'acide benzoïque ingéré, ou formé sur place, avec le glycocolle. Par une nourriture végétale, l'acide hippurique se montre aussi abondant, dans l'urine de l'homme et des carnivores, que dans celle des herbivores. Les asperges, les prunes reine-Claude, les acides quinique et cinnamique favorisent beaucoup son développement. Mais il peut se montrer aussi en dehors de toute alimentation végétale, parce qu'il existe dans l'organisme les éléments de l'acide benzoïque dans le noyau tyrosique des albuminoïdes. Si la proportion d'acide ainsi formé est minime, cela tient à la faible quantité de tyrosine albuminoïde, non au manque de glycocolle, car l'ingestion d'acide benzoïque ou de benzoates augmente considérablement la dose de l'acide hippurique dans l'urine.

Quant au *lieu de production*, il paraît placé dans les *reins*, comme le montrent, au moins chez le chien, les expériences de Bunge, et ce sont exclusivement les *cellules vivantes* de l'épithélium rénal, et non un principe chimique dissous ou en suspension dans ces cellules, qui sont l'agent de la synthèse de l'acide hippurique. Chez le lapin et la grenouille, il peut se former aussi ailleurs, car l'extirpation des reins n'empêche pas la conjugaison de l'acide benzoïque et du glycocolle introduits dans le sang; mais le rein n'en est pas moins le principal centre de formation.

Leucomaïnes. — Gautier a montré dernièrement qu'on trouve d'une façon constante, dans les excrétions fournies par les animaux vivants et en santé, des corps analogues aux ptomaïnes ou alcaloïdes de la putréfaction des matières albuminoïdes et qu'il a désignées sous le nom de *leucomaïnes* pour les distinguer des alcaloïdes cadavériques. Ces leucomaïnes normales dans l'urine, les fèces, se retrouvent aussi dans la salive et les venins. Ces corps ont un grand pouvoir toxique, et si leur présence n'entraîne pas ordinairement d'accidents, c'est qu'ils sont éliminés par les reins, la peau ou la muqueuse intestinale ou qu'étant très oxydables ils sont brûlés par l'oxygène. Si cette élimination et cette combustion sont entravées, il peut en résulter soit un véritable empoisonnement de l'organisme (urémie, etc...), soit des phénomènes morbides très divers dus à cette *auto-intoxication*.

Ces *alcaloïdes physiologiques* sont les produits de la destruction des albuminoïdes au même titre que l'urée, l'acide carbonique, etc. Ils proviennent de l'activité des éléments anatomiques et sont analogues aux liquides sécrétés par les microbes. On en a isolé un certain nombre sous les noms de *névrine*, *choline*, *toxine*, *protamine*, *spermine*, etc. : les venins s'y rattachent.

MESURE ET VARIATIONS DES PHÉNOMÈNES MÉTABOLIQUES

OU BILAN DE LA NUTRITION

L'assimilation des matériaux apportés par la digestion, l'expulsion par les diverses excrétions des produits de la désassimilation, forment un double mouvement d'entrée et de sortie, de recette et de dépense où c'est tantôt la première, tantôt la seconde qui l'emporte. Pendant l'enfance et la jeunesse, c'est le *gain* qui prédomine ; pendant la vieillesse, les maladies, l'abstinence, c'est la *perte ;* et, chez l'adulte, dans les conditions normales, il y a *équilibre* entre les deux.

La *comptabilité* de l'économie vivante s'établit en pesant et analysant ce qui entre, aliments, boissons, oxygène, en pesant et analysant ce qui sort, excrétions solides et liquides et produits gazeux, et en faisant la balance entre les entrées et les sorties.

Principe de la méthode. — Depuis le temps où Sanctorius, passant sa vie dans une balance, avait cherché le premier à établir la statique de la nutrition, la méthode qui sert à déterminer les transformations de la matière a été considérablement perfectionnée. En pesant et analysant exactement les aliments solides et liquides, on a une somme de matériaux renfermant une quantité donnée de C, H, Az et O à laquelle il faut ajouter l'O inspiré dont on détermine le chiffre soit indirectement, par différence, en comparant l'O contenu dans les produits excrétés à celui contenu dans les ingesta, soit directement par l'appareil de Regnault et Reiset pour les animaux, ou par celui de Pettenkofer et Voit qui permet d'opérer sur l'homme. On détermine, d'autre part, les quantités de C, H, Az et O contenues dans les excréments, l'urine et les produits de la respiration et de la perspiration. — Pour arriver à des résultats exacts dans ces expériences il importe de faire, avec le plus grand soin, le déterminisme rigoureux des conditions expérimentales et d'opérer toujours dans des conditions identiques.

On a pu ainsi, au moyen de cette méthode, étudier les modifications des échanges nutritifs dans diverses conditions telles que l'abstinence, l'alimentation surabondante, le régime animal ou végétal exclusif, etc.

Influence de l'abstinence. — Un animal en abstinence continue à respirer, à sécréter de l'urine, des produits cutanés, de la bile ; il subit donc des pertes que rien ne vient compenser, puisqu'il ne mange pas. Cependant toutes ses fonctions s'exécutent, quoique de plus en plus faiblement et sa température se maintient jusqu'au moment où la mort arrive.

L'essence de la respiration étant de brûler les matériaux du sang et les éléments mêmes des tissus, ces éléments, dans l'abstinence, se détruisent matériellement sans se réparer, l'organisme se consume lui-même et vit aux dépens de sa propre substance. Mais cette usure ne marche pas également pour tous les tissus, et c'est vers les plus oxydables, comme le tissu adipeux, que se porte d'abord l'O du sang pour les brûler les premiers, d'où la disparition rapide et complète de la graisse. Viennent ensuite les organes où les échanges sont très actifs et qui contiennent des matériaux de réserve tels que la rate et le foie. Après l'épuisement de ces réserves, les albuminoïdes des muscles et du sang sont attaqués, tandis que les tissus osseux et nerveux, moins oxydables, perdent relativement peu.

Ainsi par exemple un chat, au bout d'un jeûne de treize jours, avait perdu 734 grammes dont 249 de graisse, 118 de muscles et le reste d'autres tissus. La perte fut pendant cette période, pour cent du poids initial de chaque tissu :

Tissu adipeux	97,0 p. 100
Rate.	63,1
Foie.	56,6
Muscles	30,2
Sang.	17,6
Cervelle et moelle	0,0

Pendant l'abstinence, les sécrétions sont plus rares et plus concentrées, l'urine très acide, même chez les herbivores, contient de moins en moins d'urée, et les échanges respiratoires sont moins intenses. La température baisse (de 0,3 par jour, d'après Chossat, pour les animaux à sang chaud) et l'affaiblissement musculaire finit par gagner le cœur et les muscles respiratoires. de façon que la circulation et la respiration, de plus en plus ralenties, s'arrêtent et la mort arrive.

La *résistance à l'inanition* est plus ou moins longue suivant les espèces (petits oiseaux : 2 ou 3 jours, lapins 8 jours, chats 15 à 20 jours, chiens 25 jours, chevaux 30 jours, animaux à sang froid et mammifères en hibernation plusieurs mois) et, dans la même espèce, suivant les conditions individuelles d'âge, d'embonpoint, etc., les jeunes résistant moins que les vieux, les maigres que les gras. Chez l'homme les chiffres sont très divers à cause de la diversité des conditions, et la résistance a pu aller jusqu'à 21 jours et même 60 jours chez certains aliénés mélancoliques. Le célèbre docteur américain Tanner a pu, en buvant de l'eau, supporter un jeûne de 40 jours.

Les récentes expériences de Laborde ont, en effet, montré que de deux chiens privés de nourriture mais dont l'un peut boire à volonté, c'est ce dernier qui survit le plus longtemps. L'eau qui, à l'état normal, hâte la dénutrition paraît donc, au contraire, la ralentir dans l'inanition.

Mais, chez l'homme, des données nouvelles viennent d'être introduites dans

le problème physiologique du jeûne prolongé par la connaissance des phénomènes si curieux de la suggestion nerveuse. Debove a pu suggérer à deux
hystériques hypnotisées l'absence de faim et l'ordre de ne pas manger. Il a
pu ainsi les soumettre à un jeûne de 15 jours, pendant lequel elles ont bu, mais
n'ont pas mangé. Au bout de ce jeûne, supporté sans aucun malaise, l'une
avait perdu 3 200 grammes, l'autre 5 700 grammes, c'est-à-dire relativement
très peu, car un homme vigoureux, qui consentit à jeûner 5 jours, avait
perdu, au bout de ce court espace, 7 500 grammes.

Il est donc probable qu'il existe un système régulateur de la nutrition plus
facilement mis en jeu chez les hystériques par le fait de leur affection
(anorexie, vomissements hystériques), ou de la suggestion, que chez les
autres sujets, et c'est par son intermédiaire que toutes les combustions sont
réduites au minimum et que le chiffre de l'urée peut tomber à 6 ou 7 grammes
dans les 24 heures. C'est en appliquant cette donnée d'une auto-suggestion
hystérique supprimant la sensation de faim, que Bernheim a admis, comme
physiologiquement possibles, les jeûnes exhibitionnistes de Succi et de Mer-
latti, que n'a d'ailleurs accompagnés aucun contrôle scientifique. Bernheim
pense en effet que, dans le jeûne, chez l'homme sain, ce qui tue, c'est la
faim et non l'inanition, ou du moins la faim tue avant l'inanition. En supprimant la faim, on tombe donc dans la condition du malade, typhique,
aliéné, hystérique, etc., qui peut résister très longtemps à la privation d'aliments, soit parce que la dénutrition est positivement ralentie par la production d'un état nerveux particulier, soit plutôt parce qu'il n'éprouve pas la
faim, cause active de dénutrition par son retentissement général sur l'organisme si pénible à supporter.

Il est probable que les singuliers phénomènes de mort apparente, que certains fakirs de l'Inde peuvent présenter et qui leur permettraient de cesser
de manger et respirer, et même de se faire enterrer pendant plusieurs
semaines, sont à rapprocher des phénomènes de vie oscillante des animaux
hibernants et doivent se produire sous l'influence de l'hypnotisme.

Influence de l'alimentation exagérée. — Consommation de luxe. — Quand
l'organisme reçoit plus qu'il ne dépense, une partie des matériaux albuminoïdes en excès absorbés par le sang, la portion « circulante » peut être
brûlée directement avant d'être assimilée; une autre portion est assimilée et
contribue à l'augmentation de poids (albumine constituante). On appelle
consommation de luxe (luxus consumptio) cette combustion de substances
non encore assimilées. Et le chiffre de cette consommation supplémentaire
dépend de la proportion d'O amené au sang.

Mais il y a plusieurs phases dans le cas d'alimentation surabondante. Dans la
première, une partie de l'excès de recette est brûlée, une partie assimilée; et
il y a simultanément excès de désassimilation et, par suite, d'urée et augmentation de poids. Dans la deuxième, soit par accoutumance de l'économie, soit
par accroissement de travail musculaire, tout l'excès de recette est brûlé, le
poids n'augmente plus, et l'équilibre se rétablit entre la recette et la dépense.

— Si l'excès d'aliments dépasse une certaine limite, le surplus n'est pas absorbé et reste alors dans les excréments dont la teneur en azote peut devenir très forte (fait connu des maraîchers de Nice, par exemple, qui paient les vidanges des grands hôtels deux fois plus que celles des casernes).

Influence de certains régimes. — RÉGIMES EXCLUSIFS. — 1° *Régime azoté.* — L'usage exclusif de fibrine et d'albumine pure n'est pas supporté par les animaux qui meurent d'inanition. Mais la viande dégraissée les nourrit bien, du moins les carnivores, car les herbivores et les omnivores ne peuvent subsister avec ce régime exclusif. Pour maintenir le poids de l'animal, la quantité de viande doit être très considérable ($1/20$ à $1/25$ du poids de l'animal), soit 1,500 grammes pour un chien de 30 kilos. Pettenkoffer et Voit ont vu qu'au-dessous la ration de viande est insuffisante, ce sont les tissus qui fournissent la quantité d'azote et de graisse nécessaire à la respiration, et l'animal maigrit; au contraire, avec une ration surabondante, l'animal engraisse. La quantité d'O absorbée et d'urée éliminée croît avec la quantité de viande, c'est-à-dire d'Az ingérée, à condition que celle-ci puisse être digérée. Tout l'azote absorbé reparaît donc dans l'urine sous forme d'urée, et, lorsque l'animal engraisse c'est qu'il a fabriqué de la graisse avec l'excès de C de sa nourriture, et non parce qu'il a fixé de l'azote, puisque, même dans l'alimentation surabondante, il en perd un peu de ses propres tissus (Bischoff et Voit, Falk).

2° *Régime gras.* — L'alimentation exclusive avec de la graisse est insuffisante, et les animaux succombent au bout de quelque temps. Pendant la durée de ce régime, la désassimilation des matériaux azotés et l'excrétion d'urée continuent et, avec une faible quantité de graisse, elles sont même plus fortes que dans l'inanition absolue. Une forte ration de graisse, au contraire, paraît épargner, par sa combustion directe, une certaine quantité de matériaux azotés, et l'urée est moins abondante que dans l'inanition.

3° *Régime amylacé ou sucré.* — Seuls, le sucre et l'amidon ne peuvent entretenir longtemps la vie d'un carnivore. Pendant ce régime, les albuminoïdes du corps se détruisent, et, bien qu'un peu de graisse se dépose dans les tissus, l'animal meurt bientôt d'inanition.

RÉGIMES MIXTES. — 1° *Régime azoté et gras.* — La graisse ajoutée à la viande n'épargne pas la destruction des albuminoïdes et l'excrétion de l'urée augmente avec la quantité de viande. Il y a plusieurs cas à considérer. S'il y a beaucoup de viande et peu de graisse, cette graisse est emmagasinée et l'animal engraisse. S'il y a une quantité insuffisante ou moyenne de viande et beaucoup de graisse, une partie de celle-ci est brûlée et épargne d'autant les albuminoïdes du corps.

2° *Régime mixte azoté et ternaire.* — Mélangés à la viande, au contraire, le sucre et l'amidon sont très avantageux. Si, à la ration d'un chien nourri de viande pure, on ajoute 50 à 150 grammes de sucre, l'urée diminue et le poids du corps augmente par fixation de matériaux albuminoïdes, ou peut-être de graisse, ou même d'eau. Quand la ration de viande est augmentée progressivement au-dessus de 800 grammes par jour (pour un chien de 30 kilos) l'addition du sucre à cette ration amène la fixation de matériaux azotés et de graisse. Ces faits montrent que le rôle des hydrocarbonés, très oxydables, est d'épargner les albuminoïdes et, d'autre part, de former de la graisse.

3° *Régimes avec la gélatine.* — La gélatine seule, ou même mélangée à la graisse ou à l'amidon, ne peut nourrir les carnivores, mais son usage est avantageux lorsqu'elle est associée à la viande ou à un mélange de viande et de graisse. Il y a alors, comme Voit l'a montré, une épargne considérable de matériaux azotés et le poids du corps se maintient ainsi que l'équilibre de l'azote. Aucune autre substance alimentaire n'est plus utile, sous ce rapport, que la gélatine qui est un véritable aliment d'épargne et qui agit probablement en se dédoublant rapidement en urée et en graisse.

Régime normal. — BUDGET DE L'ORGANISME. — Ainsi certaines combinaisons des régimes — azoté et gras — azoté et ternaire, — azoté, gras et gélatiné, sont plus avantageuses que le régime azoté pur et nous montrent, dans la pratique, l'utilité d'un régime mixte composé, par exemple, de pain et d'une petite quantité de viande seule, ou de viande et de graisse. Le but à rechercher dans une bonne alimentation doit être d'équilibrer à la fois, dans les entrées et les sorties, l'azote et le carbone ou seulement l'un des deux, l'équilibre de l'autre en découlant forcément d'après Ranke. La formule de ce régime établie par Vierordt dans des recherches faites sur lui-même, pour obtenir cet équilibre, est la suivante (pour 24 heures) :

1° *Budget des recettes.*

POIDS ET NATURE DES RECETTES (INGESTA)	Carbone	Hydrogène	Azote	Oxygène	Eau	Sels
120 gr. Albuminoïdes, contenant.	64.18	8.60	18.88	28.34	»	»
90 Graisses. —	70.20	10.26	»	9.54	»	»
330 Amylacés —	146.82	20.33	»	162.85	»	»
2.818 Eau —	»	»	»	»	2.818	»
32 Sels —	»	»	»	»	»	32
744 11 Oxygène de la respiration .	»	»	»	744.11	»	»
4.134 gr.	281.20	39.19	18.88	944.84	2.818	32

2° *Budget des dépenses.*

POIDS ET NATURE DES DÉPENSES (EXCRETA)	Carbone	Hydrogène	Azote	Oxygène	Eau	Sels
1.230 gr. Haleine pulmonaire, cont'.	248.8	»	»	651.15	330	»
670 Perspiration cutanée —	2.6	»	»	7 20	660	»
1.766 Urine —	9.8	3.3	15.8	11.10	1.700	26 6
172 Excréments —	20.0	3.0	3.0	12	128	
3.838	281.2	6.3	18.8	681.45	2.818	32

3° *Balance des recettes et des dépenses.*

POIDS TOTAL		Carbone	Hydrogène	Azote	Oxygène	Eau	Sels
4.134 gr.	Ingesta.	281.20	39.19	18.88	964.84	2.818	32
3.838	Excreta.	281.20	6.30	18.88	681.45	2.818	32
0.296 gr. Déficit pour les Excreta		Équilibre.	— 32.89	Équilibre.	— 263.39	Équilibre.	Équilibre.

La *balance* entre les recettes et les dépenses montre que le budget des dépenses présente un *déficit* (qui pour l'organisme constitue un *boni*), de 296 grammes et l'examen détaillé des dépenses fait voir que ce sont les chapitres hydrogène et oxygène qui présentent une économie, l'un de 32gr,89, l'autre de 263gr,39, lesquels combinés ensemble forment 296 grammes d'eau restée dans l'organisme.

Ranke, dans des recherches faites aussi sur lui-même, Moleschott dans des expériences sur un soldat, sont arrivés à équilibrer les recettes et les dépenses avec des rations très peu différentes de celles de Vierordt :

	RANKE	MOLESCHOTT
Albuminoïdes	100	130
Graisse	100	84
Hydrocarbonés.	240	404
Sels.	25	30
Eau.	2600	2800

Ce sont là de bons types de *ration d'entretien* pour l'homme adulte [1]. Mais il en existe beaucoup d'autres, qui s'en éloignent plus ou moins, et on trouvera dans les traités d'hygiène les diverses rations du soldat, du marin, du lycéen, du prisonnier, etc., dans les différents pays de l'Europe. Ces rations ne sont pas toutes bonnes, car les administrations qui les ont établies ont été, le plus souvent, guidées par des raisons d'économie qui leur ont fait diminuer la viande et les graisses, qui sont chères, pour les remplacer par des hydrocarbonés bon marché.

Le rapport d'Az à C, dans la nourriture, peut osciller de 1 : 11 à 1 : 15, sans rupture de l'équilibre des entrées et des sorties [2]. S'il y a déficit d'Az ou de C dans les entrées (aliments), l'équilibre est rompu, et les sorties (*excreta*) présentent un excès d'Az, c'est-à-dire une perte.

Influences diverses. — INFLUENCE DE QUELQUES INGESTA SUR LA NUTRITION. — *Alcool.* — Son influence varie suivant les doses. A *forte dose* une petite partie, 3 p. 100, traverse l'organisme sans avoir été brûlée et s'élimine en nature, par l'urine et par

[1] *Cas particuliers.* — La nourrice qui excrète chaque jour 1 kilo de lait exige une *ration d'entretien* bien différente de celles ci-dessus, et il serait intéressant de faire à ce sujet des recherches approfondies.

[2] L'étude du rapport $\frac{Ma}{Mna}$ $\left(\frac{\text{Matières azotées}}{\text{Matières non azotées}}\right)$ fait l'objet d'un des chapitres les plus importants de la Zootechnie et la composition des rations alimentaires du bétail doit toujours maintenir ce rapport dans certaines limites.

l'haleine ; une autre partie importante se fixe sur le foie, les muscles, le poumon et surtout le cerveau ; une autre partie enfin reste dans le sang et active les transformations nutritives, augmentant le CO_2 expiré et l'urée excrétée. A *faible dose*, au contraire, il les diminue, jouant un peu le rôle d'agent d'épargne et de modérateur de la dénutrition.

Glycérine. — A faible dose, sans influence sur l'urée (Munk, Lewin) ; à haute dose, une partie passe dans l'urine (Tchirwinsky), une partie se transforme dans le foie en glycogène (Weiss).

Café et caféine. — Il est très douteux, d'après Voit, que ces substances ralentissent, comme on le dit, la désassimilation des matières azotées. Il en est de même pour le thé, la coca, le maté qui peuvent stimuler le système nerveux et diminuer le sentiment de la faim, mais qui n'empêchent pas la combustion des tissus. En particulier, la propriété célèbre de la coca qui passe pour permettre, à ceux qui en mâchent quelques feuilles, de rester un ou deux jours sans manger ni boire, tout en fournissant une grande somme de travail, paraît tenir à l'action anesthésique de cette substance sur l'estomac. Le sentiment de la faim et de la soif serait ainsi supprimé. Cette action anesthésique de la coca entrevue par Gazeau (1870) est, en effet, très réelle, comme le prouve l'emploi qu'on fait aujourd'hui de la cocaïne, comme anesthésique local, dans les opérations sur l'œil, le larynx, etc.

Eau. — Une grande quantité augmente la sécrétion urinaire et, comme la proportion d'urée est en rapport avec la quantité d'urine, l'absorption de beaucoup d'eau active la dénutrition azotée. Il y aurait un excès de 30 centigrammes d'urée par chaque 100 centimètres cubes d'excédent d'urine. Genth, absorbant dans ses expériences 1 litre et demi, puis 2 litres, puis 4 litres d'eau, a vu la proportion d'urée éliminée s'élever de 40 grammes à 49 grammes, puis à 54 grammes par litre d'urine.

Chlorure de sodium. — Comme l'eau, il augmente l'urine et par suite l'urée.

Médicaments altérants. — Le mercure et l'iodure de potassium produisent l'amaigrissement et un état de faiblesse dus, sans doute, à l'excès de la désassimilation. D'après Rabuteau, cependant, l'iodure de potassium diminue l'excrétion d'urée.

Le phosphore augmente les pertes d'azote et amène la dégénérescence graisseuse des organes.

L'acide arsénieux, à petites doses, paraît favoriser la nutrition ; mais, au point de vue de l'excrétion de l'azote, les expériences ont fourni des résultats contradictoires.

INFLUENCE DES MALADIES. — 1° *Maladies fébriles.* — Toute fièvre étant accompagnée d'une élévation de température et d'une activité plus grande des combustions respiratoires donne lieu à une augmentation de la dénutrition qui se traduit par l'excrétion d'une plus grande quantité d'urée. Contrairement, donc, au préjugé populaire, la fièvre ne nourrit pas, elle dénourrit. Ce qui est vrai, c'est qu'elle supprime la faim. Il existe également d'autres modifications nombreuses de la nutrition portant sur les sécrétions, sur la proportion des sels de l'urine, etc. Nous ne pouvons y insister ici.

2° *Maladies par bradytrophie ou ralentissement de la nutrition.* — Le ralentissement ou l'insuffisance des combustions respiratoires peuvent produire diverses maladies : la production exagérée d'acides apparaissant dans l'urine, tels que les acides gras, les acides oxalique, lactique, oxalurique, hippurique, etc. (*dyscrasie acide*), la formation surabondante de graisse (*obésité*), de cholestérine (*lithiase biliaire*), de glycogène et de glycose (*glycémie* et *diabète*), d'acide urique (*gravelle* et *goutte*). (Voyez Bouchard, *Maladies par ralentissement*, etc., 1882.)

CHALEUR ANIMALE

L'animal vivant source de chaleur. — L'*énergie* peut apparaître dans l'organisme animal sous toutes les formes que nous lui connaissons. La chaleur et le travail mécanique sont les formes les plus fréquentes que nous ayons à constater; mais, dans certains cas et chez certaines espèces, il y a encore production de courant électrique et de lumière. Si l'on mesure et si l'on fait la somme de ces énergies diverses, quelle que soit la forme de chacune d'elles, qu'un animal peut produire dans l'unité de temps, on pourra évaluer ce que l'on serait en droit d'appeler la *puissance vitale* de cet animal; chez l'homme et chez les animaux supérieurs voisins, cette puissance vitale peut être très approximativement mesurée si l'on connaît les quantités de chaleur et de travail produites. Nous n'aurons donc à considérer chez l'homme que la production de chaleur et de travail mécanique.

Lorsqu'une source de chaleur est placée dans un milieu matériel conducteur, il y a un flux constant de chaleur de la source vers le milieu, et il s'établit bientôt un état d'équilibre tel que la quantité de chaleur cédée pendant l'unité de temps par la source à ce milieu est égale à celle qu'elle produit pendant le même temps. Si bien qu'il suffit de mesurer la chaleur totale cédée au milieu pour connaître la production de la source.

L'animal vivant est assimilable en cela aux sources physiques de chaleur. Il est le siège de réactions chimiques *exothermiques* (dégageant de la chaleur), et il est soumis à des causes de déperdition par rayonnement, conductibilité, évaporation des liquides à sa surface. Sa température, plus ou moins élevée au-dessus de celle du milieu ambiant, est la résultante de ces causes de signe contraire qui l'échauffent et le refroidissent en même temps.

Différences dans la production de la chaleur suivant les animaux. — Les causes de refroidissement sont presque entièrement sous la dépendance du milieu qui environne l'animal et les pertes par conductibilité, rayonnement, évaporation ne dépendent, toutes choses égales d'ailleurs, que des propriétés physiques de ce milieu. Il n'en est pas de même pour la production de la chaleur qui dépend des combustions organiques, elles-mêmes sous la dépendance du système nerveux de l'animal. Le *système nerveux* fonctionne comme un *régulateur*, activant les combustions intra-organiques lorsque les causes de refroidissement s'accentuent, les diminuant au contraire lorsque celles-ci deviennent moins actives.

Animaux à régulation parfaite. — Chez l'animal élevé en organisation cette régulation de la production de chaleur par le système nerveux est parfaite, de telle sorte que l'équilibre entre la production et la déperdition de chaleur une fois établi se maintient indéfiniment et la température de l'animal ne varie pas malgré les plus grandes variations des causes de déperdition. Ces animaux, à *régulation parfaite*, ont été appelés *animaux à température constante*, ou *homéothermes*, ou très improprement *animaux à sang chaud*.

Il est à remarquer que chez ces animaux à régulation parfaite la température maintenue par le système nerveux est très peu variable avec les divers animaux. Elle est toujours voisine de 40° centigrades, température reconnue expérimentalement comme très favorable aux réactions chimiques ayant les allures de fermentations qui se passent au sein de leur organisme. Il en résulte pour ces animaux une activité vitale très intense qui en fait des sources de chaleur à grand débit et des producteurs énergiques de travail mécanique, qualités qui leur assignent, au point de vue physiologique, le même rang élevé qu'ils occupent, au point de vue morphologique, dans l'échelle des êtres.

Animaux à régulation imparfaite. — Cette régulation de la température par le système nerveux n'est efficace que pour les oiseaux et les mammifères. Tous les autres animaux subissent le contre-coup des variations thermiques du milieu dans lequel ils sont plongés. Ils sont à *régulation imparfaite;* on les appelle animaux à *température variable* ou *poïkilothermes*, ou très improprement *animaux à sang froid*. Leur température ne dépasse que d'un petit nombre de degrés ou même moins la température du milieu.

Animaux à régulation intermittente. — A ces deux classes on peut ajouter celle des *animaux hibernants* chez lesquels la régulation de la température est parfaite tant que la température du milieu où ils vivent ne descend pas au-dessous d'une certaine limite; au delà ils tombent dans un état de *sommeil* pendant lequel leurs combustions internes sont très restreintes, leur activité presque nulle et leur température très inférieure à leur température normale. La régulation parfaite de la température est donc chez eux *intermittente*. Parmi ces animaux, peu nombreux, on peut citer : l'ours brun, la marmotte, le hérisson, la chauve-souris, etc.

MESURE DES TEMPÉRATURES

Instruments employés. — Deux séries d'instruments peuvent être employés pour mesurer la température chez les animaux : 1° les thermomètres; 2° les appareils thermo-électriques.

1° *Thermomètres.* — Ceux qui sont le plus habituellement employés sont les thermomètres à mercure. Ils peuvent être gradués en degrés centigrades, Réaumur ou Fahrenheit. Ils sont ordinairement à échelle fractionnée; c'est-à-dire qu'au lieu de porter sur leur tige tous les degrés de la graduation de 0° à 100°, ils n'en portent que quelques-uns, ceux compris entre 30° et 44°, par exemple. C'est d'ailleurs entre ces limites que sont comprises les températures que l'on peut observer chez l'homme et les animaux supérieurs.

La graduation et la vérification de ces thermomètres se font au moyen d'un thermomètre étalon portant les points 0° et 100° préalablement vérifiés eux-mêmes directement. On place côté à côte le thermomètre étalon et le thermomètre médical ou physiologique dans un bain dont on élève graduellement la température. On note au fur et à mesure sur le thermomètre médical les indications du thermomètre étalon, ou bien l'on compare les indications des deux instruments.

On fait aujourd'hui des thermomètres médicaux qui, bien qu'à échelle fractionnée, portent néanmoins le point 0° qu'il est ainsi possible de vérifier. Cette vérification directe, au moyen de la glace fondante, permet d'établir un coefficient de correction applicable à toutes les mesures faites avec l'instrument.

Le *degré centigrade*, dans les thermomètres médicaux ou physiologiques, est subdivisé en cinquièmes, dixièmes et quelquefois même en cinquantièmes de degré (Béclard). Le réservoir et la tige de ces thermomètres peuvent affecter des formes et des dimensions diverses suivant les usages spéciaux pour lesquels ils ont été construits. (Thermomètres à températures locales, thermomètres de Cl. Bernard pour les vaisseaux sanguin, etc.) Enfin ces thermomètres peuvent être à *maxima* pour en rendre l'observation plus facile. Les thermomètres *métastatiques* imaginés par Walferdin, qui ne sont que des thermomètres à échelle fractionnée, dont les températures limites peuvent être variées à volonté, ne sont guère employés à cause des nombreuses et délicates comparaisons avec un thermomètre étalon que l'on est obligé de leur faire subir.

2° *Appareils thermo-électriques.* — Si, dans un circuit fermé composé de deux métaux, on produit une différence de température entre les deux soudures des

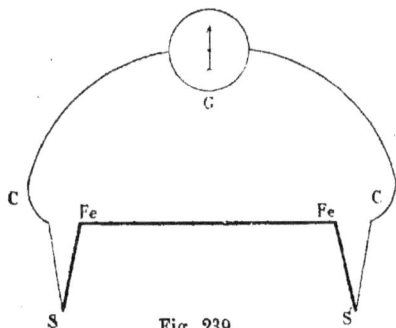

Fig. 239.

métaux, il se produit en même temps entre elles une différence de potentiel, et un courant électrique est engendré dans le circuit. Ainsi dans le circuit S, Fe, S, G, formé d'un fil de cuivre *cc* et d'un fil de fer Fe Fe, soudés en S et en S', on aura une déviation du galvanomètre G' si l'on porte les soudures S et S' à des températures différentes. La grandeur de la déviation de l'aiguille galvanométrique fera connaître cette différence des températures des deux soudures; les appareils thermo-électriques sont donc des thermomètres différentiels. Pour les étalonner, on place les soudures dans deux bains dont les températures sont connues par les indications de deux thermomètres étalons et l'on observe la déviation de l'aiguille. Le nombre de degrés de cette déviation divisé par la différence des températures observées entre les deux thermomètres donne la déviation correspondante à 1° centigrade de différence entre les deux soudures. Dans des limites assez éloignées les déviations galvanométriques sont proportionnelles aux différences de température des deux soudures.

Le *galvanomètre* employé peut être quelconque, pourvu qu'il soit *sensible* et que sa *résistance intérieure* soit *très petite*. Cette dernière condition est surtout importante, les forces thermo-électromotrices n'étant que de quelques microvolts $\left(\frac{1 \text{ v}}{1\,000\,000}\right)$ pour une différence de 1° centigrade entre les températures des soudures pour les métaux usuels. Rosenthal a essayé de remédier à cet inconvénient en unissant en tension plusieurs paires de soudures dans son électro-thermomètre. La sensibilité du galvanomètre peut être d'ailleurs presque indéfiniment augmentée par des méthodes spéciales de lecture. (Méthode de Poggendorff, échelle micrométrique de d'Arsonval.)

Dans la pratique la forme des soudures employées a subi de nombreuses variations : Becquerel, qui a introduit ces appareils dans les recherches physiologiques en 1837, se servait d'aiguilles à soudure médiane. Les aiguilles de Dutrochet étaient à soudure termino-latérale. Les plus usitées aujourd'hui sont celles à soudure

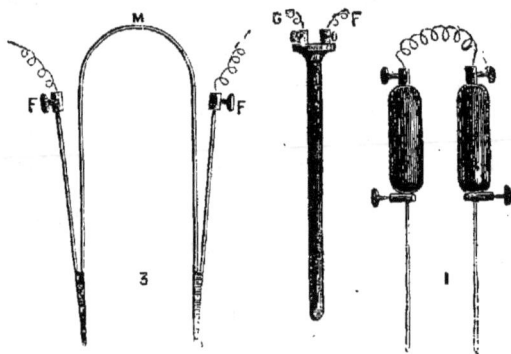

Fig. 240. — Aiguilles et sondes thermo-électriques.

cylindrique de d'Arsonval. La forme dite *piquante* est représentée figure 240, 1 et 3. D'autres formes pouvant être engainées dans une sonde en gomme ont été utilisées par Cl. Bernard pour prendre la température des vaisseaux et portent le nom de *sondes thermo-électriques* (fig. 240,2).

La sensibilité de la méthode ne dépend que de la sensibilité du galvanomètre. Dutrochet pouvait observer une différence de 1/80° de degré centigrade ; Helmholtz avec des appareils perfectionnés a pu mesurer des différences de température de 1/400° de degré. D'autres avantages peuvent encore lui être attribués, tels que le petit volume des aiguilles ou sondes permettant de les introduire dans les tissus ou les vaisseaux sans délabrement, la faible capacité calorifique de ces aiguilles ou sondes leur permettant de se mettre rapidement en équilibre sans enlever une grande quantité de chaleur à l'organe qui les contient et, par conséquent, sans faire varier sa température.

Température des animaux. — Au moyen de ces divers procédés on a pu déterminer les températures des animaux. Ces températures sont indiquées, pour quelques-uns des animaux à température constante, dans le tableau ci-joint :

DÉSIGNATION DE L'ANIMAL	TEMPÉRATURE DE L'ANIMAL EN CENTIGRADES	LIEU DE L'OBSERVATION	NOM DE L'OBSERVATEUR
MAMMIFÈRES			
Rat commun	38°,80	Rectum	J. Davy.
Chien	39	id.	id.
Chat.	38 ,90	id.	id.
Cheval.	36 ,80	id.	Prévost et Dumas.
Cochon d'Inde.	38	id.	id.
Mouton	38	id.	id.
Bœuf	37 ,50	id.	Despretz
Lapin.	37 ,50	id.	J. Hunter
Ane	36 ,95	id.	id.
OISEAUX			
Perroquet	41 ,10	id.	J. Davy.
Oie commune. . . .	41 ,70	id.	id.
Moineau commun . .	42 ,10	id.	id.
Poule commune. . . .	de 42°,20 à 43,90	id.	id.
Pigeon	42	id.	Prévost et Dumas.
Canard	42 ,11	id.	Martins.

On voit par ce tableau que, de tous les animaux, les oiseaux ont la température la plus élevée.

Cette température ne descend pas, en effet, au-dessous de 39°,44 et ne s'élève pas, normalement, au-dessus de 43°90. La température des mammifères est moins élevée; elle oscille entre 35°,50 et 40°50.

Température de l'homme. — La température de l'homme prise dans le creux axillaire oscille entre 36°,5 et 37°,25.

En clinique, lorsque l'on prend la température axillaire d'un malade, il est nécessaire d'observer certaines précautions indispensables. L'aisselle doit être préalablement parfaitement séchée ; le réservoir thermométrique étant introduit aussi profondément que possible, la tige de l'instrument étant dirigée en avant, la graduation tournée du côté externe, on rapproche le bras du thorax de façon que le contact soit aussi étendu que possible. On fléchit ensuite l'avant-bras sur le bras, la main étendue et portant sur la partie supérieure de la face antérieure de la poitrine du côté opposé. Cette position doit être conservée par le malade tant que dure l'observation du thermomètre.

La *durée* de cette observation ne peut être exactement fixée, cependant elle ne doit pas être inférieure à quinze minutes. Le thermomètre aura atteint la température de l'aisselle lorsque trois minutes se seront écoulées après l'arrêt de la colonne mercurielle. La méthode nommée *per descensum*, en élevant artificiellement le thermomètre au-dessus de la température que l'on doit mesurer et le portant aussitôt dans l'aisselle, est peu employée. L'équilibre est plus rapidement obtenu peut-être, mais l'instrument court de sérieux dangers, surtout si on le chauffe avec une flamme.

VARIATIONS DE LA TEMPÉRATURE PHYSIOLOGIQUE.

Avec la température extérieure. — Froid. — L'homme couvert de vêtements appropriés peut facilement lutter contre un abaissement, même exagéré, de la température extérieure. Les capitaines Parry et Back, dans leurs voyages vers les régions polaires, ont eu à affronter des températures de plus de 35° au-dessous de zéro. Les animaux vivant dans ces régions, tels que le renard arctique, le lièvre blanc, le loup, etc., avaient des températures internes dépassant de près de 80° la température de l'air ambiant. L'influence du froid ne fait donc pas varier sensiblement la température propre de l'homme et des animaux qui, comme lui, sont homéothermes. Cependant, si l'on soumet l'animal à des pertes de calorique par trop intenses, en le plongeant dans l'eau refroidie, par exemple, qui lui enlève par conductibilité et rapidement une grande quantité de chaleur, on voit sa température s'abaisser peu à peu jusqu'à atteindre la limite au delà de laquelle la vie n'est plus possible. Il en serait ainsi pour les mammifères cétacés qui vivent au milieu des mers glacées du pôle, si leur volume énorme et l'épaisse couche adipeuse qui les enveloppe ne les protégeaient contre des pertes trop grandes par conductibilité. Donc, en dehors des conditions antiphysiologiques que nous avons citées plus haut, le froid n'a qu'une très minime influence sur la température de l'homme et des animaux à régulation parfaite.

Chaud. — Il y a deux cas à distinguer lorsque l'on étudie l'influence des températures élevées sur la température propre de l'homme et des animaux supérieurs : ou bien le lieu dans lequel ils sont soumis à ces températures élevées est sec, ou bien il est saturé de vapeur d'eau.

1° *Chaleur sèche.* — Lorsque l'air qui entoure l'animal ou l'homme est complètement sec ou contient une très petite quantité de vapeur d'eau, une élévation même exagérée de la température de cet air ne produit qu'une variation insignifiante de la température propre de l'être qui la subit. Quelques exemples suffiront à le démontrer. Dans des expériences faites en 1775, Banks soutint, pendant sept minutes, l'action d'une température sèche de 99°,44 sans que sa température propre dépassât 36°,67. Blagden, Dodson, Park ont supporté, pendant un temps variant de huit à vingt minutes, des températures de 94° à 127°, 77. Dans un cas rapporté par Tillet à l'Académie des sciences en 1763, trois jeunes filles purent, pendant 10 minutes, résister à une température de 131°,76, qui était celle d'un four où pouvaient cuire de la viande et des pommes.

2° *Chaleur humide.* — Dans l'air saturé de vapeur d'eau il n'en est plus ainsi, et les températures maxima supportables sont de beaucoup inférieures à celles citées plus haut. Ainsi, en dix-sept minutes dans un bain de vapeur, dont la température varia de 37°,50 à 38°,75, Delaroche vit s'élever sa température propre de 3°,12. Il en fut à peu près de même dans une expérience tentée par Berger dans les mêmes conditions. L'élévation de la température propre peut être encore plus grande lorsque le milieu dans lequel l'homme ou l'animal sont plongés, au lieu d'être de l'air saturé de vapeur d'eau, est de l'eau liquide dont on élève progressivement la température. Lemonnier ne put supporter plus de huit minutes l'action d'un bain de Barèges dont la température était de 44°,44. Une grande agitation et de violents étourdissements le forcèrent à sortir du bain.

La différence d'action de la chaleur sèche et de la chaleur humide sur la température propre de l'homme et des animaux est facilement explicable. Un organisme plongé dans un milieu dont la température est supérieure à la sienne, ne peut se soustraire à une élévation de sa température propre que par un moyen : c'est d'évaporer à la surface de son corps une quantité d'eau telle, que la quantité de chaleur qui lui est enlevée par l'évaporation de cette eau soit précisément égale à celle qu'il reçoit du milieu par conductibilité ou rayonnement. Or, l'évaporation de cette eau se fait d'autant plus facilement que l'air ambiant est plus éloigné de l'état de saturation; elle est nulle dans l'air saturé, à plus forte raison dans l'eau liquide. Dans ces deux cas, l'équilibre est donc impossible, et la température propre de l'animal doit s'élever. Delaroche et Berger ont donné une preuve expérimentale de ces faits par diverses expériences, entre autres par l'originale qui suit : ils placèrent un alcarazas et un lapin vivant dans une étuve sèche dont la température s'éleva progressivement de 60°,5 à 87°,5. Le lapin résista longtemps, puis mourut avec une température de 2°,5 plus élevée que celle du vase poreux; tous les deux avaient perdu par évaporation sensiblement la même quantité d'eau.

Il est une autre considération qu'il est bon d'ajouter aux précédentes ; c'est que la vapeur d'eau ayant une chaleur spécifique beaucoup plus grande que l'air, la quantité de chaleur reçue par l'animal par conductibilité est beaucoup plus grande dans une étuve saturée que dans une étuve sèche. C'est une nouvelle cause d'échauffement qui s'ajoute au manque d'évaporation. Par contre l'air humide et froid, pour la même raison, enlève plus de calorique que l'air froid et sec, et est plus difficilement supporté.

Températures limites compatibles avec la vie. — La température de l'homme ne peut guère s'élever de plus de 6 à 7 degrés au-dessus de la température normale sans que sa vie soit compromise. On a pu observer dans des cas d'insolation, ou bien après de très violents accès de contractures musculaires causées par le tétanos, des températures de 44° et même 45°. Ces températures sont toujours suivies de mort. Il semble que la limite des températures inférieures soit un peu plus reculée. Les lapins et les cochons d'Inde placés par Cl. Bernard dans une étuve refroidie par un mélange réfrigérant, pouvaient assez facilement être rappelés à la vie, lorsque leur température n'était pas inférieure à 35°. A 28° le retour à la vie était très difficile et, au-dessous de 20°, impossible.

Variations périodiques de la température. — La température de l'homme, à l'état physiologique, n'est pas la même à tous les instants de la journée, et varie périodiquement suivant un cycle qui se reproduit toujours le même. Il est donc important, pour avoir des observations comparables en

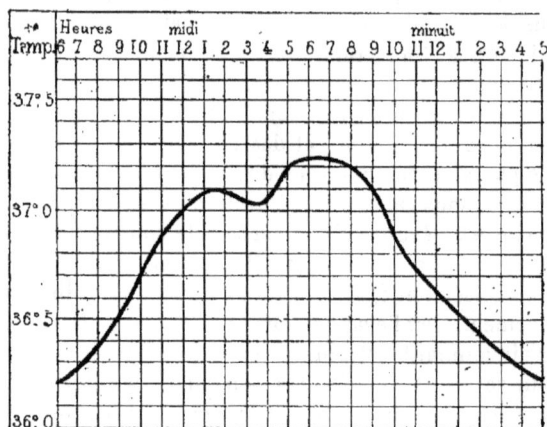

Fig. 241. — Courbe des variations diurnes de la température normale.

clinique, de *prendre toujours aux mêmes heures les températures des malades* en observation. La courbe des variations diurnes chez l'homme est représentée figure 241.

On voit qu'elle présente deux maxima et deux minima : le premier maximum vers une heure de l'après-midi; le second, plus élevé, vers sept heures du soir. Les minima ont lieu vers cinq heures du matin et vers trois heures de l'après-midi, le premier étant beaucoup plus bas que le dernier. En résumé, la courbe s'élève à partir de cinq heures du matin jusqu'à six heures du soir en présentant un pli assez marqué entre une heure et six heures de l'après-midi; elle redescend ensuite régulièrement jusqu'à cinq heures du matin.

Variations de la température avec diverses causes. — Age. — Barensprung a cherché à établir les variations que subissait la température. physiologique aux divers âges de la vie. Ces variations sont très minimes et ne dépassent guère *un demi degré* centigrade. Aussi les observations faites ne sont ni assez nombreuses ni assez probantes pour établir la courbe de la variation avec les divers âges. Un des faits qui ressort de ces recherches, c'est l'abaissement momentané (à 35°) de la température du *nouveau-né* aussitôt après sa naissance, abaissement qui tient à l'augmentation brusque des causes de refroidissement. Cette tendance au refroidissement est encore plus accentuée quand l'enfant naît *avant terme*, et dans un tel état de débi-lité qu'il mourrait fatalement si, par l'emploi des *couveuses*, on n'arrivait à le replacer en quelque sorte, au moins en ce qui concerne la température extérieure, dans les conditions physiologiques auxquelles il a été prématurément soustrait.

La température de l'homme tend également à s'abaisser lorsqu'il se rapproche de la *vieillesse*, c'est-à-dire à mesure que l'activité des combustions internes diminue.

EXERCICE MUSCULAIRE. — C'est une des plus puissantes causes de calorification et par cela même d'élévation de température. Après un exercice violent et prolongé l'élévation peut dépasser *un degré* centigrade. Les températures si élevées (44°,75) que Wunderlich a pu observer chez les tétaniques tiennent à la même cause, contractions musculaires exagérées. Richet a pu produire des températures analogues chez des chiens dont il faradisait la moelle.

Topographie thermique. — La température de l'homme n'est pas la même à tous les endroits du corps. Elle est très différente lorsqu'on passe des organes profonds à la périphérie cutanée, et, même à la surface cutanée, elle varie suivant que les parties considérées sont plus ou moins exposées au refroidissement.

On a construit pour la mesure des *températures locales* des thermomètres et des disques thermo-électriques qui, par leur forme, peuvent s'appliquer exactement sur la surface choisie. J. Davy a obtenu les résultats suivants pour l'état physiologique :

Plante du pied	32°,26	Région précordiale	34°,40
Jambe en avant	33°,05	Creux poplité	35°
Mollet	33°,85	Pli inguinal	35°,80

Les *cavités naturelles* dans lesquelles on peut introduire le thermomètre peuvent encore donner des températures différentes de la température axillaire. Les températures prises dans la bouche, dans l'anus, dans le vagin sont plus élevées que la température prise dans l'aisselle.

Rectum	37°,7 à 38°
Vagin	37°,3 à 37°,8
Bouche	37°,3

Il en est de même de la température prise en plaçant le réservoir thermométrique dans le jet d'urine au moment de l'émission, et de celles indiquées par les thermomètres à maxima que Kronecker et Mayer faisaient avaler aux animaux en expérience.

Température du sang. — Bien plus importantes sont les différences de température que l'on observe dans les diverses parties de l'appareil circulatoire. Ces différences étudiées par un grand nombre de physiologistes ont été élucidées et définitivement fixées dans la science par les recherches de Cl. Bernard.

Ce grand physiologiste s'est tantôt servi de thermomètres à mercure dont la tige très mince permettait leur introduction dans les vaisseaux du chien soumis à l'expérience, tantôt de sondes thermo-électriques spéciales pouvant être introduites très loin dans les deux vaisseaux, artère et veine de même nom habituellement, dont on voulait mesurer la différence de température. Le manuel opératoire très simple au moyen duquel Bernard a résolu la question si controversée de la température des sangs veineux et artériel est le suivant (fig. 242) : la veine et l'artère crurale étant mises à nu, on pousse les sondes jusqu'à la bifurcation de l'aorte abdominale et de la veine cave inférieure; le galvanomètre indique un excès d'un demi-degré en faveur du sang artériel.

En poussant ensemble les deux sondes du côté du cœur, on constate que cet excès diminue de plus en plus à mesure que l'on s'en rapproche; il est nul au niveau des veines rénales. Donc *au niveau de l'embouchure des veines rénales la température du sang veineux est égale à la température du sang artériel*. Si l'on continue à faire cheminer les deux sondes vers le cœur, on trouve qu'au-dessus des veines hépatiques la déviation galvanométrique en sens contraire des précédentes indique *un excès d'un demi-degré en faveur du sang veineux*. C'est à ce niveau, au-dessus des veines sus-hépatiques, qu'est situé le *maximum topographique* des températures chez l'animal.

Les sondes ayant pénétré dans les deux cœurs, on constate que la déviation galvanométrique, quoique moins grande, a toujours lieu dans le même sens. *Le sang*

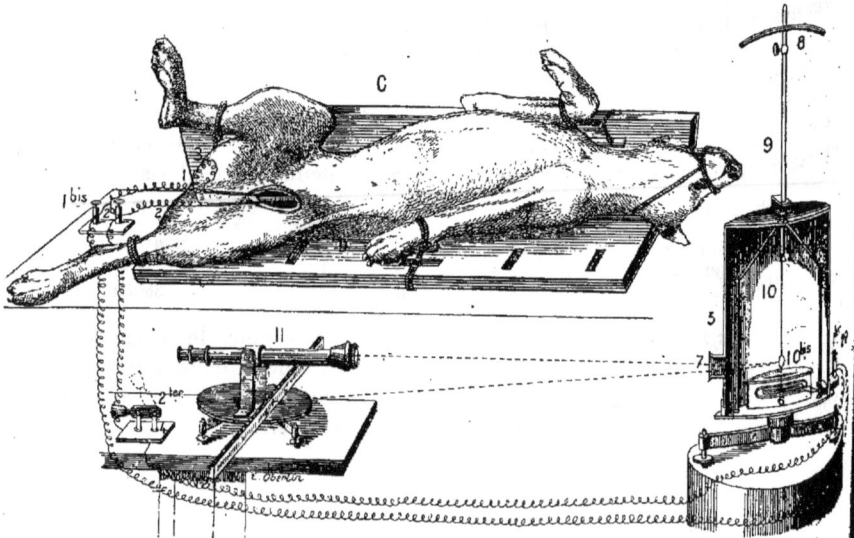

Fig. 242. — Appareil de Cl. Bernard pour mesurer la chaleur des sangs artériel et veineux.

du cœur droit est donc plus chaud que celui du cœur gauche. La différence trouvée par Cl. Bernard a varié de 0°,17 à 0°,20.

Les sondes introduites dans la veine jugulaire et dans la carotide correspondante donnent les mêmes résultats que pour l'artère et la veine crurales.

Au point de vue de la topographie thermique le système circulatoire peut donc être divisé en trois zones distinctes :

1° *Zone périphérique* comprenant les artères et veines périphériques jusqu'à l'embouchure des veines rénales, dans laquelle le sang veineux, ayant subi l'action de la température extérieure dans les capillaires de la peau, est plus froid que le sang artériel;

2° *Zone centrale* comprenant l'aorte abdominale et la veine cave inférieure à partir du niveau de l'embouchure des veines rénales jusques et y compris les cœurs droit et gauche, dans laquelle le sang veineux est plus chaud que le sang artériel ;

3° *Zone pulmonaire* comprenant les artères et veines pulmonaires, dans laquelle le sang des veines pulmonaires, après s'être refroidi dans les capillaires pulmonaires où il est en contact avec l'air extérieur, est plus froid que celui des artères du même nom.

La considération de ces résultats réduit à néant toute idée de localisation de la production de la chaleur animale, entre autres celle de Lavoisier qui avait indiqué le poumon comme organe calorigène par excellence. C'est au sein de tous les éléments anatomiques et par les réactions exothermiques qui s'y passent que se produit la chaleur.

Troubles de la calorification. — *Fièvre*. — C'est un cas pathologique caractérisé par l'*élévation anormale et durable de la température*. Lorsque l'on observe sur un malade une température supérieure à 37°, 5, ce malade est en *état de fièvre*. Un grand nombre de maladies sont accompagnées de fièvre : la scarlatine, la pneumonie, l'infection purulente entre autres ; pour quelques-unes, la courbe des élévations de température se reproduit toujours semblable à elle-même et est caractéristique de la maladie. Il en est ainsi de la fièvre typhoïde. Pendant une forte fièvre le thermomètre peut atteindre 40°, il atteint plus rarement 41° ; au-dessus, surtout si la température se maintient, le danger est extrême pour le malade.

La physiologie pathologique de la fièvre est encore entourée de beaucoup d'obscurités. Si, en effet, comme cela paraît évident, la constance de la température à l'état normal est due à un équilibre parfait entre la production et la déperdition de la chaleur, équilibre maintenu par l'appareil nerveux régulateur (lutte réflexe contre le froid et le chaud), la fièvre, c'est-à-dire la rupture de l'équilibre, peut tenir, comme e boni de tout budget, à une diminution de dépense ou à un excès de recette.

Dans la *théorie par rétention* (Traube), on admet que la production de chaleur reste normale, mais que les pertes par l'évaporation pulmonaire et le rayonnement cutané sont *diminuées* par resserrement des vaisseaux périphériques. Cela n'est vrai que pendant le stade de frisson qui précède la fièvre.

Dans la *théorie par hyperproduction*, qui paraît aujourd'hui plus probable, on admet que la fièvre est due à une *augmentation* des *combustions interstitielles*. Les recherches calorimétriques faites sur des animaux fébricitants ont donné la preuve de ce fait.

Algidité. Hypothermie. — C'est le contraire de la fièvre, il y a abaissement de la température. On l'observe dans quelques états en général assez graves : collapsus de certains empoisonnements et autres états morbides, choléra, accès pernicieux, section de la moelle cervicale.

CALORIMÉTRIE ET THERMOGENÈSE

CALORIMÉTRIE. — Nous avons vu que la température des animaux inférieurs n'était qu'un effet résultant de deux causes de sens contraire : 1° cause de refroidissement par conductibilité, rayonnement, évaporation des liquides; 2° cause d'échauffement par les réactions exothermiques qui se passent au sein même de leurs tissus. Chez les animaux supérieurs homéothermes ou à régulation parfaite, l'invariabilité de cet effet ne peut donner aucun renseignement sur les causes qui le produisent et qui varient en sens inverse l'une de l'autre. Le Lapon qui affronte des températures de — 20° et le nègre qui vit sous l'équateur par des températures ordinaires de + 30°, ont tous les deux, très approximativement, la même température propre; ils diffèrent cependant par leur genre de vie, leur alimentation. Cette différence se traduit physiologiquement par une inégalité dans la quantité de chaleur qu'ils produisent. L'importance de la mesure des quantités de chaleur produite par les êtres vivants l'emporte donc de beaucoup sur la mesure de leur température ; non seulement parce que cette chaleur produite varie indépendamment de la température, quelquefois, comme nous le verrons, en sens inverse; mais surtout, parce que c'est une des formes de l'énergie sous laquelle se manifeste le plus ordinairement l'activité vitale de l'être vivant, et qui peut servir, par conséquent, à mesurer cette activité.

Méthodes calorimétriques. — Instruments de mesure. — Il existe deux méthodes pour mesurer la quantité de chaleur produite par un animal : 1° on mesure *directement*, au moyen de divers calorimètres employés pour les corps bruts, la quantité de chaleur qu'il cède à un corps choisi, corps calorimétrique, dans l'unité de temps; c'est la *méthode directe;* 2° on calcule *indirectement*, connaissant les réactions endothermiques et exothermiques qui se passent au sein de son organisme et les masses des corps réagissants, au moyen des constantes thermochimiques, la quantité de chaleur résultante qui devient libre. C'est la *méthode indirecte.* Ces deux méthodes peuvent se contrôler l'une par l'autre.

Ainsi le problème de la thermogenèse animale ne se pose pas autrement aujourd'hui que ne l'avait posé Lavoisier en 1777. « Il y a une relation constante, dit-il, entre la chaleur de l'animal et la quantité d'air entrée ou au moins convertie en air fixe dans les poumons. »

C'est pour arriver à la démonstration expérimentale de cette affirmation qu'il imagina son *calorimètre à glace* et qu'il fit, avec Laplace, la première expérience de calorimétrie animale. Un animal de petite taille était introduit dans une double enceinte entourée de glace. On l'y laissait un certain temps et l'on pesait l'eau provenant de la fusion de la glace. En multipliant par la constante 79° (nombre de calories absorbées par la fusion de 1 kilog. de glace), on avait directement la quantité de chaleur fournie par l'animal, exprimée en calories. (Calorie = quantité de chaleur nécessaire pour élever un kilog. d'eau de 0° à 1° C.)

Dulong et Despretz employèrent simultanément le *calorimètre à eau* pour résoudre le même problème (fig. 243). L'animal en expérience, protégé par une enveloppe métallique C, était plongé au sein d'une masse d'eau dont on connaissait le poids et la température initiale. L'eau s'échauffait et l'on pouvait calculer, par l'évaluation de la différence entre sa température initiale et sa température finale, la quantité de chaleur cédée par l'animal. Les gaz ayant servi à la respiration traversaient un serpentin également plongé dans l'eau du calorimètre.

On peut faire des critiques graves au procédé employé par Lavoisier; l'animal n'étant pas dans des conditions physiologiques normales se refroidissait, de plus les fragments de glace retenaient à leur surface une petite quantité de l'eau de fusion qui ne pouvait être évaluée exactement. Le calorimètre à eau de Despretz et Dulong était préférable; cependant l'animal était dans

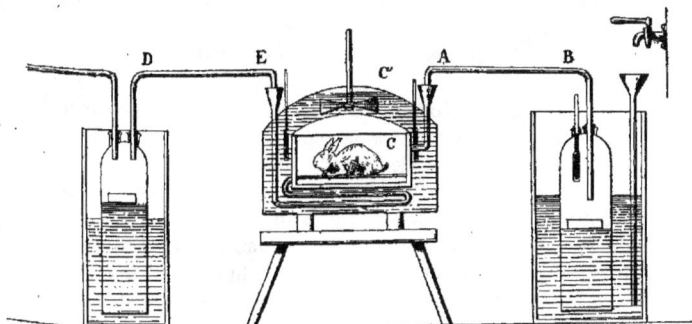

Fig. 243. — Calorimètre à eau de Dulong et Despretz.

un milieu dont la température s'élevait sans cesse et les corrections nombreuses que nécessitait la méthode, rendaient les résultats incertains.

De nos jours des recherches de calorimétrie animale ont été faites par Sénator et Wood au moyen d'un calorimètre à eau; par Sapalski et Klebs, au moyen d'un calorimètre à air; par Liebermester, au moyen de la méthode défectueuse des bains liquides. Les calorimètres de d'Arsonval et ceux de Ch. Richet répondent aux desiderata d'une étude de calorimétrie animale.

Calorimètre de d'Arsonval. — Le premier calorimètre de d'Arsonval (1880), bien que d'une construction compliquée, est d'un fonctionnement très simple. Il remplit absolument toutes les conditions au point de vue de l'exactitude physique des mesures et toutes les indications d'ordre physiologique. Pour sa description, qui comporte de nombreux détails, nous renvoyons le lecteur au mémoire original. (*Travaux du laboratoire de Marey*, 1880, p. 378 et suivantes.)

C'est ce calorimètre à température constante, avec quelques modifications, qui a servi à Sigalas, dans le laboratoire de Jolyet, pour étudier simultanément chez un même animal, dans diverses conditions:

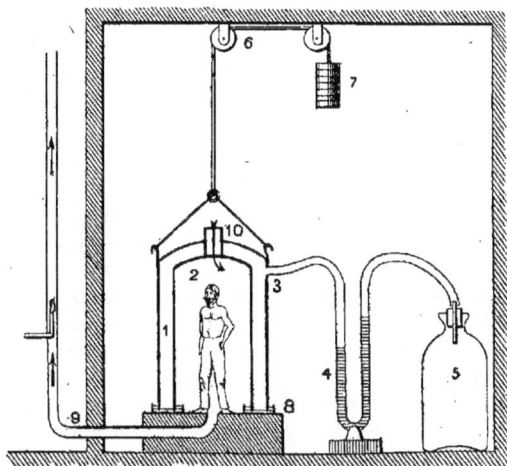

Fig. 244. — Calorimètre de d'Arsonval.

1° La chaleur dégagée; — 2° l'oxygène absorbé; — 3° l'acide carbonique exhalé.
Un autre calorimètre, imaginé plus récemment par d'Arsonval, permet de pour-

suivre sur l'homme les mesures calorimétriques. Ce calorimètre est, comme on le voit (fig. 244), un *grand thermomètre à air creux*. Il se compose de deux vases cylindriques en métal placés concentriquement et limitant deux cavités distinctes : la première annulaire (1) est hermétiquement close et communique seulement par la tubulure (3) avec un manomètre à eau (4). La seconde cavité (2) constitue l'intérieur du calorimètre, dans lequel est placé l'homme en expérience.

Il est très facile de comprendre le fonctionnement de cet appareil. Si une source de chaleur est placée en (2), elle réchauffe l'air de (1) et la température de cet air s'élève jusqu'à ce que la perte par rayonnement soit égale à la production. Or la température de l'air de (1) ne peut s'élever sans que sa pression s'élève en même temps, ce qu'indique le manomètre. La quantité de chaleur rayonnée par l'appareil est donc proportionnelle à l'excès de sa température sur celle du milieu ambiant (loi de Newton), par conséquent proportionnelle à la hauteur de la colonne manométrique. Le récipient (5), plein d'air et uni à la seconde branche du manomètre, est là pour empêcher que les variations de la pression atmosphérique et de la température ambiante ne faussent les indications du manomètre. Pour graduer l'appareil en *calories*, l'auteur fait brûler dans son intérieur un bec d'hydrogène pur à débit constant dont la chaleur de combustion est connue et note la hauteur correspondante du manomètre.

Pour enregistrer d'une façon continue et sans corrections les phases de la production de la chaleur chez un animal, d'Arsonval a beaucoup modifié le

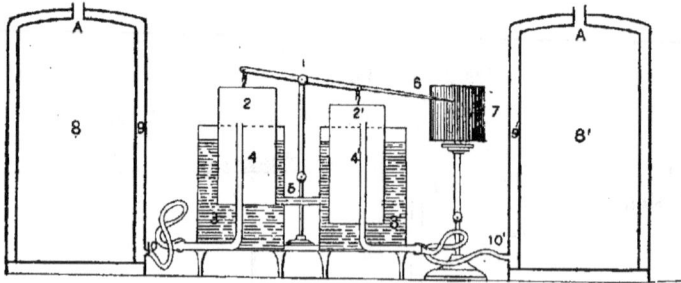

Fig. 245. — Calorimètre inscripteur de d'Arsonval.

dispositif précédent. Le manomètre a été remplacé par l'appareil inscripteur ci-dessus dont la figure 245 donne une explication suffisante.

Calorimètre de Richet. — Ch. Richet a aussi utilisé la dilatation de l'air de l'enceinte dans laquelle est enfermé l'animal pour mesurer les quantités de chaleur produites par cet animal, mais il s'est servi d'un dispositif expérimental entièrement différent. L'enceinte est, comme on le voit (fig. 246), constituée par un serpentin tubulaire en cuivre disposé en forme de double hémisphère articulé par une charnière. Chacun des deux serpentins est relié à un tube de caoutchouc amenant l'air dilaté à la partie supérieure d'un vase clos contenant de l'eau. L'air presse sur la surface du liquide et le force à s'écouler par le siphon toujours exactement amorcé situé à gauche de la figure. Si l'on recueille dans une éprouvette graduée l'eau qui s'écoule, on mesure ainsi exactement la dilatation de l'air du récepteur qui est égale en volume à la quantité d'eau qui est tombée. Cette dilatation connue, il devient facile de déterminer les quantités de chaleur cédées par l'animal au récepteur calorimétrique.

Il y a lieu, avec un tel calorimètre, de tenir compte des variations de la température extérieure et, si l'expérience a une longue durée, des variations de la pression atmosphérique.

La *graduation* du calorimètre a été faite par l'auteur de la façon suivante :

Ayant placé un poids P d'eau chaude dans le calorimètre à une température de t^o, on observe qu'une certaine quantité d'eau q s'écoule par le siphon pendant que la température de l'eau placée dans le calorimètre baisse de t^o à t'^o. La quantité de chaleur cédée par l'eau chaude au calorimètre est P $(t—t')$, et

$$\frac{P\,(t—t')}{q},$$

est la quantité de chaleur que représente l'unité de volume d'eau écoulée par le siphon, cette quantité étant exprimée en *calories gramme-degré* ou *petite calorie*,

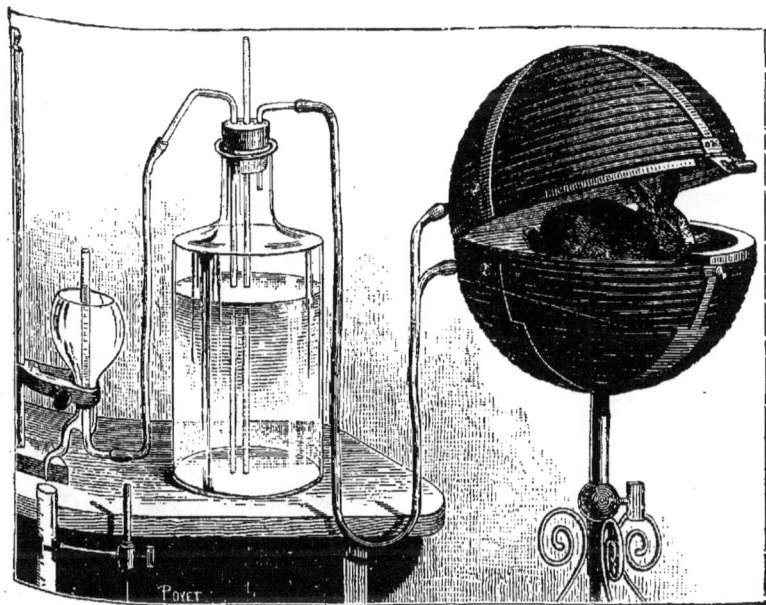

Fig. 246. — Calorimètre de Richet.

si P représente le poids de l'eau chaude en grammes. Dans l'un des appareils de Ch. Richet un centimètre cube d'eau écoulée répondait à 83 calories gramme-degré.

Résultats obtenus. — Si l'on prend la moyenne des résultats obtenus par les différents expérimentateurs dont nous venons de signaler les méthodes et de décrire les appareils, on trouve que la production de chaleur par heure et par kilogramme d'animal peut être évaluée à :

6,000 calories-gramme-degré pour les lapins et les cobayes;
2,500   —   pour un chien;
1,500   —   pour un homme adulte.

En calculant la quantité de chaleur produite par un individu d'un poids de 60 à 65 kilogrammes pendant une heure on trouve que cette quantité de chaleur appliquée à 1 litre d'eau à 0° serait capable de porter cette eau au voisinage de la température d'ébullition.

Variations de la production de chaleur avec diverses causes. — Les chiffres précédents ne peuvent être considérés que comme des moyennes sans aucune valeur absolue. En effet, les circonstances qui influent sur la thermogenèse animale sont les mêmes que celles qui influent sur la déperdition de calorique, puisqu'il ne peut y avoir, du moins chez l'homme et chez les animaux homéothermes, de variations sensibles de la température propre.

Or ces causes de déperdition sont très nombreuses et quelquefois très efficaces. Elles agissent en modifiant le rayonnement, la conductibilité ou l'évaporation à la surface de la peau. Nous en étudierons quelques-unes en indiquant sommairement les résultats obtenus.

Poids. — Le poids de l'animal influence sa production de chaleur.

Ch. Richet, qui a expérimenté divers animaux, a trouvé qu'un gros lapin d'un poids donné produisait beaucoup moins de chaleur que quatre petits lapins pesant ensemble le même poids. Ses expériences ont également démontré une particularité intéressante, que des considérations physiques pouvaient faire prévoir; c'est que l'inégalité dans la production de chaleur n'existe plus si l'on rapporte l'évaluation à l'unité de surface d'animal au lieu de la rapporter à l'unité de poids.

Sigalas a confirmé ces résultats : il a montré que les petits animaux dégageaient plus de chaleur et aussi absorbaient plus d'oxygène que ceux de grande taille, sans qu'il y ait de rapport constant entre les calories dégagées et l'oxygène absorbé.

Influence de la température extérieure. — D'après la loi connue en physique sous le nom de loi de Newton, un corps chaud abandonne d'autant plus de chaleur par rayonnement au milieu où il est plongé que l'excès de sa température sur celle du milieu est plus grand. Or si l'on cherche à vérifier cette loi dans le cas où le corps chaud est un animal vivant, on trouve qu'elle ne s'applique pas. Ce fait, signalé d'abord par d'Arsonval, a été vérifié par

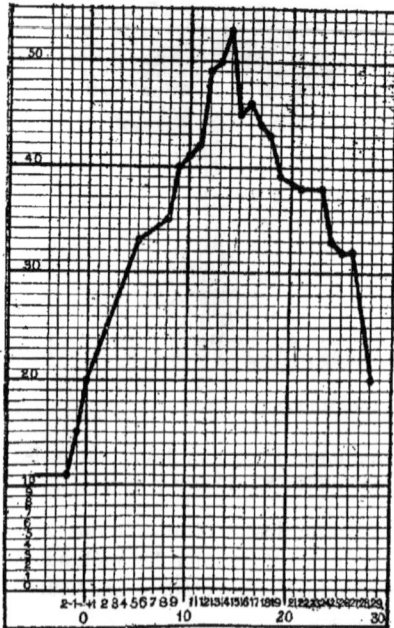

Fig. 247.

Ch. Richet pour le lapin entre les températures de — 2° et + 28, et par Sigalas, sur le même animal, entre 7° et 20°.

La courbe ci-dessus (fig. 247) donnée par Richet, indique ces variations de la production de la chaleur en fonction des températures extérieures portées en abscisse. On y voit qu'il existe une température *optima* (point de rebroussement de la courbe) vers 14° pour laquelle la production de chaleur est maxima. Si la température change dans un sens ou dans l'autre, le *dégagement* de chaleur diminue bien que la quantité d'oxygène absorbé continue à augmenter (Sigalas). — Une explication entièrement satisfaisante de ces faits est encore à donner; cependant l'action des vaso-moteurs eux-mêmes sous la dépendance du système nerveux a certainement une influence.

Le refroidissement des téguments en rapport direct de conductibilité avec le milieu est aussi à considérer. Grâce à ce refroidissement superficiel l'excès de la température de l'animal sur celle du milieu est diminué, si bien que l'exception de l'animal à la loi de Newton est plus apparente que réelle si l'on tient compte de sa température superficielle et non de sa température physiologique.

Influence des téguments. — La fourrure plus ou moins épaisse d'un animal contribue encore à augmenter ou diminuer les pertes de chaleur par conductibilité et rayonnement. Ch. Richet a trouvé que les enfants, dont la peau est nue, produisent (c'est-à-dire perdent) par *unité de surface* plus de chaleur que les animaux à fourrure. Ainsi la production de chaleur a été pour eux de 16,2.

Les chiens, qui peuvent être rangés parmi les animaux à fourrure maigre, produisent 14,4 par unité de surface.

Les chats, cobayes, lapins, dont la fourrure est bien fournie, produisent de 10 à 13 par unité de surface suivant leur taille. Enfin les oiseaux, oie, canard, pigeon, à peu près comparables pour la taille et le poids aux mammifères bien pourvus de fourrure cités plus haut, produisent un peu plus de chaleur que ces derniers à cause de leur température plus élevée. Mais les petits oiseaux se comportent autrement.

Action du vernissage. — Une mention spéciale doit être faite, au point de vue calorique, des expériences dans lesquelles on a enduit la fourrure des animaux, tels que le lapin, le cobaye, le chien, etc., d'huile ou d'un vernis quelconque, agglutinant les poils. Dans ces conditions on trouve que l'animal ainsi enduit perd une beaucoup plus grande quantité de chaleur qu'à l'état normal. Cette perte de chaleur peut être assez grande pour abaisser la température de l'animal à tel point que la mort s'ensuive. Si toute le surface du corps n'a pas été enduite de manière à pouvoir conserver l'animal en expérience, on constate qu'il s'amaigrit rapidement ou tout au moins qu'il n'augmente plus de poids. Cela tient naturellement à la dénutrition rapide qui accompagne cette augmentation dans la production de la chaleur.

L'*utilité des vêtements* découle des considérations qui précèdent. L'homme, en se couvrant de tissus mauvais conducteurs de la chaleur, oppose une barrière à sa déperdition par conductibilité et rayonnement; il peut être assimilé alors aux animaux à fourrure épaisse.

Influence du travail musculaire. — Thermodynamique animale. — La contraction musculaire est une des causes les plus importantes de variation dans la production de chaleur chez l'animal. Cl. Bernard a démontré de la manière suivante qu'*un muscle qui se contracte s'échauffe.*

On prend deux trains postérieurs de grenouille identiques préparés à la Galvani et l'on enfonce dans une cuisse de chacun des trains une aiguille thermo-électrique. Le galvanomètre indique une égalité de température. On excite par un courant faradique, ne pouvant pas agir par dérivation sur le galvanomètre, les nerfs lombaires de l'un des membres ; de fortes contractions s'ensuivent et l'on voit le galvanomètre indiquer une élévation de température du côté contracturé. Les muscles ayant perdu leur excitabilité, si on recommence l'expérience, l'aiguille ne bouge plus. Les expériences de Ch. Richet et les observations de Wunderlich citées plus haut conduisent aux mêmes conclusions.

Si l'on modifie cette expérience, comme l'a fait Béclard, et que l'on prenne la température de l'un des muscles d'une grenouille dont la contraction est employée à soulever un poids, puis celle de l'autre muscle symétrique, dont on empêche le raccourcissement par la fixation du membre, on trouve que la température du muscle qui soulève le poids est inférieure à celle du muscle dont on a empêché le raccourcissement. Comme il n'existe entre ces deux muscles que cette seule différence, à savoir que la contraction de l'un d'eux a produit un travail mécanique positif (le soulèvement du poids), tandis que l'autre s'est contracté sans produire aucun travail, on en conclut qu'un muscle qui se contracte en produisant du travail dégage *moins* de chaleur qu'un muscle à l'état de contraction *statique.*

Cette conclusion a été verifiée directement sur l'homme par les expériences de Béclard (1860). Elle consiste à prendre, au moyen de thermomètres donnant le 1/50 de degré, la température du biceps brachial d'un expérimentateur dont le bras produit : 1° un travail positif en élevant un poids connu à une hauteur connue (contraction dynamique) ; 2° un effet d'équilibre, en maintenant ce poids immobile en l'empêchant de tomber (contraction statique). Ces expériences établissent le même fait que précédemment ; elles ne sont pas à l'abri de toute critique.

Un animal doit donc dégager moins de chaleur lorsqu'il emploie ses forces à la production d'un travail extérieur que lorsqu'il ne développe aucun travail. Ce principe a été énoncé pour la première fois par un médecin allemand, Jules-Robert Mayer, auquel on doit également le principe de l'équivalence du travail et de la chaleur qui contient toute la thermodynamique. Hirn, dans de mémorables expériences (1857-58), a cherché à le vérifier directement sur l'homme, et même à se servir de ces expériences pour en tirer le rapport numérique qui lie ces deux formes de l'énergie.

Ces expériences de Hirn, hérissées de difficultés insurmontables, ne pouvaient amener au résultat attendu, car il n'est pas possible d'assimiler le moteur animé à un moteur thermique transformant de la chaleur en travail mécanique. En effet, d'après le principe de Carnot, dans toute machine thermique, il est nécessaire qu'il y ait une chute de température et qu'une certaine quantité de chaleur tombe du point où la température est élevée au point où la température est basse, une autre quantité de chaleur plus petite étant seule transformée en travail par la machine. Dans la machine à vapeur,

par exemple, une grande quantité de chaleur passe inutilement de la chau-
dière au condenseur; 1/10 au plus, dans les meilleures, est transformé en travail. Or, *dans l'animal considéré comme moteur on ne peut appliquer le
principe de Carnot, car on ne trouve aucune de ses parties assimilable soit
au foyer soit au condenseur*, et de cette impossibilité d'appliquer ce principe fondamental résulte une *différence absolue entre le moteur animé et le
moteur thermique*.

Si l'animal ne transforme pas la chaleur en travail, on est conduit à se demander quelle est la source de ce travail. On doit la chercher jusqu'à nouvel
ordre dans les réactions chimiques qui se passent dans l'intimité même des
tissus. L'énergie libérée par ces réactions apparaît directement sous la forme
travail mécanique sans passer par la forme chaleur, de même que dans un
élément voltaïque l'énergie, provenant des actions chimiques qui s'y passent
se montre sous la forme de courant électrique dans le conducteur qui joint
les deux pôles.

SOURCES DE LA CHALEUR ET DU TRAVAIL MÉCANIQUE
CHEZ L'ANIMAL

Sources de la chaleur. — Jusqu'à Lavoisier les idées émises sur les sources
de la chaleur animale sont des plus fantaisistes et ne reposent sur aucune
observation précise. C'est après avoir établi la composition de l'air en 1777
que Lavoisier ramène les phénomènes de la respiration à ceux de la combustion du charbon et de l'hydrogène et en fait la source de la chaleur animale.

« La respiration n'est qu'une *combustion lente* du carbone et de l'hydrogène, dit-il, qui est semblable en tout à celle qui s'opère dans une lampe ou
dans une bougie allumées, et, sous ce point de vue, les animaux qui respirent
sont de véritables corps combustibles qui brûlent et se consomment. »

Les successeurs de Lavoisier adoptent complètement ses idées, Dulong et
Despretz entre autres, et ce n'est que de nos jours, avec l'aide des données
de la thermo-chimie, que l'on peut revenir sur ces idées de Lavoisier et concevoir d'une manière plus générale les sources de chaleur. Ces sources de chaleur sont les suivantes :

OXYDATIONS. — Les oxydations sont évidemment les sources de chaleur les
plus importantes au point de vue de la quantité de chaleur produite. Aussi la
mesure de l'oxygène absorbé et du CO_2 rendu demeure toujours fort importante. Mais on ne peut pas tirer de ces données et de la quantité d'hydrogène
brûlé le calcul de la chaleur totale produite, parce que : 1° l'oxygène employé
à ces combustions n'est pas à l'état libre, mais provient de l'oxyhémoglobine. Les combustibles organiques doivent d'abord enlever l'oxygène à
l'oxyhémoglobine ; cette réduction est une réaction endothermique ; 2° une
même quantité d'O consommée peut produire des quantités de chaleur fort
différentes suivant qu'elle est employée à brûler tel ou tel aliment ; 3° les

mêmes quantités de CO_2 ou d'H_2O formées peuvent avoir donné lieu à des quantités de chaleur fort différentes, suivant qu'elles proviennent de corps déjà plus ou moins oxydés ; 4° enfin les oxydations incomplètes peuvent dégager une quantité considérable de chaleur sans mettre en liberté CO_2 ni H_2O.

AUTRES RÉACTIONS. — A côté des oxydations il convient de placer d'autres réactions qui se passent au sein de l'organisme animal et influent sur les quantités de chaleur dégagées. Parmi elles se placent les *hydratations* et les *déshydratations*, les *dédoublements*, les *synthèses* et les *fermentations*.

Sources du travail mécanique. — *Théorie de Liebig.* — Liebig en 1842

voulut attribuer au travail musculaire d'autres sources que celles de la chaleur animale. Dans cette théorie longtemps en faveur, les hydrates de carbone qui s'oxydent facilement et brûlent sont les aliments qui produisent spécialement la chaleur. Ce sont les *aliments de chaleur* ou aliments *respiratoires* ou *calorigènes*. D'autre part l'élément essentiel de tous les tissus, le protoplasma organique, se compose de corps albuminoïdes. Le tissu musculaire surtout en contient. Le muscle, par le fait du travail qu'il produit, doit donc se détruire lui-même et emprunter au sang l'albumine pour réparer ses pertes. Les aliments azotés sont donc des *aliments plastiques* ou des *aliments de force, dynamogènes*.

Objections. — Cette théorie très simple et très attrayante comporte un certain nombre d'objections :

1° Les herbivores, dans l'alimentation desquels les corps non azotés prédominent, sont d'excellents producteurs de travail. Les carnivores au contraire en sont de très médiocres ; ce devrait être le contraire d'après la théorie de Liebig.

2° La destruction des albuminoïdes et la production d'urée qui en est la conséquence devraient augmenter avec le travail produit ; or, il n'en est rien ; témoin l'expérience de Fick et de Wislicenus (ascension du Faulhorn) dans laquelle l'urée excrétée fut à peu près en même quantité pendant et après l'ascension, qui nécessita une production de travail considérable, que les jours précédents. De plus l'évaluation de l'énergie indiquée par la formation de l'urée couvrait à peine l'énergie totale dépensée.

3° Dans l'analyse directe des déchets musculaires on trouve des corps qui ne peuvent provenir que de l'oxydation des hydrates de carbone.

4° Enfin les ouvriers et les paysans qui produisent une grande somme de travail, mangent une très petite quantité de viande et une quantité considérable d'hydrates de carbone : graisses, pain, pommes de terre, lard, etc.

Théorie de Chauveau. — La théorie de Liebig ne peut donc plus être acceptée ; d'ailleurs les récents travaux de Chauveau et Kauffmann (1887) dont nous ne pouvons donner que les résultats, ont démontré directement que le *travail musculaire détruit de la glycose*. On est donc conduit à admettre avec Fick que le muscle est analogue à une machine qui brûle des hydrates de carbone et des substances non azotées. Mais le fonctionnement de cette machine ne va pas sans une certaine usure de ses organes et c'est à leur réparation que sont utilisées les substances albuminoïdes contenues dans les aliments.

La source de *travail* consiste donc, comme la source de *chaleur*, dans la combustion des hydrates de carbone et des corps gras.

RÉGULATION DE LA CHALEUR ANIMALE

Nous avons dit, au commencement de ce chapitre, que l'homme et les animaux supérieurs (mammifères et oiseaux) possèdent la propriété de maintenir *constante* leur température propre, quelles que soient les variations de la température extérieure, au moyen d'un véritable appareil régulateur qui est le système nerveux. Nous devons étudier avec quelques détails le mécanisme de cet appareil de régulation qui maintient l'équilibre entre la production de chaleur de source intérieure et la déperdition produite à la surface au contact du milieu ambiant.

Influence du système nerveux sur la production de la chaleur animale. — Cette influence s'exerce de deux façons différentes : 1° elle *augmente ou diminue* dans l'intimité des tissus les *processus chimiques intra-cellulaires* qui s'y passent, d'où il résulte une variation positive ou négative dans la production de chaleur ; 2° elle *modifie la déperdition de calorique* à la surface de la peau en agissant sur le système circulatoire (nerfs vaso-dilatateurs, nerfs vaso-constricteurs).

Nous allons voir, en partant des données générales, comment l'organisme s'adapte de lui-même, automatiquement, aux conditions exposées qui tendraient à le faire sortir de sa position d'*équilibre thermique ;* comment, en d'autres termes, il lutte contre le froid et la chaleur.

1° *Action nerveuse sur les processus chimiques.* — Le système nerveux modifie les échanges intracellulaires dans tous les tissus, mais son action est très efficace sur les tissus musculaires et glandulaires. Un muscle qui se contracte sous l'influence de son nerf moteur, qu'il produise ou non du travail mécanique, s'échauffe beaucoup ; un muscle au repos ou paralysé fait peu de chaleur. La température d'un chien tétanisé par l'excitation électrique de la moelle peut s'élever jusqu'à 5 et 6 degrés au-dessus de la normale ; de même, comme l'a démontré Claude Bernard, si l'on sectionne la moelle d'un chien, la température du chien peut descendre de 39° à 30° environ. Il s'agit évidemment là d'une diminution dans les réactions intimes du tissu musculaire provenant de la suppression de l'influx nerveux. D'ailleurs le sang qui sort de ces muscles paralysés est très rouge et contient peu d'acide carbonique.

Il en est de même pour les glandes. Elles sécrètent plus ou moins et, par conséquent, les réactions qui se passent en elles sont d'autant plus actives que l'excitation du nerf est elle-même plus intense. Claude Bernard, Ludwig, Heidenhain ont démontré que l'excitation du bout périphérique de la corde du tympan fait monter la température du sang veineux qui revient de la glande.

L'influence des excitations cérébrales sur la calorification peut s'expliquer de la même façon ; elles n'agissent pas sur tel ou tel organe particulier, mais bien sur tout l'organisme pour modifier les échanges chimiques qui s'y passent.

Centres thermiques. — Certaines expériences paraissent démontrer l'existence, dans la région bulbo-protubérantielle, de centres réglant la production de chaleur. C'est ainsi que dans l'*excitation directe* par *piqûre* ou *écrasement* de la moelle cervicale, ou du mésocéphale, du pont de Varole ou de la protubérance annulaire on a vu se produire chez le chien une *hyperthermie* considérable (Tcheschichin, Wood, Quincke, Naunyn). Ch. Richet a montré que si l'on enfonce dans la région antérieure du cerveau d'un lapin une aiguille mince ou un stylet, on voit la température de l'animal monter rapidement. Dans les cas où l'expérience réussit bien, l'ascension thermique peut dépasser trois degrés ; l'animal ne présente d'ailleurs ni contracture ni paralysie. La *section de la moelle*, qui supprime l'action de ces divers centres bulbo-cérébraux, abaisse considérablement la température de l'animal (*hypothermie*).

2° *Action nerveuse sur l'élimination de la chaleur.* — La déperdition de la chaleur à la surface de la peau est encore sous la dépendance du système nerveux. En effet l'irrigation sanguine tend à établir un équilibre de température entre les parties profondes et les parties périphériques par convection directe de la chaleur. La quantité de chaleur qui arrive aux parties périphériques pour être éliminée est donc, toutes choses égales d'ailleurs, proportionnelle à l'activité de la circulation dans ces parties. Or c'est par l'intermédiaire des *nerfs vaso-dilatateurs* et *vaso-constricteurs* que cette activité est modifiée par le système nerveux suivant les circonstances extérieures, d'où une déperdition plus ou moins abondante de chaleur, minime lorsque les vaisseaux se contractent, considérable lorsqu'ils se dilatent. Il résulte de ce chef une régulation de la chaleur par le système nerveux, qui, comme nous l'avons vu pour les animaux *homéothermes*, est difficilement mise en défaut.

Nous allons voir, en partant de ces données générales, comment l'organisme s'adapte de lui-même, automatiquement, aux conditions opposées qui tendraient à le faire sortir de sa position d'*équilibre thermique ;* comment, en d'autres thermes, il lutte contre le froid et la chaleur.

LUTTE CONTRE LE FROID

1° **Diminution de la déperdition de chaleur.** — La simple observation a montré de tout temps, l'exubérance des fourrures des toisons, des plumages à duvet chez les animaux des pays froids, leur absence chez les animaux des pays chauds. Ces productions épidermiques, dont les vêtements de l'homme ne sont qu'une imitation, ne sont pas thermogènes par elles-mêmes, mais s'opposent simplement grâce à la grande quantité d'air (très mauvais conducteur) interposé entre leurs éléments, à la déperdition de la chaleur propre du corps. — Les recherches calorimétriques ont montré qu'un lapin rasé perd beaucoup plus de chaleur qu'un lapin normal (et par conséquent pour maintenir sa température, il doit produire aussi plus de chaleur). La graisse sous-cutanée des cétacés est aussi un écran contre la déperdition de chaleur.

Chez l'homme et les animaux à fourrure maigre (chien, etc.), sous l'influence du froid, la peau tout entière se contracte par action réflexe (peauciers, fibres lisses), de manière à diminuer sa surface ; les vaso-moteurs resserrent les artérioles cutanées, et la peau ainsi anémiée et refroidie ne rayonne plus qu'une faible quantité de chaleur. L'élimination de la chaleur tombe alors au minimum et l'organisme réalise ainsi un premier moyen de lutte contre le froid.

2° Augmentation de la chaleur produite. — C'est seulement lorsque avec Lavoisier et les physiologistes les vraies causes de la chaleur animale eurent été connues, qu'on constata que l'intensité des combustions respiratoires augmente quand la température extérieure diminue. Par conséquent, quand il fait froid, l'animal pour maintenir sa température doit produire dans ses tissus plus de chaleur, et il ne le peut d'une façon durable, qu'à condition de manger davantage ou de consommer surtout des éléments *calorigènes* (huile des Lapons).

La *contraction musculaire* étant une des causes les plus importantes de chaleur, on s'explique la nécessité d'autant plus grande de l'*exercice* que la température extérieure est plus basse. L'immobilité est une cause de refroidissement, le mouvement une cause d'échauffement.

Le *frisson*, et la contraction répétée et involontaire d'un grand nombre de muscles qui l'accompagne, est la réaction spontanée de l'organisme contre le refroidissement.

Par l'abondance et la nature de ses aliments, par l'exercice musculaire, l'homme peut donc régler la chaleur qu'il produit et la proportionner aux causes de déperdition extérieure complétant ainsi ses moyens de défense contre le froid.

LUTTE CONTRE LA CHALEUR

La lutte contre la chaleur comprend des procédés inverses de ceux que nous venons de voir :

1° Augmentation de l'élimination de chaleur produite. — Nous avons déjà indiqué à propos du rôle de la sueur et de l'exhalation pulmonaire, l'importance de ces deux excrétions dans la régulation thermique.

Que les causes qui tendent à élever la température de l'organisme soient *intérieures* (violent exercice musculaire, fièvre) ou *extérieures* (chaleur

ambiante du climat, étuve, chambres de chauffe) les centres sudoripares et
vaso-dilatateurs de la peau excités soit par l'impression périphérique de la
chaleur transmise par les nerfs sensibles, soit directement par le sang sur-
chauffé, entrent en jeu ; la peau se dilate, rougit, s'échauffe par la quantité
considérable de sang qu'elle reçoit ; elle rayonne ainsi directement une
certaine quantité de chaleur et, d'autre part, la sueur dont elle se couvre en
se vaporisant, soustrait une forte proportion de calorique qu'on a pu calculer, et l'équilibre est ainsi maintenu.

2° **Ralentissement des combustions.** — Si l'homme n'est pas maître
absolument de supprimer les combustions qui se produisent dans l'intimité
de ses organes, il peut cependant en restreindre la quantité soit par la
suppression de tout exercice musculaire et le repos absolu, soit par un
régime où trouvent seuls place quelques hydrocarbonés dont la combustion
ne fournit que le minimum de calories. L'Arabe du désert, par exemple, se
contente de quelques dattes, l'Indien de l'Équateur d'une poignée de maïs
grillé et ils trouvent ainsi dans la ténuité de ce régime un adjuvant dans la
lutte contre la chaleur du climat.

II. — FONCTIONS DE RELATION

MÉCANIQUE ANIMALE

La machine animale. — L'homme, au point de vue mécanique, peut être considéré comme une machine complexe, formée elle-même, comme toutes les machines complexes utilisées dans l'industrie, par l'assemblage de machines simples, *leviers, poulies, plans inclinés*. Comme dans toutes les machines un organe est le siège et le producteur du travail, qui est transmis, transformé et utilisé par les divers autres organes absolument passifs de la machine animale. Cet organe, source de tout travail chez l'homme et les animaux c'est le muscle. La contraction musculaire, en agissant sur les divers leviers qui forment le squelette, produit tous les effets statiques et dynamiques que nous constatons. Dans ce qui va suivre, nous étudierons successivement : 1° le mode de production du travail par le muscle au point de vue mécanique pur (ce sujet ayant été traité à tous les autres points de vue, dans le chapitre *Thermodynamique animale*) ; 2° les machines simples, leviers et articulations destinés à transmettre, transformer et utiliser ce travail ; 3° les effets statiques et les mouvements résultant de cette association du muscle actif et des leviers osseux passifs, tels que la station, la locomotion, etc.

Travail du muscle. — La propriété essentielle de la fibre musculaire étant de se raccourcir par sa contraction, tout muscle ou fragment de muscle, composé de ces éléments, se raccourcira également, toutes les fois que les fibres composantes se contracteront.

Il en résultera qu'un muscle rectiligne rapprochera ses deux points d'insertion ; qu'un muscle courbe se rapprochera de la corde qui le sous-tend ; qu'un muscle circulaire ou annulaire verra son périmètre diminuer et l'espace vide à son centre réduit à un point ou à une ligne (sphincters, orbiculaires) ; qu'un muscle en forme de calotte ou de dôme se rapprochera du plan passant par ses bords (diaphragme) ; enfin, qu'un muscle creux diminuera sa capacité intérieure (cœur). A tous les mouvements produits par la contractilité de la fibre musculaire sera en général opposée une certaine résistance ;

c'est la grandeur de cette résistance vaincue et l'étendue du mouvement effectué, qui mesurent, comme nous allons le voir, le travail produit par le muscle.

Facteurs du travail musculaire. — Les facteurs du travail musculaire, comme les facteurs du travail d'une force quelconque, sont au nombre de deux : 1° l'intensité de l'effort; 2° la longueur du chemin parcouru par le point d'application. Un muscle donné produira donc un travail d'autant plus considérable : 1° que l'énergie de sa contraction sera plus grande; 2° qu'il fera parcourir à son insertion mobile un chemin plus grand.

Énergie de contraction. — Considérons d'abord le premier facteur du travail musculaire et demandons-nous comment varie l'énergie de la contraction d'un muscle. Un muscle quelconque est formé d'un plus ou moins grand nombre d'éléments tous semblables entre eux, ayant les mêmes propriétés et au même degré, telles que la contractilité et l'élasticité. Cet élément, c'est la fibre musculaire. Si l'on connaissait l'énergie élémentaire de contraction de la fibre musculaire et le nombre de fibres contenues dans un muscle donné, on pourrait facilement connaître l'énergie intégrale de contraction de ce muscle et celle d'un muscle quelconque dont on connaîtrait aussi le nombre de fibres composantes. L'évaluation du nombre de fibres élémentaires que contient un muscle étant d'une grande difficulté, les physiologistes ont évalué la section transversale du muscle; le nombre de fibres élémentaires étant évidemment proportionnel à cette section, les énergies de contraction de deux muscles de sections connues seront proportionnelles à ces sections. De plus, si l'on connaît l'énergie de contraction de l'unité de section du muscle, on pourra évaluer l'énergie de contraction de tout muscle, en multipliant sa section par cette constante. On a donné au nombre qui représente l'énergie de contraction du muscle, sous l'unité de section, le nom de *force spécifique*.

L'évalution de cette force spécifique du muscle a été faite expérimentalement pour les muscles de quelques animaux appartenant aux divers degrés de l'échelle animale.

L'unité de section est le centimètre carré. Voici les résultats trouvés :

ESPÈCE ANIMALE	ÉNERGIE DE CONTRACTION EN GRAMMES	AUTEURS
Grenouille	692 gr.	E. Weber.
Homme	1087	Koster.
Oiseau	1200	Marey.

Pour les insectes, les chiffres trouvés sont variables avec la classe à laquelle appartient l'animal. Cependant, Plateau et Strauss-Durckheim ont trouvé que l'énergie de contraction d'un muscle d'insecte dépasserait de beaucoup le plus élevé de ces chiffres.

Raccourcissement musculaire. — C'est le second facteur du travail musculaire. Toutes choses égales d'ailleurs, le travail d'un muscle sera d'autant plus grand qu'il rapprochera davantage ses deux points d'insertion, c'est-à-dire que son raccourcissement sera plus considérable Mais le raccourcissement d'un muscle entier ne dépend pas seulement, comme il semblerait tout d'abord, de la longueur de ce muscle au repos; il dépend aussi de la direction des fibres qui le composent et de leur obliquité plus ou moins grande par rapport à la direction du mouvement à produire. Rarement cette obliquité est nulle, et l'on ne peut citer que quelques muscles dont les fibres sont parallèles à la direction du mouvement provoqué par leur raccourcissement, tels sont le *couturier*, le *grand droit de l'abdomen*, le *sterno-mastoïdien* et quelques autres. Dans ce cas particulier, on peut estimer qu'en moyenne le raccourcissement du muscle en contraction, lorsqu'il n'est pas détaché de l'animal, est d'un tiers de sa longueur au repos (Marey).

En résumé, on peut dire que la quantité de travail qu'un muscle peut effectuer dans l'unité de temps, c'est-à-dire que sa *puissance* est proportionnelle à sa section et à sa longueur, ou encore au nombre des fibres élémentaires qui le composent, ou plus simplement encore à son poids. Cette évaluation comporte nécessairement de grandes variations pour un même muscle, car on ne tient aucun compte de l'intensité de l'excitation et de l'influence du système nerveux; la pesée des muscles ne peut donc donner que des résultats comparatifs sur la puissance avec laquelle ils travaillent habituellement.

ORGANES MÉCANIQUES

TRANSFORMATEURS DU TRAVAIL MUSCULAIRE

Rarement le travail produit directement par la contraction musculaire est utilisable tel quel pour les besoins de l'économie. Habituellement des deux facteurs du travail, intensité de l'effort et chemin parcouru, l'un a besoin d'être augmenté ou diminué, tandis que l'autre est diminué ou augmenté proportionnellement; en un mot, le travail a besoin d'être changé dans sa *forme* et c'est au moyen de machines simples, *leviers, poulies, plans inclinés,* que cette transformation s'opère dans la machine animale comme dans les machines industrielles. Cependant il est un certain nombre de muscles dont le travail direct est utilisé, tels sont la plupart des muscles de la face, les peauciers, les sphincters; mais, en général, le muscle agit sur une machine simple et le travail qu'il fournit ne devient utilisable qu'après sa transformation par cette machine.

Leviers. — De ces machines simples, de beaucoup la plus importante est le levier. D'après sa définition en mécanique, c'est une barre rigide assujettie à tourner autour d'un point fixe nommé point d'appui, et en deux points de laquelle sont appliquées deux forces contraires, l'une appelée *puissance* et l'autre *résistance*. Un principe régit l'équilibre des leviers ; pour qu'un levier soit en équilibre, il faut et il suffit que les *moments* des forces qui lui sont appliquées soient égaux. On sait d'ailleurs que le moment d'une force est le produit de l'intensité de cette force par la longueur du bras de levier sur lequel elle agit.

Ces définitions de mécanique étant sommairement rappelées, examinons dans quelles conditions les leviers sont utilisés dans l'économie. Ils peuvent être utilisés à produire : 1° des effets d'*équilibre* et, dans ce cas, des deux facteurs du travail, le chemin parcouru et l'effort, aucun ne prédomine sur l'autre; 2° ils peuvent servir à augmenter l'effort au détriment du chemin

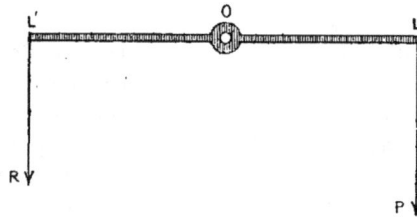

Fig. 248. — Levier du premier genre.

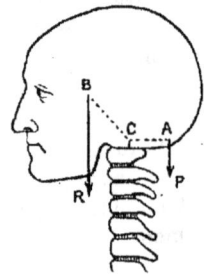

Fig. 249. — Équilibre de la tête, la colonne vertébrale.

parcouru et produire, suivant une expression consacrée, bien qu'impropre, des effets de *force;* 3° enfin, ils peuvent servir à faire prédominer le chemin parcouru, au détriment de l'effort et produire, suivant une expression également impropre, des effets de *mouvement*.

A ces trois effets à obtenir, correspondent trois sortes de leviers, dont chacune est employée dans l'économie pour réaliser l'un des trois effets, à l'exclusion des deux autres sortes, bien qu'un levier quelconque puisse, au point de vue mécanique pur, et, suivant qu'on augmentera ou diminuera le bras de la puissance pour diminuer ou augmenter le bras de la résistance, produire les trois effets précités; effets d'équilibre, effets de force, effets de mouvement.

C'est le *levier du premier genre* qui dans l'économie produit les *effets d'équilibre* (fig. 248). Rappelons que dans le levier du premier genre, le point fixe, l'articulation du levier O, est placé entre les points d'application L et L' de la puissance et de la résistance.

Comme exemple d'un effet d'équilibre produit dans l'économie par un levier du premier genre, citons le maintien de la tête sur l'articulation occipito-atloïdienne (fig. 249). Le centre de gravité de la tête étant en B, la pesanteur agit comme résistance en B R, tendant à faire basculer la tête en avant autour de l'articulation occipito-atloïdienne en C. La puissance représentée en A P, et constituée par les muscles de la nuque, fait équilibre à la pesanteur.

C'est le *levier du second genre* qui produit les *effets de force* dans l'économie (fig. 250). Dans ce levier, le bras O L' sur lequel agit la résistance est toujours plus court que le bras O L, sur lequel agit la puissance. Il en résulte, en vertu du principe des moments, que la puissance est toujours plus petite

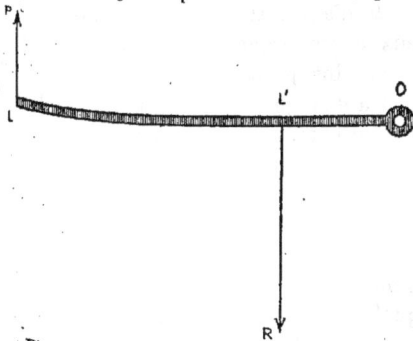

Fig. 250. — Levier du second genre.

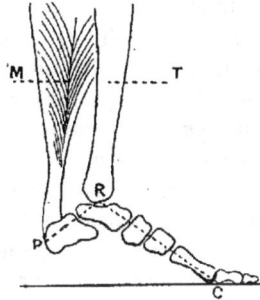

Fig. 251. — Action des muscles soléaire et jumeaux sur un levier du 2ᵉ genre.

que la résistance. La résistance vaincue peut donc être considérable, c'est en quoi consiste l'effet de force.

Le soulèvement du poids total du corps par l'intermédiaire d'un levier du second genre est un exemple d'un effet de force dans l'économie (fig. 251). Le point fixe du levier est en C, au point où l'extrémité des métatarsiens, repose sur le sol. Le poids du corps, transmis par les os de la jambe, agit en R, au niveau de l'articulation tibio-tarsienne; enfin la puissance représentée par les muscles jumeaux et le soléaire M, agit en P, au niveau du point d'insertion du tendon d'Achille sur le calcanéum.

Le *levier du troisième genre* produit les *effets de mouvement*. Il est le plus répandu dans l'économie. Dans ce levier (fig. 252) le bras O L' sur lequel agit la résistance est toujours plus long que le bras O L sur

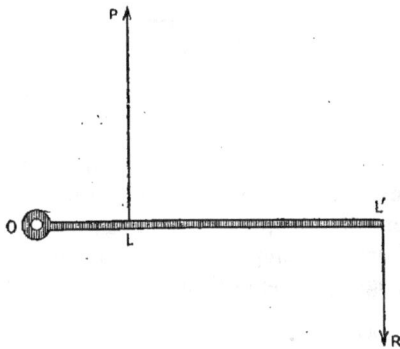

Fig. 252. — Levier du troisième genre.

lequel agit la puissance. Il en résulte que le chemin parcouru par la résistance l'emporte sur le chemin parcouru par la puissance. C'est le levier que nous trouverons dans les membres dont les mouvements doivent avoir une certaine amplitude.

Les exemples de ce levier sont très nombreux dans l'économie; à peu près tous les mouvements d'extension et de flexion des membres se font par son intermédiaire. Citons parmi eux, la flexion de l'avant-bras sur le bras (fig. 253). Le point d'appui du levier est en O, au niveau de l'articulation du coude. La résistance, représentée par le poids de l'avant-bras et par le poids à soulever tenu dans la main est appliquée en R. La puissance P est fournie par la contraction du muscle biceps, que nous supposerons seul en jeu dans le mouvement de flexion, bien que d'autres muscles y participent. Il est facile de voir sur la figure que les points d'application de la puissance et de la résistance se déplaceront sur deux circonférences concentriques ayant pour centre le point O et que les chemins parcourus seront comme les rayons de ces deux circonférences, c'est-à-dire que le chemin parcouru par la main sera beaucoup plus grand que celui parcouru par le point d'insertion, A, du biceps sur le radius.

On trouverait de même des leviers du troisième genre dans l'extension de l'avant-bras sur le bras, dans l'extension et la flexion de la cuisse sur le bassin, dans l'extension et la flexion de la jambe sur la cuisse.

Il est à remarquer que pendant les mouvements, à cause de la variation de longueur des bras de levier sur lesquels s'exercent la puissance et la résistance, l'effort musculaire à faire est très variable. Si (fig. 253) on décompose en effet A P qui représente la contraction musculaire en deux autres A T, A N, la force A N, sera seule ; la force A T tendant à appliquer l'avant-bras sur l'humérus. Or, cette force A N subira des variations quand l'angle que fait le bras avec l'avant-bras changera. On trouve, par des considérations trigonométriques en dehors

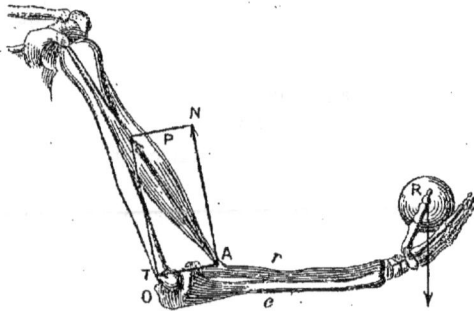

Fig. 253. — Action du muscle biceps sur un levier du troisième genre.

de notre sujet, que cette composante A N, dite composante rotatoire, croît à mesure que l'angle du bras et de l'avant-bras croît de 0° à 90° pour décroître ensuite lorsque cet angle passe de 90° à 180°. Quant à la force totale musculaire à développer, elle va constamment en augmentant à mesure que le même angle augmente (Schlagdenhauffen, Imbert).

Articulations. — Nous n'avons à considérer les articulations qu'au point de vue mécanique. Ce sont les centres de rotation des leviers dont les muscles sont les moteurs. Ces centres de rotation peuvent permettre des mouvements plus ou moins étendus ; les articulations qui permettent la plus grande amplitude de mouvement sont celles dont les surfaces articulaires sont des *surfaces sphériques* (énarthroses). Le levier osseux qui a pour point d'appui une telle articulation, peut se mouvoir dans tous les plans et décrire les mouvements de circumduction limités par un cône à angle plus ou moins ouvert ayant pour sommet le centre de la sphère qui termine le levier dans l'articulation. (Humérus et articulation scapulo-humérale ; fémur et articulation coxo-fémorale.)

Les articulations dans lesquelles les surfaces articulaires sont des *cylindres* (ginglyme, trochlée) permettent au levier dont elles sont le point d'appui des mouvements dans un seul plan perpendiculaire à l'axe commun des deux cylindres articulaires. Tantôt d'ailleurs ces cylindres ont un rayon invariable dans toute leur longueur, tantôt au contraire ces cylindres ont des rayons variables bien que conservant le même axe (articulation du coude). Dans ce cas et dans des cas semblables, la surface articulaire de l'os fixe n'est que la reproduction en creux de la surface articulaire de l'os mobile.

Les articulations dans lesquelles les surfaces articulaires sont des *plans* (arthrodies) permettent les mouvements les moins étendus. Ces mouvements consistent habituellement en un glissement des surfaces l'une sur l'autre avec ou sans écartement de ces surfaces.

Rôle de la force d'adhésion. — Pour qu'une articulation, surtout une articulation des deux premiers genres (énarthrose, ou ginglyme), puisse effectuer tous les mouvements compatibles avec sa nature, il est nécessaire que les surfaces articulaires soient maintenues en contact. C'est dans ce cas seulement, en effet, que les deux surfaces sphériques, dans les énarthroses, ont même centre et que les surfaces cylindriques dans les ginglymes et trochlées ont même axe. Ce contact est maintenu non seulement par l'élasticité des parties molles, muscles, ligaments péri-articulaires et intra-articulaires, mais encore par deux forces moins évidentes tout d'abord, mais très efficaces cependant : l'attraction moléculaire d'une part, la pression atmosphérique d'autre part. On sait, en effet, que l'attraction moléculaire s'exerce entre deux parties d'un même corps d'abord séparées puis rapprochées jusqu'au contact ; on donne à ce phénomène en physique le nom d'*adhésion*. La couche mince de synovie qui peut exister entre les deux surfaces articulaires rapprochées ne peut que favoriser l'adhésion, de même que dans l'expérience classique qui sert à démontrer l'adhésion, les deux disques de verre adhèrent mieux lorsque l'on a interposé une gouttelette d'huile.

Rôle de la pression atmosphérique. — Les frères Weber ont démontré l'influence importante de la pression atmosphérique dans le maintien en contact des surfaces articulaires. Ils ont fait leurs expériences sur l'articulation coxo-fémorale : ayant placé un cadavre les jambes pendantes et sectionné toutes les parties molles reliant le fémur à l'os coxal, muscles, ligaments, capsule articulaire, ils ont constaté que la tête du fémur n'abandonnait pas la cavité cotyloïde malgré le poids total du membre qui l'y sollicitait. Si l'on supprimait l'influence de la pression atmosphérique, soit en laissant rentrer l'air par le fond de la cavité forée à cet effet, soit en plaçant l'articulation, convenablement préparée, sous le récipient de la machine pneumatique, la tête du fémur abandonnait aussitôt sa cavité. Ces faits démontrent bien que, même sans le secours des parties molles, la pression atmosphérique peut maintenir la tête fémorale dans sa cavité articulaire, et soulager pendant la marche, de tout le poids du membre inférieur, l'action des muscles de la cuisse.

EFFETS MÉCANIQUES

PRODUITS PAR L'ACTION DES MUSCLES SUR LES LEVIERS ARTICULÉS DU SQUELETTE

Nous avons étudié successivement le travail du muscle et les facteurs de ce travail, les leviers qui servent à le transmettre et à le transformer; il nous reste à étudier les effets mécaniques produits par la cause active, le muscle, sur les leviers articulés de l'organisme. Ces effets peuvent être de deux ordres au point de vue mécanique, des effets statiques et des effets dynamiques; nous étudierons d'abord les premiers.

Effets statiques. — Équilibre du corps de l'homme. — Le corps de l'homme étant un corps pesant en contact avec le sol par quelques-uns de ses points, doit être soumis aux mêmes lois que les autres corps pesants inertes placés dans les mêmes conditions. Or, pour qu'un semblable corps reposant sur le sol par quelques-uns de ses points soit en équilibre, il faut et il suffit que la verticale menée par son *centre de gravité* vienne tomber dans le *polygone de sustentation* de ce corps. (Voir pour la définition de ces expressions les traités de Physique.)

Centre de gravité du corps de l'homme. — Le centre de gravité d'un corps homogène et de forme géométrique peut être déterminé mathématiquement; si le corps est homogène et de forme irrégulière, il faut avoir recours à l'expérience; enfin, si le corps n'est pas homogène, si sa forme est irrégulière, mais invariable, l'expérience peut encore servir à déterminer son centre de gravité. Le corps de l'homme n'est pas homogène; le thorax, par exemple, renfermant les poumons remplis de gaz, est évidemment d'une densité bien moindre que la tête, boîte osseuse remplie de substances dont la densité est voisine de celle de l'eau. De plus, ce corps n'est pas invariable dans sa forme, si bien que le centre de gravité ne peut en être déterminé une fois pour toutes; il change de place avec les différentes attitudes. Il est donc nécessaire, lorsqu'on indique la position du centre de gravité, d'indiquer en même temps dans quelle attitude il a été déterminé. Dans la station verticale, les bras appliqués le long du tronc, la tête droite, le corps de l'homme possède un plan de symétrie; c'est un plan antéro-postérieur perpendiculaire à la droite qui joint les deux pupilles en passant par l'arête du nez et l'ombilic [1]; le centre de gravité dans cette attitude doit donc, en vertu d'un principe général de mécanique, être placé dans ce plan. Il s'agit de déterminer le point de ce plan qui jouit de cette propriété. Borelli s'est servi pour cette détermination du procédé suivant : il plaçait l'individu en expérience

---

[1] En réalité, la symétrie par rapport à ce plan n'est pas parfaite; nous savons, en effet, que la plupart des organes contenus dans le thorax et l'abdomen ne sont pas symétriquement placés par rapport à ce plan : Exemple, le cœur, le foie, la rate, l'intestin, etc.

sur une plate-forme horizontale en équilibre sur l'arête d'un couteau de balance de grandes dimensions, de telle façon que l'équilibre ne fût pas rompu. Le plan déterminé par l'arête du couteau contenait le centre de gravité. Il déterminait un second plan jouissant des mêmes propriétés en orientant d'une autre façon le sujet en expérience, obliquement au couteau, par exemple; c'est au point d'intersection de ces trois plans, du plan de symétrie connu et des deux plans déterminés expérimentalement que se trouvait le centre de gravité. On admet, d'après les recherches de Weber, que le centre de gravité du corps de l'homme dans la station verticale, les bras appliqués le long du tronc, les jambes rapprochées et la tête droite, est situé à un centimètre au-dessus du promontoire, c'est-à-dire de l'angle formé par la dernière vertèbre lombaire et le sacrum.

Station. — Si nous continuons à considérer le corps de l'homme dans l'attitude précédente, puisque nous connaissons le point où est situé le centre de gravité de ce corps pesant de forme supposée invariable, nous pouvons prévoir à quelles conditions il devra satisfaire pour être en état d'équilibre sur un plan. Il sera en équilibre toutes les fois que la verticale passant par son centre de gravité tombera dans le polygone de sustentation. Cette condition se réalisera d'autant mieux que ce polygone aura une plus grande surface et que le centre de gravité sera moins élevé au-dessus du plan, c'est-à-dire au-dessus du sol. Il y aura donc des degrés très variables dans la stabilité du corps de l'homme reposant sur le sol dans l'attitude que nous avons décrite. Le maximum de stabilité aura lieu quand le corps reposera sur le sol, étendu sur le dos, dans le décubitus dorsal, le centre de gravité se trouvant à ce moment-là très peu élevé au-dessus du sol, et la base de sustentation étant maxima; le minimum aura lieu lorsque le corps sera debout, reposant sur la dernière phalange des orteils, la base de sustentation étant alors minima et le centre de gravité étant à sa distance maxima du point d'appui. D'ailleurs, dans la plupart des cas, cet équilibre sera instable, au sens physique du mot; car, si le centre de gravité se déplace par rotation autour de son point d'appui, il ira en s'abaissant, ce qui est la caractéristique de l'état instable pour les corps pesants reposant sur le sol par un ou plusieurs points.

Station debout. — Si nous examinons les forces qui interviennent dans la station debout pour maintenir le corps en équilibre, nous trouvons que ces forces doivent empêcher le corps de tourner autour des trois axes passant, l'un par les articulations coxo-fémorales, l'autre par les articulations des genoux, le troisième enfin par les articulations tibio-tarsiennes.

Au niveau des articulations coxo-fémorales, le corps tend à tourner autour d'un axe horizontal dont les deux têtes fémorales forment les supports. Mais la rotation en avant est plus à craindre que la rotation en arrière, car la masse des viscères abdominaux est située sur un plan antérieur par rapport à l'axe de rotation. Aussi les forces qui s'opposent à la rotation en arrière ne sont-elles représentées que par des masses musculaires relativement faibles, tandis que l'énorme masse des muscles fessiers s'oppose à la rotation en avant. Le rôle de ces muscles dans la station est d'ailleurs démontré par l'anatomie comparée; on trouve, en effet, qu'ils sont d'autant plus développés dans la série animale que l'espèce chez laquelle on les examine a plus de propension à se tenir dans la station verticale (singes anthropomorphes, kanguroo, ours, etc.), tandis qu'ils sont d'une importance secondaire chez les quadrupèdes conservant toujours leur position horizontale.

Au niveau des genoux, au contraire, la rotation a plus de tendance à se faire en arrière; l'articulation est disposée de telle façon en effet que la flexion en avant de la cuisse sur la jambe est rendue impossible, tandis que le même mouvement en sens inverse est facile et normal. Pour l'empêcher de se produire pendant la station, nous trouvons encore là toute prête une masse musculaire considérable représentée par le triceps fémoral.

Enfin, *au niveau de l'articulation tibio-tarsienne*, le corps tout entier tend à tourner en avant autour d'un troisième axe horizontal. Le poids du corps agit, pour effectuer ce mouvement, sur un bras de levier ayant pour longueur la distance de la verticale menée par son centre de gravité à cet axe passant par les deux articulations tibio-tarsiennes. La puissance qui s'oppose à ce mouvement est représentée par les muscles jumeaux et le soléaire qui, par leur contraction, tendent à ramener le corps en sens contraire, c'est-à-dire en arrière.

On voit que, dans la station debout *symétrique*, le poids du corps reposant également sur les deux pieds, les efforts musculaires qui ont lieu au niveau des trois paires d'articulations dont nous avons parlé sont assez considérables. Il faut encore y ajouter les actions musculaires pour maintenir droite la tête sur le tronc et pour donner à la colonne vertébrale toute sa rigidité. Ces efforts sont intermittents, il est vrai, et l'on peut se rendre compte des oscillations que le corps effectue autour de sa position d'équilibre en les inscrivant sur une bande de papier se déroulant horizontalement au moyen d'un style vertical placé sous le vertex. On constate qu'elles sont plus étendues dans le sens antéro-postérieur, plus étendues lorsque l'on fait fermer les yeux au sujet en expérience, plus étendues enfin lorsque le sens musculaire du sujet a subi une diminution pathologique (ataxie locomotrice). Le corps tend donc constamment, obéissant en cela aux lois de l'équilibre instable, à s'écarter de plus en plus de sa position d'équilibre et ce sont des contractions musculaires bien coordonnées mais intermittentes qui, dans la station symétrique, l'y ramènent. Ces contractions, lorsque la station se prolonge, amènent la fatigue dans les muscles qui en sont le siège; aussi l'homme prend-il plus facilement dans ce cas une autre attitude dite de station *asymétrique* ou *hanchée*.

Station hanchée. — Dans la station hanchée, le poids du corps repose sur une seule jambe, le tronc est cambré de façon que la verticale menée par le centre de gravité vienne tomber dans la trace du pied soutenant le corps; la cuisse est à son maximum d'extension sur le bassin et la jambe à son maximum d'extension sur la cuisse. Dans ces conditions, le corps ne peut guère tourner qu'autour de l'articulation tibio-tarsienne ; pour l'en empêcher, le membre inférieur qui est au repos, se porte un peu en avant et s'écarte légèrement du membre soutien et, dans cette position oblique, empêche les oscillations en avant et en dehors. La fatigue est très lente à se produire, car la contraction musculaire n'intervient pour ainsi dire pas ; ce sont les ligaments péri-articulaires et intra-articulaires qui travaillent par leur élasticité ; si cependant, à la longue, elle arrive à se produire, l'homme prend la même attitude sur l'autre membre, le membre soutien est mis au repos et réciproquement. A cause du peu de travail musculaire que nécessite la station hanchée, et à cause de l'utilisation temporaire et alternative de chacun des membres inférieurs, la station hanchée est celle que l'homme prend le plus habituellement lorsqu'il est obligé de se tenir debout.

Station assise et autres. — Les autres stations que peut affecter le corps de l'homme sont en nombre indéfini et plus ou moins physiologiques. Nous dirons quelques mots de la *station assise.* Dans cette station, sur un siège suffisamment large, tel qu'une chaise, un fauteuil, les deux pieds posés en même temps sur le sol, la base de sustentation du corps est suffisamment étendue ; de plus, le centre de gravité est assez peu élevé au-dessus du siège pour que le degré de stabilité soit considérable. La chute en avant est presque impossible, elle est fort difficile sur les côtés et peu facile en arrière. La contraction musculaire n'intervient que pour maintenir la tête droite ; la colonne vertébrale, légèrement concave en avant habituellement, utilise l'élasticité des ligaments jaunes. Les cuisses et les jambes sont au repos complet. Cette station peut être maintenue très longtemps.

EFFETS DYNAMIQUES. — LOCOMOTION

L'action des muscles sur les leviers de l'organisme est non seulement capable de produire des effets statiques, mais encore de déplacer le corps de l'homme parallèlement à lui-même ; c'est ce mouvement de translation effectuée à diverses vitesses que l'on appelle *locomotion.*

La locomotion de l'homme a été étudiée par un certain nombre de physiologistes ; à signaler parmi eux les frères Weber qui ont effectué un grand nombre de mesures et donné une théorie mathématique de la marche. C'est à Marey, et à Carlet et Demeny, ses élèves, que l'on doit les travaux les plus récents et les plus complets à ce sujet.

Méthodes et instruments d'étude et de mesure. — Les méthodes employées par Marey pour l'étude de la locomotion chez l'homme et chez les animaux sont au nombre de deux, la *méthode graphique* et la *chronophotographie.* Nous connaissons la première que l'auteur a employée dans tous ses travaux et à laquelle il a donné un développement tel qu'elle est devenue la plus importante méthode de recherche en physiologie. La seconde, plus récente et moins connue, ne paraît pas devoir être inférieure à son aînée par le nombre, l'exactitude et la variété des documents qu'elle est capable de fournir. Elle est la seule utilisable dans l'étude des corps en mouvement rapide. Elle consiste à photographier instantanément le corps dont on veut étudier le mouvement, à des phases connues et régulièrement espacées de ce mouvement. Si les images obtenues sont assez nombreuses, on obtient toutes les attitudes de passage de l'attitude de départ à l'attitude d'arrivée; l'on connaît, d'autre part, l'instant où ces attitudes se sont produites, si bien qu'aucune des particularités du mouvement, si rapide soit-il, ne peut échapper.

Les instruments employés par Marey peuvent être divisés en deux classes destinées à donner des mesures et des indications bien distinctes. Les uns servent à l'étude *cinématique* de la locomotion, c'est-à-dire à l'étude des mouvements des divers leviers actifs, de leurs vitesses et de leurs déplacements dans les trois plans de l'espace ; les autres servent à son étude *dynamique*, c'est-à-dire à la mesure des forces mises en jeu dans les divers actes de la locomotion et à l'évaluation des masses. Parmi les premiers, on peut citer tous les instruments servant à la chronophotographie, méthode employée presque exclusivement aujourd'hui par Marey, dans les études de la locomotion. Ils consistent en un ou plusieurs appareils photographiques pouvant donner du corps en mouvement des images très nombreuses (50 et plus par seconde) avec un temps de pose excessivement court $\left(\frac{1''}{2000} \text{ et moins}\right)$ et dans les trois plans de l'espace. Le corps en mouvement est blanc, vivement éclairé et se déplace devant un écran d'un noir absolu ne réfléchissant aucun rayon lumineux. Lorsque le corps à photographier est d'une certaine épaisseur et que sa vitesse est minime, il peut arriver, si l'on recueille des images trop nombreuses, qu'elles arrivent à se superposer et à se confondre. Marey y a remédié en se servant d'un dispositif très ingénieux représenté ci-dessus (fig. 254). Comme on le voit, il consiste à recouvrir l'homme en expérience dans

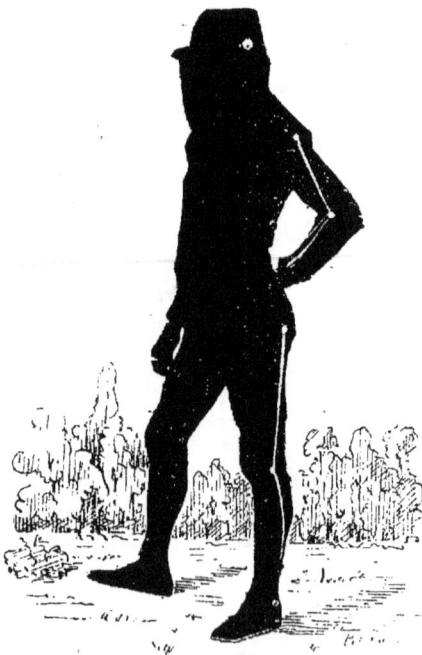

Fig. 254. — Expérimentateur recouvert du costume de velours noir pour la photographie instantanée des axes des membres dans la marche et la course, etc. (Marey.)

l'étude des diverses allures de la locomotion, d'un costume de velours noir, sur lequel l'axe des membres est dessiné par des cordons blancs ; les articulations portent des boutons blancs placés au niveau du centre de mouvement. La tête est couverte d'un casque de velours noir portant une boule brillante au niveau de l'oreille. Si l'on photographie un marcheur dans ces conditions, on obtient l'image représentée par la figure 257, dans laquelle toute la netteté d'un schéma est jointe à l'exactitude d'un cliché photographique. On peut y étudier le déplacement des axes des membres, la vitesse de ces déplacements, les oscillations du corps dans un plan vertical, etc.

Les appareils inscripteurs tels que les tambours à levier peuvent encore être employés, comme l'a fait avec succès M. Carlet, pour l'étude cinématique de la locomotion.

Pour l'étude dynamique, Marey a employé un *dynamographe*, capable d'inscrire les pressions des pieds sur le sol et leurs variations pendant la marche, la course, le saut, etc. Puisque, en vertu d'un principe bien connu, l'action égale la réaction, la pression sur le sol mesure la force qui tend à projeter le corps en haut et en avant dans les divers actes de la locomotion. Ce dynamographe consiste en une série de disques formés par un tube de caoutchouc enroulé en spirale et recouverts d'une planchette sur laquelle passe le marcheur. Les tubes sont plus ou moins comprimés suivant que la pression qu'ils ont à supporter est plus ou moins forte; l'air qu'ils contiennent vient alors gonfler la membrane d'un tambour récep-

Fig. 255. — Chaussure dynamogra-phique. (Marey.)

teur approprié dont le style se meut sur un cylindre enfumé. Ce dynamographe est gradué par l'expérience. La *chaussure dynamographique* de Marey (fig. 255) repose sur le même principe. Elle inscrit la pression du pied sur le sol avec sa durée et ses phases par l'intermédiaire d'une chambre à air placée dans l'intérieur de sa semelle (lignes pointillées). Cette chambre communique également avec un tambour inscripteur.

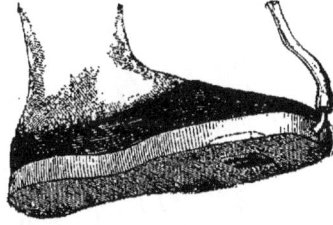

Résultats obtenus. — Théorie de la marche. — L'allure que l'homme emploie de préférence est la *marche*. Elle est caractérisée par ce fait que pendant la marche, aussi accélérée soit-elle, le corps ne quitte jamais le sol et repose toujours sur l'un des pieds. Le graphique (fig. 256) ci-joint obtenu au moyen des chaussures exploratrices montre bien que cette définition est exacte. D et G sont les courbes fournies par le pied droit et par le pied gauche; les appareils sont ainsi disposés que la courbe s'élève au moment de l'appui du pied correspondant; qu'elle s'abaisse, au contraire, pendant

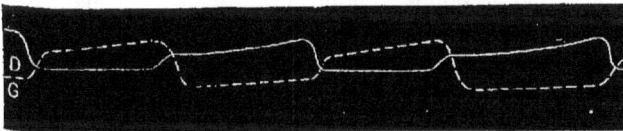

Fig. 256. — Graphique de la marche. (Marey.)

son lever. On voit, sur le graphique, qu'au moment où le pied gauche commence à s'élever, le pied droit est déjà en contact avec le sol, si bien qu'il y a un instant plus ou moins court, suivant que la marche est plus ou moins accélérée, pendant lequel le corps repose sur les deux pieds : c'est la période de *double appui*.

La *théorie cinématique* de la marche comprend l'étude des mouvements des membres inférieurs et des mouvements du tronc. On nomme *pas*, la période pendant laquelle l'un des membres partant de la position de l'appui y revient après avoir effectué une oscillation autour de son articulation coxo-

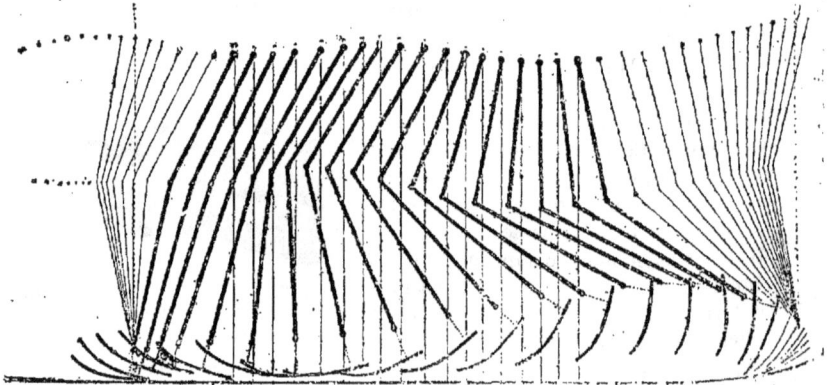

Fig. 257. — Oscillations du membre inférieur d'un homme qui marche. (Marey.)

fémorale. Lorsque le pas est régulier, ces périodes se reproduisent toujours semblables à elles-mêmes; il suffira donc d'en décrire une. L'épure (fig. 257) représente, d'après Marey, les oscillations du membre inférieur d'un homme qui marche. Tous les mouvements du membre pendant son appui sont représentés en lignes fines; tous ceux qui ont lieu pendant l'appui de l'autre membre sont représentés en lignes pleines. On y voit que le membre part de la verticale, le pied appuyé sur le sol par toute sa surface plantaire, l'articulation du genou étant dans l'extension; puis l'articulation coxo-fémorale étant portée en avant sans que le pied ait quitté le sol, le membre devient de plus en plus oblique, l'articulation du genou fléchit, le pied se déroule sur le sol comme un secteur de la jante d'une roue de voiture en marche. Puis le pied quitte le sol par sa pointe et le membre oscille, à la manière d'un pendule articulé en son milieu, autour de l'articulation coxo-fémorale. La verticale est dépassée dans cette oscillation, le membre s'étend de plus en plus jusqu'au moment où le pied prend contact avec le sol par le talon. C'est maintenant autour de l'articulation tibio-tarsienne que s'effectue la rotation du membre, l'articulation coxo-fémorale décrivant un arc représenté dans la partie gauche de la figure par les lignes fines. Le genou dans ce mouvement fléchit un peu et le membre repasse par la verticale.

On remarquera aussi les oscillations dans un plan vertical de l'articulation coxo-fémorale. Ses diverses positions, pendant le pas, forment une courbe ondulée, présentant un premier abaissement maximum au moment où le membre possède sa plus grande vitesse, un second abaissement maximum au moment où la période d'appui commence. L'amplitude maxima de ces oscillations verticales du grand trochanter ne dépasse pas 70 millimètres (Carlet).

Durée du pas. — Les frères Weber ont trouvé que la durée du pas diminuait à mesure que sa longueur augmentait. Il en résulte donc que la vitesse de la marche augmente à la fois par ces deux facteurs, ainsi que le montre le tableau suivant dressé d'après leurs expériences :

DURÉE du pas en secondes.	LONGUEUR du pas en millimètres.	VITESSE en kilomètres à l'heure.
0,335	851	8,629
0,417	804	6,940
0,480	790	5,925
0,562	724	4,636
0,604	668	3,981
0,668	629	3,391
0,846	530	2,257
0,966	448	1,670
1,050	398	1,364

Suivant les frères Weber, l'oscillation du membre inférieur serait une oscillation pendulaire; si bien que sa longueur ne variant pas, la durée de l'oscillation ne pourrait non plus varier. Duchenne (de Boulogne), se fondant sur des observations pathologiques, Marey et Carlet, tenant compte des graphiques recueillis dans des conditions normales, sont d'un avis opposé et pensent que la contraction musculaire intervient pour modifier la durée du mouvement de la jambe oscillante.

Mouvements du tronc. — Le tronc effectue, pendant la marche, des mouvements suivant les trois plans de l'espace. Ces mouvements ont été étudiés par M. Carlet au moyen de la méthode graphique. A défaut du centre de gravité du corps qu'on ne peut atteindre et qui varie avec les altitudes, M. Carlet a choisi le pubis comme point révélateur des mouvements de totalité du tronc. Les graphiques obtenus lui ont donné les résultats suivants :

1° *Oscillations verticales.* — Le pubis s'élève pendant le milieu de l'appui de chacun des pieds et s'abaisse à l'instant où le poids du corps passe d'un pied sur l'autre. L'amplitude de ces oscillations est d'environ 14 millimètres, mais varie avec la grandeur des pas.

2° *Oscillations horizontales.* — Le pubis se porte alternativement de gauche à droite et de droite à gauche, mais ces oscillations sont deux fois moins nombreuses que les oscillations verticales, et le corps se trouve porté vers la gauche au milieu de l'appui du pied gauche et vers la droite au milieu de l'appui du pied droit.

3° *Translation d'arrière en avant.* — La méthode graphique n'est pas nécessaire pour révéler ce déplacement qui est évident, mais elle montre qu'il n'a pas une vitesse uniforme et se fait avec une vitesse croissante du commencement à la fin de l'appui du pied. C'est donc à la fin du pas que le corps a son maximum de vitesse.

Les deux mouvements dans le plan horizontal et dans le plan vertical, se combinant avec le mouvement en avant, donnent d'un point quelconque du corps, pendant la marche, une trajectoire assez compliquée. M. Carlet a

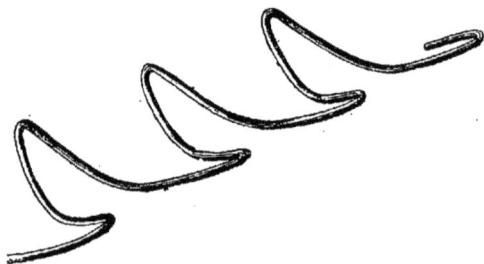

Fig. 258. — Représentation objective de la trajectoire d'un point du tronc pendant la marche. (Carlet.)

essayé de la reproduire objectivement au moyen d'un fil de fer tordu (fig. 258). On voit, suivant la formule de l'auteur, qu'elle est inscrite dans un segment de cylindre dont la concavité serait tournée vers le haut. La perspective du fil représente une gouttière au fond de laquelle sont les minima et sur les bords de laquelle se terminent tangentiellement les maxima.

Outre ces mouvements, le tronc, pendant la marche, éprouve un effet de *torsion autour de son axe*, effet de torsion qui dépend des mouvements des membres supérieurs. Ceux-ci étant animés d'un mouvement oscillatoire inverse de celui du membre inférieur correspondant, il en résulte que l'épaule droite est portée en arrière par le mouvement oscillatoire du bras droit, tandis que la hanche droite est portée en avant par le mouvement de la jambe du même côté, d'où torsion. Cet effet ne se produit pas lorsque les bras sont collés au corps pendant la marche, dans l'attitude du soldat au port d'arme, par exemple.

La *dynamique* de la marche comprend l'étude des forces mises en jeu, leur intensité, leur direction et leur point d'application. Ces forces résident dans les muscles extenseurs de la cuisse sur le bassin, de la jambe sur la cuisse et du pied sur la jambe. Lorsque l'homme est dans l'attitude (fig. 260), c'est-à-dire au moment de la période du double appui, on peut représenter par une seule force toutes ces forces partielles motrices nées de la contraction des divers muscles extenseurs; soit cette force *f* représentée en grandeur et en direction par la droite J R. Elle peut être décomposée en deux autres, l'une J V, verticale, et dirigée de bas en haut; l'autre J H, horizontale, et dirigée d'arrière en avant. La première tend à soulever le corps et est opposée à la pesanteur; elle ne produit aucun effet utile, puisque sa direction est perpendiculaire au mouvement. La seconde est seule efficace. On voit facilement sur la figure, et il serait facile de démontrer géométriquement, que cette force efficace croît avec l'angle des deux jambes, c'est-à-dire pour un même individu avec la longueur du pas; pour une même longueur du pas en raison inverse de la longueur des jambes.

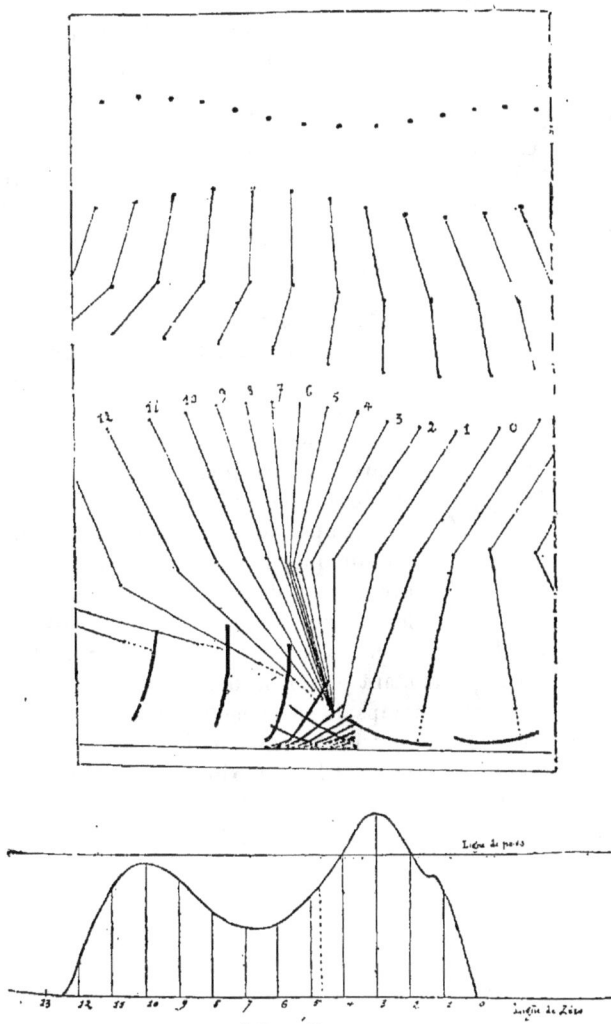

Fig. 259. — Chronographie et dynamographie combinées de la marche de l'homme. (Marey.)

La pression des pieds sur le sol est d'ailleurs variable aux différentes phases du pas. Elle est maxima vers le milieu du double appui (ordonnée de la figure 259) et, à ce moment-là, elle dépasse la valeur du poids du marcheur, — 20 kilog. d'excès en moyenne (Carlet). — La courbe représentative de cette pression redescend ensuite bien au-dessous du poids, au moment où le pied s'étant détaché du sol et la jambe ayant commencé son oscillation le corps vient d'être lancé en *haut* et en avant par la détente musculaire.

Les *modifications pathologiques* de la marche sont intéressantes à connaître pour le médecin et constituent des symptômes importants non seulement pour le diagnostic des maladies des membres inférieurs eux-mêmes, mais encore pour la connaissance des maladies nerveuses (ataxie locomotrice, sclérose en plaques, paraplégie spasmodique, paralysie agitante, démarche cérébelleuse du vertige de Ménière, des tumeurs cérébrales, hémiplégie, etc.).

Course, saut. — L'allure de la *course* chez l'homme est caractérisée par une phase particulière du mouvement pendant laquelle le corps flotte librement sans aucun contact avec le sol. Donc, au point de vue cinématique, la course comprend en plus des temps d'appui et de lever des pieds, un temps intermédiaire dit temps de suspension. Au point de vue dynamique, la composante verticale que nous avons vue dans la marche ne jamais égaler le poids du corps, le dépasse dans la course. Aussi y a-t-il projection du corps en haut et abandon du sol.

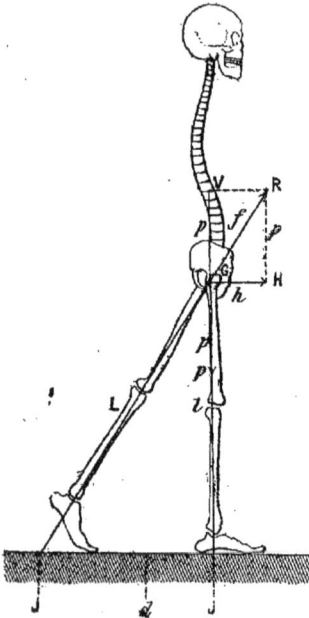

Fig. 260. — Composante efficace dans la marche de l'homme.

Le *saut*. — Les deux pieds étant joints, la détente musculaire projette le corps en haut et en avant, le temps de suspension existe et le temps d'appui pour les deux pieds s'effectue au même instant. Les oscillations verticales du tronc ont une grande amplitude et leur maximum coïncide avec le milieu du temps de suspension.

PHONATION

Définitions. — La *phonation* (φὄνη, voix) est l'ensemble des phénomènes

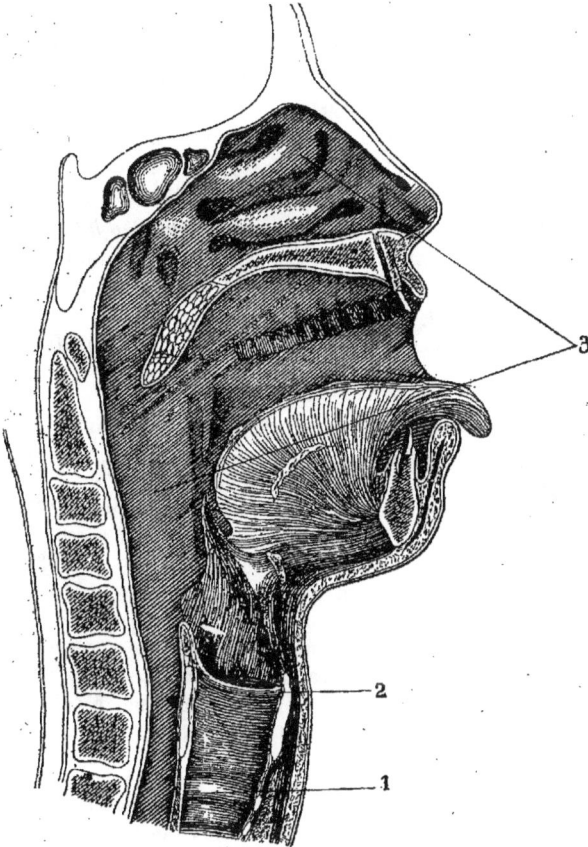

Fig. 261.

Analogie du larynx et du tuyau sonore.

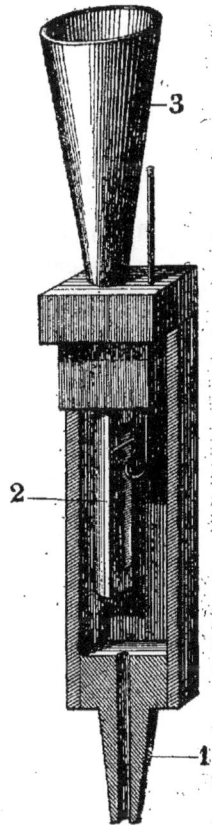

Fig. 262.

LARYNX	TUYAU SONORE
1. — Trachée.	1. — Porte-vent.
2. — Cordes vocales.	2. — Anche vibrante.
3. — Pharynx, fosses nasales, bouche.	3. — Cornet d'harmonie.

physiques et physiologiques qui concourent chez l'homme à la formation de la voix et de la parole.

L'*organe phonateur*, siège de ces divers phénomènes, peut être exactement assimilé à un tuyau sonore (fig. 261, 262). Il comprend, en effet, comme tous ces tuyaux, (1) un *pied* ou *porte-vent*, (2) une *anche vibrante*, et (3) un *cornet d'harmonie*. Le porte-vent est formé (fig. 261) par (1) la *trachée*, canal aérien aboutissant d'un côté à la partie la plus importante de l'appareil phonateur, (2) le larynx qui contient l'anche vibrante; d'autre part aux poumons. Ceux-ci subissant des alternatives de compression et de dilatation, soit par le fait de leur propre élasticité, soit sous l'action de certains muscles spéciaux (muscles inspirateurs et expirateurs), se comportent, vis-à-vis de la trachée et du larynx, comme le soufflet d'une soufflerie vis-à-vis du porte-vent d'un tuyau sonore.

Ce soufflet est ici disposé de manière à produire, sous l'action de la volonté, de nombreuses et rapides variations dans la vitesse, la pression, le débit du courant d'air, et c'est, en partie, à ce mécanisme si complexe et si parfait que la voix humaine doit sa variété si admirable d'intonation.

Au-dessus du larynx, le tube vocal s'élargit en présentant un calibre très irrégulier et se continue par l'isthme du gosier, la bouche et les fosses nasales (3). L'ensemble de ces cavités est l'analogue du *cornet d'harmonie* (3) d'un tuyau sonore. Leurs parois, musculaires pour la plupart, sont modifiables par la volonté, de telle façon que la forme et la grandeur de ces cavités peuvent être variées à l'infini. Enfin l'ouverture du tube à l'extérieur est essentiellement mobile, car elle est limitée par les deux arcades dentaires, les lèvres et les narines.

Anatomie du larynx. — Le larynx est de beaucoup la partie la plus importante dans l'appareil de la phonation; c'est dans le larynx que se forme la voix, c'est lui qui contient l'anche vibrante, si malheureusement dénommée *cordes vocales*. Il a la forme d'une pyramide triangulaire irrégulière dont le sommet tronqué serait dirigé un peu obliquement en bas et en arrière. Les faces de cette pyramide sont constituées par quatre cartilages dont deux impairs, les cartilages *cricoïde* et *thyroïde*, deux pairs, les cartilages *aryténoïdes*. (Voir, pour la description anatomique de ces cartilages, les Traités d'Anatomie.)

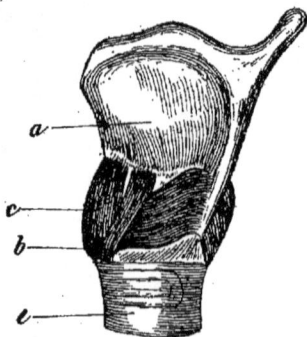

Fig. 263. — Larynx, vue latérale.

a, thyroïde; — *b*, cricoïde; — *c*. muscle crico-thyroïdien; — *e*, trachée.

Muscles. — Les muscles du larynx peuvent être divisés en *intrinsèques* et en *extrinsèques*. Les derniers lui impriment des mouvements de totalité dont les seuls importants, au point de vue physiologique, sont l'abaissement et l'élévation.

Les muscles intrinsèques ont une bien plus grande importance; ce sont eux, en effet, qui par leur action modifient les rapports des cartilages et agissent, soit directement, soit par l'intermédiaire de ces cartilages, sur la partie vibrante du larynx. Ils sont au nombre de six : cinq pairs et un impair. Nous examinerons en détail ceux qui jouent un rôle actif, ainsi que les divers mouvements qu'ils impriment aux parties du larynx sur lesquelles ils s'insèrent :

1° Le muscle *crico-thyroïdien* s'insère en bas sur la partie antérieure et médiane du cartilage cricoïde et se porte en haut et en dehors pour atteindre le bord inférieur du thyroïde sur lequel il s'insère (fig. 263).

C'est un muscle court, épais, triangulaire, à sommet dirigé en bas et en avant. Lorsqu'il se contractera, il tendra à rapprocher ses deux points d'insertion, par conséquent à faire basculer en sens inverse les deux cartilages thyroïde et cricoïde qui portent ces deux points d'insertion, l'articulation crico-thyroïdienne restant le centre du mouvement. Si l'on suppose l'un des cartilages fixe, le cricoïde, par exemple, c'est le thyroïde qui effectuera seul le mouvement de bascule et il l'effectuera de haut en bas et d'arrière en avant, occupant, après la contraction du muscle, la position représentée en pointillé sur la figure 264.

Si le cricoïde est seul mobile, au contraire, par suite de la fixation du thyroïde à l'appareil hyoïdien par la contraction des muscles qui l'y relient, il viendra, après la

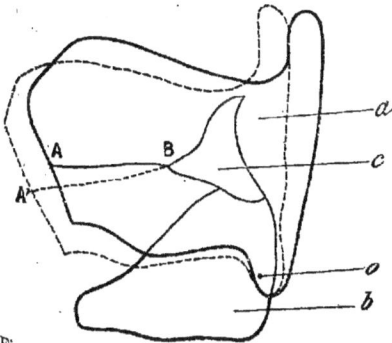

Fig. 264. — Action du muscle crico-thyroïdien. Mouvement de bascule du thyroïde, le cricoïde restant fixe.

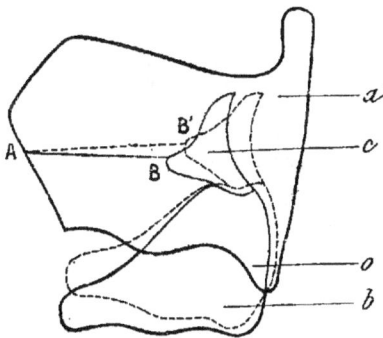

Fig. 265. — Action du muscle crico-thyroïdien. Mouvement de bascule du cricoïde, le thyroïde restant fixe.

a, cartilage thyroïde; — *b*, cartilage cricoïde; — *c*, cartilages aryténoïdes; — *o*, centre de rotation dans les deux mouvements. — AB, cordes vocales au repos; — A'B, cordes vocales allongées par la rotation du cartilage thyroïde; — AB', cordes vocales allongées par la rotation du cartilage cricoïde.

contraction du muscle crico-thyroïdien, occuper la position représentée en pointillé dans la figure 265.

On voit, d'après les deux figures précédentes, que quel que soit le cartilage mobile, l'action du mouvement de bascule de l'un ou l'autre cartilage sur les cordes vocales AB est toujours la même. Leurs deux points d'insertion AB', après la contraction du muscle crico-thyroïdien dans la figure 264, sont plus éloignés qu'avant la contraction puisque A est venu en A'. De même dans le second cas B est venu en B'. La longueur des cordes vocales a donc augmenté dans les deux cas. Le muscle crico-thyroïdien est donc un muscle TENSEUR DES CORDES VOCALES.

2° Le muscle *crico-aryténoïdien postérieur* (fig. 266) s'insère en bas au cartilage cricoïde, en haut à l'apophyse postérieure externe de la base du cartilage aryténoïde. Son action aura pour effet de faire tourner le cartilage aryténoïde sur le cricoïde autour de leur articulation commune. Si donc (fig. 267) le point O représente le centre de cette articulation, les cartilages aryténoïdes prendront, après la contraction des crico-aryténoïdiens, les positions II représentées en pointillé sur la figure. Mais en même temps la distance BB de leurs apophyses antérieures sur lesquelles viennent s'insérer les cordes vocales AB a augmenté et est devenue B'B'. Le muscle

crico-aryténoïdien postérieur et donc destiné à écarter l'une de l'autre les cordes
vocales, à dilater leur intervalle, la *glotte*. C'EST LE DILATATEUR DE LA GLOTTE.

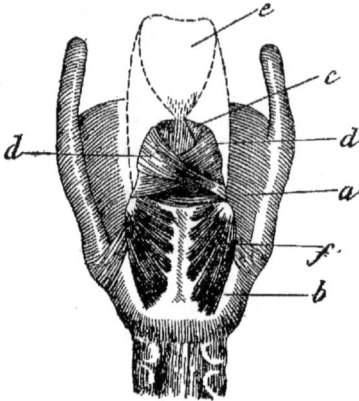

Fig. 266. — Larynx, vue postérieure.

a, cartilage thyroïde; — *b*, cartilage cricoïde; —
c, cartilage aryténoïde; — *d*, muscle aryténoïdien;
— *f*, muscle crico-aryténoïdien postérieur; — *e*, épiglotte.

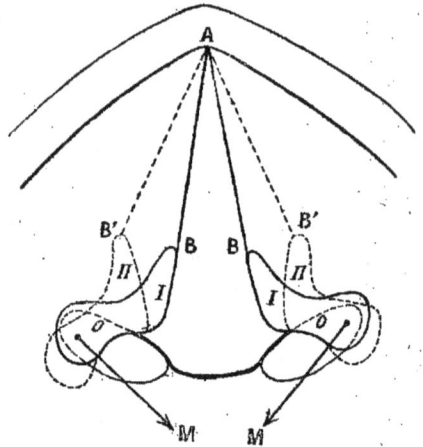

Fig. 267. — Schéma de l'action du muscle
crico-aryténoïdien postérieur.

I, position des cartilages aryténoïdes avant la contraction; — II, position des cartilages aryténoïdes
après la contraction; — M, direction suivant laquelle
s'effectue le raccourcissement musculaire; — AB,
corde vocale avant la contraction; — AB', corde vocale
après la contraction; — O, centre de rotation.

3° Le muscle *crico-aryténoïdal latéral* s'insère, en bas, sur le bord supérieur et
latéral du cartilage cricoïde; en haut, sur le cartilage aryténoïde un peu en avant

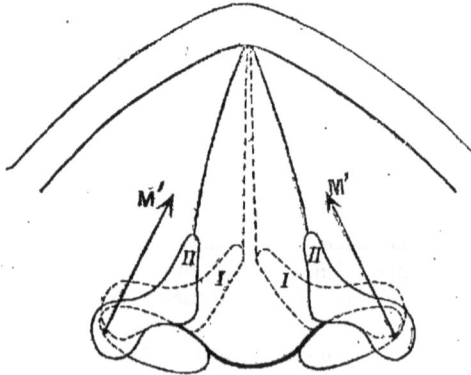

Fig. 268. — Schéma de l'action du muscle crico-aryténoïdien latéral.

MM', direction de l'action musculaire; — I, I, cartilages aryténoïdiens après la contraction; — II, II, cartilages
aryténoïdiens avant la contraction.

du point d'insertion du crico-aryténoïdien postérieur du même côté. Ces deux
muscles, ayant des insertions sur les aryténoïdes à peu près identiques et les directions, OM', opposées, quoique non dans un même plan, sont des antagonistes l'un de
l'autre. Les crico-aryténoïdiens latéraux ramèneront donc les aryténoïdes de la

position II (fig. 268), prise à la suite de la contraction des crico-aryténoïdiens postérieurs, à la position I. Ils sont CONSTRICTEURS DE LA GLOTTE.

4° Le muscle *thyro-aryténoïdien* s'insère, en avant sur la moitié inférieure de
l'angle rentrant du cartilage thyroïde et un peu sur son bord inférieur, en arrière,
sur le bord interne et inférieur du cartilage aryténoïde (fig. 269). En réalité, ce
muscle contient plusieurs faisceaux de fibres distincts ; l'un d'eux, formé de fibres
horizontales, est le plus important, car ce sont des fibres qui, recouvertes par une
tunique fibreuse et par la muqueuse du larynx, constituent les *cordes vocales
inférieures*. Comme tous les autres muscles, le thyro-aryténoïdien M en se contractant tend à rapprocher ses points d'insertion C, V. Cet effet sera produit si tous les
autres muscles du larynx qui pourraient s'y opposer sont dans le relâchement ;
dans ce cas, les cordes vocales C V seront raccourcies. Mais si, par suite de la contraction du thyro-cricoïdien fixant d'un côté le thyroïde, du crico-aryténoïdien
postérieur fixant d'un autre côté l'aryténoïde, cet effet ne peut se produire, il en
résultera une tension des cordes vocales. Le thyro-aryténoïdien est donc un muscle
TENSEUR DES CORDES VOCALES.

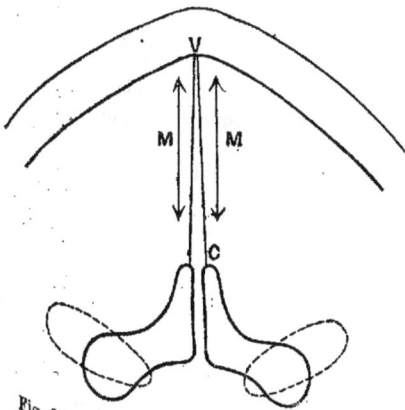

Fig. 269. — Schéma de l'action du muscle
thyro-aryténoïdien.

C, V, cordes vocales ; — M, M, direction de l'action
du muscle.

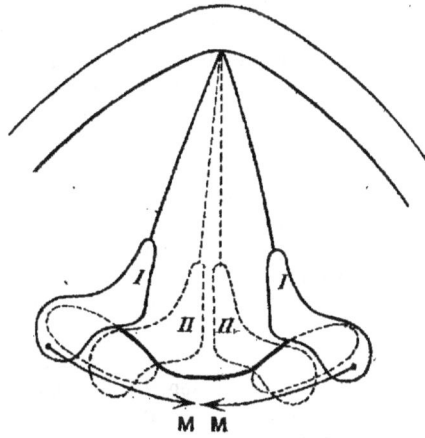

Fig. 270. — Schéma de l'action du muscle
ary-aryténoïdien.

M, M, direction de l'action musculaire ; — I, I,
cartilages aryténoïdes avant la contraction ; — II, II,
cartilages aryténoïdes après la contraction.

5° L'*ary-aryténoïdien* (fig. 270), seul muscle impair du larynx, s'insère sur les
cartilages aryténoïdes, les unissant l'un à l'autre par trois faisceaux de fibres musculaires distincts : un faisceau antérieur formé de fibres horizontales, les deux autres
s'entre-croisant à la partie postérieure comme les deux branches d'un X. Son action
tend à rapprocher les aryténoïdes, en les déplaçant parallèlement à eux-mêmes
(fig. 270).

Si nous représentons par les flèches M M la direction de l'action de ces muscles,
lorsqu'il y aura contraction, les aryténoïdes passeront de la position I à la position II.
C'est donc l'espace inter-aryténoïdien qui est modifié par la contraction de ce muscle
et par suite, mais secondairement, la distance des rubans vocaux ; il est donc CONS-
TRICTEUR DE LA GLOTTE INTERCARTILAGINEUSE.

Innervation du larynx. Nerf spinal. — La branche *interne* du spinal innerve, par le récurrent, *tous les muscles du larynx*. En effet, l'excitation des racines bulbaires de ce nerf produit la contraction de ces muscles et, après son arrachement, la plus grande partie des fibres du récurrent sont dégénérées.

Le doute ne peut exister que pour le crico-thyroïdien. Chauveau, en effet, en excitant les racines du pneumogastrique, a vu se produire des contractions dans ce muscle. Mais d'un autre côté, après l'arrachement du spinal, Burckhard a constaté que le laryngé supérieur contient des fibres dégénérées, et son excitation ne produit plus la contraction des crico-thyroïdiens.

Le spinal innervant tous les muscles du larynx, on comprend le rôle important qu'il joue dans la phonation.

La *section des deux récurrents* est suivie d'*aphonie*. Les phénomènes qu'on observe du côté de la respiration sont les suivants :

Les dilatateurs de la glotte étant paralysés, il y a de la dyspnée, mais cette dyspnée ne se déclare que lorsque les animaux s'agitent ou sont effrayés. Chez les jeunes animaux, où la glotte inter-aryténoïdienne n'est pas encore formée, les lèvres de la glotte font soupape et tendent à se fermer au lieu de s'ouvrir à chaque inspiration. Aussi la section des deux récurrents est-elle pour eux rapidement mortelle, si on n'a pas la précaution d'introduire un tube dans la trachée. Chez les animaux adultes, la gêne de la déglutition et la dyspnée ne se font sentir que si on dérange brusquement l'animal. Cl. Bernard explique ce phénomène de la façon suivante ; pour lui, les muscles du pharynx ont un double rôle : 1° pousser les aliments dans l'œsophage ; 2° fermer le larynx. Après l'arrachement du spinal, ils ne conservent plus que le premier de ces rôles.

Pour Cl. Bernard, d'ailleurs, le pneumogastrique et le spinal seraient, au point de vue de la respiration, des nerfs antagonistes. Le pneumogastrique est le nerf de la respiration simple, organique, si l'on peut s'exprimer ainsi. Le spinal est le nerf de l'expiration forcée et volontaire, spécialement de l'*expiration vocale*. Le spinal, en d'autres termes, agit sur la respiration en tant qu'elle est liée à la phonation et à l'effort.

Rôle de la branche externe du spinal. — Pour Cl. Bernard, le spinal exerce une action sur la phonation et l'effort non seulement par sa branche interne, mais aussi par sa branche *externe*. Dans la phonation, en effet, le sterno-mastoïdien et le trapèze innervés par cette branche maintiennent la dilatation du thorax et s'opposent à l'expiration. Ils servent à filer les sons. Dans l'effort, ils s'opposent à l'expiration.

Ajoutons enfin qu'en prenant, par ces muscles, une part importante aux mouvements de la tête et des épaules le nerf spinal a mérité le nom de *nerf de la mimique*.

Procédés divers employés pour étudier les mouvements vibratoires du larynx. — Ces procédés peuvent se ranger sous quatre chefs différents : 1° procédé par vivisection sur les animaux, employé par les physiologistes Magendie, Longet, Segond, entre autres ; 2° observation directe sur le vivant à l'aide du laryngoscope ; 3° expérimentation sur des larynx de cadavres ou d'animaux fraîchement tués ; 4° synthèse des vibrations vocales à l'aide de larynx artificiels.

1° *Vivisection.* — Lorsque l'on opère un animal de manière à mettre à nu le larynx, sans léser les branches nerveuses qui s'y rendent, et en le laissant en continuité avec la trachée, on constate que la voix de l'animal, quoique changée au point de vue du timbre, n'en persiste pas moins. De plus, si l'on vient à enlever, par des sections successives, toutes les parties qui se trouvent au-dessus de l'ouverture de la glotte, aucune variation ne se produit dans les qualités du son perçu primitivement. Mais, si on lèse d'une manière quelconque les cordes vocales proprement dites, les *ligaments thyro-aryté-noïdiens inférieurs*, on détermine une abolition complète de la voix. On peut aussi constater, *de visu*, les changements physiologiques correspondant aux variations d'intensité et de hauteur du son vocal. On peut rapprocher du mode d'expérimentation précédent les observations directes sur l'homme rapportées par certains auteurs. Ainsi Mayo a observé la glotte chez un indi-vidu qui, dans une tentative de suicide, s'était coupé la gorge immédiatement au-dessus des cordes vocales; Rudolphi parle d'un homme chez lequel la perte du nez rendait la cavité pharyngienne tellement accessible qu'on pou-vait très bien voir la glotte s'ouvrir et se fermer; enfin, dans le cas cité par Muller, le cou était sectionné au-dessus du cartilage thyroïde, de manière qu'on pouvait apercevoir la partie supérieure des cartilages aryténoïdes.

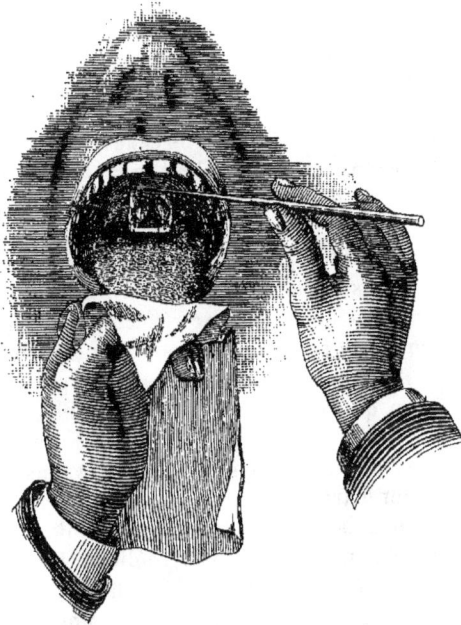

Fig. 271. — Examen laryngoscopique.

2° *Observation laryngoscopique*. — Manuel Garcia est le premier qui, essayant de se rendre compte du mécanisme de l'organe vocal, tenta d'ob-server sur lui-même les mouvements du larynx. Pour cela, il introduisit dans son arrière-bouche un petit miroir plan, puis, au moyen d'un éclairage convenablement disposé et de deux réflexions successives, il put percevoir l'image de son propre larynx. Avant lui, des expériences avaient bien été faites dans la même voie, mais elles avaient été tellement imparfaites et suivies de si mauvais résultats qu'elles avaient découragé leurs auteurs.

Garcia avait examiné son propre larynx et procédé par auto-laryngoscopie; aujourd'hui on procède en général autrement et c'est un larynx étranger que le physiologiste examine. Le laryngoscope qui sert à cet examen consiste essentiellement (fig. 271) en un petit miroir plan porté à l'extrémité d'une tige métallique et incliné plus ou moins sur la direction de cette tige suivant la conformation du larynx à examiner. Pour procéder à l'observation au moyen de cet instrument, on commence par chauffer légèrement le miroir avant de l'introduire dans la bouche du patient, pour éviter le dépôt de buée; puis on le place de telle façon que les rayons incidents émanés de la glotte soient réfléchis de manière à venir tomber dans l'œil de l'observateur (fig. 271). Hirschberg et Oertel ont perfectionné les moyens d'observation de l'image laryngoscopique.

3° *Expériences avec larynx de cadavres.* — C'est Ferrein qui, le premier, a imaginé de détacher sur le cadavre des larynx humains et d'observer directement les sons produits par ces larynx lorsqu'il les faisait traverser par un courant d'air.

Les expériences de J. Muller viennent ensuite; elles sont faites avec méthode et beaucoup plus complètes.

Pour expérimenter sur des larynx de cadavre, on se sert encore du procédé employé par Muller. Après avoir enlevé le larynx et avoir conservé un tronçon de trachée-artère, on le fixe contre une planchette de manière que sa paroi postérieure soit en contact avec le bois. Les cartilages aryténoïdes sont traversés par une aiguille qui les maintient dans la position qu'on veut leur donner, le cricoïde est solidement fixé à la planchette, et du thyroïde, seul cartilage mobile, part un fil qui, se réfléchissant sur une poulie, porte un plateau dans lequel on peut mettre des poids. L'action de ces poids tend à attirer en avant l'arête saillante du thyroïde et agit sur les ligaments vocaux de la même façon que les poids tenseurs ordinaires suspendus à la poulie d'un sonomètre, lorsqu'on cherche à déterminer, en acoustique, les lois des vibrations des cordes. Les rubans vocaux sont ainsi placés dans des conditions telles que leur extrémité antérieure est seule mobile et que leur tension ainsi provoquée peut être assimilée à celle qu'ils subissent physiologiquement par l'action des muscles crico-thyroïdiens. L'action des crico-aryténoïdiens latéraux et postérieurs et de l'aryténoïdien sur les cartilages aryténoïdes est plus difficile à imiter; ce n'est que par une complication très grande dans les dispositions expérimentales qu'on y arrive. L'air nécessaire à la mise en vibration des cordes vocales du larynx ainsi préparé est fourni soit par une soufflerie ordinaire, soit par le jeu des poumons de l'expérimentateur. Ce dernier procédé, bien que ne se prêtant pas aussi facilement que le premier à des mesures de la pression, de la vitesse du courant d'air, donne de meilleurs résultats, car l'air expiré, se trouvant à l'état hygrométrique physiologique, ne dessèche pas les cordes vocales.

4° Tout *larynx artificiel* devant servir à l'étude physiologique de la voix est formé d'un tuyau porte-vent et d'une anche ordinairement membraneuse mise en vibration par un courant d'air. L'un des plus simples est celui représenté figure 272. Il a été utilisé par Helmholtz pour l'étude des vibrations des anches membraneuses. Il consiste en un tube en bois ou en caoutchouc dont on a coupé en double biseau l'une des extrémités. On place alors sur ces biseaux deux bandelettes de caoutchouc vulcanisé de manière à laisser entre elles, à la partie supérieure, une fente étroite qui est l'analogue de la fente glottique du larynx normal. Les dispositions employées pour faire varier la tension de l'anche membraneuse artificielle sont très diverses ; ainsi, Muller se servait d'une virole représentant l'anneau cricoïdien, et de deux paires de pinces simulant, l'une le cartilage thyroïde, l'autre les cartilages aryténoïdes. En écartant les pinces, on tendait plus ou moins les lèvres vibrantes disposées entre elles et formées par un tube de caoutchouc mince fixé sur le tuyau porte-vent. Les larynx artificiels de Harless, Four-

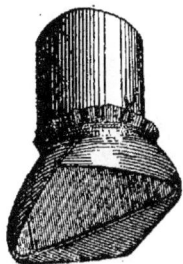

Fig. 272. — Appareil d'Helmholtz pour l'étude des vibrations des anches membraneuses.

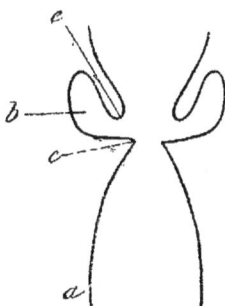

Fig. 273. — Profil de la cavité du larynx.

nier, Merckel sont plus compliqués et peuvent, à l'aide de leviers, modifier plus ou moins les conditions de vibration de l'appareil pendant la production du son.

Résultats fournis par les divers moyens d'étude. Emission de la voix. — D'après ce qui a été exposé dans les deux chapitres précédents, le larynx est la partie du tube vocal dans laquelle se forme la voix. Tout son vocal résulte des vibrations d'une anche membraneuse double, de structure anatomique assez complexe, située à la partie moyenne du larynx et nommée *cordes vocales inférieures*. Ceci est prouvé par les observations directes sur l'homme et les animaux, la pratique du laryngoscope et l'expérimentation sur des larynx détachés. Il nous reste à examiner quelles sont les modifications qui surviennent dans l'appareil producteur du son lorsqu'il sort de l'état de repos pour s'accommoder à l'émission de la voix.

Si l'on fait une coupe verticale de la cavité du larynx, on obtient le profil représenté (fig. 273). On voit que, sur le trajet du courant aérien qui parcourt ce tube de bas en haut, se trouvent deux rétrécissements : un inférieur, en *c;* un supérieur, beaucoup moins marqué, en *e.* Le premier est formé par les cordes vocales inférieures, le second par les replis nommés bien à tort cordes vocales supérieures. Entre les deux on voit une cavité constituée par les ventricules de Morgani. Pendant l'acte de la respiration normale et surtout de la respiration active ou forcée, le rétrécissement inférieur sera une gêne considérable au mouvement d'entrée et de sortie de l'air. Les actions des muscles du larynx devront donc concourir à écarter les lèvres de la glotte d'autant plus que le mouvement de l'air sera plus actif. Or, nous avons vu que le muscle dilatateur de la glotte, par excellence, c'est le muscle *crico- aryténoïdien postérieur.* Pendant la respiration active ou forcée, ce muscle entrera donc en action, les cordes vocales seront écartées l'une de l'autre et l'intervalle entre les cartilages aryténoïdes, la glotte respiratoire, dilaté. C'est, en effet, ce que montre l'observation laryngoscopique (fig. 274).

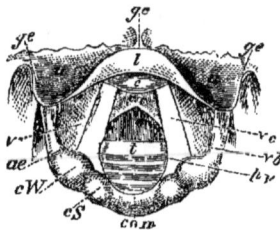

Fig. 274. — Image laryngoscopique
de la glotte respiratoire.

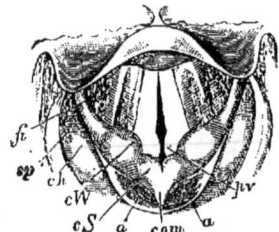

Fig. 275. — Image de la glotte pendant
la phonation.

Dans la position de la glotte représentée (fig. 274), les cordes vocales pourraient difficilement être mises en vibration par le courant d'air venant des poumons; car ce courant d'air ne saurait acquérir une pression et une vitesse suffisantes pour écarter les cordes vocales de leur position d'équilibre et vaincre leur inertie. Si par hasard le mouvement vibratoire se produisait, il ne durerait qu'un instant très court, à cause du débit considérable du tube qui aurait vite épuisé l'air contenu dans le poumon. Donc, lorsque le larynx s'accommodera pour la phonation, les actions des muscles devront concourir à rétrécir l'ouverture glottique et à rapprocher l'un de l'autre les bords libres des cordes vocales. Or, le muscle constricteur de la glotte, par excellence, c'est le muscle *crico-aryténoïdien latéral;* il se contractera donc et viendra ainsi barrer le passage à l'air expiré. Un second muscle agit aussi, bien que d'une manière moins efficace, c'est l'aryténoïdien. Si, en effet, les cartilages aryténoïdes restaient écartés l'un de l'autre au moment de la phonation, il se produirait à ce niveau, par la *glotte intercartilagineuse,* un échappement de gaz inutilisé pour la production de la voix. Par la contraction des aryténoïdiens cette fuite est empêchée et tout l'air qui s'échappe à travers la glotte produit un effet utile. L'observation du larynx au moyen du laryngoscope faite au début de la phonation montre qu'il en est bien ainsi (fig. 275).

Qualités des sons vocaux. — Les qualités des sons vocaux sont les mêmes que les qualités d'un son en général. Elles sont au nombre de trois : l'*intensité*, la *hauteur* et le *timbre*. De ces trois qualités la plus importante à étudier au point de vue physiologique est le timbre ; nous en ferons l'objet d'un chapitre spécial.

Intensité. — D'après les lois de l'acoustique, l'on sait que l'*intensité d'un son dépend de l'amplitude des oscillations du corps vibrant* ; ainsi l'intensité du son rendu par une corde diminue à mesure que le fuseau qui représente à nos yeux le lieu de toutes les positions de la corde s'effile et s'amincit. Il en est encore de même pour les verges vibrantes. Les lois qui régissent l'intensité des sons rendus par les tuyaux ne sont plus déjà aussi simples ; cette qualité du son dépend bien toujours, il est vrai, de l'amplitude de l'onde aérienne, mais le moyen d'augmenter ou de diminuer cette amplitude n'est plus si bien à notre portée. En effet, dans la plupart des cas, si l'on veut modifier l'intensité du son rendu par un tuyau en augmentant ou diminuant la vitesse et la pression du courant d'air qui le fait *parler*, on modifie non seulement cette intensité, mais encore la hauteur du son rendu. Ce phénomène se produit avec tous les tuyaux sonores, excepté avec les tuyaux à anche libre. Divers expérimentateurs ont constaté, Muller entre autres, dont les expériences sur ce sujet ont été très nombreuses, qu'il en était, pour les tuyaux à anche membraneuse, comme pour tous les autres tuyaux sonores en général ; la hauteur du son rendu change si l'on modifie la vitesse du courant d'air qui les anime.

En appliquant à la voix chantée les principes précédents indiqués par Muller, on voit que, lorsqu'un chanteur passe sur la même note du *forte* au *piano*, il faut que les conditions de tension de ses cordes vocales soient changées. En effet, à cause de l'expression à donner à la note musicale, le jeu des muscles expirateurs doit diminuer la pression intra-pulmonaire ; or, d'après ce que nous venons de voir, la hauteur du son laryngien doit baisser par le même fait ; il faut donc nécessairement, pour que le chanteur ne détonne pas, que la tension de ses cordes vocales augmente. C'est à ce phénomène particulier, augmentation de tension des cordes vocales coïncidant avec une diminution de vitesse du courant aérien, que Muller et avec lui tous les physiologistes ont donné le nom de *compensation*.

Hauteur. — La *hauteur d'un son dépend du nombre de vibrations effectuées dans l'unité de temps* par le corps vibrant qui le produit. C'est là un principe d'acoustique physique qui ne souffre pas d'exception. Nous trouvons aussi en physique des lois qui donnent le nombre de vibrations que peut effectuer une corde vibrant transversalement, lorsque l'on connaît sa longueur, son diamètre, la densité du corps dont elle est formée et sa tension.

Ces lois ne peuvent s'appliquer avec toute leur rigueur aux rubans vocaux laryngiens; nous avons, en effet, affaire là, non plus à des cordes libres fixées seulement par leurs extrémités, dont l'élasticité est invariable, mais bien à des lames vibrantes ne présentant qu'un bord libre, contenant à leur centre un muscle dont l'élasticité peut varier dans de larges limites, sans que la longueur de la partie vibrante soit modifiée. Cependant, d'après les expériences de Muller, on peut poser en principe que le son rendu par un larynx s'élève lorsque la tension des cordes vocales augmente, qu'il s'abaisse lorsque la tension des cordes vocales diminue. On sait de plus, par les expériences de Muller, que l'on ne peut faire rendre à un larynx de cadavre que des sons contenus dans la partie moyenne de l'échelle diatonique, quelque tension que l'on fasse subir aux cordes vocales. Il est donc facile de s'expliquer pourquoi les sons vocaux, dans un larynx normal et vivant, ne peuvent s'élever au-dessus d'une certaine note nommée limite supérieure, ni descendre au-dessous d'une autre note nommée limite inférieure. L'intervalle compris entre ces deux limites extrêmes contient tous les sons rendus par l'organe vocal; on lui a donné le nom d'*étendue*.

Etendue. — On conçoit que, pour des larynx différents, l'étendue de la voix ne soit pas la même. L'observation de chaque jour nous montre de grands écarts de hauteur entre les sons émis par des larynx d'homme, de femme et d'enfant. Les notes extrêmes limitant l'étendue de ces voix ne sont pas identiques; mais ce qui est remarquable, c'est que la grandeur de l'intervalle limité par ces notes varie peu avec les différentes voix. Cet intervalle comprend un peu moins de deux octaves pour des voix non exercées; pour des voix cultivées, l'étendue peut être beaucoup plus considérable. On cite à ce sujet des chanteurs et des cantatrices, dont les voix avaient une étendue tout à fait extraordinaire. La voix du maître de chapelle Gaspard Forster s'étendait sur trois octaves (de la_1 à la_3); la plus jeune des sœurs Sessi possédait une voix de contralto qui embrassait trois octaves et demie (de ut_2 à fa_5). La Catalani commandait également trois octaves, et le célèbre castrat Farinelli allait du *la* au $ré_3$.

Classification des voix. — La classification des voix est faite en musique, en prenant pour point de départ les positions réelles occupées dans l'échelle diatonique par les notes extrêmes que peut rendre une voix donnée. Il semble, au premier abord, qu'il devrait y avoir de très nombreuses classes de voix, puisqu'en réalité les notes extrêmes, base de la classification, peuvent subir de grandes variations, suivant que l'on s'adresse à un enfant, à une femme ou à un homme, et même dans chacune de ces catégories à tel ou tel individu; il n'en est rien, et la classification établie repose sur des différences assez nettes pour que la grande majorité des voix humaines y puisse rentrer. D'ailleurs, il est d'autres qualités dont nous n'avons pas à nous préoccuper ici, qui, en dehors du caractère de classification signalé plus haut, font distinguer ces diverses sortes de voix.

Nous transcrivons ci-joint un tableau qui indique, avec leurs notes limites, les divisions adoptées et les noms qu'elles ont reçus :

FEMMES

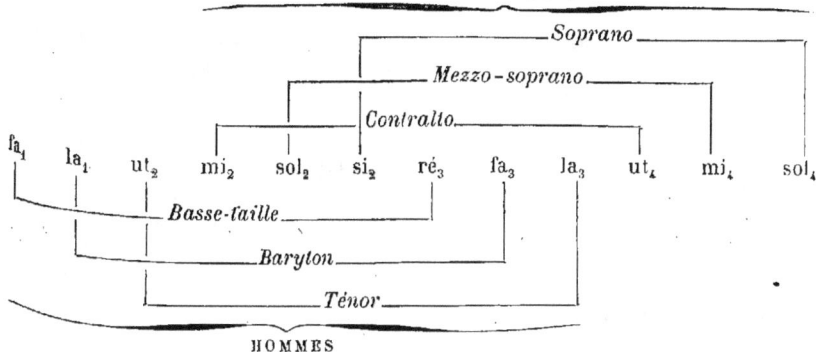

HOMMES

Ce tableau montre en outre que la partie de l'échelle diatonique que peut parcourir la voix humaine en général est limitée à l'aigu par le *sol₄*, et au grave par le *fa₁*. Ici encore il n'y a pas de limite absolument fixe et on trouve des voix exceptionnelles qui ont pu donner des notes plus graves que le *fa₁*, et d'autres qui ont pu dépasser de beaucoup le *sol₄*. Nous citerons, comme exemple, trois *basses*, les frères Fischer et un nommé Grasser qui donnaient le *fa₁*, l'octave grave de la note limite précédemment indiquée. Les cantatrices Nilsson et Patti donnent le *fa₅*; la Bastardella, d'après Mozart, donnait l'*ut₆*.

Mue. — Nous devons encore signaler ici les variations que subit la voix de l'enfant à l'époque de la puberté. Les caractères de la voix sont entièrement changés; celle-ci devient rauque, sourde, gutturale et n'obéit plus exactement à la volonté. Cet état, qui coïncide avec une période rapide d'accroissement du larynx, n'est que passager, et, lorsque l'âge adulte est atteint, la voix reprend ses caractères normaux; on constate alors qu'elle a baissé d'une octave chez les garçons et de deux tons chez les filles. Cet état passager a été nommé la *mue* de la voix.

TIMBRE DES SONS VOCAUX. — Les travaux de Helmholtz ont démontré que le timbre, c'est-à-dire cette qualité qui différencie deux sons l'un de l'autre, lorsque ces sons ne diffèrent ni comme intensité, ni comme hauteur, était dû à la série des *harmoniques* d'intensité moindre, qui accompagnent toujours les sons considérés. Ce principe est aussi général que celui qui fait dépendre la hauteur d'un son du nombre de vibrations du corps sonore et toutes les différences de timbre que notre oreille établira entre deux voix ou entre plusieurs sons d'une même voix, nous pourrons les attribuer à une inégalité des harmoniques qui accompagnent tout son fondamental. Ce sont des différences dans le nombre, le rang, l'intensité, la différence de phase des harmoniques qui nous font distinguer facilement la voix d'une personne entre cent autres, qui font distinguer une voix d'homme d'une voix de femme ou d'enfant, la voix d'un baryton de celle d'un ténor. La classification des voix d'hommes en *ténor, baryton, basse,* et celle des voix de femmes en *soprano, mezzo-soprano* et *contralto* ne repose pas seulement, en effet, sur le caractère donné par la position des notes extrêmes dans l'échelle diatonique ; mais, comme l'a fait remarquer Bataille, leur timbre ne permet pas de les confondre quand elles attaquent les régions de l'échelle musicale qui leur sont communes.

Ce ne sont pas encore là toutes les variations dans le timbre qu'il est possible de constater d'individu à individu ; il y en a un grand nombre d'autres qu'une oreille exercée peut distinguer. Ainsi, dans la classe des voix de baryton, par exemple, on trouve des timbres *éclatants* ou *mordants* et d'autres qui sont *doux* et *sans relief.* L'explication générale des différences de timbre, donnée plus haut, s'applique encore dans ces cas.

Voix de poitrine et voix de fausset. — Il nous reste maintenant à étudier les variations de timbre que, par l'action de la volonté, une même personne peut imprimer aux sons de sa voix. Ces variations sont assez nombreuses ; mais il est deux timbres, beaucoup plus importants que les autres, qui forment, pour ainsi dire, deux voix distinctes d'un même larynx et sur lesquels il est important d'insister davantage ; nous voulons parler de la *voix de poitrine* et de la voix de *fausset* ou de *tête.* Ce ne sont pas, en réalité, deux voix distinctes, car elles peuvent empiéter l'une sur l'autre dans l'échelle diatonique ; il vaut mieux employer, pour les désigner, une expression empruntée à la langue technique des facteurs d'orgue et appeler la première *registre de poitrine* et la seconde *registre de fausset* ou de *tête.* Ces désignations ne doivent rien faire préjuger touchant le lieu de formation des sons qui leur correspondent, et nous verrons que ni la tête, ni la poitrine n'ont rien à voir dans leur production. Ils sont caractérisés par ce fait que les sons appartenant au registre de poitrine sont plus pleins, plus riches que ceux appartenant au registre de fausset ; de plus, bien que ces registres soient superposés dans les parties extrêmes de leur étendue, ils se dépassent beaucoup mutuellement, le registre de poitrine du côté des sons graves, celui de fausset du côté des sons aigus. Il résulte de ce fait que la même voix peut émettre des sons qui composent une partie restreinte de son étendue, à la fois dans l'un et l'autre registre, et même que, sans changer la note, les chanteurs habiles peuvent passer, sans discontinuité, de la voix de poitrine à la voix de fausset. Ce passage est très sensible chez l'homme, car les deux timbres sont assez différents ; chez la femme, il n'en est pas de même, et l'on rencontre chez elle des voix exercées avec lesquelles on ne peut saisir de passage d'un registre à l'autre. D'ailleurs, les deux registres paraissent différer de plus en plus, à mesure qu'on les considère chez des voix plus graves ; mais, là encore, les exceptions à la règle sont nombreuses et l'on cite des basses-tailles, telles que Lablache, Géraldi, Levasseur, dont le registre de fausset fut très étendu.

Il reste à se demander à quelles différences physiologiques et à quelles modifications physiques dans l'anche vocale correspondent ces variations de timbre :

Pour la *théorie de la voix de poitrine*, il règne parmi les physiologistes un parfait accord : pendant l'émission des notes de ce registre, les cordes vocales vibrent dans toute leur longueur et c'est par une modification dans leur *tension* qu'on arrive à obtenir les sons plus élevés ou plus graves.

Théories de la voix de fausset. — Pour la voix de fausset, il n'en est plus de même et la divergence d'opinions parmi les physiologistes est complète. Nous signalerons seulement deux théories de la voix de fausset auxquelles toutes les autres peuvent se rattacher parce qu'elles n'en diffèrent que par des détails peu importants.

La *première* est basée sur les expériences de Lehfeldt et de Muller; les opinions de Diday et de Pétrequin, de Fournié, d'Helmholtz, de Merkel, de Donders et de Grützner s'y rattachent. Les expériences de Lehfeldt ont été faites sur des larynx enlevés dans la trachée desquels on faisait pénétrer un courant d'air et dont on tendait les cordes vocales par des moyens artificiels appropriés. Muller vit ainsi, qu'à mesure que le son rendu par un larynx s'élève dans l'échelle diatonique, à partir d'une certaine note, le caractère des sons de poitrine disparaît et la voix passe au registre de fausset. On constate de plus par l'observation sur le larynx détaché que dans les sons de poitrine comme dans les sons de fausset les cordes vocales *vibrent dans toute leur longueur*. La seule différence qui existe, c'est que, dans les sons de poitrine la corde vibre dans *toute son épaisseur*, tandis que pour produire les sons de fausset le *bord libre* de la corde entre *seul* en vibration. Voilà la différence base de la théorie; quant à l'explication, voici celle qu'en donne Donders et avec lui Grützner et quelques autres. Dans la voix de poitrine les cordes sont tendues non seulement par les crico-thyroïdiens, mais encore par les thyro-aryténoïdiens, qui, par leur contraction, acquièrent une tension suffisante pour vibrer à l'unisson avec la muqueuse et le tissu élastique qui les recouvre. Dans la voix de fausset, toute contraction des thyro-aryténoïdiens cesse, ils deviennent incapables de vibrer, la muqueuse et le tissu élastique de la corde vocale vibrent seuls et il se forme un nœud de vibration à l'union du muscle thyro-aryténoïdien avec la tunique fibreuse qui le recouvre. Le changement de timbre s'explique naturellement puisque l'on a affaire, dans les deux cas, à deux anches de masse et de dimensions inégales. De plus, le sentiment de détente nettement accusé par les chanteurs qui passent sur la même note du registre de fausset au registre de poitrine s'explique également par la décontraction des muscles thyro-aryténoïdiens.

La *seconde théorie* de la voix de fausset pourrait être appelée la théorie des laryngologistes. Elle est basée sur l'observation de la glotte pendant la production de la voix de fausset. C'est Mandl, le premier, qui l'a indiquée; elle est soutenue aujourd'hui par Morell Mackensie et la plupart des laryngologistes. Les figures 276, 277, 278 représentent les différences que l'on observe dans le miroir laryngien lorsque le larynx observé même émet des notes en voix de poitrine et en voix de fausset. On voit que, pendant l'émission de la voix de fausset (fig. 278), la glotte est complètement fermée dans ses trois quarts postérieurs, mais qu'un espace elliptique reste ouvert dans son quart antérieur. C'est là seulement que les cordes vocales sont en vibration, d'après Mandl et ceux qui soutiennent son opinion; dans la partie postérieure les

cordes sont accolées l'une à l'autre, chevauchant même l'une sur l'autre, intercep-
tant tout passage à l'air venant de la trachée et absolument immobiles. C'est donc
par la diminution dans la longueur de l'anche vibrante que s'effectue, dans cette

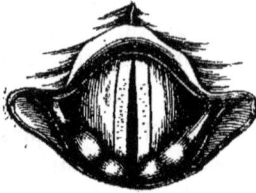

Fig. 276. — Image laryngoscopique de la glotte pen-
dant l'émission d'un son
grave en voix de *poitrine*.

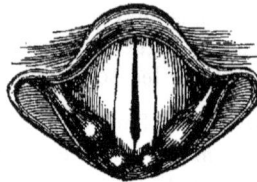

Fig. 277. — Image laryngoscopique de la glotte pen-
dant l'émission d'un son
aigu en voix de *poitrine*.

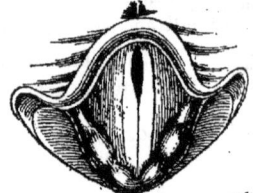

Fig. 278. — Image laryngoscopique de la glotte pen-
dant l'émission d'un son
en voix de *fausset*.

théorie, le passage de la voix de poitrine (*anche longue*) à la voix de fausset (*anche
courte*) l'ouverture elliptique de la glotte, dans la voix de fausset pouvant se trouver
exceptionnellement, d'après Morell Mackensie, soit à la partie médiane, soit à la
partie antérieure des cordes vocales. Le mécanisme qui dispose ainsi la glotte en
anche courte, pour l'émission de la voix de fausset, est d'ailleurs encore soumis à
l'étude. Quoi qu'il en soit, cette théorie de la voix de fausset, basée sur l'observation
directe du larynx chez des chanteurs exercés, paraît devoir remplacer la précédente.

Mouvements du larynx dans la phonation. — Ces mouvements sont
accessoires et passifs. Ils s'expliquent par ce fait que, pendant l'émission d'un
son, l'air chassé par les muscles expirateurs, rencontrant au niveau de la
glotte un obstacle, presse contre cet obstacle et tend à le soulever. L'élévation du larynx étant d'ailleurs en rapport avec la hauteur de son rendu par
les cordes, l'expérience vient confirmer l'explication précédente, car c'est
pour les sons de poitrine aigus que la pression de l'air intra-pulmonaire est
a son maximum.

PAROLE

Tuyau de renforcement de l'anche laryngienne. — Dans ce qui précède
nous avons à dessein fait abstraction du tuyau de renforcement placé au-
dessus de l'anche laryngienne. Son influence sur les sons produits par les
cordes vocales est très importante; c'est, en effet, par l'action des diverses
parties qui composent ce tuyau de renforcement que le son musical laryngien
est transformé en des éléments constitutifs du langage dans la *voix parlée*
ordinaire ou *parole*. Bien plus, c'est par le simple écoulement de l'air contenu dans les poumons, ou de l'air qui s'y précipite sous l'action des muscles
inspirateurs, que sont produits ces bruits si spéciaux constituant la *parole
à voix basse* ou la *voix chuchotée*. Le tube de renforcement dont nous
parlons suffit, à lui seul, dans ce cas, à former les éléments de la parole, et
l'anche vibrante contenue dans le larynx ne contribue en aucune façon à
leur production.

Rappelons brièvement la constitution anatomique de ce tube particulier de renforcement et les moyens qu'il possède d'agrandir ou de diminuer sa cavité et de modifier sa forme.

On voit (fig. 262) qu'au-dessus des cordes la direction du tube est modifiée, suivant
la position de l'épiglotte; qu'il est constitué dans cette partie par la paroi postérieure du pharynx, qui est fixe, et par la base de la langue qui est essentiellement
mobile. Au-dessus de ce niveau, il se bifurque pour se continuer d'un côté par la
bouche, de l'autre côté par les fosses nasales. Les deux cavités peuvent être introduites l'une et l'autre dans le trajet que doivent parcourir les ondes sonores pour
arriver à l'extérieur, mais l'une ou l'autre peut en être écartée.

La bouche peut être fermée à l'écoulement de l'air venant du larynx, par un
abaissement du voile du palais et une élévation concomitante de la langue qui vient
s'appliquer contre la voûte palatine.

Les fosses nasales peuvent être obturées à leur tour par un relèvement du voile du
palais qui, de la position verticale qu'il occupe d'ordinaire, peut devenir horizontal.

Ce sont là les deux grandes modifications de la cavité de résonance, mais ce ne
sont pas les seules; il en est d'autres, en effet, qui, bien que n'introduisant pas des
espaces nouveaux, n'en sont pas moins importantes à considérer. Ce sont celles qui
reposent sur les mouvements de la langue, des arcades dentaires, des lèvres, et, en
général, des parois dépressibles de la cavité buccale. Il est même à remarquer que
ce sont les plus employées pour produire les divers phonèmes dont les combinaisons
multiples constituent le langage articulé.

Division des phénomènes phonétiques. — Les variations du tuyau de
résonance peuvent accompagner ou non les sons laryngiens, de même que
la glotte peut rester silencieuse pendant que les diverses cavités de renforcement subissent elles-mêmes des variations; il en résulte dans les phénomènes phonétiques une diversité qu'une bonne classification peut seule
éclaircir. Nous la donnons dans le tableau ci-joint :

TABLEAU DES DIVERS MODES PHONÉTIQUES

GLOTTE	TUYAU DE RÉSONANCE	MODES PHONÉTIQUES RÉSULTANTS
Silencieuse.	Variable.	Voix basse articulée. — Chuchotement.
En vibration. Tonalité invariable ou peu variable.	Variable.	Voix articulée. — Parole.
En vibration. Tonalité variable.	Invariable.	Chant non articulé. — Fredonnement
En vibration. Tonalité variable.	Variable.	Parole chantée. — Chant.

Éléments phonétiques ou phonèmes. — Les éléments phonétiques ou phonèmes servent à former tous ces divers modes phonétiques. Ces éléments sont de deux sortes : 1° ceux qui n'ont besoin pour être produits d'aucun mouvement nouveau du tube de résonance et qui peuvent, pour cette raison, être émis pendant un temps indéfini ; 2° ceux dont le caractère essentiel réside dans un changement brusque de l'adaptation de ce même tube et dans le passage rapide d'une de ses positions fixes à une autre position également fixe. Cette division des phonèmes répond, à quelques exceptions près, à celle faite ordinairement par les linguistes en *voyelles* et *consonnes*. Nous les identifierons pour la clarté de l'exposition.

Méthodes et instruments servant à l'étude des éléments phonétiques. Nous n'indiquerons que les plus importants.

Le *phonautographe* de Scott (voir les traités de Physique médicale) a la forme d'un paraboloïde de révolution creux dont le sommet sectionné normalement à son axe porte une membrane susceptible de vibrer à l'unisson des sons produits devant l'ouverture de l'instrument. Ces vibrations sont inscrites par un style fixé à la membrane sur un cylindre enfumé. Ces graphiques ne donnent de renseignements que sur la hauteur des sons à analyser. Tous les *phonographes* d'Edison et autres en dérivent.

Le *procédé de Rosapelly* est peut-être le plus parfait qui ait été imaginé. Le but

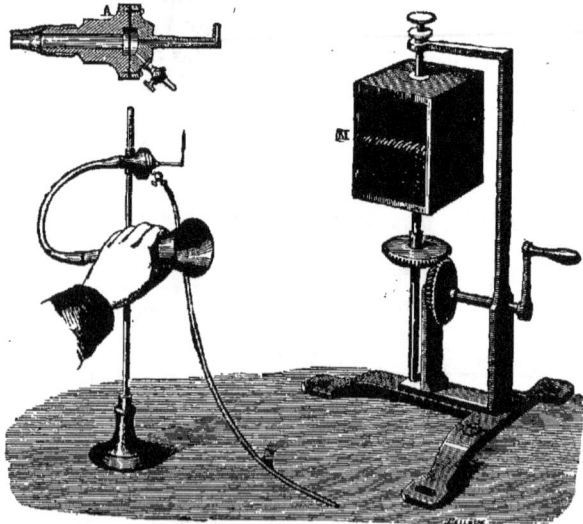

Fig. 279. — Appareil à flammes manométriques de Kœnig pour l'étude des phénomènes phonétiques.

que s'était proposé M. Rosapelly était d'établir l'ordre dans lequel se succèdent les différents actes qui entrent dans la formation des phonèmes, et de chercher les relations chronologiques que ces actes présentent. Il y est arrivé en combinant la méthode graphique avec un appareil spécial (Voir *Travaux du laboratoire de Marey*. Année 1876, p. 115 et suiv.) assez compliqué, donnant : 1° le tracé de vibrations laryngiennes; 2° le tracé des mouvements des lèvres; 3° l'inscription des variations de pression des fosses nasales correspondant aux mouvements du voile du palais.

Le *glossographe* d'Amadeo Gentilii est destiné, comme son nom l'indique, à inscrire les mouvements très complexes de la langue dans l'émission des divers phonèmes.

L'*appareil à flammes manométriques* de Kœnig a donné entre les mains du savant et habile acousticien qui l'a inventé des résultats très importants, non seulement dans la question qui nous occupe, mais encore et surtout dans toutes celles qui se rapportent au timbre en général. La figure 279 représente en A la capsule manométrique, partie importante de l'appareil. Pour obtenir l'image d'un phonème quelconque par cette méthode, on produit ce phonème dans l'embouchure en forme d'entonnoir

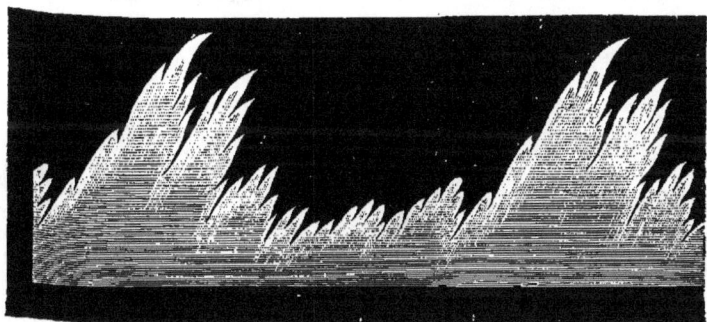

Fig. 280. — Image obtenue au moyen de l'appareil à flammes manométriques de Kœnig lorsqu'on prononce dans l'entonnoir la consonne R.

reliée par un tube de caoutchouc à la capsule manométrique. La petite flamme est animée de mouvements correspondants que l'on examine par réflexion au moyen d'un miroir dont la rotation dissocie les images successives. On obtient ainsi des apparences variables avec les divers phonèmes dont la figure 280 peut donner une idée.

Voyelles. — Tout son produit au niveau de l'*orifice glottique* est composé d'une série de sons partiels d'une intensité variable, mais toujours faible. Parmi ces sons quelques-uns, suivant la forme et les dimensions qu'affecte à ce moment le tuyau de résonance placé au-dessus, sont susceptibles d'être renforcés ; d'autres, au contraire, à l'unisson desquels le tuyau de résonance n'est pas accordé, sont éteints. Il en résulte pour le son fondamental émis par l'anche laryngienne un *timbre spécial variable avec la forme et les dimensions* affectées par le *tuyau de résonance;* ce timbre spécial est une voyelle.

Sons-voyelles-types. — On comprend que, pour un même état vibratoire des cordes vocales, les modifications possibles du tuyau de renforcement soient innombrables et l'on devrait, à la rigueur, ne pas compter les voyelles. Cependant on constate, parmi ce grand nombre de timbres, des *types* que l'on retrouve dans *toutes les langues*, qui se différencient suffisamment les uns des autres pour qu'on puisse facilement les distinguer ; ce sont ces types qui portent plus exactement le nom de voyelles. Le nombre de ces types n'est pas d'ailleurs invariable ; certains auteurs n'en admettent que cinq, Helmholtz en admet huit qu'il classe dans l'ordre suivant en prenant l'A pour point de départ de trois séries dans lesquelles se rangent les sept autres voyelles :

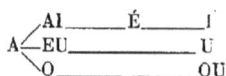

Cette classification est rationnelle ; car, si l'on prend pour point de départ la position des diverses parties de la bouche pendant la prononciation de l'A, on arrive, par des modifications différentes, à prononcer AI, EU, O ; mais une fois que la bouche s'est modifiée pour émettre AI, par exemple, une

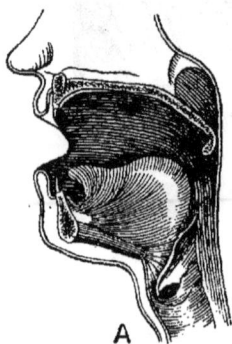
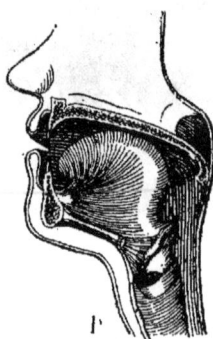
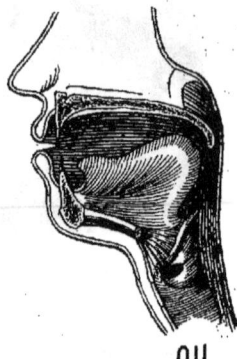

Fig. 281.   Fig. 282.   Fig. 283.

simple exagération dans cette adaptation particulière lui permet de prononcer É et I. Il en est de même pour les deux autres séries.

Les figures 281, 282, 283 représentent la forme particulière que prend la cavité buccale pendant l'émission des voyelles A, I, OU.

Sons caractéristiques des voyelles. — On voit, par les considérations qui précèdent, que la *forme et la grandeur de la cavité buccale* exercent une grande influence dans la production des sons voyelles, et comme cette influence ne peut être due qu'à un effet de résonance, c'est en prenant pour base les lois qui, en acoustique, régissent les phénomènes de cet ordre, que l'on devait arriver à préciser davantage les conditions de leur existence. Aussi est-ce seulement à partir des travaux de Helmholtz et de Donders que la question des voyelles est entrée dans une voie véritablement scientifique.

L'on sait que toute cavité est susceptible de renforcer, par résonance, un certain nombre de sons, peu distants les uns des autres, mais qu'il en est un parmi eux sur lequel l'effet de résonance se fait plus particulièrement sentir; c'est pour celui-là que la cavité est accordée.

Il était donc tout naturel, en prenant pour point de départ ce fait d'acoustique, de chercher le son pour lequel la cavité buccale est accordée lorsque telle ou telle voyelle est émise. C'est la recherche qu'a faite Donders. Une des méthodes qui exposent le moins à des erreurs consiste à diriger, au moyen d'un tube aplati, un courant d'air contre l'arcade dentaire de la personne qui prononce à voix basse la voyelle en question. Donders recommande plus particulièrement ce procédé. « La constance du son, dit-il, qu'on entend très nettement et invariablement, en soufflant sur la bouche pendant que la même voyelle est chantée doucement sur des tons de différentes hauteurs est très surprenante. »

Une autre méthode, signalée également par Donders, mais appliquée surtout par Helmholtz et, dans toute sa rigueur, par Kœnig, consiste à chercher le diapason dont le son est renforcé par la cavité buccale. Pour cela, ayant une collection de diapasons, on dispose la bouche comme pour la prononciation d'une voyelle, ou bien on chuchote la voyelle elle-même, et l'on approche successivement plusieurs diapasons en vibration jusqu'à ce que l'on ait reconnu que le son de l'un d'eux est beaucoup plus renforcé que celui des diapasons voisins dans l'échelle diatonique. La cavité buccale est alors accordée pour le son rendu par ce dernier diapason, qui est appelée *un caractéristique* de la voyelle. Le tableau ci-joint donne les sons caractéristiques des diverses voyelles avec les noms des auteurs de ces déterminations.

VOYELLES	SONS CARACTÉRISTIQUES OBTENUS PAR		
	Donders	Helmholtz	Kœnig
Ou	fa_2	fa_1	$si_2 b$
O	re_2	$si_2 b$	$si_3 b$
A	$si_2 b$	$si_2 b$	$si_4 b$
E	$ut d_4$	$si_4 b$	$si_5 b$
I	fa_4	$ré_5$	$si_6 b$

A la théorie si simple du timbre des voyelles d'Helmholtz, Grassmann en a opposé une autre basée sur des expériences récentes. Dans la théorie de Grassmann confirmée par Schneebeli et Lahr, les voyelles seraient des timbres complexes qu'un seul harmonique ne pourrait caractériser. En particulier, dans cette théorie, l'A répond à une nombreuse suite d'harmoniques d'intensité presque égale. Il en est de même des autres voyelles.

Consonnes. — Dans l'articulation de la parole, certaines régions mobiles de la cavité buccale se rapprochent de manière à limiter un espace étroit, au travers duquel doit passer l'air expiré. C'est de ce passage brusque que provient le bruit caractéristique de la consonne. Si les points susceptibles de se rapprocher ainsi pour la formation de la voix articulée étaient peu nombreux, on pourrait avoir là un caractère simple pour la classification des consonnes; mais en réalité il n'en est rien et le nombre des *régions d'arti-*

culation change avec les différents auteurs ; Max Muller en admet neuf ; Becquerel, cinq ; Fournié, sept, et Milne-Edwards, un plus grand nombre. La classification suivante est celle adoptée par Gavarret.

Les *consonnes explosives* sont celles produites par un changement brusque de la position de parties déterminées de la bouche. Elles ne durent qu'un instant très court et ne peuvent être soutenues : ce sont B, D, G, P, T, K.

Les *consonnes soutenues* sont produites par un tremblement particulier de certaines parties de la bouche. Elles sont au nombre de deux, L et R.

Les *consonnes sifflantes* sont prononcées sans que les parties rétrécies qui produisent la vibration du courant d'air changent de position. De cette définition découle la propriété de ces consonnes de pouvoir être prolongées jusqu'à complet épuisement de l'air contenu dans les poumons. Elles sont au nombre de six : F, V, S, Z, J, CH.

Les *consonnes nasales* forment la dernière classe qui comprend les consonnes M, et N. Elles sont caractérisées par ce fait que la bouche étant complètement fermée et les lèvres au contact, l'air venu des poumons s'écoule entièrement par les fosses nasales.

ORGANES DES SENS

La sensibilité, au sens le plus large, est une fonction commune à tous les animaux, au moyen de laquelle ils perçoivent les impressions internes ou externes et entrent en relation avec le monde extérieur. Sans rappeler ici la série successive des perfectionnements que subit l'appareil chargé d'exécuter cette fonction, depuis l'amibe qui ne possède qu'une vague irritabilité jusqu'à l'homme, nous dirons que chez l'homme cet appareil est constitué par trois espèces d'organes : 1° des organes *récepteurs* des impressions ; 2° des organes *conducteurs* ; 3° des organes *percepteurs*.

Les organes récepteurs situés à la périphérie, comme des sentinelles vigilantes destinées à nous renseigner sur le monde extérieur, sont adaptés à la variété d'impressions qu'ils sont destinés à recevoir et spécialisés dans cinq directions différentes par suite d'une véritable division du travail physiologique. Tandis que les nerfs sont excitables en tous leurs points par les excitants généraux (pincement, électricité, action chimique, etc.), les organes récepteurs des sens ne sont excitables et excités normalement que par *un seul excitant* qui est leur excitant physiologique ou *spécifique*, la lumière, le son, les odeurs, le froid, le chaud, etc. Il existe cinq espèces d'organes récepteurs périphériques et chaque sens, *vue, ouïe, goût, odorat, toucher*, s'exerce au moyen d'un appareil nerveux terminal particulier.

A un point de vue très général, tous ces appareils récepteurs des impressions peuvent être considérés comme formés essentiellement par des parties analogues. C'est ainsi qu'on trouve pour la vue, l'ouïe, l'odorat et le goût, des *cellules neuro-épithéliales* plus ou moins modifiées, allongées en fuseau, terminées à leur extrémité libre par un prolongement grêle, cil, cône, bâtonnet et en relation par leur extrémité profonde avec une fibrille nerveuse. Pour le toucher, dont les impressions sont beaucoup moins délicates, la fibre nerveuse se renfle en massue, en disque tactile, ou se dispose en anneaux (autour des poils) et peut même se terminer dans un élément épithélioïde (terminaisons intra-épithéliales). A côté de cette terminaison *sensible* qui est propre à l'organe récepteur, viennent se grouper des *éléments accessoires* qui forment une enveloppe simplement protectrice, comme on le voit très bien pour les bourgeons gustatifs, ou présentent une disposition beaucoup plus compliquée destinée à écarter tous les excitants généraux des nerfs et à faciliter au contraire l'accès de l'excitant physiologique propre à chaque espèce de terminaison périphérique, comme on le voit bien pour la rétine et pour les terminaisons auditives. Cet appareil accessoire constituant en réalité l'œil et l'oreille manque, on le sait, chez les animaux les plus simples.

Organes conducteurs. — Pour arriver de la périphérie aux centres percepteurs, les impressions (toucher ou sensibilité générale) suivent un trajet compliqué, cheminant d'abord dans les cordons nerveux centripètes, puis dans la moelle, le bulbe et les pédoncules, traversant enfin la capsule interne et le centre ovale pour aboutir aux circonvolutions cérébrales. Les conducteurs des trois sens spéciaux, c'est-à-dire les nerfs olfactif, optique et auditif pénètrent directement dans le cerveau avec lequel ils ont des connexions différentes. — Ces conducteurs sont *indifférents*, c'est-à-dire qu'ils sont sans action sur les processus physiologiques qu'ils conduisent.

Les **Organes percepteurs** sont représentés par certaines parties encore imparfaitement délimitées de l'écorce des hémisphères cérébraux. C'est l'état fonctionnel de ces *centres* cérébraux qui est perçu par notre sens intime sous forme de *sensation*. Et c'est en vertu d'une structure inconnue que chaque espèce de *centre cérébral sensoriel* présente un état fonctionnel dont la perception par notre moi donne lieu à une sensation toujours identique et véritablement spécifique pour chaque centre. Les modifications du centre visuel ne donnent lieu qu'à des sensations visuelles, et aucun autre centre ne peut donner de sensations visuelles. C'est ce qu'on appelle la *spécificité* des organes des sens, principe découvert par J. Müller.

Nous étudierons plus loin (v. le chap. *Localisations psychiques*) la *Loi psycho-physique* de Fechner et les processus cérébraux des sensations.

SENS DU TOUCHER

Le toucher sert à apprécier les propriétés les plus simples des corps, telles que leur consistance, l'aspérité de leur surface, leur température, et il nous fournit ainsi des notions qui sont pour nous la base de jugements sur le volume, la forme, le poids, la position, la nature, etc., des corps extérieurs. Il est réparti sur tout le tégument externe et sur les muqueuses dermo-papillaires; aussi le désigne-t-on parfois sous le nom de sensibilité générale qui prête à la confusion, car on le donne aussi à l'ensemble des *sensations internes* dont nous parlerons dans un article séparé.

Les sensations de *douleur* sont rattachées au toucher par quelques auteurs. Cette manière de voir qui ne pourrait, d'ailleurs, s'appliquer qu'aux douleurs d'origine cutanée, ne saurait être acceptée et il est préférable de faire rentrer la douleur dans les sensations internes générales.

Divers ordres de sensations fournies par le toucher. — Même débarrassé des sensations douloureuses, le toucher, par la variété des sensations qu'il nous fournit, paraît être un sens assez complexe, comprenant en quelque sorte *plusieurs sens secondaires*, ce qui semble ressortir non seulement de la nature diverse des excitants, mais encore de la multiplicité des modes de terminaison périphérique des nerfs sensibles et par suite des conducteurs centripètes. On tend à admettre en effet, aujourd'hui, qu'il y a une espèce particulière de terminaison nerveuse pour chaque ordre de sensations fournies par le toucher. Ces sensations sont la sensation de *contact* à laquelle se rattachent celles de *pression* et de *poids*, et la sensation de *température*. Elle peuvent être dissociées par certaines lésions systématiques de la moelle et aussi par l'expérimentation esthésiométrique.

Organes terminaux sensitifs. — Ils sont constitués chez l'homme par les corpuscules du *tact* ou de Meissner, les corpuscules de Krause, les corpuscules de Pacini et les ramifications intra-épidermiques de Cohnheim et Langerhans. Les corpuscules de Merkel et les anneaux nerveux des poils tactiles sont d'autres formes d'organes terminaux développés surtout chez les animaux. Les *corpuscules de Meissner*, situés dans les papilles nerveuses du derme (fig. 286) sont abondants, surtout à la face palmaire des doigts et des orteils et à la pointe de la langue. Les *corpuscules de Krause* situés aussi dans les papilles dermiques se rencontrent plus particulièrement dans les muqueuses de la conjonctive, des lèvres et de la bouche et dans celle des organes génitaux externes. Les *corpuscules de Pacini* ne sont pas situés dans la peau, mais au-dessous, et appendus à des filets nerveux, surtout au niveau des nerfs collatéraux des doigts et des nerfs intercostaux. Leur présence dans le mésentère, dans les os, dans les articulations, etc., les a fait considérer par quelques auteurs comme n'étant pas des organes tactiles, mais comme représentant simplement des moi-

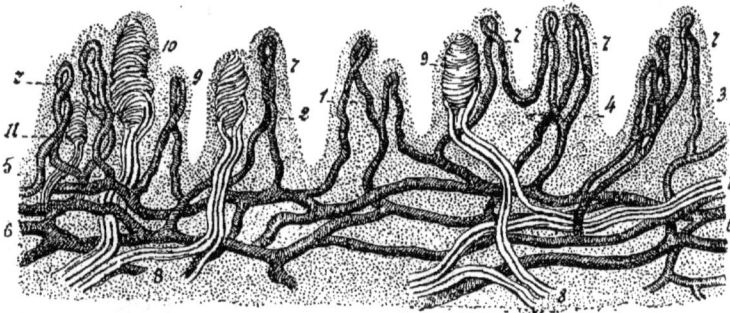

Fig. 284. — Derme de la paume des mains avec corpuscules du tact.

gnons de nerfs (Pouchet). Enfin les *ramifications nerveuses libres*, simples filaments nus, diffèrent des précédentes terminaisons et se rapprochent de celles des sens spéciaux en ce qu'elles ne sont pas contenues dans le derme, mais s'insinuent entre les cellules épidermiques et arrivent par leurs extrémités jusqu'au niveau de la surface épithéliale (fig. 286). — On les trouve dans la cornée, l'épiderme cutané des mains, la muqueuse du larynx et celle du vagin.

I. — SENSATION DE CONTACT

Toucher proprement dit ou sensation de contact. — C'est la plus simple des impressions sensorielles. Elle est produite par le contact d'un corps sur la surface sensible et nous renseigne, par suite de notre éducation antérieure, sur sa consistance, sa forme, l'état lisse ou rigueux de sa surface, ses qualités irritantes, etc. Quoiqu'il y ait une certaine variété dans ces impressions, elles appartiennent toutes évidemment au même groupe et, comme le fait remarquer Dalton, il n'y a pas de différence essentielle entre l'effet produit par le contact d'un instrument piquant et celui produit par l'irritation causée sur la peau par un sinapisme ou par un courant électrique interrompu, sur la langue par des liquides piquants, et sur la pituitaire par des vapeurs irritantes. Ce sont là des impressions de sensibilité tactile.

Acuité ou finesse tactile. — Le degré de sensibilité tactile varie beaucoup suivant les différentes régions. On le mesure au moyen du compas *esthésiomètre* de Weber, dont le degré d'écartement des pointes, pour qu'elles soient distinctement perçues toutes les deux, varie avec les points touchés. On constate ainsi que, sur la ligne médiane du dos, les pointes doivent être écartées de 5 à 6 centimètres pour donner lieu à deux sensations, tandis qu'au-dessous de cet écartemeut la peau ne perçoit qu'une seule sensation pour les deux pointes. A l'avant-bras il ne faut que 3 centimètres et demi à 4 centimètres d'écartement ; au dos de la main 4 millimètres ; à la paume 3 millimètres ; à la pulpe des doigts 3 millimètres et à la pointe de la langue où la finesse du tact est au maximum, 1 millimètre seulement. La pointe de la langue est donc 50 à 60 fois plus sensible que le milieu du dos. C'est par les corpuscules de Meissner et de Krause que sont recueillies les sensations tactiles.

Certaines parties du corps sont spécialement affectées à l'exercice du toucher, non seulement parce qu'elles ont la plus grande acuité tactile, comme

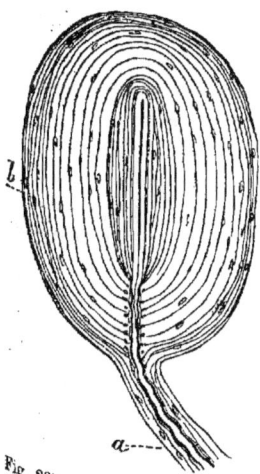

Fig. 285. — Corpuscules de Pacini.

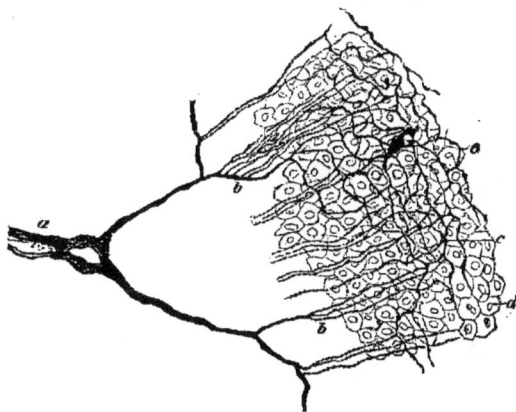

Fig. 286. — Terminaisons nerveuses libres dans l'épithélium de la cornée.

la tache jaune a la plus grande acuité visuelle, mais encore par le fait de leur conformation et de leur mobilité. Chez l'homme, les *mains* sont les organes les mieux adaptés à ce but grâce à leurs nombreuses articulations, aux mouvements variés des doigts qui peuvent s'appliquer sur toutes les surfaces et se mettre successivement en contact avec leurs saillies et leurs dépressions, nous renseignant ainsi sur la texture, la consistance et la forme des corps extérieurs. On sait à quel degré de perfection le sens du toucher digital peut arriver chez les aveugles et la multiplicité ainsi que l'exactitude des jugements qu'ils peuvent en tirer.

Chez les animaux nous voyons d'autres organes remplir des fonctions analogues à celles de la main. Le mieux doué sous ce rapport, après les singes, qui ont de véritable mains, est l'éléphant, dont la trompe pourvue de trente mille muscles est un organe aussi puissant que délicat et peut exécuter, comme on le sait, des merveilles de force et d'adresse. Le boutoir du porc et de la taupe, la lèvre supérieure du tapir, du cheval, etc., les moustaches des félins et des rongeurs, dont chaque poil est entouré d'un anneau tactile, les poils des ailes des chauves-souris, le bec du canard et de la bécasse, etc., etc., sont aussi des organes du tact adaptés à des conditions spéciales d'exercice de la sensibilité.

Sensation de pression. — Ce n'est qu'un degré plus fort de la sensation de contact, au-dessus duquel on arrive par degrés à la sensation de douleur. La sensibilité à la pression est à son *maximum* à la peau du front, de la tempe et de l'avant-bras, où l'on perçoit une pression de 2 milligrammes, tandis qu'il faut un poids de 10 milligrammes pour que la pulpe des doigts éprouve la sensation de pression. C'est dans les corpuscules de Pacini qu'on a placé le *siège* des sensations de pression.

Caractères des sensations tactiles. — Ils sont relatifs à la *durée*, à l'*extériorité*, à la *localisation* des sensations.

Durée. — Il y a une certaine *persistance des sensations de pression* comparable aux images positives consécutives dans l'œil. Après une pression assez forte de la peau du front avec une pièce de monnaie, on éprouve encore pendant quelques instants la sensation de la présence de la pièce après qu'elle a été enlevée. Si on fait tourner une roue dentée contre la pulpe du doigt, quand ce doigt reçoit 1,500 chocs par seconde les impressions se fusionnent et les dents de la roue ne sont plus perçues isolément.

Extériorité et localisation. — Comme il ne se produit de sensations tactiles distinctes que lorsque l'excitant est appliqué à un organe nerveux terminal,

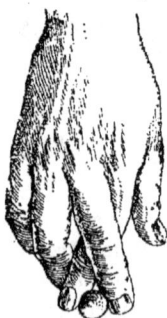

les sensations tactiles sont toujours *rapportées à l'extrémité des nerfs sensibles*, c'est-à-dire à la surface de la peau et dans une région déterminée qui est celle du point touché. Si des sensations ou des modifications de la sensibilité générale autres que les sensations tactiles *distinctes* sont développées sur la terminaison d'un nerf, nous pouvons encore, quoique avec moins d'exactitude, rapporter la sensation à un point particulier du corps. Ainsi, lorsque nous sommes piqués ou brûlés nous pouvons localiser la piqûre ou la brûlure. Quand un tronc nerveux sensitif est excité, la sensation est toujours rapportée aux terminaisons périphériques du nerf. Ainsi un coup sur le nerf cubital au coude est ressenti comme une douleur aiguë dans le petit doigt et l'annulaire correspondant à la distribution du nerf; et les sensations provoquées dans le moignon d'un membre amputé sont rapportées au membre absent. Quand le froid est appliqué au coude, il est senti comme froid dans la peau du coude; mais le refroidissement du nerf cubital en ce point, puisque l'excitation d'un tronc nerveux ne donne lieu qu'à des sensations générales, produit simplement une douleur qui est rapportée au côté cubital de la main et du bras (Foster).

Fig. 287. — Expérience d'Aristote.

C'est cette faculté de localisation qui explique une *illusion du toucher* déjà signalée par Aristote. Dans la situation ordinaire des doigts le côté radial du médius et le côté cubital de l'annulaire ne peuvent toucher en même temps un objet de petite dimension tel qu'une bille de marbre. Or si en fermant les yeux nous croisons ces deux doigts et que nous interposions la bille entre le côté radial du médius et le côté cubital de l'annulaire (fig. 287), comme nous savons, par l'habitude, qu'un seul objet ne peut toucher en même temps ces deux points de notre peau, nous croyons toucher deux billes distinctes, l'une en dehors du médius, l'autre en dedans de l'annulaire. Mais en répétant l'expérience nous corrigeons ce jugement, et l'illusion disparaît.

Cercles et aires de sensation. — Si on cherche dans certaines régions, au bras par exemple, au moyen du compas, quelle est la limite dans laquelle l'une des pointes étant fixée l'autre n'est pas sentie, on détermine un territoire circulaire dans l'intérieur duquel les deux pointes ne donnent qu'une seule sensation. Cet espace a été

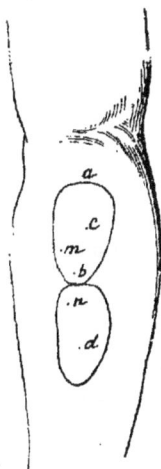

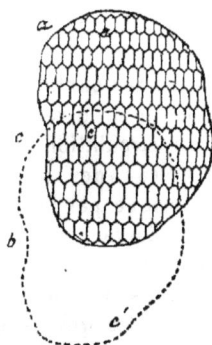

Fig. 288. — Cercles de sensation tactile.

Fig. 289. — Aires de sensation.

appelé *cercle de sensation*. Il est très étendu dans le dos; à l'avant-bras il est plus étroit et a la forme d'une ellipse (fig. 288). Ces cercles de sensation peuvent pour la même région varier de grandeur suivant que l'esprit est distrait ou attentif. Ils sont comparables au champ visuel et, de même que celui-ci se compose d'unités ou d'aires visuelles, le cercle de sensation tactile se compose d'unités ou d'aires tactiles. Quand les deux pointes du compas donnent lieu à deux sensations distinctes, il n'est pas nécessaire qu'il n'y ait que deux fibres nerveuses excitées, il faut seulement que les deux aires de sensation cérébrale ne soient pas trop complètement confondues. Le développement du toucher par l'exercice s'explique non pas par un plus grand développement des organes terminaux, ni par la formation de nouvelles fibres nerveuses dans la peau, mais par une limitation plus exacte des aires de sensation dans le cerveau.

La peau est donc divisée en petits champs d'expansion nerveuse à peu près à la manière d'une mosaïque : chaque fibre nerveuse correspond à un petit champ de la

mosaïque qui est comme l'arrondissement tactile de cette fibre. Pour qu'une sensation soit double, il est nécessaire qu'un certain nombre de champs nerveux ou aires
tactiles (au moins un) soit interposé entre les deux champs excités par les pointes
du compas. Admettons, comme dans la figure 289, qu'il faille 12 de ces petits champs
intercalaires pour obtenir une sensation double ; *a* et *b* se trouveront ainsi sur la
limite de la sensation simple. Il en sera de même de *c* et de *d* puisqu'il faut entre
eux le même nombre de champs intercalaires. Il résulte de cela qu'un cercle de sensation n'a point de limites précises sur la peau et qu'on peut le concevoir déplacé à
volonté, ainsi que l'indique la ligne ponctuée pourvu qu'il contienne le nombre nécessaire de champs nerveux dans toutes les directions (Bernstein).

Ces faits prouvent donc que la propriété de la peau de distinguer l'écartement de
deux points est en réalité un *attribut du cerveau* qui remarque qu'entre ces deux
points, il en existe un certain nombre d'autres inexcités. Le nombre minimum de ces
derniers suffisant pour donner naissance à deux sensations distinctes varie suivant
les individus et suivant les régions. Chez le même individu, par suite de l'exercice,
il peut diminuer beaucoup. Or, comme la distribution cutanée des nerfs ne varie
point, il s'ensuit que l'exercice amène simplement un perfectionnement physique et
que les cercles de sensibilité existent non pas dans la peau, mais dans le cerveau.

II. — SENSATION DE TEMPÉRATURE

Température des surfaces sensibles. — L'organisme, au point de vue de
la température de ses diverses parties, est comparable à un édifice chauffé par
un appareil à circulation d'eau chaude. Au niveau de la surface cutanée,
comme au niveau des surfaces des appartements chauffés il se fait un
apport de calorique par la face profonde, une perte de calorique par la surface libre en contact avec l'air ambiant. Quand l'apport et la perte se
balancent, comme cela a lieu à l'état normal, la température de la peau reste
constante et nous n'en avons aucune sensation. On dit que la peau est au
point *zéro*. Mais dès que l'équilibre entre le gain et la perte est rompu par
exemple par le contact de corps étrangers plus chauds ou plus froids que la
peau, il se produit une sensation de chaud ou de froid, suivant que la
température de la peau monte au-dessus ou descend au-dessous de ce point
zéro. C'est par l'intermédiaire des modifications de la température propre de
notre peau, modifications que nous percevons exclusivement, que nous pouvons juger de la température des corps qui sont en contact avec elle.

Le point zéro, c'est-à-dire la température normale de la peau, est très
variable et peut être, au même moment, différent dans les différentes régions
du corps. Ainsi, par exemple, à un moment donné, le front et la main peuvent ne donner lieu l'un et l'autre à aucune sensation de température ; cependant, si l'on applique la main sur le front, on la sent froide ou chaude, parce
que les zéros de ces deux parties diffèrent. La température normale d'une
région de peau peut aussi varier suivant les moments. Si la main est placée
pendant un certain temps dans un milieu chaud, la sensation de la chaleur
cesse bientôt, et il s'établit un nouveau point zéro à un degré plus élevé.

Toute oscillation de la température au-dessus ou au-dessous de ce nouveau zéro donnera lieu de nouveau à une sensation de chaud ou de froid.

Une des conditions nécessaires pour que les changements de température produisent une sensation, c'est que ces changement soient brusques ; graduels, la sensation est faible ou nulle.

Acuité thermesthésique. — Le degré de sensibilité thermique varie suivant les régions de la peau et ces variations ne coïncident pas avec celle de la sensibiilté tactile. La pointe de la langue est le point le plus sensible, puis les paupières, les joues, les tempes, les lèvres, le dos de la main. Aux jambes et au tronc, cette sensibilité est au minimum.

Il est possible, avec quelque attention, de distinguer les divers degrés de température, surtout pour les températures voisines de celles de la peau, c'est-à-dire de 35 à 40°. Le doigt peut alors percevoir, d'après Weber, jusqu'à des différences de $1/8^\circ$ de degré, en sorte qu'on peut distinguer deux verres d'eau l'un à 40°, l'autre à 40° $1/8^\circ$. A des températures trop basses ou trop élevées, il n'y a plus qu'une sensation de douleur. A température égale, les corps bons conducteurs, tels que les métaux paraissent plus froids ou plus chauds que les corps mauvais conducteurs, le bois, par exemple, parce qu'ils enlèvent ou cèdent à la peau, dans le même temps, plus de calorique que ces derniers.

Caractères des sensations thermiques. — Les sensations de température *persistent* un certain temps après l'application de l'excitant. Leur *intensité* dépend d'abord de la rapidité du changement de température qu'a subi la peau et, en second lieu, de l'étendue de la surface impressionnée. C'est ainsi qu'en prenant un bain froid, l'eau qui avait paru tiède et agréable, quand on n'y plongeait que la main, paraît tout à fait froide quand le corps y est plongé tout entier. De même pour un bain chaud.

Les muqueuses dermo-papillaires sont douées, comme la peau, de la sensibilité thermique ; mais les muqueuses profondes en sont dépourvues et l'ingestion d'un liquide trop chaud fait éprouver au niveau de la muqueuse œsophagienne ou stomacale une sensation douloureuse, et non une sensation de température.

Comme nous l'avons dit précédemment, les nerfs eux-mêmes ne sont pas sensibles à la chaleur et l'application directe du chaud ou du froid sur un tronc nerveux donne une sensation locale de douleur et non de chaud ou de froid. Il faut donc, pour que la sensation thermique se produise, une excitation directe de la peau, c'est-à-dire des organes récepteurs périphériques. Ces organes récepteurs paraissent être les *terminaisons* nerveuses *libres intra-épidermiques.*

Les recherches de Goldscheider ont montré que le sens thermique est lui-même décomposable en *sens du froid* et *sens du chaud* siégeant dans des points en réalité distincts, excitables séparément, entourés par des zones insensibles à l'excitant spécifique froid ou chaud, mais pourvus de la sensibilité générale ou de la sensibilité à la douleur.

Altérations des sens de la température et du toucher. — Le sens de la température peut être *exalté*, *diminué* ou même *aboli*, sans que les autres sensibilités cutanées soient modifiées ; il peut aussi être conservé alors que ces autres sensibilités ont disparu. Ces diverses modifications s'observent dans les maladies des centres nerveux et dans l'hystérie. Lorsqu'il y a, dans ces maladies, des sensations de chaleur qu'aucune modification de la température périphérique ne justifie, ces sensations sont dites *subjectives* ; ce sont de véritables hallucinations du sens thermique.

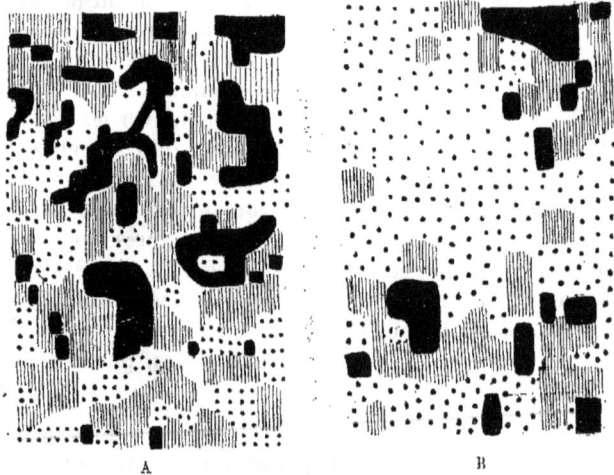

Fig. 290. — Topographie de la sensibilité pour le froid et pour le chaud dans la même région de la face antérieure de la cuisse (d'après Goldscheider).

A, sensibilité pour le froid. — B, sensibilité pour la chaleur. Les endroits très sensibles sont représentés en noir ; les endroits modérément sensibles par des stries ; les endroits peu sensibles par des points. Les endroits laissés en blanc sont tout à fait insensibles.

Mais les sensations de froid et de chaleur éprouvées dans la fièvre sont des sensations réelles et *objectives*. Elles correspondent, en effet, à des modifications de la température de la peau d'origine vaso-motrice. Le *frisson* de la fièvre est dû à la contraction des vaisseaux cutanés ; la peau recevant moins de sang se refroidit, et nous percevons ce refroidissement. Le thermomètre indique cependant que la température centrale est augmentée. Dans le stade de chaleur qui succède au frisson, les vaisseaux cutanés se dilatent, le sang traverse la peau en plus grande abondance, la réchauffe et nous fait alors éprouver une sensation réelle de chaleur périphérique, bien que le thermomètre n'accuse alors aucune élévation nouvelle de la chaleur du sang.

Le sens du toucher proprement dit peut de même être exalté (*hyperesthésie*), diminué (*dysesthésie*) ou aboli (*anesthésie*) et ces troubles constituent des symptômes importants des maladies nerveuses (hystérie, syringomyélie, paralysie, etc.) ou infectieuses (lèpre, pellagre, etc...).

SENSIBILITÉ GÉNÉRALE OU SENSATIONS INTERNES

Les sens spéciaux, vue, ouïe, odorat, goût, toucher, en nous mettant en rapport avec les objets extérieurs, nous donnent des sensations précises et spéciales. La sensibilité générale, au contraire, qui comprend une foule de sensations vagues et indéterminées, ne nous fait connaître que des *états particuliers* subjectifs de notre organisme. Les sensations internes ont été divisées en plusieurs catégories : les besoins, les sensations fonctionnelles, la douleur.

Besoins. — Les sensations de cette espèce ne semblent pas être produites par une excitation des nerfs sensitifs, mais par une influence agissant directement sur les centres nerveux, soit par l'intermédiaire du sang, soit autrement. La faim, la soif, le besoin de respirer, le besoin de dormir, le besoin sexuel, la nausée, la fatigue, le bien-être, la volupté, etc., rentrent dans cette catégorie.

Sensations fonctionnelles. — Elles résultent de l'exercice des différentes fonctions. Le bien-être qu'on éprouve à respirer un air pur en sortant d'une atmosphère viciée, à digérer un bon repas, à détendre ses muscles engourdis, etc., les sensations de *baillement*, d'*éternuement*, de *toux*, de *déglutition*, de *vomissement*, de *défécation*, de *miction*, de *clignement*, de *volupté génitale*, formant ce que Ch. Richet a appelé les sensibilités motrices, sensibilités qui ont pour point de départ des impressions aboutissant fatalement à un réflexe conscient, quoique involontaire, sont des *sensations fonctionnelles*. C'est aussi parmi les sensations fonctionnelles qu'on peut classer le *sens musculaire* dont nous parlerons plus loin et qui, par la nature des impressions qu'il fournit, est en quelque sorte intermédiaire entre le toucher et les sensations générales.

Douleur. — La douleur n'est pas localisée dans les organes doués de la sensibilité tactile, quoiqu'elle y soit plus fréquemment éveillée dès qu'une sensation normale est exagérée ; mais on la rencontre aussi dans tous les organes pourvus de nerfs qui, à l'état normal, ne nous donnent aucune sensation (os, muscles, viscères), même s'ils sont piqués, brûlés, etc., lorsqu'ils sont sains, mais deviennent *spontanément* douloureux dès qu'ils sont malades. Elle peut exister aussi dans les nerfs des sens spéciaux, mais le fait est contesté par beaucoup d'auteurs. A l'inverse des sensations tactiles, elle peut être provoquée par une excitation forte portée n'importe où sur le trajet d'un nerf sensible.

La *localisation* périphérique des sensations douloureuses est très imparfaite en raison de leur caractère subjectif, d'une part, et, d'autre part, par suite de l'*irradiation* qu'elles présentent sur d'autres nerfs que le nerf excité. Certains faits pathologiques, analgésies sans anesthésie ou inversement, tendraient à faire admettre, pour la douleur, des nerfs indépendants des autres nerfs sensitifs. On sait que certaines substances médicamenteuses, narcotiques, anesthésiques, ont la propriété de diminuer et même de supprimer la douleur pendant la durée de leur action.

Sens musculaire. — Les muscles sont pourvus de nerfs sensibles (dont la terminaison est encore inconnue) qui nous donnent non des sensations tactiles, ni même des sensations douloureuses (sauf à l'état pathologique, crampes), mais qui, excités d'une manière spécifique par la contraction musculaire, nous donnent la notion de l'état et du degré de contraction de nos muscles. Nous sommes ainsi renseignés, d'abord sur l'*énergie* de la contraction, qui nous permet de juger du poids et de la résistance des objets ; puis, sur l'*étendue*, la *rapidité*, la *durée* et la *direction* de nos mouvements ; enfin sur la *position* de nos membres et de notre corps. C'est là ce qu'on appelle le *sens musculaire* dont la réalité, malgré les

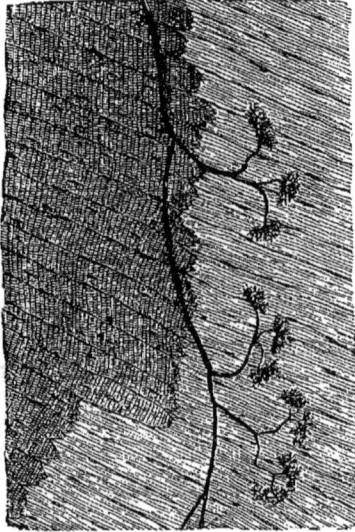

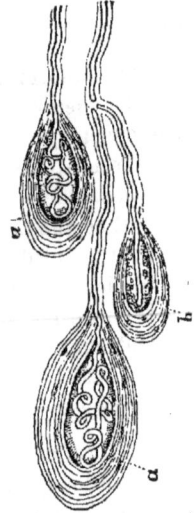

Fig. 291. — Terminaisons nerveuses dans les tendons. Les fibres nerveuses se terminent par des plaques réticulées de fibrilles primitives ou par des corpuscules (Klein).

objections de Schiff, Aubert, Trousseau, qui prétendent que nous avons conscience de nos mouvements par les tiraillements de la peau, ne saurait plus être contestée aujourd'hui. En effet, chez les hystériques, dont la peau des jambes, absolument anesthésiée, ne ressent aucune sensation, la marche s'effectue avec régularité et précision, grâce au sens musculaire qui leur permet de graduer la contraction de leurs muscles. De même, une grenouille écorchée et par conséquent sans sensation tactile, nage et saute avec des mouvements parfaitement coordonnés. Elle ne le peut plus si les racines postérieures des nerfs rachidiens sont coupées. Cependant, les racines antérieures ou motrices restent intactes. L'incoordination motrice qu'on observe chez les ataxiques provient précisément d'une abolition du sens musculaire.

A l'état normal, le sens tactile peut coopérer, dans une certaine mesure, avec le sens musculaire. Il est probable aussi que les nerfs sensibles des tendons et ceux des articulations où existent de nombreux corpuscules de

Pacini, jouent aussi un rôle important dans les notions fournies par le sens musculaire.

L'*action de soupeser*, qui met en jeu surtout le sens musculaire, peut nous fournir des renseignements très précis sur le poids des objets. Ainsi, d'après Weber, en soupesant à l'aide des muscles de l'avant-bras, les corps placés sur la main, nous distinguons deux poids qui sont dans le rapport de 39 : 40. La sensation simple de *pression tactile*, pour deux objets placés sur la main appuyée ne peut apprécier que des différences plus fortes, comme 29 : 30.

Pour quelques auteurs, le sens musculaire serait non pas un sens périphérique, mais au contraire un sens d'origine centrale, et pour Wundt, par exemple, « le siège des sensations du mouvement serait non dans les muscles, mais dans les cellules nerveuses motrices des cornes antérieures, parce que nous n'avons pas seulement la sensation d'un mouvement réellement exécuté, mais même celle d'un mouvement simplement voulu ; la sensation du mouvement paraît donc liée directement à l'innervation motrice ». Wundt l'appelle donc *sens de l'innervation musculaire*.

Mais les anciennes expériences de Cl. Bernard et de Brown-Séquard, celles plus récentes de Sachs, confirmées par F. Franck, ne laissent aucun doute sur l'existence des fibres centripètes, allant des muscles à la moelle par l'intermédiaire des racines postérieures, et le sens musculaire est bien un sens périphérique, dont on a même découvert récemment les centres de perception cérébrale dans l'écorce des lobes temporaux et pariétaux.

Les *réflexes tendineux* (phénomènes du genou, du tendon d'Achille) sont dus précisément à ces nerfs centripètes des muscles et aussi à ceux des tendons qui présentent soit des plaques réticulées (fig. 291), soit des corpuscules terminaux tout à fait analogues aux corpuscules de Pacini et aux corpuscules de Herbst de la langue du canard.

GOUT

Organes du goût. — Le sens du goût nous donne la notion des saveurs. Quelques auteurs l'ont considéré comme appartenant en quelque sorte à la sensibilité générale (tactile) plutôt qu'aux sensibilités spéciales. Il n'a pas, en effet, comme l'odorat, la vue et l'ouïe, de nerf qui lui soit propre et c'est par des nerfs de la sensibilité générale qu'il s'exerce. Mais, bien que moins parfait que les autres sens, bien que ne fournissant que des notions extrêmement restreintes, il n'en a pas moins la valeur d'un sens spécial et ne saurait être confondu avec la sensibilité générale tactile d e la muqueuse buccale. Certains cas pathologiques où ce sens s'est trouvé aboli sans que l'on sensibilité tactile de la langue fût diminuée montrent bien la distinction qu'on doit faire entre le goût proprement dit et le tact. Ce sens est localisé dans certaines parties de la membrane muqueuse de la langue, du voile du palais et des piliers de l'isthme du gosier. On a rencontré en effet dans ces divers points (et aussi à l'entrée de la glotte) les organes nerveux terminaux chargés de recueillir les impressions gustatives.

Ces organes, *gobelets ou bourgeons gustatifs*, sont surtout contenus dans les papilles caliciformes et dans certains plis permanents des bords de la langue très développés chez quelques animaux tels que le lapin où ils forment un organe défini qu'on a nommé *papille foliée*. Les papilles fongiformes disséminées sur toute la langue en renferment aussi par place, ainsi que celles du palais mou et de la luette. Ces bourgeons gustatifs sont situés au fond des sillons, dans les parties verticales des plis pour les papilles foliées, ou du fossé de circonvallation pour les papilles caliciformes. Ils constituent de petits organes en forme de baril ou de melon dont le grand axe est perpendiculaire à la surface de la muqueuse. Ils occupent toute l'épaisseur de l'épithélium. Chacun d'eux se compose d'une couche de cellules épithéliales de *recouvrement*, allongées, aplaties, au-dessous desquelles se trouve un faisceau (de 1 à 10) de cellules fusiformes en bâtonnet : *cellules du goût*. Chacune de ces dernières renferme un noyau ovale et est terminée par deux extrémités filiformes : l'une externe en forme de cil gagne la surface libre en passant à travers l'orifice ou *pore du bourgeon gustatif*; l'autre interne ramifiée pénètre dans le derme sous-jacent et s'unit probablement avec une fibre nerveuse sans myéline venue du plexus intra-muqueux. Ce mode de terminaison nerveuse est très analogue, comme on le voit, avec les terminaisons olfactives, auditives et même visuelles.

Le *nombre* des bourgeons est considérable, soit 2000 chez le bœuf, 5000 chez le porc pour une seule papille caliciforme, ce qui pour 20 papilles en moyenne ferait de 40000 à 100000 bourgeons du goût.

Nerfs. — La question des nerfs gustatifs est fort obscure. Y a-t-il, comme pour la vue et l'ouïe, un seul nerf spécifique, ou, comme pour le toucher, y en a-t-il plusieurs? Les physiologistes sont loin d'être d'accord. Malgré la multiplicité apparente d'innervation au moyen du lingual et de la corde du tympan, qui innervent les parties antérieures de la langue, du glosso-pharyngien, qui se distribue dans les régions postérieures où abondent surtout les bourgeons gustatifs, certains auteurs tiennent pour l'unité réelle du nerf gustatif. Mais lequel des trois est ce nerf? Tour à tour, chacun des trois a été

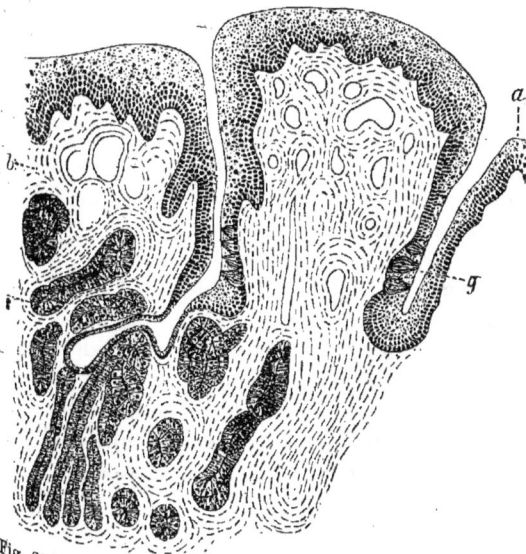

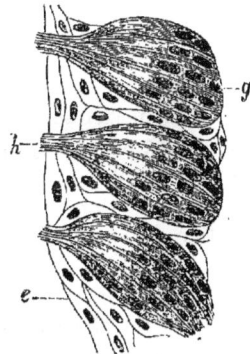

Fig. 292. — Coupe d'une papille caliciforme chez un enfant (Klein).

a, revêtement épithélial ; *b*, derme de la muqueuse ; *s*, glandules muqueuses ; *g*, sillon au fond duquel sont les bourgeons gustatifs.

Fig. 293. — Trois bourgeons gustatifs très grossis.

g, base du bourgeon près du derme ; *h*, l'extrémité libre percée d'un orifice ; *e*, l'épithélium près de la surface.

considéré comme tel, et les expériences de sections nerveuses paraissent en effet appuyer chaque opinion. D'ingénieuses hypothèses d'anastomoses nerveuses dues à Magendie, Schiff, Lussana, Carl, Duval, s'efforcent d'interpréter, dans un sens favorable à sa manière de voir, chacune de ces opinions contradictoires. Cependant les probabilités les plus grandes paraissent être en faveur du glosso-pharyngien, dont le lingual et la corde du tympan recevraient en réalité leurs fibres gustatives : le lingual par l'intermédiaire du plexus tympanique de Jacobson, du nerf vidien et du ganglion otique; la corde, pour M. Duval, par l'intermédiaire du nerf de Wrisberg, qui ne serait qu'une branche du glosso-pharyngien.

Enfin, l'opinion de la multiplicité réelle des nerfs gustatifs, bien qu'elle ne paraisse pas très répandue, est cependant aussi vraisemblable que la précédente, le goût n'étant manifestement qu'un sens inférieur resté assez voisin du sens du toucher.

Quant au *centre* cérébral gustatif, il n'a pu être encore localisé avec certitude.

Acuité gustative. — Le degré de la sensibilité gustative des diverses parties de la muqueuse buccale a été déterminé en plaçant en contact avec cette muqueuse de petites éponges imbibées d'un liquide sapide. Les expériences de Dugès, de Vernière, de Longet ont ainsi montré que le goût réside à la face supérieure, à la pointe et sur les bords de la langue, à la portion molle du palais, à l'isthme du gosier et sur une partie du pharynx. La base, la pointe et les bords de la langue sont les points les plus sensibles, le milieu de la face supérieure l'est beaucoup moins, la face inférieure pas du tout. La participation de la portion dure du palais et de l'entrée du larynx aux fonctions gustatives est très douteuse.

En même temps que la sensibilité gustative, le glosso-pharyngien et le lingual apportent aussi à la muqueuse buccale une sensibilité générale (tactile, thermique, etc.), très développée qui peut donner lieu souvent à des sensations improprement qualifiées de saveurs.

Saveurs. — Il existe un assez grand nombre de saveurs distinctes qu'on peut ramener à quatre principales : l'*amer*, le *doux*, l'*acide*, et le *salé*. L'amer est surtout perçu à la base de la langue, le doux à la pointe et l'acide sur les bords. Ce sont les amers qui ont la plus grande puissance d'excitation gustative. Une solution de sulfate de quinine au 1/100000 est encore amère, une dilution de sucre ou de sel ne donne plus rien, même avec une solution beaucoup moins grande. Les diverses saveurs peuvent se combiner entre elles : par exemple le doux et l'amer, l'aigre et le doux, etc. ; elles peuvent aussi se neutraliser comme lorsque nous ajoutons du sucre à un breuvage amer ou acide ; elles peuvent enfin donner lieu à des sensations de contraste successif : ainsi, quand on a goûté une substance amère, l'eau qu'on goûte ensuite paraît douce.

Les substances sapides n'agissent sur le goût qu'en vertu d'une action chimique, bien que des corps de composition chimique très différente, par exemple, le sucre, la saccharine, la glycérine, les sels de plomb, le chloroforme, puissent donner lieu à des sensations très semblables. Mais certaines substances peuvent en même temps provoquer des sensations tactiles qui sont improprement qualifiées de saveurs, telles sont les saveurs dites *huileuse* ou *grasse, farineuse, gommeuse*. C'est aussi sur la sensibilité générale de la langue et du palais, et non sur le goût, qu'agissent les substances *piquantes* et *âcres* usitées comme condiments : poivre, moutarde, piment, etc. Les saveurs *styptiques* ou *astringentes* paraissent un mélange de sensation tactile et d'impression gustative.

D'autres stimulants peuvent aussi exciter le sens du goût. Quand on se pique la langue, on perçoit une saveur, et quand un courant constant passe à travers la muqueuse buccale, il donne lieu à une saveur alcaline ou métallique amère quand le pôle négatif est placé sur la langue, acide quand c'est le pôle positif. Cette saveur est perçue à la base, sur les bords et à la pointe de la langue, au niveau du voile du palais et sur une petite étendue de la partie voisine du palais dur, et enfin sur le pilier antérieur de l'isthme. Elle manque partout ailleurs. Il est donc probable que le courant excite indirectement les bourgeons gustatifs, bien que l'action électrolytique sur les sucs buccaux paraisse douteuse.

Conditions de perception des saveurs. — Les conditions indispensables pour l'exercice du goût sont les suivantes :

Il faut en premier lieu que les substances à goûter soient *dissoutes*. Il n'y a donc que les parties liquides ou solubles des aliments qui puissent être goûtées, les parties insolubles ne le sont pas et ne donnent que des impressions tactiles. Un des usages de la salive est précisément d'assurer cette condition. Si la bouche est sèche, les aliments sont dépourvus de saveur.

Il faut en second lieu que la surface impressionnée soit aussi étendue que possible et c'est le rôle que remplissent les mouvements de la langue en mettant les aliments successivement en contact avec tous les points sensibles de la bouche.

La sensation demande un certain temps pour se développer et elle peut persister plus ou moins longtemps après. Il en résulte que si plusieurs saveurs sont appliquées sur la langue dans une rapide succession, on devient incapable de les distinguer et elles ne produisent plus qu'une impression confuse. On sait, par exemple, qu'il est impossible de distinguer, les yeux fermés, différentes espèces de vins, si on les goûte rapidement l'une après l'autre.

La température la plus favorable est comprise entre 10° et 35°.

Rapports de l'odorat et du goût. — On parle très souvent du goût de certaines substances volatiles alors que ces substances n'impressionnent en réalité que le sens de l'odorat. Il en est ainsi du vin, du café, des viandes à fumet développé, des oignons, de la vanille, etc., etc., et l'on sait que toutes ces substances perdent leur prétendue saveur dès qu'on se bouche le nez ou qu'on est atteint de coryza. On ne perçoit plus alors que les perceptions grossières d'amer, de doux, d'acide et de salé et les sensations tactiles concomitantes. Il est permis de rappeler, à ce propos, que M. Chevreul, dans ses *Études sur les propriétés organoleptiques des corps*, les a divisés en quatre classes suivant l'impression qu'ils produisent sur la langue : 1° corps qui n'agissent que sur le tact de la langue (cristal de roche, glace, saphir); 2° corps qui agissent sur le tact de la langue et sur l'odorat (étain, vins à bouquet, etc.); 3° corps qui influencent le tact et le goût (sucre candi, chlorure de sodium pur); 4° corps qui influencent à la fois le tact de la langue, le goût et l'odorat (huiles volatiles, pastilles de menthe, chocolat et beaucoup d'aliments).

L'usage du goût est en rapport avec la conservation de l'individu. Il est destiné à nous renseigner sur la nature des aliments et des boissons que nous ingérons. C'est chez l'homme qu'il est le plus développé.

ODORAT

Siège de l'odorat. — L'odorat est le sens destiné à percevoir les odeurs. Il a son siège dans la partie supérieure de la cavité nasale comprenant la partie supérieure de la cloison, le cornet supérieur et une partie du cornet moyen. En ces points la muqueuse nasale présente des caractères différents de ceux qu'elle a dans le reste de son étendue.

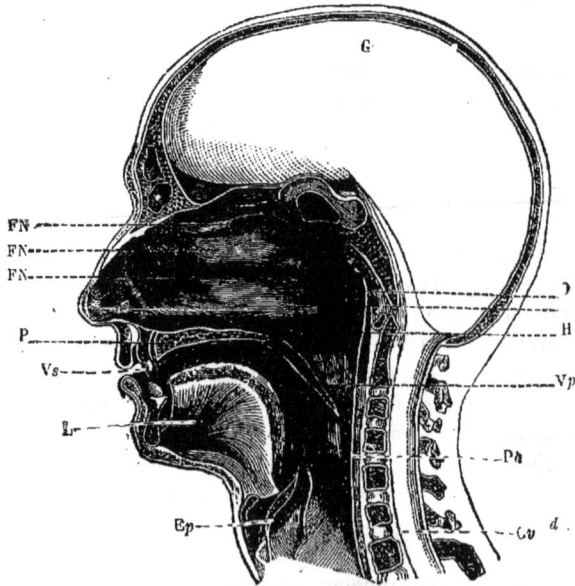

Fig. 294. — Coupe montrant la cavité des fosses nasales.

n, cornet inférieur du nez; *m*, cornet moyen; *o*, cornet supérieur; *y*, voûte du palais; *w*, voile du palais; *h*, paroi postérieure du pharynx; *r*, fosse de Rosenmüller; *t*, bourrelet postérieur de la trompe; Vs, vestibule de la bouche; L, langue; P*h*, pharynx; E*p*, épiglotte.

La muqueuse de la *région olfactive* est tapissée par une couche de cellules épithéliales coniques, analogues à celles de la région respiratoire, mais dépourvues de cils vibratiles. Entre ces cellules épithéliales sont placées des cellules fusiformes nucléées, pourvues de deux prolongements : l'un extérieur portant à son extrémité un petit pinceau de bâtonnets plus ou moins longs dépassant les cellules épithéliales; l'autre profond, très mince, variqueux, entre en connexion, comme l'a montré Max Schultze avec une fibrille primitive du réseau du nerf olfactif. Ce sont les *cellules olfactives* de M. Schultze.

Odeurs. — A l'inverse de ce qui a lieu pour la lumière et pour le son, excitants physiologiques de deux de nos sens, on ne sait presque rien des propriétés physiques et de la nature des odeurs, excitant normal de l'odorat, sauf qu'elles proviennent des corps volatils et que des particules infiniment petites suffisent pour exciter les terminaisons olfactives.

Si ténus et si impondérables pratiquement que puissent être rendus certains corps odorants, puisque la deux-millionième partie d'un milligramme de musc peut encore donner l'odeur du musc, qu'un millionième d'acide sulfhydrique dans l'air est encore senti, etc., ces quantités si petites émettent cependant des particules qui ont une existence matérielle, comme l'a prouvé Tyndall, et qui impressionnent directement, peut-être par une action chimique, les cellules de Schultze. Les odeurs ne sont donc pas dues, comme l'avait supposé Boerhaave, à un principe particulier, immatériel, distinct du corps odorant et qu'il avait nommé *esprit recteur* ou *arome*.

Classification. — Le nombre des substances odorantes est en quelque sorte illimité et chacune d'elles produit une sensation spéciale et spécifique que nous sommes capables de reconnaître et même de démêler au milieu d'une odeur complexe. Les odeurs, innombrables comme nous venons de le dire, ne se prêtent à aucune classification rigoureuse, malgré les essais qui ont été faits dans ce sens. Le classement d'Haller en odeurs agréables, désagréables et mixtes, s'il a l'avantage d'une extrême simplicité, n'en est pas moins inacceptable, une odeur agréable pour une personne pouvant être désagréable ou indifférente pour une autre. Celui de Linné, bien préférable quoique incomplet, distingue sept catégories d'odeurs : 1° *aromatiques* (fleurs d'œillet, fleurs de laurier, etc.) ; 2° *fragrantes* (lis, safran) ; 3° *ambrosiaques* (musc, ambre) ; 4° *alliacées* (ail, *asa fœtida*) ; 5° *fétides* (bouc, valériane) ; 6° *repoussantes* ou *vireuses* (solanées, œillet d'Inde) ; 7° *nauséeuses* (courge, concombre).

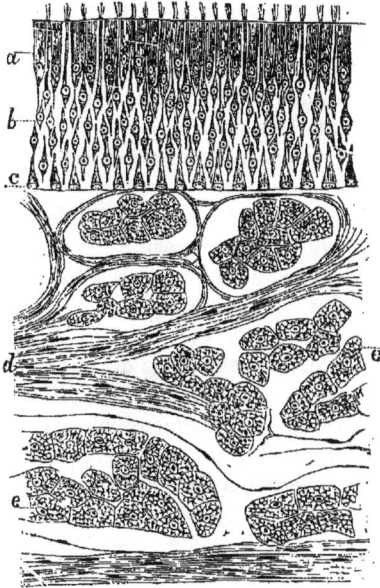

Fig. 295. — Coupe de la muqueuse olfactive. du cobaye (Klein).

a, cellules épithéliales ; *b*, cellules olfactives ; *c*, cellules épithéliales profondes ; *d*, filets du nerf olfactif.

Conditions de l'olfaction. — La première condition pour la mise en jeu du sens de l'odorat est que les particules odorantes soient transportées mécaniquement par l'air jusqu'à la muqueuse olfactive. Aussi, lorsqu'on veut percevoir une odeur peu prononcée, on *flaire*, c'est-à-dire qu'on fait de petits mouvements d'inspiration (comme le chien chez qui ces mouvements sont si fréquents) destinés à attirer l'air et avec lui les substances odorantes et à les diriger avec une certaine force vers les parties supérieures de la muqueuse nasale. Quand le courant d'air d'inspiration est lent et faible, les odeurs ne sont que faiblement perçues. Le courant d'air d'expiration qui traverse les narines d'*arrière en avant* ne donne lieu qu'à des impressions faibles ou nulles, et cependant l'air ainsi expiré peut avoir une grande fétidité (gangrène du poumon, cavernes tuberculeuses, ingestion d'ail, d'alcool, etc.). Cela tient évidemment ou à la direction du courant qui va frapper moins facilement la région olfactive, ou à la durée de l'impression qui finit par émousser la sensibilité de l'odorat.

L'intégrité de la muqueuse olfactive n'est pas moins nécessaire que la force et la direction du courant odorifère. On sait que, dans le catarrhe nasal, l'odorat est entièrement aboli, soit par lésion des cellules olfactives, soit par l'abondance des liquides sécrétés. L'expérience prouve, en effet, qu'on ne sent pas les odeurs dans l'eau et que si on se remplit, par exemple, les narines d'eau de rose, on ne perçoit aucune odeur. Il est probable, d'après cela, que les animaux aquatiques, tels que les poissons, qui ont cependant des nerfs olfactifs très développés, ne perçoivent pas les odeurs comme telles, mais plutôt peut-être comme des saveurs.

Nerfs. — A côté des sensations d'odorat perçues par la muqueuse olfactive, la muqueuse nasale respiratoire et peut-être la muqueuse olfactive elle-même, peuvent percevoir des sensations improprement appelées odeurs et qui ne sont que des sensations tactiles dues à l'action de certaines vapeurs irritantes comme celles de l'ammoniaque ou de l'acide acétique, par exemple. Ce sont ces dernières sensations qui avaient fait faussement considérer le nerf trijumeau qui innerve la muqueuse nasale comme étant le nerf de l'odorat. Le cas célèbre de Marie Lemens (absence de nerfs olfactifs constatée fortuitement dans une autopsie) ne prouve pas grand'chose, car on n'a jamais su positivement si cette femme n'avait pas d'anosmie. L'expérience montre que les animaux chez qui on détruit les lobes olfactifs perdent l'odorat. D'autre part, si la section ou la lésion du nerf trijumeau entraînent aussi la perte de l'odorat, malgré l'intégrité du nerf olfactif, cela tient évidemment à ce que la section du trijumeau a produit dans la muqueuse des troubles trophiques qui ont rendu les *cellules terminales olfactives* incapables d'être impressionnées.

Le *centre cérébral olfactif* n'est pas exactement connu.

La sensation olfactive demande un certain temps pour se produire après le contact du corps odorant sur la muqueuse olfactive et peut présenter une assez longue durée. Mais quand l'excitation est répétée, la sensation disparaît très rapidement, la sensibilité des organes terminaux s'émoussant très vite.

Acuité olfactive. — D'après ce que nous avons dit plus haut, l'odorat peut donc être considéré comme le plus sensible de nos sens, puisque nous pouvons sentir des particules de certains corps si petites que nous ne pourrions ni les voir, ni les toucher, ni les goûter. L'intensité des sensations olfactives est en rapport avec la finesse innée ou acquise de l'odorat et avec l'étendue de la surface impressionnée. Les animaux qui ont l'odorat très développé, comme le chien par exemple, le porc, etc., ont une muqueuse olfactive et un bulbe olfactif proportionnellement très grands et ils tirent de ce sens des indications merveilleuses et, aussi importantes, quoique différentes, que celles que fournit la vue. « L'odorat est pour eux, dit Buffon, un organe universel de sentiment; c'est un œil qui voit les objets non seulement où ils sont, mais partout où ils ont été. C'est le sens par lequel l'animal est le plus tôt, le plus souvent et le plus sûrement averti, par lequel il agit

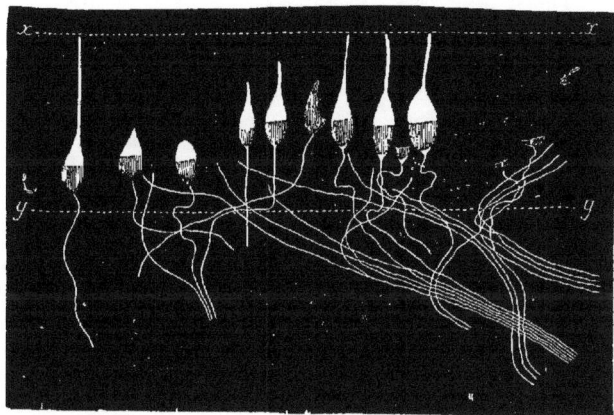

Fig. 296. — Cellules olfactives (Van Gehuchten).

La continuité du prolongement central avec les fibrilles nerveuses se voit très bien. Les cellules épithéliales simples, interposées aux cellules olfactives, ne sont pas figurées.

et se détermine, par lequel il reconnaît ce qui est convenable ou contraire à sa nature, par lequel enfin il aperçoit, sent et choisit ce qui peut satisfaire son appétit. »

L'odorat, comme le goût, serait plus sensible chez l'homme que chez la femme.

Usages. — L'usage de l'odorat est en rapport avec la conservation de l'individu et, jusqu'à un certain point, pour beaucoup d'espèces animales, avec la conservation de l'espèce. Dans le premier cas, l'odorat garde l'entrée des voies respiratoires et s'assure de la pureté de l'air que nous respirons, en nous révélant la présence des gaz ou des vapeurs nuisibles que peut contenir cet air. Il nous renseigne aussi sur la qualité des aliments que nous ingérons. Et on sait que les animaux auxquels on présente des aliments nouveaux pour eux commencent toujours par les sentir. C'est chez les animaux aussi qu'on constate, au plus haut degré, les rapports de l'odorat avec la fonction de reproduction, et les odeurs dégagées au moment du rut servent aux deux sexes à se retrouver à de grandes distances. Il n'est pas jusqu'à l'homme même chez qui cette influence de certaines odeurs ne se fasse sentir dans la sphère génitale, et V. Hugo parle avec raison quelque part d' « un parfum qui fait aimer ». Cette influence aphrodisiaque des parfums est recherchée aussi, comme on le sait, dans les harems de l'Orient.

AUDITION

L'*ouïe*, est le sens qui nous donne la notion des sons, et l'*audition* est cette partie de la physiologie qui s'occupe de leur perception. Nous examinerons successivement dans cet article les propriétés générales du son, puis la disposition et le fonctionnement de l'organe destiné à le percevoir, c'est-à-dire de l'oreille.

Propriétés générales du son. — Nous rappellerons brièvement, avant d'entrer dans l'étude proprement dite de l'audition, quelques propriétés générales du son.

Les ondes sonores provenant d'un corps vibrant se transmettent différemment suivant les milieux. On n'ignore pas que la vitesse de transmission du son dans l'air est de 340 mètres par seconde, de 1 200 mètres dans l'eau et de 2 000 dans les solides.

Produites à intervalles égaux, les vibrations déterminent une modification régulière de notre oreille, un *son musical* ; dans le cas contraire, la sensation perçue est confuse et désignée sous le nom de *bruit*. Suivant leur mode de production, les vibrations peuvent donner des sensations auditives agréables ou désagréables ; les vibrations transversales des cordes sont dans le premier cas, leurs vibrations longitudinales fournissent des sensations désagréables.

On désigne sous le nom de *son simple* le son fourni par une source vibratoire unique.

Les *sons composés* produits par la combinaison de plusieurs sons simples sont perçus par notre oreille ; mais il faut un organe très exercé pour distinguer les différents sons simples qui entrent dans leur composition. Du reste, les sons composés offrent quelques particularités que nous devons mentionner.

Si deux sons simples offrent chacun une courbe ondulatoire qui se *compose*, le son *résultant* n'offre rien de particulier, si ce n'est qu'il est plus intense. Mais il peut arriver que, deux sons étant produits à des intervalles différents, à un maximum vibratoire de la courbe du premier, il corresponde un minimum de la courbe du second ; il peut arriver qu'à une condensation vibratoire du premier il corresponde une raréfaction du second ; de là, annulation des deux vibrations. Cette annulation porte le nom d'*interférence*. A l'interférence correspond une absence de perception auditive ; ce qu'on appelle un *battement*. La notion du battement a une grande importance dans la formation des sons concordants ou dissonants.

Lorsqu'on produit des sons composés comme cela arrive avec des instruments de musique, l'un d'entre eux l'emporte sur les autres ; c'est celui qui donne le *son fon-*

damental; les autres sont des sons partiels. Parmi ces derniers, quelques-uns sont remarquables : ce sont les *harmoniques*. Ils sont tels que leur nombre de vibrations soit dans un rapport entier avec le nombre de vibrations du son fondamental. Le *timbre* d'un son dépend du nombre d'harmoniques correspondant à ce son. C'est à eux qu'est due la richesse sonore des instruments de musique.

Analyse des sons composés. — On voit quelle complexité de sons partiels peut présenter un son composé. Cependant on a pu parvenir à en faire l'analyse au moyen de certains instruments désignés sous le nom de *résonnateurs*.

Les *résonnateurs* (fig. 297) sont des corps creux de forme sphérique, possédant un orifice variable, et à l'extrémité du pôle opposé à cet orifice, un embout en saillie qui peut se placer dans le conduit auditif externe de l'expérimentateur. Ces instruments sont accordés pour des sons variés, et l'oreille qui fait corps avec eux distinguera facilement le moment où ils vibreront.

On sait d'autre part que, toutes les fois qu'un corps émet un son si dans le voisinage il existe un corps qui possède le même nombre de vibrations quand il vibre, ce second corps entre immédiatement en vibration, et *résonne*.

Si donc un son est émis et si l'on place successivement dans l'oreille les embouts des résonnateurs, on mettra de côté ceux qui vibreront ; on trouvera ainsi les sons partiels

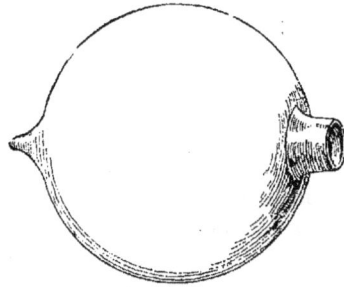

Fig. 297. — Résonnateur d'Helmholtz.

produits et notamment les harmoniques. C'est à Helmholtz qu'est due l'invention de ces instruments.

Cette vibration des résonnateurs *par influence* peut être encore plus facilement mise en évidence au moyen de l'appareil de Kœnig. Il se compose d'une série de résonnateurs. En face de chacun d'eux brûle une flamme de gaz. Si un son est émis, tout résonnateur qui entre en vibration détermine dans la flamme correspondante une série d'oscillations ; de telle sorte que si, au moyen de glaces tournant autour d'un axe parallèle à l'axe du support des résonnateurs, on recueille les images des flammes, on obtiendra des aspects variés : les flammes qui ne bougeront pas donneront dans les glaces un ruban rectangulaire : les flammes qui oscillent donneront, au contraire, un ruban plus ou moins découpé, analogue à celui que représente la figure 280. On peut ainsi déterminer aisément quels sont les résonnateurs qui vibrent, et, par conséquent, les harmoniques d'un son déterminé.

Il existe d'autres moyens de déterminer les harmoniques d'un son produit, tels que l'examen des cordes d'un piano qui vibrent à l'unisson de ces harmoniques, mais nous n'insisterons pas davantage, et nous finirons ces notions générales sur la vibration et le son en précisant les différentes qualités du son.

Qualités du son. — Le son a pour qualités : la hauteur, l'intensité, le timbre. La *hauteur* d'un son dépend du nombre de vibrations fournies par ce son ; son *intensité* dépend de l'amplitude même de ces vibrations ; enfin le *timbre* du son est d'autant plus agréable que le nombre d'harmoniques qu'il possède est plus considérable. On le voit, les deux premières propriétés sont purement objectives ; la troisième est uniquement subjective.

Sensations auditives isolées ou successives. — *Sons musicaux. Bruils.*
— Lorsque l'oreille perçoit exactement le son et ses diverses qualités, notamment la *hauteur*, on dit que l'oreille est *juste;* mais la justesse de l'oreille ne consiste pas seulement à reconnaître si un son est plus haut ou moins haut qu'un autre ; elle doit savoir reconnaître si la combinaison ou la succession des sons se fait dans des conditions telles qu'elle ne soit pas désagréablement affectée.

Lorsque les vibrations.qui forment un son se produisent d'une façon *régulière*, le son auquel elles donnent lieu est un *son musical;* lorsque, au contraire, les vibrations se produisent *irrégulièrement* ou bien qu'elles se produisent sans rythme, il en résulte pour l'oreille une perception confuse qui constitue le *bruit.*

Etude des sons musicaux. — Si l'on considère les différents sons réguliers, musicaux, on peut reconnaître que théoriquement leur nombre est illimité. Mais tous ces sons ne peuvent être perçus. L'oreille ne perçoit pas généralement de bruit inférieur à 33 vibrations, ni supérieur à 30 000 vibrations doubles.

Dans la série de ces différents sons, leur succession continue est plus ou moins agréable et on a remarqué que deux sons produisaient un effet d'autant *plus agréable* à notre oreille que le *rapport de leur nombre de vibrations* était plus *simple*. De là vient la constitution d'une échelle de sons agréables, formant la *gamme*.

On a pris pour constituer les deux extrêmes de cette échelle deux sons dont le plus bas a *la moitié* du nombre de vibrations du son le plus haut.

On a, bien entendu, fixé un son qui est le point de départ de cette échelle; on lui a donné le nom de do_1 par abréviation ; on lui a donné encore le nom de *son fondamental* ou *tonique*.

Si le point le plus bas de la gamme est do_1, le point le plus haut ayant un nombre de vibrations double sera indiqué par do_2. Les indices do_1 et do_2 et leurs intermédiaires portent le nom de *notes musicales.*

Les notes intermédiaires choisies entre do_1 et do_2 ont été désignées sous le nom de $ré_1$, mi_1, fa_1, sol_1, la_1, si_1; de telle sorte que d'une façon générale la gamme se compose des notes *do, ré, mi, fa, sol, la, si, do.*

Il est intéressant d'étudier rapidement comment ont été choisies ces notes intermédiaires ; mais auparavant définissons l'*intervalle musical.*

Intervalles musicaux. — On désigne sous le nom d'*intervalle* le rapport, c'est-à-dire le quotient du nombre de vibrations des deux sons entre lesquels on considère l'intervalle déterminé. Ainsi l'intervalle de do_1 et de do_2 est de $\frac{1}{2}$. Cet intervalle égal à $\frac{1}{2}$ est encore désigné sous le nom d'*octave.*

Etant donné le son do_1, on a cherché quels étaient entre do_1 et do_2 les sons les plus agréables à l'oreille. On a trouvé que ces sons étaient : 1° celui qui était tel que son nombre de vibrations était les $\frac{5}{4}$ de celui de do_1 ; 2° celui dont le nombre était les $\frac{3}{2}$ de do_1.

Ces deux intervalles sont appelés le premier *tierce*, le second *quarte*, de telle sorte que do_1 (note fondamentale), la tierce, la quinte et l'octave (do_2), forment la suite la plus agréable de sons successifs. On peut l'indiquer de la façon suivante :

do_1	mi_1	sol_1	do_1
1	$\dfrac{5}{4}$	$\dfrac{3}{2}$	2
Note fondamentale.	Tierce.	Quinte.	Octave.

les deux intervalles $\dfrac{5}{4}$ et $\dfrac{3}{2}$ sont désignés le premier par mi_1, le second par sol.

On a choisi des intermédiaires entre ces notes et les extrêmes.

En divisant l'intervalle 2 par l'intervalle $\dfrac{3}{2}$ on obtient un intervalle nouveau $\dfrac{4}{3}$ dont le nombre de vibrations est les $\dfrac{4}{3}$ du nombre de vibrations de do_1. Ce nombre est compris entre $\dfrac{5}{4}$ et $\dfrac{3}{2}$ et porte le nom de *fa*. C'est la *quarte* de do_2.

L'intervalle $\dfrac{15}{8}$ qui représente la note *si* s'obtient en prenant la tierce du *sol* en multipliant $\dfrac{3}{2}$ par $\dfrac{5}{4} = \dfrac{15}{8}$.

L'intervalle $\dfrac{9}{8}$ s'obtient en prenant la quinte de la quarte de l'octave inférieure ; la quarte de l'octave inférieure étant de $\dfrac{3}{4}$ la quinte sera $\dfrac{3}{4} \times \dfrac{3}{2} = \dfrac{9}{8}$; c'est le *ré*.

Enfin, un intermédiaire entre le *sol* et le *si* est *la*, représenté par les $\dfrac{5}{3}$ du nombre de vibrations de do_1.

Gammes. — La série des notes et de leurs intervalles peut donc se présenter de la façon suivante :

do,	$ré$,	mi,	fa,	sol,	la,	si,	do
1	$\dfrac{9}{8}$	$\dfrac{5}{4}$	$\dfrac{4}{3}$	$\dfrac{3}{2}$	$\dfrac{5}{3}$	$\dfrac{15}{8}$	2
Tonique.		Tierce.		Quinte.			Octave.

Cette suite constitue la *gamme naturelle* ou *gamme majeure*.

On peut remarquer que ces notes sont représentées par des rapports et que par conséquent leur série peut être rapportée à une note fondamentale quelconque, prise pour tonique. On peut comprendre alors que la quantité des gammes obtenues peut être illimitée.

D'autre part, si l'on connait exactement le nombre de vibrations de la note fondamentale, on peut savoir facilement quel est le nombre de vibrations de chaque note. Si l'on prend les intervalles existant entre les notes qui constituent la gamme majeure, on constate qu'ils ont pour valeur :

do,	$ré$,	mi,	fa,	sol,	la,	si,	do
1	$\dfrac{9}{8}$	$\dfrac{5}{4}$	$\dfrac{4}{3}$	$\dfrac{3}{2}$	$\dfrac{5}{3}$	$\dfrac{15}{8}$	2
	$\dfrac{9}{8}$	$\dfrac{10}{9}$	$\dfrac{16}{15}$	$\dfrac{9}{8}$	$\dfrac{10}{9}$	$\dfrac{9}{8}$	$\dfrac{16}{15}$

ou bien en récapitulant :

$$\dfrac{9}{8} \qquad \dfrac{10}{9} \qquad \dfrac{16}{15}$$

L'intervalle $\dfrac{9}{8}$ est désigné sous le nom de *ton majeur;* l'intervalle $\dfrac{10}{9}$ sous celui de *ton mineur;* enfin l'intervalle $\dfrac{16}{15}$ est appelé *demi-ton majeur.*

Si dans la gamme majeure on remplace successivement les notes *mi, la, si,* par les rapports $\dfrac{6}{5}$, $\dfrac{8}{5}$, $\dfrac{9}{5}$, qui constituent le *mi b,* le *la b* et le *si b,* on obtient la gamme :

do,	ré,	mi b,	fa,	sol,	la b,	si b,	do
1	$\dfrac{9}{8}$	$\dfrac{6}{5}$	$\dfrac{4}{3}$	$\dfrac{3}{2}$	$\dfrac{8}{5}$	$\dfrac{9}{5}$	2

dans laquelle les intervalles sont :

$$\frac{9}{8} \qquad \frac{16}{15} \qquad \frac{10}{9} \qquad \frac{9}{8} \qquad \frac{16}{15} \qquad \frac{9}{8} \qquad \frac{10}{9}$$

c'est-à-dire les mêmes que dans la gamme majeure, mais différemment placés. Cette gamme est la *gamme mineure.*

Si l'on considère qu'on peut établir des gammes nouvelles en prenant pour tonique chacune de ces notes, on voit qu'on peut arriver à un nombre indéfini de notes. On a décidé de prendre pour ces diverses notes le tempérament égal, c'est-à-dire de n'accepter que les notes séparées par des intervalles suffisants pour que l'oreille puisse les distinguer.

En général, on accepte, comme intermédiaire entre deux octaves, la série chromatique ou *gamme chromatique* constituée de la façon suivante :

	do d	ré d		fa d	sol d	la d		
do		ré	mi	fa	sol	la	si	do
	ré b	mi b		sol b	la b	si b		

Cette gamme est encore dite *gamme tempérée.*

Les *bruits,* comme nous l'avons déjà dit, seront fournis par des sons produits irrégulièrement. Ils impressionnent souvent l'oreille désagréablement.

Sensations auditives simultanées. — *Harmonie musicale.* — Pour en terminer avec les généralités ayant trait au son, nous devons examiner ce qui se produit dans l'*audition simultanée* de plusieurs sons.

Si les sons émis sont égaux en hauteur, ils se combinent et produisent seulement une augmentation d'intensité. Mais ce cas n'est pas le plus général; la plupart du temps, les sons simultanés sont de hauteur variable ; dans certains cas ils produisent des *consonances,* dans d'autres cas, des *dissonances.*

Ces consonances ou dissonances dépendent uniquement du nombre des *battements* produits par les deux sons simultanés.

Le nombre des battements produits dans ces conditions s'obtient en faisant la différence entre les nombres des vibrations des deux sons. Il est à remarquer que dans ces conditions, la perception auditive sera d'autant plus désagréable que ce nombre sera plus voisin de 33 : le maximum de dureté existe pour ce dernier chiffre.

Par 132 battements, l'audition simultanée devient agréable. Plus la hauteur de deux sons différera, plus ils formeront un ensemble agréable.

Le nombre des battements produits par un son s'augmente, bien entendu, du nombre produit par leurs harmoniques; le nombre des battements de ces derniers sera proportionnellement plus grand que celui des sons fondamentaux.

Il est à remarquer que si les battements des harmoniques des deux sons sont bien marqués, la résultante est dure; il y a alors dissonance; dans le cas contraire, il y a consonance.

Les sons qui donnent des consonances forment des *accords consonants;* dans le cas contraire, ils forment des *accords dissonants.* Il est évident que la consonance des accords dépendra : 1° des consonances des intervalles qui le forment; 2° des sons résultants dus aux sons fondamentaux ou à leurs harmoniques.

PHYSIOLOGIE DE L'APPAREIL AUDITIF

L'appareil auditif de l'homme et de la plupart des mammifères se compose de trois parties : *l'oreille externe, l'oreille moyenne, l'oreille interne.* Tous les autres vertébrés sont loin de posséder ces trois parties. Certains reptiles, certains batraciens et tous les poissons sont dépourvus d'oreille moyenne et d'oreille externe; ce qui montre que les vertébrés inférieurs ne possèdent qu'une oreille interne, organe dans lequel va se terminer le nerf auditif, organe nécessaire à l'audition; chez les vertébrés supérieurs, ainsi que l'a démontré J. Muller, l'oreille moyenne et l'oreille externe sont des appareils de perfectionnement; ce que nous démontrerons, du reste, en étudiant l'oreille moyenne.

Dans le courant de ce chapitre, nous étudierons l'oreille dans son état de perfectionnement le plus complet, c'est-à-dire chez l'homme et les vertébrés supérieurs, et nous rappellerons succinctement la structure de ces diverses parties comme étant l'indispensable support de toutes les notions physiologiques qui en découlent.

I. — OREILLE EXTERNE

Chez les vertébrés supérieurs, l'oreille externe est formée de deux portions : le pavillon de l'oreille et le conduit auditif externe.

Tous les mammifères, sauf les monotrèmes, les pinnipèdes et les cétacés ont un pavillon de l'oreille. Tous les autres vertébrés en sont dépourvus. De même, tous les mammifères qui possèdent un pavillon, possèdent aussi un conduit auditif externe; ce dernier conduit est remplacé par un cordon solide et dur chez ceux qui n'ont pas de pavillon.

a). **Pavillon de l'oreille.** — Le pavillon de l'oreille est un organe mobile chez la plupart des animaux, élastique, destiné surtout à recueillir les sons et à nous faire juger de leur orientation.

La *forme* du pavillon de l'oreille diffère essentiellement chez les primates (homme et singe) et chez les autres mammifères. Chez les primates, il forme une *conque* très évasée, à peu près immobile, dirigée obliquement en dehors et légèrement en avant et en bas. Sa face externe présente des saillies et des sillons.

Les saillies de forme curviligne et hélicoïdale sont l'*hélix* et l'*anthélix*. D'autres saillies, pyramidales, sont le *tragus* et l'*antitragus* (fig. 298).

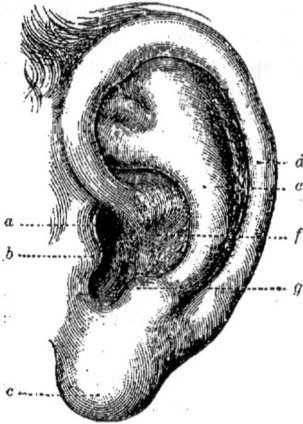

Fig. 298. — Pavillon de l'oreille de l'homme.

a, tragus ; — *b*, conque ; — *c*, lobule ; — *d*, hélix ; — *e*, anthélix ; — *f*, fossette de la conque ; — *g*, antitragus.

Elles entourent la cavité de la conque, et leurs surfaces sont dirigées de telle manière, qu'après réflexion les ondes sonores viennent converger vers le fond de la conque. Entre ces saillies se trouvent des sillons correspondant, au point de vue de la nomenclature, aux noms des saillies. Ces saillies et ces sillons ne sont pas formés par de simples replis cutanés, mais ils sont déterminés par un véritable squelette fibro-cartilagineux. Des muscles, prenant leur insertion sur les parties du crâne voisines du pavillon, donnent une mobilité variable à cet organe, qui est, d'autre part, retenu au crâne par de véritables ligaments. D'autres muscles réunissent de même les saillies du pavillon au cartilage sous-jacent.

Chez les autres mammifères, la forme du pavillon n'est plus la même ; elle représente un cornet allongé ; la surface interne en est lisse, sauf dans les parties rapprochées de la conque, les saillies en sont moins marquées que chez les primates ; mais en revanche, cet organe est excessivement mobile et rapidement dirigé, comme on sait, vers toute source de bruit.

Rôle du pavillon. — Examinons maintenant le rôle du pavillon de l'oreille.

1° Son principal rôle est de *recueillir les vibrations*. On peut le démontrer péremptoirement par une expérience due à Gellé ; on place une montre sur une table, une tige de bois est introduite dans le conduit auditif externe ; on ne perçoit pas le tic tac de la montre. Si l'on vient à coller une carte à l'extrémité de la tige de bois, c'est-à-dire une sorte d'appareil collecteur élastique, le son se perçoit très aisément. Les surfaces courbes du pavillon facilitent son rôle collecteur, ainsi que le démontre l'expérience de Schneider ; lorsqu'on efface avec de la cire molle ou du papier mâché les saillies de cet organe, l'audition est sensiblement diminuée. L'expérience de Weber qui montre qu'en déprimant le pavillon le même résultat se produit, tend au même but.

Le pavillon ne recueille les vibrations sonores que dans un point limité de l'espace désigné sous le nom de *champ auditif*. Cette portion est limitée par une surface conique dont le sommet serait au centre de la conque et dont les génératrices s'appuieraient sur les surfaces courbes limites du pavillon (fig. 299).

2° Le pavillon de l'oreille *sert à l'orientation* en nous faisant juger de la direction des sons. D'après Weber, la sensibilité tactile de l'organe joue un rôle important dans cette appréciation. Il avait remarqué qu'en appliquant la main en forme de conque contre le pavillon, l'audition était diminuée.

Dans l'expérience de Gellé, déjà citée, avec la tige de bois seule introduite

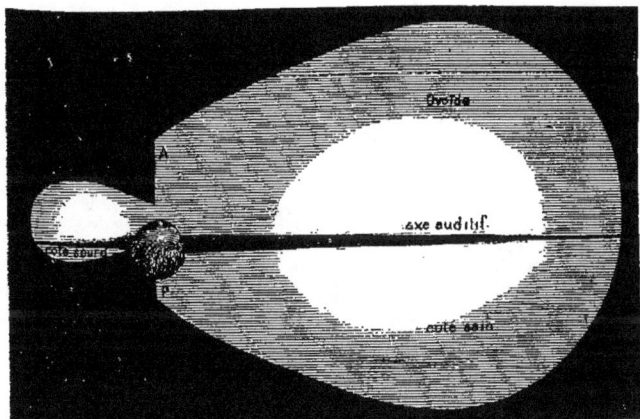

Fig. 299. — Champ auditif. (Gellé.)

dans le pavillon, on ne distingue pas la position de la montre, tandis qu'avec la tige armée de la carte cette situation est vite discernée.

Une autre expérience du même auteur démontre ce même rôle du pavillon, en montrant que si l'on vient à supprimer son action, l'orientation du son est totalement perdue. On prend un tube de caoutchouc terminé par deux embouts qu'on place chacun dans l'un des deux conduits auditifs externes. L'arc tubulaire étant dirigé en avant, on place une montre au milieu de ce tube. Le sujet en expérience juge que la montre est placée en avant. Si, après avoir fait fermer les yeux au sujet, on fait tourner le tube, de façon qu'il soit entraîné, avec la montre, en arrière de la tête, le tic tac est toujours entendu en avant. Une preuve du double rôle du pavillon, c'est que, chez les animaux, où la forme de cet organe ne permet pas d'entendre dans un champ de vaste étendue, il est dirigé, par un mouvement volontaire, dans la direction du bruit. Il y a donc chez les animaux : 1° perception de la direction du son; 2° disposition du pavillon pour recueillir le maximum d'ondes sonores.

b). Conduit auditif externe. — Ce conduit, cartilagineux dans sa portion externe, osseux dans sa portion interne, s'étend de la conque à l'oreille moyenne. Il est séparé de cette dernière par la membrane du tympan. Cette dernière étant inclinée en avant, en bas et en dehors, la paroi antéro-supérieure du conduit est moins longue que sa paroi postéro-inférieure.

L'*axe* du conduit n'est pas rectiligne; il a la forme d'une courbe gauche en S, tracée en partant de la membrane du tympan jusqu'au centre de la conque. La concavité externe de cette courbe regarde en bas et en avant; sa concavité interne en haut et en arrière.

Rôle du conduit auditif. — 1° Le conduit auditif externe sert principalement à *conduire les ondes sonores* jusqu'à la membrane du tympan. Parmi

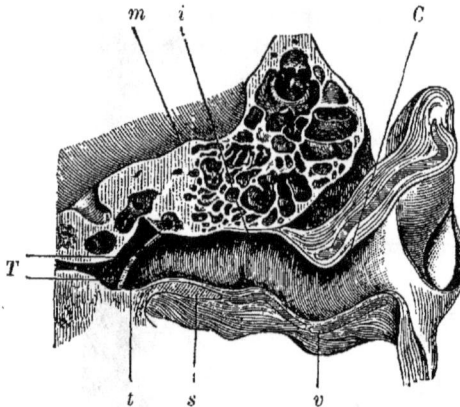

C, conque;
Tr, tragus;
i, point d'attache du conduit cartilagineux;
m, cellules mastoïdiennes;
v, paroi antérieure du conduit auditif;
s, sinus du conduit auditif;
t, membrane du tympan;
T, cavité tympanique. (Politzer.)

Fig. 300. — Conduit auditif externe.

ces ondes, il en est qui arrivent *directement* jusqu'à la membrane en conservant toute leur force vive; beaucoup d'autres, au contraire, n'y arrivent qu'*après réflexion*. D'après Politzer, les points où viennent se réfléchir les ondes dans le conduit occupent une place assez nette; en dehors, sur la portion postéro-supérieure du conduit, en face du tragus; en dedans, sur la paroi antéro-inférieure en face de la membrane du tympan. Cette dernière surface étant, d'après le même auteur, de forme *paraboloïdale*, les ondulations arrivant suivant la direction des rayons internes sont réfléchies perpendiculairement à la membrane du tympan et possèdent alors leur maximum d'effet. Inutile d'ajouter que les ondulations perdent, à cause de ces réflexions, une partie de leur force vive, et que le son arrive légèrement affaibli à notre oreille. Ajoutons encore que la nature ostéo-cartilagineuse du conduit contribue à cet affaiblissement.

2° Mais ce ne sont pas là les seuls usages du conduit auditif externe. Il a non seulement pour but de recueillir les vibrations, mais encore de faciliter leur *écoulement de dedans en dehors*, après qu'elles ont impressionné l'auditif dans le labyrinthe. En effet, si l'on vient à ausculter l'oreille d'un sujet sur le crâne duquel on a placé une montre, on entend parfaitement le tic tac. Si l'on vient à pincer le tube en caoutchouc qui sert à pratiquer l'auscultation, la montre n'est plus entendue. Dès que cet arrêt se produit, le sujet en expérience perçoit, du reste, un renforcement du bruit de la montre; les vibrations ne s'écoulent donc plus de dedans en dehors. Pour Luçœ, ce renforcement du bruit dépendrait de ce fait que le tube en caoutchouc étant pincé, la pression intralabyrinthique augmente en même temps que la pression de l'air contenu dans la portion du tube attenant à l'oreille. Ces faits expliquent l'exagération des sons ou la production des bourdonnements quand le conduit auditif externe est obstrué.

3° Nous pourrions encore faire observer que le conduit auditif externe peut servir de *caisse de résonance* (Hinton). Mais on peut tirer les conclusions les plus intéressantes de ce fait qu'il possède un *son propre*. En résonnant, il produit un son de 3.000 vibrations environ. Le son propre de ce canal varie, d'après Kœnig, du mi 6 au sol 6. Ce fait explique la facilité avec laquelle s'entendent les sons de cette octave. Helmholtz fait remarquer en outre que les voyelles dont le son propre appartient à la cinquième octave, doivent être facilement perçues. On sait, en effet, qu'une cavité résonne d'autant plus facilement que le son qui exerce son influence est plus rapproché du son propre de cette cavité.

II. — OREILLE MOYENNE

L'oreille moyenne constitue une caisse aérienne intermédiaire entre l'oreille externe et l'oreille interne. Elle est logée dans le rocher. Chez l'homme, elle est aplatie transversalement. Elle communique en dedans et en avant, avec le pharynx, par l'intermédiaire de la trompe d'Eustache ; en arrière, elle communique avec les cellules mastoïdiennes.

Sur sa *face interne*, elle présente en allant d'avant en arrière, le conduit pour le passage du muscle interne du marteau parallèle à la portion osseuse du conduit de la trompe d'Eustache ; le promontoire au-dessus de ce dernier, la fenêtre ovale où aboutit l'étrier ; immédiatement en arrière de cette fenêtre, la pyramide qui loge le muscle de l'étrier : en bas et en arrière du promontoire la fenêtre ronde fermée par une membrane. Cette face interne correspondant à l'oreille interne (fig. 301).

Sur sa *face externe*, l'oreille moyenne présente la membrane du tympan adhérente au cercle tympanal.

Dans la *cavité* même de la caisse, se trouve une chaîne osseuse composée de quatre petits os ; le marteau, l'enclume, l'os lenticulaire et l'étrier. Cette chaîne, suspendue dans la cavité par des ligaments, est adhérente, par son premier terme, le marteau, à la membrane du tympan ; par son deuxième terme, l'étrier, à la fenêtre ovale.

Étudions successivement : *a*) la membrane du tympan ; *b*) la chaîne des osselets ; *c*) les muscles qui lui sont annexés ; *d*) les fenêtres de la face interne ; *e*) la cavité de la caisse ; *f*) les cellules mastoïdiennes ; *g*) la trompe d'Eustache.

a). **Membrane du tympan.** — Cette membrane ferme la communication qui existe entre l'oreille externe et l'oreille moyenne. Elle est *concave en dehors*, convexe en dedans. Elle est inclinée en avant, en bas et en dehors, formant un angle obtus avec la paroi antéro-supérieure du conduit auditif externe, un angle aigu avec la paroi postéro-inférieure. De forme légèrement ovalaire, elle adhère par son pourtour au fond du conduit auditif. Suivant un de ses rayons les plus supérieurs, elle adhère au manche du marteau. Cette traction, faite de dehors en dedans, détermine l'incurvation de cette membrane. Son tissu est formé de fibres radiées et de fibres concentriques de

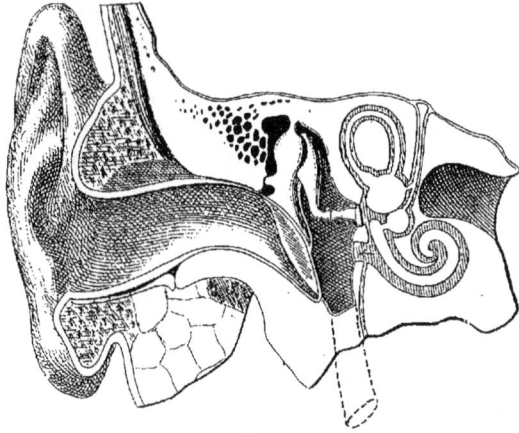

Fig. 301. — Coupe schématique de l'oreille. (Gley.)

On voit la forme du conduit auditif externe, l'orientation de la membrane du tympan, la disposition de la chaîne des osselets. Les ondes sonores transmises par cette chaîne entrent par la fenêtre ovale, ébranlent les liquides et les terminaisons nerveuses du labyrinthe et ressortent, suivant la flèche, par la fenêtre ronde.

tissu fibreux entremêlé de fibres élastiques. Elle a une épaisseur de 1/10 de millimètre. Le manche du marteau est compris dans ce tissu propre.

Oscillations de la membrane du tympan. — Les vibrations aériennes transmises par le conduit auditif externe, et des vibrations solidiennes transmises par les parois du crâne arrivent sur la membrane. Les premières déterminent, comme nous le démontrerons plus loin, des oscillations dans la membrane du tympan, et sont transmises au labyrinthe par la chaîne des osselets. La membrane du tympan a donc pour double effet d'agir sur le liquide labyrinthique, par l'intermédiaire de la chaîne, en faisant osciller ce liquide, et de transmettre au labyrinthe les vibrations solidiennes que déterminent les ondes aériennes. Ces faits résultent des expériences de Savart et de J. Müller.

Les oscillations aériennes arrivent sur la membrane soit directement, soit après réflexion. Ainsi que l'a démontré Helmholtz, la forme en voussure facilite la réception de ces ondulations. Sous leur influence, la membrane du tympan oscille. On pourrait démontrer ce fait indirectement en montrant que les osselets oscillent, mais le fait peut se démontrer directement. Si, en effet, à l'exemple de Gellé, on introduit dans le conduit auditif externe un tube de caoutchouc communiquant avec un tube manométrique, suivant les cas, on peut observer des ascensions ou des descentes dans le liquide de cet instrument suivant que la membrane se déplace dans un sens ou dans un autre, en dedans ou en dehors.

Le déplacement de la membrane peut se démontrer plus aisément dans des conditions particulières; si par exemple, on exécute l'*épreuve de Valsalva*, qui consiste à inspirer fortement, la bouche et les narines fermées, on voit le liquide monter dans la branche du manomètre en rapport avec l'oreille; ce qui indique une diminution de pression dans le tube de caoutchouc et par conséquent un déplacement de la membrane en dedans. Si on exécute l'expérience contraire, si on expire violemment, la bouche et les narines fermées, le manomètre marque des indications contraires, la membrane se déplace en dehors; il est à remarquer que ce déplacement en dehors est beaucoup plus considérable que le déplacement en dedans qui atteint à peine quelques dixièmes de millimètre. Ces déplacements ont pu être enregistrés. On conçoit quelle est l'importance de la différence entre ces deux déplacements. Si le déplacement en dedans était trop considérable, la chaîne des osselets serait portée trop fortement en dedans; il en résulterait de graves inconvénients pour l'audition. Helmholtz a montré que la différence entre ces deux déplacements était due à la forme de l'articulation du marteau avec l'enclume.

Tension de la membrane du tympan. — Cette membrane jouit encore d'une propriété remarquable, en vertu de la *tension* qu'elle subit de la part du manche du marteau qui lui-même est influencé par les agents directs de cette tension.

Nous pouvons remarquer avec Helmholtz et Kern, avant d'étudier le rôle de ces agents, que la tension est répartie également sur toute la surface de la membrane, le manche du marteau occupant la situation d'un des rayons de cette membrane. L'*agent de la tension* est le *muscle interne du marteau* (*tensor tympani*). Ce muscle très petit, né sur la paroi antéro-interne de la caisse du tympan, se réfléchit à angle droit sur l'extrémité du conduit osseux qui le contient, prend une direction transversale, puis vient s'insérer sur la partie interne du manche du marteau près de sa racine. Il est enveloppé par une gaine fibreuse qui part de son conduit osseux et aboutit au manche du marteau. A cause de cette disposition, on doit reconnaître dans l'action de tension du muscle du marteau deux degrés : un degré passif et un degré actif. Le premier est produit par l'inextensibilité de la gaine d'enveloppe qui maintient constamment formée la voussure de la membrane du tympan; le second est déterminé par la contraction du muscle lui-même. Nous verrons que le premier degré suffit à assurer l'intégrité de l'audition, pour les sons moyens et usuels tels que la parole, tandis que les changements brusques de hauteur, pour être nettement perçus, nécessitent l'intervention du muscle lui-même.

Accommodation auditive. — Depuis longtemps, Savart, J. Müller et Wollaston avaient montré que, lorsque la membrane du tympan est tendue, soit dans l'épreuve de Valsalva, soit par l'épreuve inverse, la perception des sons graves diminuait, tandis que celle des sons aigus augmentait en intensité. Helmholtz a démontré depuis que le son propre de toute membrane allait en croissant proportionnellement avec la tension. Gellé, au moyen du téléphone à tambour et à ficelle, a fort ingénieusement démontré les mêmes faits. En partant de ces faits expérimentaux, on doit comprendre aisément que la tension de la membrane du tympan doit varier constamment avec la hauteur du son à percevoir; la membrane constitue donc *un organe d'adaptation à la hauteur des sons*, et c'est là, sans doute, son rôle capital. C'est en effet, un principe d'acoustique qu'une membrane vibrante n'entre en vibration que pour un son déterminé, qui est le son fondamental, ou pour un multiple simple de ce son, c'est-à-dire l'octave. Si la membrane du tympan avait une tension invariable, elle ne répondrait qu'à un son déterminé et nous serions en quelque sorte sourds pour tous les autres sons. Grâce aux variations de tension qu'elle présente, elle s'accommode à un nombre immense de sons, comme le cristallin accommode l'œil à la vision à toutes distances.

Réflexe accommodateur. — La membrane du tympan est *sensible*, et cette sensibilité paraît être une des causes du réflexe qui fait contracter le muscle du marteau et accommode *instantanément* la membrane au degré voulu de tension, ce qui permet de percevoir distinctement deux sons de hauteur très différente qui se succèdent rapidement.

b). **Chaîne des osselets de l'ouïe.** — Cette chaîne est composée de quatre os : le marteau, l'enclume, l'os lenticulaire et l'étrier dont nous indiquerons seulement la disposition générale et le rôle.

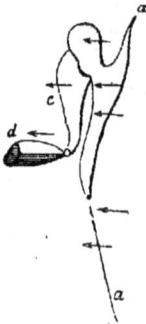

Fig. 302. — Osselets de l'ouïe.

aa, membrane du tympan adhérente au manche du marteau ; — *b*, marteau ; — *c*, enclume ; — *d*, étrier. (Küss et Duval.)

Le *manche* du marteau (fig. 302) forme une ligne se rapprochant de la verticale contenue dans la membrane du tympan; sa *tête* articulée avec l'enclume forme une ligne horizontale; si nous poursuivons la direction générale de la chaîne elle redeviendra verticale avec la longue apophyse de l'enclume et reprend la position horizontale avec l'os lenticulaire et l'étrier; de telle sorte que, grâce à cette ligne brisée, la membrane du tympan agit indirectement par une surface à peu près parallèle à la sienne (base de l'étrier) sur le liquide labyrinthique.

Ligaments. — Cette chaîne osseuse est soutenue dans l'intérieur de la caisse par un certain nombre de ligaments : quatre pour le marteau, un pour l'enclume.

Trois ligaments maintiennent la *tête du marteau*; ce sont : le supérieur qui relie sa tête à la paroi supérieure de la caisse, l'externe qui le relie à la paroi externe, et l'antérieur qui va jusqu'à la scissure de Glaser et qu'on a désigné longtemps sous le nom de manche externe du marteau. Ces deux derniers ligaments ont été désignés par Helmholtz sous le nom de ligaments axiaux, parce qu'ils s'insèrent près de l'axe de rotation du marteau. Le quatrième ligament est un petit trousseau fibreux qui part de l'extrémité du manche du marteau et va s'insérer sur la paroi externe du tympan. Ce ligament et le ligament externe de la tête limitent une action trop considérable du muscle interne du marteau.

Le ligament de l'*enclume* part de l'extrémité de la petite apophyse de cet os pour s'insérer à l'orifice des cellules mastoïdiennes.

La position de ces ligaments détermine l'axe des mouvements totaux de la chaîne.

Les deux points immobiles de la chaîne, ou extrémités de cet axe, sont l'extrémité de l'apophyse de Raw, l'extrémité de la petite apophyse de l'enclume.

Mouvements des osselets. — La chaîne des osselets n'est pas rigide et chaque osselet possède, sous l'influence oscillatoire de la membrane du tympan, un mouvement oscillatoire d'une amplitude déterminée. Ce fait a été mis en évidence par les expériences de Politzer.

Après avoir fait sauter la paroi supérieure de la cavité tympanique il a adapté à chacun des petits osselets un fil de verre recourbé : en faisant vibrer la membrane du tympan, il a pu enregistrer ses vibrations. Il a expérimenté avec des sons simples et des sons composés; les premiers déterminent seuls des oscillations régulières. En examinant l'amplitude relative des oscillations il a vu que les plus grandes étaient données par le marteau.

Les expériences de Politzer ont été vérifiées par Schmierdekam. Hurk a employé, pour contrôler ces résultats, la méthode optique de Lissajous. Il fixe des corpuscules amylacés à chacun des osselets; il examine ensuite ces osselets vibrants avec un microscope muni d'un micromètre. Il reconnaît que chaque corpuscule décrit une ligne brillante; donc les osselets correspondants oscillent. Il a pu mesurer, au moyen du micromètre, que le marteau décrit des oscillations deux fois plus grandes que celles de l'enclume et quatre fois plus grandes que celles de l'étrier. Helmholtz a pu constater que les mouvements de l'étrier avaient une amplitude de 1/18 à 1/14 de mm.

Il va sans dire que les expériences précédentes ont été faites avec des sons d'une intensité considérable. Niemann a reconnu en effet que, pour les sons faibles, il était impossible de constater les déplacements. Il est donc très probable que, pour l'*audition des sons habituels*, d'intensité moyenne, le *rôle oscillatoire* de la chaîne *est nul*, et que les vibrations qui traversent cette chaîne sont simplement des vibrations moléculaires.

Quoi qu'il en soit, la chaîne des osselets forme un *appareil articulé*, élastique, d'une *sensibilité merveilleuse*, que nous allons voir augmentée par l'adjonction à ses deux extrémités, de deux organes contractiles et en même temps éminemment élastiques : le muscle interne du marteau et le muscle de l'étrier.

c). **Muscles de la chaîne.** — Les muscles attachés aux extrémités de la chaîne sont, l'un le muscle interne du marteau, l'autre le muscle de l'étrier.

Muscle du marteau ou tensor tympani. — Le premier dont nous avons déjà décrit la position est destiné à attirer le manche du marteau en dedans, à porter par conséquent la chaîne et l'étrier en dedans et, en définitive, à *comprimer* le liquide labyrinthique. L'action de ce muscle, quoique limitée, dans une certaine mesure, par les ligaments annexés au marteau, pourrait amener des troubles dans l'audition si elle n'était compensée par celle du muscle de l'étrier.

Muscle de l'étrier ou stapédius. — Ce dernier muscle, en effet, contenu dans la portion descendante de l'aqueduc de Fallope et dans la pyramide, vient se réfléchir sur le sommet de cette dernière et son tendon, dirigé d'arrière en avant, va s'insérer sur la portion postérieure du col de l'étrier près de l'articulation de cet os avec l'os lenticulaire. Ainsi disposé, il tend à faire revenir l'étrier en arrière et en dehors, à produire un mouvement inverse du mouvement d'enfoncement que lui imprime, par l'oscillation interne de la chaîne, le muscle du marteau. En un mot, le muscle de l'étrier, par le mouvement de bascule de dedans en dehors qu'il fait opérer à l'étrier, *décomprime* le liquide labyrinthique alors que le muscle interne du marteau tend à le comprimer.

Ces *deux muscles* sont donc *antagonistes*, et leur action de tonicité maintient constamment tendue, comme une espèce de ressort, la chaîne des osselets. L'action de ces deux muscles a été fort ingénieusement comparée par Mathias Duval à celle des muscles ce l'iris : le muscle du marteau représente les fibres circulaires, celui de l'étrier représente les fibres radiées.

Nous ferons remarquer que lorsque l'action du *stapedius* est abolie, il existe une exagération continue de pression sur le liquide labyrinthique : d'où hyperacousie.

Nerfs des muscles de la chaîne. — L'innervation de ces muscles est d'origine différente. Le *muscle interne du marteau* est innervé par un filet issu du ganglion otique, filet dérivé d'après Fick et Politzer du *maxillaire inférieur*. Ils ont, en effet, constaté expérimentalement qu'en excitant le trijumeau à sa racine, ils faisaient contracter ce muscle. Cette contraction a été constatée par l'augmentation de pression du liquide labyrinthique, au moment de l'excitation. Pour cela, les observateurs mettent à nu sur les rochers frais le canal demi-circulaire supérieur, ils y introduisent un manomètre excessivement ténu, et constatent l'augmentation de pression lors de l'excitation. D'autre part, Vulpian a constaté que le filet qui termine ce muscle était dégénéré chez des animaux auxquels il avait enlevé le nerf maxillaire inférieur. Enfin Gellé a constaté que lorsque l'on fait contracter les muscles masticateurs, la perception nette des sons, surtout celle des sons graves, s'arrête.

N'oublions pas de mentionner que, pour certains auteurs (J. Müller), la contraction de ce muscle serait volontaire.

Le *muscle de l'étrier* est innervé par un filet que lui envoie le *facial* en parcourant l'aqueduc de Fallope, d'où hyperacousie dans certaines paralysies faciales. Politzer a pu vérifier, par l'expérience, qu'en excitant le facial il y avait décompression du liquide labyrinthique.

d). Fenêtres de l'oreille moyenne. — On trouve sur la face interne de la caisse du tympan deux orifices qui conduisent dans l'oreille interne : la fenêtre ovale et la fenêtre ronde, orifices dont la disposition nous est déjà connue.

La *fenêtre ovale* reçoit la base de l'étrier. Elle correspond au vestibule membraneux. C'est là qu'arrivent les oscillations de la chaîne.

La *fenêtre ronde* est fermée par une membrane fibro-élastique, placée à l'extrémité de la rampe tympanique du limaçon. Cette membrane a une importance capitale dans la perception des sons. Chaque pression de l'étrier sur la fenêtre ovale fait bomber la fenêtre ronde dans la caisse, d'où il résulte une série d'oscillations dans l'endolymphe. Si elle n'existait pas, le liquide labyrinthique, contenu dans une paroi incompressible, ne pourrait osciller : elle a encore pour but de rétablir mécaniquement, en vertu de son *élasticité*, l'équilibre dans le liquide labyrinthique lorsque ce dernier a subi des pressions de la part de l'étrier.

On a attribué encore à cette membrane la propriété de transmettre au liquide labyrinthique les vibrations *aériennes* déterminées dans la caisse par les oscillations de la membrane du tympan. Mais en vertu de la différence de transmission des sons entre les solides et les fluides, cette action ne peut être que très faible. Les expériences de Flourens et de Gellé ont, en effet, démontré que lorsque la chaîne des osselets est supprimée, il y a surdité.

e). **Cavité de la caisse.** — La cavité de la caisse est remplie d'air. Cet *air tympanique*, entré par la trompe d'Eustache, paraît destiné à maintenir sur la face interne de la membrane du tympan une *pression égale* à la *pression atmosphérique* qui s'exerce sur la face externe. Cet équilibre paraît en effet indispensable à l'audition distincte, ainsi que le démontrent les expériences de Politzer.

En injectant de l'air dans la caisse, après avoir pratiqué le cathétérisme de la trompe d'Eustache, il a remarqué, au moyen du manomètre placé dans le canal demi-circulaire supérieur, que la pression augmente, et inversement, qu'en diminuant la pression dans la caisse la pression diminuait dans le labyrinthe. Il conclut de là que l'augmentation de la pression de l'air dans la caisse amène l'augmentation de pression du liquide labyrinthique, d'où *compression des filets terminaux* de *l'auditif* et *bruits subjectifs*, analogues aux phosphènes.

f). **Cellules mastoïdiennes.** — Ces cavités qui n'existent que chez les primates, constituent un diverticule de la caisse. Elles servent pour les uns de caisse de résonance; pour d'autres, d'organes d'orientation. Peut-être aussi ont-elles un rôle de protection, empêchant, par leurs diverticules, la pression de s'élever trop brusquement quand la trompe d'Eustache fonctionne mal.

g). **Trompe d'Eustache.** — La trompe d'Eustache est un conduit ostéo-fibro-cartilagineux réunissant la cavité de la caisse à la cavité pharyngienne. Oblique en dedans, en haut et en avant, elle vient s'ouvrir dans la partie antéro-supérieure du pharynx, dans l'arrière-cavité des fosses nasales. La portion postérieure, étroite, est osseuse et par conséquent constamment béante; la partie antérieure est fermée à l'état de repos. Sur cette portion antérieure viennent s'insérer des muscles qui ont justement pour effet de l'ouvrir. Parmi ces muscles, le plus important est le muscle *péristaphylin externe;* il écarte les deux parois et met ainsi en communication libre le tympan et le pharynx.

La trompe fait pénétrer l'air dans la caisse. — Cette communication s'établit quand le péristaphylin se contracte, c'est-à-dire à *chaque mouvement de déglutition.* Il faut remarquer que ces mouvements n'ont pas lieu seulement quand on avale des aliments ou des boissons, mais à chaque instant, et d'une façon inconsciente, et qu'ils sont provoqués par la présence d'une petite quantité de salive. Quelques autres muscles, fonctionnant dans le même acte, viennent en aide au péristaphylin externe; ce sont : le constricteur supérieur du pharynx, le salpyngo-pharyngien, le muscle du pilier postérieur du voile du palais.

Dans l'acte de la déglutition, l'air de la caisse, communiquant avec celui du pharynx, qui est à la pression atmosphérique, prend en définitive cette dernière pression; il existe alors équilibre dans les masses d'air qui se trouvent de chaque côté de la membrane du tympan. Lorsque la communication des deux airs s'établit, il se produit dans la caisse, en vertu de la loi de Mariotte, une légère *diminution de pression,* que l'on peut enregistrer (Gellé), par le manomètre auriculaire. Mais les phénomènes qui se produisent au moment de la déglutition, sont beaucoup plus apparents lorsqu'ils sont exagérés, c'est-à-dire lorsque cet acte se fait les narines fermées.

Dans ces conditions, il se produit dans le pharynx supérieur une *raréfaction d'air* très nette; cette raréfaction se transmet, puisque la trompe s'ouvre en ce moment sous l'action du péristaphylin externe, à l'air de la caisse. Si on a eu soin d'adapter un manomètre auriculaire au conduit auditif externe, il existe une diminution de la pression dans cet appareil, la membrane du tympan étant portée en dedans. On peut facilement enregistrer cette diminution de pression. Le mouvement en dedans de la membrane du tympan peut aussi être décelé par l'auscultation de l'oreille. La raréfaction de l'air persiste dans la caisse jusqu'à ce qu'il se produise un nouveau mouvement de déglutition, les narines ouvertes; à ce moment-là, la trompe d'Eustache s'ouvre de nouveau et permet à l'air de s'introduire dans la caisse pour rétablir l'équilibre.

Ce retour de l'air dans la caisse est facilité par l'élasticité de la membrane du tympan.

La pénétration de l'air dans la caisse est donc *intermittente,* comme la déglutition elle-même.

Rôles accessoires. — On a attribué à la trompe d'Eustache beaucoup d'autres rôles; pour Henle, elle produit une augmentation de résonance de la caisse du tympan, comme les ouvertures pratiquées dans certains instruments à corde; elle servirait encore à l'écoulement du mucus, et enfin, pour en finir avec ces rôles accessoires, à l'audition de sa propre voix. Politzer cite à l'appui de cette dernière théorie, l'expérience suivante : si on place dans les narines un tube sur lequel on applique ces replis membraneux, le son de la voix est renforcé au moment de la déglutition.

Ces rôles, comme nous l'avons dit, sont accessoires; la trompe sert surtout à établir l'équilibre de pression de l'air sur les deux faces de la membrane et lui permettre ainsi de vibrer librement.

III. — OREILLE INTERNE

Partie fondamentale de l'appareil auditif, l'*oreille interne* existe dans toute la série des vertébrés. Elle est protégée par une enveloppe osseuse ou cartilagineuse : le rocher. Au point de vue de sa disposition générale, elle offre des variétés intéressantes à étudier.

Chez l'homme et chez les mammifères, où elle atteint son plus haut degré de perfection, elle est composée de trois parties : le *vestibule,* les *canaux demi-circulaires* et le *limaçon.*

Chez les oiseaux, le limaçon perd de son développement et constitue la *lagena,* sorte de diverticule en forme d'outre; mais le vestibule et les canaux demi-circulaires persistent. Chez les reptiles la disposition de l'oreille interne est analogue.

Chez les batraciens, il existe un vestibule, des canaux demi-circulaires et un limaçon très rudimentaire. Chez les autres amphibiens, le limaçon fait complètement défaut.

Chez les poissons supérieurs, nous retrouvons un vestibule et des canaux demi-circulaires, au nombre de trois, comme du reste chez tous les vertébrés qui précèdent; chez les poissons inférieurs, le vestibule existe, mais le nombre des canaux demi-circulaires est réduit à un ou deux. Le limaçon est absent.

Comme on peut le voir dans cette énumération, l'oreille interne existe dans toute la série des vertébrés; on retrouve même ses rudiments chez l'amphioxus et chez d'autres animaux plus bas dans l'échelle (salpes, etc.). Il résulte encore de cette énumération rapide, que la partie nécessaire de cet organe est constituée par le vestibule et les canaux demi-circulaires : le limaçon, comme il l'a été démontré expérimentalement (Gellé), n'est qu'un organe de perfectionnement.

Nous étudierons le fonctionnement de l'oreille interne, dans le cas où elle présente la complication la plus grande, c'est-à-dire chez les mammifères; mais avant d'examiner ces fonctions, examinons la disposition générale de cet organe.

Disposition générale de l'oreille interne. — L'oreille interne ou *laby-rinthe* est la partie dans laquelle viennent se terminer les branches du nerf auditif. Elle est constituée par une série de sacs membraneux de forme variable, constituant le *labyrinthe membraneux.* Ces sacs communiquent entre eux et sont remplis exactement par un liquide, l'*endolymphe.* Les terminaisons auditives, après avoir traversé les parois du sac, viennent se produire dans un épithélium constamment baigné par l'endolymphe.

Ce labyrinthe membraneux est contenu dans une enveloppe osseuse constituant le labyrinthe osseux. Cependant le premier n'est pas appliqué exactement contre le second, sauf en quelques points. Le labyrinthe membraneux est, en effet, séparé de l'os, tout en lui restant attaché par un réticulum connectif, par un espace rempli d'un liquide désigné sous le nom d'*exolymphe* ou *périlymphe* ou *liquide de Cotugno.* De cette façon, le labyrinthe membraneux est maintenu, dans une position presque immuable, dans la cavité rocheuse.

Les sacs membraneux du labyrinthe constituent trois groupes bien distincts : le vestibule, les canaux demi-circulaires et le limaçon membraneux, compris chacun dans une enveloppe osseuse.

Le *vestibule* est formé de deux vésicules, l'une supérieure, l'*utricule*, l'autre inférieure, le *saccule*;

Les *canaux demi-circulaires* sont au nombre de trois : l'un vertical antérieur et supérieur, le second vertical postérieur et inférieur, le troisième horizontal et externe ;

Le *limaçon membraneux* est lui-même divisé en deux demi-cylindres spiroïdes par l'existence de la membrane basilaire et constitue ainsi les deux *rampes* vestibulaire et tympanique du limaçon.

Communications entre les parties du labyrinthe. — Si l'on examine comment ces différents sacs communiquent entre eux, on ne peut s'empêcher

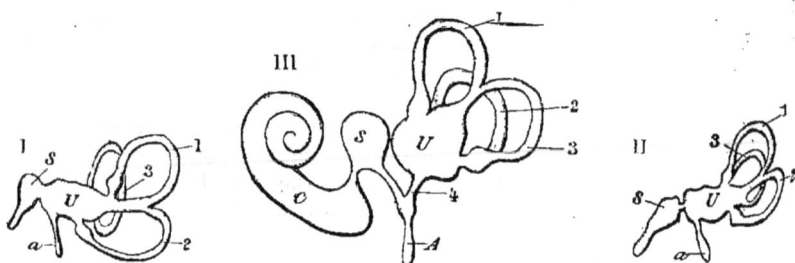

Fig. 303. — Schéma du labyrinthe membraneux.

I, poissons; — II, oiseaux; — III, mammifères; — U, utricule; — S, saccule; — c, canal cochléaire; A, aqueduc du vestibule; — 1, 2, 3, canaux demi-circulaires; — 4, *canalis reuniens*. (D'après Waldeyer.)

de remarquer que le vestibule et les canaux demi-circulaires, d'une part, le limaçon et le saccule, d'autre part, forment deux systèmes bien distincts, ce qui concorde, du reste, avec l'aspect que présente le labyrinthe dans la série animale (fig. 303). En effet, on voit d'un côté les canaux demi-circulaires venir s'aboucher, pour ainsi dire à plein canal, dans l'utricule par cinq orifices; de l'autre, le saccule se réunir par un canal rétréci, quoique direct, avec la rampe vestibulaire du limaçon, tandis que le saccule et l'utricule ne sont réunis que par une communication indirecte. On voit, en effet, se détacher de l'utricule un canal en forme de cæcum qui suit le trajet de l'aqueduc du vestibule, pour se terminer par une dilatation (le sac endolymphatique). Près de son origine, il reçoit un prolongement de même nature issu du saccule. C'est ainsi que s'établit la communication entre le saccule et l'utricule, ainsi que l'a démontré Böttcher.

Comme on le voit d'après ce qui précède, les communications entre le saccule et l'utricule sont loin d'être faciles et les oscillations de l'endolymphe doivent éprouver une résistance considérable au niveau de ces points rétrécis pour passer d'un système de sacs dans l'autre.

Rôle de l'exolymphe. — Mais nous trouvons, dans la disposition générale du labyrinthe membraneux, un fait qui semble compenser cette difficulté. Le vestibule est, en effet, baigné complètement par l'exolymphe et n'est pas adhérent à la paroi osseuse, pas même au niveau de l'étrier; de telle sorte que les oscillations transmises par cet os se transmettant dans tous les sens par l'intermédiaire de l'exolymphe, font vibrer l'utricule et les canaux demi-circulaires d'une part, l'exolymphe et le limaçon membraneux d'autre part.

Toute la surface membraneuse du vestibule est donc mise en mouvement par les oscillations de l'étrier. Il existe cependant des points fixes : ces points correspondent justement aux terminaisons nerveuses proprement dites. En effet, à ce niveau, les membranes sont adhérentes au périoste : cette adhérence est renforcée par les filets nerveux qui le traversent. Ces terminaisons nerveuses sont au nombre de cinq pour le vestibule membraneux : deux *taches acoustiques*, l'une pour l'utricule, l'autre pour le saccule, trois *crêtes auditives*, chacune au niveau de l'ampoule de chacun des canaux demi-circulaires.

Nous allons étudier successivement le rôle de chacune des parties de l'oreille interne, en tenant compte des faits que nous avons exposés et en complétant les données anatomiques précédentes.

I. **Utricule.** — Ce sac, de 3 à 4 millimètres de diamètre, est placé immédiatement en face de la fenêtre ovale. Il est adhérent à la paroi interne du vestibule osseux, au centre de la fossette hémisphérique, au niveau d'un point où va se terminer le nerf utriculaire, au niveau de la tache acoustique. La paroi de cet utricule est formée de tissu conjonctif tapissé sur sa face interne d'un épithélium plat.

Tache acoustique. — Cependant, au niveau de la tache acoustique, cet épithélium change d'aspect, et la terminaison nerveuse présente par elle-même des faits importants à signaler. On voit en effet, en ce point, le périoste interne s'épaissir et déterminer une légère élévation. Sur cette dernière l'épithélium vestibulaire présente deux ordres de cellules : les unes cylindro-coniques, les autres fusiformes. Les premières, qu'on désigne encore sous le nom de *cellules de soutien*, ont leur base tournée vers la cavité de l'utricule; les autres, qui constituent les *cellules auditives*

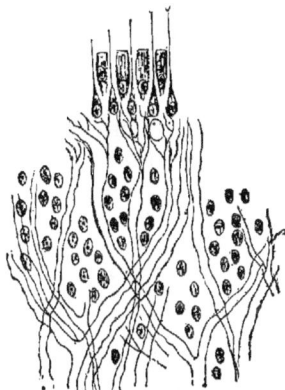

Fig. 304. — Tache auditive. Utricule du cobaye.

a, fibres nerveuses à myéline formant un plexus ; — *b*, noyaux de la membrane ; — *c*, épithélium auditif avec poils auditifs faisant saillie entre les cellules épithéliales coniques, sur la face libre. (Klein.)

proprement dites, ont un prolongement central variqueux, et un prolongement périphérique effilé, rigide, réfringent, désigné sous le nom de *poil auditif*. Les filets issus du nerf utriculaire vont très probablement se mettre en rapport avec les cellules auditives (fig. 304).

Otolithe. — Ce n'est pas tout : au-dessus de la tache acoustique, se trouve un corpuscule particulier désigné sous le nom d'*otolithe*. Il est dur, crétacé; il est en réalité constitué par une masse de nature cuticulaire, fragmentée, imprégnée de sels calcaires. Les poils auditifs font corps avec l'otolithe.

Les vibrations transmises au sac utriculaire et à l'endolymphe vont faire vibrer les poils auditifs et par conséquent transmettre une impression sonore. Cette impression, pour des motifs que nous apprécions plus loin, ne modifie pas d'une façon régulière les centres nerveux, eu égard à la disposition même de la tache, de telle sorte que cette dernière semble surtout disposée pour recueillir les bruits. Mais nous devons nous demander quel est le rôle joué par les otolithes.

Rôle des otolithes. — Pour J. Müller, V. Siebold, ils servent à renforcer le son. Pour Helmholtz, ils oscillent comme le liquide et la terminaison nerveuse, mais ils conservent plus longtemps leur mouvement. Pour Hasse, ils servent à transmettre directement les ondulations aux terminaisons nerveuses. Pour d'autres auteurs, au contraire, ils auraient un rôle tout à fait opposé; pour Waldeyer, ils seraient plutôt aptes à *étouffer* les vibrations sonores. C'est aussi l'avis de P. Meyer. Pour Ranke, ces organes n'interviendraient que dans le cas de la perception des sons intenses, ils amortiraient les vibrations des cellules ciliées terminales. Ces organes et les organes analogues que nous retrouvons au niveau des terminaisons ampullaires et dans le limaçon, doivent avoir une importance qui n'est pas à négliger, et ce rôle d'étouffoir, sur lequel du reste nous avons insisté depuis longtemps, nous paraît être le vrai.

II. Canaux demi-circulaires. — Les canaux demi-circulaires, au nombre de trois dans presque toute la série des vertébrés, viennent s'ouvrir dans l'utricule par cinq orifices, le canal demi-circulaire supérieur et le postérieur ayant un orifice commun. Mais chaque canal possède une dilatation désignée sous le nom d'*ampoule*. Dans cette ampoule se trouve une terminaison nerveuse désignée sous le nom de *crête auditive*. Elle présente une structure analogue à celle de la tache acoustique si ce n'est qu'il existe au-dessous de la couche épithéliale externe une couche formée de cellules polyédriques dites *cellules basales* entre lesquelles l'auditif formerait un plexus. Au-dessus de la crête auditive, existe un organe analogue à l'otolithe désigné par Lang sous le nom de *cupule terminale*, organe que nous avons longuement étudié en 1882 [1]. Ces terminaisons nerveuses paraissent avoir la même fonction que les taches acoustiques, c'est-à-dire de percevoir les bruits.

Fonction d'équilibre. — On a attribué aux canaux demi-circulaires une fonction excessivement importante, la *fonction d'équilibration*. C'est une fonction qu'on trouvera traitée plus loin à propos de la physiologie du mésocéphale et du cervelet. Théoriquement, la forme demi-circulaire de ces

[1] Ferré. *Contribution à l'étude de la crête auditive chez les vertébrés.*

organes et leur disposition suivant trois plans perpendiculaires entre eux peuvent faire penser qu'ils sont capables, en effet, de recevoir normalement à leur surface toutes les directions possibles d'ondes sonores et de déterminer ainsi, par l'habitude de cette perception, l'équilibration du corps.

C'est en vertu du *principe d'économie* dont nous avons déjà vu mainte application qu'une partie de l'appareil auditif est utilisée pour une fonction aussi différente de l'audition, que la fonction d'équilibre et d'orientation.

III. Saccule. — Il forme la deuxième vésicule du vestibule membraneux. Comme nous l'avons vu, il communique indirectement avec l'utricule par le *canal de Boettcher*. Au saccule vient aboutir le *canalis reuniens* qui donne entrée dans la rampe vestibulaire du limaçon. Notons en passant que chez tous les vertébrés le saccule existe, tandis que le limaçon présente des variétés que nous étudierons plus loin. Dans le saccule se trouve une *tache acoustique*, comparable au point de vue de sa structure à la tache utriculaire.

IV. Limaçon. — Le limaçon est une partie du labyrinthe située en avant de celles que nous avons déjà étudiées, formé, comme son nom l'indique, par un conduit roulé en spirale. Cette portion de l'organe auditif, bien formée chez les mammifères, tend à disparaître et disparaît chez les autres espèces de vertébrés. Chez les oiseaux, il n'est plus roulé en spirale et forme un diverticule désigné sous le nom de *lagena;* chez les reptiles, la disposition est à peu près la même; chez les batraciens, son volume diminue considérablement et enfin, chez les poissons, il est à peine représenté par un diverticule très peu accusé du saccule. Cet organe n'existe donc bien développé que chez les mammifères. Il est considéré comme un organe de perfectionnement; son ablation n'empêche pas l'audition de se produire chez les animaux (Gellé).

Structure du limaçon. — Il est composé d'une portion osseuse, *limaçon osseux*, contenant un organe membraneux ou *limaçon membraneux*. Rappelons brièvement la structure de ces diverses portions.

Le *limaçon osseux* est formé d'un axe conique ou *columelle* autour duquel vient s'enrouler, en spirale, un tube désigné sous le nom de *lame des contours* et forme un nombre de tours de spire variable (deux tours et demi chez l'homme). L'axe est horizontal dirigé en arrière et en dehors. Sa base est tournée vers la face postérieure du rocher. Elle présente une série de trous formant la *lame criblée spiroïde*, à travers laquelle passent les filets de l'auditif destinés à l'organe de Corti.

Au point de tangence de l'axe du limaçon et de la lame des contours, il se détache en saillie dans la lame des contours une saillie osseuse triangulaire, la *lame spirale osseuse* (fig. 305). Cette dernière est percée de trous, communiquant avec des canaux creusés dans l'axe et aboutissant aux trous de la lame criblée spiroïde. Au point d'émergence de la lame spirale, les canaux portent une dilatation : ces dilatations, considérées tout le long de la lame spirale, constituent par leur ensemble un canal spiroïde, parallèle à l'axe de la lame des contours, dans lequel est contenu le ganglion de Rosenthal, traversé par les fibres de l'auditif.

La lame spirale osseuse commence par un prolongement falciforme, au-dessus de la fenêtre ronde. Comme nous le verrons tout à l'heure, le cylindre de la lame des contours étant divisé en deux parties ou rampes par une membrane allant de l'extrémité de la lame spirale à la paroi opposée du conduit, il en résulte que la fenêtre ronde est reléguée au-dessous de la lame basilaire dans la rampe infé-rieure, dans la rampe dite tympa-nique. En un mot, au commen-cement du circuit, la rampe infé-rieure et la rampe supérieure du limaçon n'ont *aucune communi-cation*.

Au contraire, vers le sommet du limaçon, la lame spirale s'ar-rête de manière à constituer une sorte de bec, tandis que la lame des contours se prolonge de ma-nière à former une coupole. A ce niveau, les deux rampes se réu-nissent par un orifice, l'*hélico-trème* résultant de cette disposi-tion.

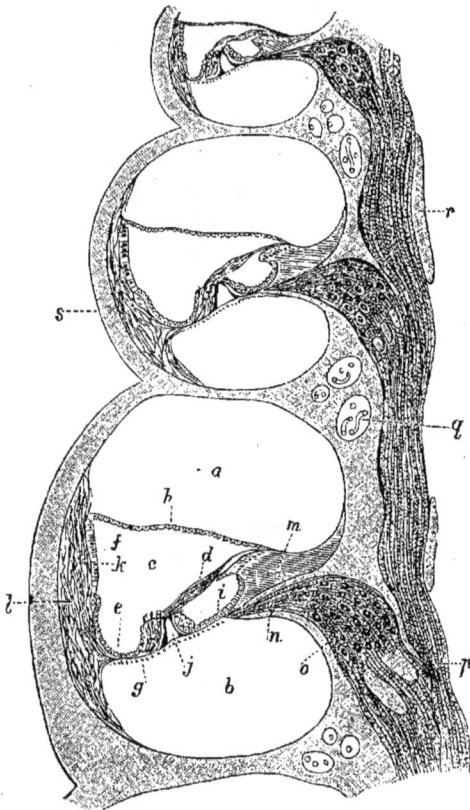

Fig. 305. — Limaçon du cobaye.

a, rampe vestibulaire ; — b, rampe tympanique ; — c, rampe moyenne ; — d, membrana tectoria ; — e, cellules de Clau-dius ; — g, région des cellules ciliées externes sur la mem-brane basilaire ; — h, membrane de Reissner ; — i, épithé-lium doublant le sillon spiral interne ; — j, tunnel de Corti ; — l, ligament spiral ; — m, crête spirale ; — n, fibres ner-veuses dans la lame spirale osseuse ; — o, ganglion spiral ; — q, vaisseaux ; — s, la capsule osseuse (Klein).

Limaçon membraneux. — Il tapisse le limaçon osseux. Nous allons l'étudier succinctement. La lame spirale osseuse doublée de son périoste, et constituant ainsi la protubérance de Huschke, présente deux lèvres, l'une infé-rieure, l'autre supérieure séparées par une rainure à convexité externe (fig. 305). De la lèvre inférieure se détache une membrane, la *membrane basilaire* qui va rejoindre une saillie triangulaire désignée sous le nom de *ligament spiral externe*. La membrane basilaire divise ainsi le conduit cylindrique membraneux contenu dans la lame des contours osseux en deux cavités ou rampes : l'une supérieure ou rampe vestibulaire aboutissant au saccule par le *canalis reuniens* ; l'autre inférieure, rampe tympanique ne communiquant avec la précédente que par l'hélicotréma et aboutissant en bas à la fenêtre ronde.

La *membrane basilaire* est divisée en deux portions, l'une interne, *lisse;* l'autre externe, *striée* dans le sens radial. Elle s'élargit en allant de la base au sommet du limaçon, fait qui a une importance considérable au point de vue physiologique. Elle porte sur sa face supérieure l'organe terminal du limaçon, l'organe de Corti que nous étudierons plus loin. Cet organe fait saillie dans la rampe vestibulaire.

De la lèvre supérieure de la lame spirale osseuse se détachent deux membranes : l'une, celle qui naît le plus en dedans, s'élève à 45° environ dans la rampe vestibulaire et va s'insérer à l'extrémité supérieure du ligament spiral. C'est la *membrane de Reissner.* Cette membrane constitue avec la membrane basilaire et la partie supérieure du ligament spiral un canal triangulaire désigné sous le nom de *canal de Lowemberg.*

La seconde membrane se détache de la saillie que forme la lèvre supérieure de la lame spirale et s'avance dans le canal de Lowemberg presque parallèlement à la lame basilaire. Cette membrane désignée sous le nom de *membrane de Corti,* recouvre seulement ce dernier organe et ne s'avance pas, comme on le décrivait anciennement, jusqu'au ligament spiral externe, de manière à former un canal qu'on désignait sous le nom de canal de Corti.

Organe de Corti. — L'organe de Corti, compris entre la membrane basilaire et la membrane de Corti, peut être considéré comme formé chez les

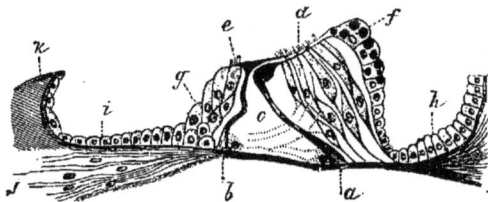

Fig. 306. — Organe de Corti du cobaye.

a, pilier externe de Corti; — *b,* pilier interne de Corti; — *c,* tunnel de l'arche de Corti; — *d,* cellules ciliées externes; — *e,* cellules ciliées internes; — *f,* cellules de soutien externes contenant des globules graisseux; — *g,* cellules de soutien internes; — *h,* cellules de Claudius; — *i,* cellules épithéliales tapissant le sillon spiral interne; — *j,* fibres nerveuses; — *k,* crête spirale (Klein).

mammifères de deux portions distinctes séparées par les arcs de Corti. Les arcs de Corti sont des espèces d'arcs-boutants, formés de deux cellules différenciées désignées sous le nom de *pilier interne* et *pilier externe* de Corti : l'ensemble de ces arcs, au nombre de 3,000 à 5,000, soit de 6,000 à 10,000 piliers, constitue un véritable tunnel à arc spiroïde, parallèle à l'axe du limaçon. Sur ces piliers viennent s'appuyer les éléments cellulaires qui constituent l'organe de Corti.

En dedans, entre le bourrelet découpé, formé par le périoste et désigné sous le nom de dents, et le pilier interne, nous trouvons en allant de dedans en dehors (fig. 306) les *cellules internes de Claudius,* formant plusieurs rangées, et les *cellules ciliées* internes du sommet formant par leur rapprochement une ligne spirale de cellules parallèle à l'axe de la lame des contours.

En dehors du pilier externe nous trouvons en rangées spiroïdes alternantes les *cellules de Corti* et les *cellules de Deiters*. Les cellules de Corti sont des cellules cylindriques à cils vibratiles, portant sur leur plateau quelques cils rigides placés en fer à cheval; les cellules de Deiters sont des cellules fusiformes qui vont rejoindre par leur extrémité supérieure la membrane fenêtrée qui elle-même adhère à la membrane de Corti. Les extrémités inférieures de ces cellules vont se mettre en contact avec les filets de l'auditif.

La membrane de Corti, striée dans le sens de sa largeur, et qui par cela même présente une analogie de disposition et de structure avec la cupule terminale, embrasse l'organe de Corti. Elle est séparée de ce dernier par une membrane dite fenêtrée. Les fenêtres ou trous de Lowemberg de cette membrane correspondent aux cils des cellules de Corti; les portions pleines ou *phalanges* correspondent aux cellules de Deiters.

Pour terminer ce qui a trait à la structure de l'organe de Corti, ajoutons que en dehors de la rangée extrême des cellules de Deiters nous trouvons d'autres éléments cellulaires cylindriques, cellules externes de Claudius, qui ne tardent pas à prendre la forme cubique, puis la forme aplatie, pour aller se continuer dans les cellules plates épithéliales qui tapissent le reste de la surface de la rampe vestibulaire.

Nerf cochléen. — L'organe de Corti reçoit les filets terminaux du nerf cochléen, après que ces derniers ont traversé le *ganglion spiral* de Rosenthal. Ces filets terminaux ne se rendent pas tous dans les portions de l'organe de Corti voisines de la portion ganglionnaire d'où ils émergent; on en voit qui se dirigent soit à droite, soit à gauche, pour se rendre à des portions de l'organe de Corti beaucoup plus éloignées.

La disposition du limaçon étant connue, examinons ses usages.

Rôle du limaçon. — Comme nous l'avons déjà dit, cet organe n'est pas absolument nécessaire à la perception des sons, puisque son ablation n'empêche pas l'audition. Il paraît être réservé à l'audition des sons réguliers, des sons musicaux. Nous le voyons, en effet, exister chez des animaux qui perçoivent manifestement ce genre de sons (mammifères, oiseaux, reptiles). Nous allons voir de plus, en étudiant de plus près certaines de ses parties, qu'il contient les éléments nécessaires à la perception de tous les sons musicaux possibles.

On pensait autrefois que les ondes sonores transmises au liquide intra-labyrinthique par l'étrier allaient impressionner les terminaisons auditives baignant librement dans ce liquide, et qu'elles se transmettaient ainsi jusqu'aux centres nerveux. La découverte de l'organe de Corti fit changer cette manière de voir, et Helmholtz admit primitivement que les arcs de Corti, par leur pilier externe, mis en vibration par les ondulations de l'endolymphe, frappaient les filets nerveux absolument comme les *touches d'un piano* frappent les cordes du même instrument pour les faire entrer en vibration. Cette théorie elle-même ne fut plus soutenable, lorsque Hasse eut démontré que chez les oiseaux, où le sens musical est très développé, il n'existe pas d'arcs de Corti.

Stries de Hensen. — Hensen, en examinant la membrane basilaire, découvrit que la portion externe de cette lame était *striée dans le sens radial ;* il remarqua de plus que la partie striée allait en augmentant de largeur depuis l'origine de la lame spirale jusqu'à l'hélicotrème. Si l'on compare les portions correspondant à ces stries à des cordes vibrantes (*cordes de Nuel*), on voit qu'il existe dans le limaçon, sous un volume minime, un *véritable instrument à cordes*, comparable à une harpe, si on suppose que chacune d'elles soit accordée pour un son déterminé. Cependant, les stries de la lame basilaire ne sont pas, comme dans cet instrument, isolées les unes des autres : ce qui pourrait faire penser, au premier abord, qu'elles ne pourraient pas vibrer librement ; mais si l'on tient compte de ce fait que cette membrane n'est tendue que dans le sens radial, chaque partie vibre comme si elle était seule (Gavarret).

Il paraît encore difficile de comprendre que les stries de Hensen, de très petite dimension (de 1/20 à 1/2 mm.), puissent vibrer à l'unisson de sons produits à l'extérieur par des longueurs de corde quelquefois très considérables : elles ne devraient vibrer que pour des sons très aigus. Mais il faut tenir compte de ce fait, que les stries de Hensen supportent des éléments cellulaires d'un volume et d'un poids relativement considérable (arcs de Corti, cellules de Corti, etc.) et que par cela même leur son propre est abaissé.

D'après ce qui précède, on voit que la membrane basilaire est formée de cordes pouvant vibrer *isolément* à l'unisson des sons musicaux. Il est, de plus, facile de démontrer que le nombre de ces cordes est au moins égal à celui des sons musicaux perceptibles par notre oreille. En effet, nous savons qu'il existe chez l'homme 3,000 arcs de Corti, ce qui nous donnera 6,000 stries de Hensen ou cordes de Nuel, car il y a au moins deux de ces cordes correspondant à un arc de Corti. D'autre part, l'échelle des sons musicaux occupant 7 octaves, 2,800 arcs de Corti peuvent être distribués sur ces 7 octaves, 400 par octave. Comme dans l'octave il existe 12 demi-tons, 33 arcs ou 66 cordes de Nuel correspondent à un demi-ton. Or, comme, d'après Weber, il n'est possible de distinguer que des sons différant de 1/64 de demi-ton, on voit qu'il existe suffisamment de cordes pour percevoir les plus légères différences, puisque 66 cordes sont distribuées sur un demi-ton. De telle sorte que tous les sons musicaux possibles peuvent trouver dans la membrane basilaire une corde qui vibre toujours à leur unisson. D'après la disposition de cette membrane, les sons aigus seront perçus à son origine, les sons graves seront perçus à l'extrémité supérieure, près de l'hélicotrème.

Cellules de Corti. — Il est à remarquer que les stries de Hensen ou cordes de Nuel ne sont que les intermédiaires de la perception auditive : elles vibrent à l'unisson des sons extérieurs. Les *véritables agents de la perception* sont les *cellules ciliées de Corti*, dont les prolongements inférieurs se mettent en rapport avec les filets de l'auditif. Il est très probable que les vibrations des cordes de Nuel se transmettent aux cellules de Corti qui les recouvrent et que, par cela même, les cils vibratiles sont mis en mouvement. Peut-être même faudrait-il faire entrer en ligne de compte la présence de la membrane de Corti, qui recouvre ces cellules, soit pour favoriser le mouvement de leurs cils, soit pour ralentir ce même mouvement dans le cas de vibrations de trop grande intensité. En un mot, la membrane de Corti qui, par sa structure, peut être comparée à la cupule terminale et aux otolithes, pourrait, comme ces derniers, jouer dans une certaine mesure un rôle de réglementation des mouvements ciliaires. Ajoutons, de plus, que cette réglementation pourrait être regardée comme produite, dans une certaine mesure, par les cellules de Deiters, dont l'extrémité supérieure va se perdre dans la membrane fenêtrée adhérente à la membrane de Corti.

En résumé, les vibrations transmises par l'étrier à la périlymphe se transmettent au limaçon membraneux. Elles trouvent dans ce dernier de véritables cordes accordées pour vibrer à leur unisson, cordes représentées par les stries de la lame basilaire. Les stries vibrantes vont exciter les cils des cellules de Corti, où viennent se terminer les filets de l'auditif. Le son sera perçu avec toutes ses qualités : l'*intensité* dépendra de la force avec laquelle le liquide intralabyrinthique et, par conséquent, les stries de Hensen seront excités ; la *hauteur* sera perçue, puisqu'il existe dans l'organe des éléments accordés pour chacun des sons musicaux possibles ; et enfin le *timbre* des sons nous sera donné pour la même raison et, de plus, par ce fait que l'oreille est capable de percevoir les sons simultanés.

VISION

I. — IDÉE GÉNÉRALE DE L'ORGANE ET DU SENS DE LA VUE

Définition. — Première différenciation des éléments visuels. — Le sens de la vue, comme tous les autres sens, consiste dans la perception consciente d'un certain nombre de mouvements du monde extérieur. Ces mouvements sont ceux du milieu hypothétique appelé éther lumineux; ils produisent sur nous les sensations de lumière et de couleur.

Les organismes inférieurs unicellulaires, chez lesquels par conséquent aucun organe n'est différencié, sont déjà influencés par la lumière. Ils se dirigent vers elle ou la fuient suivant son intensité.

Chez des êtres plus perfectionnés, possédant un rudiment de système nerveux, tels que les *Hydres*, la perception lumineuse est peut-être localisée dans l'exoderme; en tout cas, bien que la fonction visuelle existe, il n'y a pas encore là d'organes de vision différenciés. Mais on conçoit que, chez des animaux vivant à la lumière, l'action continuelle de cet agent physique pourra amener une modification spéciale des éléments qui le perçoivent, grâce à la sélection et à l'hérédité qui viendront fixer et développer les perfectionnements acquis. Ces perfectionnements dans l'accomplissement d'une fonction déterminée, auront pour conséquence nécessaire la spécialisation des éléments sur lesquels ils portent, en vue de cette fonction. Un tel organe primitif de la vision nous est présenté par certains vers inférieurs (*Turbellariés*), chez lesquels un filet nerveux parti du ganglion nerveux unique de ces animaux, arrive dans le tégument externe où il se termine au niveau d'une tache pigmentaire. A ce degré d'organisation, les éléments sensitifs terminaux et les centres nerveux ne sont déjà plus confondus; il y a désormais : *a*), un organe de réception des rayons lumineux, c'est-à-dire un appareil de transformation des vibrations de l'éther lumineux en agent nerveux; c'est la *rétine primitive;* — *b*) un organe de perception consciente, partie plus ou moins spécialisée des *centres nerveux*. Ces deux organes sont nécessairement réunis par des filets nerveux (*nerf optique*).

Perfectionnements successifs dans la série. — Un appareil visuel aussi simplement conformé ne peut permettre à l'animal que de distinguer la lumière de l'obscurité et d'apprécier jusqu'à un certain point les *différences d'intensité* de la lumière, mais il ne lui fournit pas de renseignements sur la forme des corps extérieurs. Un exemple très simple fera bien comprendre les conditions que doit remplir un appareil visuel. Une bougie placée devant un écran éclaire cet écran, mais d'une façon diffuse, sans qu'aucune image de la flamme se forme sur l'écran. Deux bougies éclaireront deux fois plus:

mais supposons que l'écran soit une surface sensible à la lumière, une rétine, cette rétine transmettra aux centres de perception une sensation d'éclairage deux fois plus fort, nullement celle de deux sources lumineuses, puisque les rayons de ces deux sources se confondent en une seule nappe lumineuse. Il en serait tout autrement si, par un artifice quelconque (lentille convergente, chambre obscure), les rayons émanés de chaque bougie étaient concentrés de manière à former un foyer, c'est-à-dire une *image*, sur la rétine.

Entre la flamme d'une lampe et une feuille de papier, interposons une lentille convergente, nous verrons une image renversée de la flamme se peindre sur l'écran. Tout le mécanisme optique de l'œil des animaux supérieurs est là dans ce qu'il a d'essentiel. La rétine est un *écran sensible* qui reçoit des images formées par un appareil dioptrique (équivalant en somme à une très forte lentille convergente) ; privé de cet appareil (les opérés de cataracte sont à peu près dans ce cas), l'œil *voit*, mais *ne distingue plus*, la rétine ne recevant plus alors qu'un éclairage diffus, comme l'écran placé devant une lampe sans interposition d'une lentille convergente.

Appareil dioptrique. — Milieux de l'œil. — Il faut donc que, devant la rétine, se place un nouvel organe qui agisse sur les rayons lumineux de manière à ce qu'ils produisent sur cette rétine des impressions distinctes quand ils proviennent de points lumineux distincts.

Cet organe est très simple chez les articulés. Il consiste essentiellement en cloisons opaques qui isolent les unes des autres les éléments terminaux du nerf optique. La disposition anatomique est la suivante : une substance transparente en forme de tronc de pyramide, le *bâtonnet cristallin*, est entouré par un manchon de pigment opaque. Sa grande base, dépourvue de pigment, est tournée vers l'extérieur, tandis que sa petite base est en rapport avec une des fibrilles terminales du nerf optique. Ces bâtonnets cristallins sont isolés *(yeux simples)* ou accolés par leurs faces en nombre très considérable *(yeux composés)*, chacun d'eux peut être comparé à un petit tube noirci intérieurement, dont l'extrémité antérieure est tournée vers le monde extérieur, tandis que la postérieure contient l'élément sensitif. Cet élément ainsi placé au fond d'un tube ne sera impressionné que par les rayons arrivant suivant l'axe du tube, et par suite un seul point lumineux ne pourra agir que sur une seule terminaison nerveuse. La distance angulaire de deux points lumineux sera proportionnelle à la distance des éléments terminaux sur lesquels ils agiront.

Le problème de la distinction des points lumineux est résolu d'une manière beaucoup plus parfaite ou du moins susceptible de beaucoup plus de perfectionnements par un organe spécial dont la partie transparente du bâtonnet cristallin est une sorte d'ébauche. Cet organe est une *lentille* sphérique convergente, le *cristallin*, placé en avant de la rétine. Une telle lentille donne pour chaque point lumineux placé au-devant d'elle un foyer de réfraction dont la position est déterminée par la position du point lumineux et les dimensions de la lentille. Elle remplace l'appareil de séparation des rayons lumineux décrits chez les articulés. Nous considérerons désormais l'appareil visuel comme formé des trois organes suivants : 1° de l'organe dioptrique oculaire ; 2° l'organe nerveux de sensibilité spéciale (rétine) ; 3° le centre cérébral de perception.

Chez les *Pecten* et d'autres genres de mollusques lamellibranches, il existe un cristallin globuleux et même un diaphragme analogue à l'iris. Chez certains *Gastéropodes* on trouve en outre un corps vitré. Enfin les *Céphalopodes* possèdent un œil composé de parties analogues à celles de l'œil des vertébrés : iris, choroïde, rétine,

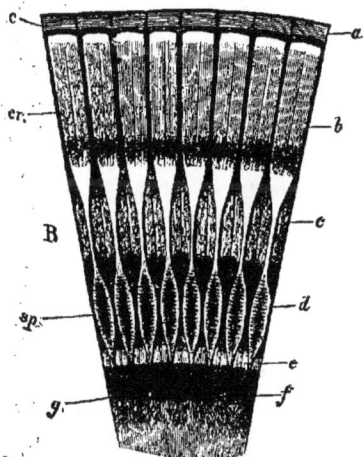

Fig. 307. — Une petite portion de l'œil composé de l'écrevisse (fortement grossie).

a, cornée ; — cr, cônes cristallins ; — sp, fuseaux striés ; — g, ganglion optique. (Huxley.)

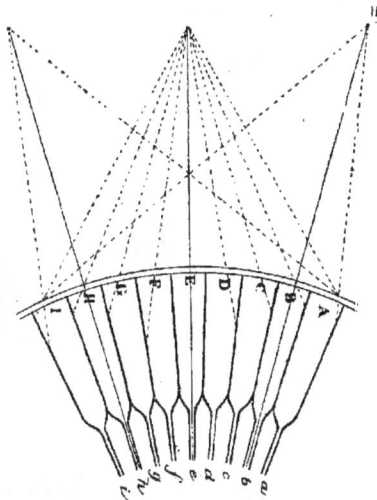

Fig. 308. — Schéma montrant la marche des rayons lumineux dans l'œil composé.

Des rayons partis des trois points x, y, z, ceux qui tombent dans l'axe d'un bâtonnet visuel sont seuls perçus.

sclérotique. Chez tous les vertébrés, sauf l'Amphioxus, les Myxines parasites, le Protée et quelques autres, l'appareil de dioptrique oculaire est construit sur le même plan. Il est formé par le *cristallin* au-devant duquel les téguments sont plus ou moins transparents (*cornée*). Une couche liquide (*humeur aqueuse*) existe entre la cornée et le cristallin, tandis que ce dernier est séparé de la rétine par une masse limpide, plus ou moins analogue à du tissu connectif embryonnaire : le *corps vitré*.

Membrane sensible. — Rétine. — La rétine est une membrane transparente directement appliquée sur la choroïde. Au point où l'axe optique de l'œil la rencontre, elle présente une petite dépression appelée *fossette centrale* entourée par une zone jaunâtre, la *tache jaune* de 2 millimètres de large. A 3 millimètres en dedans de la tache jaune et sur un plan un peu inférieur, se voit la *papille du nerf optique*, point où ce nerf aborde la rétine et à partir duquel ses fibres rayonnent dans tous les sens pour s'appliquer sur la face antérieure de cette membrane. C'est aussi le point d'où émergent les vaisseaux rétiniens.

La rétine est l'origine périphérique du nerf optique. Formée par un prolongement de la vésicule cérébrale antérieure, elle présente les deux couches épithéliale et nerveuse que l'on retrouve partout dans les centres nerveux. La couche épithéliale, qui, dans les centres cérébro-spinaux, tapisse l'intérieur des ventricules et du canal de l'épendyme, a subi au niveau de la rétine une différenciation fort importante, elle est devenue l'épithélium sensoriel qui tapisse la face postérieure de cette membrane. Les autres couches de la rétine sont formées principalement par des éléments nerveux (fibres et cellules) qui sont en continuité d'une part avec les éléments sensoriels de la face postérieure de la rétine, d'autre part avec les fibres du nerf optique qui en occupent la face antérieure. Enumérées dans le sens de la transmission nerveuse, les couches de la rétine sont les suivantes : 1° *couche pigmentaire* de la rétine formée par un plan unique de cellules prismatiques (10, de la fig.); 2° *couche des bâtonnets et des cônes* ou *membrane de Jacob* (9); 3° *couche des noyaux des bâtonnets et des cônes* (7) qui doit être réunie à la précédente bien qu'elle en paraisse séparée par une cuticule, la *limitante externe* (8), criblée de trous au travers desquels s'établit la continuité entre les bâtonnets et les cônes et leurs noyaux; 4° le *plexus basal* (6) (couche granuleuse externe) formée de fibrilles anastomosées; 5° la *couche des cellules bipolaires*; 6° la *couche des cellules unipolaires* (ces deux couches réunies en général sous le nom de couche interne à noyaux) (5); le *plexus cérébral* (4) (couche granuleuse interne) formé de fibrilles anastomosées et de granules analogues à ceux de la substance grise cérébrale; 8° la *couche des cellules multipolaires* (3). Par celui de leurs pôles qui regarde le plexus cérébral, elles émettent *plusieurs proton-*

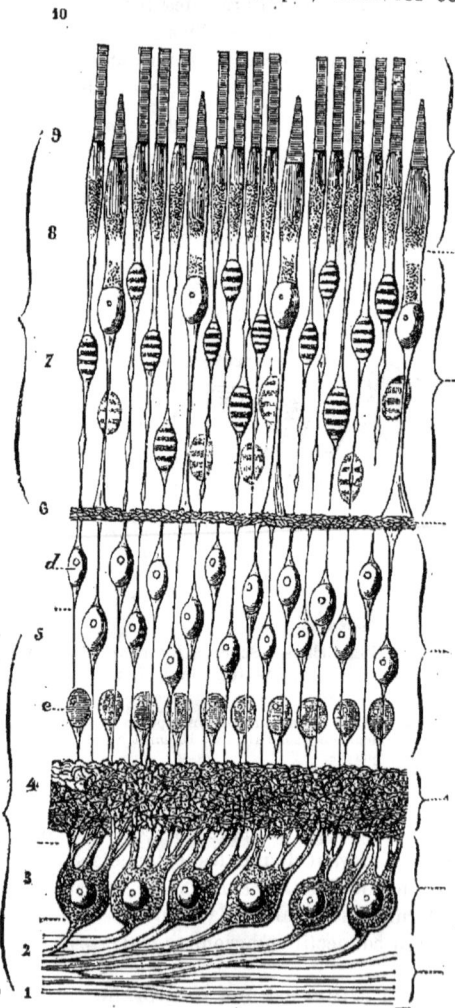

Fig. 309. — Éléments nerveux de la rétine.
(Testut, *Anatomie.*)

gements qui se mêlent à ce plexus, leur pôle opposé n'a qu'un seul prolonge-ment qui, en s'entrelaçant avec ceux des cellules voisines, va former 9° *la couche des fibres du nerf optique* (2) qui convergent vers la papille pour former le nerf optique. Enfin cette 9e couche est séparée de la membrane hyaloïde par 10° la *limitante interne* (1). Entre les deux limitantes s'étendent à travers les éléments nerveux de la rétine de longues fibres nucléées (fibres de Müller), de nature névroglique. On suppose qu'elles jouent seulement le rôle d'organes de soutien et ne participent pas aux propriétés nerveuses de la rétine.

La couche des cônes et des bâtonnets a une importance toute spéciale, puisque, comme nous le verrons plus tard, c'est sur l'extrémité postérieure de ces éléments que doit agir la lumière pour être perçue. Chaque cône ou bâtonnet est formé de deux parties : un segment interne et un segment externe ou postérieur. Ce dernier possède une striation transversale que l'action des réactifs dissociants peut accentuer jusqu'à amener une décom-position en disques superposés. Dans le segment externe des bâtonnets et là seulement, il se forme continuellement une substance rouge, l'*érythropsine*, que la lumière décolore. (V. l'*Étude du pourpre rétinien*.)

On a signalé particulièrement chez les Batraciens, Reptiles et Oiseaux, aussi chez quelques mammifères et chez l'homme, des globules de graisse colorés en rouge, bleu, jaune ou vert occupant le point de jonction des deux segments. Le segment interne est finement granuleux ou strié longitudina-lement ; étroit dans les bâtonnets, il est large dans les cônes et donne à l'élé-ment la forme d'une bouteille.

Les cônes sont plus courts que les bâtonnets. Le diamètre de l'extrémité des bâtonnets est, d'après Kölliker, de 1 μ 8, celui des cônes de 4 μ 5 à 6 μ 7. M. Schultze a indiqué pour les cônes des chiffres plus faibles, 2 μ à 2 μ 5.

Les reptiles et les oiseaux n'auraient que des cônes, certains animaux noc-turnes n'auraient que des bâtonnets. Chez l'homme, au niveau de la tache jaune, il n'existe que des cônes. A mesure que l'on s'en éloigne, on voit ces éléments devenir de plus en plus rares. Très amincie au niveau de la fossette centrale, la rétine n'est, à ce niveau, constituée que par les cônes et leurs noyaux ; extérieurement à la fossette centrale, c'est-à-dire dans la tache jaune, on observe un épaississement considérable de la couche des cellules multipo-laires.

Continuité des éléments nerveux. — On sait que les procédés de coloration de Golgi pour le système nerveux (action successive du bichromate de potasse, et du nitrate d'argent) ont montré que les éléments nerveux, par exemple les prolongements des cellules nerveuses, n'étaient pas en *continuité* avec ceux des cellules voisines comme on l'avait supposé jusqu'ici pour expliquer le pas-sage des courants nerveux, mais simplement *en contact*, absolument comme l'arborisation terminale de la fibre nerveuse est au contact de la fibre striée. D'après Golgi et ses imitateurs, ce n'est pas là une exception, mais bien la règle générale : toutes les fibres, tous les prolongements ramifiés ou non des cel-lules se terminent par des arborisations, des digitations qui se mettent en contact avec ceux des fibres et cellules voisines et accusent ainsi le passage du courant nerveux, absolument comme le simple contact d'un fil conducteur avec une source électrique assure le passage du courant à travers le fil.

La figure ci-dessous, empruntée à Ramon y Cajal, montre comment la méthode de Golgi a tranché la question jusqu'alors si obscure des rapports entre les éléments des diverses couches rétiniennes. Si l'on compare la figure 310 à la figure 309, on verra que les ramifications cellulaires, au lieu

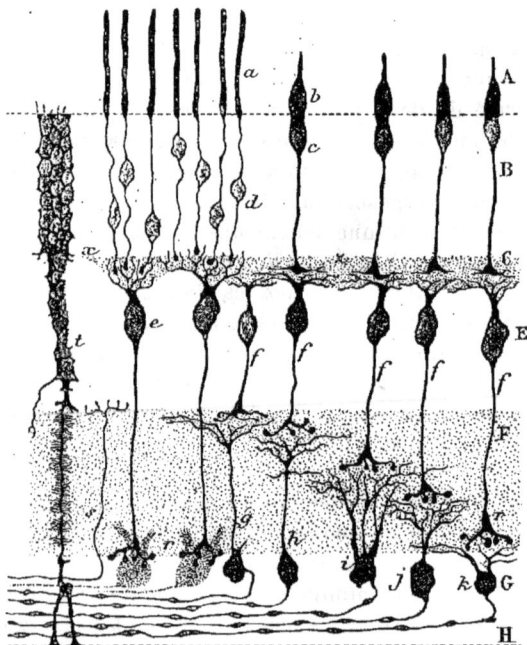

Fig. 310. — Coupe transversale de la rétine d'un mammifère (méthode de Golgi), d'après Ramon y Cajal.

A, couche des cônes et bâtonnets ; — B, couche des corps des cônes et bâtonnets (corps des cellules visuelles, grains externes) ; — C, plexus basal (couche plexiforme externe) ; — E, couche des cellules bipolaires (grains internes) ; les cellules unipolaires ne sont pas représentées dans cette figure *simplifiée* de la rétine ; — F, plexus basal (couche plexiforme interne) ; — G, couche des cellules ganglionnaires ; — H, couche des fibres du nerf optique ; — a, bâtonnet ; — b, cône ; — c. corps de la cellule du cône ; — d, corps de la cellule du bâtonnet ; — e, cellule bipolaire pour bâtonnet ; — f, cellule bipolaire pour cône ; — g, h, i, j. k, cellules ganglionnaires ramifiées dans les divers étages du plexus basal ; — r, arborisation inférieure des cellules bipolaires pour bâtonnets en connexion avec les cellules ganglionnaires ; — r, arborisation inférieure des cellules bipolaires des cônes ; — x, contact pour les cônes ; — t, fibre (cellule) de Müller ; — x, contact entre les cellules bipolaires et les cellules des bâtonnets ; — s, fibre nerveuse centrifuge.

de s'anastomoser entre elles dans les plexus, ne font que se juxtaposer en ces points.

Les cellules visuelles (cônes et bâtonnets et leurs corps) représentent l'appareil de réception des phénomènes lumineux extérieurs ; le reste de la rétine est un appareil de conduction et de distribution de ces mêmes courants.

Indépendamment des fibres centripètes les plus nombreuses, il existe aussi dans la rétine des fibres *centrifuges* dont il faut chercher l'origine dans les centres optiques et dont les fonctions sont difficiles à apprécier. D'après Cajal, il est extrêmement probable que les fibres de Müller constituent un appareil isolateur des courants nerveux, car on remarque que les expansions latérales marquent seulement dans les zones rétiniennes où il y a connexion de fibres, c'est-à-dire passage de courants.

Origines réelles des nerfs optiques. — Centres cérébraux de perception. — On sait que chez l'homme le chiasma des nerfs optiques reçoit par ses angles postérieurs les bandelettes optiques dont chacune, après avoir contourné le pédoncule cérébral correspondant, se divise en deux faisceaux accolés qui sont la racine externe et la racine interne des nerfs optiques. L'externe, la plus importante, serait constituée par trois ordres de fibres. Les plus internes pénétreraient dans l'étage inférieur de la couche optique; les moyennes aboutiraient aux cellules des corps genouillés externes; les externes après avoir contourné ces derniers organes iraient se jeter dans le tubercule quadrijumeau antérieur du même côté. Nous verrons plus loin qu'elles ne s'y arrêtent probablement pas, et le traversent pour aboutir à celui du côté opposé. Gudden, en extirpant les yeux à de très jeunes lapins, a pu constater après quelques mois que l'atrophie des parties centrales porte sur les tubercules quadrijumeaux antérieurs, les couches optiques, les corps genouillés externes. Les tubercules quadrijumeaux posté-

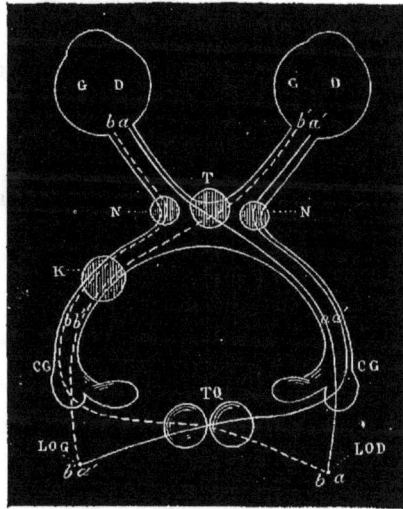

Fig. 311. — Schéma du trajet des fibres
du nerf optique. (Charcot.)

TQ, tubercules quadrijumeaux; — T, chiasma; — CG, corps genouillés; — KN, sièges supposés de lésions interrompant les fibres.

rieurs et les corps genouillés internes ne sont pas atrophiés. Chez le lapin ces dernières parties ne fourniraient donc pas de fibres aux nerfs optiques. Il ne paraît pas en être de même chez l'homme. Tout d'abord il est manifeste que la racine interne de la bandelette optique, chez ce dernier, se jette, du moins en partie, dans un corps genouillé interne. Soit par l'intermédiaire de celui-ci, soit directement, les fibres de la racine interne vont se jeter dans le tubercule quadrijumeau antérieur et aussi, d'après Huguenin, dans le postérieur. Des faits d'anatomie pathologique confirment cette manière de voir. Dans des cas d'induration grise des nerfs optiques, on a constaté une diminution notable du volume des tubercules quadrijumeaux tant postérieurs qu'antérieurs.

Les communications de ces centres d'origine des nerfs optiques (corps

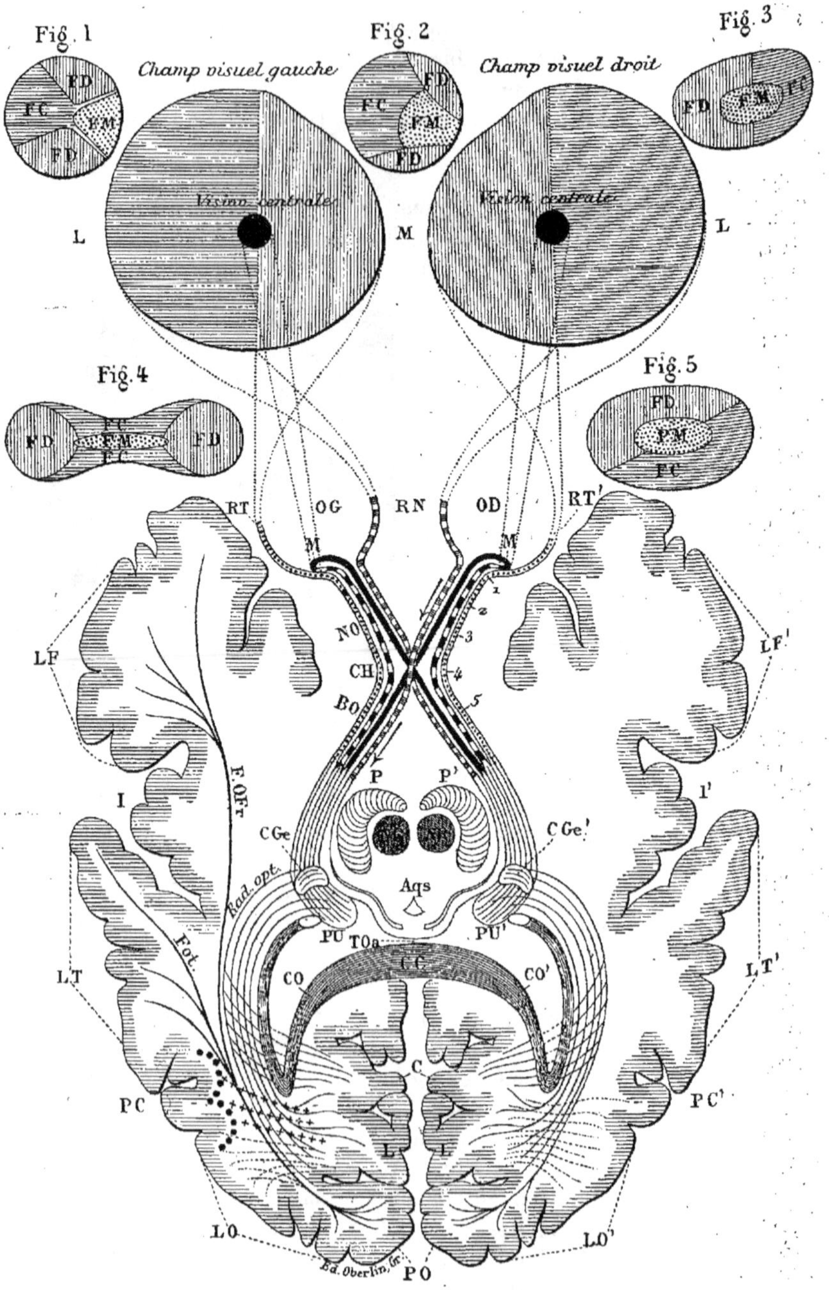

Fig. 1

Fig. 2 — Champ visuel gauche

Champ visuel droit — Fig. 3

Fig. 4

Fig. 5

Fig. 312. — Schéma de Déjerine et Vialet.

Autour des points noirs qui représentent les petits champs de la *vision centrale* (vision distincte), les disques ombrés sont les *champs visuels* droit et gauche; — M., côté médian (nasal) des champs visuels; — L., côtés genouillés, partie des couches optiques, tubercules quadrijumeaux) avec l'écorce cérébrale se font par la partie postérieure de la couronne rayonnante. Des fibres partant des corps genouillés internes et externes, des parties postérieures de la couche optique, des tubercules quadrijumeaux vont contribuer à former les parties blanches des cornes occipitale et sphénoïdale du cerveau et se jettent dans la substance grise de ces régions.

Quel est le trajet des fibres nerveuses de l'appareil visuel entre leurs deux points extrêmes : la rétine et les noyaux d'origine ? L'entre-croisement au niveau du chiasma, difficile à élucider anatomiquement, est connu surtout par l'interprétation de faits empruntés à la pathologie. Dans la figure 311 due à M. Charcot, on voit que les fibres de la bandelette optique gauche se divisent dans le chiasma, en deux faisceaux : l'un qui va former la moitié gauche de la rétine gauche, l'autre la moitié gauche de la rétine droite. C'est du moins par cette hypothèse que l'on peut expliquer comment une lésion, siégeant en K, peut amener une hémiopie latérale gauche, c'est-à-dire la disparition de la moitié gauche du champ visuel.

Cet entre-croisement partiel des bandelettes optiques au niveau du chiasma est généralement admis aujourd'hui. Mais quel est le trajet des fibres qui vont du chiasma aux tubercules quadrijumeaux et de là aux centres corticaux? M. Charcot admettait au niveau des tubercules quadrijumeaux un second entre-croisement partiel portant sur les fibres non entre-croisées dans le chiasma (fig. 311). Mais cette opinion reposait sur une observation insuffisante des faits cliniques; à l'heure actuelle, nous en sommes arrivé au schéma suivant.

Un schéma est l'expression graphique d'une hypothèse anatomique ou physiologique. A leur tour ces hypothèses découlent des connaissances cliniques et expérimentales d'une époque. Charcot, croyant qu'une lésion d'un lobe occipital déterminait l'amblyopie croisée, c'est-à-dire l'amblyopie de l'œil opposé au siège de la lésion, en avait cherché l'explication dans la double décussation qu'exprime son schéma reproduit dans la figure précé-

---

latéraux (temporaux): — O.D., O.G., l'œil droit et l'œil gauche. On voit que chaque champ visuel nasal (M., hachures verticales) correspond à la rétine temporale (RT., RT'.), que chaque champ visuel temporal (L., hachures horizontales) correspond au contraire aux moitiés nasales des rétines (R.N.), que le petit champ limité de la vision centrale (vision distincte) correspond à la macula M.

Chaque rétine comprend trois zones innervées chacune par des *faisceaux différents* du nerf optique et qui sont les suivantes en allant du côté temporal au côté nasal des rétines :

1° La rétine temporale qui se continue avec le *faisceau direct* du nerf optique. Ce faisceau direct, ainsi que l'indique la figure, reste au côté externe du nerf (N.O.), du chiasma (C.H.) et de la bandelette (B.O.) *du même côté*. Il ne s'entre-croise donc pas au niveau du chiasma ;

2° La macula (vision distincte). Ses fibres se continuent dans le nerf optique par le *faisceau maculaire* qui, au niveau du chiasma, se décompose en un *fascicule direct* et un *fascicule croisé* ;

3° La rétine nasale se continuant avec le *faisceau croisé* du nerf optique qui, au niveau du chiasma, passe dans la bandelette du côté opposé.

(Les petites figures 1, 2, 3, 4, 5 montrent la disposition respective de ces divers faisceaux sur une coupe transversale du nerf optique : 1, immédiatement derrière le globe ; — 2, dans l'orbite ; — 3, dans le canal optique ; — 4, dans le chiasma ; — 5, dans la bandelette ; — F.D., faisceau direct ; — F.C., faisceau croisé ; — F.M., faisceau maculaire.)

C.G.e., corps genouillé externe: — P.V., pulvinar, d'où repartent les *radiations optiques* pour aller se terminer dans l'écorce de la face interne du lobe occipital, au niveau de son extrémité postérieure ; — C., cunéus ; — L., lobule lingual ; — P.O., pôle occipital.

Les lignes + + +, ••••••, ..., représentent les *fibres d'association* du centre des perceptions visuelles avec d'autres centres corticaux.

F.o.Fr., faisceau occipito-frontal faisant communiquer le centre visuel avec celui du langage articulé.

F.o.t., faisceau occipito-temporal faisant communiquer le centre visuel avec le centre de la mémoire auditive des mots.

dente. L'hémianopsie, c'est-à-dire la perte de la vision des deux moitiés droites ou gauches des rétines, ne devait résulter dans cette hypothèse que des lésions de l'une des bandelettes.

Les progrès de l'anatomo-clinique ont fait renoncer au schéma de Charcot. On a reconnu que non seulement les lésions d'une bandelette optique, mais encore les lésions localisées *à la face interne de la pointe du lobe occipital* déterminaient l'*hémianopsie homonyme* [1], c'est-à-dire la perte de la vision dans la moitié temporale de la rétine du côté lésé (perte du champ visuel nasal) et dans la moitié nasale de la rétine du côté opposé (perte du champ visuel temporal).

Ajoutons que la *vision centrale* est conservée dans les cas d'hémianopsie et que c'est là le principal argument en faveur de la double innervation (fascicule direct et fascicule croisé) des maculæ dont chacune recevrait des fibres des deux hémisphères.

La région de l'écorce cérébrale comprenant le *cuneus*, la partie postérieure du *lobule lingual* et le *pôle occipital* représentent le centre cortical de la vision tel que nous le concevons actuellement (Déjerine et Vialet). De cette région de l'écorce les *radiations optiques* parviennent dans le *pulvinar*, le *corps genouillé externe*, et le *tubercule quadrijumeau antérieur*. Enfin de ces ganglions centraux qui représentent l'articulation du segment postérieur des conducteurs visuels avec le segment antérieur naissent les bandelettes optiques qui s'entre-croisent partiellement au niveau du chiasma pour former les nerfs optiques dont la dissociation intraoculaire constitue les rétines.

Le schéma (fig. 312) emprunté à Déjerine et Vialet résume nos conceptions actuelles sur l'origine de la constitution des conducteurs visuels.

II. — PHYSIOLOGIE DE L'APPAREIL DIOPTRIQUE

L'œil considéré comme un appareil d'optique. — Par la physiologie générale de ses tissus l'œil ne diffère pas des autres organes, mais si l'on étudie les fonctions spéciales que remplissent ses parties transparentes, on peut faire entièrement abstraction des propriétés vitales de ces parties et les considérer simplement comme des milieux transparents limités par des surfaces courbes. Un examen rapide permet de s'assurer que l'appareil dioptrique de l'œil est bien biconvexe dans sa forme générale et qu'il donne une image réelle des objets placés devant lui. Ces propriétés physiques sont celles des lentilles convergentes.

Mais dans quelles proportions l'œil est-il assimilable à un système de lentilles convergentes? Dans quelle mesure ses courbures sont-elles géométriques comme

---

[1] Ce qui est homonyme, de même nom, ce sont les deux demi-rétines droite ou gauche qui ont perdu la vision.

celles des lentilles théoriques auxquelles les physiciens l'assimilent et qui servent de base aux calculs? Il n'y a pas dans la nature vivante de formes géométriques. Pour employer un langage suranné peut-être, mais expressif et commode, la nature en faisant l'œil a dû résoudre ce problème délicat : faire des lentilles parfaitement transparentes, bien centrées et à courbures régulières, avec des tissus vivants, c'est-à-dire des substances essentiellement variables dans toutes leurs propriétés mécaniques et physiques (situation, densité, transparence, volume, etc.), suivant les conditions de leur nutrition, l'âge de l'organisme qui les porte, etc... Dans quelle mesure y est-elle parvenue? En d'autres termes à quel point les milieux transparents de l'œil sont-ils adaptés aux conditions physiques de la vision? Nous ne pouvons analyser tous les éléments du problème et nous nous bornons à l'indiquer.

Mais nous avons tenu à dire qu'une assimilation absolue entre les parties transparentes de l'œil et un système de lentilles idéales, supposées parfaites, est fausse en réalité. Ce qui n'empêche pas qu'elle soit suffisamment vraie en théorie pour avoir permis une foule de calculs fort utiles. Mais plus on mesure exactement les courbures de la cornée plus on s'aperçoit qu'il ne s'agit pas là d'une surface géométrique; on trouvera sans doute plus tard la même chose pour le cristallin.

Les imperfections physiques de l'œil sont donc nombreuses, mais ce qui en fait un instrument merveilleux, c'est justement l'instabilité de forme de la lentille qui lui permet de s'adapter aux distances et de corriger même jusqu'à un certain point les fréquentes imperfections de forme de la cornée. Instrument imparfait, c'est un instrument vivant, vivant surtout par son muscle ciliaire et ses nerfs. C'est par là qu'il se corrige et s'adapte, mais c'est aussi par là souvent qu'il souffre de troubles fonctionnels divers. L'appareil moteur du cristallin a ses maladies, ses névroses par où l'appareil dioptrique échappe au physicien pur pour entrer dans le domaine de la clinique médicale.

Principales propriétés des lentilles convergentes. — Pour en revenir aux lentilles, nous ne voulons faire ici qu'une revision rapide et simplifiée de leurs propriétés principales.

Les lentilles convergentes, plus épaisses au milieu qu'au centre, donnent des images *renversées* et *réelles*. Elles ont un *axe optique* passant par le centre de courbure des deux faces, un *centre optique* point idéal de l'intérieur de la lentille, tel que les rayons passant par ce point émergent parallèlement à leur direction d'incidence.

On appelle *foyer* d'une lentille convergente l'image nette qu'elle donne d'un point lumineux, d'une flamme par exemple, situé du côté de la lentille opposé au foyer. Le *foyer principal* est le foyer des rayons parallèles, le foyer solaire. La *distance focale* est celle comprise entre la lentille et son foyer.

Ce qui est constant pour une même lentille, c'est l'angle de déviation qu'elle imprime aux rayons lumineux qui la traversent. Suivant leur direction primitive et la force de la lentille, les rayons peuvent donc sortir en divergence diminuée, en parallélisme, en convergence. Il y a formation d'une image quand les rayons émergents se réunissent en un foyer.

Supposons un point lumineux venant de l'infini se rapprochant graduellement d'une lentille convergente. Tout d'abord, placé très loin, il donnera une image très petite et très rapprochée de la lentille (image du soleil obtenue avec une loupe) ; l'objet s'approchant graduellement, son image s'agrandira et s'éloignera de la lentille. Arrivée au foyer principal, la lentille ne donnera plus d'image de l'objet parce que les rayons émergeront en parallélisme et ne se rencontreront pas.

Ce qu'il est de première importance de se rappeler pour comprendre la nécessité de l'accommodation et les conditions à remplir pour qu'elle se réalise, c'est que, à mesure que l'objet s'approche de la lentille, son image s'en éloigne.

Lentilles divergentes. — Les définitions sont les mêmes pour les *lentilles divergentes* que pour les convergentes. Les lentilles divergentes (lentilles *concaves*), dispersant les rayons lumineux au lieu de les concentrer, n'ont pas de foyer, donc pas d'images. Mais on désigne sous le nom de *foyer négatif* de ces lentilles le point où viennent converger les rayons émergents quand on les prolonge par la pensée ou le dessin dans la direction opposée à celle de leur émergence. On voit que là aussi plus la lentille est forte, c'est-à-dire plus l'angle de déviation qu'elle a imprimé aux rayons est grand, plus le foyer négatif est rapproché de la lentille. Les lentilles *dispersives* ne donnent *pas d'image réelle* que l'on puisse recueillir sur un écran. Mais un objet vu à travers une de ces lentilles paraît *plus petit* et *rapproché*, ce qui est facile à comprendre si l'on considère qu'un objet est vu non pas nécessairement comme et là où il est réellement, mais comme nous permettent de le voir les rayons qui en émanent au moment où ils pénètrent dans notre œil. Or quand ces rayons ont traversé une lentille dispersive ils ont une divergence beaucoup plus considérable qu'en l'absence de celle-ci. Prolongés idéalement ils se rencontrent non plus sur l'objet, mais entre celui-ci et la lentille, c'est-à-dire plus près. Pour la même raison l'objet est vu plus petit.

Évaluation de la puissance des lentilles. — Système des dioptries. — Une lentille est d'autant plus forte qu'elle forme son foyer plus près d'elle. Avant l'introduction du système métrique en ophtalmologie, une lentille portait le numéro de sa longueur focale en pouces. Une lentille n° 12 formait son foyer à 12 pouces, une lentille n° 5 à 5 pouces. Par conséquent le numéro de la lentille était d'autant plus élevé qu'elle était elle-même plus faible. Ce n'était là que le moindre inconvénient du système. Le système actuel établi par Donders, Javal, Giraud-Teulon, Nagel, Monoyer, etc., est essentiellement basé sur ce que tout d'abord le numéro de la lentille est donné non plus par sa longueur focale, mais par l'inverse de cette longueur focale ; le numéro sera donc d'autant plus fort que la longueur focale sera plus courte, par conséquent que la lentille sera elle-même plus forte. L'unité de longueur focale est le mètre. On donne le nom de *dioptrie* à la quantité de pouvoir dioptrique nécessaire pour faire converger à un mètre des rayons parallèles. Une lentille de une dioptrie a donc son foyer principal à un mètre, une lentille de deux dioptries à $\frac{1}{2} = 50$ centimètres, une de dix dioptries à $\frac{1}{10} = 10$ centimètres. Inversement une lentille de une demi-dioptrie a son foyer à 2 mètres $\left(\frac{2}{1}\right)$.

Les lentilles divergentes de une, deux, trois dioptries ont leur foyer principal *négatif* à des distances respectives de 1 mètre, 50 centimètres, 33 centimètres.

Milieux transparents de l'œil. — Connaissant la réfraction et la formation des images par les systèmes dioptriques convergents homocentriques, voyons quelles sont les dimensions et les formes des parties réfringentes de l'œil et comment les rayons lumineux se comportent en les traversant.

Les *milieux transparents* de l'œil sont constitués d'avant en arrière par: 1° la cornée dont la face antérieure est humectée par les larmes ; 2° l'humeur aqueuse ; 3° le cristallin ; 4° le corps vitré. Il faudrait y ajouter la rétine qui n'a pas d'action appréciable sur les rayons lumineux, mais qui est parfaitement transparente.

Cornée transparente. — La cornée est une membrane transparente représentant à peu près la petite extrémité d'un ellipsoïde, épaisse de moins de 1 millimètre à son centre où les faces sont à peu près parallèles ; son rayon de courbure au sommet est d'environ 8 millimètres ; son indice de réfraction un peu supérieur à celui de l'eau (1,355).

Helmholtz, Donders ont cherché à déterminer la forme de la cornée en mesurant objectivement, par des procédés de physique géométrique, la courbure de 3 points différents de la membrane. Admettant alors (ce qui était le seul côté hypothétique de leurs recherches) que les 3 chiffres obtenus appartenaient à une même surface géométrique, ils ont été conduits à assimiler la cornée à un segment d'ellipsoïde de révolution.

Le Dr Sulzer en mesurant directement, au moyen de l'ophtalmomètre de Javal, la courbure de la cornée en un très grand nombre de points pris sur les deux méridiens principaux (vertical et horizontal), a démontré que la cornée n'est nullement une surface géométrique. Son sommet seul, dans une étendue de 2 millimètres seulement, s'éloigne peu de la forme d'une calotte sphérique. Mais les parties nasale et supérieure de la cornée sont aplaties relativement aux parties temporale et inférieure. Ces notions ont, d'après nous, un grand intérêt. Théoriquement elles confirment cette grande loi que les corps vivants ne présentent pas de surfaces géométriques, qu'ils échappent plus ou moins aux calculs appliqués avec trop d'étroitesse d'esprit. Pratiquement elles font comprendre la possibilité et la fréquence des défauts de courbure de la cornée, d'une grande importance en ophtalmologie clinique.

L'*humeur aqueuse* qui remplit l'espace situé entre la face postérieure de la cornée et la face antérieure du cristallin, a une épaisseur de 2^{mm},5. — Sa courbure antérieure est déterminée par celle de la face postérieure de la cornée (rayon de 8 millimètres) ; sa courbure postérieure par celle de la face antérieure du cristallin (rayon de 10 millimètres). Elle a donc la forme d'une lentille convexo-concave à convexité antérieure. Son indice de réfraction diffère très peu de celui de la cornée. Au point de vue optique, la cornée et l'humeur aqueuse ne forment donc qu'une seule lentille convergente. L'axe optique de cette lentille, obtenu en joignant les centres de courbure des deux faces (face antérieure de la cornée, face antérieure du cristallin), se confond avec la normale même au centre de la cornée, les deux courbures étant concentriques. Le foyer principal de cette lentille est à 28 millimètres en arrière de la face postérieure.

Le *cristallin* est une lentille biconvexe de 4^{mm},5 à 5 millimètres d'épaisseur chez l'homme suivant l'axe optique et à son maximum d'aplatissement.

Ses deux faces ont des courbures différentes. L'antérieure a un rayon de courbure de 10 millimètres ; la postérieure de 6 millimètres environ, elle est donc plus bombée que la précédente. Ces courbures ne sont pas non plus exactement sphériques. — Le cristallin n'est pas homogène, il est formé de couches concentriques dont l'indice de réfraction va en augmentant de la périphérie au centre. Voici les chiffres de M. Krause : couche externe, 1,405 ; couche moyenne, 1,429 ; noyau, 1,454. Son axe principal est le prolongement de celui de la première lentille (cornée, humeur aqueuse). Sa distance focale est de $13^{mm},79$ à son maximum d'aplatissement.

Le *corps vitré* par sa face antérieure emboîte la face postérieure du cristallin. Sa face postérieure est appliquée sur la rétine. Son épaisseur est de $12^{mm},5$. Sa réfringence est sensiblement égale à celle de la cornée.

Les milieux réfringents de l'œil ne représentent pas un système dioptrique exactement centré, néanmoins on peut supposer un appareil dioptrique centré réfractant la lumière de la même manière que l'œil. Ces mêmes milieux présentent en outre des différences de taille considérables suivant les sujets. Aussi faut-il faire porter les calculs sur des dimensions prises dans un même œil. Il est évident que des calculs faits à l'aide de mensurations d'yeux différents donneraient des résultats erronés. Pour plus de simplicité, on considère en général des moyennes combinées de façon à donner des résultats d'un œil normal. D'après ces moyennes, Listing a construit un appareil dioptrique centré qui est la représentation schématique des milieux transparents de l'œil et qui réfracte les rayons lumineux comme l'œil adapté à la vision à l'infini.

Œil schématique de Listing (fig. 313). — Voici les dimensions de l'*œil schématique de Listing*. Rayon de courbure de la cornée, 8 millimètres — de la surface antérieure du cristallin, 10 millimètres, — de sa surface postérieure, 6 millimètres. — Distance de la face antérieure de la cornée à la face antérieure du cristallin, 4 millimètres. — Epaisseur du cristallin, 4 millimètres. Ces valeurs étant admises et pour des indices de réfraction déterminés, Listing trouve par le calcul que : le *point focal antérieur* F' (*foyer principal antérieur*) et à $12^{mm},8326$ en avant de la cornée ; le *point focal antérieur* F" à $14^{mm},6470$ en arrière de la face postérieure du cristallin.

Le *premier point principal* h' est à $2^{mm},1746$, le *second* h" à $2^{mm},5724$ en arrière de la surface antérieure de la cornée ; leur distance mutuelle est de $0^{mm},3978$.

Le *premier point nodal* K' est à $0^{mm},7580$, le *second* K" à $0^{mm},3602$, en avant de la surface postérieure du cristallin ;

La *première distance focale principale* de l'œil est, par suite, de $15^{mm},0072$, la *seconde* de $20^{mm},0746$.

Œil réduit (fig. 313). — Sans trop modifier l'exactitude des résultats, on peut fusionner entre eux les deux points principaux et les deux points nodaux ; en plaçant le point principal unique à 2^{mm},3448 en arrière de la surface antérieure de la cornée, le point nodal à 0,4764 en avant de la surface postérieure du cristallin ; les foyers restent dans leur position. Tel est l'œil *réduit* de Listing. Il peut être encore simplifié et ramené à une surface sphérique de réfringence égale à celle de l'eau dont le point principal serait

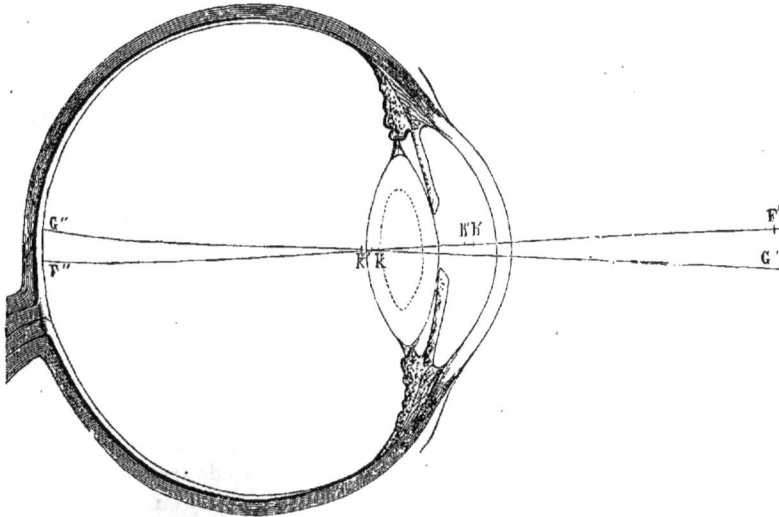

Fig. 313. — Œil schématique réduit de Listing.

au sommet, le point nodal au centre et dont le rayon de courbure serait de 5^{mm},1248.

Rôle physique des milieux. — Etudions la marche des rayons lumineux dans l'œil schématique de Listing. Au moment où ils passent de l'air dans le système cornée-humeur aqueuse, les rayons lumineux subissent une première réfraction, ils sont rapprochés de l'axe optique de l'œil. Ils iraient converger à environ 10 millimètres en arrière de la rétine, mais ils tombent sur le cristallin et subissent à leur entrée dans cette lentille une nouvelle réfraction. Nous avons vu que le cristallin est formé de couches dont la densité augmente de la périphérie au centre. Il est évident que chaque fois qu'ils rencontrent une couche d'une réfringence différente, les rayons lumineux subissent une nouvelle réfraction ; leur marche à travers ces diverses couches n'est pas très exactement connue, mais on en connaît le résultat final. Helmholtz a pu établir que les distances focales du cristallin sont plus petites qu'elles ne seraient si toute la masse avait l'indice de réfraction du noyau. Une lentille homogène et ayant cette dernière réfringence n'aurait des distances focales aussi courtes que le cristallin qu'à la condition d'être plus épaisse que lui. — Après avoir traversé le cristallin, les rayons lumineux pénètrent dans le corps vitré ; l'indice de réfraction de celui-ci est inférieur à celui du cristallin, donc les rayons lumineux à leur entrée dans le corps vitré s'écarteront de la normale au point d'incidence, c'est-à-dire que leur convergence sera augmentée. Le corps vitré n'agit pas comme lentille, son mode d'action est uniquement dû au rapport de son indice de réfraction avec celui du cristallin. Il agit comme l'air dans lequel est placée une lentille convergente plus réfringente que lui. Du reste, le système cornée-humeur aqueuse et le corps vitré ayant des indices de réfraction sensiblement égaux, le cristallin peut être considéré comme une lentille située dans un milieu homogène.

Formation de l'image rétinienne. — Ce que nous avons dit de la marche des rayons dans un système dioptrique centré et les indications que nous venons de donner sur les milieux réfringents de l'œil permettent de comprendre la formation de l'image dite *rétinienne*. Il est facile d'observer directement cette image en amincissant la sclérotique de la partie postérieure d'un œil devant lequel on place une bougie allumée. A travers la sclérotique rendue translucide, on aperçoit une petite image renversée de la bougie.

Conditions normales de la réfraction. — On comprend que pour être perçue d'une façon nette l'image rétinienne doit se former, c'est-à-dire les points lumineux doivent former leurs foyers de réfraction au point précis où se trouvent les appareils nerveux terminaux chargés de transformer les vibrations de l'éther en sensations lumineuses. Ce point précis, comme nous le démontrerons plus loin, est l'*extrémité*

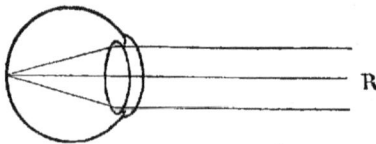
Fig. 314. — Œil emmétrope. (Masselon.)

libre des cônes et des bâtonnets, c'est-à-dire la face postérieure de la rétine. Dans un œil normal, la distance de la face postérieure de la rétine aux points nodaux et principaux est telle que l'image d'un point lumineux extérieur se formera précisément sur la face postérieure de cette membrane (œil emmétrope). La rétine est dans ce cas au foyer des points lumineux situés de l'in-

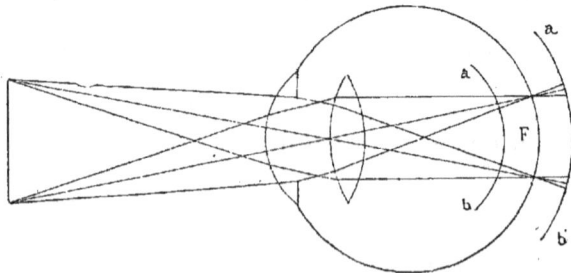
Fig. 315. — Cercles de diffusion. (Abadie.)

fini au *punctum proximum*. Ce foyer de réfraction est le sommet du cône que forment les foyers lumineux réfractés en convergeant en un même point. En arrière de ce point de concours, ils divergent en formant un second cône opposé au premier par le sommet. Que la rétine se trouve en avant ou en arrière du foyer de réfraction, elle recevra, au lieu de l'image du point (sommet du cône), un *cercle de diffusion* dû à la section de l'un des cônes par le plan de la rétine et d'autant plus grand qu'elle sera plus loin du foyer. La forme circulaire de l'image de diffusion est due à la forme de la pupille qui laisse passer un faisceau lumineux cylindrique. On modifie la forme des images de diffusion en modifiant, au moyen d'un écran percé d'une ouverture quelconque, la forme du faisceau lumineux.

Anomalies de réfraction. — Quand la rétine coupe le cône des rayons réfractés en avant de son sommet, c'est que le diamètre antéro-postérieur de l'œil est trop court, il y a *hypermétropie* (fig. 316).

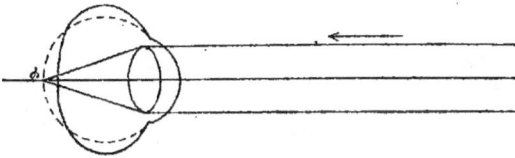

Fig. 316. — Œil hypermétrope.

Quand elle se trouve en arrière du foyer, elle reçoit également une image de diffusion ; le diamètre antéro-postérieur de l'œil est trop long ; il y a *myopie* (brachymétropie) (fig. 317).

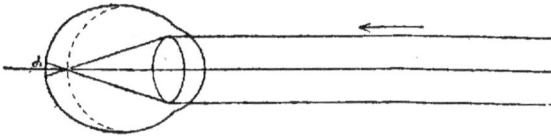

Fig. 317. — Œil myope.

Images de diffusion sur la rétine. — Pour qu'un objet extérieur soit nettement perçu, il faut que son image se forme exactement sur la face postérieure de la rétine. Nous avons vu cependant, en étudiant les images données par les lentilles convergentes, que cette image se déplace suivant les déplacements de l'objet et dans le même sens ; quand l'objet s'approche l'image s'éloigne et *vice versa*. Pour un œil donné l'image ne serait donc nette que pour une distance donnée de l'objet. Comment alors expliquer que nous voyons très nettement à des distances très différentes ?

Accommodation. — Deux objets assez rapprochés de l'œil et situés à des distances différentes ne sont pas vus simultanément avec netteté et par conséquent au moment où l'image de l'un se forme sur la rétine, celle de l'autre se forme en avant ou en arrière. Il suffit pour cela de piquer sur une règle deux épingles distantes de 15 centimètres par exemple. On les observe en plaçant la règle dans la direction d'un axe visuel ; on constate alors que lorsque l'on regarde attentivement l'une des épingles, l'autre n'apparaît pas nettement (expérience de Porterfield).

Le problème de l'accommodation ne se posa évidemment, que le jour où des connaissances physiques suffisantes firent comprendre la nécessité de l'accommodation. Aussi est-ce Descartes, le principal fondateur de la dioptrique oculaire, qui l'un des premiers (1631) en aborda l'étude. Du premier coup il vit juste, comprit que c'était dans des modifications de courbure du cristallin qu'il fallait chercher la cause des changements de pouvoir dioptrique de l'œil suivant la distance à laquelle on regarde. Mais d'une

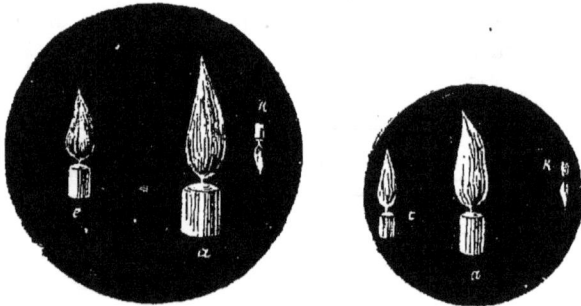

Fig. 318. — Images de Purkinje.

part, il n'avait aucun moyen de prouver objectivement ces modifications du cristallin; d'autre part, le muscle ciliaire n'était pas connu. Descartes admit donc que le cristallin était un organe musculaire, c'est-à-dire contractile, pouvant de lui-même modifier sa forme et ses courbures. Plus tard (1635), il approcha davantage de la vérité en supposant les mouvements du cristallin sous la dépendance des *filets noirs* (procès ciliaires). C'était là évidemment un pas vers la découverte de la zonule et de son action sur la lentille.

Purkinje, découvrant en 1825 les images réflétées par les deux faces du cristallin, trouva un moyen de servir l'hypothèse hardie de Descartes. Mais ce fut seulement en 1849 que Langenbeck utilisa la découverte de Purkinje, en montrant que dans la vision rapprochée l'image fournie par la cristalloïde antérieure devient plus petite et que par conséquent cette cristalloïde devient plus bombée.

En 1853, Cramer et Helmholtz, indépendamment l'un de l'autre, reprirent et perfectionnèrent les expériences de Langenbeck, en allant jusqu'à mesurer l'augmentation de courbure de la lentille.

Voici le dispositif général de l'expérience:

Un sujet jeune, à pupille large, étant dans une chambre noire, on place un peu en avant et en dehors de l'œil à examiner une lampe à flamme vive. L'observateur placé dans une position symétrique, mais du côté opposé à la lampe, verra alors s'inscrire dans la pupille de l'observé trois images de la flamme (fig. 318). L'image *e* très apparente et très nette est formée par la face antérieure de la cornée, l'image *a* plus grande et plus pâle par la face antérieure du cristallin; enfin l'image *k*, profonde, petite, difficile à voir, et *renversée*, est due à la face postérieure du cristallin agissant comme miroir concave. Nous supposons jusqu'ici que l'observé regarde au loin, dans le vague. Vient-il à fixer un objet rapproché (30 à 40 cent.), on verra, à condition de s'être suffisamment exercé à l'observation vraiment délicate de ces phénomènes, l'image *a* devenir plus petite, comme il est figuré dans la partie droite de la figure 318. L'image cornéenne, elle, ne change pas; l'image *k* de la cristalloïde postérieure ne change pas non plus d'une façon appréciable (en réalité sa courbure augmente très légèrement).

La quantité dont l'image cristallinienne antérieure diminue a révélé à Cramer et Helmholtz une diminution de 4 millimètres dans le rayon de courbure de la cristalloïde antérieure. Celle-ci ayant dans la vision éloignée un rayon de 10 millimètres, n'a plus que 6 millimètres dans la vision rapprochée. La convexité augmente donc fortement, ce que l'on peut évidemment assimiler à l'adjonction au cristallin d'une lentille convexe augmentant son pouvoir dioptrique. Nous verrons plus tard l'utilité qu'il y a à présenter les choses de cette dernière façon.

M. Knapp a de son côté démontré-que l'augmentation de courbure du cristallin trouvée par Cramer et Helmholtz, suffisait à expliquer toute l'étendue d'accommodation dont jouit l'œil humain. Il n'est donc pas besoin de chercher ailleurs un mécanisme accessoire.

Le *bombement du cristallin* est donc le *phénomène essentiel* de l'accommodation, mais il n'est pas le seul, étant accompagné de phénomènes connus ou complémentaires dont le plus facile à observer est le resserrement énergique de la pupille dans la vision de près. Mais de plus, sur des yeux largement iridectomisés, Coccius, Hjort, Hocquart, etc., ont pu établir que pendant l'accommodation la choroïde antérieure se porte en avant ainsi que les procès ciliaires et la zonule, mais que par suite de la diminution de largeur du cristallin (corrélative de son augmentation d'épaisseur) l'espace libre compris entre le bord du cristallin et la tête des procès ne change guère d'étendue. Les procès ciliaires ne touchent donc pas le cristallin pendant l'accommodation. Si maintenant nous considérons l'accommodation dans ses rapports avec la vision binoculaire, nous voyons que l'objet s'approchant de plus en plus des yeux la convergence augmente en même temps que l'accommodation, que par conséquent il existe entre ces deux fonctions un certain lien physiologique, qui cependant n'est pas tel que l'une des deux fonctions étant supprimée (par exemple l'accommodation en usant de verres convexes), l'autre ne puisse continuer à se faire.

Rôle du cristallin. — L'augmentation de courbure des deux faces du cristallin diminue la distance focale de cette lentille; les images des objets extérieurs se forment donc plus près de la face postérieure; or, c'est justement là, d'une manière générale, la condition requise pour que ces images se forment toujours sur la rétine. En effet, à mesure qu'un objet se rapproche d'une lentille convergente, son image s'éloigne de la face postérieure de cette lentille. Dans l'œil, la lentille convergente augmente de courbure à mesure que l'objet lumineux se rapproche, et cela dans des proportions telles que l'image de l'objet se forme toujours à la même distance de la lentille, c'est-à-dire sur la rétine.

Les modifications du diamètre de la pupille, observées dans les changements d'accommodation, ne prennent aucune part à l'adaptation de l'œil aux distances. Donders a démontré qu'elles sont postérieures aux changements de courbure du cristallin. Du reste, si l'on regarde à travers une petite ouverture pratiquée dans un écran opaque, on constate que l'accommodation est conservée, bien que le diamètre de cette pupille artificielle soit invariable. D'autre part, la privation du cristallin (opérés de la cataracte) empêche l'accommodation.

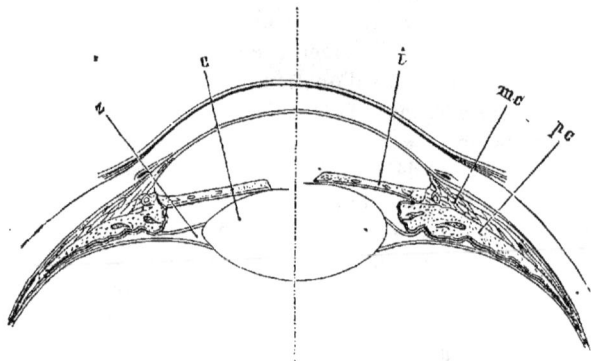

Fig. 319. — Schéma de l'accommodation.

Agents et mécanisme de l'accommodation. Amplitude de l'accommodation. — Etant prouvé que le cristallin est l'organe de l'accommodation, il nous faut chercher dans quelles conditions celle-ci devient nécessaire. Listing a établi par le calcul que pour son œil schématique, l'image d'un objet s'approchant de l'infini jusqu'à 65 mètres du cristallin, ne s'éloigne pas de plus de $0^{mm},005$ de la face postérieure de la rétine. Il n'y a donc pas besoin d'accommodation de l'œil au delà de 65 mètres. Pour l'œil naturel, la théorie de Listing est sensiblement exacte. Nous voyons *simultanément*, avec une netteté égale, un point de mire situé à 65 mètres et des objets placés beaucoup plus loin. Jusqu'à une distance de quelques mètres, les différences d'accommodation restent très faibles, puis elles augmentent rapidement. Supposons un objet venant de l'infini et s'approchant graduellement d'un œil normal. Il sera vu distinctement de l'infini jusqu'à une petite distance de l'œil (grâce à l'accommodation); ce dernier point dépassé, il deviendra de plus en plus confus jusqu'à son contact avec l'œil. Le point le plus rapproché de l'œil, auquel l'objet soit vu distinctement, est le *punctum proximum*, P; c'est le point le plus rapproché pour lequel l'accommodation puisse se faire. On appelle le *punctum remotum* le point le plus éloigné auquel la vision puisse être distincte. Pour un œil normal, on le considère comme situé à l'infini. La distance entre le *punctum remotum* et le *punctum proximum* est l'*amplitude d'accommodation* de l'œil.

Expérience de Scheiner. — On détermine le *punctum proximum* et le *punctum remotum* (ce dernier pour les yeux myopes), par l'expérience de Scheiner. On perce dans une carte, A, B (fig. 320), deux trous très fins, séparés par une distance moindre que l'ouverture pupillaire. Appliquant la carte contre l'œil, on regarde à travers les deux trous une aiguille placée dans une position perpendiculaire à la ligne qui joint les deux trous. A une petite distance de l'œil, l'aiguille paraît double; en l'éloignant graduellement, on trouve une position à partir de laquelle elle paraît

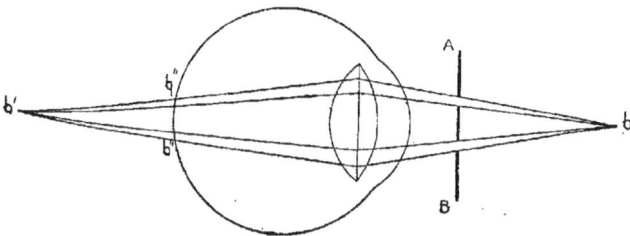

Fig. 320. — Expérience de Scheiner.

toujours simple pour un œil normal, tandis que plus ou moins loin elle redevient double pour un œil myope. Voici la théorie de l'expérience. Considérons le point *b*. Les rayons lumineux qu'il émet traversent les ouvertures de l'écran et tombent sur l'appareil dioptrique de l'œil sous la forme de deux pinceaux de rayons lumineux. Après réfraction, ils vont se couper en *b'* au delà de la rétine. Celle-ci reçoit donc deux images de diffusion *b'' b''* du point *b*, qui, par conséquent, est vu double. Si maintenant nous éloignons graduellement le point *b* de l'œil, il arrivera un moment où les deux faisceaux lumineux qu'il émet à travers les trous de l'écran viendront, après réfraction, se couper sur la rétine et le point *b* sera vu simple. Il sera alors au point le plus rapproché auquel il puisse être vu distinctement, c'est-à-dire au *punctum proximum*.

Une expérience tout à fait analogue consiste à regarder avec un seul œil un fil tendu et placé à peu près dans la direction de l'axe optique de l'œil. Jusqu'à une certaine distance de l'œil, le fil est vu comme un cône mal délimité dont la base est du côté de l'œil. Le sommet de ce cône est le point le plus rapproché de l'œil auquel le fil soit vu distinctement, c'est le punctum proximum. Pour un œil normal, tout le reste de l'étendue du fil situé au delà du punctum proximum est vu nettement. Pour un œil myope, au delà du punctum proximum et à une distance variable, suivant le degré de la myopie, le fil apparaît comme un cône à sommet dirigé vers l'œil. En effet, les foyers de réfraction des divers points lumineux du fil se forment en avant de la rétine qui n'est plus impressionnée que par des cercles de diffusion. Le sommet du cône ainsi vu par l'œil myope est le punctum remotum de cet œil. — Pour un œil hypermétrope, le punctum proximum est plus éloigné que pour un œil normal.

La carte à deux trous de Scheiner est un *optomètre* élémentaire qui permet de mesurer approximativement la distance du punctum proximum et du punctum remotum. A l'aide d'optomètres perfectionnés, on détermine cette distance avec précision pour chaque sujet. Les optomètres servent donc à mesurer le degré de myopie et d'hypermétropie.

Théoriquement, la vision distincte des divers points lumineux, situés du *punctum* proximum à 65 mètres de l'œil, exigerait une accommodation spéciale pour chaque point. Mais l'œil étant adapté pour un point déterminé, les cercles de diffusion donnés par les points situés un peu en avant et un peu en arrière de celui-ci, pourront être suffisamment petits pour que la vision de ces divers points soit sensiblement nette. On appelle *ligne d'accommodation* la droite sur laquelle sont situés les divers points qui peuvent être vus nettement avec un même degré d'accommodation. Ces lignes, extrêmement courtes pour les points très rapprochés de l'œil, s'allongent jusqu'à la distance de 65 mètres. De 65 mètres à l'infini, on admet qu'il n'y a qu'une

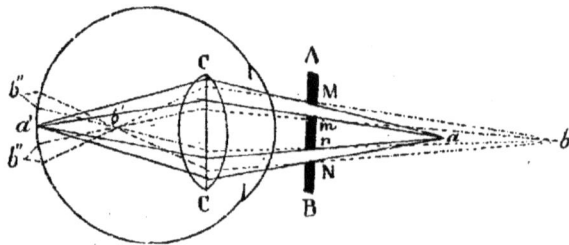

Fig. 321. — Expérience de Scheiner.

seule ligne d'accommodation. En d'autres termes, on accommode beaucoup pour voir à quelques centimètres, très peu pour voir à quelques mètres, pas du tout au delà d'une soixantaine de mètres.

Nous avons démontré par l'expérience de Purkinje que l'accommodation est due tout entière aux changements de courbure du cristallin, et principalement de sa face antérieure. Il nous faut rechercher quel est le mécanisme et la cause de ce changement de courbure. La découverte de *muscles lisses* (Brücke) dans l'œil des vertébrés en général, de *fibres striées* dans l'œil des oiseaux — a fait rechercher dans ces éléments contractiles les agents des changements de courbure du cristallin. La production de ces changements de courbure par un courant induit passant à travers l'œil ou spécialement porté sur le nerf moteur oculaire commun, sur le ganglion ophtalmique ou sur les nerfs ciliaires, la paralysie de l'accommodation par divers agents chimiques, prouvent bien que le phénomène de l'accommodation reconnaît une cause musculaire.

Le *muscle ciliaire* (fig. 319 *mc*) est formé essentiellement de fibres lisses groupées en faisceaux à direction radiaire, ayant leur insertion fixe dans le tissu grillagé qui tapisse la face postérieure du canal de Schlemm, et leur insertion mobile disséminée dans une large étendue de la choroïde antérieure, correspondant à peu près sur la face externe de la membrane aux insertions similaires de la zonule siégeant à sa face interne.

Indépendamment des fibres qui à la face profonde du muscle prennent des directions obliques, constituant ainsi une sorte de treillis musculaire, il existe fréquemment sous le bord antérieur du muscle, des fibres circulaires (muscle de Müller), qu'il faut comprendre comme un faisceau de renforcement du muscle, développé là où l'accommodation est appelée à travailler d'une façon constante (œil hypermétrope).

D'après Hemholtz le muscle ciliaire agirait de la façon suivante : Le cristallin à l'état vivant serait déprimé par la tension de la zonule, système de fibres radiées, inextensibles, qui d'une part s'attachent vers l'équateur du cristallin, d'autre part vont adhérer intimement à toute la face interne de la portion plane des portions ciliaires et aussi à l'hyaloïde dans la région correspondante. Helmholtz a prouvé sa manière de voir en montrant que le cristallin frais, extrait de la capsule, prend son maximum de courbure, comme dans la vision de près; tandis que dans l'œil fraîchement énucléé, bien qu'évidemment il ne soit plus soumis à aucune force contractile, il est au contraire à son maximum d'aplatissement comme dans la vision de loin. La zonule, par la position de ses attaches fixes, par l'élasticité de la choroïde antérieure qui la maintient tendue, et aussi par la réflexion qu'elle éprouve au sommet des procès ciliaires, doit être considérée comme l'agent de cet aplatissement de la lentille. Cette supposition est confirmée par ce fait que le cristallin dans l'œil vivant est moins bombé que dans l'œil mort depuis quelque temps. Dans ce cas, en effet, la pression intra-oculaire baisse par diminution de la quantité de liquide contenue dans l'œil, il en résulte un relâchement général des membranes de l'œil grâce auquel le cristallin peut prendre la forme à laquelle il tend par son élasticité. Les fibres radiaires du muscle ciliaire, en se contractant attirent en avant de la choroïde (muscle tenseur de la choroïde) les insertions postérieures de la zone de Zinn, relâchent celle-ci et permettent au cristallin d'augmenter de convexité. Helmholtz avait voulu expliquer par une action de l'iris la prédominance de courbure de la face antérieure du cristallin. Il est plus probable que cette face est la seule qui puisse se bomber, la postérieure étant maintenue par le vitré.

D'après Rouget la pression des fibres circulaires sur les procès ciliaires amènerait une sorte d'érection de ces organes par réplétion sanguine. Cette érection aurait pour effet de transmettre au cristallin en la régularisant la pression des fibres musculaires.

Cette hypothèse n'est pas justifiable puisque les procès ne touchent jamais le cristallin. Les fibres circulaires en se contractant resserrent l'anneau qu'elles forment et entraînent comme les radiaires, le segment antérieur de la choroïde vers la *base de la cornée*.

En résumé l'accommodation est un *phénomène actif*, une contraction musculaire réglée par le système nerveux. Elle entre en jeu constamment pour la vision de près, sauf chez certains myopes dont le *punctum remotum* n'est qu'à 25 au 30 centimètres. Chez l'emmétrope et le myope elle est relâchée dans la vision de loin, sauf le cas de contracture permanente qui crée une myopie dynamique ou l'augmente si elle existe déjà. Mais chez l'hypermétrope, elle est constamment en jeu, puisque dans ce cas l'image même des objets éloignés tombe en arrière de la rétine et qu'il faut l'y ramener par une augmentation du pouvoir dioptrique de l'œil. D'où la nécessité du faisceau circulaire de renforcement du muscle ciliaire dans ce cas (Iwanoff).

L'accommodation, comme toute fonction organique, diminue avec l'âge et cela surtout à cause de la perte graduelle d'élasticité du cristallin. Donders l'évalue à quatorze dioptries en moyenne à l'âge de dix ans; c'est-à-dire que l'augmentation de pouvoir dioptrique donnée à l'œil par la mise en jeu de toute l'accommodation équivaut à l'apposition devant cet œil d'une lentille convergente de quatorze dioptries. A trente ans l'accommodation n'est plus que de sept dioptries, à cinquante ans, de deux. Alors la vision n'est distincte qu'au delà de 50 centimètres, longueur focale de la lentille de deux dioptries; le sujet éloigne son livre pour lire, c'est *l'âge des lunettes*. Un verre de une dioptrie à cinquante ans, de 2,50 à soixante ans (accommodation réduite à 0,5 dioptrie) lui permet de voir nettement à partir de 33 centimètres.

Bien entendu, l'âge des lunettes arrive plutôt pour l'hypermétrope, et cela en raison directe du degré de son hypermétropie; plus tard pour le myope, qui y échappe même si son vice de réfraction atteint ou dépasse quatre dioptries. On conçoit facilement que l'accommodation, contraction musculaire, soit susceptible de *fatigue*, de *paralysies* d'une part; d'autre part de *crampes*, de *contractions passagères* ou *permanentes*. Les causes de ces troubles fonctionnels siègent dans l'œil, ou bien dans l'état du système nerveux; ils sont aussi fréquents que variés; c'est par là que l'étude clinique de la réfraction oculaire modifiée à chaque instant par l'accommodation, échappe à la physique pure, pour entrer dans le domaine de la médecine proprement dite.

L'accommodation ne se fait *pas instantanément*, il faut, en effet, un certain temps pour la contraction du muscle lisse qui la produit, outre le temps nécessaire à l'agent nerveux pour parcourir la voie du réflexe. (Voir paragraphe suivant.) Le temps nécessaire à l'accommodation croît avec le rapprochement du point observé; en effet, le degré de contraction musculaire croît dans ce sens-là.

Le muscle ciliaire est soustrait à l'influence de la volonté. Il est innervé par un petit plexus nerveux ganglionnaire analogue à celui qui existe dans tous les muscles non volontaires. Ce plexus est formé par les fibres du moteur oculaire commun venues à travers le ganglion ophtalmique et les nerfs ciliaires. L'excitation du moteur oculaire commun produit l'augmentation de courbure du cristallin (Trautwetter). Ce nerf et les nerfs ciliaires représentent la voie centrifuge du réflexe de l'accommodation qui a pour voie centripète la rétine et le nerf optique. Ce réflexe montre qu'il doit exister des communications entre les noyaux d'origine du nerf optique et ceux du moteur commun.

Champ visuel monoculaire. — Le champ visuel monoculaire est la portion de l'espace qui vient former son image sur l'une de nos rétines dans une position déterminée de l'œil. De cette portion de l'espace quelques points seulement sont perçus distinctement : ceux dont l'image tombe sur la tache jaune. Ce sont ceux que nous *regardons ;* le reste du champ visuel est vu d'une manière indistincte. Mais si, la tête restant immobile, nous faisons exécuter à notre œil tous les mouvements dont il est susceptible, les divers points du champ visuel viendront successivement former leur image sur la tache jaune et seront vus distinctement. L'espace parcouru par l'œil dans ces positions successives est le *champ du regard* qu'on peut définir : la portion de l'espace renfermant les objets visibles distinctement pour l'un de nos yeux la tête restant immobile. Dans notre première définition nous supposions la tête et l'œil immobiles, dans la deuxième nous faisons intervenir les mouvements intrinsèques du globe oculaire; aussi faut-il considérer les muscles moteurs de l'œil comme destinés à permettre l'exploration des divers champs visuels du champ du regard *actuel*. Pour passer à un autre champ du regard, il faut déplacer la tête; le muscle qui agit alors est principalement le sterno-mastoïdien.

Le champ visuel est limité par une surface irrégulièrement conique, dont le sommet est au centre optique de l'œil; elle est limitée par des droites, qui, partant de ce centre, sont tangentes aux parties opaques empêchant l'accès des rayons lumineux au cristallin, c'est-à-dire le bord pupillaire et les parties saillantes de la face qui entourent l'œil : sourcil, nez, joue. Ces diverses parties présentent des différences de saillie suivant le sujet, le champ visuel n'est pas exactement le même pour tous, son étendue varie en outre en raison directe du degré d'ouverture de la pupille. Dans la vision des objets rapprochés la pupille s'avance vers la cornée. Le champ visuel augmente alors un peu. Helmholtz a trouvé que, bien que la pupille soit un peu plus en arrière que la face postérieure de la cornée, elle peut recevoir des rayons qui tombent sur le bord de cette cornée perpendiculairement à l'axe de l'œil à cause de la réfraction qui se fait sur cette dernière. Le champ visuel d'un seul œil répondrait ainsi à peu près à une demi-sphère. D'après le Dr Landolt, les limites du champ visuel de l'œil emmétrope sont en moyenne les suivantes :

En haut.	55°	angle total vertical = 120°
En bas	65°	
En dehors	85°	angle total horizontal = 135°
En dedans	50°	

Chez les myopes, en raison de l'allongement de l'axe antéro-postérieur de l'œil, le champ visuel est un peu rétréci; pour une raison contraire, il est agrandi chez les hypermétropes.

Réglage de la quantité de lumière. — Iris. — La formation de l'image des objets extérieurs sur la face postérieure de la rétine est une des conditions de la vision distincte. Une seconde condition est que l'image ainsi formée soit suffisamment éclairée. Il est évident que pour une rétine d'une sensibilité donnée, il existe un degré de lumière avec lequel les images sont perçues le plus distinctement possible. Or, la lumière du jour étant périodiquement variable, il s'est formé dans les yeux arrivés à un certain degré de perfectionnement un organe qui a pour fonction de régler la quantité de lumière reçue par la rétine, de manière à la maintenir le plus près possible du degré le plus avantageux pour la vision. Les paupières jouent bien un peu ce rôle, mais à elles seules elles seraient tout à fait insuffisantes. L'organe spécial du réglage de la quantité de lumière est l'iris. L'iris est un diaphragme opaque, percé vers son centre d'une ouverture pour le passage des rayons lumineux. Ce diaphragme est contractile, c'est-à-dire qu'il peut élargir ou resserrer son ouverture centrale. Là est son importance et sa raison d'être. Sa contractilité est due à des fibres lisses dont les unes forment un anneau autour de la pupille, les autres sont des fibres radiées. L'ouverture de l'iris, la *pupille* est circulaire chez l'homme, beaucoup de mammifères, les oiseaux, beaucoup de poissons; en forme de boutonnière chez le chat, le renard; rectangulaire chez les ruminants, les solipèdes, etc... Chez l'homme, elle n'est pas exactement au centre de l'iris, mais un peu rapprochée de son côté interne. Cette position est déterminée par celle de l'axe visuel. La pupille est d'autant plus resserrée que la lumière est plus intense; les animaux qui chassent la nuit, comme les chats, les hiboux, ont une pupille extrêmement dilatable qui permet à leur rétine de recevoir une quantité de lumière suffisante pour la vision là où l'œil de l'homme n'en trouve pas assez. Dans la vision des objets éloignés la pupille se dilate parce que l'image de ces objets, étant très petite, a besoin d'un éclairage intense; dans la vision des objets rapprochés, la pupille se contracte parce que l'image plus grande n'a pas besoin d'autant de lumière. Mais la pupille se contracte pour voir un objet éloigné et très éclairé de même qu'elle se dilate pour voir un objet rapproché, mais éclairé d'une façon insuffisante.

Mécanisme des mouvements de l'iris. — La contraction de la pupille est due au sphincter pupillaire, muscle parfaitement connu et facilement démontable; la question du sphincter n'est nullement discutée, mais il n'en est pas de même de celle du dilatateur. Jamais on n'a pu le démontrer anatomiquement d'une façon incontestable, sauf chez les oiseaux. Il existe bien entre la couche conjonctivo-vasculaire de l'iris et la couche uvéale une fine membrane constituée par des fibres radiées, la membrane de HENLE. Si le dilatateur existe, il siège là et pas ailleurs. Mais ces fibres radiées ne sont pas suffisamment identiques à des cellules musculaires lisses pour que la question puisse être considérée comme tranchée histologiquement. Au point de vue physiologique, tout, au contraire, démontre l'existence d'un dilatateur. Les grandes dilatations pupillaires sont en effet un phénomène actif; ce qui le prouve, c'est que la pupille du cadavre est dilatée moyennement et non pas au maximum, c'est que dans les paralysies de la troisième paire il n'y a encore qu'une faible dilatation pupillaire. La dilatation maxima n'est donc pas sous l'influence de la seule élasticité de l'iris qui entrerait en jeu sur le cadavre et dans les paralysies pupillaires; elle est nécessairement un phénomène actif, c'est-à-dire musculaire. On a bien essayé de faire jouer un rôle aux vaisseaux : gorgés de sang, ils s'allongent et rétrécissent la pupille; vides, ils deviennent plus courts, tortueux et la dilatent; mais il suffit de rappeler que l'on peut parfaitement, par un courant électrique, faire contracter la pupille d'un animal exsangue, pour faire comprendre que l'état de réplétion des vaisseaux peut seulement venir en aide aux contractions alternatives du sphincter et du dilatateur, sans être capable de les remplacer.

Innervation de l'iris. — 1° *Innervation constrictive, innervation du sphincter.*

Herbert Mayo, en 1823, a démontré chez le pigeon que la section du moteur commun dans le crâne produit une dilatation de la pupille; que le pincement du bout périphérique du nerf coupé resserre la pupille. Longet arriva aux mêmes résultats sur le chien et le lapin. Kühn, chez une suppliciée, a trouvé que la pupille ne se contractait plus par excitation du nerf optique après section de la troisième paire. Au reste, à défaut d'autres expériences sur l'homme, on a comme preuve de l'action du moteur commun sur la pupille l'histoire des paralysies de ce nerf qui, lorsqu'elles sont complètes, déterminent une dilatation pupillaire moyenne avec perte des mouvements de la pupille, soit sous l'action de la lumière, soit dans les efforts de convergence.

Hensen et Vœlkers ont démontré que dans la série des noyaux d'origine de la troisième paire, c'était le groupe cellulaire le plus antérieur, situé vers l'extrémité postérieure des parois du deuxième ventricule, qui tenait sous sa dépendance la contraction pupillaire.

2° Innervation dilatatrice.

On sait depuis Pourfour du Petit que la section du grand sympathique cervical détermine un resserrement de la pupille, que l'excitation de son bout céphalique amène au contraire une dilatation maxima. Nous résumons, d'après les travaux de F. Franck, l'état actuel de l'origine ou du trajet des fibres irido-dilatatrices.

Il paraît exister dans les centres deux régions distinctes d'origine pour les fibres irido-dilatatrices : 1° une région supérieure ou *bulbaire* (Vulpian) envoyant des fibres qui passent par la racine du trijumeau, le ganglion de Gasser et la branche ophtalmique, ce qui explique l'ancienne observation de Cl. Bernard et Magendie que la section du trijumeau en arrière du ganglion de Gasser amène un rétrécissement pupillaire.

2° Une région inférieure ou *cervico-dorsale* s'étendant de la cinquième vertèbre cervicale à la sixième dorsale. Les fibres émanées de la région cervicale passent dans les rameaux communicants qui, au lieu de se jeter directement dans le cordon sympathique, constituent un petit nerf, le *nerf vertébral* de Franck, allant atteindre par un trajet descendant le premier ganglion thoracique. Celui-ci, point de rencontre de tous les rameaux dilatateurs médullaires, reçoit en outre directement ou par l'intermédiaire du cordon thoracique, les rameaux communicants riches en fibres dilatatrices, émanés de la région dorsale entre la première et la huitième vertèbre. Tous les dilatateurs ainsi réunis passent dans le cordon cervical du grand sympathique, ce qui explique les résultats des expériences de Pourfour du Petit, traversent le ganglion cervical supérieur, puis le quittent en passant non pas par le plexus carotidien comme l'ont admis certains auteurs, mais par l'anastomose du ganglion cervical avec le ganglion de Gasser.

De là ils se jettent dans la branche ophtalmique où ils rejoignent les filets d'origine bulbaire.

Dans les nerfs ciliaires les fibres dilatatrices se mélangent avec les fibres constrictives.

La dilatation produite par un seul filet ciliaire n'est pas partielle : il est donc probable qu'il s'opère dans les plexus nerveux de l'iris une association des filets dilatateurs.

Ajoutons enfin que les filets dilatateurs de l'iris sont certainement différents des filets vaso-moteurs de la même membrane. Ils peuvent même cheminer par des troncs nerveux différents : c'est ainsi que chez le chien les filets carotidiens du grand sympathique contiennent les vaso-moteurs iriens, tandis que l'anastomose du ganglion cervical supérieur avec le ganglion de Gasser renferme les fibres irido-dilatatrices.

Imperfections de l'appareil dioptrique. — Aberration de sphéricité. — Les rayons lumineux qui traversent les lentilles convergentes homogènes ne viennent pas former leur foyer tous exactement au même point, comme nous l'avons supposé jusqu'ici. Les rayons qui passent par les parties périphériques de la lentille ont leur foyer plus près de celles-ci que les rayons plus rapprochés du centre. Il en résulte que l'image d'un point n'est pas en réalité un point, mais un petit cercle de diffusion. Cette *aberration de sphéricité* peut être corrigée de plusieurs façons, par exemple par une diminution de courbure de la partie périphérique de la lentille ou par une diminution de réfringence de cette même partie. Le premier mode de correction s'observe dans la cornée qui est engendrée par la révolution d'un ellipsoïde dont l'extrémité du grand axe correspond à peu près avec le centre de cette membrane. Le second mode s'observe dans le cristallin dont l'aberration de sphéricité serait beaucoup plus considérable que celle de la cornée. Nous avons vu que l'indice de réfraction du cristallin diminuait du centre à la périphérie ; par conséquent, les rayons marginaux sont moins fortement réfractés que les rayons centraux et, au lieu de former leur foyer plus près de la lentille que ceux-ci, peuvent le former au même point. Le cristallin est donc sensiblement aplanétique. De plus, il faut remarquer que la partie la plus périphérique du cristallin est masquée par l'iris. Ce dernier joue donc probablement un rôle dans la correction de l'aberration de sphéricité, mais ce rôle n'est qu'accessoire ; en effet, la vision reste nette après la perte totale de l'iris.

Aberration de réfrangibilité. — On sait que la lumière blanche est composée de couleurs élémentaires dont la réfrangibilité va en augmentant du rouge au violet. Les lentilles ont à un degré moindre la même action que les prismes, elles décomposent la lumière blanche ; le rayon réfracté subit une légère dispersion ; les rayons rouges vont former leur foyer plus loin que les rayons violets ; entre ces deux extrêmes s'échelonnent les autres couleurs. Si donc un point rouge placé à une distance donnée d'une lentille convergente forme son foyer en un point A, un point violet situé à la même distance de la lentille formera son foyer en un point A′ plus rapproché de la lentille, et un écran qui, placé en A, reçoit une image nette du point rouge, recevra un cercle de diffusion du point violet. Helmholtz a fait à ce sujet l'expérience suivante : il a regardé, à travers un écran opaque percé d'une petite ouverture, des rayons de différentes couleurs isolés au moyen d'un prisme. Cherchant ensuite la plus grande distance à laquelle son œil pouvait distinguer l'ouverture comme un point lumineux bien net, il a trouvé que cette distance était de 8 pieds pour la lumière rouge et de 1 pied et demi pour la lumière violette. Ces différentes lumières ne forment donc pas dans l'œil leur foyer au même point, l'œil n'est pas achromatique. Fraunhofer a trouvé que la distance qui sépare les foyers extrêmes des diverses lumières est d'environ 1 demi-millimètre. A ce compte-là la lumière blanche ne devrait pas nous présenter un aspect homogène puisqu'elle serait décomposée par notre œil. D'après Giraud-Teulon, elle serait recomposée dans l'œil de la façon suivante : le cône lumineux émis par un point blanc à travers l'ouverture pupillaire se réfracte dans l'œil, suivant deux cônes concentriques emboîtés, l'externe, le plus long, formé par une nappe rouge orangé, l'interne par une nappe bleu violet. Prolongeons les rayons formant le cône interne au delà de leur foyer, ils iront couper les rayons du cône externe en avant du foyer de ceux-ci, et, au point d'intersection des deux nappes colorées, la lumière blanche sera reconstituée; ce point d'intersection est en réalité un petit cercle, c'est lui qui, grâce à l'accommodation, ira se former sur la rétine. Dans les limites de l'accommodation le chromatisme des milieux de l'œil serait donc corrigé. Quoi qu'il en soit, il ne gêne que très peu ou pas du tout la vision. Helmholtz, en faisant usage de verres qui rendaient son œil achromatique, n'a pas remarqué que sa vision fût plus nette.

Astigmatisme. — Toute surface réfringente à courbure régulière et symétrique autour de son axe principal donne un faisceau de rayons réfractés enveloppé par

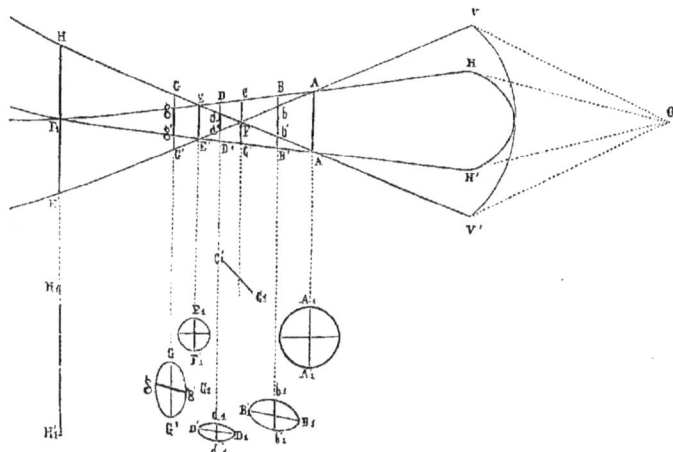

Fig. 322. — Schéma de la réfraction astigmatique. (Abadie.)

une surface conique si le faisceau incident a la forme d'un cône ou d'un cylindre : en effet, tous les rayons incidents sont réfractés de la même quantité. Mais si la surface réfringente n'est pas symétrique autour de son axe, que deux de ses méridiens rectangulaires A B et C D soient inégaux, A B < C D par exemple, les rayons qui tomberont sur la surface réfringente suivant A B formeront leur foyer plus près que les rayons tombant suivant C D, puisque la convergence d'une lentille est d'autant plus grande que sa courbure est plus forte. Une lentille dont les méridiens ne sont pas égaux est dite *astigmatique* (sans foyer). L'œil présente presque toujours un degré d'astigmatisme plus ou moins prononcé, ses divers méridiens ne sont pas rigoureusement égaux, le globe oculaire étant légèrement comprimé latéralement ou de haut en bas. Il est myope suivant un méridien, emmétrope ou hypermétrope, ou affecté d'un degré de myopie différent suivant le méridien perpendiculaire au premier. Supposons un œil comprimé latéralement, son plan méridien vertical s'allongera, il sera myope pour une droite située en avant de lui et dans le plan du même méridien prolongé. Mais au moment où il cessera de voir distinctement cette droite, il distinguera encore nettement une seconde droite perpendiculaire à la première. En regardant avec un seul œil les divers rayons d'une circonférence (fig. 322), nous remarquons en effet que ces rayons ne nous apparaissent pas simultanément avec une netteté égale; quand notre œil est adapté pour certain d'entre eux, il ne l'est pas pour les autres.

La cornée étant en réalité un segment d'ellipsoïde à 3 axes inégaux est légèrement astigmatique, mais ce défaut est peu sensible dans les yeux normaux, c'est là l'astigmatisme régulier normal. Il peut s'exagérer et demande alors à être corrigé par les verres cylindriques. L'astigmatisme irrégulier est dû à des déformations de la cornée ou du cristallin à la suite de productions pathologiques ou d'opérations.

Phénomènes entoptiques objectifs. — A côté des imperfections de forme, imperfections physiques des lentilles oculaires, en existent d'autres dues à ce que les milieux de l'œil renferment des parties plus ou moins opaques. On comprend que ces parties peuvent projeter leur ombre sur la rétine, mais en réalité cette ombre ne se forme pas dans les conditions ordinaires de la vision. En effet, si une particule opaque empêche l'arrivée de certains rayons lumineux sur un point de la rétine, ce point n'en sera pas moins éclairé par les rayons arrivés sous des angles différents et il n'y aura pas d'ombre portée, la particule opaque donnera un petit cône d'ombre dont le sommet n'ira pas jusqu'à la rétine. Mais si cette particule est assez près de la rétine, le cône d'ombre qu'elle projettera sera coupé par cette membrane suivant un cercle et il y aura perception d'un point obscur. C'est le cas des vaisseaux rétiniens situés dans les couches antérieures de la rétine, c'est-à-dire un peu en avant de la couche sensible et dont l'ombre peut être rendue visible par une expérience due à Purkinje et sur laquelle nous reviendrons. L'ombre des particules opaques des milieux transparents de l'œil pourra également apparaître si on ne laisse arriver à l'œil que les rayons lumineux provenant d'une certaine direction; dans ce cas, en effet, ces particules donneront non plus des cônes d'ombre, mais des cylindres d'ombre. On fait l'expérience en regardant la flamme d'une lampe à travers un trou percé à l'aiguille dans une carte, celle-ci étant appliquée contre l'œil. Par ce procédé et d'autres analogues, on est arrivé à voir entoptiquement les figures suivantes : taches, points brillants produits par les humeurs qui humectent la cornée; taches perlées dues à des particules du cristallin, figures radiaires dues à la structure rayonnée de cette lentille; *mouches volantes* généralement en forme de chapelets, de boules brillantes, de filaments contournés, etc., dues à des points opaques du corps vitré. Dans le même œil on constate toujours les mêmes images entoptiques; elles paraissent rester toujours identiques durant de longues périodes.

Fluorescence. — Les milieux transparents de l'œil, principalement le cristallin, présentent un certain degré de fluorescence. On entend par fluorescence la propriété de certains corps transparents d'émettre une lumière propre d'une coloration spéciale quand ils sont vivement éclairés. On connaît, par exemple, la fluorescence des corps gras répandus sur l'eau. Mais pour un corps fluorescent la fluorescence n'est pas déterminée par une lumière quelconque. Tel corps fluorescent à la lumière rouge ne manifeste pas sa propriété s'il est éclairé par des rayons bleus. Pour la cornée et le cristallin la fluorescence est déterminée par les rayons ultra-violets; frappés par de tels rayons, ils émettent une lumière propre blanc bleuâtre. Ces rayons ultra-violets sont ceux que le cristallin absorbe, c'est-à-dire affaiblit le plus. L'expérience suivante le prouve : la résine de gaïac se colore en bleu sous l'influence des rayons bleus, violets, ultra-violets; les rayons moins réfringents ne lui donnent pas cette coloration. Mais avec la lumière blanche la fluorescence bleue se produit. Or, la lumière blanche qui a traversé un cristallin de bœuf colore cette résine en vert jaunâtre, donc les rayons bleus et violets ont été absorbés en partie par le cristallin.

Lueur oculaire. — Ophtalmoscope. — Si nous considérons un point lumineux A allant former son image sur la rétine en un point A', il est évident que les rayons réfléchis par la face antérieure de la choroïde à partir de ce point A', iront former leur foyer en A. A et A' sont donc deux foyers conjugués; du point A il semble que l'on devrait voir l'image rétinienne A'. Cependant la pupille paraît noire, elle ne semble donc pas être traversée par des rayons lumineux réfléchis du dedans au dehors. La raison de ce fait est que le pigment choroïdien ne réfléchit que très peu de rayons lumineux et que d'autre part quand l'œil observateur est placé de façon à avoir une image formée exactement sur la rétine de l'œil observé, cette image est nécessairement celle de sa propre pupille, d'après ce que nous avons dit plus haut. La pupille étant noire, c'est-à-dire émettant peu de rayons lumineux, on voit une image noire. Dans les cas des choroïdes noires on ne voit donc pas sans artifice spécial de lueur oculaire, mais ce phénomène se manifeste très nettement chez les animaux dont la choroïde possède un *tapis*, c'est-à-dire une surface claire qui réfléchit assez vivement la lumière (chiens, chats, etc.).

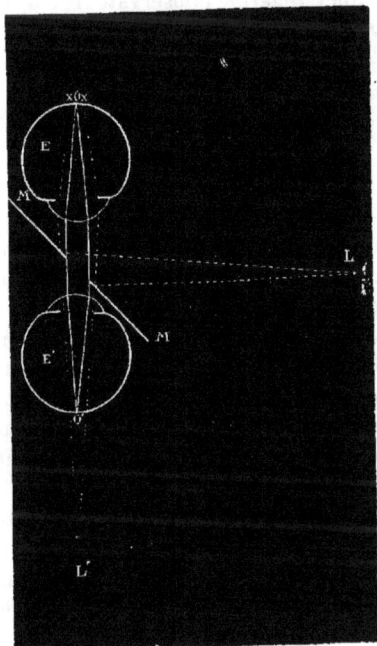

Fig. 323. — Schéma de l'ophtalmoscope.

MM, miroir réflecteur percé d'un trou; — L, lumière; — E, œil observé; — E', œil observateur. (Landolt.)

Si l'on projette une forte quantité de lumière dans un œil à choroïde noire, celle-ci n'absorbera pas tous les rayons lumineux et une partie sera réfléchie au dehors à travers la pupille; si ces rayons réfléchis viennent alors à pénétrer dans un autre œil, celui-ci verra que la pupille du premier est plus ou moins lumineuse. On peut faire l'expérience en regardant, à travers un miroir, un œil éclairé par les rayons que réfléchit ce miroir. L'œil à observer étant éclairé latéralement au moyen d'une lampe, on place au-devant de lui une glace sans tain, qui réfléchit une partie des rayons d'avant en arrière dans le fond de cet œil. Ces rayons seront en partie réfléchis d'arrière en avant par la choroïde, iront frapper le miroir que quelques-uns d'entre eux traverseront. L'œil observateur reçoit ces derniers rayons et, grâce à eux, voit luire le fond de l'œil observé. Tel est le principe de l'*ophtalmoscopie*. Le problème qu'elle pose est celui-ci : éclairer le fond de l'œil à observer, faire arriver les rayons réfléchis par cet œil dans l'œil observateur sans que celui-ci soit gêné par les rayons incidents ; réunir les rayons réfléchis en un foyer qui donne l'image du fond de l'œil observé. Tout *ophtalmoscope* se compose donc : 1° d'une flamme éclairante ; 2° d'un miroir réflecteur (on se sert d'un miroir concave percé à sa partie centrale d'un trou par lequel regarde l'observateur) ; 3° d'une lentille qui donnera une image renversée ou droite de la rétine.

III. — PHYSIOLOGIE DE L'APPAREIL NERVEUX TERMINAL

Excitabilité et excitants de la rétine. — Phosphènes. — Nous avons établi que l'appareil dioptrique de l'œil formait des images des objets extérieurs sur la face postérieure de la rétine. Ici commence le rôle de l'appareil nerveux visuel. Cet appareil se compose de la rétine, du nerf optique et de centres cérébraux.

La rétine, comme tous les éléments nerveux terminaux des différents organes des sens, est essentiellement un organe de transformation de phénomènes physiques déterminés en une sensation spéciale. Il n'y a pas de rapport nécessaire entre le phénomène et la sensation. En d'autres termes, un phénomène déterminé ne donnera des sensations comparables que s'il agit toujours sur le même sens ; s'il vient à agir sur un autre sens, la sensation sera toute différente. Mais un même organe donnera toujours des sensations comparables quelle que soit la cause excitante ; le mode de réaction d'un même élément anatomique est en effet toujours identique. Un morceau de fer rouge transmet à l'éther des vibrations que notre peau perçoit comme chaleur (chaleur rayonnante), notre rétine comme lumière. Or, la chaleur rayonnante et la lumière sont un même phénomène physique ; la distinction que nous en faisons est purement subjective. La température du fer rouge diminuant, notre peau continuera à en ressentir la chaleur rayonnante, mais notre rétine ne sera plus impressionnée ; le phénomène physique est cependant resté le même, il n'a fait que diminuer d'intensité. Le même phénomène donne donc à des organes divers des sensations qui ne sont pas comparables ; de plus, un phénomène n'est pas nécessairement suivi d'une sensation. Si maintenant nous supposons une rétine mise à nu, elle transmettra aux centres des sensations lumineuses, non seulement après excitation par des rayons lumineux, mais encore après une excitation mécanique quelconque. C'est ce que l'on a constaté dans les opérations intéressant la rétine. Une expérience élémentaire, la production des phosphènes par la compression d'un point quelconque du globe oculaire, démontre bien cette propriété de la rétine. Tandis que cette compression nous donne par les nerfs centripètes de la sclérotique une sensation de douleur, nous percevons en outre des sensations lumineuses qui ne correspondent à aucun objet du monde extérieur et qui sont simplement dues à l'excitation mécanique de la rétine.

Le nerf optique ne transmet au cerveau que des sensations lumineuses ; toute excitation mécanique ou électrique de ce nerf est perçue comme phénomène lumineux. Mais la lumière n'a d'action sur le nerf optique que par l'intermédiaire de la rétine. Le nerf lui-même n'est pas excitable par cet agent.

Siège précis de la sensibilité de la rétine. — Parmi les diverses couches de la rétine quelle est celle qui doit être soumise à l'action immédiate des

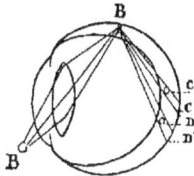

Fig. 324. — Expérience de Purkinje.

B, bougie placée à côté de l'œil, c'est-à-dire aussi latéralement que possible par rapport au centre de la cornée ; — B, source lumineuse intérieure formée par les rayons lumineux que le cristallin concentre sur une partie très latérale de la rétine ; — C, D, deux vaisseaux de la rétine (l'épaisseur de la rétine a été extrêmement exagérée ici pour la clarté du schéma). On voit que l'ombre de ces deux vaisseaux est projetée en D' et D''.

rayons lumineux pour qu'il y ait sensations lumineuses ? L'expérience déjà citée de Purkinje nous renseigne à cet égard. Cette expérience consiste à projeter l'ombre des vaisseaux rétiniens sur les parties de la rétine qui ne la reçoivent pas habituellement. Ces vaisseaux sont ainsi vus par l'œil en expérience. Ils sont situés dans les couches antérieures de la rétine (couche des fibres et des cellules multipolaires), leur ombre est portée sur les couches postérieures et perçue par elles. C'est donc parmi celles-ci qu'il faut chercher la couche directement impressionnable. H. Müller a trouvé par le calcul que la distance existant entre les vaisseaux rétiniens et la surface qui reçoit leur ombre devrait être de $0^{mm},17$ à $0^{mm},36$. Or, la distance qui sépare les vaisseaux de l'extrémité postérieure des cônes et des bâtonnets est de $0^{mm},2$ à $0^{mm},3$. Cette couche postérieure de la rétine est donc celle sur laquelle les points lumineux extérieurs doivent former leur foyer de réfraction pour être nettement perçus.

Variations locales de la sensibilité. — Nous avons vu, en étudiant la structure de la rétine) que les cônes et les bâtonnets ne sont pas répartis en proportions égales dans toute l'étendue de la rétine. Dans la tache jaune il n'existe que des cônes ; à partir de ce point leur nombre diminue, tandis que celui des bâtonnets augmente. A ces différences dans la distribution des éléments terminaux dans les divers points de la rétine correspondent des différences dans l'acuité visuelle de ces divers points. L'acuité de la vision est d'autant plus grande que l'œil peut distinguer des points plus rapprochés angulairement. Or deux points ne peuvent être perçus comme distincts que s'ils viennent former leur image sur deux éléments rétiniens distincts. Donc plus ces derniers seront petits plus sera grande l'acuité de la vision. Helmholtz a trouvé expérimentalement que pour que deux points puissent être distingués ils devraient être séparés par un angle de 63°75, soit une minute environ. Un tel angle correspond sur la rétine à un cercle de 4 μ, 6 de diamètre. Or telle est à peu près la dimension que Kölliker a trouvée pour les cônes de la tache jaune. Max Schultze a donné des chiffres plus faibles : 2 μ à 2 μ 5. Hirschmann a abaissé jusqu'à 50″ l'angle minimum sous lequel deux points peuvent être vus distincts, angle qui correspond à un diamètre de 3 μ 65 sur la rétine. Volkmann aurait démontré que les dimensions des cônes ne sont pas assez petites pour expliquer l'acuité visuelle, que deux points peuvent être distingués alors même qu'ils forment leurs images sur un même élément. Mais, d'après Helmholtz, on pourrait objecter à cette opinion que les deux points si rapprochés sont vus distincts, non pas simultanément, mais successivement dans un espace de temps très court par suite des déplacements continuels de l'œil.

Tache jaune. — Nous avons vu qu'au niveau de la tache jaune, l'épithélium sensoriel de la rétine n'est constitué que par des cônes. A cette consti-

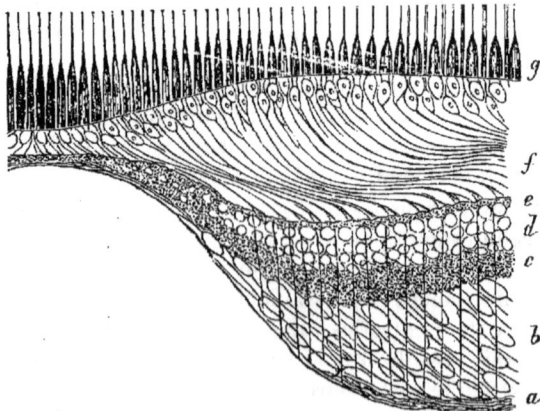

Fig. 325. — Moitié droite d'une coupe de la tache jaune et de la *fovea centralis*.

tution de la tache jaune correspond une particularité fonctionnelle. La tache jaune est le point de la rétine où l'acuité de la vision est de beaucoup la plus grande. On le démontre par une méthode tout analogue à celle du compas de

Weber. Les pointes du compas sont ici remplacées par deux fils parallèles très fins. On les place à la distance maxima à laquelle ils puissent être distingués l'un de l'autre. En ce moment, leur image se forme sur la tache jaune, car nous amenons toujours à se former sur ce point l'image d'un objet que nous regardons avec attention. Si l'on déplace l'œil de manière à ce que l'image des deux fils vienne se former vers l'équateur de l'œil, il faudra écarter les fils de cent cinquante fois leur distance primitive pour qu'ils ne soient pas confondus. L'acuité visuelle diminue très rapidement en dehors de la tache jaune, puis plus lentement jusqu'à la périphérie où elle atteint son minimum.

On appelle *ligne visuelle* (fig. 326), la ligne qui joint le point fixe à la *macula*, elle passe par le centre optique de l'œil, point idéal résultant de la fusion des deux points nodaux et situé vers le centre de la face postérieure du cristallin. La ligne visuelle fait, avec l'axe optique, un angle en moyenne de 5°, l'angle α, ouvert en dedans et qui exprime en quelque sorte l'adaptation de l'œil humain à la convergence que nécessite la vision binoculaire. Il est en effet évident que la convergence est très facilitée par cette position des lignes visuelles déterminée elle-même par la situation temporale de la macula.

La tache jaune (*macula*) est large d'environ 2 millimètres, haute de 0mm,8. Ces dimensions correspondent à un angle de 2 à 4° dans le champ visuel. Mais en réalité, l'angle dans lequel sont comprises les parties du champ visuel, vues simultanément avec netteté, est encore plus petit : en effet, la sensibilité rétinienne n'atteint son maximum que dans la fossette centrale large de 0mm,2, ce qui correspond à un angle de 12°. Il semble que l'on vise simultanément avec netteté des objets compris dans un angle beaucoup plus ouvert; mais cela tient à la rapidité des mouvements de l'œil. Si, placé dans l'obscurité, on dirige son regard sur un livre que vient éclairer subitement une étincelle électrique, on ne distingue qu'un très petit nombre des caractères du livre.

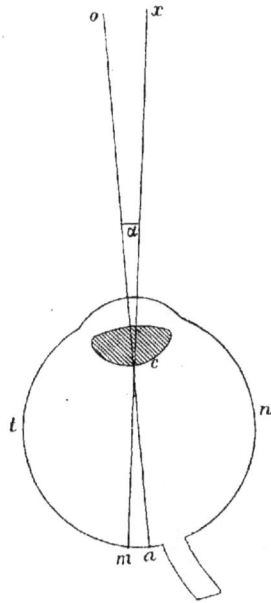

Fig. 326. — Œil gauche.

n, côté nasal ou médian; — *t*, côté temporal ou latéral; — *m*, macula; — *a o*, axe optique, passant par le centre de la cornée, le centre des deux faces du cristallin; dans l'œil humain la papille est située de telle sorte que l'axe optique tombe un peu en dehors d'elle. L'axe optique est l'axe de symétrie de l'œil (symétrie seulement approximative et non mathématique); — *m x*, ligne visuelle. C'est la ligne idéale qui joint le point fixé à la macula. Elle coupe l'axe optique au niveau du centre optique c, traverse la cornée *en dedans* de son centre et fait ainsi avec l'axe optique un angle d'une valeur moyenne de 5° (angle α). Cette direction de la ligne visuelle est déterminée par la situation temporale de la macula; les lignes visuelles des deux yeux semblent converger ; cependant, dans la position de repos des yeux (regard à l'infini), elles sont à peu près parallèles, parce qu'alors les deux axes optiques font entre eux un angle ouvert en avant d'environ 10°. Cependant la direction des lignes visuelles facilite évidemment la convergence et par suite la situation temporale de la macula chez l'homme peut être considérée comme l'une des conditions d'adaptation à la vision binoculaire.

Papille ou tache aveugle. — *Expérience de Mariotte*. Un autre point spécial de la rétine est la *papille du nerf optique*; il n'existe en ce point que des fibres nerveuses (fig. 327). Nous avons déjà dit que ces fibres étaient insensibles à la lumière. Les images qui viennent se former sur la pupille ne doivent donc pas être perçues, c'est ce que l'on démontre par l'expérience de Mariotte. Si l'on regarde attentivement avec l'œil gauche la croix de la figure 328, on trouvera par tâtonnements qu'en plaçant son œil à une certaine distance, 1 pied environ, le cercle blanc de la figure disparaît. Pour l'œil droit, le point qui disparaît à la vue est à droite ; par suite du renversement des images, il correspond donc à une partie située à gauche de la tache jaune. On a établi, par le calcul, que ce point était bien la papille du nerf optique (tache aveugle). Donders a donné une démonstration directe du fait. Si l'on projette au moyen de l'ophtalmoscope l'image d'une flamme sur la papille, cette image n'est pas perçue. L'insensibilité à la lumière de la tache aveugle ne se traduit pas par une sensation d'obscurité. Si nous

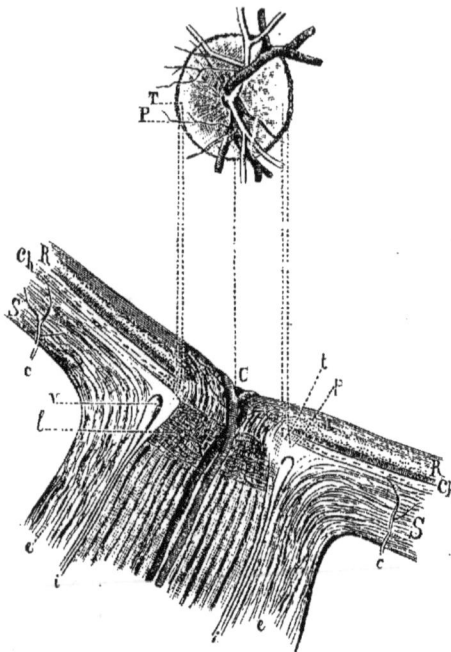

Fig. 327. — Papille du nerf optique et son image ophtalmoscopique. (Landolt.)

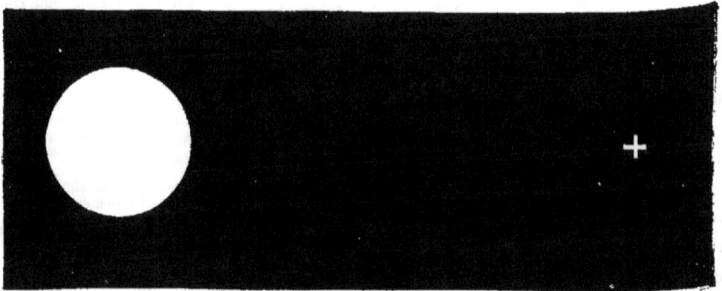

Fig. 328. — Expérience de Mariotte. (Pour l'œil gauche.)

répétons l'expérience de Mariotte avec deux cercles noirs sur un fond blanc, celui-ci paraîtra continu et la place occupée par le cercle noir que nous ne percevons pas nous paraîtra blanche. La tache aveugle ne donne aucune sensation, par conséquent la partie de l'espace qui vient se peindre sur elle, n'existe pas pour nous au point de vue optique et les parties situées de part et d'autre sont vues comme continues.

Marche des rayons lumineux dans la rétine. — A l'état physiologique la rétine est transparente et les rayons lumineux la traversent pour aller agir sur les éléments de sa couche postérieure, et cela sans impressionner les diverses couches autres que celle-ci. Les cônes et les bâtonnets sont en effet les seuls éléments sur lesquels la lumière agisse directement et sans intermédiaire. Tous les rayons lumineux qui traversent la rétine n'arrivent pas jusqu'à la couche postérieure ; quelques-uns sont absorbés, particulièrement les rayons bleus et violets qui, au niveau de la tache jaune, sont arrêtés en partie par le pigment jaune diffus situé en avant des cônes et dans les autres parties de la rétine par les globules sanguins cheminant dans les capillaires de cette membrane. Chez les oiseaux et les reptiles, les globules colorés, rouges ou jaunes, que contiennent les cônes, doivent avoir une action absorbante analogue.

La lumière qui pénètre dans l'œil tombant d'avant en arrière et la transmission à travers la rétine se faisant d'arrière en avant, il est probable que la lumière n'agit sur la rétine qu'après avoir subi une réflexion. Mais quelle est la surface réfléchissante? On a regardé comme telle l'article externe des bâtonnets et des cônes, vu sa structure lamellaire. Mais est-ce là un état vital, ou un état déterminé par les réactifs ?

Rôle du pigment dit choroïdien. — Rouget considère la couche de pigment rétinien comme un miroir noir qui réfléchit les rayons lumineux suivant leur direction d'incidence. En effet, le centre de courbure de la rétine coïncide à peu près avec le centre optique de l'œil. Les rayons lumineux passant par le centre optique sont normaux à la rétine, la direction du rayon réfléchi coïncide donc avec celle du rayon incident. Jusqu'à Rouget on avait considéré les pigments de l'œil comme simplement destinés à absorber les rayons lumineux après leur action sur la rétine. Il est bien certain que la choroïde absorbe beaucoup de rayons lumineux puisqu'elle nous paraît noire, mais il est certain qu'elle ne les absorbe pas tous puisqu'une image projetée sur elle est visible. Elle peut donc fort bien jouer le rôle de miroir que lui attribue Rouget, mais il est probable aussi qu'elle a pour fonction d'absorber les rayons lumineux qui après une première réflexion ont déjà traversé la rétine sans avoir été transformés en agent nerveux. Dans ce rôle on peut comparer son action à celle de l'enduit noir dont on revêt l'intérieur des tubes des instruments d'optique. La théorie de Rouget nous paraît confirmée par l'existence du tapis de l'œil de beaucoup de mammifères. Le *tapis* est une surface réfléchissante, visible par conséquent au fond de l'œil et situé à son pôle postérieur. Il est très probable que c'est lui qui permet aux chiens, aux chats, aux renards, etc., d'y voir avec une très faible quantité de lumière. Cette faible quantité est absorbée presque en entier par la choroïde noire de l'homme, mais, dans les yeux munis d'un tapis, les rayons sont réfléchis et la vision est encore possible. Où le pigment est nécessaire, c'est à la face postérieure de l'iris et dans les parties antérieures de la choroïde. En effet, si ces parties n'absorbaient pas la lumière, les rayons réfléchis par le tapis ou la choroïde seraient de nouveau renvoyés sur la rétine et troubleraient la netteté de l'image. De plus, la lumière venant de l'extérieur traverserait l'iris et la sclérotique et irait irriter la rétine. C'est ce qui a lieu chez les albinos. Outre son rôle de miroir, la choroïde a donc pour effet d'isoler l'œil de toute la lumière qui ne tombe pas sur la pupille.

Dans l'action de la lumière sur la rétine, il faut tenir compte de la migration du pigment, des cellules prismatiques qui recouvrent la rétine dans les prolongements que ces cellules envoient entre les cônes et bâtonnets. De cette migration, qui se produit sous l'influence de la lumière, il résulte que les éléments sensoriels de la rétine sont isolés les uns des autres au point de vue optique. Il est difficile de préciser l'utilité de cette disposition, mais elle paraît importante.

Photochimie de la rétine. — Pourpre rétinien. — Le mode d'action de la lumière sur la rétine est inconnu. Il y a une transformation de mouvement de l'éther en agent nerveux. C'est là une manière de voir qui s'impose aujourd'hui que l'on admet les principes de conservation et de transformation des forces. On sait de plus que les forces se transforment en quantités équivalentes (équivalent mécanique de la chaleur). Mais on ignore la nature des diverses forces, de même que le mode de transformation d'une force en une autre. Il ne peut donc être question de déterminer actuellement la manière dont les rayons lumineux agissent sur la rétine. Mais on sait que la transmission par les nerfs présente à peu près les caractères d'un phénomène chimique se propageant de proche en proche tout le long du nerf. Pour cette raison il est intéressant de connaître les phénomènes chimiques qui ont lieu dans la rétine sous l'influence de la lumière. Il se produit constamment dans l'article externe des bâtonnets une *matière colorante rouge* que la lumière décolore. Pour l'observer il faut tuer un animal gardé quelque temps dans l'obscurité et examiner immédiatement sa rétine. Dans les premiers instants elle paraît pourpre, puis rose, enfin l'action de la lumière se continuant elle devient incolore. Si une image se forme sur une rétine chargée de pourpre rétinien, elle se photographie sur cette rétine. En effet, les parties éclairées de l'image décolorent le pourpre rétinien à l'endroit de la rétine où elles se forment, les parties obscures se décolorent beaucoup moins. Cette photographie rétinienne est appelée *optogramme*. La solution d'alun fixe le pourpre rétinien et permet ainsi de conserver les optogrammes. (Pour la préparation des optogrammes, voir *Traité technique* de Ranvier, p. 796 et note.)

Il faut remarquer qu'un certain temps est nécessaire pour la formation des optogrammes, tandis que le phénomène de la vision est presque instantané. En outre, quand l'œil est exposé à une vive lumière, le pourpre rétinien est presque entièrement décoloré et il ne saurait y avoir formation d'opto-grammes tels que ceux observés dans les rétines maintenues quelque temps dans l'obscurité. Remarquons aussi qu'il n'existe de pourpre rétinien que dans les bâtonnets ; la tache jaune, lieu de la vision distincte, en est donc dépourvue. Il serait possible néanmoins que les cônes continssent une matière analogue au pourpre rétinien par ses propriétés, mais toujours incolore ; ce n'est là qu'une hypothèse. En somme, le fait le plus remarquable dans l'étude du pourpre rétinien est qu'il existe dans la rétine un composé chi-mique que la lumière modifie et qui se régénère continuellement par le fait de la nutrition. Ce pourpre rétinien existe justement dans la couche de la rétine impressionnable à la lumière. Peut-être est-il un intermédiaire par lequel la lumière agit sur les éléments nerveux.

Vision droite. — Projection de l'image. — On a émis beaucoup de théories pour chercher à expliquer comment nous voyons les objets *droits* alors que les images rétiniennes sont *renversées*. Sous cette forme la question est mal posée. On suppose en effet que l'œil voit l'image qui se forme sur sa rétine, ce qui n'est pas. Pour établir la question sur ses véritables bases, il faut tâcher de comprendre le mécanisme des perceptions visuelles. L'œil est un organe qui nous renseigne à distance sur la forme des objets extérieurs et leur position. Or, ces objets n'agissent sur lui que par les rayons lumineux qu'ils émettent. Ces rayons sont rectilignes; pour connaître leur direction, il suffira donc de connaître deux de leurs points. Il doit exister dans l'appareil visuel une disposition qui permette de résoudre ce problème. Dans les yeux composés des articulés l'étroit calibre des bâtonnets cristallins entourés de leur manchon de pigment ne permet l'accès aux rayons lumineux que suivant l'axe du bâtonnet, l'élément nerveux situé à la partie profonde de cet organe ne reçoit donc les rayons lumineux que suivant une direction toujours la même. L'impression marche d'une extrémité à l'autre de l'élément nerveux en agissant successivement sur des points contigus placés en série linéaire suivant l'axe de l'élément, et il est permis de supposer que c'est par ce méca-nisme qu'est fournie la notion de la rectilignité des rayons lumineux. Nous trouvons dans l'œil des vertébrés une disposition toute analogue. Les cônes et les bâtonnets sont aussi des éléments rectilignes à travers lesquels l'action lumineuse se transmet d'une extrémité à l'autre et peut donner la notion d'un mouvement qui se propage en ligne droite. Ici il faut faire remarquer que les cônes et les bâtonnets sont séparés par les expansions pigmentées des cellules de revêtement de la rétine; ils ne reçoivent donc de rayons lumi-neux que suivant leur axe. En somme, toute excitation d'un élément terminal rétinien donnera l'impression d'un rayon lumineux dirigé suivant l'axe pro-longé de l'élément. Or, les cônes et les bâtonnets sont ordonnés suivant les rayons de courbure de la rétine dont le centre de courbure coïncide à peu près avec le centre optique de cristallin. Par conséquent les rayons lumineux des objets vus nettement arrivent suivant l'axe prolongé des cônes et des bâtonnets puisqu'ils passent par le centre optique (points nodaux) du cristallin. Les éléments terminaux de la rétine donnent alors l'impression de la direction réelle des rayons lumineux puisqu'ils sont adaptés à percevoir toute excitation comme dirigée suivant leur axe. Ce n'est donc pas l'image formée sur notre rétine, l'optogramme, que nous voyons; nous ressentons des vibrations lumineuses dont nous reportons (*projection*) la cause à l'extérieur, grâce à un mécanisme physiologique préétabli. La preuve en est que si nous fermons les yeux, après avoir regardé quelques instants un corps brillant, nous le voyons dans sa position normale. Ce phénomène s'explique par la persistance d'une impression faite sur les éléments rétiniens qui en reportent toujours la cause à l'extérieur et dans le prolongement de leur axe. Une autre preuve de cette propriété physiologique des bâtonnets et des cônes est que le phénomène déterminé par la compression d'un point du globe oculaire apparaît au point diamétralement opposé, c'est-à-dire dans le prolongement de l'axe des éléments excités.

Perception des couleurs. — Nous appelons *lumière blanche* la lumière que nous envoie directement le soleil. Au moyen de prismes nous pouvons décomposer cette lumière blanche en un certain nombre de lumières différentes qui produisent sur nous la sensation des couleurs. Notre appareil visuel à lui seul est incapable de distinguer dans la lumière blanche les couleurs composantes. Nous pouvons en conclure que nous ne percevons par la vue que des résultantes. Les couleurs du spectre sont simples. Au point de vue physique, une couleur simple est un ensemble de vibrations de même longueur d'onde et par conséquent de même vitesse et de même durée d'oscillation dans l'unité de temps. Les longueurs d'onde vont en diminuant du rouge au violet, par conséquent les vitesses et le nombre d'oscillations par seconde varient en sens inverse. Le rouge répond à 456 billions, le violet à 667 billions de vibrations par seconde. En deçà et au delà de ces chiffres les vibrations de l'éther ne sont pas perçues par nous sous la forme de sensation lumineuse. Le passage du premier nombre au second se fait unité par unité; par conséquent, les diverses couleurs sont réunies par des intermédiaires insensibles. Mais dans la lumière solaire il y a un très grand nombre de lacunes dans la série des vitesses d'oscillation. Ces lacunes se traduisent dans le spectre par les raies obscures. Newton a compté sept couleurs dans le spectre, mais on en distingue un nombre plus considérable. Helmholtz distingue : rouge orangé, jaune d'or, jaune, jaune vert, vert, vert bleu, bleu cyanique, bleu indigo, violet, ultra-violet.

Mélange des couleurs simples. Couleurs complémentaires. — Parmi les diverses matières colorantes, il en est qui reproduisent exactement les couleurs simples du spectre; d'autres, au contraire, ne peuvent être reproduites que par la combinaison de certaines couleurs spectrales. Ce dernier fait et celui de la constitution de la lumière blanche nous conduisent à étudier les effets produits sur notre appareil visuel par la composition des divers rayons du spectre. Pour que les impressions données par deux ou plusieurs rayons lumineux se composent en une seule, il faut que ces rayons agissent simultanément ou par une succession extrêmement rapide sur une même partie de la rétine. Les combinaisons suivantes :

Rouge	Orangé	Jaune	Jaune vert	Vert
Bleu verdâtre	Bleu cyanique	Indigo	Violet	Pourpre

donnent l'impression du blanc. Dans chaque couple, l'une des couleurs est dite *complémentaire* de l'autre.

Rôle des cônes dans la perception des couleurs. — M. Schultze a émis l'opinion que la perception des couleurs était localisée dans les cônes, tandis que les bâtonnets pouvaient seulement nous permettre de distinguer les degrés d'intensité de la lumière sans nous donner de sensations de couleur. Cette théorie s'appuie sur les faits suivants : chez l'homme, la distinction des couleurs se fait surtout dans la fossette centrale où il n'y a que des cônes. En dehors de cette région, certaines couleurs changent d'aspect et peuvent même disparaître complètement. Chez les animaux nocturnes, les cônes manqueraient complètement; chez les oiseaux diurnes, les cônes existeraient seuls. Ils présentent, de même que chez les reptiles, au point de réunion de l'article interne avec l'article externe, un globule graisseux coloré en jaune, rouge, vert ou bleu. Il est très probable que ces globules ne laissent passer que la lumière dont ils donnent la couleur. — D'après ces divers faits, il est probable que les cônes jouent le principal rôle dans la perception des couleurs, mais aucun d'eux ne permet de refuser absolument aux bâtonnets toute participation dans cette perception.

Théorie de Young-Helmholtz. — Y a-t-il des éléments spéciaux pour la perception de chaque couleur ? Anatomiquement, on ne peut donner de réponse : les cônes,

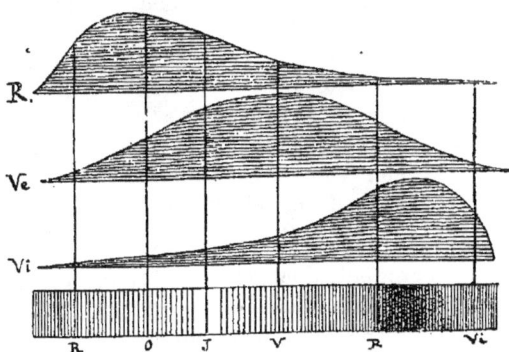

Fig. 329. — Schéma de la théorie des couleurs de Young-Helmholtz.

chez les mammifères, paraissent tous semblables entre eux. Th. Young a cependant émis l'hypothèse qu'il existe dans la rétine trois genres d'éléments dont chacun perçoit une couleur spéciale, tandis qu'il est peu sensible aux autres couleurs. Cette hypothèse repose sur ce que les sensations de toutes les couleurs connues peuvent être données, d'après Young, par la combinaison de trois *couleurs fondamentales*, le rouge, le vert, le violet. Il existerait dans la rétine *trois sortes de fibres nerveuses* dont chacune serait spécialement excitable par l'une des couleurs fondamentales, les deux autres couleurs l'excitant aussi, mais avec une intensité beaucoup moindre. Les courbes de la figure 329 représentent le degré d'excitabilité de chaque ordre de fibres nerveuses pour chaque couleur fondamentale. Par exemple la courbe R (fig. 329) représente une sensibilité maximum pour la lumière rouge et une sensibilité beaucoup moindre pour le vert et le violet. Quand la lumière rouge tombe sur la rétine, elle impressionne fortement les fibres du rouge, faiblement les deux autres espèces de fibres : la sensation résultante est celle du rouge. — Les sensations de couleurs, autres que les trois couleurs fondamentales, sont données par l'excitation *simultanée* de deux ou trois ordres de fibres. Ces sensations peuvent varier à l'infini avec les rapports d'intensité des excitations. L'excitation égale des trois ordres de fibres donne l'impression du blanc.

Cécité des couleurs, Daltonisme. — La théorie de Young s'appuie sur les faits suivants : 1° on observe des sujets qui ne possèdent pas la faculté de distinguer une ou plusieurs des couleurs fondamentales. Cette cécité partielle pour les couleurs porte en général sur le rouge (*Daltonisme*). Dans ce cas, le rouge paraît obscur; dans une couleur composée où il entre du rouge, la couleur complémentaire est seule visible : ainsi le blanc paraît vert bleuâtre. La cécité pour le vert ou pour le violet est beaucoup plus rare. — Ces faits de *dyschromatopsie* s'expliquent, dans l'hypothèse de Young, par l'absence ou la paralysie des éléments capables de percevoir telle ou telle couleur; 2° après l'action de la santonine, tous les objets paraissent d'abord violets, puis jaunes; on explique ce fait en disant que la santonine, après une période d'excitation où tout paraît violet, paralyse les fibres du violet, la rétine ne peut plus être excitée que par les rayons verts et les rayons rouges dont la combinaison produit le jaune; 3° on peut produire par la fatigue la cécité pour telle ou telle couleur; on détermine un daltonisme passager en regardant longtemps avec des lunettes rouges. Dans ces deux cas, il y a abolition de la sensibilité pour telle ou telle couleur par fatigue des éléments qui la perçoivent.

Persistance des impressions lumineuses. — La durée pendant laquelle un rayon lumineux doit agir sur la rétine pour être perçu est extrêmement courte (corps vus à la lumière d'une étincelle électrique jaillissant dans l'obscurité). Il est probable qu'il existe une période d'excitation latente pour l'action rétinienne comme pour l'action musculaire; mais elle est peu appréciable. La durée d'excitation de la rétine correspondant à la période de contraction musculaire est, au contraire, très appréciable, $\frac{1}{5}$ à $\frac{1}{20}$ de seconde, suivant l'intensité de l'excitant. Elle peut être représentée par une courbe analogue à la courbe de contraction musculaire (période descendante plus longue que la période ascendante). Cette durée de l'impression rétinienne est prouvée par ce fait que nous percevons comme continues des actions successives très rapprochées. C'est ainsi que les étoiles filantes nous paraissent produire une traînée de feu, etc... Il y a fusion des excitations rétiniennes comme il y a fusion des secousses musculaires dans le tétanos expérimental : la sensation produite par une excitation dure encore quand la deuxième excitation vient agir.

Un appareil connu, le *phénakisticope*, repose sur cette persistance des impressions rétiniennes; il consiste essentiellement en un disque sur la périphérie duquel on a peint un animal quelconque aux différents moments du saut ou de la course. En faisant tourner le disque avec une vitesse suffisante, l'animal paraît courir ou sauter. Si le disque tournant porte sur fond noir un point *blanc*, celui-ci donne l'impression d'une ligne circulaire *grise*, pour une vitesse suffisante du disque, la lumière réfléchie par le point blanc paraît se distribuer à toute la ligne circulaire qu'il trace et qui paraît grise. Dans ce cas, la répartition de cette lumière, par rapport à son action sur la rétine, se fait d'après la loi suivante : *Quand un point de la rétine est impressionné par la lumière qui subit des variations périodiques et régulières, et que la durée de la période est suffisamment courte, il se produit une impression continue pareille à celle qui se produirait si la lumière émise pendant chaque période était distribuée d'une manière égale dans la durée de la période* (Helmholtz).

Modifications de l'excitabilité. Images consécutives, positives et négatives. — La persistance des impressions lumineuses se traduit encore par l'apparition des *images accidentelles*. Si nous regardons, même pendant un temps très court, un objet suffisamment éclairé (tel qu'une flamme), puis que nous fermions les yeux, nous voyons encore son image pendant un certain temps. Cette image est *positive*, c'est-à-dire que les parties claires dans l'objet sont claires dans l'image. L'excitabilité de la rétine au point où s'est formée l'image positive est modifiée, de telle sorte que si, pendant que l'image positive persiste, nous ouvrons les yeux à une lumière modérée, nous percevons, après avoir fermé les yeux de nouveau, une seconde image dans laquelle les parties claires de l'image positive sont obscures et *vice versa*. C'est là l'image négative. La rétine ayant été excitée une première fois en quelques-uns de ses points, ceux-ci ont perdu de leur excitabilité (fatigue), et quand ils sont de nouveau frappés par la lumière, ils répondent à cette excitation proportionnellement à leur degré de fatigue. Les parties de la rétine très éclairées dans l'image positive sont les plus fatiguées; elles répondent moins vivement à une excitation nouvelle, d'où une sensation d'obscurité relative.

Images complémentaires des objets colorés. — Si, nous fatiguons notre rétine en regardant longtemps un objet coloré, un cercle rouge, par exemple, puis que nous jetions les yeux sur une surface blanche, nous voyons apparaître sur celle-ci un cercle bleu verdâtre pâle, couleur complémentaire du rouge. Ce fait, dans la théorie de Young, s'explique par une paralysie des fibres du rouge; dans cet état, nous ne percevons plus dans la lumière blanche que les rayons violets et verts dont le mélange donne la couleur bleu verdâtre.

Contraste successif et simultané des couleurs. — Si, après avoir fatigué notre rétine par une couleur quelconque, nous regardons, au lieu d'une surface blanche, une surface colorée, il se produira, suivant la coloration de celle-ci, les phénomènes suivants : 1° si la seconde surface est de la couleur de la première (couleur primaire), rouge, par exemple, les fibres du rouge étant fatiguées seront peu impressionnées ; celles du vert et du violet le seront peu également, on aura l'impression d'une nuance grisâtre faible ; 2° si la seconde surface est de couleur complémentaire de la première, soit bleu verdâtre, la première étant rouge, cette couleur complémentaire paraîtra plus intense qu'elle ne l'est en réalité. Seules, en effet, les fibres du vert et du violet seront excitées, celles du rouge étant inexcitables par suite de la fatigue. — Plusieurs autres cas peuvent se présenter ; connaissant l'hypothèse de Young et les couples de couleurs complémentaires, il sera facile de les expliquer. Dans les cas précédents, il y a influence d'une couleur que l'on peut regarder sur une seconde couleur que l'on regarde ensuite : *contraste successif*. Il y aura *contraste simultané* si l'on observe simultanément deux surfaces juxtaposées colorées différemment. Si l'une de ces couleurs est complémentaire de l'autre, l'intensité de chacune d'elles paraîtra augmentée, comme nous l'avons expliqué plus haut ; les deux couleurs se marieront bien et l'impression produite sera agréable (rouge et vert, jaune et bleu). Deux couleurs qui ne sont pas complémentaires se nuisent réciproquement par la même raison (vert et bleu, etc...). On appelle les premières couleurs *harmoniques*, les secondes couleurs *dysharmoniques*.

Phénomènes entoptiques subjectifs. — A côté des causes extérieures des modifications de l'excitabilité rétinienne, il existe des causes internes qui donnent lieu à des perceptions *entoptiques subjectives*. En fermant les yeux, nous voyons une sorte de fourmillement de points lumineux ne répondant à aucun objet extérieur et dus à l'ébranlement causé à la rétine par la circulation dans les vaisseaux rétiniens et à d'autres causes moins connues. Ces phénomènes peuvent prendre une grande intensité dans certains cas pathologiques (hallucination).

Phénomènes provenant de la tache jaune. — Quelques observateurs ont pu voir, dans des conditions particulières d'éclairage, la tache jaune de leurs propres yeux, ou, pour mieux dire, une tache se distinguant par sa couleur du reste du fond du champ visuel et apparaissant sur le point fixé par l'œil, c'est-à-dire dans la direction que prend la tache jaune dans la vision attentive. Le phénomène n'a pas encore reçu d'explication.

Irradiation. — Les surfaces fortement éclairées paraissent *plus grandes* qu'elles ne le sont en réalité. De deux carrés égaux, placés l'un à côté de l'autre, l'un noir, l'autre blanc, ce dernier semblera plus grand que l'autre. C'est là le phénomène de l'*irradiation*. Quand l'accommodation n'est pas exacte, l'irradiation est exagérée ; c'est ce qui a lieu pour un œil myope regardant une maison blanche éclairée par le soleil. Tous les phénomènes d'irradiation se réduisent à ce fait que les bords des surfaces éclairées paraissent s'avancer dans le champ visuel et empiéter sur les surfaces obscures qui les avoisinent (Helmholtz). L'irradiation ne doit pas être attribuée à une sorte de propagation par l'excitation d'une partie de la rétine aux parties voisines.

Voici l'explication qu'en donne Helmholtz : dans l'accommodation la plus exacte, il existe au bord de l'image rétinienne de petits cercles de diffusion qui forment autour d'elle une sorte de pénombre. Nous rattachons cette pénombre à la surface éclairée qui paraît ainsi agrandie, non à son pourtour

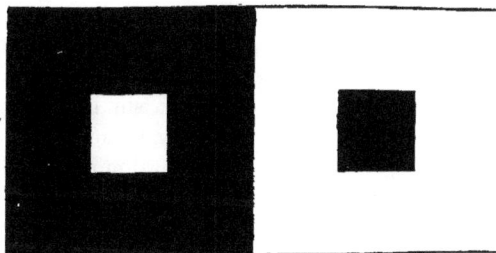

Fig. 330. — Irradiation.

obscur. La cause en est que la sensation croît beaucoup moins vite que l'excitation (avec son logarithme, loi psycho-physique de Fechner). Pour des degrés d'excitation dont l'intensité augmente très rapidement, la sensation ne sera pas beaucoup plus vive. Il en résulte que nous ne faisons pas une grande différence entre les parties éclairées d'une image et la pénombre qui les entoure.

IV. — PERCEPTIONS VISUELLES. — VISION BINOCULAIRE

Perceptions visuelles. — Connaissant les différentes causes d'excitation de la rétine et les sensations qu'elles nous donnent, il nous faut rechercher comment nous interprétons ces sensations; quelle est, en un mot, l'utilité pratique du sens de la vue. L'observation nous montre que pour toute sensation lumineuse quelle que soit sa cause (lumière extérieure, cause mécanique extérieure ou intérieure), nous nous figurons toujours l'existence, dans le champ visuel, d'objets tels qu'ils devraient s'y trouver pour produire la même impression sur l'appareil nerveux lors de l'excitation normale et ordinaire de l'œil (Helmholtz). Il faut chercher l'explication de ces faits dans l'adaptation continuelle de la rétine à un même usage.

La rétine a pour fonction spéciale la sensibilité aux rayons lumineux. Leur action continuelle a produit sur elle un double résultat : 1° toute excitation de la rétine est perçue comme cause lumineuse; 2° la connaissance des objets extérieurs à l'œil étant seule nécessaire, nous n'avons jamais prêté attention qu'aux phénomènes déterminés sur la rétine par ces objets extérieurs agissant comme les rayons lumineux qu'ils émettent. C'est ce qui explique que nous considérons comme située à l'extérieur, que nous *extériorons*, toute cause d'excitation de la rétine. Ainsi les mouches volantes nous paraissent situées dans le monde extérieur; nous commettons une erreur en extériorant des apparences entoptiques, erreur qui n'est évidemment pas due à la rétine, simple appareil récepteur, mais à l'intelligence qui se trompe sur l'interprétation de la sensation. En effet, nous ne pouvons pas plus reconnaître la position relative de la cause excitante qu'un amputé ne peut s'empêcher de reporter à l'extrémité du membre qui lui manque la douleur que lui cause son moignon. Les deux phénomènes sont absolument de même ordre : nous sommes habitués à ce que nos sensations rétiniennes soient dues à des causes extérieures, de même que l'excitation de certaines fibres du nerf médian est due à des actions portées sur les extrémités des doigts auxquelles se rendent ces fibres. Quand il y a excitation par des causes insolites (causes mécaniques pour l'œil, excitation d'une fibre sur un point de son trajet pour le nerf sensitif), nous faisons nécessairement une erreur d'interprétation. Dans la lutte pour l'existence, nous n'avons besoin de connaître, par la vue, que les corps extérieurs; aussi nous ne prêtons attention à nos sensations visuelles qu'autant que nous pouvons les utiliser pour reconnaître des objets extérieurs. Nous sommes habitués à faire abstraction, au contraire, de toutes les parties de nos sensations qui n'ont pas de signification relativement aux objets extérieurs. Par exemple, nous ne nous apercevons pas que tous les objets situés en deçà ou au delà du point où nous fixons notre regard paraissent en réalité doubles; pour avoir conscience de ce phénomène, il faut s'exercer à le reconnaître.

Nous ne jugeons pas toujours exactement d'après les renseignements fournis par notre rétine, bien que ces jugements visuels soient inconscients puisqu'on les fait sans connaître les lois de l'optique. Ainsi, par exemple, quand nous regardons marcher quelqu'un, nous ne remarquons pas les oscillations verticales et latérales de sa démarche; ces mouvements secondaires ne présentent pas d'importance au point de vue pratique, nous en venons à ne plus les voir. Mais, sans chercher à les reconnaître, nous les distinguons parfaitement quand nous les regardons avec une lunette donnant des images renversées, tout simplement parce que ce nouvel aspect ne nous est pas familier et que notre expérience n'y est pas applicable. — Il faut enfin distinguer dans les notions fournies par la vue ce qui provient de la sensation et ce qui est dû à l'expérience acquise. Celle-ci nous apprend à traduire les données fournies par la vue. La connaissance du relief d'un objet, la distinction des plans dans lesquels se trouvent les différentes parties d'un paysage, la notion d'espace, etc., sont toutes dues à l'expérience. La rétine reçoit des images plus ou moins grandes, plus ou moins colorées, etc.; en un mot, elle ne nous fait connaître immédiatement que les qualités de la sensation lumineuse. Mais tous les autres renseignements fournis par la vue sont dus à l'éducation de ce sens par le toucher, qui nous a appris à quelles formes réelles et à quels rapports de position correspondent diverses particularités (ombres, grandeur) de la sensation visuelle.

Image double. — Vision simple. — Quand nous fixons notre regard sur un objet, il nous paraît *simple;* mais tous les objets situés en deçà ou au delà du point fixé nous paraissent *doubles*. Pour bien nous rendre compte de ces faits, prenons, par exemple, deux crayons et observons-les en les plaçant l'un derrière l'autre à une certaine distance de nos yeux. Si nous fixons le plus rapproché, il nous paraîtra simple, et le plus éloigné nous donnera deux images situées l'une à droite, l'autre à gauche du premier. En fermant l'œil droit nous cesserons d'apercevoir l'image de droite et *vice versa*. Dans ce premier cas, les images sont *homonymes* ou *directes*. Si, au contraire, nous fixons le crayon le plus éloigné, ce sera le plus rapproché qui nous paraîtra double; mais si nous fermons l'œil droit, c'est alors l'image de gauche qui disparaîtra; c'est donc l'œil droit qui voyait cette image. Dans ce second cas, les images sont *croisées*. Nous avons défini la ligne visuelle : elle va de l'objet fixé à la *fovea*. Regarder un point, c'est donc faire converger les lignes visuelles de ses deux yeux de manière à ce qu'elles se coupent en ce point. Dans ce cas, en effet, l'image du point se fait dans chaque œil sur la *fovea*. L'angle formé par les deux lignes visuelles (que l'on appelle aussi axes optiques, bien qu'elles ne se confondent pas, ainsi que nous l'avons dit, avec l'axe optique de l'œil) est appelé *angle optique*. Tout point situé dans l'intérieur de l'angle optique sera vu par l'œil droit à gauche du point fixé et par l'œil gauche à droite (images croisées) ; tout point situé dans l'angle opposé par le sommet à l'angle optique sera vu à droite du point fixé par l'œil droit, à gauche (images directes). — Les images doubles directes ou croisées ne sont pas nettes, car elles ne se forment pas sur la tache jaune. — Si, tout en fixant notre regard sur un objet, nous déplaçons un de nos yeux avec le doigt, l'objet nous apparaît double, il y a *diplopie*. En déplaçant un de nos yeux nous avons en même temps dépassé son axe optique et par suite l'objet regardé ne se trouve plus au sommet de l'angle optique, condition de la vision simple.

En somme, il y a vision simple quand les deux axes optiques convergent au point de fixation, vision double quand ils ne convergent pas en ce point ; mais cette proposition n'est absolument vraie que pour des yeux normaux, on a observé des cas de strabisme auxquels elle n'était pas applicable. Plusieurs théories sont encore en présence pour l'explication de la vision simple avec les images doubles :

L'expérience des doubles images, très facile à réaliser, est très utile pour faire comprendre le *mécanisme de la diplopie* dans les *paralysies oculaires*. Ainsi dans le premier cas où l'on obtient des doubles images homonymes, cela résulte de ce que les deux yeux convergent trop, en d'autres termes que les lignes visuelles se croisent trop près. Nous arrivons ainsi à cette formule pratique : lignes visuelles croisées, images *décroisées*, homonymes. En face d'une diplopie homonyme on conclut donc à une trop grande divergence des deux yeux ou d'un seul et presque toujours par conséquent à la paralysie des muscles abducteurs (droit externe et muscles obliques).

Dans le second cas où nous avons des doubles images croisées les yeux ne convergent pas assez par rapport à l'objet vu double; en d'autres termes les images étant croisées, ce sont les lignes visuelles qui ne convergent pas assez, qui sont *décroisées*. Il s'agit donc alors d'une paralysie des muscles de la convergence, essentiellement du droit interne, accessoirement des droits supérieurs et inférieurs.

Les mêmes règles s'appliquent au diagnostic des diplopies dans lesquelles les images sont non pas dédoublées transversalement, mais verticalement. Une fausse image vue trop haut est vue par un œil situé trop bas et inversement.

Si nous prenons ce dernier cas, nous voyons qu'il s'agit d'une paralysie du droit supérieur, l'œil étant abaissé par le droit inférieur devenu prépondérant. On peut donc arriver à dire que la fausse image est située dans le sens de l'action du muscle paralysé.

Ajoutons que dans une diplopie par paralysie il y a une image nette et bien projetée donnée par l'œil qui fixe, et une image indistincte et mal projetée vue par l'œil dévié.

Théorie des points identiques. — On appelle *points identiques* ou *correspondants* les points de chaque rétine qui, impressionnés simultanément

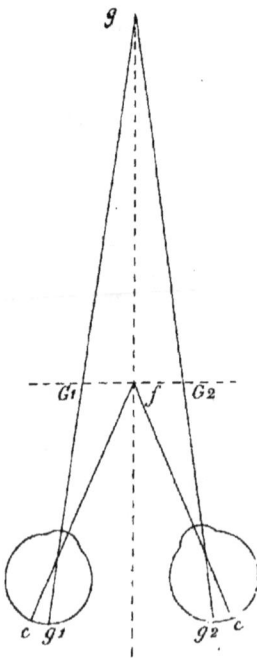

Fig. 331. — Expérience des points identiques.

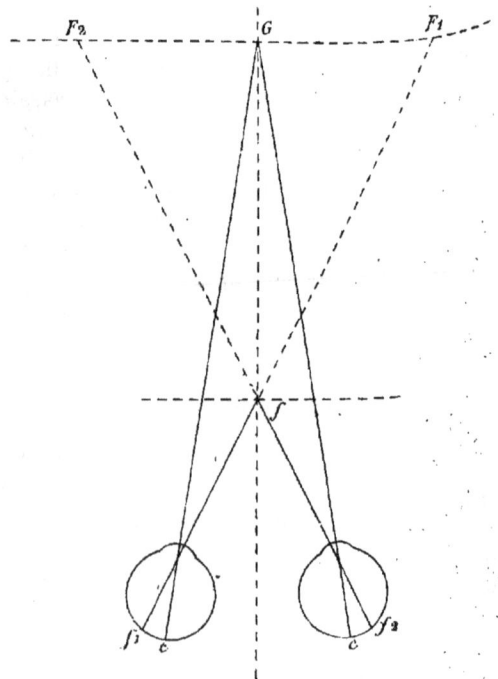

Fig. 332.

par un même point lumineux, le font voir *simple*. Par exemple, les centres des deux *fovea*. Dans ce cas, les deux points sont situés à l'extrémité rétinienne des deux axes optiques convergeant au point fixé. Le point de fixation restant le même si nous considérons tout autre point situé dans le champ visuel, et vu comme simple, il est évident que ce point formera son image sur la moitié gauche des deux rétines, s'il est situé à droite dans le champ visuel, et sur les parties inférieures ou supérieures des deux rétines, s'il est situé en haut ou en bas. On détermine ainsi les points correspondants des deux rétines, et si l'on superpose deux rétines, il est évident que les points coïncideront exactement.

Dans la théorie des points identiques pour expliquer la vision simple avec les images doubles, on suppose que deux éléments correspondants (deux points identiques) sont en rapport avec *deux* fibres nerveuses qui se *fusionnent en une seule* au niveau du chiasma des nerfs optiques et transmettent ainsi une sensation unique. Mais cette fusion de deux fibres en une seule n'a pas été observée.

Les phénomènes de l'*hémiopie* (qui consistent à ne plus voir la moitié gauche ou la moitié droite des objets) portent à admettre que chacun des nerfs optiques forme la moitié correspondante de chacune des rétines (le nerf optique droit donnant la moitié droite de chaque rétine). On a voulu en tirer des conclusions favorables à la théorie des points identiques. Mais, en admettant comme démontrée une telle constitution des deux rétines, on n'explique en rien la fusion des images qui pourrait peut-être se produire par la fusion en une seule de deux fibres correspondantes, mais non par le rapprochement de ces deux fibres dans le même tronc nerveux.

L'expérience démontre que, dans certains cas, les images formées sur des points correspondants des deux rétines peuvent donner des sensations séparées. Ce fait est démontré par l'expérience suivante de Wheatstone. On regarde dans un stéréoscope les deux systèmes de lignes de la figure 333 : G est vu avec l'œil gauche, D avec l'œil droit. Les lignes A B et A C sont parallèles et également distantes deux à deux. Or, si dans le stéréoscope on fixe les lignes A et A', elles se fusionnent en une seule ligne; il en est de même de B et de B', tandis que C paraît isolé. Ainsi B et C sont vus doubles quoique leurs images tombent sur des points correspondants des deux rétines.

La théorie des points identiques suppose que chaque élément rétinien forme avec l'élément correspondant de l'autre rétine une sorte de couple qui possède la propriété innée d'unifier les deux excitations causées par un même point extérieur (théorie nativistique). Mais outre qu'elle n'a pas de base anatomique (il n'y a pas de fusion de

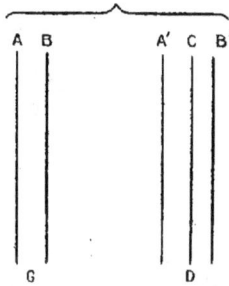

Fig. 333. — Expérience de Wheatstone.

deux fibres du nerf optique), cette théorie considère comme primitif un phénomène qui paraît être bien plutôt une conséquence de l'expérience. Dans cette seconde hypothèse les points identiques ne sont plus nécessairement les points qui coïncident dans la superposition des deux rétines, ce sont les points qui dans chaque rétine reçoivent les rayons émis par un même point lumineux. Ainsi compris, le sens du terme « points identiques » peut être étendu aux yeux strabiques non affectés de diplopie. On a observé, en effet, des cas de strabisme invétérés dans lesquels la vision bien que se faisant avec les deux yeux était simple. Dans ces cas, cependant, il n'y avait pas de points identiques au sens admis dans la théorie nativistique, mais les malades avaient appris par expérience à considérer comme émis par un même point lumineux les rayons qui venaient frapper certains éléments déterminés dans chaque rétine. Ces éléments étaient devenus des éléments correspondants, et cependant ils n'eussent pas coïncidé dans la superposition des rétines. A la condition de voir double ces mêmes malades pouvaient supprimer leur strabisme. Dans ce cas, en effet, les deux images d'un même point ne se formaient plus sur les points devenus correspondants de ces rétines à direction normale. Un élément rétinien est donc lié au point de vue de la perception à un élément de l'autre rétine, mais cette liaison n'est pas innée, elle est consécutive à l'expérience. Elle existe surtout dans les deux *fovea* qui sont des organes de position et de fonction parfaitement déterminées dans l'espèce humaine. Il est probable que l'hérédité a rendu instinctive chez nous la correspondance physiologique des deux *fovea* et que nous ne sommes plus obligés d'apprendre à la connaître par l'expérience.

Mouvements de l'œil. — Le champ de la vision distincte est très peu étendu puisqu'il est représenté pour chaque œil par un tronc de cône irrégulier compris dans l'angle déterminé par la grandeur de la tache jaune. Aussi l'œil possède-t-il un appareil musculaire qui lui permet de se déplacer avec une rapidité et une précision suffisantes pour procurer dans un temps très court des renseignements sur tous les objets environnants et qui fait de lui le plus important des organes des sens dans la lutte pour la vie.

Dans l'étude des mouvements de l'œil il faut étudier l'organe mû : le globe oculaire, et les organes moteurs : les muscles.

Globe de l'œil au point de vue mécanique. — Il forme avec sa capsule fibreuse une véritable énarthrose. Sa partie *articulaire* est sensiblement sphérique. Le *centre de rotation* de l'œil est situé à 10^{mm},957, en moyenne, en arrière du plan mené par le bord de la cornée, à 10 millimètres environ en avant de la face postérieure de la sclérotique, en somme vers le centre de la face postérieure du cristallin. Le centre de rotation est le point d'intersection de tous les axes de rotation de l'œil. Parmi le nombre infini de ces axes on prend comme point de repère : l'axe antéro-postérieur, l'axe vertical, l'axe transversal, tous perpendiculaires entre eux. On appelle *ligne de regard* la droite qui joint le point fixé au centre de rotation, *plan de regard* le plan passant par les deux lignes de regard. On appelle : 1° *position primaire de* l'œil celle dans laquelle les deux lignes de regard sont parallèles, l'œil regarde alors à l'infini. Cette position étant prise comme point de départ, les mouvements du globe de l'œil seront théoriquement les suivants ; 2° passage aux *positions secondaires* : a) L'œil tourne autour de son axe transversal, le plan de regard se déplace de haut en bas et fait avec sa position primaire un angle dit de *déplacement vertical* ou *angle ascensionnel*. — b) L'œil tourne autour de son axe vertical, la ligne de regard se déplace de dedans en dehors et réciproquement, elle fait avec sa position primaire un angle dit de *déplacement latéral;* 3° passage aux *positions tertiaires*. Ce sont les mouvements de rotation de l'œil autour de son axe antéro-postérieur.

L'expérience a montré que les mouvements de l'œil, à partir de la position primaire et sauf les mouvements de rotation, s'effectuent autour d'axes situés dans le plan équatorial (plan vertical passant par l'axe transversal), de sorte que la ligne de regard est toujours perpendiculaire à l'axe de rotation (loi de Listing). — Les mouvements de rotation sont impossibles dans la position primaire des yeux (en effet, ils ne correspondraient à aucun déplacement de l'image sur la rétine), ils se font toujours concurremment avec des mouvements angulaires.

Physiologie des muscles de l'œil. — Dans l'étude des muscles de l'œil il y a à considérer trois choses : l'action isolée de chaque muscle, l'association des muscles d'un seul œil pour produire les divers mouvements de cet œil, enfin l'association des mouvements des deux yeux pour la vision binoculaire dans les différentes directions.

L'action de chaque muscle est réglée uniquement par la position de ses insertions; le nerf coupé, elle serait exactement reproduite par une contraction électrique du muscle; mais les deux ordres d'association demandent évidemment une coordination spéciale des contractions musculaires, et c'est là une fonction des noyaux bulbaires; la volonté, c'est-à-dire l'écorce cérébrale n'intervenant pas dans ce réglage des mouvements associés des yeux.

Action séparée de chaque muscle. — Les deux muscles *droits* ont seuls une action *simple;* le *droit interne* attire l'œil directement en dedans, le *droit externe* directement en dehors, sans imprimer à l'un des méridiens de la cornée pris comme point de repère (par exemple le méridien vertical) aucune déviation.

Le *droit supérieur* élève la pupille, mais à cause de l'obliquité de sa direction il amène l'œil un peu en dedans et incline en dedans l'extrémité supérieure du méridien vertical.

Le *droit inférieur*, essentiellement abaisseur, a pour les mêmes raisons une action accessoire adductive et rotatrice en dehors de l'extrémité supérieure du méridien vertical.

Les *obliques* s'enroulant comme des sangles autour du globe font nécessairement tourner le globe autour de son axe antéro-postérieur. Ce sont essentiellement des rotateurs. Le *grand oblique* dans ce mouvement entraîne en dedans l'extrémité supérieure du méridien vertical, en même temps qu'il abaisse la pupille et la porte dans l'abduction; ce mouvement compliqué est d'une interprétation facile si l'on se rappelle les insertions du muscle.

Le *petit oblique* incline en dehors, dans le mouvement de rotation qu'il imprime au bulbe, l'extrémité supérieure du méridien vertical; accessoirement il est élévateur et adducteur de la pupille.

On voit donc qu'il n'y a de véritables antagonistes que le droit interne et le droit externe.

Association des muscles dans les mouvements de l'un des yeux considéré isolément. — Les mouvements directs de *latéralité* peuvent être produits par les droits latéraux agissant peut-être seuls, mais plus probablement affermis et soutenus par les droits supérieur et inférieur dans les mouvements d'*adduction*, par les deux obliques dans l'*abduction*.

Le mouvement direct d'*élévation* est dû à l'action du droit supérieur que vient redresser l'intervention du petit oblique.

De même dans l'*abaissement* direct le droit inférieur est corrigé par le grand oblique.

Association des mouvements oculaires. Noyaux d'innervation. — Chez l'homme et les singes supérieurs cette association a pour but principal d'assurer la vision binoculaire dans toutes les positions de l'œil, notamment dans la *convergence*, condition de la vision binoculaire des objets rapprochés. La convergence est, avec l'accommodation, son complément indispensable, le principal caractère de perfectionnement de la vision de l'homme comparée à celle des quadrupèdes.

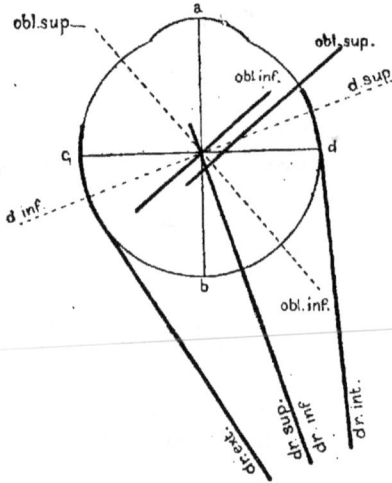

Fig. 334. — Schéma des insertions et des axes de rotation des muscles de l'œil.

Les axes sont représentés par les lignes ponctuées, sauf ceux des droits externe et interne qui, étant perpendiculaires au plan du papier, ne peuvent se voir. (D'après Fick.)

Dans la convergence les deux droits internes sont *synergiques*; au contraire, dans les mouvements de latéralité le droit interne d'un côté agit de concert avec le droit externe du côté opposé. Il y a donc pour ces deux paires musculaires deux modes très différents d'association fonctionnelle, purement réflexes du reste. Pour les expliquer, on admet que les noyaux d'innervation de ces muscles sont eux-mêmes associés de la façon suivante : le noyau moteur du droit externe gauche, par exemple, indépendamment des fibres destinées à ce muscle, envoie également des filets nerveux au droit interne du côté opposé : il ne faut donc pas dire noyau du droit externe gauche, mais noyau des mouvements associés de latéralité vers la gauche. De fait, HUGUENIN, MM. M. DUVAL et GAUX ont montré qu'il existe des fibres reliant le noyau du moteur externe au noyau du moteur commun du côté opposé et qui réaliseraient l'association fonctionnelle dont nous venons de parler.

Il existe un second noyau pour la convergence faisant partie du noyau du moteur commun et constitué par un groupe cellulaire envoyant à la fois des fibres aux deux droits internes, et déterminant par suite la convergence quand il entre en action.

Ce qui tend à démontrer la réalité de cette conception des noyaux, c'est qu'il existe d'une part des paralysies des mouvements associés de latéralité avec conservation de la convergence, et, d'autre part, des paralysies de la convergence, les droits internes continuant à fonctionner dans les mouvements de latéralité.

Sensation du relief. — La perception du *relief* n'est autre que celle des différences de distance que présentent les diverses parties d'un objet. La vision monoculaire ne nous fait connaître que la direction dans laquelle se trouve le point que nous voyons. Ce point peut se mouvoir sur la ligne visuelle, sans qu'aucun changement se produise dans l'œil, sauf le changement d'accommodation qui n'est sensible que pour les petites distances. La vision monoculaire ne nous fait donc connaître que la direction de divers points, non leurs différences de distance par rapport à notre œil. Mais dans le cas de la vision monoculaire, certains signes accessoires et certains faits d'expérience peuvent nous donner des renseignements à ce sujet. Examinons donc ce que nous pouvons savoir de la distance, quand nous regardons avec un seul œil et sans déplacer la tête, des objets assez éloignés pour que leur observation ne demande aucun effort sensible d'accommodation. Dans ces conditions, nous utilisons, pour nous rendre compte de la distance : 1° la connaissance préalable que nous avons de la grandeur des objets. Ce mode de détermination de la distance n'est évidemment applicable qu'à des objets connus de taille peu variable, tels que des hommes, des animaux domestiques; 2° la forme des objets. Quand nous voyons au loin deux collines, dont l'une masque l'autre en partie, nous en concluons qu'elle est en avant de cette dernière, parce que, d'après ce que nous savons de la forme générale des collines, l'aspect que nous observons ne peut être expliqué autrement; 3° la distribution de l'ombre et de la lumière. Quand nous voyons une surface éclairée, nous concluons que le corps éclairant se trouve en avant de la surface.

Ces divers modes d'appréciation de la distance supposent de l'expérience acquise. Il en est d'autres qui reposent sur des *sensations déterminées* : 1° *l'accommodation*. C'est un mode très imparfait de l'appréciation des distances, seulement applicable aux objets suffisamment rapprochés et qui n'atteint une exactitude suffisante que pour un examen spécial. L'accommodation ne joue donc ici qu'un rôle secondaire;— 2° *le changement d'aspect des corps suivant le point de vue d'où on les observe*.

a). — Si nous regardons un objet avec *un seul œil* et que nous nous déplacions par rapport à cet objet, nous le verrons sous des aspects successifs différents. Comparant alors les images successives que nous percevons, nous en concluons la forme de l'objet. Cette conclusion n'est, du reste, possible que grâce à l'éducation de la vue par le toucher qui seul primitivement peut nous donner la sensation de solidité. — Le déplacement total, la locomotion, n'est généralement appliqué qu'à l'appréciation du relief des objets de grande taille et de forme irrégulière, un bloc de rocher, par exemple. En en faisant le tour, nous voyons apparaître successivement des parties nouvelles, de même qu'en déplaçant notre œil par rapport à des objets plus petits. Dans les deux cas, notre œil reçoit des images successives d'un même objet et c'est leur comparaison, tout à fait inconsciente en général, mais raisonnée dans les cas auxquels notre expérience ne trouve pas à s'appliquer, qui nous donne la sensation du relief des corps solides.

b). — Dans la vision normale, c'est-à-dire *binoculaire*, les phénomènes sont essentiellement les mêmes. L'un de nos yeux ne reçoit pas d'un objet suffisamment rapproché une image identique à celle que reçoit l'autre; nous comparons donc deux images différentes, simultanées d'un même objet; l'impression est naturellement plus nette que dans la perception d'images successives (vision monoculaire avec déplacement de l'œil). Les preuves que la sensation du relief est bien due à la *perception simultanée de deux images différentes d'un même objet*, sont les suivantes : 1° Un tableau ne nous donne la sensation du relief des objets qu'il représente que dans une certaine mesure : étant dessiné sur un plan, il forme deux images rétiniennes semblables. L'illusion relative de relief qu'il nous donne est due à l'emploi de signes qui, dans la vision des objets naturels, contribuent à nous donner la notion du relief et dont les principaux sont l'ombre portée, la dégradation des teintes et les différences de taille d'objets connus, suivant la distance. — 2° Le *stéréoscope* donne la meilleure démonstration que la comparaison d'images différentes simultanées d'un même objet est la cause de la sensation du relief. Le principe de cet instrument est

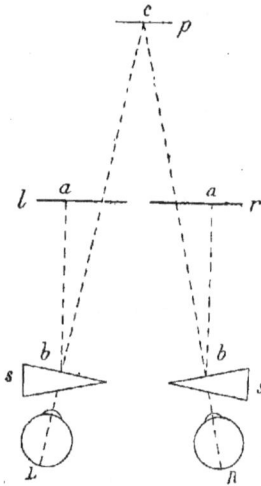

Fig. 335. — Schéma du stéréoscope de Brewster.

la fusion dans la vision binoculaire de deux images qui représentent l'une un objet tel qu'il est vu par l'œil droit ; l'autre le même objet tel qu'il est vu à la même distance par l'œil gauche. La fusion des deux images donne une sensation de relief très frappante et à laquelle on ne peut se soustraire, bien que l'on sache que les deux images sont planes.

Le stéréoscope actuellement employé, dû à Brewster, est formé d'une boîte en bois dont l'une des faces porte deux prismes triangulaires minces, à section isocèle et opposés par leur angle le plus aigu. Sous chaque prisme au fond de la boîte est placée une photographie stéréoscopique (chacune d'elles obtenue en donnant à l'axe optique de l'objectif de la chambre noire l'inclinaison qu'aurait l'axe optique de l'œil du même côté pour la distance de l'objet considéré, il y a donc une image destinée à l'œil gauche et une autre destinée à l'œil droit). Chaque point d'une photographie envoie à travers le prisme correspondant des rayons lumineux qui divergent à leur sortie du prisme. Pour un œil placé au-dessus du prisme, ces points seront vus dans la direction du rayon réfracté. Les prolongements des rayons réfractés par chacun d'eux iront se couper en un même point qui sera la représentation des points similaires des deux photographies.

La comparaison des deux images rétiniennes, au point de vue du relief, est d'une précision merveilleuse. Si l'on regarde au stéréoscope deux médailles frappées au même coin, mais de métaux différents, l'image résultante paraît convexe et oblique, uniquement par suite de la minime différence de relief des médailles due à l'inégale dilatabilité des deux métaux.

Si dans un stéréoscope on met à droite l'image stéréoscopique gauche et réciproquement, le relief sera renversé, c'est-à-dire que les saillies apparaîtront en creux et vice versa. L'explication de ce fait est facile. Supposons que l'image stéréoscopique représente un livre à demi ouvert, vu de dos à une petite distance : l'image droite représentera le dos du livre et le côté droit de sa couverture indiqué par un plan fuyant ; l'image gauche représentera le dos et le plan fuyant gauche. Si nous regardons l'image droite avec l'œil gauche, nous verrons le dos du livre et une surface en raccourci située à gauche du livre. D'après ce que nous savons par expérience, un pareil aspect nous est présenté non par un angle saillant (livre vu de dos), mais par un angle rentrant, et nous voyons en creux ce qui est réellement en relief. On peut produire ce genre d'illusions avec un instrument spécial appelé *pseudoscope*. Il est composé de deux prismes rectangulaires placés, l'hypoténuse en dedans, et de proportions telles que les rayons lumineux qui les traversent, sont non seulement réfractés, mais réfléchis dans l'intérieur du prisme, et finalement déviés de manière à faire paraître à droite les points lumineux réellement situés à gauche, et réciproquement.

Concurrence des champs visuels. — Outre la sensation du relief, la combinaison binoculaire d'images stéréoscopiques peut aussi donner la sensation du *lustre (aspect satiné)*. Ce phénomène a lieu quand on fait blanche dans l'une des deux images stéréoscopiques une surface que l'on laisse noire dans l'autre ; dans la combinaison stéréoscopique, cette surface paraît lustrée, les parties qui, dans les deux images, présentent la même coloration restant mates. On peut combiner stéréoscopiquement deux dessins linéaires de forme cristalline, l'un noir, l'autre blanc ; l'image résultante a l'aspect lustré du graphite. Helmholtz a donné de ces faits l'explication suivante : en regardant des objets brillants par eux-mêmes, on peut très souvent constater que certaines parties de ces objets donnent un reflet bien plus fort à un des yeux qu'à l'autre. En effet, les surfaces lustrées sont composées d'une infinité de petites surfaces polies dirigées dans tous les sens possibles et dont chacune réfléchit toute la lumière incidente dans une direction donnée. Vu la différence de position de chaque œil, certaines de ces surfaces peuvent paraître obscures à l'un et brillantes à l'autre. Quand, au stéréoscope, l'image d'un corps nous présente une même surface différemment éclairée pour les deux yeux, nous obtenons une sensation qui, en réalité, ne peut être produite que par des objets lustrés ; aussi la surface considérée nous donne-t-elle la sensation du lustre. Dans la fusion binoculaire des deux images, il n'y a pas mélange de la couleur blanche d'une image avec la couleur noire de l'autre, ce qui donnerait un gris mat ; il y a une sorte de prédominance alternative de la couleur de chacune des surfaces, c'est ce que l'on a appelé la *concurrence des champs visuels*. L'expérience a montré qu'une condition nécessaire de cette concurrence est que les deux champs visuels contrastent à peu près également avec les fonds sur lesquels ils se détachent.

V. — JUGEMENTS VISUELS ET ILLUSIONS D'OPTIQUE

Appréciation de la grandeur, de la distance, du relief. — L'appréciation de la *grandeur réelle* des corps est liée à celle de la *distance* à laquelle se rattache intimement la sensation du *relief*. Celle-ci n'est en somme que l'appréciation des différences de distance qui séparent de l'œil les divers points d'un corps solide. C'est donc l'appréciation de la distance qui est le fait fondamental auquel doit se ramener l'appréciation de la grandeur réelle, du relief. A propos du relief, nous avons dû examiner les divers signes qui nous renseignent sur la distance des objets à notre œil. Nous sommes arrivés à cette conclusion que le principal d'entre eux était le changement d'aspect des corps suivant le point de vue d'où on les observe.

Prenons le cas le plus simple : *vision monoculaire*, l'œil restant immobile et déplacement du point de vue par locomotion. Considérons, au lieu du changement d'aspect des corps, le déplacement des images rétiniennes (ce qui est au fond la même chose). L'image des objets les plus rapprochés se déplacera beaucoup plus vite sur la rétine que celle des objets plus éloignés ; la rapidité du déplacement sera en raison inverse de la distance. L'observation est très facile à faire en chemin de fer ; les objets les plus rapprochés paraissent fuir, leur image passe très vite sur la rétine, les plus éloignés paraissent presque immobiles. Ce mode d'appréciation de la distance est un résultat de l'expérience. Nous avons appris que les objets situés dans notre champ visuel sont d'autant plus près que nous nous déplaçons plus vite par rapport à eux. Le sens musculaire (qui nous donne conscience du déplacement) a fait l'éducation du sens de la vue à ce point de vue-là).

Si maintenant nous considérons la *vision binoculaire*, nous verrons que, grâce à elle, nous pouvons apprécier la distance des objets sans nous déplacer. Dans ce cas, en effet, ce sont uniquement nos yeux qui se déplacent ; ils convergent d'autant plus que l'objet regardé est plus près de nous. Nous avons conscience du degré de convergence par la mesure de l'effort musculaire qui le produit (sens musculaire.) Quand nous disons qu'un objet est plus rapproché qu'un autre, cela veut dire pour nous que la convergence de nos yeux est plus forte si nous fixons le premier que si nous fixons le second. C'est encore par l'expérience que nous connaissons le rapport inverse existant entre la convergence de nos yeux et les objets considérés. L'individu opéré d'une cataracte double congénitale par Cheselden croyait, après avoir recouvré la vue, que tous les objets qu'il voyait étaient sur un même plan vertical et touchaient ses yeux. Nous pouvons, au moyen d'un seul œil et sans nous déplacer, apprécier les distances relatives des divers points du champ visuel, c'est à condition de mouvoir notre œil. Si nous considérons une surface plane, ses divers points nous paraîtront d'autant plus éloignés qu'il faudra, pour les voir, relever l'axe optique de l'œil considéré d'une quantité plus forte. — Dans la vision monoculaire, quand un objet s'avance vers nous suivant l'axe optique de notre œil, son image ne se déplace pas sur la rétine, mais elle grandit, et c'est à ce signe que nous reconnaissons le déplacement de l'objet. Les variations de taille d'un même objet nous portent invinciblement à croire qu'il se déplace par rapport à nous. Aussi quand nous voyons l'ombre portée sur un écran s'agrandir ou se rapetisser, suivant les mouvements de l'objet qui projette cette ombre, nous ne pouvons nous défendre de l'idée que l'ombre elle-même s'approche ou s'éloigne.

Angle visuel. — La grandeur des objets est primitivement appréciée par l'*angle visuel*. Cet angle est formé par les deux lignes visuelles qui passent par les deux extrémités de l'objet. Son ouverture étant en raison directe de la grandeur de l'image rétinienne, on peut dire que la grandeur d'un objet est jugée d'après celle de son image rétinienne, bien qu'en réalité celle-ci ne soit pas perçue. Des objets de grandeurs différentes donneront des images rétiniennes égales s'ils sont placés à des distances directement proportionnelles à leur grandeur, et, en réalité, nous les verrons de taille égale. Mais nous jugerons avec une certaine exactitude de leurs différences de taille, car à côté de la perception de leur grandeur nous ferons intervenir l'appréciation de la distance et nous conclurons que si des objets placés à des distances différentes nous paraissent de taille égale, le plus éloigné est le plus grand. Nous établis-

sons un rapport entre la grandeur apparente et la distance et l'on pourrait
dire, s'il y avait là un vrai rapport mathématique, que nous jugeons de la
grandeur réelle en faisant le produit de la grandeur apparente par la distance.
Cette manière de voir est confirmée par ce fait, que si nous modifions notre
appréciation sur la distance d'un objet, nous modifions également notre jugement sur la grandeur. La lune vue à l'horizon paraît plus grande que lorsqu'elle se trouve au zénith. Dans le premier cas, en effet, une foule d'objets
tels que des arbres, des montagnes, sont interposés entre elle et l'observateur et permettent de se former par comparaison une idée de sa distance.
« Si elle se couche à côté ou derrière une cime d'arbre éloignée d'environ
1 kilomètre et qui mesure 10 mètres de diamètre, l'astre se présente sous le
même angle visuel que l'arbre et comme on le voit situé à une distance plus
grande, on le considère comme bien plus grand. Lorsque la lune se couche
au contraire derrière un horizon dont le profil uni ne nous offre aucun terme
de comparaison, rien ne nous apprend que sa faible grandeur apparente
répond à une grandeur réelle très considérable. » (Helmholtz.) — En effet, la
vision binoculaire et les mouvements de déplacement ne nous apprennent
rien sur la distance d'un corps aussi éloigné que la lune.

Dans l'appréciation de la distance interviennent aussi beaucoup de signes
dont l'expérience nous a appris à connaître la valeur et qui dans nos jugements sur la distance des corps, prennent place à côté de la sensation stéréoscopique donnée par la vision binoculaire. Ces signes, avons-nous déjà
dit, sont ceux qu'emploient les peintres pour donner l'illusion du relief : la
distribution de l'ombre et de la lumière, et la perspective.

Illusions sur la grandeur. — Très souvent, et l'on pourrait probablement
dire toujours, nous attribuons aux divers objets une forme qui n'est pas
rigoureusement leur forme géométrique ; nous commettons aussi des erreurs
sur leur distance et leur direction. Ces différentes illusions d'optique sont
dans un grand nombre de cas assez faibles pour être négligées ; l'expérience
en corrige du reste un grand nombre. Mais dans certaines conditions normales elles apparaissent avec une intensité remarquable. D'une manière
générale on pourrait diviser les illusions d'optique en : a) celles qui reconnaissent une cause physiologique, telle que l'irradiation, etc. ; b) celles dont
la cause est psychologique : ce sont les erreurs d'interprétation des données
fournies par le sens de la vue. — Les *illusions de grandeur* se rattachent à
ce dernier ordre. Une droite sur laquelle sont marqués de petits traits verticaux la divisant en plusieurs parties nous paraît plus grande qu'une droite
de même longueur non divisée. L'erreur paraît due à ce que dans les perceptions sensuelles toutes les différences nettement perceptibles paraissent
plus grandes que des différences égales à celles-ci, mais difficiles à percevoir.
Au moyen des divisions de l'une des droites nous analysons sa longueur (les
distances de ces divers points sont par là nettement perceptibles), ce que
nous ne pouvons faire pour la droite non divisée. — Une expérience analogue
mais plus frappante consiste à observer deux carrés formés l'un par des

parallèles verticales, l'autre par des parallèles horizontales. Le premier carré paraît allongé dans le sens vertical, le second dans le sens transversal.

Illusions sur la direction. — Nous apprécions avec assez d'exactitude sur une faible étendue le parallélisme de deux droites horizontales ou verticales. L'appréciation est moins exacte pour des parallèles obliques (Zöllner). Deux parallèles nous paraîtront inclinées l'une sur l'autre si chacune d'elles est coupée par une série de petites parallèles dont les prolongements iraient se rencontrer entre les deux premières. Si nous examinons la figure 336, les lignes verticales 1, 2, 3 ne nous paraissent pas parallèles comme elles le sont en réalité, mais inclinées l'une sur l'autre dans le sens opposé à l'inclinaison réciproque des deux systèmes de sécantes (Zöllner).

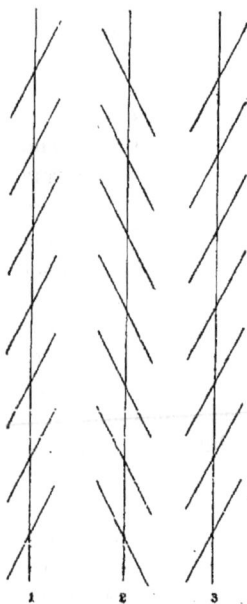

Fig. 336. — Illusion de Zœllner.

Illusions sur la distance. — Les illusions sur la distance ont lieu généralement au sujet d'objets très éloignés et isolés de telle sorte qu'entre eux et l'observateur il n'existe pas d'objets intermédiaires. Nous avons déjà parlé de ces illusions à propos de l'appréciation des distances et nous avons expliqué pourquoi des illusions sur la grandeur leur sont intimement liées. D'une manière générale on peut dire qu'un objet très éloigné est considéré par nous comme d'autant plus rapproché qu'il est vu d'une manière plus nette. Par exemple, une chaîne de montagnes à l'horizon paraît beaucoup plus rapprochée par un temps clair que par le brouillard. — Dans ce cas il y a une erreur d'appréciation indépendante des notions fournies par la vue.

Illusions sur le relief. — Nous avons déjà dit que les illusions de relief sont dues à la perception des signes par lesquels se traduit le relief, et surtout par la fusion dans la vision binoculaire d'images stéréoscopiques. Une circonférence nous paraît représenter une sphère quand on a distribué sur le cercle qu'elle limite les ombres que nous savons exister sur une sphère. Un angle dièdre représenté par de simples lignes nous paraît saillant ou rentrant parce que ses faces sont représentées avec la perspective sous laquelle nous verrions deux feuilles de papier inclinées l'une sur l'autre. Quant à l'illusion due à la fusion d'images stéréoscopiques, nous en avons déjà parlé. Les illusions de relief produites par les procédés usités en peinture sont très intenses chez les sujets non prévenus par l'expérience. L'opéré de Cheselden voyant un tableau pour la première fois voulait saisir les objets qu'il représentait, les croyant corps solides; ne pouvant y réussir, il demandait si c'était la vue ou bien le toucher qui le trompait.

Illusions sur le mouvement et le repos. — Nous connaissons les déplacements d'un objet qui se meut devant nos yeux par le déplacement de son image sur la rétine. Mais l'image rétinienne se déplacera également, si notre œil se déplace, l'objet restant immobile. Quand il y a déplacement de l'image rétinienne sans mouvements des yeux, de la tête ou du corps, nous en concluons que l'objet qui donne l'image est en mouvement. Un autre signe intervient dans notre jugement sur le mouvement ou le repos d'un objet : c'est son déplacement ou son immobilité par rapport à un autre objet que nous jugeons immobile. Ce signe venant à faire défaut, il peut en résulter une erreur de jugement. Quand nous nous trouvons dans un train en gare et que nous regardons un second train également arrêté et situé assez près du premier pour nous masquer la vue de tous les objets environnants, il nous arrive fréquemment de croire que l'un des deux trains s'est mis en marche alors qu'en réalité c'est l'autre ; nous reconnaissons notre erreur quand nous voyons un objet extérieur évidemment immobile, tel qu'un arbre, qui nous sert de point de repère. Quand nous nous déplaçons rapidement par rapport à des objets immobiles, nous attribuons une partie de la vitesse avec laquelle se meut l'image sur notre rétine aux objets qui donnent cette image. En chemin de fer, nous croyons voir fuir les divers objets du paysage en sens inverse de notre direction. Quand, debout dans un ascenseur qui monte ou qui descend sans secousse, on regarde le mur où sont percées les portes qui donnent, à chaque étage, accès dans l'ascenseur, on croit qu'on est immobile et que c'est ce mur et par suite la maison tout entière qui s'enfonce quand on monte, qui s'élève quand on descend. — Dans d'autres cas, nous attribuons à nous-mêmes un mouvement qui appartient aux objets observés. Si du haut d'un pont nous regardons longtemps couler une rivière, nous finissons par nous imaginer que c'est nous qui nous déplaçons et l'eau de la rivière qui est immobile.

Illusions sur les couleurs. — Enfin nous commettons dans certaines conditions des erreurs sur l'appréciation des couleurs. Ces erreurs sont indépendantes des phénomènes physiologiques qui succèdent à la fatigue de certaines fibres de la rétine (théorie de Young), elles constituent des phénomènes psychologiques. En voici un exemple : sur un papier vert, on colle un petit rond de papier blanc, puis on applique sur le tout une feuille de papier de soie blanc assez transparent. Le rond de papier paraîtra alors coloré en rouge et le reste de la surface sera blanc verdâtre, la couleur verte sera même presque invisible pour une personne non prévenue. Il se produit le phénomène suivant : nous considérons comme blanche la surface masquée par le papier de soie bien qu'elle ne le soit qu'approximativement ; mais alors le rond de papier blanc, placé au-dessous du papier de soie n'est plus considéré par nous comme blanc, par suite d'une comparaison que nous établissons entre sa couleur et celle du voile qui le recouvre. Nous lui attribuons alors la couleur complémentaire du champ sur lequel il se détache. On ne peut expliquer le phénomène par la fatigue des fibres rétiniennes du vert et la prédominance consécutive de celles du rouge, puisque l'illusion a lieu immédiatement et avant que la fatigue ait pu se produire. De plus, si l'on enlève le papier de soie, l'illusion cesse, bien qu'à ce moment les fibres rétiniennes du vert soient fortement excitées et puissent éprouver de la fatigue.

VI. — PHYSIOLOGIE DE L'APPAREIL DE PROTECTION DE L'ŒIL

Paupières. — Le mouvement d'occlusion des paupières est dû au muscle orbiculaire (nerf facial); il se fait généralement par voie réflexe, mais il est aussi soumis à la volonté. La voie *centripète* du réflexe est le plexus nerveux intra et sous-épithélial de la cornée et des nerfs ciliaires (racine sensitive venant du trijumeau par le nasal), la voie *centrifuge* est le nerf facial. Le réflexe de l'occlusion peut aussi avoir pour voie centripète la rétine et le nerf optique, par exemple quand l'œil est menacé par un objet qui s'en approche rapidement. Le glissement des paupières est facilité par les larmes et par le mucus que sécrètent les glandes des culs-de-sac de la conjonctive. Dans ce rôle d'organe de glissement, la conjonctive peut être comparée à une séreuse. — Outre son rôle dans la distribution des larmes, le clignement doit avoir aussi pour fonction d'enlever les éléments desquamés de l'épiderme de la face antérieure de la cornée qui sans cela s'accumuleraient et gêneraient la vision.

Les larmes sont maintenues entre les limites formées par les bords libres des deux paupières (sauf le cas de sécrétion exagérée) par la matière grasse que sécrètent les glandes de Meibomius et qui lubréfie le bord libre des paupières. Leur élimination est évidemment nécessaire. Si elles s'évaporaient sur l'œil elles y déposeraient les matières salines et albuminoïdes qu'elles contiennent; or le but à atteindre est que rien ne vienne altérer la transparence de la cornée. En conséquence il existe un appareil d'élimination des larmes constitué par les *voies lacrymales* (points lacrymaux, canaux lacrymaux, sac et canal lacrymal). Elles s'étendent de l'angle interne de l'œil au méat inférieur des fosses nasales. Le mécanisme du passage des larmes dans les voies lacrymales n'est pas parfaitement déterminé. Les faits incontestables sont que : 1° la disposition anatomique des voies lacrymales facilite la marche du liquide des points lacrymaux vers les fosses nasales (valvules); 2° le muscle orbiculaire et le muscle de Horner (nerf facial) ont une action sur la pénétration des larmes dans les voies lacrymales. Dans la paralysie de ces muscles, cette pénétration est incomplète ou n'a pas lieu; il y a accumulation et débordement des larmes sur les joues. Le clignement facilite l'accès des larmes dans les voies lacrymales. Il est probable que la principale cause du cheminement des larmes dans ces canaux est la diminution de pression qui se produit dans les fosses nasales lors de l'inspiration; cette diminution de pression se fait sentir dans les voies lacrymales; il y a une sorte d'aspiration des larmes.

Outre leur action dans l'étalement des larmes, les paupières jouent un très grand rôle dans la protection de la partie antérieure du globe de l'œil. Quand les réflexes sont abolis ou diminués (sommeil), elles se ferment et recouvrent entièrement la cornée chez la plupart des oiseaux et mammifères. L'occlusion continue des paupières dans ce cas est due à ce que la tonicité de l'orbiculaire l'emporte sur celle du releveur. — Les *cils* ont pour fonction d'arrêter les poussières qui viendraient se déposer sur la cornée. Ils sont très épais chez les animaux qui habitent les terres sèches et poussiéreuses tels que le chameau, le lama, l'autruche.

Nutrition de l'œil. — Nous ne pouvons chercher qu'à donner une idée générale de cette question encore fort incomplètement connue. Considéré dans son ensemble, l'œil est une sphère à parois vasculaires, à contenu transparent (cristallin, vitré) et dépourvu de vaisseaux.

Il existe nécessairement des courants de sucs nutritifs allant des vaisseaux aux tissus qui en sont privés.

D'où viennent exactement ces courants? Quelle voie suivent-ils? Que deviennent les liquides excrémentitiels? Autant de questions tout d'abord étudiées en Allemagne par Leber, Ulrich, Knies, etc., sous les titres divers de : courants liquides intraoculaires, courants lymphatiques de l'œil, sécrétion, excrétion de l'humeur aqueuse, etc. Malgré les nombreuses expériences faites, nous n'avons guère encore de notions positives sur ces diverses questions.

Cependant quelques expériences et un certain nombre d'arguments empruntés à la méthode anatomo-clinique rendent très probable que la sécrétion des liquides intraoculaires se fait au niveau des procès ciliaires et que, d'autre part, c'est au niveau de l'angle irien, par le canal de Schlemm, que ces mêmes liquides sont excrétés au moins en grande partie.

Haller et Zinn (XVIIIᵉ siècle), ayant constaté des premiers la grande richesse vasculaire des procès ciliaires, mise en regard de la pauvreté relative de l'iris, les considérèrent comme la source probable de l'humeur aqueuse.

Schwalbe, récemment, compara l'épithélium des procès à un épithélium glandulaire. Le mot de *glande ciliaire* fut prononcé par M. Boucheron (1883) à la suite des expériences de Ehrlich, de Schœler et Uhthof, du professeur Panas, expériences qui consistent en ceci : on injecte dans le tissu cellulaire ou la veine auriculaire d'un lapin une solution de fluorescéine ; au bout d'un temps variable on voit un courant verdâtre s'échapper de la pupille et colorer l'humeur aqueuse de la chambre antérieure. La sécrétion vient donc d'un point situé en arrière de l'iris. Schœler et Uhthof, M. Panas, faisant l'examen anatomique pendant l'expérience, constatent que la coloration débute par les procès ciliaires, ce qui, semble-t-il, les désigne suffisamment comme la source de la sécrétion.

D'autre part, l'anatomo-clinique démontre que l'iris peut être entièrement arraché par un traumatisme, la choroïde complètement atrophiée par un processus quelconque, sans que la quantité des liquides intra-oculaires diminue. Ces deux organes ne sont donc pas la source de l'humeur aqueuse. Au contraire une atrophie ou un décollement des procès ciliaires entraîne une diminution des liquides intraoculaires et l'œil s'atrophie peu à peu.

Nous ignorons quelles sont les qualités nécessaires à l'humeur aqueuse pour la nutrition du cristallin et le mécanisme de cette nutrition.

Faisons remarquer seulement qu'elle doit être extrêmement peu intense ; le cristallin manque essentiellement de vitalité, relativement à sa masse il ne renferme que très peu de noyaux cellulaires, ceux-ci sont à peu près incapables de proliférer ; aussi le cristallin n'a-t-il presque aucune défense contre les agents vulnérants quels qu'ils soient, il se laisse détruire presque sans réagir. Ainsi une plaie du cristallin entraîne une cataracte et une résorption plus ou moins considérable de l'organe, au contraire une plaie de la cornée se termine toujours par une cicatrice, c'est-à-dire par un phénomène de réparation cellulaire.

L'humeur aqueuse de la chambre antérieure paraît être un liquide excrémentitiel chargé d'une certaine quantité de produits de dénutrition (cristallin, vitré) et par cela même quelque peu toxique. M. Ranvier a démontré qu'elle paralysait les leucocytes. Elle sort de la chambre antérieure par un procédé qui est resté, quoi qu'on en ait dit, à peu près insaisissable expérimentalement. Mais ici l'anatomie nous vient en aide en nous montrant dans l'angle dièdre formé par la jonction de l'iris avec la cornée un petit appareil vasculaire évidemment disposé pour la résorption de l'humeur aqueuse. Il s'agit du canal veineux découvert par Schlemm en 1830, considéré depuis par Schwalbe comme un lymphatique, mais reconnu actuellement comme veine par tous les auteurs. Il représente, à proprement parler, un petit sinus, entièrement comparable par la structure de ses parois aux sinus de la dure-mère (Rochon-Duvigneaud), circulaire autour de la chambre antérieure, dont le sépare seulement un tissu réticulé, sorte de grillage, de grille d'égout, protégeant la paroi interne très délicate du canal, la renforçant sans lui ôter sa perméabilité.

Ce réticulum est compris dans ce que l'on désigne par ligament pectiné, mais il en constitue seulement la partie essentielle, seule présente chez l'homme (Rochon-Duvigneaud). Les substances colloïdes injectées dans la chambre antérieure (gélatine colorée au bleu de Prusse) ne paraissent pénétrer dans le canal de Schlemm que par rupture de ses parois ; aussi l'expérience ainsi faite ne prouve-t-elle rien au sujet des communications directes, couvertes, admises par Schwalbe entre la chambre antérieure et les veines ciliaires antérieures, voies d'écoulement du canal de Schlemm.

Ce dernier résorbe l'humeur aqueuse comme les veines de l'estomac résorbent les liquides ingérés, par des phénomènes de transsudation à travers les parois continues.

L'oblitération pathologique du canal de Schlemm en empêchant l'excrétion de l'humeur aqueuse est une cause de rétention des liquides intraoculaires et d'augmentation de tension du globe. La persistance de cette tension exagérée entraîne les troubles graves connus sous le nom d'accidents glaucomateux.

L'œil étant une sphère à peu près close on comprend que toute diminution de perméabilité de ses parois aura les mêmes fâcheuses conséquences.

Chez le fœtus, le vitré et le cristallin sont nourris par un système vasculaire qui s'atrophie en partie chez l'adulte : l'artère hyaloïde et la capsule vasculaire du cristallin. La rétine n'a pas de vaisseaux propres. Après la naissance il ne reste de tout le système de l'artère hyaloïde que son tronc primitif qui forme l'artère centrale du nerf optique et le réseau périphérique du vitré *qui a émigré dans les couches internes de la rétine*, formant désormais le système vasculaire de celle-ci. Ces vaisseaux rétiniens ne nourrissent que la couche nerveuse proprement dite, leurs ramifications s'arrêtant au plexus basal.

Aussi quand les artères rétiniennes viennent à s'oblitérer, l'atrophie rétinienne qui en résulte n'envahit que les couches nerveuses et respecte complètement les deux couches des grains et la membrane de Jacob. Ces dernières sont nourries par la choroïde : une plaque d'atrophie choroïdienne entraîne l'atrophie correspondante des couches externes de la rétine.

Ainsi donc l'ensemble constitué par la rétine et la choroïde, considéré suivant son épaisseur, comprend deux régions distinctes au point de vue de la nutrition par les vaisseaux : le territoire interne est la couche des fibres et cellules nerveuses de la rétine, il est nourri par l'arbre vasculaire rétinien, c'est le siège des rétinites proprement dites (rétinite albuminurique). Le territoire externe comprend les couches rétiniennes externes et toute la choroïde, c'est le siège des chorio-rétinites (chorio-rétinite disséminée simple, etc.).

Absorption et diffusion cornéennes. — Le Dr Mermet[1] a fait voir expérimentale-

[1] P. Mermet, *Étude expérimentale sur l'absorption et la diffusion cornéennes.* Thèse de doct., Paris, 1897.

ment qu'on doit reconnaître à la cornée deux propriétés essentiellement distinctes : 1º la cornée, pourvue d'un riche réseau lymphatique, absorbe les liquides déposés à sa surface et les fait pénétrer rapidement dans le torrent circulatoire ; cette absorption est d'autant plus active qu'on se rapproche du limbe ; 2º c'est là un fait physiologique, mais à côté existe la diffusion cornéenne proprement dite qui est un acte purement physique. Celle qui s'effectue de *dehors en dedans*, et qui existe sur le cadavre aussi bien que sur le vivant, est influencée pourtant par les conditions de nutrition et d'innervation de la cornée et par le tonus oculaire. L'endosmose cornéenne est prouvée par la pénétration entre autres des mydriatiques ou des myotiques dans l'humeur aqueuse après leur dépôt à la surface libre de la cornée (de Grafe, Gosselin) ; leur séjour dans la chambre antérieure ne paraît être que de très courte durée, 15 à 20 minutes (Mermet).

Cette endosmose augmente avec l'étendue d'application du produit, les lésions de l'épithélium antérieur cornéen, l'excitation du sympathique ou la section intracranienne du trijumeau (Bellarminoff), la diminution du tonus oculaire (Mermet).

Quant à l'exosmose cornéenne, longtemps admise par les auteurs qui croyaient la cornée pourvue de pores microscopiques, M. Mermet démontre que cette filtration de *dedans en dehors* à travers cette membrane est impossible ; il existe, pour l'arrêter, une double barrière constituée par l'endothélium de Descemet et par l'épithélium antérieur. Les lésions seules de ces deux surfaces la rendent possible ; elles sont produites expérimentalement et d'une façon élégante de la manière suivante : une injection d'une solution faible de sulfate ferreux à 1 p. 100 faite dans la chambre antérieure, détruit l'endothélium de Descemet et vient baigner les lames cornéennes ; une instillation de ferrocyanure de potassium à 1 p. 100 à la surface de la membrane, n'amène la réaction caractéristique du bleu de Prusse qu'après une lésion de l'épithélium antérieur, la figure dessinée sur celui-ci avec une aiguille apparaît seule colorée d'un beau bleu.

PHYSIOLOGIE DES CENTRES NERVEUX

Généralités. — L'observation attentive de soi-même montre dans les fonctions du système nerveux l'existence de phénomènes distincts qu'on peut classer en deux grands groupes : les uns qui sont sous la dépendance du *moi* et dont nous avons conscience ; les autres qui s'accomplissent en dehors de notre conscience proprement dite.

Les premiers, les plus élevés et aussi les plus compliqués, sont tous les phénomènes de sensibilité proprement dite, de volition, d'idéation ; le cerveau est l'organe dans lequel ils s'engendrent.

Le cerveau, par l'intermédiaire des nerfs sensitifs, est en relation avec le monde extérieur ; il en reçoit des impressions et réagit. Les vibrations lumineuses tombant sur la rétine, les excitations mécaniques, portées sur une partie quelconque sensible du corps, en ébranlant les nerfs correspondants, produiront des modifications moléculaires dans les cellules cérébrales, et à ces modifications correspondront des modifications de conscience, c'est-à-dire des phénomènes subjectifs, une sensation lumineuse ou tactile, normale ou douloureuse, selon la nature et les relations du nerf impressionné et l'intensité de l'excitant. A l'occasion de la sensation produite, l'animal exécutera des mouvements variés, en général adaptés à un but, et qui seront les manifestations extérieures, l'aboutissant de la sensation (paroles, cris, gestes). A un degré plus élevé, la sensation pourra être élaborée par un travail spécial à l'encéphale et transformée en idée, et à l'occasion des perceptions actuelles et des perceptions anciennes exhumées par la mémoire et fixées par l'attention, notre *moi* pourra se livrer à une sorte de délibération, à des jugements suivis d'une décision, par le fait de la mise en jeu des centres excito-moteurs en relation avec les centres sensitifs ébranlés.

Dans la deuxième catégorie des actes nerveux se placent tous ceux qui s'accomplissent en dehors de notre conscience proprement dite. L'ébranlement moléculaire exercé à la périphérie des nerfs sensitifs peut ne pas remonter jusqu'aux centres encéphaliques de la sensation et de la volonté, et cependant, bien que ne donnant pas naissance à des sensations, il peut amener des réactions motrices qui souvent seront très compliquées, présentant même une adaptation à un but bien déterminé.

L'expérimentation physiologique et l'observation clinique, en localisant d'une façon absolue dans des régions spéciales de la substance grise de l'écorce cérébrale, les phénomènes de la sensation, de la volonté et de la pensée, nous montrent donc que toutes les autres manifestations de l'activité animale, quelque compliquées et adaptées qu'elles soient, ne sont que des phénomènes réflexes résultant d'une organisation primitive et innée, ou acquise par l'éducation et l'habitude, des centres autres que les hémisphères cérébraux.

Division générale du sujet. — Elle se trouve tracée par les considérations qui précèdent. On étudiera donc : 1° les fonctions nerveuses réflexes ; 2° les fonctions cérébrales.

L'étude générale des actions réflexes ayant déjà été faite au chapitre de la physiologie générale du tissu nerveux, il reste actuellement à étudier, au point de vue de la physiologie spéciale, ces phénomènes dans les divers centres successifs dans lesquels ils sont organisés, c'est-à-dire dans la moelle épinière, la moelle allongée, le mésencéphale. Nous ferons ensuite l'étude des localisations fonctionnelles motrices et sensitives de l'écorce cérébrale. Nous indiquerons enfin comment s'organise la pensée par la formation des centres de mémoires diverses, ainsi que par celle du langage qui en est l'expression la plus parfaite.

Comme les centres nerveux réflexes (moelle, moelle allongée) sont avec les nerfs les voies par lesquelles le cerveau entre en rapport avec la périphérie, il convient d'étudier ces centres non seulement comme organes des actions réflexes, mais aussi comme organes des conductions nerveuses : 1° des impressions sensitives recueillies à la périphérie du corps, pour les transmettre aux régions sensitives du cerveau ; 2° des incitations motrices volontaires parties de l'écorce cérébrale pour les conduire aux nerfs moteurs.

RÉSUMÉ ANATOMIQUE DE LA STRUCTURE ET DES CONNEXIONS
DES DIVERSES PARTIES DES CENTRES NERVEUX

Schéma de Meynert. — Bien que cet auteur n'ait pas dissipé toutes les obscurités de ce sujet éminemment compliqué, et bien que ses recherches aient été profondément modifiées sur plusieurs points importants par des recherches plus récentes (celles de Wernicke en particulier), nous adopterons cependant son schéma général afin de faciliter pour les étudiants la compréhension des nombreux ouvrages de physiologie et de pathologie cérébrales qui s'appuient sur les vues de Meynert.

L'*écorce grise du cerveau* est étendue au-dessus d'une épaisse masse de fibres blanches qui va en convergeant de cette écorce vers les gros ganglions de la base. Toute cette masse de substance blanche des hémisphères porte le nom de *couronne rayonnante*. Elle renferme toutes les voies motrices qui vont du centre psychique à la périphérie et toutes les voies sensitives qui apportent à ce centre les impressions périphériques. D'une façon générale, toutes ces fibres motrices et sensitives convergent en bas vers les gros ganglions du cerveau, mais n'y pénètrent pas toutes. Ce premier ensemble forme le *système de projection de premier ordre*. A côté de ces fibres rayonnantes, la substance blanche des hémisphères comprend : 1° des fibres *commissurales* réunissant entre elles les parties homologues de l'écorce des deux

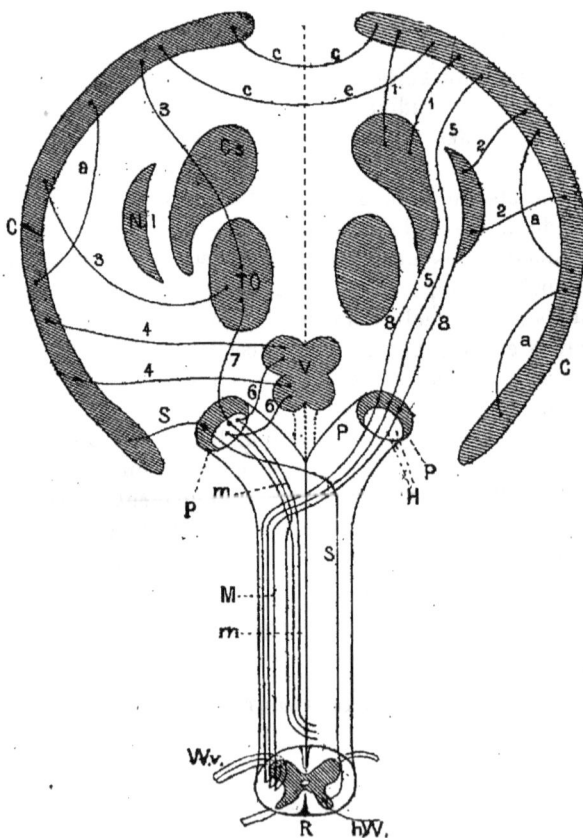

Fig. 337. — Schéma des systèmes de projection de Meynert.

CC, écorce de cerveau ; — Cs, corps strié ; — N, noyau lenticulaire ; — To, couche optique ; — V, tubercules quadrijumeaux ; — P, pédoncule cérébral ; H. calotte ; p, pied du pédoncule cérébral ; — 1, 1, fibres de la couronne rayonnante du corps strié ; — 2, 2, fibres rayonnantes du noyau lenticulaire ; — 3, 3, de la couche optique ; — 4, 4, des tubercules quadrijumeaux ; — 5, 5, faisceaux allant directement à l'écorce cérébrale (Flechsig) ; — 6, 6, fibres allant des tubercules jumeaux à la *calotte* ; — 7, 7, fibres de la couche optique à la calotte ; — m, leur trajet ultérieur ; — 8, 8, fibres du corps strié et du noyau lenticulaire au *pied du pédoncule* cérébral ; — M, leur trajet ultérieur ; — S, S, trajet des fibres sensitives ; — R, coupe transversale de la moelle ; — W, v, et h, W, racines antérieures et postérieures de la moelle ; — a, a, fibres d'association ; — c, c, fibres commissurales.

hémisphères (corps calleux, commissure antérieure) ; 2° des fibres arquées ou système d'*association* reliant des parties non homologues de l'écorce d'un même hémisphère.

Les ganglions interrompent en quelque sorte le trajet des fibres du système de projection de premier ordre (*masses d'interruption* de Meynert), mais ils jouent aussi, comme le fait remarquer Huguenin, le rôle d'organe de *réduction* par la raison que les fibres qui sortent de ces ganglions sont beaucoup moins nombreuses que celles qui y entrent. Ces ganglions comprennent la couche optique, le corps strié, le noyau lenticulaire et les tubercules quadrijumeaux.

De ces ganglions part un système de fibres extrêmement complexe qui se dirige en bas et se termine dans la substance grise encéphalo-médullaire (*système de projection de deuxième ordre*). Si certaines fibres de ce système ont un trajet très court et se terminent au-dessus du bulbe, d'autres ont un trajet très long et vont jusqu'à la région sacrée de la moelle. — Cette substance grise forme aussi pour le système de projection de deuxième ordre une masse d'interruption. — Mais, loin d'être un organe de réduction pour ces fibres, elle les renforce au contraire par des fibres nouvelles, en sorte que les fibres qui sortent du bulbe et de la moelle sont plus nombreuses que celles qui y entrent.

Meynert a découvert que le système de projection de deuxième ordre est formé de deux faisceaux anatomiquement bien distincts et qui ne se mêlent qu'en bas dans la moelle épinière. L'un de ces faisceaux vient de la couche optique et des tubercules quadrijumeaux et forme l'*étage supérieur* du pédoncule cérébral (*calotte* des auteurs allemands), il conduit exclusivement des incitations réflexes. L'autre faisceau émané du noyau lenticulaire et du corps strié forme l'*étage inférieur* ou *pied* du pédoncule et conduit les incitations motrices. La cause des incitations réflexes conduites par la calotte ne réside pas, comme pour les mouvements volontaires transmis par le pied, dans l'excitation de l'écorce du cerveau, mais elles naissent dans la couche optique et les tubercules jumeaux. Il y a, en effet, au moins un gros nerf des sens, le nerf optique, qui pénètre dans ces ganglions, la surface du corps est aussi en connexion avec eux ; mais on ignore comment se font ces connexions. Il n'en est pas moins établi qu'aucune région n'est plus favorable aux réflexes que celle-ci, bien qu'on ne puisse préciser la nature de ces mouvements réflexes qui, nés par suite d'impressions périphériques, s'accomplissent dans le meilleur ordre, par suite de l'habitude, sans que le *sensorium* ait besoin de s'en mêler. Cependant, pour le tubercule jumeau antérieur, on connaît avec certitude ses connexions avec le noyau de l'oculomoteur et du pathétique, peut-être aussi avec le moteur oculaire externe, et l'anatomie permet ainsi de comprendre les réflexes qui se passent en ce point. L'étude des mouvements des yeux, par exemple, révèle ce fait que les points identiques de la rétine doivent avoir des centres coordonnés dans les tubercules quadrijumeaux d'où partent des connexions avec les noyaux des nerfs moteurs de l'œil. Meynert a montré que, dans la série animale, la voie de la calotte est d'autant plus développée que l'animal est plus inférieur, c'est-à-dire qu'il n'offre que des mouvements volontaires relativement peu accusés, en rapport avec le faible développement du pied du pédoncule et des hémisphères cérébraux eux-mêmes.

En ce qui concerne les fibres sensibles ou centripètes, leur marche est différente. Ces fibres, venues des cordons postérieurs et latéraux de la moelle, s'entre-croisent au niveau du bulbe et s'accolent aux fibres motrices centrifuges du pédoncule (voir fig. 337), mais elles ne traversent pas les ganglions derrière lesquels elles passent (capsule interne) pour gagner directement l'écorce du cerveau en se réunissant à la couronne rayonnante.

Les fibres qui partent de la substance grise du bulbe et de la moelle et forment les nerfs, représentent un système de *projection de troisième ordre.* Ces fibres, nous l'avons dit, sont plus nombreuses que celles du système de deuxième ordre, ce qui prouve que la substance grise bulbo-médullaire donne naissance à un grand nombre d'entre elles.

Le cervelet n'est pas intercalé dans les systèmes de projection précédents et forme un organe assez indépendant du reste de l'encéphale, quoiqu'il lui soit attaché, ainsi qu'à la moelle. Les connexions du cervelet avec le cerveau sont : 1° les pédoncules cérébelleux supérieurs venant de la couronne rayonnante, mais dont l'origine dans l'écorce cérébrale est inconnue ; ils passent sous les couches optiques et les tubercules jumeaux mêlés aux fibres de la calotte et entrent dans le cervelet après une décussation complète ; 2° les pédoncules cérébelleux moyens qui forment en grande partie la protubérance et proviennent de fibres du pédoncule cérébral, qui se recourbent au niveau du pont de Varole au lieu de poursuivre leur trajet dans le bulbe.

Le cervelet est réuni à la moelle par les pédoncules cérébelleux inférieurs formés de deux faisceaux . l'un qui va aux cordons postérieurs de la moelle (*cordon grêle* et *cordon cunéiforme*), l'autre qui va aux cordons latéraux de la moelle (*corps restiforme*).

FONCTIONS NERVEUSES EXCITO-RÉFLEXES

I

MOELLE ÉPINIÈRE

Division du sujet. — Depuis la fin du siècle dernier (Prochaska, 1784), on sait que la moelle joint à ses fonctions d'organe *conducteur* des impulsions sensibles et motrices celles non moins importantes de *centre d'innervation*. Si même on considère la question du point de vue élevé de la physiologie et de l'anatomie comparées, on voit que, tandis qu'à partir de l'homme et des vertébrés supérieurs le cerveau et son rôle diminuent progressivement, la moelle et ses fonctions acquièrent au contraire une importance prépondérante. En sorte que, chez les vertébrés inférieurs, la moelle devient véritablement le principal des centres nerveux, le siège de la plupart des réflexes, et que ses fonctions conductrices passent en quelque sorte au second plan. Chez les invertébrés même, le ganglion cérébral est si peu différencié qu'il se distingue peu ou pas, par sa structure et ses fonctions, des autres ganglions qui forment la partie la plus importante du système nerveux ; nous allons donc étudier successivement les fonctions de la moelle à ce double point de vue.

I. — MOELLE COMME ORGANE DE CONDUCTION NERVEUSE

Rôle conducteur de la moelle. — Comme organe chargé de porter au cerveau les impressions sensitives recueillies à la périphérie, et aux muscles l'incitation émanée du cerveau, la moelle joue en réalité le rôle d'un gros nerf et c'est exclusivement ainsi que la considéraient les anciens physiologistes, avant qu'on eût découvert son importance comme centre indépendant. De même en effet qu'un nerf qui a été coupé, la moelle sectionnée cesse de conduire les impulsions sensitives et motrices, et toutes les parties du corps innervées par les nerfs émanés de la moelle au-dessous du point sectionné sont complètement paralysées et restent insensibles et inertes (paraplégie). Mais ce qu'on ne peut pas faire pour un nerf mixte, c'est-à-dire la distinction anatomique de ses fibres sensitives et de ses fibres motrices [1], on a cru pou-

[1] La méthode de Waller permet de faire cette distinction, mais seulement à l'aide du microscope.

voir le faire pour la moelle, grâce à son plus grand volume, grâce aussi à ce fait que les nerfs, avant de pénétrer dans sa substance, se séparent en deux faisceaux ou racines reconnues, depuis Magendie, pour contenir l'une les fibres sensibles, l'autre les fibres motrices et paraissant se continuer directement chacune avec la partie de la moelle dans laquelle elles se jettent. On a donc été conduit, *a priori*, à considérer comme conducteurs de la sensibilité les cordons postérieurs de la moelle dans lesquels se perdent les racines postérieures sensibles; comme conducteurs de la motricité les cordons antéro-latéraux d'où naissent les racines antérieures motrices. Mais, comme l'ont montré les recherches ultérieures, c'est là une vue erronée, et il ne faudrait pas croire que les impressions sensibles puissent aller tout droit, le long d'une même fibre, de la périphérie au centre de perception, pas plus qu'une impulsion motrice puisse cheminer directement du centre à la périphérie, le long d'une autre fibre. Le nombre des fibres de la moelle est pour cela beaucoup trop faible, et il en résulte que la conduction dans la moelle n'est pas simple comme cela a lieu dans un nerf, mais s'opère par un système plus ou moins compliqué de *relais*. Nous verrons qu'il existe, dans la substance grise de la moelle, de véritables mécanismes capables de produire, par action réflexe, des mouvements entièrement coordonnés et adaptés à un but. Ce sont ces mécanismes qu'utilise aussi la moelle pour la conduction de la sensibilité et de la volonté, et, quand nous voulons, par exemple, remuer un doigt, l'incitation volontaire partie du cerveau arrive, par une voie plus ou moins directe, jusqu'aux cellules motrices du renflement cervical avec lesquelles les fibres nerveuses allant au doigt sont en relation, et produit dans ce groupe de cellules un ébranlement qui amène un dégagement d'énergie le long des fibres appropriées.

D'un autre côté les sections pratiquées sur la moelle ont montré que la conduction sensitive peut encore se faire après l'interruption, en apparence complète, des cordons blancs de la moelle. Cette transmission a lieu alors par des chemins de *traverse* grâce auxquels les impressions nerveuses finissent par atteindre, après un détour plus ou moins long, les fibres qui les conduisent aux centres sensoriels. Il peut donc se faire, après une lésion interrompant la continuité des cordons, une circulation nerveuse collatérale, comme il se produit, après la ligature d'un vaisseau, une voie collatérale qui rétablit le cours du sang dans le membre opéré. C'est grâce aux nombreuses relations que présentent les cellules de la substance grise formant le *reticulum* de Gerlach, que se produit ce phénomène. Il résulte de cette *conductibilité indifférente* que le rôle précis de chacune des parties de la moelle ne peut pas être facilement établi et qu'il règne encore beaucoup d'obscurité, malgré des expériences très nombreuses, mais le plus souvent contradictoires, sur les voies de transmission dans la moelle. Nous allons essayer d'exposer à cet égard les faits les mieux établis.

La moelle épinière avec: 1° sa substance grise divisée en cornes antérieure et postérieure auxquelles aboutissent les racines rachidiennes correspondantes, et 2° son manteau médullaire constitué par les cordons blancs antéro-latéral et postérieur, forme une masse nerveuse continue, mais qu'on peut considérer comme constituée en réalité par 31 segments ganglionnaires superposés et reliés entre eux, à répétition bilatérale, chacun avec son nerf centripète (racine postérieure ou sensitive) et centrifuge (racine antérieure ou motrice).

La substance grise renferme des cellules nerveuses diverses et un réseau de fibrilles nerveuses extrêmement fines, dit réseau de Gerlach. Ce réseau est formé par les prolongements protoplasmiques des cellules nerveuses des cornes antérieure et postérieure, prolongements qui n'ont probablement entre eux que des relations de contact, et non de continuité (Ramon y Cajal), de même que celles qu'ils affectent avec les divisions fibrillaires des racines postérieures et des fibres pyramidales qui viennent s'y terminer, et qui entrent ainsi en relation indirecte avec les cellules nerveuses des cornes antérieure et postérieure (fig. 338).

Les grosses cellules motrices de la corne antérieure donnent un prolongement cylindre-axile, qui constitue la fibre nerveuse de la racine antérieure.

Chaque segment ganglionnaire est en continuité avec les segments avoisinants supérieur et inférieur par le réseau de Gerlach; chacun d'eux est de plus en relation avec celui du côté opposé par des fibres passant par la commissure grise postérieure et reliant les réseaux de Gerlach de chaque côté.

Les relations des fibres de la racine postérieure sensitive, avec les cellules de la corne antérieure, d'abord du même côté, puis du côté opposé, comme avec celles des segments supérieurs et inférieurs donnent une explication simple des lois des réflexes, formulées par Pflüger et déjà étudiées.

Les segments ganglionnaires de la moelle ne sont pas seulement en continuité par leur substance grise et les réseaux de Gerlach, ils entrent encore en relation par les cordons blancs antéro-latéraux et postérieurs qui renferment les fibres nerveuses commissurales qui font communiquer entre eux les divers segments médullaires superposés ou ceux-ci avec les ganglions mésencéphaliques.

Ces relations des centres entre eux jouent un grand rôle pour l'organisation des réflexes et l'association et la coordination des mouvements. Les cordons médullaires renferment enfin les fibres de conduction sensitive de la moelle au cerveau, et celles de la conduction psycho-motrice ou cortico-musculaire.

Pour établir les voies de conduction sensitive et motrice dans la moelle, on a dû, à cause de la complexité de l'organe, avoir recours à plusieurs méthodes d'investigation. 1° On agit par la méthode physiologique, sur les faisceaux isolés de la moelle, et on détermine les phénomènes produits par leur excitation, et les troubles apportés dans la conduction par leur section. 2° Mais c'est principalement l'étude du développement et surtout celle des lésions

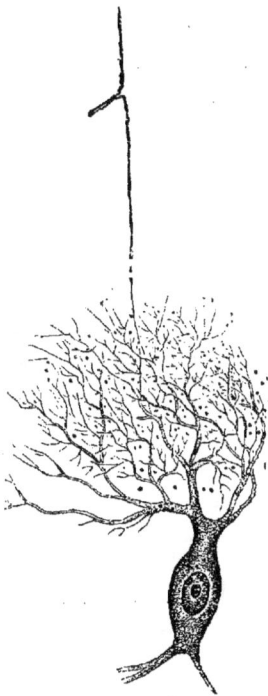

Fig. 338.

Cellule nerveuse de la moelle.

Les prolongements ramifiés se résolvent en un fin recticulum où aboutit une fibre venue d'une racine postérieure.

circonscrites systématiquement à des régions déterminées de la moelle et du cerveau, et produites soit par la maladie chez l'homme, soit par l'expérimentateur chez les animaux, qui a permis de diviser les faisceaux médullaires en leurs parties élémentaires, anatomiquement et physiologiquement distinctes. De même que les fibres nerveuses (voir *Régulation de la nutrition des nerfs*), lorsqu'elles sont séparées de leur centre trophique, subissent la dégénération, celles des racines sensitives dans le sens centripète, celle des racines motrices dans le sens centrifuge ; de même les fibres des cordons médullaires suivant qu'elles servent de voie d'innervation centripète ou centrifuge, subissent la dégénération ascendante ou descendante (Turck, Schiefferdecker). La

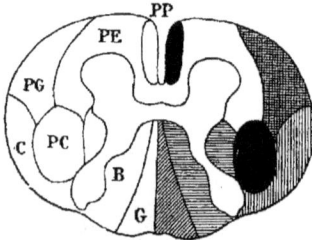

Fig. 339. — Systématisation des faisceaux médullaires.

G, cordon de Goll ; — B, faisceau de Burdach ; — ST (lettres oubliées par le graveur), faisceau latéral sensitif ; — PG, faisceau de Gowers ; — C, faisceau cérébelleux direct ; — PC, faisceau pyramidal croisé ; — PP, faisceau pyramidal direct ; — PE, partie fondamentale du faisceau antéro-latéral.

figure 339 montre la systématisation des faisceaux médullaires généralement admise ; les faisceaux indiqués striés sur la partie droite du dessin sont ceux qui dégénèrent dans le sens centripète, les faisceaux indiqués en noir, dans le sens centrifuge, les parties claires représentent les fibres d'association. Voici leur énumération :

Le cordon antéro-latéral en dehors des fibres d'association (partie fondamentale du cordon PE) contient les fibres pyramidales ou psycho-motrices reliant les cellules des zones motrices corticales à la substance grise des cornes antérieures des divers étages de la moelle. Ces fibres sont groupées en deux faisceaux, PP pyramidal direct, PC pyramidal croisé. Les conducteurs de la sensibilité sont constitués par les faisceaux de Goll (G) et de Burdach (B) des cordons postérieurs et par le faisceau latéral sensitif (ST) (fig. 339 et 346). Le faisceau cérébelleux direct C, formé de fibres ascendantes, fait communiquer le cervelet avec les cellules ganglionnaires de la colonne de Clarke, et par conséquent avec la partie des fibres de la racine postérieure qui entrent en relation avec ces cellules. Les fibres de ce faisceau, avec les fibres cérébelleuses descendantes du faisceau intermédiaire ou de Marchi, situé à la partie antérieure du faisceau latéral (VII, fig. 349), jouent un grand rôle dans l'équilibration et la coordination des réflexes.

Transmission des impressions sensitives. — Les impressions sensitives exercées à la périphérie des nerfs centripètes arrivent à la moelle par les racines postérieures qui sont en communication plus ou moins directe avec les cordons postérieurs, comme le montre la dégénérescence partielle du cordon à une certaine distance au-dessus et au-dessous de la section des racines sensitives ; le reste des cordons de Goll et de Burdach est formé de fibres commissurales, entre des étages divers des noyaux postérieurs de substance grise de la moelle et de la moelle allongée. Les impressions sensitives arrivées à la moelle par les racines postérieures, suivent plusieurs voies distinctes : une partie des fibres de la racine les conduit dans les cellules de la colonne de Clarke, et de là par l'intermédiaire du faisceau cérébelleux direct, dans le cervelet, où leur réception joue un rôle dans les fonctions d'équilibration et de locomotion ; l'autre partie des fibres après s'être mise en rapport avec la substance grise de la corne postérieure, contribue à former les voies de conduction sensitive du faisceau de Burdach ; une portion de ces fibres reste dans le faisceau, jusqu'au bulbe ; là elles entrent en rapport avec le noyau restiforme ; puis, subissant alors la décussation bulbaire, elles se rendent réunies aux autres fibres de conduction sensitive à travers la protubérance, la calotte du pédoncule cérébral et la partie postérieure de la capsule interne, à la région sensitive pariétale de l'écorce cérébrale. Un grand nombre des fibres de conduction centripète du faisceau de Burdach, quittent peu à peu ce faisceau en suivant deux voies différentes : les unes traversent la corne postérieure, se jettent dans le faisceau sensitif latéral qu'elles suivent jusqu'au bulbe où, après décussation, elles se rendent, réunies aux précédentes, à la région pariétale de l'écorce ; les autres se rendent à travers la commissure grise postérieure dans le faisceau sensitif latéral du côté opposé. Ces fibres nombreuses décussées dans la moelle, ne subissent pas l'entre-croisement bulbaire. La figure 357 montre à son passage dans le bulbe B, la protubérance C, le pédoncule cérébral D, le faisceau sensitif S résultant de la réunion de toutes les fibres sensitives après leur décussation médullo-bulbaire.

Le fait qu'une partie des fibres de conduction sensitive subit l'entre-croisement dans la moelle, explique pourquoi une hémi-section de la moelle chez

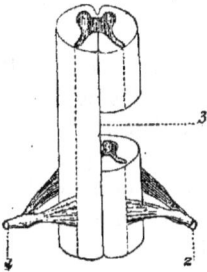

Fig. 340. — Hémisection de la moelle. (Syndrome de Brown-Séquard.)
1, anesthésie ; — 2, hyperesthésie et paralysie de la motilité.

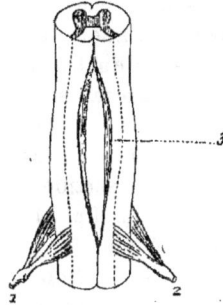

Fig. 341. — Section longitudinale de la moelle. (Expérience de Galien.)
Sensibilité émoussée dans 1 et 2.

l'homme et le singe (fig. 340) produit de l'anesthésie du côté opposé, dans les parties du corps postérieures à la lésion, et de l'hyperesthésie du côté correspondant en même temps que la paralysie du mouvement volontaire. Le même fait montre pourquoi la section longitudinale antéro-postérieure du bulbe ou de la moelle (fig. 341) ne produit pas l'anesthésie complète ni d'un côté ni de l'autre du corps. Mais toutes les fibres sensitives subissant en définitive une décussation totale, on s'explique comment une lésion destructive d'un hémisphère ou de la partie postérieure lenticulo-optique de la capsule chez l'homme, produit toujours, sauf anomalie, l'abolition de la sensibilité dans la moitié opposée du corps, c'est-à-dire l'anesthésie croisée. De même chez l'animal (chien), la section complète au niveau des tubercules mamillaires de la région postérieure de la capsule (fig. 342), produit l'hémianesthésie opposée (Veyssière).

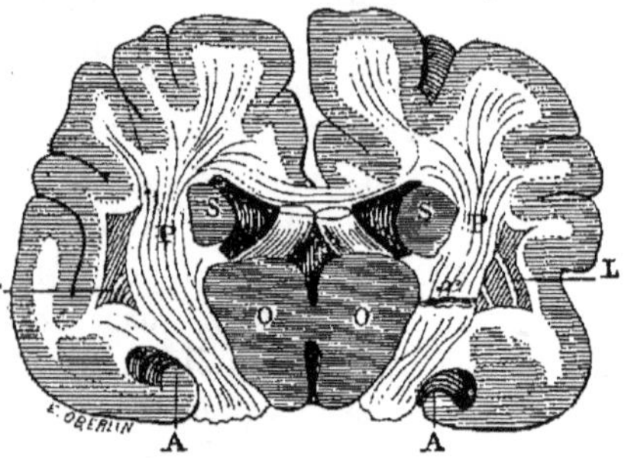

Fig. 342. — Coupe transversale du cerveau du chien, au niveau des tubercules mamillaires.

O, O, couches optiques; — S, S, noyaux caudés; — L, L, noyaux lenticulaires; — P, P, capsule interne, région postérieure ou lenticulo-optique; — A, A, cornes d'Ammon; — x, section de la partie postérieure ou lenticulo-optique de la capsule déterminant l'hémianesthésie. (Carville et Duret.)

Pour l'étude complète des voies de transmission de la sensibilité, il faut considérer que la sensation n'est pas *une*, mais qu'elle varie suivant la nature des excitants. Outre les sensations spéciales fournies par les organes des sens de l'odorat, la vue, de l'ouïe, on doit distinguer dans la conduction de la sensibilité générale, les sensations tactiles et douloureuses, les sensations thermiques, au chaud, au froid, les sensations musculaires. La physiologie et la pathologie montrent que les voies de conduction de ces divers modes de la sensibilité, confondues dans les nerfs périphériques et les racines postérieures se séparent dans les centres nerveux et la moelle.

L'expérimentation physiologique en effet, a sanctionné en partie ce que nous avons dit du trajet des impressions sensitives par les cordons postérieurs et le faisceau sensitif latéral, mais pour une partie de la sensibilité seulement, la sensibilité cutanée; les sensibilités à la douleur, au chaud, au froid étant transmises par la substance grise médullaire.

Et d'abord la section complète des faisceaux latéraux et postérieurs ou postérieurs seuls (fig. 343) laisse persister la sensibilité à la douleur, comme l'ont constaté tous les physiologistes avec Fodéra, Brown-Séquard, Schiff. Inversement la section complète de la moelle à l'exception des faisceaux postérieurs (fig. 344), abolit complètement la sensibilité à la douleur, en arrière de la section, ainsi que la sensibilité thermique (Brown-Séquard, Schiff; Vulpian), mais il y a conservation de la sensibilité tactile (Schiff). A ce sujet l'expérience suivante est tout à fait démonstrative. La section de la moelle, moins les faisceaux postérieurs, étant faite sur un chat ou un lapin, affaibli par hémorragie, on peut écraser les pattes, le sciatique, sans faire sortir l'animal de sa somnolence, mais en soufflant sur le dos, à rebrousse poil, en arrière de la lésion, aussitôt l'animal soulève la tête. Inversement dans l'ataxie locomotrice, lorsque les faisceaux postérieurs sont complètement détruits et atrophiés, il y a conservation de la sensibilité à la douleur et de la sensibilité thermique, mais abolition de la sensibilité tactile. Miescher sur des lapins curarisés a montré, par l'étude des variations de la pression sanguine, la transmission de la sensibilité par le faisceau latéral sensitif : des excitations nerveuses et cutanées produisaient un effet très

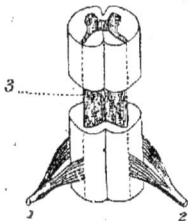

Fig. 343. — Section des faisceaux blancs de la moelle.

Sensibilité conservée au-dessous.

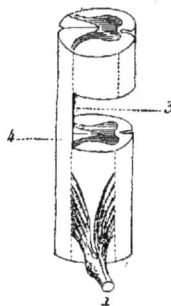

Fig. 344. — Section de la moelle à l'exception des faisceaux postérieurs.

Sensibilité tactile conservée.

marqué sur la tension artérielle lorsque la moelle était sectionnée à l'exception du faisceau latéral, tout effet cessait après la section de ce faisceau.

Les impressions douloureuses, ainsi que les impressions thermiques, dans leur trajet centripète, suivent la voie de la substance grise, au moins pour une partie de leur parcours, puisque la section de tous les faisceaux blancs médullaires ne l'abolit pas. Pour la faire disparaître, il faut léser très profondément la substance grise (fig. 345). C'est ce que démontre également la pathologie. Dans la *syringomyélie*, affection caractérisée anatomiquement par la destruction progressive plus ou moins étendue de la substance grise, avec intégrité des cordons blancs, on observe, au point de vue symptomatique, la disparition de la sensibilité à la douleur (*analgésie*), et de la sensibilité thermique (*thermanesthésie*) avec conservation de la sensibilité tactile.

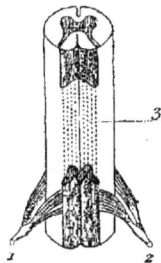

Fig. 345.

Destruction de la substance grise (3), analgésie et thermanesthésie au-dessous ; — sensibilité tactile conservée.

Transmission des incitations motrices volontaires. — La transmission des incitations motrices volontaires dans la moelle épinière se fait par les faisceaux pyramidaux direct (PD) et croisé (PC) fig. 346, et les racines antérieures des nerfs. L'étude anatomique et physiologique des faisceaux pyramidaux chez l'homme a été le résultat de la constatation d'une dégénération systématique de ces faisceaux, qui se montre dans tous les cas de destruction pathologique des régions motrices que nous déterminerons plus loin dans l'écorce cérébrale, ou à la suite de lésions qui interrompent la continuité des fibres de la partie antérieure de la capsule interne ou de la région moyenne du pied du pédoncule cérébral. Toutes ces lésions morbides (également la section physiologique chez l'animal vivant de la partie lenticulo-striée de la capsule, fig. 347) qui produisent l'hémiplégie du côté opposé du corps, sans anesthésie, produisent une dégénérescence descendante des faisceaux pyramidaux volontaires, qui a permis de tracer comme il suit leur trajet. Ces fibres descendent des zones cor-

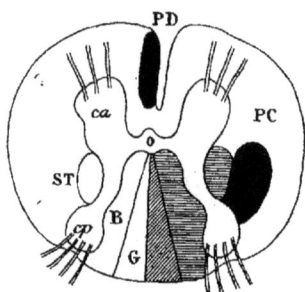

Fig. 346. — Faisceaux moteurs
et sensitifs.

Les faisceaux moteurs sont en noir ; les faisceaux sensitifs en gris. — Les lettres comme à la figure 339.

ticales motrices à travers les deux tiers antérieurs de la branche postérieure de la capsule interne (portion motrice ou lenti-culo-striée de la capsule), la région médiane du pied du pédoncule et la moitié de la protubérance et la pyramide bulbaire du même côté que la lésion. (Voir fig. 357.) (Coupes D. C. B.)

Au niveau de l'entre-croisement des pyra-mides, les fibres pyramidales volontaires subissent en grande partie (95 p. 100 des fibres) l'entre-croisement et passent dans le côté opposé. C'est le faisceau pyrami-dal croisé. Le reste des fibres (5 p. 100) descend dans la moelle du même côté en constituant le faisceau pyramidal direct.

Le faisceau pyramidal croisé descend dans le cordon latéral jusqu'à la partie inférieure de la moelle, où il finit après s'être épuisé peu à peu, sur-tout au niveau des renflements médullaires, par l'envoi de fibres aux cornes antérieures et qui vont se mettre en rapport avec les prolongements proto-plasmiques des cellules motrices (fig. 348 a a).

Le faisceau pyramidal direct descend dans le cordon antérieur de la moelle du même côté, en s'épuisant graduellement vers la fin de la région dorsale par l'émission de ses fibres, au travers de la commissure antérieure, dans les réseaux de la corne antérieure du côté opposé (fig. 348 b b). Ajoutons que le faisceau géniculé ou faisceau volontaire des nerfs craniens moteurs, qui accompagne dans la capsule interne et le pied du pédoncule, le faisceau pyramidal en dedans duquel il est placé, subit également la décussation, mais dans la protubérance, pour gagner les noyaux moteurs du côté opposé (fig. 348 c). De la sorte, toutes les fibres corticales volontaires subissent l'entre-croisement, dans la protubérance, la moelle allongée, la moelle épi-nière, pour se mettre en relation avec les cellules motrices des nerfs du côté opposé à leur origine corticale. Par suite, la destruction des zones motrices corticales, de la portion lenticulo-striée de la capsule (fig. 347), ou du pied du pédoncule, produit l'hémiplégie totale du côté opposé du corps ; une lésion unilatérale de la protubérance pourra produire une paralysie faciale du même côté et la paralysie des membres du côté opposé. (Hémiplégie alterne de Gubler.)

L'étude des lésions expérimentales de la moelle (Schiefferdecker), l'ablation du gyrus sigmoïde chez le chien (Franck et Pitres) par les dégénérations descendantes qui les suivent, ont fait connaître la systématisation des faisceaux volontaires chez les animaux. De même l'étude du développement du système nerveux a confirmé la réalité des distinctions établies, en montrant les faisceaux pyramidaux non développés et sans gaine de myéline chez les animaux qui naissent les yeux fermés, avec un cerveau gélatineux, sans organisation primitive des réflexes autres que les réflexes essentiels bulbo-médullaires.

Expérimentalement enfin, le physiologiste par l'excitation de la partie lenticulo-striée de la capsule interne, ou du pied du pédoncule, qui provoque

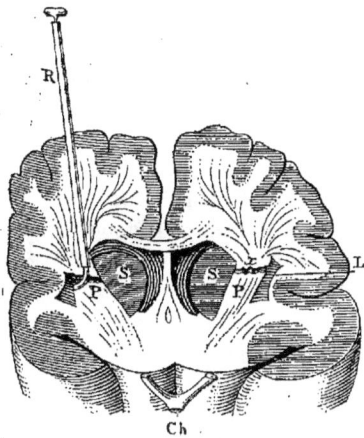

Fig. 347. — Coupe transversale d'un cerveau, de chien, 5 millimètres en avant du chiasma des nerfs optiques.

S, S, les deux noyaux caudés du corps strié; — L, noyau lenticulaire; — P, P, expansion pédonculaire (capsule interne); — Ch, chiasma des nerfs optiques; — x, section de la capsule interne (région antérieure ou lenticulo-striée) produisant l'hémiplégie du côté opposé du corps, sans anesthésie; — R, stylet à ressort de Veyssière opérant la section de la capsule interne. (Carville et Duret.)

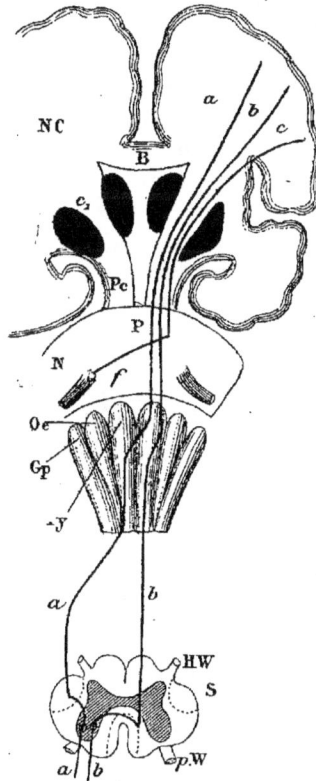

Fig. 348. — Schéma des fibres motrices volontaires (Landois).

a a a, faisceau pyramidal croisé, entre-croisé dans la pyramide bulbaire Py; — b b b, faisceau pyramidal direct entre-croisé dans la commissure antérieure de la moelle; — c, faisceau géniculé ou faisceau volontaire des nerfs moteurs crâniens entre-croisé dans la protubérance P; — N f, nerf facial; — Oe, olive; — Gp, corps restiforme; — Ci, capsule interne; — HW, racine postérieure; — p. W, racine antérieure.)

des mouvements convulsifs dans les muscles du côté opposé du corps, donne la preuve directe de l'entre-croisement des fibres corticales volontaires. Enfin l'excitation du bout périphérique du faisceau antéro-latéral isolé après section de la moelle et de quelques racines, montre que la convulsion forte qui se produit dans le membre postérieur correspondant, est due à l'excitation des fibres du faisceau pyramidal croisé, la secousse plus faible qui a lieu en même temps dans le membre opposé, est due à l'excitation du faisceau pyramidal direct, entre-croisé au-dessous.

Excitabilité de la moelle. — On a beaucoup discuté pour savoir si la moelle est excitable par les excitants électriques ou mécaniques appliqués directement. Il est facile de constater que, si on applique sur la moelle deux électrodes et qu'on fasse passer un courant, il se produit des mouvements musculaires, des contractions dans les artères, etc. Mais ces effets, comme on l'a reconnu, appartiennent à l'excitation des racines nerveuses éminemment excitables, auxquelles s'est transmise la stimulation électrique. En est-il de même si on élimine l'action de ces racines en les sectionnant ? C'est sur ce point de l'excitabilité propre de la moelle que commencent les divergences. Tandis que Van Deen, Chauveau, Schiff, Huizinga considèrent la substance blanche des divers cordons comme absolument inexcitable, Fick, Engelken, Gianuzzi, Vulpian, Luchsinger, admettent au contraire l'excitabilité propre de ces cordons, se traduisant, pour l'excitation des cordons antéro-latéraux, par des mouvements réflexes (dilatation de la pupille) ou par une augmentation de la pression sanguine mesurée au manomètre.

Pour les fibres vaso-motrices, les excitations de toute nature se traduisent constamment, comme l'ont vu Ludwig et ses élèves, par une contraction très manifeste des vaisseaux. Quant à la substance grise, si elle paraît peu sensible aux actions mécaniques ou électriques, Luchsinger a montré que ses centres moteurs sont directement excités soit par les poisons (picrotoxine, nicotine), soit par le sang asphyxique ou chauffé à 40°. On peut donc conclure de tout cela, que la moelle épinière est excitable, à un certain degré, par voie expérimentale, mais qu'il faut pour l'exciter des stimulants plus énergiques que pour les racines nerveuses. Ses véritables excitants sont les excitants naturels, c'est-à-dire l'influx nerveux centripète et centrifuge.

II. — MOELLE COMME CENTRE NERVEUX

La moelle, réunion de centres réflexes. — La moelle épinière est par excellence l'organe de l'action réflexe et, sans revenir en tout point sur les considérations générales qui ont été données sur les actions réflexes, à propos de la physiologie générale du système nerveux, nous devons étudier avec quelques détails les phénomènes réflexes spéciaux à la moelle.

L'étude de ces phénomènes doit être faite sur des animaux dont la moelle a été séparée du cerveau par une section complète, de façon à éliminer tout ce qui pourrait tenir à l'action de l'encéphale. La grenouille et les animaux à sang froid sont les plus favorables à cette étude. Chez eux, l'arrêt de l'excitabilité réflexe qui suit immédiatement la décapitation, ou la section médullaire, est de très courte durée, et le pouvoir réflexe reparaît vite dans toute sa simplicité. Chez les mammifères, au contraire, la section nerveuse abolit pour un temps assez long l'excitabilité réflexe de la moelle, et chez le chien, par exemple, pendant les premiers jours et les premières semaines qui suivent la division de la moelle dans la région dorso-lombaire, les membres postérieurs flasques et paralysés ne donnent lieu, quand on les pince, à aucune réaction motrice. Mais, après plusieurs semaines ou plusieurs mois, bien que la paralysie continue, la moindre excitation portée sur ces membres provoque des mouvements réflexes complexes et coordonnés. Il importe en outre de savoir que, chez les mammifères, les phénomènes réflexes varient

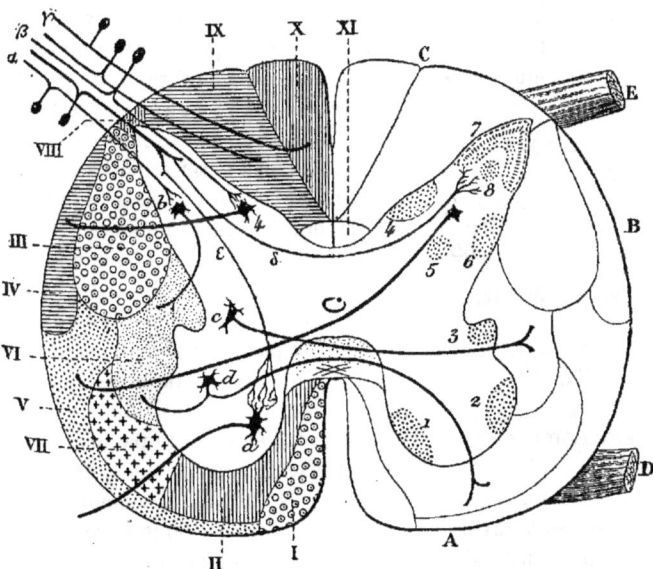

Fig. 349. — Coupe transversale schématique de la moelle.

A, cordon antérieur ; — B, cordon latéral ; — C. cordon postérieur ; — D, racine antérieure ; — E, racine postérieure ; — I, cordon pyramidal direct ; — II, faisceau fondamental du cordon antérieur ; — III, cordon pyramidal croisé ; — IV, faisceau cérébelleux direct ; — V, faisceau de Gowers ; — VI, cordon latéral profond ; — VII, faisceau intermédiaire ; — VIII, zone Lissauer ; — IX, cordon de Burdach ; — X, cordon de Goll ; — XI, zone ventrale du cordon postérieur. Dans la moitié gauche de la figure sont représentés différents types de cellules : a, cellule radiculaire ; b, c, d, cellules cordonales. Dans la moitié droite, les groupements cellulaires 1, 2, 3, etc. α, β, γ, fibres des racines postérieures ; — δ, fibre collatérale commissurale ; — ε, fibre collatérale réflexe.

d'intensité suivant les espèces et, dans la même espèce, suivant l'âge, la race, la force ou la faiblesse, l'état de jeûne, etc.

1° Un mouvement réflexe est essentiellement constitué par trois éléments : 1° une impression périphérique transmise par un nerf centripète à la substance grise de la moelle ; 2° la transformation de cette impression (non perçue par le cerveau) en une impulsion motrice, au niveau de la substance grise ; 3° le transport de cette impulsion réfléchie par un nerf centrifuge jusqu'au muscle qui se contracte.

Si l'on coupe la moelle sur une grenouille, en arrière de l'origine des nerfs brachiaux, après un temps très court, où, sous l'influence du *choc*, les membres postérieurs sont paralysés, ces membres reprennent leur attitude normale. Si l'on pince où si l'on électrise faiblement un des doigts d'une des pattes postérieures, il se produit un mouvement dans le membre tout entier, mais le reste du corps reste immobile.

Si l'excitation est plus forte, non seulement le membre excité se contractera plus énergiquement, mais encore le membre opposé et, si la moelle est coupée en avant des membres antérieurs, une excitation plus forte du même doigt d'une patte postérieure, provoquera des mouvements dans les deux membres postérieurs et dans les deux antérieurs.

Nous voyons donc qu'il y a plusieurs degrés dans ces mouvements réflexes et le plus simple, le seul même qui mériterait peut-être le nom de mouvement réflexe, est celui qui se produit dans le membre dont le doigt a été excité. Il y a là une vraie récurrence, une vraie réflexion de l'excitation apportée à la moelle par les nerfs sensitifs de la peau des orteils. Mais au fond, dans les autres degrés, le phénomène est le même et c'est pourquoi on a étendu à tous le même nom.

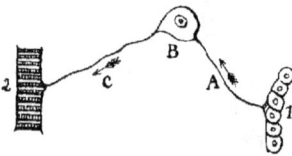

Fig. 350. — Schéma d'un réflexe simple.

1, épithélium sensible; — 2, fibre musculaire; — A, nerf centripète; — C, centrifuge; — B, centre réflexe.

La preuve que la moelle est le point de réflexion est fournie par ce fait, que si l'on détruit la partie de moelle où se rendent les fibres sensitives du point excité, toute action réflexe devient impossible.

Un certain nombre de réflexes peuvent être accompagnés de sensations perçues, tels sont l'éternuement, la toux, le vomissement, dont les impressions initiales périphériques déterminantes sont parfaitement perçues et qui sont, comme on sait, involontaires et incoercibles. Mais la sensation concomitante n'est que surajoutée sans être nécessaire et chez les apoplectiques, les individus chloroformés ou les animaux auxquels on a enlevé les hémisphères cérébraux, ces réflexes se produisent encore. Il en est de même du cri réflexe et des mouvements consécutifs au chatouillement.

Classification des réflexes médullaires. — Ils peuvent se produire dans la sphère de la vie animale, ou dans celle de la vie organique, et être produits dans chaque cas, par l'excitation d'un nerf sympathique ou d'un nerf cérébrospinal.

Voici quelques exemples d'une classification de ce genre :

I. — Mouvements réflexes des muscles de la vie animale

1° *Provoqués par des excitations des nerfs de la vie animale.*

Claquements des dents et tremblements convulsifs, par bain froid prolongé.

Toux convulsive à la suite de parcelles alimentaires introduites dans le vestibule sus-glottique.

Éternuements par irritation directe de la membrane pituitaire.

Spasmes et tremblements des membres à la suite des brûlures.

Vomissement par stimulation anormale de la base de la langue et du pharynx.

Déglutition par stimulation du bol alimentaire dans l'isthme du gosier.

2° *Provoqués par des excitations des nerfs de la vie organique.*

Convulsions, à la suite d'irritation de la muqueuse intestinale par des entozoaires.

Convulsions hystériques à la suite de douleurs utérines, ovariennes.

Contraction du crémaster dans la colique néphrétique.

Hoquet de la péritonite.

II. — MOUVEMENTS RÉFLEXES DES MUSCLES DE LA VIE ORGANIQUE

1° *Provoqués par des excitations des nerfs de la vie animale.*

Dilatation de la pupille par irritation de la peau ou d'un nerf sensitif quelconque.

Contraction de la pupille par irritation du nerf optique.

Contractions intestinales par impression du froid sur la peau.

Rougeur de la peau et des gencives dans les névralgies de la cinquième paire.

Congestion de la conjonctive par corps étrangers sous les paupières.

2° *Provoqués par des excitations des nerfs de la vie organique.*

Dilatation de la pupille par irritation intestinale causée par des entozoaires.

Contractions de l'intestin par excitation de la muqueuse intestinale.

Contractions utérines par injection froide dans l'utérus.

Une autre classification des réflexes pourrait être faite suivant la nature de l'acte terminal des réflexes, et l'organe dans lequel il se produit. C'est ainsi par exemple qu'on peut distinguer les réflexes :

Oculaires iridiens, constricteurs et dilatateurs ;

Cardiaques, accélérateurs, paralysants ;

Vaso-moteurs, constricteurs, dilatateurs ;

Sécrétoires, électriques, etc., etc.

Tels sont les mouvements réflexes que l'on peut indiquer pour servir d'exemple et montrer le classement qu'on en peut faire. Il n'a été tenu compte que des réflexes qui se font par l'intermédiaire de la moelle et surtout des réflexes moteurs, mais de très nombreuses actions réflexes (motrices, vasculaires, sécrétoires) ont lieu au niveau du bulbe et leur classification est naturellement la même.

D'autres actions réflexes médullaires qui intéressent surtout le pathologiste peuvent se produire sans excitation périphérique. Mais l'excitation porte alors sur les origines des nerfs sensitifs ou excito-moteurs, au niveau même de la moelle, dans le cas où celle-ci ou ses enveloppes, sont atteintes de lésions irritatives.

Caractères généraux des réflexes médullaires. — Lois des réflexes. — Les expériences de vivisection et l'observation clinique ont montré depuis longtemps (Herbert-Mayô, Calméil) que les excitations modérées de la peau produisent des mouvements limités aux muscles de la région excitée, tandis que les excitations plus fortes produisent des mouvements plus étendus. Les *lois* de propagation de ces mouvements ont été non pas découvertes, mais formulées par Pflüger dont on leur a donné le nom. Ces faits se montrent très nettement chez une grenouille dont on a coupé la moelle en avant des nerfs brachiaux. Si on pince modérément un des doigts d'une patte postérieure, il se produira un mouvement réflexe dans cette patte (*loi de l'unilatéralité ou de localisation*); si la pression est plus forte, les deux membres postérieurs se contracteront, mais le membre excité, le droit par exemple, plus fort que l'autre (*lois de la symétrie et de l'intensité*), et si la pression augmente encore, les mouvements s'étendront aux pattes antérieures (*loi de l'irradiation*).

Enfin, si l'excitation est très violente, ou si les excitations faibles sont répétées très souvent en un temps donné (sommation), les mouvements peuvent se produire dans tous les muscles du corps (*loi de la généralisation*) et donner lieu à de véritables convulsions.

Cette expérience donne les mêmes résultats chez les mammifères. Les effets sont aussi les mêmes si l'excitation, au lieu de porter sur la peau, porte sur le trajet d'un nerf mis à nu, ou sur le bout central d'un nerf coupé. Mais les mouvements sont, dans ce cas, beaucoup moins énergiques que lorsqu'on excite les terminaisons mêmes des nerfs à travers la peau ou les muqueuses.

Cayrade a montré, contrairement à l'opinion de Pflüger, que l'excitation réflexe ne se propage pas dans la moelle forcément de bas en haut, mais peut tout aussi facilement se propager de haut en bas.

Le *mécanisme* intime des actions réflexes médullaires n'est pas connu d'une façon certaine, bien que les hypothèses sur la façon plus ou moins probable dont il s'accomplit ne manquent pas.

D'après ces faits, on peut donc distinguer trois catégories de mouvements réflexes.

1º Les réflexes *simples* ou *partiels*, limités à un seul muscle ou à un petit groupe de muscles et consécutifs à l'excitation d'une région donnée : par exemple, l'occlusion des paupières par l'attouchement de la conjonctive, la projection de la jambe par le choc du tendon rotulien.

Le *réflexe tendineux* a sa cause dans la sensibilité des tendons. Les nerfs sensitifs de chaque muscle, terminés par les corpuscules de Golgi, sont reliés, dès leur entrée dans la moelle, avec les cellules motrices de ce muscle, en formant un arc réflexe court pour le réflexe tendineux (fig. 349, ε, a). C'est ainsi que la percussion du tendon rotulien produit une secousse réflexe, dont le centre est dans la moelle. Ce réflexe persiste après section de la moelle au dos; il est même exagéré, d'où son importance clinique.

2° Les réflexes *coordonnés*, étendus à plusieurs groupes musculaires, ou même à la plus grande partie des muscles du corps et caractérisés par leur coordination en vue d'un but déterminé. Ces mouvements d'ensemble sont si évidemment adaptés à un but de préservation ou de défense, qu'on pourrait croire que la moelle est douée d'intelligence et de conscience. On peut ainsi voir une grenouille décapitée (quand c'est un mâle, au printemps) embrasser dans ses pattes antérieures l'objet quelconque avec lequel on lui excite la peau du ventre. Mais, en général, ces mouvements tendent à soustraire la partie irritée à l'influence de l'irritant, ou repoussent l'excitant lui-même. Ainsi chez la grenouille ou le triton décapité, la jambe étendue se fléchit ou se retire si l'on pince l'orteil; si une goutte d'acide est appliquée sur la région anale, les deux pattes se contractent et, par un mouvement très compliqué, viennent frotter la partie excitée à l'aide de la partie postérieure des tarses.

De semblables mouvements coordonnés se montrent aussi chez les mammifères; mais en général, chez ces animaux, la commotion nerveuse de la décapitation abolit immédiatement le pouvoir réflexe, et pour étudier chez eux les actions réflexes de la moelle, il est préférable de pratiquer la section du bulbe et d'entretenir la vie par la respiration artificielle.

Cette coordination des mouvements constitue donc pour la moelle une faculté élevée, mais il y a plus encore, comme le montre l'expérience de Pflüger :

Si on met une goutte d'acide sur la cuisse d'une grenouille décapitée, la patte du même côté s'élève et vient essuyer l'endroit irrité. Si on coupe la patte, l'acide étant appliqué comme auparavant, l'animal, après quelques essais inutiles avec son moignon, *lève l'autre patte* et cherche à écarter l'agent irritant. Il ne faut point voir dans ce fait la preuve de l'existence d'une faculté psychique, d'une véritable conscience dans la moelle, mais simplement un mécanisme préétabli, en vertu duquel s'exécutent des mouvements appropriés, n'impliquant ni le pouvoir instinctif ou *psychique (Rückenmark's-seele)* admis par Pflüger, après Legallois et Prochaska (*sensorium commune*), ni même la sensibilité médullaire admise par Schiff (Goltz).

Goltz a montré que les mouvements appropriés, exécutés par la grenouille décapitée sous une stimulation, changent de caractères en même temps que le siège et la nature de l'irritation, sans s'élever pour cela au-dessus des actions réflexes pures. L'expérience suivante en est la démonstration. Deux grenouilles, l'une décapitée, l'autre intacte, mais les yeux crevés, sont placées dans de l'eau dont on élève graduellement la température. La grenouille intacte, lorsque la température atteint 25 ou 30°, s'agite et cherche à fuir jusqu'à ce qu'elle soit cuite vers 42°; la grenouille décapitée, elle, n'exécute aucun mouvement et meurt sur place; mais dans l'intervalle, elle réagit aux irritants artificiels qu'on fait agir sur elle, comme dans les conditions ordinaires.

3° Les mouvements réflexes *désordonnés* ou *convulsions* sont les contractions cloniques ou toniques de plusieurs groupes musculaires ou de tous les muscles du corps sans but déterminé. Ils résultent ou de l'augmentation d'excitabilité de la moelle (Voy. le paragraphe suivant), ou de l'augmentation d'intensité de l'excitation. Dans ce dernier cas, les convulsions proviennent ou de l'intensité absolue de l'excitation, par exemple la névralgie de la face amenant la contraction des muscles (tics douloureux) ou de la *sommation* d'excitations faibles se succédant rapidement : exemple l'orgasme vénérien succédant à des frottements rapides et répétés du gland.

Causes qui peuvent modifier le pouvoir réflexe de la moelle.

I. Exagération de l'excitabilité médullaire. — Toutes les causes qui diminuent ou suppriment l'activité cérébrale, et en particulier les lésions (sections, compression) qui interrompent la continuité de la moelle épinière et la séparent tout entière, ou en séparent une partie de l'encéphale, augmentent l'excitabilité réflexe médullaire au point que, sur une grenouille décapitée, des excitations légères, qui ne provoquaient aucun mouvement auparavant, produisent des mouvements plus ou moins énergiques et plus ou moins étendus.

Ces phénomènes s'observent chez tous les vertébrés et chez l'homme. Setschenow a admis que le cerveau contiendrait des centres modérateurs ou d'arrêt du pouvoir réflexe de la moelle, et que les sections interrompant cette action modératrice amènent précisément l'hyperexcitabilité. Mais Schiff a montré que les sections successives de la moelle augmentent progressivement l'excitabilité des parties situées en arrière de la section, en sorte, dit Vulpian, qu'il faudrait admettre que chaque point de la moelle serait en quelque sorte un centre modérateur pour les parties situées en arrière, ce qui n'est guère admissible. L'expérience de Schiff doit être expliquée non par l'admission d'une série de centres modérateurs, mais par ce fait que chaque section empêche l'irradiation, c'est-à-dire la division de l'excitation dans une partie plus étendue de la moelle et que, par conséquent, l'excitation de moins en moins divisée produit des effets de plus en plus énergiques.

Certains poisons agissent à la façon des sections médullaires : tels sont la strychnine et la brucine, dont le pouvoir convulsivant est bien connu, la thébaïne, la codéine et l'opium lui-même, le curare, le venin de salamandre, au début de l'action et certains poisons d'épreuve, la picrotoxine, l'acide phénique, la caféine. Leur action intime, difficile d'ailleurs à expliquer, se porterait, d'après Vulpian, sur la substance grise de la moelle. Quelques plaies peuvent aussi, dans des conditions dont le déterminisme n'est pas rigoureusement connu, produire une exaltation du pouvoir réflexe de la moelle qui constitue le tétanos, et dans la rage il y a aussi exaltation de l'excitabilité médullaire.

II. Diminution de la réflectivité médullaire. — Arrêt des réflexes. — Inhibition.

— Tous les ébranlements violents du système nerveux central, commotions cérébrales, plaies de la moelle, etc., le *choc* nerveux consécutif à certains traumatismes, l'excitation violente des nerfs sensitifs, la fatigue médullaire, abolissent pour un temps plus ou moins court, le pouvoir excito-réflexe de la moelle. L'électrisation généralisée, l'action de certaines substances, telles que les anesthésiques, le chloral, le bromure de potassium, l'aconitine, l'acide prussique, la belladone, la digitale produisent aussi la diminution ou l'arrêt complet des réflexes. L'oxygène en excès dans le sang agit aussi de même, et les convulsions réflexes consécutives à l'administration de la strychnine, brucine, thébaïne et caféine, peuvent être empêchées ou arrêtées par une respiration artificielle énergique.

Mais certaines influences, nées dans les centres (volonté) ou y arrivant, pendant l'exécution d'un mouvement réflexe, peuvent aussi suspendre complètement ce mouvement (*inhibition*). Ainsi, grâce à un énergique effort de volonté, on peut empêcher l'occlusion instinctive et réflexe des paupières, ou les mouvements résultant du chatouillement de la plante des pieds. On peut résister un certain temps au besoin d'uriner ou de déféquer, mais la volonté est sans nulle action sur le réflexe pupillaire et tous les réflexes internes. Si pendant l'application d'un excitant qui doit produire un réflexe, on excite simultanément un nerf sensitif en quelque autre partie du corps, l'action réflexe qui résulterait du premier excitant est totalement empêchée ou ralentie (Herzen, Schiff). Ainsi, en se mordant la langue, on peut empêcher le chatouillement des narines de produire l'éternuement réflexe. Ce phénomène semble être de même nature que celui qui résulte de l'excitation directe des lobes optiques chez la grenouille (centre inhibitoire de Setschenow). L'animal (auquel on a enlevé les hémisphères seulement) est suspendu par la tête avec les jambes trempant dans un acide étendu. Or, la rétraction réflexe des jambes provoquée par l'irritation de l'acide a lieu, si on irrite simultanément les lobes optiques, après un temps beaucoup plus long que sur une grenouille ordinaire et surtout que sur une grenouille décapitée. La présence des centres encéphaliques ralentit donc les réflexes médullaires, l'excitation de ces centres les ralentit davantage encore ou les abolit (Setschenow). Mais l'inhibition qui se produit, sur la grenouille décapitée, par l'application simultanée des deux excitants, prouve que des actions d'arrêt peuvent aussi se produire en l'absence du centre de Setschenow, qui n'est pas dès lors un centre exclusif. Le mode d'action de ces influences d'arrêt n'est pas bien connu. Y a-t-il *interférence* d'ondes d'excitation (Cyon), production de mouvements antagonistes (Schlosser), augmentation d'excitabilité d'un centre d'arrêt sous l'influence des deux excitations simultanées (Goltz)? On ne sait. (Voir p. 172.)

Vitesse des réflexes. — Le temps que l'excitation met à passer du nerf sensitif au nerf moteur n'a pas toujours la même durée. Il est plus court avec des excitations fortes, plus court aussi pour les mouvements produits du côté excité, que pour ceux produits du côté opposé, ce qui indique que les ébranlements produits dans la moelle se propagent plus facilement dans le sens longitudinal que dans le sens transversal. La strychnine diminue la durée des réflexes. Le froid, la fatigue de la moelle, les lésions de l'ataxie chez l'homme la prolongent. La durée du réflexe de l'occlusion des paupières est 0",06 de seconde, entre l'excitation de la conjonctive et l'occlusion. En déduisant le temps employé pour le passage des impulsions afférentes et efférentes, le long des nerfs trijumeau et facial, et pour le *temps perdu* du muscle orbiculaire, il reste 0",04 de seconde pour la durée des opérations nerveuses centrales. La vitesse du courant nerveux est en moyenne de 30 mètres par seconde et on a calculé que chez une baleine de 30 mètres de long frappée à la queue par un harponneur, il faudrait 1" pour que l'impression du coup arrivât au cerveau, 0",1 pour traverser le cerveau, et 1" pour le retour de l'impulsion motrice, en sorte que le harponneur aurait un peu plus de 2" pour fuir hors de la portée de la baleine.

Influence de la circulation sur le pouvoir réflexe de la moelle. — Le sang est absolument nécessaire à la moelle et au cerveau pour la production des réflexes. L'expérience de Sténon en fournit la preuve. On lie l'aorte abdominale sur un lapin au-dessus de l'origine des artères rénales, et on voit, au bout de quelques instants, l'animal traîner ses membres postérieurs paralysés et inertes. Les réflexes sont alors abolis. Si on délie l'aorte deux ou trois minutes après l'apparition de la paralysie, la circulation se rétablit dans le train postérieur et dans la partie postérieure de la moelle, et les mouvements réflexes et volontaires reparaissent, non pas instantanément, mais après quelques instants, quand les altérations des cellules nerveuses produites par l'anémie se sont dissipées. Si on lie le bulbe artériel chez la grenouille (Vulpian), on observe des résultats analogues, et *tous* les centres nerveux (moelle et encéphale) privés de sang, perdent, après un temps variable suivant la force de l'animal ou la saison (1 à 3 h.), leurs propriétés réflexes. En enlevant la ligature, ces propriétés reparaissent au bout d'un temps plus ou moins long (1/2 à 1 h.), suivant la durée de l'anémie, c'est-à-dire de la privation d'oxygène, pourvu toutefois que la suspension de la circulation n'ait pas duré plus de trois à quatre heures (sauf en hiver). Chez les mammifères et chez l'homme, cette interruption ne doit pas durer plus de quelques minutes. Aussi chez les suppliciés le pouvoir excito-réflexe disparaît au bout de trois à quatre minutes et les contractions prétendues réflexes observées par Ch. Robin une heure après la décapitation ne sont certainement que des phénomènes de contraction *idio-musculaire*. Chez les mammifères nouveau-nés, l'excitabilité réflexe peut persister au contraire plus d'un quart d'heure, de même que chez les mammifères hibernants décapités pendant leur sommeil hibernal.

Automatisme de la moelle. — Quelques physiologistes ont étudié sous ce nom un certain nombre d'actions de la moelle qui ne sont au fond que des phénomènes réflexes. En réalité, la moelle ne possède aucune spontanéité motrice comparable à la volonté et lorsqu'on voit se manifester des phénomènes en apparence spontanés, il faut les attribuer à des excitations externes ou internes qui nous échappent. Une grenouille sans cerveau placée dans un équilibre parfait où nulle excitation ne lui est communiquée, protégée contre de brusques changements de température, contre une évaporation trop rapide, etc., reste indéfiniment immobile et meurt sur place. Cependant, on peut voir sur le chien, après la section de la moelle dorsale, des mouvements en apparence spontanés dans la sphère commandée par la moelle lombaire (contraction rythmique du train postérieur). Chez les mammifères nouveau-nés, on voit aussi, après la décapitation, des mouvements en apparence spontanés, qui paraissent plaider en faveur de l'automatisme de la moelle. Mais ces mouvements, d'ailleurs différents des mouvements coordonnés et adaptés à un but qui résultent de l'action volontaire, paraissent dus à l'activité plus grande des échanges nutritifs et des mouvements moléculaires dans le tissu nerveux des mammifères, d'où découle une plus grande tendance à l'activité fonctionnelle. (Voir pour plus de détails, p. 170.)

Tonus musculaire. — Parmi les preuves de l'automatisme de la moelle, on cite souvent la tonicité musculaire. Tous les nerfs moteurs sont, en effet, soumis à une stimulation centrifuge continue, provenant du centre cérébro-spinal et provoquant dans les muscles une tendance incessante à la contraction et même une contraction légère, manifeste surtout dans les sphincters. (Tonus musculaire. Voir p. 170.) Mais cette action continue de la moelle sur tous les muscles aux nerfs desquels elle donne origine, est provoquée par des stimulations excito-motrices centripètes, provenant soit des muscles eux-mêmes, soit des téguments qui les recouvrent, et rentre ainsi dans la catégorie des phénomènes réflexes.

Ce qu'on a appelé le « phénomène du tendon » a été rangé aussi dans la classe des manifestations de la réflectivité médullaire sous le nom de réflexe tendineux. Il y a là un réflexe véritable, et le phénomène est dû en réalité à la stimulation directe du muscle et de son tendon ; la moelle y est également intéressée, car le phénomène n'a plus lieu chez un animal dont la moelle a été détruite ou séparée des muscles par la section du nerf, ou simplement des racines postérieures. On sait aussi qu'il disparaît chez l'homme dans l'ataxie locomotrice. Tout ceci indique que la nutrition et l'irritabilité du muscle sont gouvernées par des influences émanées de la moelle, lesquelles sont elles-mêmes sous la dépendance d'une action mal connue provenant du muscle et arrivant à la moelle par les racines postérieures. (Voir *Sens musculaire*.)

Centres réflexes médullaires ordinaires. — Les anciennes expériences de Legallois ont montré que sur un tronçon de moelle isolé, sur l'animal vivant, par deux sections transversales, l'excitation des nerfs sensitifs qui se rendent à ce tronçon, peut produire des contractions réflexes dans les

muscles animés par les nerfs moteurs qui sortent de ce tronçon. En rapprochant les deux sections, on a vu que les réflexes se produisent tant que le
segment a une certaine longueur. Masius et Van Lair ont cherché à préciser
le siège et l'étendue des centres réflexes des nerfs rachidiens chez la grenouille. On peut conclure de leurs recherches que, chez tous les vertébrés,
chaque nerf a dans la moelle un *centre* peu étendu et plus ou moins distinct de celui des nerfs qui le précèdent et le suivent immédiatement. Ce
centre est situé dans le côté correspondant au nerf avec les racines duquel
il est en relation anatomo-physiologique. Ce centre est en rapport d'abord
avec le centre homologue placé dans l'autre moitié de la moelle, ensuite
avec les autres centres réflexes de la substance grise, d'où la facilité de
propagation des actions réflexes nées de l'excitation d'un point limité de la
peau.

   Théorie anatomique des réflexes. — Bien qu'un certain nombre de fibres des racines
postérieures se terminent dans la moelle et soient, de ce fait, plus particulièrement
en rapport avec les actions réflexes, il n'y a pas lieu cependant d'admettre des voies
spéciales pour ces phénomènes, les mêmes fibres nerveuses centripètes pouvant
servir à la fois à la conduction des incitations réflexes, comme à celle des impressions
conscientes.

   On peut se représenter anatomiquement les voies plus ou moins compliquées des
innervations réflexes comme suit : une excitation portée sur les ramifications intra-

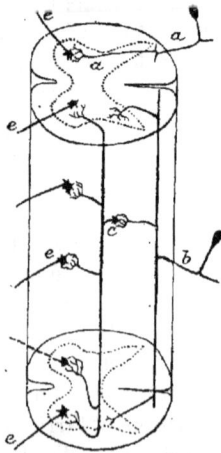

Fig. 351. — Schéma d'un arc réflexe court
a, a, e, et d'un arc réflexe compliqué,
constitué par l'articulation de trois neurones *b, c, e* (imité de van Gehuchtow).

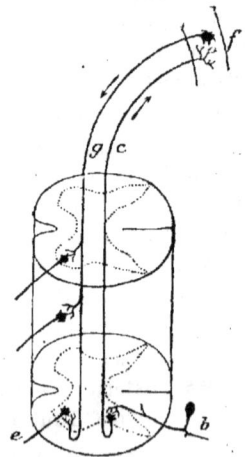

Fig. 352. — Schéma d'un arc réflexe constitué par l'articulation de quatre neurones (*b, c, g, e*), *f,* écorce cérébelleuse.

épidermiques d'une fibre sensitive, est transmise à la cellule du ganglion spinal; de
là elle passera, par la racine postérieure, dans une fibre du cordon postérieur de la
moelle, et pourra être transmise par une collatérale de cette fibre, si la voie est courte,
à une cellule radiculaire de la corne antérieure et à son prolongement cylindraxile,

produisant une contraction musculaire dans le voisinage du point excité, ou dans le muscle lui-même dont on a percuté le tendon (fig. 351 *a*) : c'est l'arc réflexe le plus simple, l'*arc réflexe court*. Un arc réflexe plus compliqué résultera de l'articulation de plusieurs neurones. L'ébranlement nerveux arrivé à la fibre de la racine et du cordon postérieurs, au lieu d'être transmis directement à la cellule radiculaire, peut être transmis à une cellule des cordons (*b c*, fig. 351) en rapport par ses collatérales avec des cellules radiculaires (*e e e*) des deux moitiés de la moelle, produisant ainsi un mouvement réflexe beaucoup plus étendu et plus compliqué. La figure 352 permet de comprendre les réflexes plus complexes encore : l'ébranlement nerveux, arrivé en *b*, pourra être transmis, par la fibre de la racine postérieure, à une cellule de la colonne de Clarke, et remonter, par la fibre du cordon cérébelleux direct, jusqu'au cervelet *f*, d'où elle se réfléchira sur les neurones moteurs périphériques par une fibre cérébelleuse centrifuge. — De la même manière, l'excitation arrivée à la moelle pourrait remonter par une fibre des voies longues jusqu'au bulbe, à une cellule des noyaux de Burdach, et être conduite par la fibre cylindraxile de cette cellule jusqu'à l'écorce cérébrale du côté opposé, pour produire une sensation.

Centres automatiques. — Un certain nombre des centres réflexes médullaires, qu'on est parvenu à localiser, ont une grande importance physiologique. Ce sont les suivants : centre *cilio-spinal* ou des mouvements de l'iris, centre *cardiaque accélérateur*, centre *respiratoire*, centres *génito-spinal*, *ano-spinal*, *vésico-spinal*, centres *vaso-moteurs* et *vaso-dilatateurs*, centres *sudoripares*.

Bien que ces centres médullaires puissent agir quand le bulbe est séparé de la moelle, ils sont cependant, à l'état normal, subordonnés à l'activité des centres situés plus haut dans le bulbe et le cerveau, qui peuvent intervenir pour augmenter ou inhiber leur action. Nous ne parlerons ici que de quelques-uns de ces centres, les autres ayant été amplement étudiés ailleurs.

1° *Centre cilio-spinal* (V. *Innervation de l'iris*.) — Il est situé dans la partie inférieure de la moelle cervicale et s'étend jusqu'au niveau de la troisième vertèbre dorsale. Il préside à la dilatation de l'iris et est excité par l'obscurité.

2° *Centres vaso-moteurs* disséminés dans toute l'étendue de la moelle et soumis à l'action prédominante des centres vaso-moteurs du bulbe. (V. *Innervation vaso-motrice*, p. 391.)

3° *Centres sudoripares* (les seuls bien connus des centres sécréteurs). — Même distribution que les précédents. (V. *Innervation des glandes sudoripares*, p. 521.)

4° *Centres respiratoires*. — Soumis aussi au centre respiratoire du bulbe. Les sections de la moelle à des niveaux de plus en plus élevés paralysent successivement les muscles abdominaux (section au-dessus de la huitième paire dorsale), les intercostaux (au-dessus de la première paire dorsale), les grands dentelés et les pectoraux (au-dessus de la cinquième cervicale), et enfin le diaphragme (nerf phrénique, au-dessus de la quatrième cervicale), d'où résulte l'asphyxie.

5° *Centre ano-spinal* (Masius) ou de la défécation. — Entre la sixième et la septième vertèbre lombaire (lapin). Préside à la tonicité musculaire et à la contraction réflexe du sphincter.

6° *Centre vésico-spinal.* — Comprend deux centres antagonistes, l'un pour le sphincter de la vessie situé au niveau de la cinquième lombaire chez le chien, de la septième chez le lapin, et le centre du *detrusor urinæ* ou de la miction situé au niveau de la quatrième lombaire (lapin).

7° *Centre de l'érection.* — Situé dans la moelle lombaire (Goltz). Les fibres centripètes sont les nerfs sensibles du pénis, les fibres centrifuges les *nerfs érecteurs* compris dans les première, deuxième et troisième paires sacrées et dont l'excitation produit la dilatation des vaisseaux du pénis.

8° *Centre de l'éjaculation* ou *génito-spinal* (Budge). — Situé également au niveau de la quatrième lombaire chez le lapin, il a pour fibres afférentes des filets sensibles du nerf dorsal de la verge, pour fibres efférentes des filets compris dans les quatrième et cinquième paires lombaires, qui passent dans le grand sympathique et vont se distribuer aux canaux déférents et aux vésicules séminales, tandis que d'autres filets, sortis avec les troisième et quatrième nerfs sacrés, s'unissent aux nerfs du périnée et se distribuent au muscle bulbo-caverneux (*accelerator urinæ et seminis*). Chez la femelle ce centre préside aux mouvements de l'utérus.

II

BULBE OU MOELLE ALLONGÉE

Le bulbe est cette partie des centres encéphaliques qui s'étend de la moelle épinière à la protubérance et au cervelet. Il paraît n'être qu'une dépendance de la moelle qu'il surmonte à la façon d'un chapiteau; mais, comme il est logé dans le crâne, comme il se développe aux dépens de la vésicule cérébrale postérieure, les anatomistes le rattachent avec raison à l'encéphale. Toutefois, au point de vue physiologique, il se rapproche beaucoup plus de la moelle dont il possède, à un degré plus élevé, toutes les propriétés. Sauf en ce qui concerne les mouvements du cœur et de la respiration, il ne jouit d'aucune spontanéité, d'aucun automatisme dans la production des nombreux actes où il intervient. Chez une grenouille, à laquelle on a enlevé toutes les parties de l'encéphale situées en avant du bulbe, on n'observe plus après la disparition des effets du *schock* opératoire aucun mouvement spontané. Le corps prend la position de l'animal au repos, et il reste indéfiniment immobile si aucun excitant extérieur ne vient le toucher. Mais, dans le cas contraire, la complication et la coordination des mouvements qu'on peut alors observer sont véritablement surprenantes, comme nous le verrons plus loin, à propos du cerveau. Mais ces mouvements ne sont que de simples réflexes, en tout semblables à ceux qui se produisent dans la moelle. Nous devons donc considérer le bulbe, comme nous l'avons fait pour la moelle, à deux points de vue : 1° comme organe conducteur d'impressions nerveuses ; 2° comme organe centre d'innervation réflexe.

Les cordons et la substance grise médullaires se continuent dans le bulbe et la protubérance, mais leur position respective se modifie ; de plus, des parties nouvelles se montrent.

Les faisceaux pyramidaux directs et croisés réunis constituent la pyramide bulbaire. Les faisceaux volontaires, nés des régions motrices de l'écorce cérébrale, vont, comme on sait, se mettre en rapport avec les noyaux des nerfs moteurs bulbaires et rachidiens du côté opposé à leur origine cérébrale, subissant ainsi tous la décussation, mais à des hauteurs différentes de l'axe encéphalo-médullaire.

Les fibres pyramidales des nerfs craniens moteurs (fibres du faisceau géniculé) s'entre-croisent dans la protubérance.

Les fibres des faisceaux pyramidaux croisés constituent l'entre-croisement inférieur des pyramides bulbaires, pour de là gagner le faisceau latéral de la moelle et aller

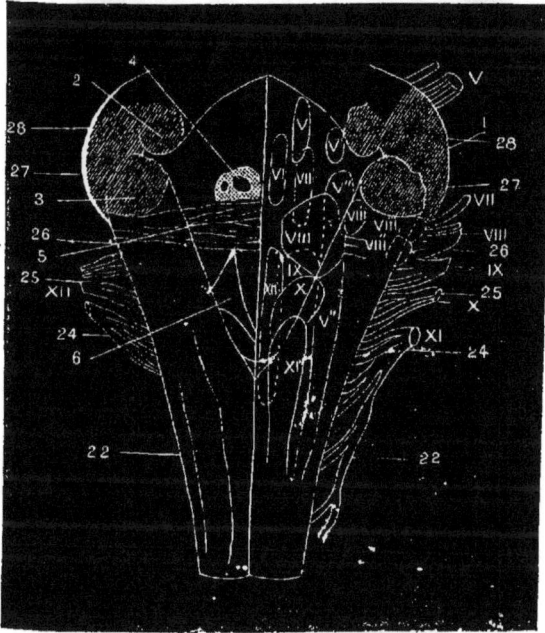

Fig. 353. — Vue par transparence des noyaux du bulbe (de face postérieure).

V', noyau moteur du trijumeau ; — V', noyau médian et V'', noyau sensitif du trijumeau ; — VI, noyau de l'oculo-moteur externe ; — VII, noyau du facial ; — VIII, noyau médian postérieur de l'auditif ; — VIII', noyau médian antérieur ; — VIII'', VIII''', noyaux latéraux postérieur et antérieur de l'auditif ; — IX, noyau du glosso-pharyngien ; — X, noyau du pneumo-gastrique ; — XI, noyau du spinal ; — XII, noyau de l'hypoglosse ; — ', pédoncule cérébelleux moyen ; — 2, antérieur ; — 3, postérieur ; — 4, eminentia teres ; — 5, stries acoustiques ; — 6, aile grise. — Les chiffres romains V-XII indiquent les racines nerveuses correspondantes. (D'après Erb.)

se mettre en rapport par leurs arborisations terminales, avec les dendrites des cellules des cornes antérieures de la moelle du côté opposé. Il en est de même des fibres pyramidales directes qui, bien que non entre-croisées dans le bulbe, vont cependant se mettre en relation avec les cellules motrices du côté opposé de la moelle, mais après s'être entre-croisées successivement dans la moelle elle-même. C'est ce que montrent bien les figures 348 et 366.

Quant aux fibres de conduction sensitive des cordons postérieurs, nous savons qu'elles suivent deux voies principales avant de se rendre à l'écorce cérébrale du côté opposé : les unes remontent directement dans le cordon postérieur jusqu'aux noyaux de Goltz et de Burdach du même côté; les fibres sorties de ces centres, s'entre-croisent alors avec celles du côté opposé, constituent ainsi l'entre-croisement sensitif du bulbe, qui a lieu au-dessus de la décussation des pyramides. Les fibres sensitives dans leur trajet ascendant, après s'être réunies aux fibres du faisceau sensitif latéral et du faisceau de Gowers, dont l'entre-croisement s'est déjà effectué sur toute la longueur de la moelle, et après avoir reçu également les fibres émanées des noyaux sensitifs bulbo-protubérantiels, auxquels aboutissent les nerfs craniens sensitifs, constituent un gros faisceau aplati connu sous le nom de *faisceau sensitif* ou *ruban de Reil*, qui traverse

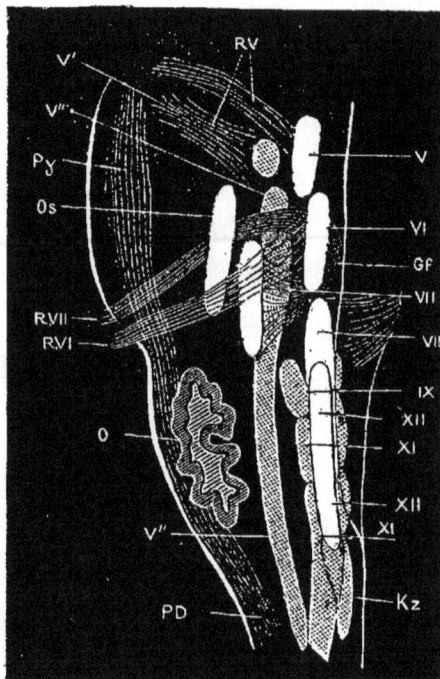

Fig. 353 *bis*. — Vue par transparence des noyaux du bulbe (de profil).

Py, faisceau pyramidal; — PD, décussation des pyramides; — O, olive; — Os, olive supérieure; — V, noyau moteur du trijumeau; — V', V", noyaux sensitifs moyen et inférieur du trijumeau; — VI, noyau de l'oculo-moteur externe; — Gf, genou du facial; — VII, noyau du facial; — VIII, noyau médian postérieur de l'auditif; — IX, noyau du glosso-pharyngien; — X, noyau du pneumo-gastrique; — XI, noyau du spinal; — XII, noyau de l'hypoglosse; — Kz, noyau du faisceau grêle; — RV, racines du trijumeau; — RVI, de l'oculo-moteur externe; — RVII, du facial. (D'après Erb.)

successivement la protubérance, le pédoncule cérébral, en affectant les rapports géné-raux indiqués sur les coupes de la figure 357. La figure schématique 367 montre la constitution du faisceau indiqué ci-dessus, et ses arborisations terminales cérébrales.

Les parties blanches du bulbe et de la protubérance reçoivent aussi de nouvelles fibres. Dans le bulbe, le corps restiforme ou pédoncule cérébelleux inférieur, se constitue progressivement par la réunion, A, de fibres ascendantes allant du bulbe au cervelet, savoir, figure 355 : 1° des fibres du faisceau cérébelleux direct; 2° des fibres venant des noyaux de Goltz et de Burdach du même côté (fibres arciformes internes postérieures); 3° et aussi du côté opposé (fibres arciformes internes); 4° des fibres émanant de l'olive du côté opposé; B, de fibres descendantes allant du cervelet à la moelle (fibres du faisceau intermédiaire).

La substance grise de la moelle se continue aussi dans le bulbe, mais son organisation interne est considérablement modifiée par les dispositions nouvelles des fibres des cordons et la décussation des pyramides, ainsi que par la formation du plancher du 4ᵉ ventricule et la constitution des noyaux distincts des nerfs craniens bulbaires. Les figures 353 et 353 *bis* font connaître la position respective de ces noyaux. Mais si les noyaux moteurs sont formés de cellules radiculaires émettant des cylindraxes qui forment les nerfs craniens moteurs de la même façon que les cylindraxes des cellules radiculaires des cornes antérieures forment les racines motrices. Autrement dit, si les cellules des noyaux moteurs bulbaires et des cornes antérieures de la moelle représentent les origines des nerfs moteurs, les noyaux sensitifs bulbaires ne sont pas les origines des nerfs sensitifs bulbaires pas plus que les cellules des cornes postérieures de la moelle ou celles des noyaux de Goll et de Burdach ne représentent l'origine des fibres sensitives rachidiennes. Les cellules d'origine de toutes ces fibres sont dans les ganglions rachidiens ou leurs homologues placés sur le trajet des nerfs craniens sensitifs (ganglion de Gasser pour le trijumeau, d'Audersch pour le glosso-pharyngien, etc.), les noyaux sensitifs étant l'*aboutissant* des nerfs sensibles.

1° BULBE COMME ORGANE DE CONDUCTION NERVEUSE

Le bulbe rachidien relie la moelle épinière aux autres parties de l'encéphale. Il transmet donc, d'une part, les impressions *sensibles* au cerveau et, d'autre part, les diverses excitations motrices à la périphérie. Toutefois, les conditions de cette transmission ne sont pas encore exactement connues et il règne à ce sujet des divergences entre les physiologistes.

Pour les uns, cette double transmission est entièrement croisée et la section d'une moitié du bulbe abolirait complètement la sensibilité et le mouvement dans la moitié opposée du corps. Pour les autres, au contraire, l'hémisection n'abolit pas la sensibilité. Il est donc probable que cette transmission se fait aussi par la substance grise. Quant à la transmission motrice, ce que nous avons dit du trajet et de la destination des faisceaux pyramidaux dans le bulbe et la moelle, nous montre que cette transmission est pour les fibres motrices du corps, en grande partie croisée dans le bulbe par suite de l'entre-croisement bulbaire des fibres des faisceaux pyramidaux croisés, mais non complètement croisés du fait des fibres des faisceaux pyramidaux directs, décussées dans la moelle. Comme l'entre-croisement a lieu dans la protubérance pour les fibres motrices de la face (entre-croisement du faisceau géniculé), on voit que la paralysie motrice ne sera croisée pour la face et les membres que si une lésion ou une section est portée sur les fibres pyramidales en un point supérieur à l'entre-croisement protubérantiel; on aura une *paralysie alterne* si la section a porté entre les entre-croisements bulbaire et protubérantiel, c'est-à-dire une paralysie de la face du même côté que la lésion, et une paralysie des membres du côté opposé.

2° BULBE COMME CENTRE NERVEUX

Les propriétés excito-réflexes que nous avons étudiées dans la moelle atteignent dans le bulbe un haut degré de développement, et cet organe est le siège de très nombreux centres réflexes de mouvements spéciaux coordonnés, de divers centres automatiques, de centres sécrétoires et de centres coordinateurs de tous les mouvements du corps, et enfin de centres convulsifs. C'est dire combien est grande l'importance du bulbe envisagé comme source d'innervation, et il n'est guères de fonction de l'organisme sur laquelle il n'ait d'action. L'énumération suivante comprend les divers centres spéciaux du bulbe :

A. — CENTRES DE MOUVEMENTS ASSOCIÉS

1. Centre de la mastication et de la succion. (Noyaux du facial, de l'hypoglosse et moteur du trijumeau.)
2. — de la déglutition.
3. — du vomissement.
4. — de l'occlusion des paupières.
5. — de la toux et de l'éternuement, confondus peut-être avec le centre expirateur.
6. — de la phonation (centre labio-glosso-laryngé).

B. — CENTRES DES MOUVEMENTS AUTOMATIQUES

7. Centres de la respiration ou nœud vital. (Centres inspirateurs, centres expirateurs.)
8. — frénateur et accélérateur du cœur.
9. — vaso-moteur général tenant sous sa dépendance tous les autres centres vaso-moteurs, y compris ceux de la moelle.
10. — dilatateur de la pupille (Schiff et Salkowsky).

C. — CENTRES SÉCRÉTOIRES

11. Centre de la sécrétion salivaire.
12. — des sécrétions digestives [gastrique (?), pancréatique].
13. — sudoral (double, comme le prouvent les cas de sueurs unilatérales), tenant sous sa dépendance les centres sudoraux de la moelle.
14. — diabétique et centre polyurique.

D. — CENTRES GÉNÉRAUX MOTEURS

15. Centre de coordination de tous les mouvements réflexes de locomotion.
16. — convulsif, situé près du précédent, excité par l'excès de CO_2 ou le défaut d'O, par l'action de certains poisons convulsivants et enfin par l'excitation directe.

L'étude détaillée de ces divers centres a été déjà faite à propos de chacune des fonctions auxquelles ils président et nous nous contenterons, pour ne pas tomber dans de longues répétitions, de renvoyer aux différents chapitres de ce livre. L'étude des centres *frénateur* et *accélérateur du cœur* est faite à propos de l'influence du système nerveux sur les mouvements du cœur (p. 376) ; celle des centres *vaso-moteurs*, à l'occasion de l'innervation des vaisseaux (p. 390), et celle des centres *respiratoires*, dans le chapitre *Respiration* (p. 461), et celle du centre *diabétique*, à propos de la glycogénèse (p. 542), et ainsi de suite.

III

MÉSOCÉPHALE ET CERVELET

A. — FONCTIONS GÉNÉRALES

PHÉNOMÈNES QUI SE PRODUISENT CHEZ UN ANIMAL SANS HÉMISPHÈRES CÉRÉBRAUX

Pour déterminer les fonctions des parties situées entre les hémisphères cérébraux et le bulbe (tubercules quadrijumeaux, pédoncules cérébraux, protubérance, cervelet), il faut éliminer toutes les actions dues au fonctionnement des hémisphères cérébraux et pour cela extirper ces hémisphères. Les phénomènes qu'on observe alors, varient suivant les espèces animales, en raison de la plus ou moins grande solidarité qui existe entre les divers centres du système cérébro-spinal de ces espèces.

Grenouille. — Après l'ablation de ses hémisphères cérébraux, l'animal garde son attitude normale et la reprend si on l'en écarte. Par exemple, mise sur le dos, elle se retourne et se remet sur ses pattes. Elle maintient aussi son centre de gravité et, placée sur une petite planchette qu'on incline et qu'on fait tourner lentement, elle en suit les mouvements, gagnant le bord supérieur, puis l'autre face de la planchette et ainsi de suite, de façon à rester toujours en équilibre (Goltz). On lui pince la patte, elle fait un saut ; on la jette à l'eau, elle nage régulièrement jusqu'à ce qu'elle soit épuisée de fatigue ou qu'elle arrive au bord du bassin, sur lequel elle saute et reste alors immobile ; on lui touche légèrement le dos, elle coasse et chaque attouchement provoque un coassement, comme une touche de clavier qui donne sa note ; on la met dans un bassin dont on chauffe l'eau : elle saute hors du bassin dès que l'eau devient un peu chaude ; on met un obstacle devant elle et on la pince, elle évite l'obstacle en sautant, etc. En un mot, elle se comporte exactement comme une grenouille ordinaire et, sans hémisphères cérébraux, elle paraît jouir cependant de toutes ses facultés.

Toute différente est la grenouille à laquelle on a enlevé aussi les tubercules jumeaux, le cervelet et la protubérance et qui n'a plus que la moelle épinière et le bulbe. Dans ce cas, l'animal placé sur le dos n'essaye plus de se retourner, et, même en position normale, il ne se tient plus appuyé sur ses pattes antérieures mais s'affaisse sur le sol. Jetée dans l'eau, la grenouille tombe au fond au lieu de nager et se laisse bouillir si on chauffe l'eau. Si on la pique, elle ne marche plus ou ne bondit plus en avant, mais remue simplement ses membres de diverses manières. Quand on lui caresse le dos, elle ne coasse plus et, mise sur un plan incliné où son centre de gravité est déplacé, elle ne fait plus d'effort pour maintenir et rétablir son équilibre, mais tombe comme une masse inerte. Ainsi donc, quoiqu'il y ait dans la moelle épinière et le bulbe de la grenouille, comme nous l'avons vu plus haut, un grand nombre de mécanismes coordinateurs, il est évident que tout ce qui se rapporte aux mouvements d'ensemble du corps et au maintien de l'équilibre, forme un mécanisme beaucoup plus compliqué qui siège, non dans la moelle et le bulbe, mais dans le mésocéphale.

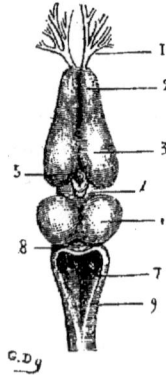

Fig. 354. — Encéphale de la grenouille grossi.

1, n, olfactifs ; — 2, lobes olfactifs ; — 3, hémisphères cérébraux ; — 4, couches optiques ; — 5, glande pinéale ; — 6, lobes optiques ; — 7, quatrième ventricule ; — 8, cervelet rudimentaire ; — 9, bulbe.

Toutefois, bien que la grenouille privée seulement de ses hémisphères cérébraux paraisse se comporter exactement en apparence comme une grenouille normale, il y a néanmoins une différence importante, c'est que toute spontanéité, toute expérience du passé ont disparu et que, si aucune excitation ne vient la solliciter, elle restera indéfiniment immobile, et entourée dè nourriture se laissera mourir de faim. Il faut pour la faire vivre lui enfoncer la nourriture jusque dans le pharynx.

Pigeon. — Flourens, Longet, Vulpian ont étudié en détail les phénomènes qui suivent, chez le pigeon, l'ablation des hémisphères. Comme la grenouille, il garde son équilibre et le reprend si on l'en écarte. On le met sur le dos, il revient sur ses pattes ; on le pousse, il marche ; on le jette en l'air, il vole ; on tire un coup de pistolet, il tressaille ; on approche une lumière de ses yeux sa pupille se contracte ; on déplace la lumière, il la suit de la tête et des yeux. Il répond donc à toutes les excitations, et les sensations et les mouvements paraissent conservés. Mais si on l'abandonne à lui-même, il tombe dans un profond sommeil, d'où le font sortir, momentanément, les excitations précédentes. Cependant de temps à autre et sans excitation apparente, il ouvre les yeux, se secoue, lisse ses plumes, fait quelques pas, puis s'accroupit et se rendort. Il est passé à l'état de machine et n'a plus aucun mouvement spontané, aucune volonté de manger et, pour le faire vivre, il faut le nourrir artificiellement.

Mammifères. — L'extirpation du cerveau ne permet la survie que chez les mammifères inférieurs ; lapins, cobayes, rats, et l'expérience réussit mieux chez les jeunes, par suite de la solidarité moindre qui existe entre leurs centres encéphaliques, et du retentissement moins général de l'opération. Les phénomènes sont en somme les mêmes, à peu près, que chez la grenouille et le pigeon, indiquant la persistance de l'équilibre, des mouvements (un peu affaiblis cependant) et celle des réactions aux impressions tactiles, visuelles, auditives, mais la volonté et la conscience sont abolies. Si on pince fortement un point de la peau, l'animal se débat ou fuit et, en outre, pousse des cris plaintifs, quoiqu'il n'ait pas ressenti la douleur.

En un mot, nous voyons que chez la grenouille, le pigeon, le lapin, les hémisphères cérébraux ne sont pas indispensables au maintien de l'équilibre, à la coordination des mouvements, à l'expression des émotions, et comme ces facultés disparaissent si on enlève aussi la mésocéphale et le cervelet, nous sommes conduits à placer dans cette région de l'encéphale les centres de ces facultés. Mais les animaux réduits à ces centres n'agissent plus que comme des machines, que met en branle une excitation *extérieure* (ou un malaise intérieur) et qui s'arrêtent dès que cesse l'excitation. L'animal pourvu de ses hémisphères cérébraux possède, au contraire, *en lui-même* la condition des actes qu'il accomplit, cette condition c'est la volonté. Voici de la sorte, bien établie la fonction respective des hémisphères, d'une part, du mésocéphale et du cervelet, d'autre part. Les premiers ont en eux-mêmes leur condition d'agir et leurs actes sont spontanés et conscients ; les autres ne sont que des centres d'actes réflexes ou mieux responsifs comme on les appelle en Allemagne (*Antwortbewegungen*) et les impressions qu'ils reçoivent sont *brutes* et n'impliquent aucune conscience.

Nous devons étudier maintenant en elles-mêmes chacune des manifestations fonctionnelles que nous avons reconnues appartenir au mésocéphale et qui sont : 1° l'équilibration du corps ; 2° la coordination des mouvements et 3° l'expression des émotions.

Fonction d'équilibre.

Nous avons dit qu'un animal sans hémisphères cérébraux maintient parfaitement son équilibre et le reprend quand il a été dérangé, exécutant dans ce but une foule de mouvements musculaires, tous adaptés à cet usage et variant suivant les positions. La gymnastique équilibriste à laquelle peut se livrer la grenouille dans les expériences de Goltz est des plus curieuses à cet égard.

Trois facteurs interviennent dans cette fonction : 1° des impressions venues de la périphérie (tactiles, musculaires, visuelles, labyrinthiques) et transmises par des nerfs centripètes ; 2° un centre récepteur et élaborateur de ces impressions ; 3° des impulsions motrices venues de ce centre et allant aux muscles par des nerfs centrifuges. La lésion de l'un ou de l'autre des organes conducteurs ou récepteurs, ou de tous les trois ensemble, donnera lieu à la destruction plus ou moins complète de la faculté d'équilibre.

L'influence des *impressions tactiles* (de contact) est démontrée par le fait qu'une grenouille écorchée ne peut plus ni sauter, ni nager, ni se retourner quand on l'a mise sur le dos. La section des racines postérieures des nerfs spinaux produit le même effet. On sait que l'ataxie locomotrice est caractérisée par des lésions des cordons postérieurs ou sensitifs de la moelle. La perte du *sens musculaire* peut aussi être invoquée comme cause de la perte de la faculté d'équilibre dans cette maladie.

Les *impressions visuelles* quoique ayant un rôle moins considérable pour l'équilibration que celles venues de la surface cutanée et de l'oreille interne, exercent cependant une grande influence et peuvent, dans une certaine mesure, chez les ataxiques, par exemple, compenser la perte des impressions tactiles ; aussi dès que le malade ferme les yeux, l'équilibre devient impossible. Le vertige visuel d'origine centrale ou périphérique détermine, comme on le sait, une perte d'équilibre, même avec l'intégrité des sensations tactiles et labyrinthiques.

Enfin, les impressions venues de l'*oreille interne* (canaux semi-circulaires) sont, comme Flourens l'a découvert, les plus importantes de toutes celles qui concourent au maintien de l'équilibre. Quand on divise les canaux membraneux, on observe des troubles remarquables de l'équilibre, variables suivant le siège de la lésion. La section, chez le pigeon, des canaux horizontaux produit des mouvements de la tête, de gauche à droite et *vice versa*, dans le même plan, avec nystagmus et tendance de l'animal à tournoyer autour d'un axe vertical. Après la division des canaux verticaux inférieurs ou postérieurs (transversaux par rapport à la tête), la tête oscille rapidement d'avant en arrière et l'animal tend à faire la culbute en arrière, la tête par-dessus les pieds. La blessure des canaux verticaux supérieurs fait aussi osciller la tête d'avant en arrière, avec tendance à culbuter en avant les pieds par-dessus la tête.

Des sections combinées des divers canaux produisent les contorsions les plus bizarres. Après la destruction de tous les canaux, l'animal ne peut plus se tenir en équilibre.

Tous ces phénomènes, vérifiés chez le pigeon par tous les physiologistes, ont été observés chez les mammifères et même chez l'homme, dans les cas de maladie de ces organes (vertige de Ménière). Chez la grenouille la destruction des canaux ne produit pas de déviations de la tête, mais la coordination des mouvements de tout le corps est troublée.

L'explication de ces troubles est assez difficile. Flourens a montré cependant qu'ils ne tiennent pas à la perte de l'ouïe, car celle-ci est conservée. La destruction du limaçon, au contraire, abolit le sens de l'ouïe sans troubler l'équilibre. Le fait que ces troubles ont lieu chez des pigeons privés de leurs hémisphères cérébraux, montre aussi que la perte d'impressions conscientes quelles qu'elles soient n'intervient pas non plus. Ce ne sont pas davantage de simples troubles moteurs réflexes consécutifs à des excitations venues de ces canaux (Lowemberg) ou du nerf auditif lui-même (Brown-Séquard). Il paraît plus probable qu'au moment où la tête de l'animal opéré se déplace, l'endolymphe des canaux tend à se déplacer, ou au moins à comprimer plus spécialement un point de ces canaux (l'ampoule), sur lequel se ramifient les nerfs vestibulaires des crêtes acoustiques, et donne lieu à une sensation indiquant le sens du déplacement de la tête (Goltz). Dans la position fixe de la tête il y a équilibre statique, mais à chaque mouvement, la tension exercée sur les ampoules change, celle-ci étant plus considérable dans les ampoules les plus déclives. Ces ampoules et leurs canaux seraient donc des organes sensitifs donnant à l'animal la notion de la position de sa tête dans l'espace, et comme ces canaux sont précisément orientés suivant les trois dimensions de l'espace, leur lésion ne permet plus à l'animal de juger de la position de sa tête et amène le vertige. L'objection de Bœttcher que les troubles observés viennent non de la lésion des canaux, mais des tiraillements subis par les nerfs ampullaires et transmis aux centres moteurs, est réfutée par ce fait que, s'il en était ainsi, les phénomènes seraient identiques, quel que fût le canal lésé.

Les canaux semi-circulaires représentent donc l'organe du *sens de l'équilibre*. Il est beaucoup plus douteux qu'ils constituent, comme Cyon a cherché à l'établir, un *sens de l'espace* qui permettrait aux animaux, surtout aux oiseaux, de s'orienter dans l'air.

Coordination des mouvements.

Chez les animaux privés de leurs hémisphères cérébraux, poissons, grenouilles, oiseaux, lapins, nous avons vu qu'il se produit, sous l'influence d'excitations extérieures appropriées, des mouvements parfaitement coordonnés. Chez l'homme lui-même si on ne peut enlever expérimentalement le cerveau, on peut constater cependant que la locomotion coordonnée se continue, une fois mise en jeu, avec une précision parfaite, sans l'intervention des hémisphères qui peuvent être occupés à un autre travail. La coordination des mouvements est donc une fonction des centres encéphaliques inférieurs. Cette fonction est en partie confondue avec celle de l'équilibration, mais on peut les séparer théoriquement en supposant un animal doué de la faculté de conserver une position équilibrée déterminée, mais ne pouvant pas coordonner les mouvements nécessaires pour ressaisir cet équilibre si on venait à le déranger. Trois facteurs sont aussi nécessaires à cette fonction : 1° système conducteur d'innervations centripètes, surtout tactiles, accessoirement visuelles; 2° centre récepteur; 3° système conducteur d'impulsions motrices.

Les innervations centripètes semblent passer en grande partie à travers le
cervelet, d'où la perte de l'équilibre et de la coordination dans les lésions de
cet organe. Le centre récepteur n'est probablement pas unique, et la coordination résulte au contraire du concours synergique d'une foule de centres,
les uns conscients, les autres réflexes, ce qui explique qu'en somme la coordination motrice peut être troublée non seulement par les lésions du cervelet,
mais encore par celles de la plupart des parties du mésocéphale (tubercules
jumeaux, protubérance, couches optiques) et du bulbe.

Expression instinctive des émotions.

Le coassement provoqué chez la grenouille sans hémisphères, par l'attouchement du dos, les cris plaintifs et répétés des lapins sans cerveau, dont
on pince fortement la peau, les tressaillements des rats, semblablement
opérés, en entendant un sifflement, prouvent que l'expression des émotions
peut se faire de la même façon chez les animaux privés de conscience par
l'ablation de leurs hémisphères cérébraux, que chez les animaux intacts. Nous
reparlerons plus loin de cette fonction dont le centre est dans la protubérance
et dans les tubercules quadrijumeaux postérieurs. Chez les mammifères et chez
l'homme, la chloroformisation abolit les perceptions conscientes du cerveau,
et met les opérés dans le cas des animaux sans lobes cérébraux, c'est-à-dire
laisse subsister les fonctions mésencéphaliques et en particulier les cris. Ces
cris disparaissent dans la chloroformisation complète.

B. — FONCTIONS SPÉCIALES DU CERVELET ET DU MÉSOCÉPHALE

1° CERVELET

Fonction d'équilibre. — De nombreuses hypothèses ont été émises sur les
fonctions du cervelet, et il n'est guère de fonction nerveuse dont on ne l'ait
fait le siège. Mais ce qui semble se dégager des recherches expérimentales et
des observations cliniques contemporaines, c'est que cet organe n'est en rapport ni avec la sensibilité, ni avec la pensée, mais seulement avec le mouvement dont il contribue à coordonner et à équilibrer les manifestations,
comme l'ont montré les expériences de Flourens. « Dans le cervelet, dit cet
auteur, réside une propriété dont rien ne donnait encore l'idée en physiologie,
et qui consiste à *coordonner* les mouvements *voulus* par certaines parties du
système nerveux, *excités* par d'autres... Le cervelet est le siège exclusif du
principe qui coordonne les mouvements de locomotion. »

La structure interne du cervelet, bien que mal connue encore, permet d'expliquer
en partie le rôle régularisateur et coordinateur des mouvements qui paraît tenir à ce
que les fibres, qui conduisent les impressions centripètes musculaires, se termine-

raient dans cet organe. L'anatomie comparée vient à l'appui de cette manière de voir, en montrant que le développement du cervelet, chez les animaux, est en rapport avec la coordination plus spéciale et plus complexe des mouvements.

Le cervelet, comme tout centre nerveux, est formée de substance blanche et de substance grise. La substance grise constitue dans la masse même de l'organe, les noyaux appelés *olives cérébelleuses* et *noyaux du toit* (k, g, fig. 355) et à la surface de l'organe, la *couche corticale*, avec ses trois plans de cellules, qui sont de dehors en dedans, la couche moléculaire, la couche des cellules de Purkinje, et la couche granuleuse. La cellule de Purkinje envoie ses ramifications protoplasmiques à la périphérie du cervelet; son cylindre-axe qui traverse la couche des grains va devenir le cylindre-axe d'une fibre constitutive de la substance blanche; le corps cellulaire entre en relation avec les ramifications des cellules de la couche moléculaire.

La substance blanche du cervelet est formée par l'épanouissement des fibres des différents pédoncules; mais on ignore, en grande partie, l'origine et la terminaison exactes de la plupart de ces fibres. Voici ce que l'on admet, quant aux relations apparentes de ces pédoncules avec les autres parties des centres nerveux, et ce que représente schématiquement la figure 355. Le pédoncule cérébelleux inférieur est formé par la réunion des fibres médullaires ascendantes : a du *faisceau cérébelleux direct* du cordon latéral et des fibres descendantes du *faisceau intermédiaire*. Ces fibres viennent des noyaux de Goll et de Burdach, du même côté c, et du

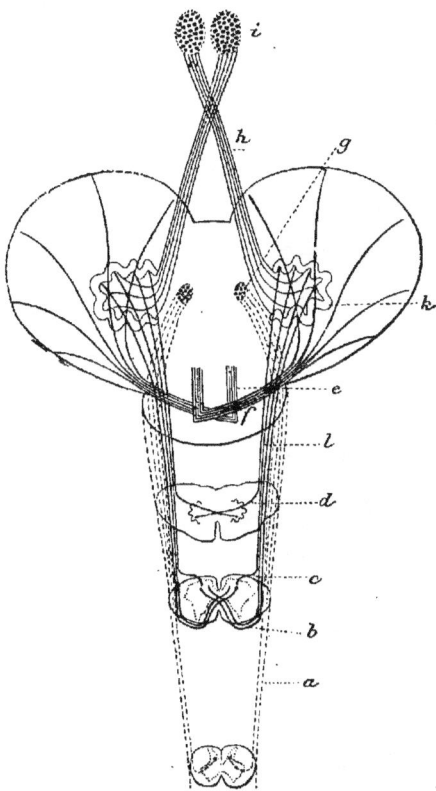

Fig. 355. — Connexions du cervelet.
(D'après van Gehuchtew.)

a, faisceau cérébelleux direct; — l, pédoncule cérébelleux inférieur; — f, pédoncule cérébelleux moyen; — e, faisceau cortico-protubérantiel; — h, pédoncule cérébelleux supérieur.

côté opposé b et en partie de l'olive du côté opposé d, on suppose que toutes ces fibres sont en rapport b les unes avec les noyaux du toit, les autres avec l'olive cérébelleuse. Les *pédoncules cérébelleux moyens* f sont formés de fibres qui viennent de l'écorce du cervelet. Les unes sont des fibres commissurales entre les deux hémisphères cérébelleux; les autres, après entre-croisement sur la ligne médiane se terminent dans les *noyaux du pont*. De ces noyaux partiraient de nouvelles fibres qui s'élèveraient par le pied du pédoncule cérébral et la capsule interne vers l'écorce cérébrale (*faisceau cortico-protubérantiel e*). Les fibres du pédoncule cérébelleux supérieur h sortent de l'olive cérébelleuse, remontent vers le cerveau, et après s'être entre-croisées avec celle du côté opposé, sous les tubercules quadrijumeaux, se perdent dans les *noyaux rouges* de Stilling *i* et les *couches optiques*. De cette manière le cervelet se trouve relié à la moelle épinière, au bulbe, à la protubérance et au cerveau. Il possède en plus des fibres qui lui appartiennent en propre et qui sont les *fibres commissurales* qui relient les hémisphères entre eux et les *fibres d'association* ou d'union des points plus ou moins éloignés de l'écorce grise d'un même hémisphère.

Quand on enlève une mince tranche du cervelet sur un pigeon, l'équilibre de l'animal devient incertain ; si on enlève de nouvelles couches de l'organe, l'animal présente une agitation générale, les mouvements deviennent brusques et irréguliers, et enfin, si on enlève tout le cervelet, le pigeon ne peut plus se tenir en équilibre sur ses pattes, ni marcher, ni voler, tous ses mouvements sont désordonnés bien qu'aucun muscle ne soit paralysé. L'animal, bien différent de celui auquel on a enlevé les lobes cérébraux, est dans un état continuel d'agitation, mais il ne peut produire aucun mouvement déterminé. L'intelligence, d'ailleurs, n'est pas troublée et l'animal voit, entend, sent les excitations tactiles, mange, cherche à fuir, etc. Les lésions du cervelet peuvent laisser survivre les animaux, et alors, si ces lésions étaient superficielles, au bout de quelques mois, le pigeon reconquiert sa faculté d'équilibre ; si l'ablation du cervelet a été totale, les mouvements restent toujours désordonnés. Flourens et d'autres ont

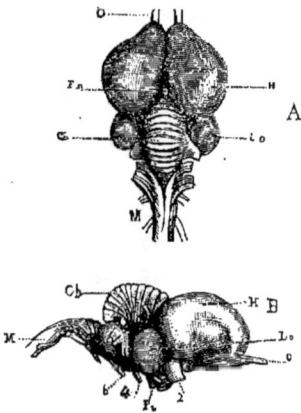

Fig. 356. — Encéphale de pigeon.

O, lobes olfactifs ; — H, hémisphères ; — P n, glande pinéale ; — L o. lobes optiques (tubercules jumeaux) ; — Cb, cervelet ; — M, moelle allongée ; — 2, nerf optique ; — 4, nerf pathétique ; — 6, nerf moteur oculaire commun.

répété ces expériences sur divers animaux avec des résultats semblables. On a constaté en général que les lésions latérales ou asymétriques produisent des troubles beaucoup plus prononcés que les lésions médianes ou symétriques. Ainsi, chez le singe, Ferrier a confirmé que la division complète du cervelet, sur la ligne médiane, ne produit que des troubles légers de l'équilibre ; la blessure de la partie antérieure du lobe moyen provoque des culbutes en avant, celle de la partie postérieure de ce même lobe des culbutes en arrière ; au contraire, la blessure d'un lobe latéral produit des *mouvements forcés* de rotation de tout le corps, autour de l'axe longitudinal, en général vers le côté blessé, avec *nystagmus* (oscillation latérale des yeux) et déviations persistantes des yeux, faits déjà constatés par Magendie pour les lésions des pédoncules cérébelleux moyens.

Luciani a pu conserver vivants des animaux supérieurs (chiens) après l'extirpation du cervelet. Des phénomènes observés, les uns, ou phénomènes irritatifs convulsifs, sont passagers ; les autres, ou phénomènes de déficit (*astatiques*, *asthéniques*, *atoniques*) sont persistants et cause de l'*ataxie cérébelleuse* constatée. Contrairement à ce qui était admis, il y aurait donc une diminution considérable de la force musculaire chez les animaux opérés, marquée surtout dans les membres postérieurs, et c'est de cette *asthénie* que dépendrait l'incoordination motrice consécutive aux lésions cérébelleuses. À l'appui de sa manière de voir, Luciani donne l'expérience ingénieuse suivante. Un chien opéré, qui sur terre était incapable de se tenir debout et de marcher, nageait très bien et d'une manière parfaitement coordonnée, quand on le mettait à l'eau. C'est que, dit Luciani, sur terre l'asthénie produite par la lésion ne permet plus à l'animal de se soutenir; mais dans l'eau, par suite de l'allégement du poids du corps et de la diminution de l'effort à produire, reparaît la coordination motrice.

On peut expliquer de même comment, chez l'homme, dans certaines affections, les malades incapables de marcher et de se tenir debout, peuvent cependant, couchés, exécuter des mouvements avec précision.

Luciani a noté que dans l'extirpation unilatérale du cervelet les troubles moteurs apparaissent du côté correspondant; l'action du cervelet est donc directe et non croisée comme pour le cerveau.

Les lésions du cervelet chez l'homme troublent aussi l'équilibre et produisent une allure titubante analogue à celle d'un homme ivre. Il existe cependant des observations dans lequelles une destruction presque totale du cervelet a pu se rencontrer, sans qu'on ait constaté de troubles moteurs pendant la vie, ce qui s'explique peut-être par la lenteur des processus destructifs.

L'électrisation du cervelet, limitée à un des lobes latéraux, produit aussi du nystagmus et des déviations des yeux; si elle est forte, l'animal tombe et roule autour de son axe longitudinal. L'électrisation du lobe moyen produit des mouvements de la tête en avant ou en arrière, suivant le point électrisé. Chez l'homme on a pu électriser le cervelet à travers le crâne, en plaçant les électrodes derrière les oreilles. Il se produit alors du vertige, la tête et les yeux se tournent du côté du pôle positif, les objets extérieurs semblent tourner en sens inverse du mouvement de la tête et des yeux, c'est-à-dire vers le pôle négatif et finalement l'individu tombe du côté du pôle positif.

Théorie de l'action coordinatrice du cervelet. — S'il est évident que le cervelet est en rapport avec la coordination de tous les mouvements combinés du corps, il n'est pas facile d'indiquer par quel mécanisme cette influence se produit, Le cervelet est-il le siège du *sens musculaire*, comme le prétend Lussana? Est-il simplement un lieu de passage pour les fibres du sens musculaire qui, arrivées de la moelle par les pédoncules cérébelleux inférieurs, ressortent, après avoir fait un grand crochet, par les pédoncules cérébelleux supérieurs? Est-il le rendez-vous non seulement des fibres sensitives des muscles, mais encore de certaines fibres venues des autres sens (vue, ouïe, toucher) qui se mettraient ensuite en rapport d'une part avec les centres moteurs volontaires de l'écorce cérébrale, de l'autre avec les centres moteurs réflexes des ganglions cérébraux? Peut-on le considérer avec Luys,

Luciani, comme une source d'innervation constante, d'une force sthénique se dépensant par le mouvement. Il est difficile de se prononcer entre ces diverses hypothèses.

Ce qu'il y a de certain, c'est que les lésions du pédoncule cérébelleux inférieur (corps restiforme) ou d'une olive produisent à peu près les mêmes troubles moteurs que la destruction d'un lobe latéral du cervelet et il n'est pas douteux que ces corps restiformes, continuation des cordons postérieurs, ne conduisent des innervations centripètes (labyrinthiques en particulier). Une branche du nerf acoustique (vestibulaire) se rend, comme on sait, dans le cervelet et ce fait paraît expliquer comment les lésions des canaux semi-circulaires troublent l'équilibre, comme celles du cervelet lui-même, et donne peut-être la raison du vertige auditif.

L'opinion de Gall, qui faisait du cervelet le siège du sens génital, est généralement abandonnée aujourd'hui, car elle ne repose sur aucun fait démonstratif. Le vrai centre nerveux sexuel est situé dans la région lombaire de la moelle épinière, et tandis que l'électrisation du cervelet ne produit chez le chien, aucun changement dans les organes génitaux, l'électrisation de la moelle lombaire, même séparée par une section du reste du système cérébrospinal, produit l'érection et l'éjaculation. (Voir plus loin.)

2° TUBERCULES QUADRIJUMEAUX

1° **Centres de vision réflexe.** — La destruction unilatérale des tubercules quadrijumeaux chez les mammifères, ou des lobes optiques qui en sont les homologues, chez les oiseaux, les batraciens et les poissons, produit la cécité soit du côté opposé (animaux à entre-croisement des nerfs optiques, pigeon, lapin, etc.); soit la cécité partielle des deux côtés (animaux à entre-croisement incomplet : chien). La destruction totale de ces tubercules produit la cécité des deux yeux avec dilatation permanente de la pupille (Flourens). Si la destruction porte seulement sur les hémisphères cérébraux avec conservation des tubercules jumeaux, l'animal continue à être impressionné par la lumière et sa pupille reste contractile. Il suit des yeux et de la tête les mouvements d'une bougie allumée. Mais, bien que ces impressions lumineuses ne puissent donner lieu à une élaboration intellectuelle, quelques auteurs ont conclu cependant, de ces faits, que les impressions visuelles étaient transformées en sensations imparfaites ou *crues* (Vulpian) dans les tubercules quadrijumeaux, et que ces organes sont les centres de la vision. Nous verrons plus loin que ces tubercules quadrijumeaux ne sont que des centres de mouvements réflexes plus ou moins compliqués dont le point de départ est dans les impressions optiques. L'anatomie nous montre en effet que le plus grand nombre des fibres du nerf optique gagnent les tubercules quadrijumeaux antérieurs à travers les bras conjonctifs, et se rendent seulement ensuite aux centres psycho-optiques de l'écorce cérébrale. (Voir

p. 826.) L'extirpation d'un œil chez un jeune animal produit l'atrophie du tubercule antérieur opposé.

2° Centres réflexes pour les mouvements du globe oculaire et de l'iris. — Le centre de coordination des mouvements de l'œil, et celui des mouvements de la pupille, sont situés dans l'intérieur ou du moins dans le voisinage des tubercules antérieurs. Ces deux centres sont reliés ensemble de telle sorte que, lorsque les yeux sont dirigés en bas et en dedans, comme pour la vision rapprochée, les pupilles se contractent, quand les yeux regardent en haut et sont parallèles, les pupilles se dilatent. Il n'y a pas de changement quand les deux yeux sont dirigés du même côté. L'excitation électrique directe du tubercule antérieur droit produit la rotation à gauche des deux yeux, et *vice versa*. Une excitation entre les tubercules antérieurs, sur la ligne médiane, fait converger les deux yeux. En même temps que ces mouvements provoqués du globe, il se produit des mouvements associés de l'iris (presque toujours une dilatation de la pupille, sauf dans le cas de convergence des yeux), comme avec les mouvements volontaires de l'œil. Il paraîtrait que les centres de ces mouvements associés sont situés non dans les tubercules quadrijumeaux, mais au-dessous, dans la partie antérieure du plancher de l'aqueduc de Sylvius, et qu'ils sont indirectement excités lorsqu'on électrise les tubercules.

3° Centres réflexes pour certains mouvements coordonnés de tout le corps. — **Mouvements forcés.** — Outre les mouvements des yeux qu'accompagnent habituellement des mouvements associés de la tête, les tubercules quadrijumeaux, surtout les postérieurs, paraissent produire ou du moins coordonner les mouvements des membres (Serres, Flourens). L'extirpation des tubercules bijumeaux d'un côté, chez le pigeon, fait tourner l'animal sur lui-même, du côté opéré (mouvements forcés), mais ce mouvement de rotation serait dû à la lésion des pédoncules cérébraux sous-jacents. Il en est de même de l'excitation électrique forte qui produit une déviation de tout le corps vers le côté opposé, un mouvement de recul et même des battements des ailes. Bien que les mouvements volontaires soient encore possibles après extirpation des tubercules quadrijumeaux, si les hémisphères sont intacts (ce qui indique que ces derniers peuvent suppléer aux innervations élaborées, par les tubercules) comme les mouvements pour rétablir l'équilibre du corps, peuvent encore s'exécuter sur un animal privé d'hémisphères, mais ayant ses tubercules intacts, et qu'ils deviennent impossibles dès que ces derniers sont aussi détruits, on est en droit de conclure qu'il existe positivement, au niveau de ces tubercules, des centres réflexes importants pour la production des mouvements combinés des muscles de tout le corps. On ne connaît qu'imparfaitement les voies centripètes et centrifuges de ces réflexes.

4° Centres de mouvements expressifs. — L'excitation légère de la surface des tubercules jumeaux ne provoque aucun signe de sensibilité. Mais si on excite leur profondeur, des douleurs vives éclatent, et l'animal crie et se débat avec violence. On voit se produire en même temps les mouvements des yeux, de la tête et du tronc que nous venons d'étudier. Ces cris indiqueraient, d'après Ferrier, que les tubercules, surtout les postérieurs, jouent un certain rôle dans l'expression des émotions.

Les mouvements dans l'estomac, l'intestin et la vessie, les changements dans la pression sanguine, et certaines modifications du rythme de la respiration signalés par divers auteurs, comme résultant de l'excitation des tubercules quadrijumeaux, ne prouvent pas que ces tubercules contiennent des centres pour tous ces mouvements, mais simplement qu'ils sont en connexion avec les vrais centres de ces mouvements situés dans le bulbe et dans la moelle.

3° PROTUBÉRANCE. — PÉDONCULES CÉRÉBELLEUX ET PÉDONCULES CÉRÉBRAUX

I. **Protubérance.** — Louget a fait remarquer un des premiers, que ce qui constitue essentiellement la protubérance, ce ne sont point ses fibres transversales superficielles, dont les usages semblent se lier à ceux des lobes latéraux du cervelet, et qui manquent chez les animaux (oiseaux, reptiles, poissons) où ces lobes manquent eux-mêmes, mais bien un amas central de substance grise qui fait de cet organe un véritable centre d'innervation. Or, cet amas gris se retrouverait aussi chez les animaux en apparence dépourvus de pont de Varole.

Excitabilité. — L'excitation des parties superficielles ne détermine en avant ni mouvements ni signes de douleur; en arrière au contraire, elle produit une vive douleur. L'excitation profonde (électrique ou mécanique) amène des convulsions générales et épileptiformes.

Rôle conducteur de la protubérance. — Les faisceaux de la moelle traversant en *partie* la protubérance, les lésions de cet organe devront troubler la conduction de la sensibilité et de la motricité. On ne sait que peu de chose en ce qui concerne la première, tandis qu'on a pu constater souvent que les lésions unilatérales de la protubérance produisent une paralysie *croisée*. Il peut y avoir en même temps une paralysie faciale du même côté que la lésion, c'est-à-dire du côté opposé à la paralysie des

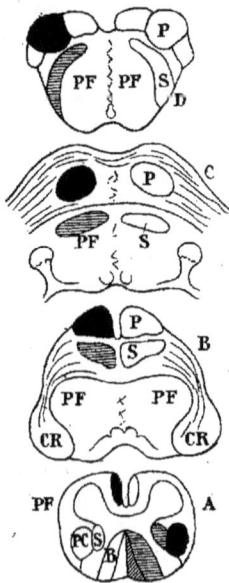

Fig. 357. — Marche des faisceaux pyramidaux volontaires P et des fibres sensitives S, dans la moelle A, le bulbe B, la protubérance C, les pédoncules cérébraux D. (D'après Duval.)

membres (*hémiplégie alterne* de Gubler) qui s'explique par ce fait que la lésion atteint le facial au-dessous de son entre-croisement, lequel a lieu dans la protubérance même.

Centres d'innervation de la protubérance. — A. *Centres moteurs.* — Les expériences d'ablation des hémisphères cérébraux, du cervelet, des corps striés, des couches optiques et des tubercules quadrijumeaux, sur des lapins et des chiens, ont montré que les mouvements des membres peuvent encore s'exécuter, alors qu'il ne reste plus de l'encéphale que la protubérance et le bulbe : l'animal peut même se tenir en équilibre et marcher, si on a conservé le cervelet. — Dès que la protubérance est enlevée, l'animal reste entièrement immobile. La protubérance est donc un centre des mouvements de locomotion.

Quelques autres centres, en particulier le *centre convulsif* du bulbe, s'étendent plus ou moins dans la protubérance, bien qu'ils ne lui appartiennent pas en propre. (V. *Bulbe.*)

B. *Centres sensitifs.* — Bien qu'un animal réduit à sa protubérance, par l'extirpation de toutes les parties de l'encéphale situées au-dessus, semble manifester par des cris plaintifs d'un caractère tout spécial et bien différents des cris purement *réflexes* qu'il pousse encore quand il n'a plus que le bulbe, de la douleur si on le pince, si on le pique, etc., la protubérance n'est cependant pas le centre perceptif des impressions sensitives, le centre de la sensibilité générale : ces fonctions appartiennent en propre aux hémisphères cérébraux, et les manifestations ci-dessus produites, sans leur participation, ne sont que des actes responsifs immédiats non conscients.

II. **Pédoncules cérébelleux.** — 1° *Pédoncules inférieurs.* — Nous avons vu qu'ils sont formés de deux faisceaux, l'un qui continue les cordons postérieurs de la moelle (cordon grêle et cordon cunéiforme), l'autre qui va aux cordons antérieurs de la moelle (corps restiforme). La lésion unilatérale de ces pédoncules amène l'incurvation en arc du corps, du côté lésé (Rolando, Magendie), mais seulement lorsque le *faisceau intermédiaire* du bulbe sous-jacent a été touché (Longet).

2° *Pédoncules supérieurs.* — Ils se rendent dans la couronne rayonnante, pour se terminer d'une façon inconnue dans l'écorce cérébrale. Leur lésion produit une courbure de la colonne vertébrale, à concavité dirigée du côté de la lésion. Leur excitation détermine de la douleur et une courbure en sens inverse.

3° *Pédoncules moyens.* — Pourfour du Petit a constaté, le premier, que la section d'un des pédoncules moyens, fait tourner l'animal sur lui-même. La rotation a lieu du côté opéré, si la blessure porte sur la partie *postérieure* du pédoncule (Magendie), et du côté opposé si ce sont les parties *antérieures* contenant des fibres entre-croisées, qui sont atteintes (Longet, Schiff). Elle est accompagnée de nystagmus et de déviation des yeux, tous phénomènes qui se produisent aussi dans les lésions du cervelet lui-même. Si la section est complète, la rotation a lieu aussi du côté opposé, par suite de la prédominance des fibres entre-croisées sur les fibres directes.

III. Pédoncules cérébraux. — Ils constituent la grande voie de communication (motrice et sensitive) entre la moelle épinière et les parties plus élevées de l'encéphale, le *pied* conduisant les mouvements volontaires, la *calotte*, la sensibilité consciente, et les mouvements réflexes nés dans les centres ganglionnaires (corps strié, couche optique, tubercules jumeaux). La figure 357 (D) montre, dans le pédoncule, la situation respective des faisceaux moteur et sensitif (P, S), comparativement avec celle de ces mêmes faisceaux dans la protubérance (C), le bulbe (B), la moelle épinière (A). Leur division complète, en avant de la protubérance, empêche la motricité volontaire et l'exercice *complet* de la sensibilité, mais la paralysie des membres n'est pas absolue, en ce sens que les excitations qui ne sont plus douloureuses, provoquent encore des cris plaintifs réflexes, la protubérance étant, comme nous l'avons vu, un foyer d'innervation motrice et un centre récepteur, et pouvant encore fonctionner comme centre excito-réflexe, même séparée du cerveau. La division unilatérale des pédoncules provoque, comme réaction immédiate, des cris de douleur et des convulsions dans la moitié opposée du corps, puis bientôt une anesthésie et une paralysie complète de ces mêmes parties. La simple blessure, sans section complète, de l'un des pédoncules produit des mouvements de manège.

Mouvements forcés.

On désigne sous le nom de mouvements forcés ou irrésistibles (*Zwangbewegungen*) certains mouvements singuliers qui sont provoqués par les lésions des diverses parties du mésocéphale (pédoncules cérébraux, protubérance, tubercules quadrijumeaux) et du cervelet. L'animal exécute ces mouvements comme mû par un force intérieure irrésistible, et on les observe aussi chez l'homme dans les affections de ces mêmes régions du cerveau.

1° Une des formes les plus communes de ces mouvements est celle dans laquelle l'animal tourne continuellement autour de son axe longitudinal. On l'observe surtout après la section d'un des pédoncules cérébraux, d'un des côtés de la protubérance (pédoncule cérébelleux moyen), mais on l'a aussi rencontrée après les lésions du bulbe ou des tubercules quadrijumeaux. L'animal tourne tantôt du côté lésé, tantôt du côté opposé, et quelquefois successivement d'un côté, puis de l'autre. La rotation peut être extrêmement rapide. Cette forme de mouvement forcé a été observée chez l'homme.

2° Dans d'autres cas, l'animal exécute des mouvements de *manège* ou de cirque, c'est-à-dire qu'il se meut suivant un cercle. Cela a lieu surtout après la section incomplète d'un pédoncule cérébral, ou après la section *transversale* de la protubérance, qui intéresse forcément ces pédoncules. Les lésions des tubercules quadrijumeaux et des couches optiques, peuvent aussi avoir le même effet, peut-être par suite de la blessure concomitante du pédoncule cérébral sous-jacent.

3° Une variété de ce mouvement est celle dans laquelle l'animal se meut en *rayon de roue* ou en *aiguille de montre*, son train postérieur restant au centre du cercle comme un pivot, tandis que le train antérieur se déplace circulairement. Les lésions des tubercules jumeaux antérieurs en sont la principale cause, plus rarement celles de la protubérance et des couches optiques. Ce mouvement peut se transformer en rotation longitudinale.

4° Quelquefois l'animal tourne sur son axe transversal, en faisant une série de cabrioles, ou se meut impétueusement suivant une ligne droite, soit en avant, soit à reculons, jusqu'à ce qu'un obstacle l'arrête. Ces derniers mouvements paraissent surtout causés par les blessures même légères des corps striés, et par celles du cervelet.

En l'état actuel de la science, on ne possède pas d'interprétation satisfaisante de ces mouvements, quoique les hypothèses n'aient pas manqué. Il est certain qu'ils ne sont pas le résultat d'une paralysie, ni d'une contraction musculaire, bien qu'on puisse assez souvent rencontrer l'une ou l'autre. Il paraît plus naturel d'admettre que toutes les lésions énumérées plus haut, interrompent ou altèrent la transmission des innervations centripètes qui contribuent au maintien de l'équilibre (sensibilité tactile et musculaire, vue), et que l'animal, n'ayant plus qu'une fausse perception de la position de son corps, et victime des illusions qu'elle entraine, cherche, par des mouvements toujours les mêmes, à ressaisir son équilibre toujours perdu. Le vertige visuel dû aux déviations des yeux qui accompagnent presque toujours les mouvements forcés, parait avoir, à ce point de vue, un rôle considérable dans leur production (Gratiolet).

FONCTIONS CÉRÉBRALES

Des preuves nombreuses, quoique plus ou moins indirectes, ont montré depuis longtemps, que les hémisphères cérébraux sont le siège des fonctions intellectuelles proprement dites. On observe, en effet, que le développement de l'intelligence et des facultés morales suit pas à pas, dans l'enfance, l'évolution et le perfectionnement apparent de l'encéphale ; que chez les vertébrés, à mesure qu'on s'élève dans la série, depuis les poissons jusqu'à l'homme, l'encéphale devient de plus en plus considérable et que cet accroissement, chez les animaux supérieurs, porte presque exclusivement sur les hémisphères proprement dits.

On remarque aussi que, chez les mammifères les plus intelligents, outre qu'ils augmentent de volume relativement aux autres ganglions encéphaliques, les lobes cérébraux se plissent à leur surface, c'est-à-dire présentent des circonvolutions. Ces circonvolutions, absentes ou à peine indiquées chez les mammifères inférieurs, *lissencephala* d'Owen, peu intelligents (sauf le castor (?), se compliquent de plus en plus chez les carnassiers, les cétacés, l'éléphant, les singes ordinaires, les singes anthropoïdes (*gyrencephala*) et enfin l'homme lui-même (*archencephala*). Chez les races humaines inférieures, chez les microcéphales, les idiots, le cerveau a des circonvolutions moins nombreuses, moins plissées, et se rapproche en quelque sorte du type cérébral simien. Au contraire, chez les hommes d'une grande intelligence, on a noté en général un remarquable développement du cerveau. Le poids moyen de l'encéphale des Européens étant de 1,300 à 1,400 grammes (1,250 chez la femme), le cerveau de Cromwell aurait pesé 2,231 grammes, celui de Byron 2,238 ; mais ces chiffres paraissent erronés. Les suivants sont authentiques : Cuvier, 1,829 grammes ; D' Abercrombie, 1,786 ; Dante, 1,556 ; sir James Simpson, 1,530 ; Daniel Webster, 1,516 ; Agassiz, 1,512 ; Gauss, 1,491 ; Dupuytren, 1,436 ; Gambetta, 1,241.

On voit que plusieurs de ces chiffres rentrent dans la moyenne ou la dépassent à peine, et il est certain que les données qu'ils fournissent n'ont pas une bien grande valeur relativement au rapport qu'on a établi entre l'intelligence des grands hommes et le poids de leur cerveau ; car, outre que les variations observées rentrent dans le domaine des variations individuelles se rapportant à la stature générale du corps, à l'âge, on n'a pas tenu compte dans les pesées du poids particulier des hémisphères cérébraux séparés des autres parties, cervelet, mésocéphale, bulbe, sans rapport avec les fonctions intellectuelles, et on a donné en bloc le poids de l'encéphale tout entier. En outre, tel cerveau très petit, comme celui de Gambetta, peut présenter une remarquable complication des lobes frontaux et en particulier de la troisième circonvolution frontale, de sorte que la considération du poids brut est primée par le degré de complication des circonvolutions (M.-Duval). Mais il n'en est pas moins établi que, d'une façon très générale, la moyenne du poids du cerveau, ou ce qui revient à peu près au même, les dimensions du crâne (linéaires ou cubiques) sont en rapport avec le degré d'intelligence, comme l'indiquent les chiffres suivants :

Poids moyen du cerveau. (DAWIS.)		Capacité moyenne du crâne. (BROCA.)	Circonférence moyenne du crâne (BROCA.)
21 Anglais	= 1425 gr.	Européens 1460 à 1530 c.c.	25 Étudiants = 567mm
25 Chinois	= 1375 —		
5 Esquimaux	= 1396 —	Nègres d'Océanie 1253 —	23 Infirmiers = 549mm
9 Nègres	= 1322 —		
17 Australiens	= 1197 —	Australiens 1228 —	Différence 18mm

Chez les idiots, on a trouvé des cerveaux du poids de 765, 730, 637, 560, 517, 425, 368 et 241 grammes.

L'étude que nous allons faire des fonctions cérébrales va nous montrer que l'intelligence n'est pas *une*, mais qu'elle résulte du concours harmonique et de l'action synergique des diverses parties du cerveau.

CENTRES PSYCHO-MOTEURS

L'étude faite précédemment (voir p. 757) des voies de conduction des incitations motrices volontaires, a déjà laissé entrevoir l'existence, à la surface de l'écorce cérébrale, de centres moteurs, dont, à l'état fonctionnel, l'excitabilité est mise en jeu par la volonté, pour l'excitation des mouvements volontaires, comme sous l'influence d'actions nerveuses centripètes. Expérimentalement, nous allons voir que ces centres dits *psycho-moteurs* ou *cortico-moteurs* qui occupent des régions circonscrites de l'écorce, peuvent également réagir sous l'influence des excitations *électriques*, en provoquant des contractions dans des groupes de muscles déterminés, du côté opposé du corps, et de siège variable suivant les régions cérébrales excitées, mais toujours les mêmes pour une excitation localisée (Fritsch et Hitzig, 1870).

MÉTHODES DE DÉMONSTRATION DES CENTRES PSYCHO-MOTEURS

L'existence des centres moteurs corticaux peut être démontrée par plusieurs méthodes, savoir :

1° Par la *méthode des excitations électriques* de certaines parties du cerveau, qui détermine des mouvements du côté opposé du corps, variables suivant la région excitée ;

2° Par la *méthode des destructions partielles* : la destruction d'un centre moteur abolissant les mouvements déterminés par l'excitation de ce centre ;

3° Par la *méthode anatomo-clinique*, qui montre que la lésion, chez l'homme, de régions déterminées et circonscrites de l'écorce, produit des paralysies localisées du mouvement, ou des convulsions partielles dans le cas d'irritation de ces mêmes régions ;

4° Par l'*étude du développement*, et par celle *des dégénérescences* des faisceaux pyramidaux volontaires.

Nous allons examiner successivement ces diverses méthodes.

1° **Méthode des excitations électriques.** — Les expériences de Fritsch et Hitzig (1870), confirmées et précisées par celles de Ferrier, Carville et Duret, Franck et Pitres, démontrèrent que l'excitation par des courants électriques, galvaniques (Fritsch et Hitzig) ou faradiques (Ferrier, etc.), de certaines régions de l'écorce cérébrale chez les animaux, détermine des mouvements limités à des groupes musculaires déterminés, du côté opposé du corps, mais variables suivant les points excités (mouvements isolés des paupières, du globe oculaire, de la bouche, de la langue, du membre antérieur ou postérieur, de la queue).

Cette région excitable de l'écorce qui occupe la substance grise des circonvolutions d'enceinte du sillon crucial chez le chien (fig. 360), du sillon de Rolando chez le singe (fig. 361), a reçu le nom de *zone motrice*, et on a appelé *zone latente* les régions de l'écorce occipitale, pariétale frontale antérieure, dont l'excitation ne donne lieu à aucune réaction apparente.

Ces faits de production de mouvements déterminés par l'excitation électrique de la zone corticale motrice, constatés aujourd'hui par tous les physiologistes, ne peuvent plus être mis en doute, et on ne saurait leur opposer les résultats négatifs des expériences anciennes de Flourens, Magendie, Longet, Schiff, Vulpian, l'excitation corticale ayant probablement porté dans ces expériences sur la zone latente, de beaucoup la plus étendue. Mais le désaccord reste encore chez les physiologistes pour l'interprétation des mouvements constatés. Les uns, partisans des localisations (Fritsch et Hitzig, Ferrier, Carville et Duret, Franck et Pitres, etc.), admettent pour expliquer la production de ces mouvements la mise en jeu de l'excitabilité propre de la substance grise corticale, par l'électricité ; les autres, avec Vulpian, considérant au contraire la substance grise comme toujours, et partout, inexcitable à l'électricité, comme aux autres agents, expliquent ces mêmes mouvements par une transmission par diffusion du courant électrique appliqué à la substance grise, aux parties blanches sous-jacentes *excitables* qui en partent. Les développements dans lesquels nous allons entrer, pour établir les localisations cérébrales motrices, démontrent, selon nous, l'excitabilité de la substance grise des zones dites motrices. Mais alors même que ces

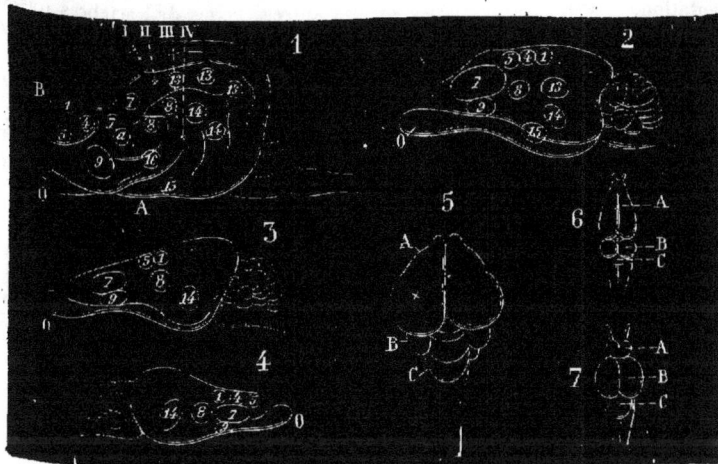

Fig. 358. — Schéma montrant la décroissance des zones corticales motrices des vertébrés supérieurs aux vertébrés inférieurs, d'après Ferrier.

1, chat; — 2, lapin; — 3, cochon d'Inde; — 4, rat; — 5, pigeon; — 6, grenouille; — 7, poisson.

régions ne seraient pas *directement* excitables, et que les mouvements produits dans cette hypothèse, seraient dus, comme le pensait Vulpian, à la transmission de l'excitation de la substance grise aux fibres blanches sous-jacentes qui en partent, la doctrine des localisations motrices n'en persisterait pas moins tout entière : les faits bien constatés des réactions motrices, toujours les mêmes pour des excitations des fibres parties de régions grises identiques de l'écorce, démontrant quand même les fonctions spéciales motrices de ces régions.

Situation des centres moteurs. — Les effets produits par l'électrisation des différents points de l'écorce du cerveau sont variables suivant le point excité. Certains points sont toujours inexcitables, certains autres donnent toujours lieu, quand on les excite, à des mouvements évidents dans un ou plusieurs groupes musculaires du côté opposé. La détermination exacte de ces points excitables ou centres moteurs a une

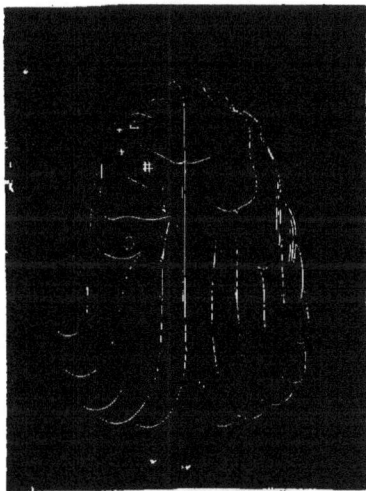

Fig. 359. — Schéma du cerveau du chien, vu d'en haut, d'après Fritsch et Hitzig, avec l'indication des points excitables.

très grande importance pour la physiologie du cerveau et nous allons brièvement indiquer leur topographie chez les mammifères habituellement soumis à l'expérimentation. Les recherches faites sur les autres classes de vertébrés (oiseaux, reptiles, batraciens, poissons) n'ont donné que des résultats très incertains, et parmi les mammifères eux-mêmes, comme on devait s'y attendre, on observe une réduction une simplification dans le nombre et l'étendue des zones excitables à mesure qu'on passe des groupes supérieurs aux groupes inférieurs, comme le montre la figure d'ensemble, où, de 1 à 4 sont représentés des cerveaux de chat, lapin, cochon d'Inde et rat. Les mêmes chiffres correspondent dans toutes les figures aux mêmes territoires moteurs, et les légendes que nous donnons plus loin, pour les cerveaux du chien et du singe, indiquent la nature de ces territoires. C'est sur le chien qu'ont été

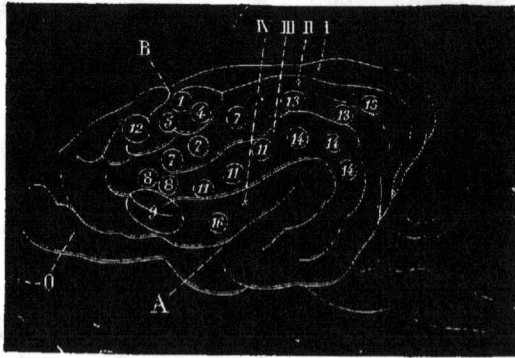

Fig. 360. — Schéma du cerveau du chien. (D'après Ferrier.)

A, scissure de Sylvius; — B, sillon crucial; — O, bulbe olfactif; — II, I, II, circonvolutions longitudinales; IV, gyrus supra-sylvien.

1, La patte de derrière opposée s'avance pour marcher.
3, Mouvement ondulatoire ou latéral de la queue.
4, Rétraction et adduction du membre antérieur opposé.
5, Élévation de l'épaule et extension en avant du membre antérieur opposé.
7, Fermeture de l'œil opposé avec mouvements de l'œil et contraction de la pupille.
8, Rétraction et élévation de l'angle opposé de la bouche.

9, Ouverture de la bouche, mouvements de sortie et de rentrée de la langue. Action bilatérale. — Aboiement parfois.
11, Rétraction de l'angle de la bouche par l'action du peaucier.
12, Ouverture des yeux avec dilatation des pupilles, les yeux et ensuite la tête tournant du côté opposé.
13, Les yeux se dirigent du côté opposé.
14, L'oreille se dresse.
15, Torsion de la narine du même côté.

faites les premières et les plus nombreuses expériences relatives aux localisations. Mais, tandis que Fritsch et Hitzig n'avaient déterminé que de simples points moteurs au nombre de cinq, Ferrier, dont les travaux ont été confirmés depuis, a déterminé de véritables zones (marquées sur les figures par des cercles), dans toute l'étendue desquelles l'électrisation produit des mouvements particuliers. (Il faut dire toutefois que le nombre et l'étendue de ces zones doivent être quelque peu réduits.)

Centres moteurs chez le chien. — Le cerveau du chien présente deux scissures importantes scissure de Sylvius A et scissure cruciale ou sillon crucial (Gratiolet).

D'autres sillons à direction antéro-postérieure partagent la surface de chaque hémisphère en quatre circonvolutions fondamentales.

Le *gyrus sigmoïde* est la courbe que décrit la première circonvolution autour de la scissure cruciale.

Si l'on excite l'écorce occipitale ou temporale, on n'obtient rien, mais aux environs du sillon crucial, c'est-à-dire sur le gyrus sigmoïde, et aux divers points de la deuxième et de la troisième circonvolution, on provoque des contractions dans les

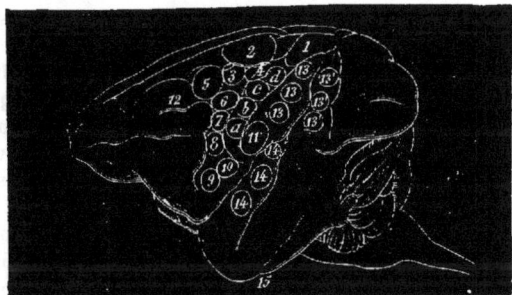

Fig. 361. — Schéma de la face externe du cerveau du singe. (D'après Ferrier.)

Les chiffres sont expliqués par la légende.

1, Le *membre postérieur opposé s'avance comme pour marcher.*

2, *Mouvements combinés du membre postérieur avec mouvements adaptés du tronc comme pour saisir un objet ou se gratter le ventre avec le pied.*

3, *Mouvements de la queue.*

4, *Rétraction et adduction du bras opposé, la paume en arrière comme pour nager.*

5, *Extension en avant du bras et de la main opposés. Cercles (a) (b) (c) (d). Mouvements individuels et combinés des doigts et du poignet avec fermeture du poing = mouvements de préhension.*

6, *Supination et flexion de l'avant-bras qui se porte vers la bouche.*

7, *Rétraction de l'angle de la bouche par contraction des zygomatiques.*

8, *Élévation de l'aile du nez et de la lèvre supérieure.*

9 et 10, *Ouverture de la bouche avec protraction (9) et rétraction (10) de la langue.*

11, *Rétraction de l'angle opposé de la bouche avec inclinaison latérale de la tête par contraction du peaucier.*

12, *Ouverture des yeux et déviation latérale des yeux et de la tête du côté opposé.*

13, 13', *Les yeux se dirigent du côté opposé avec déviation en haut (13) ou en bas (13').*

14, *L'oreille opposée se dresse, la tête et les yeux se tournent du côté opposé, les pupilles sont très dilatées.*

15, *Torsion de la lèvre et de la narine du même côté.*

groupes les plus divers des muscles du tronc et des membres du côté opposé. La figure, que nous donnons d'après Ferrier, indique ces divers centres, que la légende explique.

Centres moteurs chez le singe. — La surface des hémisphères cérébraux du singe (macaque) est divisée en lobes et en circonvolutions dans lesquelles on retrouve, bien qu'à un degré moindre de développement, toutes les particularités du cerveau humain.

Chez ces animaux, la surface excitable du cerveau occupe la région moyenne des hémisphères, tandis que les régions antérieure et postérieure sont inexcitables. Cette région moyenne répond au lobe fronto-pariétal. Elle est traversée par le sillon de Rolando chez l'homme et chez le singe, par le sillon crucial chez les carnassiers, et c'est sur les circonvolutions qui entourent ces sillons (gyrus sigmoïde, circonvolutions centrales antérieure et postérieure, circonvolutions frontale et pariétale ascendantes) que sont groupés la plupart des points excitables de l'écorce. Les centres d'excitation électrique sont indiqués sur la figure par des cercles délimitant l'étendue de la surface dont l'excitation produit certains mouvements déterminés. Ces régions ne sont pas toutes bien distinctes l'une de l'autre et là où elles se touchent, l'excitation peut faire naître des mouvements propres à l'une et à l'autre, surtout si le courant est fort.

Les travaux de Horstley et Beevor ont complété et précisé chez les singes supérieurs (orang-outang) les localisations indiquées par Ferrier chez le macaque. Les centres moteurs généraux des membres inférieurs supérieurs et de la face, qui occupent respectivement les régions supérieure, moyenne et inférieure des circonvolutions ascendantes rolandiques, comprennent chacun des centres secondaires qui sont échelonnés comme il suit : pour le membre inférieur on a d'arrière en avant les centres du petit orteil, gros orteil, coup de pied, genou, hanche ; pour le membre supérieur et de haut en bas, l'épaule, coude, poignet, trois derniers doigts, index, pouce ; au-dessous, à la partie inférieure des circonvolutions rolandiques, vient la représentation de la face. On y voit le centre complexe des mouvements de la langue, dont l'action est bilatérale asymétrique, l'excitation du centre provoquant la rétraction de la langue du côté opposé, et l'allongement du côté correspondant, puis au pied des circonvolutions prérolandiques viennent d'arrière en avant les centres des mouvements de mastication, du pharynx, du larynx, dont l'action est bilatérale symétrique : l'excitation du centre du larynx provoque l'adduction des cordes vocales, c'est-à-dire que chaque hémisphère possède une action égale sur les muscles du larynx des deux côtés. C'est pourquoi après la section d'un nerf récurrent la corde vocale, dont le nerf est intact, entre en jeu par l'excitation de l'un et l'autre centre moteur cortical. Le centre abducteur des cordes vocales, situé en arrière du précédent possède également une action bilatéralement organisée. Quant au centre des globes oculaires, ils se trouvent dans le lobe frontal (centre de Ferrier). L'excitation du centre gauche par exemple, produit la déviation conjuguée de la tête et des yeux du côté opposé, par suite de l'action synergique des muscles droit interne gauche et droit externe droit, associée à des mouvements de la tête. D'après Schœfer et Mlot, il y aurait également dans le lobe occipital un centre moteur des globes oculaires, que Ferrier place dans le pli courbe.

L'excitation des autres régions de l'écorce cérébrale (lobes frontaux en avant de 12, *insula* de Reil, lobe central, lobes occipitaux, *gyrus fornicatus*), aussi bien chez le chien que le singe, n'a donné à Ferrier que des résultats négatifs. Mais Munk a découvert dans le lobe frontal le centre des mouvements du tronc, et d'après lui, le faible développement du lobe frontal chez les animaux tiendrait au peu de mobilité du tronc. Chez le singe au contraire et surtout chez l'homme, la station bipède demande l'intervention très active des muscles du tronc, aussi le lobe frontal est-il très développé chez eux afin de pouvoir innerver ces nombreux et puissants muscles.

Chez les animaux *nouveau-nés* (yeux fermés), l'excitation non plus que la destruction de l'écorce aux points d'élection ne produit rien, les centres moteurs ne se développent que peu à peu, à mesure que s'organisent les mouvements.

Centres moteurs chez l'homme. — Deux chirurgiens, l'un américain, l'autre italien, n'ont pas craint d'essayer sur l'homme, dans des cas de destruction de la voûte cranienne, l'électrisation de la substance corticale du cerveau, avec des résultats d'ailleurs peu précis et des accidents manifestes qui doivent faire condamner de pareils essais, lorsqu'ils sont exécutés par des mains inexpérimentées.

Depuis, Horstley a eu l'occasion d'électriser chez l'homme, dans plusieurs cas d'épilepsie jacksonienne, les régions motrices rolandiques mises à nu par trépanation, et il a montré les avantages de cette méthode d'investigation, et pour le malade et pour la science, lorsqu'elle est employée avec prudence et habileté. Il ressort des observations de Horstley, que l'analogie la plus complète existe dans les localisations motrices corticales, chez l'homme et chez l'orang. Chez l'un comme chez l'autre, les grandes articulations sont placées à la partie supérieure des circonvolutions centrales, et à mesure que l'on descend vers le pied de la zone rolandique, on trouve des articulations préposées à des mouvements de plus en plus différenciés. L'opinion de Horstley, que les pieds des circonvolutions frontales font partie des zones motrices, a été confirmée chez l'homme, pour le pied de la 2e frontale, par Réen qui a obtenu par l'excitation de cette région la projection du bras en avant.

C'est surtout par les observations anatomo-cliniques dans lesquelles on a déterminé exactement, après la mort, le siège des lésions corticales ayant produit pendant la vie des paralysies localisées ou des convulsions partielles, qu'on est arrivé à établir le siège et les limites de la zone motrice chez l'homme. Ces recherches ont montré que la plus grande analogie existe, à cet égard, entre la topographie des centres moteurs chez l'homme et chez le singe. (V. plus loin p. 804.) L'exacte connaissance de cette topographie peut avoir une grande importance chirurgicale aussi bien au point de vue du diagnostic que du traitement (trépanation) dans certaines affections cérébrales.

Excitabilité des régions corticales motrices. — On constate expérimentalement chez les animaux, l'excitabilité de ces régions mises à nu (gyrus sigmoïde chez le chien, circonvolutions d'enceinte du sillon de Rolando, chez le singe) par l'application : a) des courants électriques ; b) des agents chimiques ; c) des agents mécaniques.

a). *Excitation par l'électricité*. — On peut employer les courants de pile (fermeture et ouverture, renversement du courant) (Fritsch et Hitzig). Il est préférable pour des raisons que nous avons fait connaître de se servir du courant induit ou faradique (Ferrier). L'intensité du courant employé doit être juste suffisante à produire une sensation supportable à la langue. Le courant est appliqué sur les points choisis de l'écorce au moyen d'électrodes impolarisables, à pointes mousses, placées côte à côte (fig. 362). Les mouvements provoqués dans les groupes musculaires déterminés du côté opposé du corps, sont observés directement ou enregistrés par les méthodes graphiques ordinaires (fig. 363).

Le nombre des excitations faradiques par seconde, nécessaire à produire à volonté le tétanos musculaire parfait ou imparfait, est le même pour un animal donné, par excitation de l'écorce, que par l'excitation directe du nerf moteur ou du muscle (voir p. 130). Comme pour le muscle et le nerf également, l'écorce excitable présente le phénomène d'addition latente, une excitation inefficace par elle-même, produisant un effet moteur si elle est répétée (voir p. 167). Elle présente aussi le phénomène de l'*épuisement*, qui se manifeste au bout de quelques instants d'excitation, par la cessation du tétanos, malgré la continuation du passage des excitations. Cet épuisement, qui dépend du cerveau et non du muscle et des nerfs, n'est d'ailleurs que de courte durée et, après un repos de quelques minutes, le centre cortical se montre de nouveau excitable.

Une particularité des excitations corticales consiste dans la production d'un *tétanos secondaire*, c'est-à-dire dans la persistance de la contraction

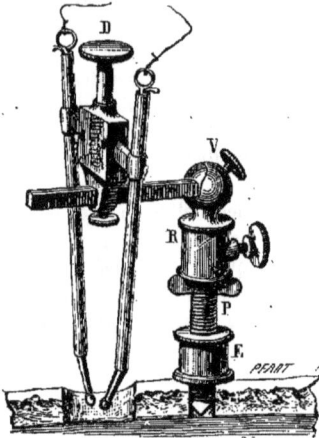

Fig. 362. — Excitateur cérébral vissé dans le crâne, de Frank.

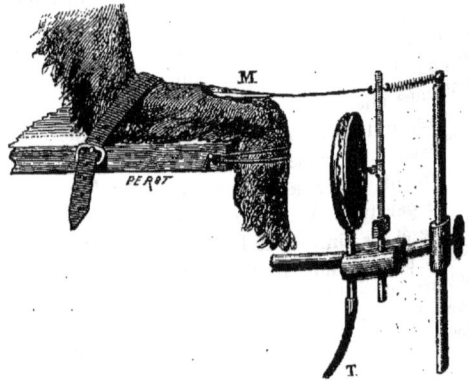

Fig. 363. — Disposition du récepteur du myographe à transmission pour l'exploration des mouvements des muscles extenseurs de la main du chien (Franck).

tétanique des muscles, un certain temps après que l'excitation corticale a cessé, phénomène qui n'a pas lieu après l'excitation directe du muscle ou du nerf (voir p. 130).

Le *temps perdu cortical* est, avec le tétanos secondaire, une des meilleures preuves de l'excitabilité propre de la substance grise des régions motrices. On constate en effet (Frank et Pitres) que la durée du temps qui s'écoule entre le moment de l'excitation de l'écorce, et le moment de la contraction musculaire, est plus grande que dans le cas de l'excitation des fibres blanches sous-jacentes à l'écorce d'abord excitée ; la différence représente donc la durée de la période d'excitation latente de la substance grise motrice. En outre la courbe de la secousse corticale est en même temps plus haute et plus longue (fig. 364).

Le temps perdu cortical diminue, et la contraction musculaire augmente, jusqu'à une certaine limite, avec l'intensité de l'excitation électrique, chez l'animal légèrement anesthésié.

L'excitabilité de l'écorce diminue, ou disparaît par la chloroformisation prolongée, le bromure de potassium à haute dose, l'alcool, l'absinthe (non celle des fibres blanches sous-jacentes), par la réfrigération locale, le badigeonnage à la cocaïne, les pertes sanguines abondantes ; l'anémie, l'inflammation légère, l'atropine l'augmentent au contraire.

L'excitabilité corticale paraît varier suivant les divers centres. C'est ainsi que si on soumet à une excitation faradique donnée, successivement les centres moteurs des muscles de la face, puis du membre supérieur, et enfin du membre postérieur, on constate que de ces trois régions la plus excitable est la région cérébro-faciale, tandis que les régions cérébro-brachiale et cérébro-crurale ont à peu près la même excitabilité, la première ayant toutefois un léger avantage sur la seconde. Pour Vulpian ces différences ne sont pas le fait de variations de l'excitabilité de la substance grise (ou blanche sous-jacente), mais tiennent à la distance différente des

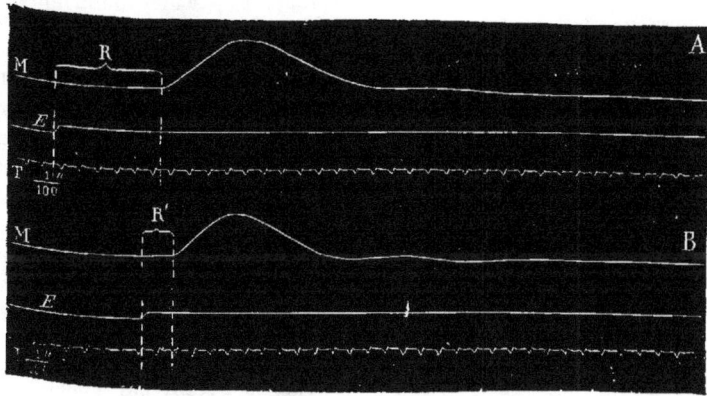

Fig. 364. — Analyse de la réaction motrice. (D'après F. Franck.)

A, secousse musculaire provoquée par une excitation induite appliquée au centre moteur cortical. (Muscles extenseurs du poignet du chien. Myographe à transmission.)
B, secousse musculaire provoquée par la même excitation appliquée au bout périphérique du nerf médian.
M, courbe musculaire; — E, instant de l'excitation; — T, temps inscrit par le chronographe; — R, R', durée du retard ou temps perdu dans l'un et l'autre cas.

régions excitées, des foyers d'origine d'où émanent, soit dans le bulbe, soit dans la moelle, les nerfs mis en jeu par la faradisation de l'écorce, ce qui est contraire à la théorie de l'*avalanche* de Pflüger, d'après laquelle l'excitation du nerf moteur va en grossissant dans le nerf du point excité, à la périphérie. Cette différence d'excitabilité des centres moteurs pourrait n'être qu'apparente, et tenir à l'agglomération plus ou moins grande des centres excités, pour un écartement donné des électrodes.

Épilepsie corticale. — Si au lieu d'exciter les centres moteurs avec des courants faibles, supportables à la langue, on emploie des courants plus forts, les muscles du même côté que la région corticale excitée, peuvent se contracter en même temps que ceux du côté opposé, par conduction de l'excitation par les fibres commissurales de la moelle [1].

L'emploi des courants forts provoque aussi des convulsions tétaniques, qui, d'abord localisées à un groupe musculaire (monospasme), peuvent, si

[1] L'extension de la contraction se fait par un mécanisme identique à celui de l'extension du mouvement, dans les actes réflexes ordinaires, les fibres pyramidales étant les analogues des nerfs centripètes, par leurs relations médullaires et leurs fonctions excito-motrices. De même, l'épilepsie corticale, et l'épilepsie d'origine périphérique ont lieu aussi par un même mécanisme médullaire, provoqué par l'excitation des fibres pyramidales dans un cas, des nerfs centripètes dans l'autre. Il faut tenir compte également de la propagation de l'irritation de la zone motrice excitée aux zones voisines.

l'excitation est prolongée, se généraliser à tous les muscles (épilepsie généralisée). Ces convulsions présentent d'abord une phase tonique (tétanos épi-
leptique), puis une phase clonique, comme dans l'épilepsie véritable. L'animal ne perd connaissance que quand les convulsions se généralisent, et
l'attaque dure de quelques secondes à deux minutes.

Chez l'homme, comme Hughlings Jackson l'a fait remarquer il y a longtemps, on observe assez fréquemment des convulsions qui ne sont jamais
généralisées d'emblée, mais commencent toujours par un groupe musculaire,
s'étendent ensuite à toute une moitié du corps, et enfin au corps tout entier,
et qui sont sous la dépendance d'une irritation corticale aiguë ou chronique
du côté opposé (tumeurs, inflammations, irritation de dégénérescence). Cette
épilepsie corticale ou *jacksonienne*, bien connue aujourd'hui, est donc, comme
les convulsions épileptiques qu'on provoque expérimentalement chez les
animaux, due à une irritation de la zone motrice, et il n'y a pas de zone
épileptogène distincte de la zone motrice. Il est à remarquer que l'ordre d'apparition des convulsions par propagation de l'irritation centrale, constitue
une véritable loi qui a reçu de Jackson le nom de *marche* des mouvements.
La succession et l'ordre des mouvements obtenus par excitation électrique
d'un centre (mouvements primaires, secondaires, tertiaires) sont ceux de
l'épilepsie jacksonienne. La progression des convulsions dans l'épilepsie
partielle est descendante lorsque par exemple, débutant par l'épaule, elles
gagnent successivement le coude, le poignet, les doigts ; ascendante dans le
cas inverse.

b). L'excitation par les agents mécaniques vient confirmer ces vues, en montrant que des mouvements dans les membres peuvent se produire sous cette
influence (grattage des centres, Luciani). L'irritation localisée des centres est
donc bien la cause de l'épilepsie jacksonienne qu'on observe chez l'homme,
comme aussi des convulsions épileptiformes localisées qu'on voit se produire
dans le cours des expériences, sous l'influence d'une excitation inflammatoire.

c). L'excitation par les agents chimiques peut produire des convulsions,
comme l'a montré Landois, en saupoudrant les zones motrices avec plusieurs
des substances de l'urine (créatine, créatinine, phosphate acide de potassium,
urates, etc.). Les attaques d'éclampsie qu'on produit ainsi, se répètent spontanément pendant longtemps et sont suivies de coma et de troubles des sens,
surtout de la vision, comme dans l'urémie.

2° **Méthode des destructions partielles.** — La contre-épreuve des résultats fournis par l'excitation des centres moteurs consiste dans l'observation
des troubles de la motilité volontaire, qui se montrent dans le côté opposé
du corps, à la suite de la destruction [1] unilatérale d'un ou de plusieurs centres
moteurs ; il résulte, en effet, des recherches de Carville et Duret que l'abla-

---

[1] On a essayé de nombreux procédés de destruction : injections interstitielles, oblitéra-
tions vasculaires par embolie, congélation, cautérisation, dilacérations, incisions profondes, abrasions superficielles, etc. Pour les circonvolutions, le procédé le plus commode
est celui des abrasions avec le bistouri ou la curette, de la partie de l'écorce choisie et
mise à nu par la trépanation.

tion d'un centre connu, dont l'irritation détermine des mouvements de muscles particuliers, provoque toujours une paralysie des mouvements volontaires, limitée à ces mêmes muscles.

Les troubles moteurs ainsi observés sont d'autant plus marqués et durables que l'animal est plus élevé dans l'échelle, et intelligent, et que son organisation motrice a été le résultat d'une éducation plus longue. C'est pourquoi, chez les vertébrés inférieurs, poissons, batraciens, reptiles, oiseaux même, la destruction d'une partie de l'écorce, voire même l'ablation des deux hémisphères n'entraîne que des troubles à peine sensibles. Ces troubles, manifestes déjà chez le lapin, sont très marqués chez le chien, plus accentués encore chez le singe et surtout chez l'homme et deviennent permanents.

Si on extirpe chez le chien, à gauche par exemple, les centres pour les mouvements des membres qui siègent dans le gyrus, l'animal est paralysé des mouvements volontaires du côté droit. Il tombe sur ce côté lorsqu'on essaye de le placer debout. La paralysie n'est pas absolue, et l'animal réussit bientôt à se tenir sur ses membres et à marcher; mais il le fait sans force ni adresse, en traînant ses pattes droites sur le sol, et les appuyant sur leur face dorsale. Plus tard les mouvements reprennent encore de la force, et l'animal peut sembler guéri de sa paralysie. Cette guérison en réalité n'est qu'une apparence qui tient au rétablissement plus ou moins parfait des réflexes de la marche, organisés, comme on sait, dans les centres mésencéphaliques. Mais les mouvements acquis par l'éducation et par conséquent volontaires, comme par exemple l'action de donner la patte (Goltz) restent abolis, comme on peut le voir, plusieurs mois encore après l'opération. De même lorsqu'on appelle l'animal pour le mettre en marche, on remarque que le mouvement exécuté volontairement commence toujours par les membres du côté correspondant à l'hémisphère lésé (gauche dans l'exemple); que ce mouvement est commandé par conséquent par l'hémisphère droit intact du côté opposé. Les mouvements des membres droits s'exécutent donc alors réflexement, du fait de l'organisation antérieure et de l'association des centres réflexes intacts.

Chez le singe la paralysie du côté opposé du corps (face et membres) qui suit la destruction des circonvolutions rolandiques (frontale et pariétale ascendantes) est plus marquée et durable que chez le chien, et offre tous les caractères de l'hémiplégie vulgaire de l'homme. L'hémiplégie est persistante et les muscles paralysés, d'abord flasques, deviennent ensuite contracturés comme chez l'homme. Par des lésions bien limitées, en largeur, aux centres moteurs voulus, mais comprenant toute l'épaisseur de l'écorce, on produit à volonté de véritables monoplégies du membre inférieur, du membre supérieur ou de la face.

3° **Méthode anatomo-clinique.** — L'impossibilité d'expérimenter sur l'homme et sur un organe aussi profond et aussi important que le cerveau, est largement compensée par la fréquence et l'infinie variété des lésions traumatiques et des lésions de cause interne que peut présenter cet organe, et qui exactement relevées à l'autopsie, et comparées avec les symptômes observés pendant la vie, ont la valeur de véritables expériences. La pathologie du système nerveux appuyée sur une anatomie pathologique rigoureuse, est donc véritablement, comme l'avait dit autrefois Magendie, la physiologie expérimentale appliquée à l'homme. Elle a montré que les zones corticales motrices sont, chez l'homme, comme chez le singe, localisées autour du sillon de Rolando, dans les circonvolutions frontale et pariétale ascendantes et le lobule paracentral. Les lésions destructives de ce territoire ou zone motrice produisent une *hémiplégie corticale* identique à l'hémiplégie centrale vulgaire (Charcot). La paralysie de toute la moitié opposée du corps (face et membres), d'abord complète, diminue peu à peu, et on voit reparaître plus tard les mouvements instinctifs, tandis que les mouvements acquis par l'éducation ou volontaires restent abolis. Ces lésions de la zone motrice sont suivies d'une dégénérescence descendante des faisceaux pyramidaux qu'on n'observe pas, non plus que la paralysie des mouvements volontaires, à la suite de lésions des autres parties de l'écorce cérébrale[1] (Charcot et Pitres). Si la destruction de la zone motrice est très limitée (1 à 2 centimètres de diamètre), elle produit la paralysie isolée ou *monoplégie* d'un groupe musculaire (bras, jambe, face). C'est l'étude attentive de ces cas de monoplégie qui a permis d'établir positivement la topographie des centres moteurs chez l'homme, laquelle concorde, d'ailleurs, avec celle du singe, ainsi qu'on devait s'y attendre, par l'analogie des cerveaux.

La figure 365 montre la position des principaux centres de la substance grise des circonvolutions rolandiques.

Le *centre moteur du membre inférieur* occupe la partie supérieure des circonvolutions d'enceinte du sillon de Rolando, et le lobule paracentral.

Le *centre pour le membre supérieur* est situé au-dessous et un peu en avant dans la partie supérieure du tiers moyen de la frontale ascendante.

Le *centre cérébro-facial*, ou centre des nerfs craniens moteurs, occupe les parties inférieures des circonvolutions frontale et pariétale ascendantes. Il comprend plusieurs centres secondaires :

Le centre moteur du facial, situé à l'extrémité inférieure de la frontale ascendante, celui de l'hypoglosse, au pied de la même circonvolution; le centre du spinal à la partie inférieure et antérieure. Le faisceau *géniculé* ou faisceau volontaire, émané de ces centres, passe par le genou de la capsule

---

[1] Les régions de l'écorce dont la destruction n'est jamais accompagnée de troubles notables et persistants de la motilité sont :

1° Toute la région préfrontale, c'est-à-dire les première, deuxième et troisième circonvolutions frontales ; la première circonvolution frontale interne et la portion antérieure et réfléchie de la circonvolution du corps calleux, enfin les circonvolutions orbitaires;

2° Toute la région pariéto-occipitale située en arrière d'une ligne passant par les pieds des lobules pariétaux supérieur et inférieur, le pli courbe et les trois circonvolutions occipitales ; en dedans le lobule quadrilatère, le cunéus et la face interne des circonvolutions occipitales ; en dessous les circonvolutions occipitales ;

3° Toute la région sphénoïdale des hémisphères ;

4° Les circonvolutions de l'insula.

Les lésions de ces régions peuvent produire des troubles sensitifs et intellectuels étudiés plus loin.

interne. Comme les fibres pyramidales, il subit la dégénérescence descendante à la suite de la destruction de son centre.

Nous avons signalé précédemment l'épilepsie corticale localisée à certains groupes de muscles (monospasme), ou étendue à tout un côté (épilepsie hémiplégique) ou généralisée, comme résultant de l'excitation de la zone motrice chez le chien et chez le singe. Elle s'observe aussi chez l'homme dans de nombreuses circonstances (lésions irritatives aiguës ou chroniques). Sa

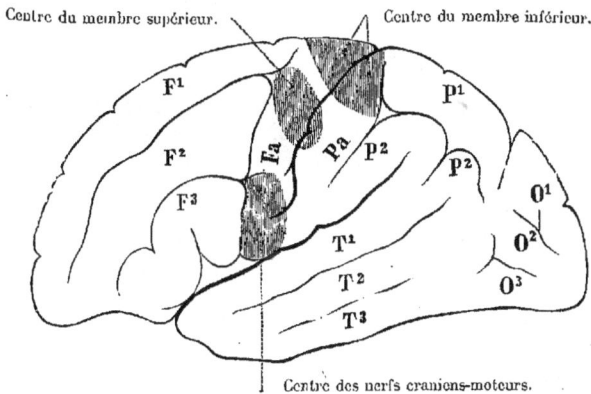

Centre du membre supérieur.   Centre du membre inférieur.

Centre des nerfs craniens-moteurs.

Fig. 365. — Centres psycho-moteurs chez l'homme.

constatation et son étude, importantes pour le diagnostic et quelquefois pour le traitement, ont contribué pour une part à établir les circonscriptions territoriales motrices.

4° **L'étude du développement et des dégénérescences des faisceaux pyramidaux** démontre encore l'existence des centres moteurs corticaux. Chez le fœtus et l'enfant nouveau-né, comme chez les animaux qui naissent les yeux fermés (chien, lapin), les fonctions motrices et sensorielles ne sont pas développées, non plus que le cerveau qui est mou et gélatineux : les fonctions de la vie végétative seules existent avec leurs centres bulbo-médullaires. Aussi voit-on les faisceaux pyramidaux volontaires sans gaine de myéline (Flechsig, Soltmann) et inexcitables comme les régions corticales dont ils partent. Chez les animaux, au contraire, qui naissent les yeux ouverts, avec des fonctions sensori-motrices complètement développées, les centres corticaux et les faisceaux pyramidaux du nouveau-né sont directement excitables par l'électricité (Bechterew, Tarchanoff).

La dégénération des faisceaux pyramidaux qu'on observe chez l'homme, à la suite des lésions des zones corticales motrices, comme celles qu'on constate à la suite des lésions expérimentales, chez les animaux, par l'ablation du gyrus sigmoïde chez le chien (Vulpian, Franck et Pitres), montre que les fibres pyramidales ont leur centre trophique, comme leur centre fonctionnel, dans les cellules pyramidales de la substance de Rolando. Quelques faits bien constatés d'atrophie de la région rolandique, à la suite d'amputations anciennes de membres (de l'autre côté), confirment encore. La perte des propriétés physiologiques des faisceaux pyramidaux, quatre jours révolus après la séparation de leur centre trophique, comme pour les nerfs, avant toute altération des fibres, complète d'un autre côté cette démonstration.

LOCALISATIONS CORTICALES ORGANIQUES

Chacun connaît l'influence si accusée que les émotions, c'est-à-dire certaines manifestations de l'activité cérébrale, telles que la peur, la colère, la joie, le chagrin, exercent sur les fonctions organiques, et les troubles circulatoires, respiratoires, pupillaires, sécrétoires, vésicaux, intestinaux, etc., qui peuvent en résulter. Nous avons, à propos de la physiologie de chacune de ces fonctions, indiqué les influences nerveuses qui peuvent les modifier; il faut rechercher maintenant si elles ont des localisations cérébrales, ou tout au moins, voir quelles sont les réactions organiques qui résultent de l'excitation des divers points de l'écorce.

D'une façon générale c'est au niveau même de la zone motrice, mais sans limitation de places spéciales, que les irritations électriques, inflammatoires, provoquent les réactions organiques. Au delà de la zone motrice, l'excitation modérée reste sans effet.

Lorsque les excitations de la zone motrice, au lieu d'être modérées, sont très fortes, on voit survenir, en même temps que des convulsions plus ou moins généralisées (épilepsie corticale), des troubles circulatoires, pupillaires, sécrétoires très accentués, qui, bien qu'associés aux convulsions motrices, n'en dépendent pas, comme le montre la curarisation qui supprime ces dernières, et doivent être considérés comme une véritable épilepsie interne (F. Franck).

Réactions vasculaires et cardiaques. — La rougeur et la pâleur de la face, les palpitations ou la syncope, causées par les émotions, montrent l'influence du cerveau sur le cœur et les vaisseaux. Ces actions produites d'un façon soit réflexe (émotions, douleurs), soit spontanée (évocations, souvenir d'impression pénible ou agréable), ont été longuement étudiées aux chapitres de la *Circulation*. Pour Franck, qui n'admet pas les centres vaso-moteurs corticaux, les actions vaso-motrices, toujours constrictives, produites par excitation de la zone motrice, sont étendues à tout le corps et non limitées à la région du côté opposé du corps correspondant au centre cortical excité; elles sont le résultat de la transmission de l'excitation aux centres vaso-moteurs bulbo-médullaires, de même que les actions cardiaques modératrices ou accélératrices produites dans les mêmes circonstances. Pour d'autres (Bochefontaine), il y aurait sur l'écorce du cerveau des points dont l'excitation augmente la pression sanguine, et d'autres qui la diminuent. De même, Lépine a vu l'augmentation de la tension sanguine générale, en même temps que la dilatation des vaisseaux des pattes, du côté opposé à la faradisation de la circonvolution post-frontale. Danilewsky, par excitation du centre cérébro-facial, a constaté l'augmentation de pression en même temps que le ralentissement du pouls, etc. Ces divergences dans les faits observés et leur interprétation laissent encore cette question à l'étude.

Centre thermique. — Eulenburg et Landois admettent l'existence, dans l'écorce motrice du chien, de centres qui exercent une influence sur la température des membres du côté opposé et sur le calibre de leurs vaisseaux... Le centre thermique pour le membre antérieur serait distinct de celui du membre postérieur. Leur destruction produit une élévation de température plus ou moins durable, de 1 à 2° et plus dans les membres du côté opposé, l'excitation, un léger abaissement et une constriction des vaisseaux. Eulenburg et Landois ont rattaché à l'action ou à la suppression de ce centre les modifications thermiques qui se produisent chez les hémiplégiques. Il est probable que ces modifications thermiques comme celles observées dans les expériences, sont la conséquence des troubles vaso-moteurs, plutôt que le résultat d'actions nerveuses agissant directement sur la calorification proprement dite.

Centres glandulaires. — L'action excitatrice ou inhibitoire des incitations psychiques (souvenir, peur, joie, douleur, etc.) sur les sécrétions est bien connue, et il en a déjà été parlé page 182. Lépine, Bochefontaine ont constaté la salivation par excitation de l'écorce motrice (centre cérébro-facial); Bufalini, la sécrétion gastrique. Ces faits ne démontrent pas l'existence de centres glandulaires corticaux (toutes les actions excito-réflexes pouvant expérimentalement être produites sans le cerveau) mais seulement que les excitations de l'écorce motrice, ou des fibres qui en partent, jouent le rôle des nerfs centripètes pour produire la réaction réflexe [1].

Sueur, urine, bile, sucs digestifs. — Bien que ces sécrétions soient très influencées par les actions psychiques émotives et les troubles cérébraux divers, les excitations de l'écorce sont restées sans effet net dans les nombreuses expériences tentées :

Vessie. — L'excitation du gyrus sigmoïde (ou des fibres qui en partent) qui provoque si facilement la contraction de la vessie, paraît agir comme l'excitation d'un nerf sensitif quelconque pour mettre en jeu le réflexe moteur vésical. Dans l'incontinence émotive, le relâchement inhibitoire du sphincter de la vessie accompagne la contraction de l'organe pour laisser passer l'urine.

Pupille. — On a étudié ailleurs les diverses influences (excitations lumineuses centripètes, des nerfs de la vie animale, de la vie organique) qui produisent d'une façon réflexe les modifications de calibre de la pupille, ainsi que les mouvements associés de l'iris avec ceux de la paupière et du globe oculaire. Certaines influences cérébrales siégeant dans l'écorce provoquent aussi ces mouvements associés : c'est ainsi par exemple que, par le souvenir d'images terrifiantes, la nouvelle d'un événement imprévu et pénible, la pupille se dilate, l'œil devient fixe, les paupières s'ouvrent largement. Inversement sur un sujet hypnotisé la suggestion d'un objet lointain, vivement éclairé, fait resserrer la pupille, et fermer à demi les paupières. Or, depuis les expériences de Ferrier on explique ces phénomènes par l'action de centres corticaux oculo-pupillaires. Ferrier a découvert en effet que l'électrisation sur le singe de la région 12 de sa nomenclature (fig. 361) produit *l'écartement des paupières, la dilatation bilatérale de la pupille, la rotation des yeux et de la tête vers le côté opposé*. Dans la région 13,13', on voit les *yeux dirigés du côté opposé avec déviation en haut* (13) ou *en bas* (13'), *contraction des pupilles et tendance à l'occlusion des paupières*. Dans la région 14, on note le *redressement de l'oreille avec tête et yeux tournés du côté opposé, pupilles très dilatées*.

[1] Les centres psycho-moteurs ne sont pas de véritables centres de motricité, mais des organes excitables directement (et par la volonté), pouvant mettre en jeu, par les fibres pyramidales qui en partent, les centres réflexes encéphalo-médullaires, de la même façon que ces centres sont mis en action par les excitations des nerfs centripètes : les actes réflexes ont dans un cas leur origine dans le cerveau, à la périphérie dans l'autre.

Si au lieu d'employer des courants modérés on emploie des courants intenses, leur application, même en un point quelconque de l'écorce, provoque une attaque d'épilepsie franche ou larvée (si l'emploi du curare empêche la manifestation des convulsions), mais accompagnée constamment dans les deux cas d'une dilatation pupillaire. On peut donc dire que l'irido-dilatation constitue un signe formel d'épilepsie même sans convulsions. Au contraire, l'irido-constriction est toujours une réaction simple des excitations corticales et ne s'observe que dans les excitations limitées aux régions 12 et 14 de Ferrier. Comme pour les effets cardiaques et vasomoteurs il n'y a pas lieu d'admettre, pour les réactions oculo-pupillaires, des centres corticaux au sens propre du mot, mais simplement des points de départ localisés de ces réactions, points de départ qui ne sont même pas probablement spécialisés en irido-dilatateurs et irido-constricteurs, mais qui agissent indifféremment dans l'un ou l'autre sens, suivant les conditions de l'expérience.

CENTRES PSYCHO-SENSORIELS

Les recherches expérimentales faites sur les animaux depuis 1870 par Ferrier, H. Munk, celles faites chez l'homme par la méthode anatomo-clinique ont montré qu'il existe, dans l'écorce des hémisphères cérébraux des régions circonscrites, en rapport avec les nerfs des sens et destinées à la perception des diverses sensations, soit de la sensibilité générale, soit des sensibilités spéciales. Ces régions localisées, à fonctions sensitives spéciales, constituent donc des *centres sensoriels corticaux*, ou *psycho-sensoriels*, analogues des centres psycho-moteurs.

Définitions. — Pour comprendre le rôle physiologique des centres sensoriels corticaux, il faut tout d'abord s'entendre sur le sens qu'il convient d'attribuer à certaines expressions employées avec des acceptions diverses par les physiologistes et les psychologues, dans l'analyse qu'ils ont cherché à faire, des phénomènes cérébraux; je veux parler des mots : *sensation, perception des sensations, sensation consciente, sensation inconsciente, sensation brute*.

Dans l'étude des fonctions nerveuses centrales, il faut toujours avoir présente à l'esprit la division des phénomènes nerveux en deux grands groupes que nous signalions au début de ce chapitre. De ces phénomènes, les uns qui sont sous la dépendance du *moi*, et dont nous avons conscience, comprennent tous les phénomènes de sensibilité proprement dite, de volition, d'idéation; les autres qui s'accomplissent en dehors de notre conscience, embrassent tous les phénomènes réflexes, quelque compliqués et adaptés qu'ils soient. Si on accepte cette division des phénomènes nerveux, les sensations sont des états de conscience déterminés par des excitations provenant soit de l'extérieur, soit de notre propre corps (la sensation est la conscience d'une impression). L'expression de sensation consciente, de perception des sensations est alors un pléonasme qu'on peut éviter. Peut-être convient-il cependant de conserver le mot de *perception, perceptions des sensations* pour exprimer les cas des états de conscience produits sous l'influence des sensations, quand celles-ci sont rapportées ou non à la cause qui leur a donné naissance. Quant aux termes de sensation brute, sensation inconsciente, ce sont des expressions employées par quelques physiologistes pour caractériser des phénomènes nerveux complexes, semblant impliquer un premier degré de conscience et de sensation. Tels sont, par exemple, dans les expériences de Vulpian, à la suite de l'excitation du nerf sciatique, les *cris d'angoisse* poussés par les rats dont on a enlevé les hémisphères cérébraux, le tressaillement à la suite d'un coup de sifflet.

Tels sont également les phénomènes plus compliqués encore qu'on observe de même à la suite de l'ablation des lobes cérébraux, chez les pigeons. Ces animaux sous l'influence des excitations extérieures et de celles émanées de leur propre corps, conservent leur station normale, marchent, volent, comme un animal intact, et en modifiant leur direction suivant les obstacles placés sur leur passage. Si les phénomènes de sensibilité et de conscience, de sensation, résident dans les lobes cérébraux, (et c'est aujourd'hui démontré par l'homme, et par analogie des organes chez l'animal), le rat ou le pigeon sans cerveau, qui pousse des cris d'angoisse au pincement du nerf, qui tressaille au bruit, qui évite les obstacles, ne sent pas, n'entend pas, ne voit pas. Tous ces phénomènes sont, chez l'animal mutilé, des *expressions réflexes* émotives ou optiques, organisées instinctivement ou par l'éducation et l'habitude, dans les centres mésencéphaliques ou les lobes optiques, au même titre que les phénomènes réflexes plus simples ayant leurs centres dans la moelle épinière. De même que les actions dont nous venons de parler et qui, dans les conditions ordinaires, coïncident avec des états de conscience, des sensations proprement dites, d'autres beaucoup plus compliquées encore, ayant même leur organisation dans les hémisphères cérébraux, peuvent se produire également d'une façon réflexe; nous voulons parler de l'acte réflexe de l'écriture et de la lecture. Chacun a pu, par exemple, constater sur lui-même le fait de la lecture sans conscience, de pages entières, alors que l'esprit distrait est occupé à un autre objet. La lecture réflexe, articulée, est même possible chez quelques personnes, en même temps que s'accomplit un autre travail intellectuel et conscient. Cette observation, dont on comprendra mieux plus loin l'importance, lorsqu'on aura fait l'étude des centres de mémoire et des fonctions du langage, devait dès à présent être indiquée pour montrer que les centres sensoriels auxquels aboutissent les impressions faites sur les organes des sens, ne sont pas par eux-mêmes des centres de sensation, mais seulement des lieux où se déposent et se conservent ces impressions, sous forme de changements moléculaires et physiques de la substance nerveuse. La sensation vraie, ou l'idée qui en dérive immédiatement, l'image commémorative, est un phénomène subjectif, qui naît et résulte de la relation du centre de mémoire organique avec un autre centre, le centre intellectuel ou de conscience, frontal.

Centre psycho-optique. — L'expérimentation physiologique a montré (Munk) que, chez les animaux supérieurs (chien, singe), l'écorce occipitale contient un centre dont la mise en jeu fonctionnelle provoque les sensations visuelles. Comme chez le chien, et surtout chez le singe, chaque rétine est reliée aux deux hémisphères, par suite de l'entre-croisement partiel des fibres des nerfs optiques dans le chiasma[1], la destruction des deux lobes occipitaux est nécessaire pour rendre l'animal aveugle; la destruction unilatérale seule produit la cécité dans la moitié de chaque rétine située du côté de la lésion (voir plus loin, p. 826). Chez les animaux inférieurs, à entre-croisement complet des nerfs optiques (poissons, reptiles, oiseaux) la destruction d'un hémisphère produira la cécité complète de l'œil opposé.

[1] Chez le chien, les trois quarts environ des fibres optiques (partie nasale de la rétine) s'entre-croisent et vont à l'hémisphère opposé; chez le singe, la moitié environ.

L'extirpation de l'œil chez les chiens nouveau-nés (Munk) entrave le développement du centre psycho-optique opposé, celle d'un centre amène l'atrophie des fibres optiques, du corps genouillé externe, du tubercule quadrijumeau antérieur, ainsi que de la bandelette et du nerf optique (Monakow, voir p. 826).

Munk a montré qu'il fallait établir dans la vision des objets et les sensations qui en résultent, deux grandes distinctions, à savoir : 1° *la vision commune* ou *corticale*, qui donne la conscience de la vue des objets, mais des objets *non différenciés;* 2° *la vision psychique*, qui donne l'*idée* de ces objets. Ces deux ordres de sensations visuelles sont le résultat d'opérations centrales distinctes, puisqu'elles peuvent disparaître isolément, par la destruction isolée des centres dans lesquels les images visuelles s'engendrent et se déposent. La destruction de la partie médiane du centre psycho-optique chez le chien produit la *cécité psychique* (amnésie optique, cécité de l'âme, cécité intellectuelle), mais laisse persister la vision commune, c'est-à-dire que l'animal ainsi opéré voit les objets, mais ne sait plus ce qu'il voit. Mais les parties voisines de la sphère visuelle, restées intactes, peuvent y suppléer par une nouvelle éducation qui rétablit la vision. La destruction des centres corticaux, ou de la vision commune, produit la cécité complète. Ces distinctions réelles, dans la perception des sensations, se comprendront mieux, lorsque nous ferons, plus loin, l'étude des faits pathologiques qui les ont confirmées et précisées chez l'homme.

Pour Ferrier, le centre de la vision est le pli courbe. La destruction du pli courbe produit une cécité temporaire complète de l'œil du côté opposé. Mais cette opinion est en désaccord avec le plus grand nombre des faits expérimentaux et cliniques. Voir plus loin pour le pli courbe centre de la mémoire visuelle des mots.

L'excitation du centre visuel d'un côté provoquerait chez le chien, d'après Ferrier, des mouvements conjugués des yeux et de la tête vers le côté opposé, quelquefois aussi, le rétrécissement de la pupille. Ces réactions motrices seraient le résultat de sensations lumineuses subjectives produites par l'excitation du centre sensoriel.

Centre psycho-acoustique. — Munk localise ce centre, chez le chien, dans le lobe temporal, Ferrier, à la partie postérieure des première et deuxième circonvolutions temporo-sphénoïdales. La destruction totale de cette région produit la surdité de l'oreille opposée; la destruction de la partie centrale, la surdité psychique, ou amnésie acoustique, c'est-à-dire la perte des images commémoratives des impressions auditives.

La destruction de l'oreille, chez le chien nouveau-né, arrête le développement du centre psycho-acoustique du côté opposé.

Comme pour le centre psycho-optique, l'excitation du centre psycho-auditif produirait, d'après Ferrier, des réactions motrices d'expression (mouvements des oreilles et du pavillon) du côté opposé, auquel est associée une déviation conjuguée des yeux du même côté, en rapport avec un bruit soudainement entendu.

Centres olfactif et gustatif. — Ferrier les place tous deux à l'extrémité antérieure de la circonvolution de l'hippocampe (?). Le centre olfactif siège dans la circonvolution de l'hippocampe pour Munk; dans cette circonvolution, et la corne d'Ammon, pour Luciani. Ce physiologiste aurait vu l'occlusion de la narine du même côté par excitation de cette région. Ces déterminations du centre olfactif sont vraisemblables, d'après les travaux de Broca, qui a montré que la grosse racine du nerf olfactif prend naissance dans la circonvolution de l'hippocampe, mais elles demandent confirmation.

Centre psycho-tactile. — Ce centre se trouverait, d'après Ferrier, dans la région de l'hippocampe. Pour Schiff et Munk la région des centres moteurs serait la sphère de la sensibilité générale, et des sensations musculaires du côté opposé. Les troubles moteurs, observés dans les cas de destructions de ces régions, seraient précisément dus à la perte du sens musculaire et d'innervation tactile du côté opposé, en quelque sorte de la mémoire du mouvement. Pour les partisans de cette école, la destruction de la zone rolandique, exclusivement sensitive, détermine des troubles sensitifs et consécutivement des troubles moteurs. De même, Mott montre que la section sous-corticale des faisceaux blancs sous-jacents à l'écorce rolandique détermine des troubles profonds de la sensibilité tactile et musculaire du côté opposé. Nothnagel fait observer avec raison que les régions de l'écorce, dont la lésion produit d'une part la paralysie, d'autre part le trouble de la sensibilité musculaire, occupent manifestement des territoires proches l'un de l'autre, mais qu'elles ne sont pas identiques pour cela.

Pour d'autres, les partisans de la théorie mixte, celles des centres sensitivo-moteurs, les régions rolandiques sont formées de la superposition de centres moteurs et de centres sensitifs, mais indépendants dans une certaine mesure. Quant à l'opinion de Ferrier et de ses partisans, qui considèrent la région rolandique comme exclusivement motrice, ne donnant jamais lieu par ses lésions qu'à des troubles moteurs seuls, elle n'est pas soutenable aujourd'hui et les faits expérimentaux et cliniques démontrent que chez le chien, chez le singe et chez l'homme, les lésions de cette région s'accompagnent constamment d'une diminution de sensibilité tactile et musculaire du côté opposé, mais que ces troubles sont toujours plus ou moins passagers, moins durables que les troubles moteurs, observés surtout chez le singe et chez l'homme.

FONCTIONS SENSORI-MOTRICES DU CENTRE OVALE ET DE LA CAPSULE INTERNE

La substance blanche sous-jacente à l'écorce du cerveau peut être considérée comme l'épanouissement des pédoncules cérébraux qui s'irradient en éventail (couronne rayonnante de Reil) pour se terminer aux circonvolutions de la surface. Dans leur trajet, les fibres pédonculaires entrent en rapport avec les couches optiques et les corps striés, de telle sorte que la couche optique et le noyau caudé ou intra-ventriculaire du corps strié, se trouvent d'un côté du plan rayonnant des fibres, tandis que le noyau lenticulaire ou extra-ventriculaire du corps strié, se trouve de l'autre. On appelle *capsule interne* le premier épanouissement des fibres pédonculaires en ce point, et on décrit à la capsule deux parties anatomiquement et physiologiquement dis-

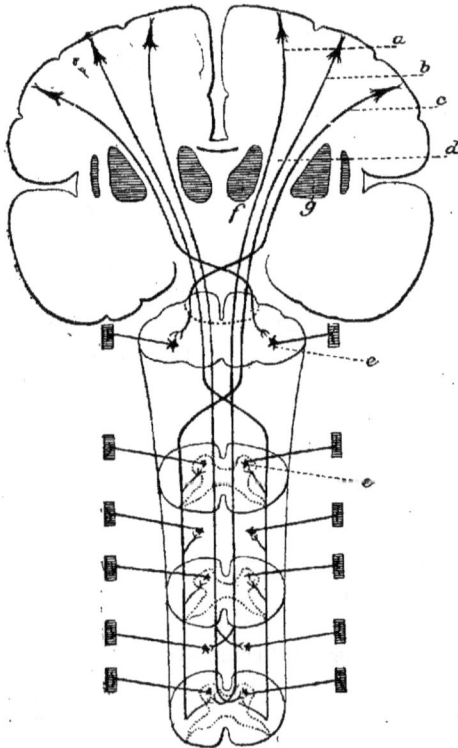

Fig. 366. — Voie motrice.

tinctes : une partie postérieure ou *lenticulo-optique*, et une partie antérieure ou *lenticulo-striée*. Nous avons déjà indiqué (p. 754), *Transmissions des impressions sensitives*, et p. 757, *Transmissions des incitations motrices*) le rôle de ces portions de la capsule, et montré que la section de la partie postérieure (lenticulo-optique, carrefour sensitif) de la capsule produit l'anesthésie du côté opposé du corps, tandis que la section de la région antérieure de la capsule (lenticulo-striée, carrefour moteur) provoque l'hémiplégie opposée. La clinique a confirmé chez l'homme ces données de la physiologie, en montrant que les lésions destructives du tiers antérieur de la capsule interne (provenant du lobe préfrontal) n'altèrent ni la motilité ni la sensibilité; que celles du tiers moyen (en rapport avec les circonvolutions fronto-pariétales) provoquent

des paralysies motrices persistantes, suivies de dégénérescences secondaires et de contracture permanente ; et qu'enfin celles du tiers postérieur (dont les fibres proviennent des régions sphéno-occipitales) déterminent des paralysies sensitivo-sensorielles. Expérimentalement sur l'animal, l'excitation de la capsule, surtout dans sa partie moyenne et antérieure, provoque des mouvements violents généraux, prédominant dans le côté opposé du corps.

Hortsley et Beevor ont suivi les fibres de projection des centres corticaux dans la capsule interne, et complété les recherches de Franck et Pitres qui avaient montré que, par des excitations faibles et limitées de la capsule, on peut obtenir des mouvements isolés des pattes, de l'oreille, de l'œil, etc., ce qui montre que, comme pour les faisceaux du centre ovale, elle est formée de fibres juxtaposées, fonctionnellement distinctes. De plus Horstley et Beevor ont montré que les grandes articulations des membres supérieurs sont situées en avant des petites ; de même pour les membres inférieurs ; le tronc est entre les deux. Les segments des membres sont disposés dans le même ordre que sur l'écorce, c'est-à-dire qu'on trouve d'avant en arrière l'épaule, le coude, le poignet, les doigts, le pouce, puis le tronc, enfin les segments du membre inférieur, hanche, genou, cheville, orteil.

La substance blanche du centre ovale, immédiatement sous-jacente à l'écorce grise, lorsqu'elle est mise à nu, et excitée directement par l'électricité, au niveau des points correspondant à la zone motrice, provoque les mêmes réactions motrices que l'excitation de l'écorce elle-même, c'est-à-dire des contractions dans les groupes musculaires en rapport avec les zones motrices (cérébro-faciale, cérébro-brachiale, cérébro-crurale), dont les fibres blanches excitées émanent.

Dans les parties, au contraire, qui correspondent aux régions inexcitables de l'écorce, les fibres blanches sont également inexcitables.

Malgré le petit nombre d'observations de lésions limitées du centre ovale, on peut néanmoins établir que les lésions destructives (ramollissements, foyers hémorragiques, abcès) des fibres du centre ovale, situées au-dessous des régions de l'écorce qui ont des fonctions motrices, sensitives ou sensorielles nettement définies, produiront les mêmes troubles que les lésions destructives de ces régions corticales.

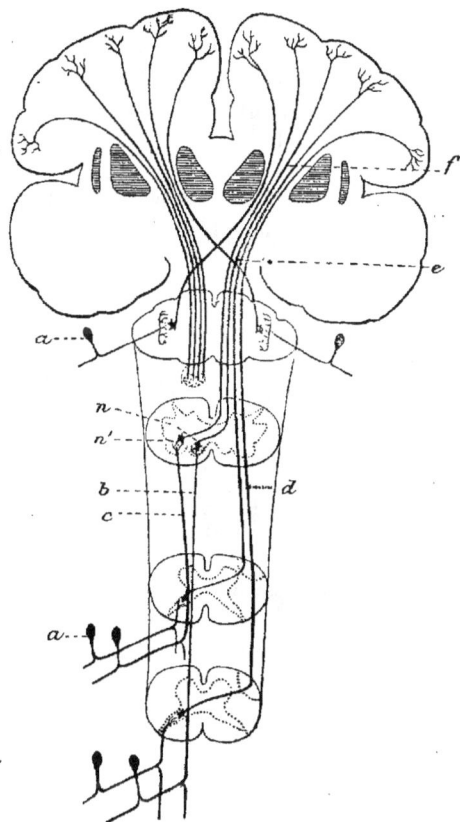

Fig. 367. — Voie sensitive.

Les figures schématiques 366 et 367 de Van Gehuchten résument les notions précédemment acquises quant aux voies de la conduction motrice et sensitive, et à leur constitution. La figure 366 montre que la voie motrice est constituée par la superposition de deux neurones, l'un central, l'autre périphérique. Le neurone central est formé par la cellule pyramidale de la zone corticale motrice et son prolongement cylindraxile descendant ; le neurone périphérique, par la cellule radiculaire des cornes antérieures de la moelle (ou du noyau des nerfs moteurs craniens), et son prolongement cylindraxile formant le cylindraxe du nerf rachidien moteur. Le neurone central est ici

toujours croisé, le neurone périphérique toujours direct. La voie sensitive (fig. 367) est également constituée par l'articulation de deux neurones,
l'un périphérique qui est la cellule du ganglion spinal (ou du ganglion des
nerfs craniens sensitifs) avec son prolongement cylindraxile ascendant; le
neurone central est formé par une cellule de la substance grise de la moelle
ou du bulbe, avec son cylindraxe ascendant. Ici encore, le neurone phériphérique est direct et le central croisé. Pour d'autres auteurs, le cylindraxe
croisé de la cellule centrale médullaire ou bulbaire, au lieu de s'épuiser et
de se ramifier dans l'écorce du cerveau, entrerait lui-même en relation avec
une cellule de la couche optique; c'est alors le cylindraxe de cette cellule
qui épuiserait ses ramifications dans l'écorce du cerveau. Dans cette hypothèse, la voie sensitive présenterait ainsi une interruption de toutes ses fibres
dans la couche optique.

CORPS STRIÉS ET COUCHES OPTIQUES

Contrairement à Ferrier, Carville et Duret, presque tous les auteurs,
aujourd'hui, regardent les ganglions de la base comme inexcitables, et considèrent que les troubles moteurs ou sensitifs, passagers ou durables, observés
à la suite de lésions des ganglions, soit dans les expériences chez les animaux, soit pathologiquement chez l'homme, doivent être rapportés à la compression ou à la lésion des régions avoisinantes, en particulier de la capsule
interne.

Plus nets paraissent être les rapports de la couche optique avec le sens de
la vue. Sa partie postérieure placée sur le trajet des fibres optiques qui se
rendent à l'écorce cérébrale, constitue avec les corps genouillés externes et
les tubercules quadrijumeaux antérieurs, les premiers centres (réflexes)
optiques. (Voir, plus loin, p. 826.) La couche optique jouerait le rôle de
centre pour l'organisation primitive et innée des mouvements d'expression
dans le côté opposé de la face (Nothnagel, Bechterew). Elle serait, en outre,
d'après Meynert, le centre d'actes réflexes très compliqués, grâce auxquels
l'animal sans hémisphère peut encore exécuter des mouvements très complexes, sous la seule influence d'innervations centripètes inconscientes.
Tels sont, par exemple, les mouvements de locomotion à travers des obstacles, provoqués chez le chien auquel on a enlevé la presque totalité de
l'écorce cérébrale. Cet acte de l'animal qui marche comme un automate et
qui évite les obstacles sans avoir conscience de leur présence, est de même
nature que celui plus parfait encore du pigeon sans cerveau qui change la
direction de son vol, dans les mêmes circonstances; que le saut de côté, que
fait, sous l'influence d'un pincement, la grenouille sans lobes, lorsqu'un obstacle est placé préalablement devant ses yeux. C'est en vertu d'un lien organiquement établi, d'une façon primitive ou acquise, entre les divers centres
réflexes (centres de la locomotion et premiers centres optiques, dans
l'exemple) que certaines actions coordonnées très compliquées, comme celle

de la locomotion, peuvent être sous l'influence d'impressions inconscientes intercurrentes[1] optiques, acoustiques, modifiées dans leur cours et adaptées à un but nouveau, déterminé, semblant ainsi impliquer l'intervention de la volonté et de la conscience. Quant à la localisation de l'automatisme sensori-moteur de la locomotion dans les couches optiques et les corps striés chez le chien (Ferrier), il faut reconnaître qu'elle est très hypothétique, et qu'en réalité les fonctions des ganglions de la base sont, sinon complètement inconnues, au moins très obscures encore.

FONCTIONS DU LANGAGE

Formation et développement du langage.

Il ne peut être question de rechercher ici les origines et les développements successifs du langage pour l'amener à ce qu'il est aujourd'hui chez l'homme. Mais étant données les facultés actuelles du langage, on doit rechercher comment se constituent et s'organisent les diverses fonctions qui le composent, chez l'enfant qui apprend à comprendre une langue, à la parler, à la lire, à l'écrire. C'est suivre, comme nous allons le voir, dans leur éclosion et organisation respectives, la sensation, l'idée et le mot (entendu, parlé, lu, écrit) qui en est l'expression, et cette étude, nous allons la faire d'après les travaux de Charcot et de ses élèves[2].

Le langage, quel que soit son mode, étant constitué par un ensemble de sons et de signes conventionnels, les *mots*, représentant les idées, et dont l'agencement et le groupement constituent le mode le plus parfait de l'expression de la pensée, on voit de suite le rôle joué par la mémoire dans le langage, puisque cette mémoire va être le magasin à signaux dans lequel l'individu va puiser pour se faire comprendre. L'ouïe et la vue sont, dans les conditions ordinaires, les voies par lesquelles les impressions produites par les signes conventionnels ou éléments du langage, pénétreront dans les centres sensitifs du cerveau pour y être emmagasinés sous formes de mémoires spéciales, auditive et visuelle, *verbales*. La formation de ces deux mémoires dans la mémoire générale des signes du langage constitue ce qu'on a appelé la *phase passive* du langage ou encore les *fonctions centripètes ou de réception*, dont la possession va permettre à l'individu qui en est muni, de comprendre, avec le concours de l'ouïe et de la vue, le langage des autres. Mais pour se faire comprendre d'eux, il faut que par une nouvelle série d'acquisitions, il entre dans la *phase active* du langage, qu'il apprenne à parler et à écrire, c'est-à-dire que, par une longue expérience, le sujet arrive à reproduire lui-même les signes phonétiques et graphiques dont il connait déjà la signi-

[1] Le saut de côté que fait la grenouille sans cerveau, à la suite d'un pincement, pour éviter un obstacle, est la résultante de deux impressions simultanées, l'une sur la patte, l'autre sur la rétine.

[2] Voir Ballet. *Du langage intérieur et des diverses formes de l'aphasie.*

fication. Cette acquisition nouvelle est le résultat de la formation de centres moteurs réflexes d'articulation des mots, et graphiques des mouvements de l'écriture. Ces centres, dont l'organisation constitue les *fonctions motrices* ou de *transmission du langage*, seront dans une étroite relation avec les centres de réception, puisque c'est grâce à la conservation sous forme de mémoires auditive et visuelle des signes conventionnels du langage que la parole parlée et la parole écrite auront pu être apprises, comme c'est également par la formation de centres de mémoires des mouvements de la parole et de l'écriture que les fonctions de transmission du langage peuvent être conservées.

Aujourd'hui, grâce aux travaux de Vernicke, Kussmaul, Magnan, Charcot, Déjerine, on a reconnu que les fonctions du langage dont nous venons de tracer un rapide aperçu, constituent des fonctions cérébrales distinctes, ayant leurs localisations corticales dans des centres spéciaux de l'hémisphère cérébral, *du côté gauche*.

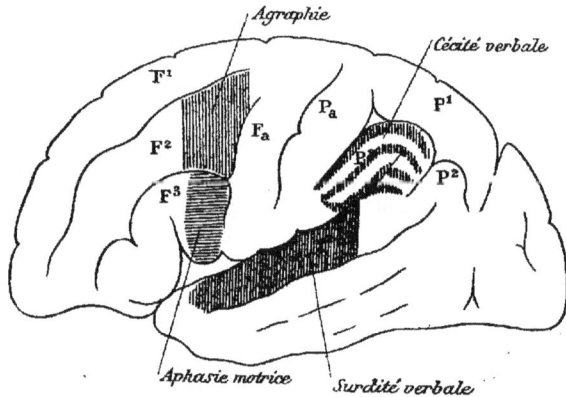

Fig. 368. — Régions de l'écorce cérébrale dont la lésion détermine des troubles du langage.

C'est ce que démontrent les troubles du langage observés chez les malades présentant des lésions destructives limitées aux régions de l'écorce cérébrale suivantes et représentées sur la figure 368.

1° *Première circonvolution temporale*. — La lésion de cette circonvolution au moins dans ses deux tiers postérieurs produit la surdité verbale ou surdité des mots. Le malade ainsi atteint, qui peut parler correctement, lire, écrire, qui n'est pas sourd, qui entend le son des bruits et les rapporte à l'objet qui les produit, qui entend par conséquent les mots prononcés par celui qui parle, ne comprend plus le sens de ces mots, ces mots n'éveillent pas d'idée correspondant au langage. Il a perdu la mémoire auditive des mots ; *la première circonvolution temporale gauche est donc le siège de la mémoire auditive verbale*.

2° *Pli courbe*. — La lésion limitée à cette région produit la cécité verbale, c'est-à-dire que le malade atteint de cette maladie, bien qu'il puisse parler et converser, ne peut plus lire; il voit les objets et les reconnaît, il voit les mots écrits avec leur arrangement spécial, mais ces mots, il les voit comme des dessins, sans signification spéciale, sans, par conséquent, que leur vue éveille en lui l'idée correspondant au langage. Ce malade a perdu la mémoire visuelle des mots. Le pli courbe est donc le centre de la mémoire visuelle verbale.

3° *Pied de la troisième frontale, ou circonvolution de Broca.* — Sa destruction produit l'aphasie motrice. Le malade qui en est atteint a perdu la faculté de parler, d'articuler les mots, bien que non paralysé des muscles de la langue, des lèvres, de la face, du larynx; il entend et comprend, lit, écrit, il a perdu uniquement la mémoire des associations musculaires nécessaires à l'articulation des mots. Le pied de la troisième frontale est donc le centre de la mémoire d'articulation des mots.

4° *Pied de la deuxième circonvolution frontale.* — On admet que sa lésion produit l'*agraphie* ou *aphasie de la main.* Le malade atteint de cette maladie, qui entend, parle, lit, qui n'est pas paralysé de la main, ne peut plus écrire, il est comme s'il n'avait jamais appris à écrire, il a perdu le souvenir des mouvements de la main nécessaires à l'écriture. Le pied de la deuxième frontale est donc considéré comme le *centre de la mémoire graphique des mots*[1].

Maintenant que nous connaissons d'une manière générale les fonctions du langage et la réalité de leurs localisations dans des centres de mémoire, distincts de l'écorce cérébrale, il faut reprendre plus en détail le mécanisme de la formation du langage.

L'enfant qui vient au monde naît avec un cerveau sans développement aucun des facultés qu'il présentera plus tard, c'est-à-dire sans conscience, sans volonté, sans idée. Le développement des facultés cérébrales de l'enfant, va donc être le résultat des relations que son cerveau impressionnable va avoir, par la voie des organes des sens, avec le monde extérieur. Toutefois, il faut tenir compte, dans les acquisitions mentales, des dispositions organiques héréditaires ou accidentelles, qui permettent d'expliquer les nombreuses variations personnelles des aptitudes cérébrales, et les différences individuelles si considérables de la réceptivité des centres corticaux à certaines catégories d'impressions.

Le premier acte psychologique étant la sensation, deux propriétés cérébrales dominent toute la série des opérations mentales par lesquelles on acquiert les fonctions du langage. La première c'est la conservation de la sensation sous forme de mémoire organique de l'impression, et la possibilité pour l'esprit de rappeler subjectivement, idéalement la sensation; la deuxième propriété cérébrale, c'est celle d'associer les sensations entre elles ou les idées qui en dérivent, les états de conscience présents ou passés. La conser-

---

[1] Nous démontrerons plus loin que ce centre n'existe pas; mais comme il est admis encore par beaucoup d'auteurs, nous exposons tout d'abord la doctrine d'ensemble.

vation des sensations et la faculté pour l'esprit d'associer ces sensations entre elles, soit dans le présent, soit dans le passé, constituent la base de toutes nos connaissances, et la raison de toutes nos acquisitions mentales, en particulier de la faculté du langage dont nous pouvons maintenant étudier le mécanisme de formation et de développement.

Les mots parlés ou écrits, sont les auxiliaires ou représentants des idées, mais l'idée peut exister sans le *mot*, elle se constitue même d'ordinaire sans lui et avant lui, comme va nous le montrer l'étude parallèle du développement de l'idée et du mot.

L'idée, suivant la définition de Buffon, est une association de sensations

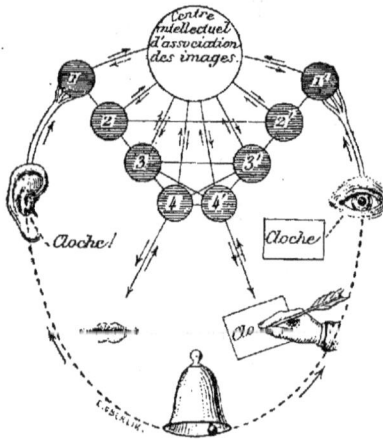

Fig. 369. — Schéma des centres de mémoire (Charcot).

et, pour s'en convaincre, voyons comment l'enfant acquiert l'idée de *cloche*. Cette acquisition se fait en plusieurs temps qu'on peut suivre sur le schéma de Charcot représenté figure 369. Une cloche résonne dans le voisinage, le son recueilli par l'oreille de l'enfant est transmis au centre auditif commun (fig. 369,1) dont les cellules sont ébranlées et dès lors différenciées. De la transmission de l'ébranlement au centre intellectuel frontal naît la sensation, l'image auditive du son de la cloche, mais une image non différenciée, car l'enfant qui a dès lors le souvenir du son produit par la cloche, n'a pas encore l'idée de la cloche. Cette idée ne peut être que le résultat de l'association, par le centre intellectuel frontal, de différents souvenirs ou sensations, à savoir : d'une impression sensorielle visuelle qui révèle la forme générale, le relief, la couleur; d'une impression tactile qui précise la forme, donne la sensation du métal ; ce n'est que lorsque l'intelligence aura associé entre elles toutes ces images, auditive, visuelle, tactile que l'idée de cloche apparaîtra à l'esprit; désormais, toutes les fois qu'une quelconque de ces images, dès lors différenciée et conservée dans le centre psychique correspondant, sera renouvelée, l'idée de cloche apparaîtra à l'esprit, par le fait de la relation du centre sensitif ébranlé avec le centre intellectuel d'association, et de celui-ci avec les autres centres, dont les images correspondantes seront aussitôt rappelées.

Dès à présent l'idée est constituée indépendamment du langage parlé ou écrit. (C'est ainsi également que se forment les idées chez les animaux.) Ce n'est que plus tard que le perfectionnement des idées et le développement du langage marcheront parallèlement.

Si l'idée n'est pas subordonnée au mot, les mots peuvent disparaître intellectuellement et les idées être conservées, comme il a été dit déjà et comme on le verra de nouveau plus loin en parlant des aphasies.

COMMENT SE CONSTITUE LE LANGAGE. — Comment le mot arrive-t-il à constituer l'étiquette de l'idée, et ce qu'est cette étiquette? On prononce le mot cloche devant l'enfant. Si le mot est souvent répété de façon à attirer son attention, l'impression traversera les centres auditif commun et psychique (1 et 2) et ira impressionner des cellules du centre de la mémoire auditive des mots pour y constituer l'image auditive du mot *cloche*. Dès lors l'enfant aura le souvenir d'une impression sonore différenciée correspondant à la consonance des syllabes dont le mot cloche est l'assemblage. Mais le mot cloche prononcé ne réveille encore qu'une image auditive spécialisée, mais non l'idée de cloche. L'idée naîtra lorsque l'image auditive du mot cloche aura été associée par l'intellect aux images sensorielle, auditive, visuelle, tactile de l'objet. Alors l'image auditive du mot réveillera l'idée concrète de l'objet et réciproquement [1].

COMMENT L'ENFANT APPREND A PRONONCER LE MOT? — Un fait psychologique capital domine les opérations qui président à l'acquisition du langage articulé, comme sans doute à l'acquisition de tous les mouvements. C'est l'instinct d'imitation. L'enfant a entendu le mot cloche, il va chercher à le prononcer, jusqu'à ce que la prononciation du mot soit adéquate à l'image auditive du mot, fixée dans son centre de mémoire auditive verbale. Il se forme ainsi dans la troisième frontale des associations dynamiques secondaires ou une mémoire motrice. Alors l'image motrice de l'articulation du mot cloche est fixée désormais dans un centre particulier, la partie postérieure de la troisième circonvolution frontale, ou circonvolution de Broca.

L'enfant est alors en possession de deux ordres d'images ou de mémoires du mot, l'image ou mémoire auditive, l'image ou mémoire des mouvements coordonnés nécessaires à l'articulation des mots : il parle et converse. Beaucoup de gens ne vont pas plus loin dans l'acquisition du langage.

COMMENT L'ENFANT APPREND A LIRE. — L'acquisition de ce mode du langage et du suivant, l'écriture, se fait par des procédés de même nature que les précédents. L'image visuelle du mot écrit vient se fixer dans un centre particulier, pli courbe, qui est le centre de la mémoire visuelle des mots. Ce centre est en rapport avec le centre de la mémoire auditive des mots et de la mémoire motrice d'articulation et le centre intellectuel qui a associé le mot écrit *cloche* avec les images auditive, motrice d'articulation, visuelle, tactile de l'objet. Désormais, la vue du mot écrit *cloche* réveillera l'idée concrète de cloche.

COMMENT L'ENFANT APPREND A ÉCRIRE. — L'image visuelle du mot écrit *cloche* se répercutant sur le centre qui commande les mouvements de la main, l'écolier écrit cloche difficilement d'abord, puis machinalement lorsque le

[1] Cette œuvre d'association est compliquée et difficile. C'est cette faculté d'association que nous mettons en jeu lorsque, par exemple, le nom d'une personne nous échappe : le nom revient si on se représente le visage, la tournure de l'individu, c'est-à-dire en excitant le centre infidèle par une autre voie, par celle de la vue.

souvenir des actes moteurs nécessaires à l'écriture du mot est parfait : l'acte réflexe complexe de l'écriture est alors organisé dans un centre particulier (pied de la deuxième frontale) qui est le centre de la mémoire motrice graphique [1]. Ce souvenir moteur, éveillé par la vue du mot écrit, le sera désormais aussi par l'image auditive et l'idée de l'objet, par suite des connexions établies entre les centres du langage.

Le langage intérieur et la pensée. — La mémoire des mots qui constitue la base organique du langage, pas plus que celle des choses, n'est une faculté simple. Le mot est un complexus formé, ainsi que nous l'avons vu, de quatre éléments fondamentaux :

1° Une image auditive (mot entendu);
2° Une image visuelle (mot lu);
3° Une image motrice d'articulation (mot parlé) ;
4° Une image motrice graphique (mot écrit),

dont chacun est emmagasiné dans un centre distinct de l'écorce cérébrale. Les images auditives et visuelles des mots, emmagasinées dans leurs centres de réception, sont réveillées par l'audition de la parole d'autrui et la lecture des mots écrits, et par elles notre esprit peut entrer en relation avec la pensée d'autrui.

C'est par une opération mentale analogue à celle par laquelle nous recevons la pensée de nos semblables, que les mots ou les idées qu'ils représentent, s'offrent à notre esprit dans le cours de la réflexion, comme lorsque nous voulons exprimer notre pensée par la parole ou l'écriture. L'observation du *moi*, ou observation de conscience, a montré que dans la méditation, les idées se présentent à l'esprit soit sous forme d'images concrètes, et alors nous voyons, nous sentons, nous touchons les objets, soit sous forme d'images verbales, comprenant toutes les représentations auditives, visuelles, motrices d'articulations des mots, plus ou moins vives selon l'organisation et l'éducation de chacun; c'est-à-dire que nous entendons, nous voyons, nous articulons mentalement notre pensée. De ces trois formes de *langage intérieur* qui servent de base, de substratum à notre pensée, l'audition mentale verbale ou *parole intérieure*, et l'articulation mentale sont les plus communes, nous entendons notre pensée ou nous parlons notre pensée; plus rare est la vision mentale verbale, plus rares encore, les représentations motrices graphiques [2].

L'étude des images verbales comme celle des choses, intéresse également

[1] Lorsque l'enfant apprend à écrire, remarque Lewes, il lui est impossible de remuer la main toute seule : il fait mouvoir aussi sa langue, les muscles de la face, son pied. Ce n'est qu'avec le temps et l'exercice qu'il supprime les mouvements inutiles. Par l'exercice les mouvements se *fixent*, à l'exclusion des autres inutiles et nuisibles; il se forme des associations dynamiques, c'est-à-dire une mémoire.

[2] Laura Bridgmann, *sourde-muette*, aveugle et privée de l'odorat et du goût dès l'âge de deux ans, dont le langage consistait en mouvements symboliques des doigts en pensant et en rêvant, exécutait d'une manière inconsciente les mouvements qu'elle produisait, quand elle parlait réellement son langage des mains.

le physiologiste et le médecin, et elle demanderait à être faite pour toutes les représentations auditives visuelles et motrices ; il faudrait étudier les variations de leur réceptivité, de leur conservation et de leur intensité.

Audition mentale. — Auditifs. — L'observation immédiate de sa pensée, ou observation de conscience, faite le soir dans le silence et l'obscurité, ou la lecture à voix basse intérieure, montre que l'image visuelle du mot éveille l'image auditive, et que celle-ci entraîne à sa suite l'articulation réflexe mentale du mot ; en lisant, on entend le son des paroles que l'on voit, et on les parle. De même quand on écrit. C'est la parole intérieure qui dicte, quand on parle haut c'est elle qui souffle les mots qui vont suivre.

La réceptivité des images auditives est très différente suivant les individus, les animaux, de même que leur conservation et intensité, surtout quand on envisage les mémoires spéciales auditives. C'est ainsi par exemple que la mémoire musicale très intense chez les musiciens est nulle chez beaucoup de gens. De même pour la mémoire verbale, dont la durée peut être très longue, comme le montrent les exemples de personnes devenues sourdes à une époque précoce de leur existence et qui entendent parler dans leur rêves à un âge très avancé.

L'intensité des images est très variable ; elles sont faibles ou plus ou moins fortes, égales dans certains cas à la sensation même, c'est le cas des images obsédantes, pouvant aller jusqu'à l'extériorité, à l'hallucination consciente ou non, devenant alors un véritable phénomène morbide.

Vision mentale. — Visuels. — Les visuels, c'est-à-dire les gens dont les images visuelles mentales sont prépondérantes, sont rares ; ils n'entendent pas leur pensée, ils la lisent. De même l'image des objets se fixe dans le cerveau avec tous leurs caractères, et pour un temps plus ou moins long, pendant lequel elle peut être rappelée mentalement (cas de rappel d'images visuelles dans le rêve chez les aveugles depuis 30-40 ans). L'intensité des images visuelles est très variable, pouvant aller jusqu'à l'hallucination et à l'extériorité comme en particulier chez beaucoup de peintres, les joueurs d'échecs. De même les mathématiciens, les calculateurs sont des visuels, qui dans certains cas lisent mentalement les chiffres comme écrits sur un tableau. Certains sujets voient comme imprimés chaque mot prononcé ; chez ces visuels les représentations visuelles du mot remplacent, dans le langage intérieur la parole intérieure des auditifs. Mais ces cas sont rares, les images visuelles étant surtout des représentations des *choses*, rarement des *mots* à l'inverse des images auditives qui sont plutôt des représentations de *signes*.

L'articulation et l'écriture mentale. — Les moteurs. — L'enfant n'arrive à parler et à écrire qu'après un long apprentissage pour coordonner et associer les mouvements nécessaires à la parole et à l'écriture. Une fois ces associations constituées, l'enfant parle et écrit d'une façon réflexe et automatique absolument comme s'exécutent les mouvements de la locomotion lorsque l'habitude et l'exercice ont organisé la marche. De même il y a organisation du réflexe de la parole et de l'écriture.

Le mouvement automatique n'est pas le seul élément physiologique qui intervienne dans l'organisation de la parole et de l'écriture, comme d'ailleurs dans celle des mouvements réflexes d'une manière générale : Il est accompagné d'une sensibilité de retour qui donne conscience des mouvements exécutes par la langue, les lèvres, le larynx, pour la parole, de la main pour l'écriture. Cette sensation perçue se dépose dans le cerveau sous forme de souvenir, d'image organique, qui constitue la mémoire des mouvements coordonnés de la parole et de l'écriture. C'est une collection d'images [1] ou de représentations motrices, d'articulation pour la parole, graphiques pour l'écriture. On a discuté pour savoir si les représentations motrices n'étaient pas centrifuges, c'est-à-dire accompagnant le phénomène cérébral volontaire qui commande le mouvement. Elles sont évidemment centripètes et résultent des impressions périphériques cutanées et musculaires (sens musculaire) recueillis pendant l'exécution des mouvements.

Les images motrices des mots sont prépondérantes chez beaucoup de sujets. Chez eux le langage intérieur s'accompagne toujours de l'image du mouvement (langage buccal); il semble qu'on parle intérieurement, qu'on articule sa pensée.

Si nous avons l'image intérieure motrice d'articulation du mot, a-t-on du moins son image graphique? Oui, sans doute, mais il est difficile de se la représenter. On peut invoquer à l'appui de son existence les cas des malades atteints de cécité verbale chez lesquels les mouvements de copie du mot avec la main développent l'idée du mot, et par conséquent l'image graphique du mot. L'exécution dans le rêve des mouvements de l'écriture, comme d'ailleurs de tous les autres mouvements, montre que toutes les représentations motrices ont leur organisation centrale. (Voir note 2, p. 820.)

Les indifférents. — On a appelé ainsi les personnes chez lesquelles la pensée s'exécute indifféremment par le rappel dans le langage intérieur des trois premières catégories d'images verbales. C'est le cas de la généralité des individus. C'est à eux que s'appliquent ces mots de Taine : « A l'état normal nous pensons tout bas par des mots mentalement *entendus* ou *lus* ou *prononcés*, et ce qui est en nous c'est l'image de tels sons, de telles lettres ou de telles sensations musculaires et tactiles du gosier, de la langue et des lèvres. »

Si la prédominance de telle ou telle catégorie d'image dans la représenta-

---

[1] Ce terme d'images, appliqué à la réception et à la fixation de l'impression dans un centre de mémoire (comme le mot de centre de mémoire), est mal choisi peut-être, car ce mot implique : idée, sensation idéale, image idéale. Or, l'image subjective ne naît que par la mise en rapport du centre intellectuel frontal, avec le centre de mémoire considéré, dans lequel l'*impression organique*, auditive, visuelle ou motrice verbale, se trouve renouvelée ou rappelée. Non relié ou polarisé avec le centre intellectuel, le centre de mémoire ne peut donner lieu qu'à des phénomènes réflexes; de même le centre intellectuel ne peut être le siège d'un phénomène subjectif, s'il n'est polarisé au moins avec un centre de mémoire. L'observation de conscience me donne la sensation interne très nette de la mise en relation du centre frontal d'association, avec les centres de mémoire, dans l'acte de la pensée.

tion intérieure, de telle ou telle mémoire, assure à l'intelligence une prééminence dans une direction donnée et fait le musicien, le peintre ou le mathématicien, elle a en revanche ses dangers, car si le sujet vient à perdre cette mémoire par la maladie, c'est la ruine de son intelligence, tandis que la perte de cette même mémoire chez un indifférent n'amènera qu'un trouble relatif de la pensée.

Il résulte des développements précédents que l'intégrité des divers centres de mémoire du langage, ainsi que celles de leurs voies de communication mutuelle sont nécessaires pour que la pensée s'exécute avec son entier développement.

Formes diverses de l'aphasie.

Si on comprend sous le nom d'*aphasie* le trouble d'une ou de plusieurs manifestations de la pensée par le langage, on voit qu'il y a autant de formes simples de l'aphasie qu'il y a de fonctions du langage. C'est ce que résument les tableaux suivants :

FONCTIONS DU LANGAGE :

Centripètes ou de réception :	*Centrifuges ou de transmission :*
Audition des mots ;	Parole ;
Lecture.	Ecriture.

TROUBLES DU LANGAGE ;

Aphasies de réception ou sensorielles :	*Aphasies motrices ou de transmission :*
Ouïe, surdité verbale;	Parole, aphasie motrice;
Vue, cécité verbale.	Ecriture, agraphie.

Surdité verbale. — L'expérimentation physiologique et la clinique ont montré qu'il fallait distinguer les impressions auditives et les opérations cérébrales qui leur correspondent en plusieurs catégories :

1° La perception brute du son (son d'une cloche par exemple) qui donne la conscience d'un son non différencié : c'est l'*audition proprement dite;*

2° La perception d'un son en tant qu'image donnant l'idée d'un objet (le son d'une cloche) : c'est l'*audition des objets ou des choses;*

3° En plus chez l'homme, la perception d'un mot, du mot cloche qui n'est pas celui du son de la cloche, mais qui réveille l'idée de cloche : c'est l'*audition verbale.*

Les trois catégories d'images auditives sont les résultats d'opérations centrales distinctes, puisqu'elles peuvent disparaître isolément et produire respectivement :

1° La perte de l'audition commune, la *surdité corticale ou cérébrale;*

2° La perte de l'audition des objets, la *surdité psychique ;*

3° La perte de l'audition verbale, la *surdité verbale.*

Le malade atteint de surdité verbale entend les sons et les rapporte à l'objet qui les produit, mais ne comprend plus le sens des mots parlés.

Le malade atteint de surdité psychique entend les sons, mais ne peut les rapporter à l'objet qui les produit.

Le malade atteint de surdité corticale n'entend plus les sons.

Le schéma de la figure 369 en montrant les relations mutuelles de ces centres fait sentir ces différentes distinctions.

Les considérations développées plus haut relativement à l'organisation du langage et aux formes du langage intérieur, la connaissance des diverses catégories d'impressions auditives et d'opérations cérébrales qui leur correspondent, permettent de comprendre le mode de production des deux variétés de la surdité verbale, qui se dégagent de l'analyse approfondie des troubles du langage relatés dans les nombreuses observations des malades atteints de cette forme d'aphasie. Ces deux variétés bien que pathologiquement mélangées, doivent être distinguées au point de vue physiologique qui doit rester ici notre préoccupation constante. Ce sont donc deux types pathologiques idéaux peut-être de surdité verbale que nous allons décrire, mais que l'analogie avec d'autres troubles du langage autorise, et qui peuvent exister si les dispositions anatomiques de l'appareil cérébral de l'audition encore peu connu[1] permettent, comme pour l'appareil correspondant de la vision, la localisation des lésions qui doivent les engendrer. (Voir plus loin, *Cécité verbale*.)

La surdité des mots, c'est-à-dire l'impossibilité pour le malade de comprendre la signification des mots parlés, peut constituer toute la maladie; c'est la forme simple pure de la surdité verbale, les autres fonctions du langage, c'est-à-dire la lecture, la parole, l'écriture, le langage intérieur, l'intelligence restent intacts. Dans la deuxième variété, la surdité des mots est accompagnée de troubles plus ou moins profonds de ces mêmes fonctions, la parole intérieure est abolie.

Ces deux variétés de l'aphasie sensorielle auditive relèvent l'une et l'autre d'une localisation corticale différente. Dans la surdité verbale pure, il y a isolément par la lésion du centre de la mémoire des mots dont les images ne peuvent plus être réveillées par la provocation extérieure de la parole entendue : il y a donc de ce fait surdité verbale. Mais le centre auditif verbal n'étant pas lésé et ses connexions avec les autres centres du langage n'étant

---

[1] Les fibres du nerf auditif prennent leur origine dans les cellules du ganglion spiral (partie cochléaire) et du ganglion de Scarpa (partie vestibulaire), et de là vont se terminer par des ramifications libres, dans des noyaux gris situés dans le bulbe, en dehors (tubercule latéral) et en avant (noyau accessoire) du pédoncule cérébelleux inférieur. D'autres fibres naissent de ces noyaux et s'élèvent en suivant une voie en partie directe, en partie croisée, vers les hémisphères cérébraux, non sans présenter dans ce trajet de nombreuses connexions avec des masses grises situées dans la protubérance (olive supérieure, noyaux du corps trapézoïde), et avec les tubercules quadrijumeaux postérieurs. Les fibres auditives cérébrales font partie du faisceau sensitif; elles passent par la partie postérieure de la capsule interne et vont s'épanouir dans le lobe temporal. L'extirpation de l'oreille interne chez de jeunes animaux produit l'atrophie du lobe temporal du côté opposé. L'extirpation d'un lobe temporal produit la surdité dans l'oreille du côté opposé (Ferrier, Munck).

pas interrompues, les images auditives des mots peuvent être rappelées mentalement, par une opération du langage intérieur resté intact, la pensée et son émission par la parole et l'écriture et la lecture restent donc indemnes, la fonction de réception auditive du langage seule est abolic.

Dans la seconde forme de la surdité verbale, il y a destruction du centre de la mémoire des mots (première circonvolution temporale). De ce fait il y a abolition de la fonction de réception verbale, mais il y a de plus perte des images commémoratives des mots qui ne peuvent plus être évoqués, entendus mentalement [1].

Cette réduction du champ du langage intérieur aura sur l'intelligence et l'émission de la pensée un effet d'autant plus fâcheux que chez le malade les images auditives verbales jouaient un rôle plus considérable dans le mécanisme acquis du langage. On comprend en effet facilement comment par exemple, chez un *visuel* qui a organisé son langage au moyen des représentations visuelles et motrices verbales, la perte de l'*audition* de la mémoire des mots qui ne servait qu'à l'audition verbale, ne produise pour ainsi dire que la surdité verbale tandis qu'elle produira chez un *auditif* la surdité verbale accompagnée de toutes les autres formes de l'aphasie, c'est-à-dire des troubles plus ou moins profonds de la parole, de la lecture et de l'écriture.

Cécité verbale. — Cette affection caractérisée par l'abolition de la compréhension des signes figurés de l'écriture, et comme conséquence, de l'acte de la lecture et de l'écriture sous copie, présente comme la surdité verbale deux variétés cliniques distinctes. Mais tandis que dans la première variété l'écriture spontanée et sous dictée, la parole et le langage intérieur sont conservés, dans l'autre au contraire la perte de la vision des mots est accompagnée d'agraphie et de paraphasie.

La cécité verbale, sans agraphie, est produite par une lésion destructive du cunéus et des circonvolutions de la pointe occipitale du côté gauche, les centres de la vision commune avec les régions correspondantes de l'hémisphère droit; la cécité verbale avec agraphie et paraphasie est due à une lésion du pli courbe gauche, centre de la mémoire visuelle des mots. L'étude de la physiologie pathologique de ces formes de l'aphasie, très importante au point de vue de la physiologie cérébrale et de la psychologie, nécessite quelques développements préalables.

L'expérimentation physiologique et la clinique ont montré qu'il fallait établir pour les impressions visuelles et les opérations mentales afférentes des distinctions correspondant à celles que nous avons reconnues dans les fonctions auditives cérébrales. Nous distinguerons donc la perception des impressions lumineuses dont l'abolition produit la *cécité corticale*; la vision

---

[1] Certains malades ne comprenant pas à l'audition les paroles prononcées arrivent cependant à en saisir la signification en les prononçant elles-mêmes à haute voix, ce qui pourrait faire méconnaître la surdité verbale dans un examen trop superficiel, de la même manière qu'on pourrait méconnaître la surdi-mutité chez un sourd-muet qui vous répond à des questions qu'il n'entend pas, mais qu'il lit sur vos lèvres.

des objets ou des choses, dont la perte cause la *cécité psychique*, la vision des mots dont l'abolition amène la *cécité verbale*.

Chez l'homme et les mammifères (chien, singe), les oiseaux, les reptiles, l'écorce occipitale contient le centre de la vision commune. L'extirpation double de cette écorce produit la cécité. Mais pour les effets de l'ablation unilatérale il faut établir une distinction entre les animaux présentant un entre-croisement complet des fibres optiques dans le chiasma comme les oiseaux, les reptiles, et les mammifères à vision latérale et ceux (mammifères supérieurs, singe, chien), dont chaque rétine est reliée aux deux lobes occipitaux par suite de l'entre-croisement incomplet des nerfs optiques : l'opération chez les premiers produit la cécité de l'œil du côté opposé ; l'hémiopie chez les seconds (Munk).

De nombreuses observations pathologiques, dont quelques-unes récentes [1], ont la valeur d'expériences physiologiques décisives, ont précisé davantage chez l'homme la position et la relation des centres sensoriels optiques de l'écorce cérébrale, et leur rôle dans les fonctions du langage.

Appareil cérébral optique et vision chez l'homme. — Tout d'abord, il convient de rappeler brièvement les notions actuelles sur la constitution de l'appareil cérébral

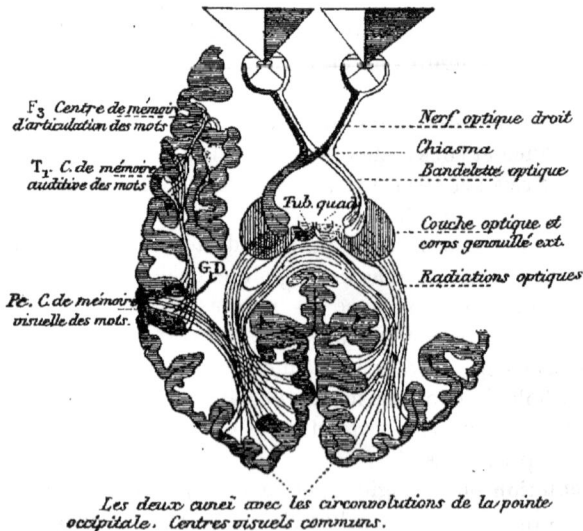

Les deux cunei avec les circonvolutions de la pointe occipitale. Centres visuels communs.

Fig. 370. — Appareil cérébral optique et centres de mémoire (schéma de Déjerine).

optique et les relations de ses tractus avec les centres-corticaux qui entrent en fonctions dans la lecture et les autres opérations du langage. Le schéma et la description très démonstratifs de Déjerine (fig. 370) permettront de bien saisir ces connexions.

On sait que chez l'homme les nerfs optiques s'entre-croisent incomplètement au

---

[1] *Contribution à l'étude anatomo-pathologique et clinique des différentes variétés de cécité verbale*, par J. Déjerine. Soc. de Biologie, 1892.

niveau du chiasma, de telle sorte que la partie interne de chaque nerf optique, provenant de la partie temporale de la rétine, passe directement dans la bandelette optique du même côté, tandis que la partie interne, nasale de la rétine, s'entre-croise et passe dans la bandelette du côté opposé. Chaque bandelette se rend donc à la moitié *homonyme* des deux rétines, ou en d'autres termes la bandelette optique droite se rend à la moitié droite des deux rétines, la bandelette gauche à la moitié gauche des deux rétines.

La grosse racine externe provenant de la division de la bandelette optique, qui se rend dans le corps genouillé externe, le tubercule quadrijumeau antérieur et la partie postérieure de la couche optique, semble seule faire partie du nerf optique, comme le montre sa dégénérescence, ainsi que celle des parties avec lesquelles elle entre en rapport, à la suite des lésions qui entraînent l'atrophie de l'œil, ou la dégénérescence du nerf optique.

Les corps genouillés externes, les tubercules quadrijumeaux antérieurs et l'extrémité postérieure de la couche optique qui constituent les *premiers centres optiques*, donnent naissance à un gros faisceau de fibres corticales, connu sous le nom de *radiations optiques* de Gratiolet. Ces fibres qui sont contenues dans la partie la plus postérieure de la capsule interne vont se terminer dans le cuneus et les circonvolutions de la pointe occipitale.

Une lésion destructive de cette partie de l'écorce occipitale qui représente les *centres visuels communs* ou *corticaux*, entraîne à sa suite une dégénérescence descendante des radiations optiques et de la partie postérieure de la couche optique, dégénérescence qui peut s'étendre chez les jeunes animaux et quelquefois chez l'homme au corps genouillé externe, au tubercule quadrijumeau antérieur à la bandelette et au nerf optique du même côté ainsi qu'au nerf optique du côté opposé (Monakow).

On voit donc qu'une lésion des centres visuels corticaux, des radiations optiques ou de la bandelette optique entraîne pour les deux yeux une perte de la sensibilité rétinienne, de la partie correspondante, et comme les rayons visuels s'entre-croisent au niveau du cristallin, elle entraîne une hémianopsie homonyme latérale du côté opposé.

Pour assurer la vision chez l'homme, soit binoculaire, soit monoculaire, il faut que les deux cunéi avec les circonvolutions correspondantes de la pointe occipitale entrent en jeu simultanément.

Cette action simultanée est due à la présence de fibres anastomotiques reliant entre eux par l'intermédiaire du corps calleux, les deux centres visuels de l'écorce occipitale (Déjerine). En regardant donc un objet avec un seul œil ou avec les deux yeux, nous le voyons avec nos deux hémisphères; il en est de même des *mots écrits*, nous les voyons avec nos deux lobes occipitaux, mais nous les voyons à l'aide de ces centres visuels communs en tant que dessins quelconques, *sans signification verbale;* pour que la vue du mot réveille l'idée de ce mot, il faut que les centres visuels corticaux entrent en connexion avec le centre de la mémoire visuelle des mots qui a son siège au niveau du pli courbe; or ce centre, comme d'ailleurs tous les autres centres du langage, n'est représenté que dans l'hémisphère gauche.

Le pli courbe gauche est donc en connexion intime par des fibres d'association avec le lobe occipital gauche et avec le lobe occipital droit par l'intermédiaire des fibres commissurales calleuses qui relient les deux centres visuels corticaux.

La figure 370 montre encore schématiquement les connexions du pli courbe avec le centre de la mémoire auditive verbale et par l'intermédiaire de ce dernier avec le centre de mémoire motrice d'articulation des mots. Le centre de mémoire visuelle du mot est enfin en relation avec le centre moteur du membre supérieur et en particulier avec celui de la main (G D, fig. 370), comme l'indique l'organisation du réflexe visuel verbal des mouvements de l'écriture. Ces connexions forcément sont bilatérales, comme celles des lobes occipitaux, car si l'habitude fait qu'on écrit avec la main droite, c'est-à-dire avec le centre moteur de l'hémisphère gauche, on peut cependant écrire avec la main gauche, voire même avec le pied ou la tête, en imprimant à ces parties les mouvements nécessaires. D'où il résulte qu'il n'est pas nécessaire de faire intervenir pour l'écriture un centre graphique spécial, encore moins de le localiser au pied de la deuxième frontale gauche, car si ce centre existait, on devrait alors l'étendre à toute la zone motrice des membres non seulement de l'hémisphère gauche, mais encore de l'hémisphère droit (Déjerine).

Les données précédentes étant établies, il est possible actuellement de déduire la physiologie de l'appareil cérébral de la vision, chez l'homme, d'une observation très importante relatée par Déjerine, d'un malade atteint successivement des deux variétés cliniques connues de la cécité verbale, observation à laquelle l'autopsie vient donner la valeur rigoureuse d'une expérience physiologique.

Des deux stades, dont l'histoire clinique du malade se compose, le premier, d'une durée de quatre ans, a offert le tableau pathologique de la cécité verbale pure, littérale et verbale, accompagnée d'hémianopsie et d'hémiachromatopsie homonymes latérales droites, mais avec conservation intacte de l'intelligence, du langage intérieur ainsi que des autres fonctions du langage. Pendant le deuxième stade, terminé par la mort après une durée de dix jours, une agraphie complète avec paraphasie est venue compliquer la cécité verbale. L'autopsie a montré qu'à ces deux stades cliniques correspondaient des lésions distinctes de l'hémisphère gauche, savoir : au premier stade, une lésion ancienne (plaques jaunes atrophiques) occupant le cunéus et les circonvolutions de la pointe occipitale, avec dégénérescence secondaire des radiations optiques ; au deuxième stade, une lésion de date récente (ramollissement rouge) occupant le pli courbe gauche et le lobule pariétal inférieur.

L'observation anatomo-clinique précédente démontre que la lésion du cunéus gauche et des circonvolutions de la pointe occipitale entraîne la cécité verbale pure et l'hémianopsie homonyme latérale droite ; la lésion du pli courbe gauche, la cécité verbale avec agraphie et paraphasie.

La lésion du cunéus gauche et la dégénérescence secondaire des radiations optiques suffisent pour expliquer l'hémianopsie droite. L'explication de la cécité verbale pure est la suivante : du fait de son hémianopsie droite, le malade ne voyait plus les lettres avec son hémisphère gauche, et il ne les voyait qu'avec la moitié droite de ses deux rétines en rapport avec l'hémisphère droit intact ; il voyait donc les lettres comme des dessins quelconques sans signification verbale, par suite de la rupture des communications du centre visuel commun avec le pli courbe gauche, centre de la mémoire des mots. Ce centre n'étant pas lésé, les représentations visuelles mentales des mots et le langage intérieur étaient intacts, ainsi que l'écriture spontanée et sous dictée, la copie seule était délictueuse ; mais on pouvait réveiller les images des mots, en mettant en jeu le sens musculaire, en traçant en l'air le contour des lettres, soit avec la main droite, la main gauche ou même le pied [1].

Dans le deuxième stade de la maladie, le pli courbe étant détruit, les images visuelles des lettres sont détruites, la vision verbale intérieure est supprimée et avec elle l'écriture spontanée et sous dictée [2]. La zone du langage étant lésée, on s'explique également pourquoi les malades présentent un certain degré de paraphasie en rapport d'ailleurs avec le mode d'organisation du langage des sujets. (Voir plus haut *Surdité verbale*.)

Aphasies motrices ou de transmission. — Les troubles dans les fonctions de transmission du langage comprennent l'*aphasie motrice d'articulation* ou logoplégie, et l'*agraphie (aphasie de la main* de Charcot).

L'*aphasie motrice* consiste dans la perte de la parole articulée, chez des malades qui ne sont ni paralysés ni déments, qui ont par conséquent conservé leur pouvoir d'action sur les muscles qui entrent en jeu dans la phonation, ainsi que la faculté d'entendre et de comprendre, de lire (mentalement), d'écrire.

On n'apprend à parler que par un long apprentissage. L'enfant qui perçoit depuis longtemps déjà les sons (sons des mots) et les retient, puis les associe à la désignation des choses qu'ils représentent, doit ensuite, par imitation, s'efforcer de reproduire ces sons, en coordonnant les mouvements appropriés complexes, nécessaires à leur articulation. L'organisation de la parole implique donc la conversation des souvenirs des mouvements nécessaires à l'articulation des mots et à leurs combinaisons ; la fixation de ces images ou représentations motrices, dans un centre de mémoire d'articulation des mots, qui est, on le sait, le pied de la troisième frontale gauche. La destruction de ce centre entraîne l'aphasie motrice.

La perte de la mémoire d'articulation des mots peut être le résultat de troubles fonctionnels, produisant l'effacement partiel ou complet des représentations motrices verbales.

La perte des souvenirs, dans cette dissolution de la mémoire, suit une marche invariable qui va toujours du particulier au général ; les noms

---

[1] Une malade de Magnan, atteinte de cécité verbale, put réapprendre les lettres à l'aide du toucher, l'image tactile de la lettre ayant remplacé l'image visuelle verbale détruite. De même certains malades arrivent peu à peu à remplacer les images visuelles par le sens musculaire conservé. Mis en présence d'un mot écrit, qu'ils ne comprennent pas, ils le regardent, en reproduisent les traits par de petits mouvements de la main, comme s'ils écrivaient dans l'espace, et les sensations provoquées par ces mouvements leur rappellent la signification du mot écrit.

[2] Il y a des malades atteints de cécité verbale, incapables de lire et d'évoquer les images littérales et des mots qui peuvent exprimer couramment et correctement leur pensée par l'écriture. La conservation de la faculté d'écrire spontanément et sous dictée dans ces cas, tient évidemment au mode spécial, dans certains cas, d'organisation du langage par l'écriture. On peut écrire sa pensée par le fait de l'organisation des relations entre le centre de la mémoire auditive des mots, ou de celui de l'articulation des mots, et les centres d'exécution des mouvements musculaires nécessaires pour tracer les signes. Suivant le mode d'organisation du langage l'écriture spontanée peut nécessiter 'audition ou l'articulation des mots, comme la vue intérieure du signe.

propres individuels disparaissent les premiers, puis les noms particuliers des choses, les substantifs plus généraux, les adverbes, les verbes, etc. Si la guérison se produit, l'ordre inverse se montre dans la réapparition des souvenirs, les substantifs et les noms propres étant les derniers à revenir. Pareillement quand l'amnésie frappe un polyglotte, la perte des langues possédées se fait dans l'ordre inverse de leur acquisition, la langue mère étant toujours la dernière à disparaître; comme elle est aussi la première récupérée, dans le retour de la mémoire. De même enfin, les troubles du langage, qu'on observe dans la marche de l'amnésie, représentent un processus rétrograde parallèle et opposé à celui de la formation des souvenirs dans l'organisation des idées par le langage.

C'est ainsi qu'à la phase d'organisation de début du langage, chez l'enfant, qui comprend le sens des mots et s'en souvient, répond, chez le malade, l'*alalie*, l'aphasie motrice hystérique ou perte de la mémoire des mouvements d'articulation des mots. A la phase, plus avancée, où l'enfant prononce les mots, mais oublie encore certains sons et les remplace par d'autres, répond chez le malade la perte progressive de la domination des muscles, et de la coordination des mouvements nécessaires à l'émission des mots (mogilalie, paralalie). A la difficulté qui se montre plus tard pour l'enfant à former correctement les phrases, correspondent chez le malade les phrases incomplètes, ou formées par un mot, la confusion des mots (bradyphasie, paraphasie, etc.). Dans la dernière phase d'organisation du langage, enfin l'enfant suit mal le cours de ses idées; l'amnésique, au début, commence à le perdre, pour peu que sa pensée soit complexe.

L'étude faite précédemment des divers modes d'organisation individuels du langage, donne l'explication des troubles du langage et de la pensée, très variables, des aphasiques. Les troubles observés, en effet, pour une lésion identique, seront très marqués chez les malades dont les représentations idéales étaient des images motrices d'articulation; ils seront peu marqués, au contraire, chez ceux dont l'organisation du langage avait été faite au moyen des représentations auditives ou visuelles verbales.

Agraphie. — L'étude des précédentes formes de l'aphasie (surdité et cécité verbales, aphasie motrice d'articulation), et de leurs lésions, nous a montré le rôle unique de l'hémisphère gauche pour leur production. On peut trouver la raison nécessaire et suffisante de cette localisation dans un seul hémisphère, dans la considération philosophique suivante : les centres de mémoire pour les fonctions du langage, faisant partie, avec les lobes préfrontaux (voir plus loin *Localisations psychiques*) de la sphère psychique, l'unité de la conscience ou du « moi » exigeait évidemment la formation de centres de mémoire, uniques, pour chacune des représentations idéales. C'est pourquoi il n'y a qu'un centre pour chacune des mémoires auditive, visuelle et motrice verbale, organisé fonctionnellement dans l'hémisphère gauche en général. Pour la mémoire motrice d'articulation, nous avons montré que, par suite du mode le plus général d'organisation du langage et de la pensée, les images motrices d'articulation, plus encore que les images auditives et visuelles verbales, sont les représentations idéales qui servent de substratum à la pensée. A ce titre, elles devaient être organisées dans un seul hémisphère. La formation d'un centre unique de mémoire d'articulation, ressort encore de ce fait, que la contraction des muscles homologues du larynx, de la langue, dans l'acte de la phonation, est toujours simultanée.

Existe-t-il de même un centre unique de mémoire graphique, organisé dans l'hémisphère gauche? Non, assurément, puisque la compréhension (et par l'habitude l'exécution) des mouvements nécessaires à l'écriture, existe également bien pour tous les membres, supérieurs et inférieurs, droits et gauches, et même la tête. D'un autre côté, les représentations graphiques ne sont pas, comme les représentations motrices d'articulation, un mode de pensée : on écrit sa pensée, préalablement développée, soit par la vision verbale mentale, soit surtout par l'audition et l'articulation verbales mentales[1]. L'écriture est donc un mode d'expression des idées, qui ne sert pas, au moins directement, dans la généralité des cas, au processus de la pensée, pour lequel il est plutôt une entrave. L'organisation de l'écriture n'est qu'un cas particulier de l'organisation générale des mouvements. Cette organisation effectuée, les mouvements de l'écriture sont exécutés volontairement ou d'une manière réflexe, comme tous les autres mouvements, sous des conditions déterminées qu'il suffira de rappeler. Ces conditions sont : 1° la vue du signe et sa compréhension, qui nécessitent l'intégrité de l'appareil cortical psycho-optique et de mémoire visuelle verbale (cunéus et circonvolutions de la pointe occipitale, et pli courbe gauches) ainsi que l'intégrité de leurs voies de communications mutuelles, et d'association au centre d'élaboration intellectuelle; 2° la possibilité de l'exécution volontaire ou réflexe des mouvements musculaires nécessaires pour tracer le signe, nécessitant l'intégrité des relations organiques préétablies du pli courbe gauche avec le centre cortical excito-réflexe gauche, du membre supérieur droit, pour l'écriture avec la main droite ; l'intégrité des relations du pli courbe gauche avec le centre cortical droit, pour l'écriture avec la main gauche, etc.[2].

[1] « Nous pensons avec le souvenir des mots parlés et non avec le souvenir des mots écrits. Notre éducation se fait dans le même sens : nous parlons avant de savoir écrire. » (Guéneau de Mussy.)

[2] La proposition de Trousseau, à savoir que, dans l'aphasie motrice, les *troubles de l'écriture spontanée et sous dictée sont proportionnels à ceux du langage parlé*, la faculté de copier étant conservée, est vraie à quelques exceptions près (Cas de Guido Banti). Cela tient au mode d'organisation du langage. Chez la plupart des gens, l'écriture a lieu par évocation des mots parlés; donc agraphie chez les moteurs aphasiques, parce que la notion du mot est altérée dans le langage intérieur. (Chez un auditif, au contraire, il n'y aura pas ou peu de troubles de l'écriture s'il devient aphasique moteur.) Une preuve ressort également de l'impossibilité qu'il y a chez le malade de composer les mots, à la manière des typographes, avec la machine à écrire, ce qu'il devrait pouvoir faire s'il était agraphique par perte d'un centre moteur graphique (Miraillié). D'un autre côté, il y aura différence absolue entre la copie exécutée par un aphasique moteur et un aphasique sensoriel (pli courbe) : le premier copie couramment et correctement, le deuxième servilement, comme un dessin. (Voir également la note 2 de la page 829.)

LOCALISATIONS PSYCHIQUES

L'expérimentation physiologique et la clinique semblent démontrer que l'activité intellectuelle nécessite le concours des lobes préfrontaux [1].

Et d'abord, l'excitation chez le singe de cette région de l'écorce cérébrale ne donne lieu a aucune réaction motrice et sensitive (Ferrier), et sa destruction n'amène pas de paralysie, ni de troubles apparents de la sensibilité. Charcot, Pitres, Ferrier ont relaté de même chez l'homme, nombre d'observations pathologiques, de lésions uni ou bilatérales de l'écorce frontale antérieure, sans troubles manifestes de la sensibilité et de la motilité; les seuls troubles observés dans ces cas, étaient des troubles de l'intelligence (affaiblissement intellectuel, idiotisme) souvent très marqués, surtout dans les cas de lésions bilatérales très étendues.

Les cas suivants sont particulièrement remarquables : 1° l'observation de Baraduc, d'un sujet atteint de démence complète, ne parlant pas, oublieux de ses besoins, et présentant à l'autopsie une atrophie bilatérale, par oblitération des artères nourricières des circonvolutions frontales externes et de la face interne; 2° le malade de Davidson qui, ayant eu le cerveau préfrontal lacéré par un crochet de fer, semblait comprendre ce qu'on lui disait de faire et l'exécutait, mais qui en réalité agissait d'une façon purement automatique et mécanique.

Parmi les cas nombreux et reconnus d'affaiblissement intellectuel seul (sans troubles de la motilité et de la sensibilité), par atrophie ou arrêt de développement des lobes frontaux, on peut rappeler l'observation de Cruveilhier, d'absence des lobes préfrontaux, constatée à l'autopsie, chez une fille de dix-huit ans, idiote de naissance.

Les expériences d'ablation des lobes frontaux, de Ferrier, sur les singes, parlent dans le même sens. Bien que ces animaux semblent avoir conservé intacts leurs mouvements, leurs appétits et leurs instincts, ainsi que toutes leurs réactions émotionnelles, aux impressions des sens, un examen plus attentif montre des altérations profondes de l'état mental des opérés, consistant surtout dans un changement du caractère et des manières. Ils sont apathiques et mous, ne s'intéressant plus à ce qui les entoure, et s'ils sortent de leur apathie, c'est pour errer sans but; ayant perdu tout souvenir, ils ne répondent plus qu'aux impressions du moment et ne sont plus susceptibles d'attention, base de toute opération intellectuelle, semblables à ces malades atteints des premiers symptômes de la paralysie générale des aliénés, qui ne

---

[1] Les lobes frontaux comprennent, anatomiquement, les trois circonvolutions frontales externes F_1 F_2 F_3 et la frontale ascendante F_a (fig. 368), ainsi que les parties correspondantes de cette région sur la face interne et la face orbitaire. La partie antérieure du lobe frontal, appelée lobe préfrontal, limitée par la suture coronale, comprend la région frontale, moins la circonvolution frontale ascendante et les pieds des trois circonvolutions frontales.

sortent de leur état d'inquiétude que pour tomber dans la somnolence et l'apathie [1].

L'attention, la réflexion, l'activité intellectuelle proprement dite et volontaire, semblent donc ne pouvoir se manifester sans les lobes frontaux.

D'un autre côté, en étudiant les fonctions du langage chez l'homme, nous avons reconnu que les centres de mémoire auditive et visuelle verbales, d'articulation des mots, localisés dans des régions déterminées de l'écorce cérébrale, autres que la région préfrontale, constituent, eux aussi, des centres dont l'intégrité est nécessaire pour un fonctionnement intellectuel complet et normal. Ces divers souvenirs verbaux, en servant de corps à la pensée, sont le fond de l'intelligence humaine et la raison de son développement si grand. Nous avons montré comment la destruction partielle de leurs

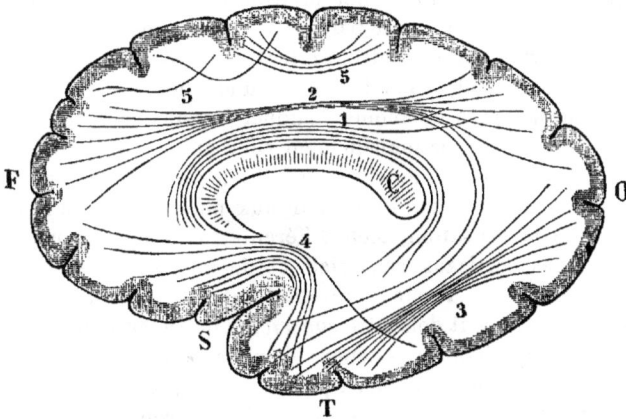

Fig. 371. — Schéma des fibres d'association intra-hémisphériques (d'après Meynert). Coupe verticale antéro-postérieure d'un hémisphère.

centres, en supprimant une ou plusieurs catégories de représentations, restreint d'autant le champ de l'idéation; la destruction de tous abaisserait l'intelligence humaine au niveau de celle des animaux.

Il ressort de là que l'intelligence n'est pas une entité, mais qu'elle résulte du concours harmonique et de l'action synergique des diverses parties du cerveau. En faisant l'étude des centres psycho-sensoriels, nous avons déjà indiqué qu'à notre avis il ne suffisait pas, pour produire la modification de conscience subjective, la sensation, que les impressions exercées sur les organes particuliers des sens, arrivassent à leurs centres corticaux respectifs, mais qu'il fallait encore que ces centres impressionnés entrassent en relation avec l'écorce frontale. De ce conflit, en quelque sorte, naît la sensation,

[1] Ces phases d'inquiétude et d'agitation, comme le besoin de mouvement qu'on observe à certains moments chez les animaux (chien, pigeon), dont on a enlevé l'écorce cérébrale, répondent peut-être aussi à une sorte d'impulsion centrale (spontanéité de Bain) qui résulte de la tendance des centres nerveux à dépenser leur excès d'énergie en mouvement, en dehors même de toute excitation provenant des sens.

l'image idéale qui en dérive, de même que toutes nos idées ou représentations verbales surgissent des polarisations ou associations réciproques du centre frontal avec les divers centres de mémoire. Le schéma de la figure 371, de Meynert, montre les grands faisceaux de fibres d'association qui relient fonctionnellement, en particulier le lobe frontal F, aux divers centres corticaux des lobes occipital O et temporal T [1].

Laissant de côté pour le moment les localisations fonctionnelles pour le langage, dans l'hémisphère gauche chez les droitiers de la main, dans l'hémisphère droit chez les gauchers, le cerveau, en tant qu'organe de la pensée et de la volonté, ne paraît pas présenter de localisation autre que celle que nous avons indiquée dans les lobes préfrontaux. Les faits assez nombreux aujourd'hui et bien constatés de destruction par lésions accidentelles ou pathologiques de l'un ou l'autre lobe préfrontal, ou de destruction partielle des deux lobes (traversés par une balle, etc.), avec conservation des facultés intellectuelles, paraissent démontrer l'intervention synergique des lobes préfrontaux à l'état normal, dans les actes d'idéation et de volonté, mais qu'après une lésion plus ou moins étendue, la substance cérébrale restée intacte, peut remplacer fonctionnellement celle qui a été détruite, sans éducation nouvelle préalable. C'est de cette région de l'écorce cérébrale qu'on peut dire que toutes les parties président aux phénomènes de la pensée, de la volonté et de la sensation, bien différente, sous ce rapport, de chacun des autres centres corticaux sensoriels et de mémoires verbales, dont la lésion supprime la catégorie de représentations à laquelle ils président.

L'activité cérébrale peut donc être *consciente* ou *inconsciente*, suivant que l'écorce frontale intervient ou non, pour l'élaboration des impressions apportées aux centres corticaux sensoriels, par les nerfs spéciaux des sens, et pour l'exécution des mouvements dans la mise en jeu des centres cortico-moteurs. On doit considérer comme des actes réflexes purs tous les phénomènes extrêmement compliqués qui se produisent dans le second cas. Tel est, par exemple, la locomotion d'un individu absorbé dans une méditation (par association du cerveau frontal avec un centre de mémoire), au milieu des obstacles multipliés de la rue, qu'il ne voit pas, mais qu'il évite ; telle est également l'acte de la lecture articulée, réflexe, en même temps que s'accomplit un autre travail intellectuel conscient : celui d'un pianiste habile qui déchiffre un morceau dans les mêmes conditions ; automatique aussi était l'exécution d'un ordre verbal, chez le malade de Davidson, dont les lobes préfrontaux avaient été détruits par traumatisme, etc. Tous ces actes céré-

---

[1] Ces faisceaux, représentés sur la figure 371, sont les suivants :

Le *faisceau de l'ourlet* ou *cingulum* (1) occupe la partie blanche de la grande circonvolution limbique ; ses fibres à long parcours vont du lobe frontal à la partie antérieure du lobe temporo-occipital ; d'autres qui s'en séparent au niveau du bourrelet du corps calleux, vont au lobe occipital ; le *faisceau longitudinal supérieur* (2) volumineux, qui traverse le centre ovale, fait communiquer l'écorce frontale avec l'écorce occipitale ; le *faisceau unciforme* (4) qui fait communiquer le lobe orbitaire (principalement la troisième frontale) avec le lobe temporal. Le faisceau (3) réunit les lobes occipital et temporal ; 5 5 représentent les fibres arciformes qui vont d'une circonvolution à une autre.

braux, qui ont été et qui sont habituellement conscients, peuvent devenir inconscients par l'habitude qui finit par établir entre les centres psycho-sensoriels et moteurs corticaux, des liens organiques, d'autant plus nombreux et plus complexes que, pour leur acquisition, l'éducation a été plus longue, et que la volonté a joué un rôle plus considérable. Ces associations organiques des centres cérébraux, qui remontent à la première enfance, et entretenues ensuite par un exercice de tous les instants, jouent un rôle considérable dans les processus de la pensée, et son émission par la parole et l'écriture[1].

Unité de la conscience.— Personnalité. — Il est facile de comprendre que si notre *machine animale* devait être constituée symétriquement, à répétition bilatérale de ses organes, au point de vue du fonctionnement de ses mécanismes sensori-moteurs, une unité de direction devait être attribuée aux centres de conscience et de volonté chargés de mettre en mouvement les mécanismes de la machine. L'organe psychique, bien qu'anatomiquement double et symétrique, est *un* au point de vue fonctionnel, comme le montre l'unité de la conscience et de la volonté, l'unité du moi. C'est pour la même raison que l'idéation qui est en rapport avec le langage, résulte du fonctionnement des centres d'un seul des hémisphères (centres de mémoire organisés dans l'hémisphère gauche chez les droitiers de la main) parce que ces centres font partie intégrante de la sphère psychique[2].

Le fait de la symétrie anatomique du cerveau psychique frontal, réuni au fait du fonctionnement synergique de toutes les parties de la substance des deux lobes frontaux dans le processus psychique, peut permettre de se rendre compte de certains cas pathologiques étranges (dédoublement de la personnalité, délires). Sous l'influence de causes inconnues, le cerveau psychique qui est double anatomiquement, au lieu de fonctionner synergiquement, se dédouble également au point de vue physiologique, et fonctionne isolément : on s'explique ainsi comment on observe chez certains aliénés, par l'altération d'un seul hémisphère, la coïncidence du délire et de la lucidité.

DURÉE DES OPÉRATIONS CÉRÉBRALES

Si rapide qu'elle soit, l'élaboration de la pensée et des impressions sensorielles n'est cependant pas instantanée, et on a pu, par quelques expériences assez simples, en mesurer la vitesse. Cette vitesse est moins grande que celle des actions purement

[1] Despine distingue une activité cérébrale automatique se manifestant sans le concours du moi, bien qu'elle soit douée d'intelligence et une activité cérébrale consciente qui est l'expression du moi. Dans l'état de santé, ces deux activités sont intimement unies, mais par la maladie elles peuvent se séparer et agir isolément.
[2] La personne est l'individu qui a la conscience claire de lui-même. L'unité du moi est la cohésion pendant un temps donné d'un certain nombre d'états de conscience clairs, accompagnés d'autres moins clairs, et d'une foule d'états physiologiques qui, sans être accompagnés de conscience, comme leurs congénères, agissent autant qu'eux. Unité veut dire coordination. (Ribot.)

réflexes; elle varie d'ailleurs suivant la nature de l'opération cérébrale, suivant les observateurs, etc.

Le cas le plus simple est celui où une personne fait un signal, c'est-à-dire, par exemple, ouvre ou ferme un circuit galvanique, au moment où elle perçoit un pincement ou un choc électrique appliqué à la peau, ou bien voit une flamme ou entend un son. Le temps qui s'écoule entre l'application de l'excitant et l'apparition du signal prend le nom de *période de réaction*. Cette période comprend trois temps : 1° trajet de l'excitation centripète de la terminaison sensible périphérique au centre cérébral de perception; 2° transformation par le cerveau de la sensation perçue, en réaction motrice; 3° trajet de cette impulsion motrice du cerveau au muscle qui doit effectuer le signal. On connaît la vitesse de l'agent nerveux dans les nerfs sensibles et dans les cordons sensibles de la moelle et dans les nerfs moteurs et les parties motrices de la moelle. Ces diverses valeurs étant déduites de la durée totale de la période de réaction, on a la durée du temps employé par le cerveau pour transformer l'impulsion sensible en impulsion motrice.

La nature des sensations influe sur la durée de la période de réaction. C'est ainsi que cette période serait pour les sensations tactiles de 1/7 de seconde" pour les sensations auditives de 1/6 et pour les sensations visuelles de 1/5. Les sensations olfactives et gustatives (1/5 de seconde) se prêtent moins à l'expérimentation. On voit donc que les perceptions tactiles seraient les plus rapides, mais pour d'autres observateurs ce seraient, au contraire, les sensations auditives. Ces dissidences s'expliquent par des différences des conditions où l'on opère (température ambiante, état de fatigue ou d'attention, d'exercice antérieur ou d'inexpérience et, enfin, variations individuelles). En ce qui concerne le temps physiologique des sensations visuelles, les astronomes savent, depuis longtemps, que la même étoile passant au même moment devant le fil de la lunette de deux observateurs, n'est pas perçue et notée au même instant par les deux observateurs. Chacun a son *équation personnelle* dont la valeur peut diminuer avec l'habitude.

Les sensations inattendues, ou celles qui comportent, par suite de la convention des expérimentateurs, une opération de discernement (la plus simple des opérations cérébrales) entre deux sensations soit visuelles (disque rouge ou disque bleu), soit tactiles (pincement du pied gauche ou du pied droit) ont une période de réaction plus longue. Le *psychodomètre*, le *nœmatochomètre*, etc., sont des appareils destinés à mesurer la vitesse des opérations de l'esprit.

LOI PSYCHO-PHYSIQUE

L'intensité de la sensation est fonction de l'intensité de l'excitation et du degré d'excitabilité de l'organe sensoriel. Mais pour un organe sensoriel donné, l'intensité de la sensation n'augmente pas d'une façon proportionnelle à l'intensité de l'excitation; elle augmente beaucoup plus lentement. L'expérience a montré (Weber Fechner) que la *sensation croît comme le logarithme de l'excitation*, ou, autrement dit, quand l'excitation croît suivant une progression géométrique, 1, 2, 4, 8..., la sensation croît suivant une progression arithmétique, 1, 2, 3, 4... La loi de Fechner n'est vraie qu'entre certaines limites d'intensité des excitations, au-dessous ou au-dessus desquelles l'organe sensoriel ne perçoit rien, ou est impressionné d'une façon pénible et douloureuse. C'est ainsi que l'oreille ne perçoit que les sons dont les vibrations sont comprises entre certaines limites, la rétine, les vibrations de l'éther comprises entre le rouge et le violet. La méthode colorimétrique et le colorimètre, dont nous avons parlé ailleurs, peut permettre de vérifier la loi de Fechner pour la vue, par la détermination des plus petites différences appréciables dans les colorations des solutions sanguines, suivant l'intensité de coloration de ces solutions. C'est dans les faibles colorations que l'œil apprécie, le plus exactement, les plus petites différences des colorations.

SOMMEIL

Les fonctions cérébrales, comme d'ailleurs toutes les fonctions de l'organisme, sont intermittentes et passent par deux états qui se succèdent périodiquement : l'état d'activité ou veille, dont nous avons fait l'étude, et l'état de repos, d'inactivité réparatrice ou *sommeil* qu'il faut maintenant faire connaître.

Le sommeil, au moins lorsqu'il est profond (première partie du sommeil) est essentiellement caractérisé par : 1° la suspension complète de l'activité cérébrale consciente, sensitive, psychique et volontaire; 2° par l'abolition également de l'activité automatique des centres, pour les mouvements d'ensemble (locomotion, équilibration); 3° par une diminution marquée de l'excitabilité réflexe et du tonus musculaire; 4° le ralentissement du cœur, de la respiration, des sécrétions, des mouvements de l'estomac et de l'intestin, qui montre que les centres automatiques essentiels, organiques, participent eux-mêmes au repos périodique. La cause prochaine du sommeil est la fatigue et l'épuisement du système nerveux, la diminution de son excitabilité, qui résulte du fonctionnement même des nerfs et des centres nerveux pendant l'état de veille, et qui entraîne pour l'organisme la nécessité de réparer les pertes, d'éliminer les résidus. Le système nerveux cérébro-spinal est comme un moteur qui dépense de l'énergie accumulée pendant son fonctionnement, et dont il faut périodiquement remonter le *ressort* pour une nouvelle phase d'activité.

Les causes du sommeil expliquent pourquoi il survient pour l'homme et pour les animaux, à des intervalles périodiques qui correspondent en général avec la nuit, c'est-à-dire avec le moment où l'excitabilité nerveuse cérébro-spinale déjà épuisée par l'activité de la journée est en plus sollicitée à un moindre degré, par le fait de l'affaiblissement de toutes les excitations sensorielles extérieures (lumière, bruits, etc.). Le cas d'une jeune malade atteinte d'anesthésie généralisée à tous les sens, à l'exception d'un œil et d'une oreille, et chez laquelle on provoquait immédiatement le sommeil, en fermant l'œil et en bouchant l'oreille par lesquels elle communiquait avec le monde extérieur, montre bien l'influence de la diminution des excitations extérieures pour la production du sommeil.

Les signes du sommeil sont trop connus pour y insister ici. Après la première sensation d'*envie* de dormir (appétit du sommeil) survient le *besoin* du sommeil, qui se traduit par les sensations suivantes : diminution dans l'attention et la compréhension, la perception des sensations; troubles de la station et de l'équilibration, lourdeur de la tête, des membres du tronc qui s'affaissent malgré soi; puis l'œil se ferme, les sensations visuelles sont abolies, ensuite celles de l'ouïe, la conscience du moi disparaît, et le sommeil est établi. La pupille est contractée, les globes oculaires dirigés en haut et en dedans pour les uns, en dehors pour d'autres, pour d'autres encore en avant avec leurs axes parallèles.

L'état de la circulation cérébrale est intéressant à noter, car beaucoup d'auteurs en ont fait dépendre (à tort) directement le sommeil. Mais tandis que, d'après les uns, il y a afflux plus considérable du sang et congestion du cerveau, pendant le sommeil, ce qui ferait ressembler le repos cérébral au coma des congestions morbides, d'après d'autres il y a, au contraire, anémie des centres nerveux. Les observations pléthysmographiques de Salathé et de Franck, de Mosso, faites chez l'homme, dans des cas de perte de substance de la voûte du crâne, l'observation directe chez les animaux, ont montré que, pendant le sommeil, il y a réellement anémie.

Après un temps variable, survient la deuxième partie du sommeil, pendant laquelle on voit réapparaître successivement et progressivement, sous l'influence de la restauration du système nerveux, les fonctions suspendues. L'excitabilité réflexe affaiblie augmente peu à peu, puis on voit apparaître les mouvements automatiques d'ensemble, comme l'action de remuer les membres, de se retourner dans son lit; ces mouvements purement réflexes, dus à des impressions périphériques non senties, témoignent que les nerfs et les organes des sens récupèrent peu à peu leur excitabilité jusqu'au réveil. C'est ce que montre également l'établissement de la courbe de l'*intensité du sommeil*, par la mesure de l'intensité de l'excitation sensorielle (bruit par exemple) nécessaire pour réveiller. Elle atteint son maximum entre la première et deuxième heure, pour diminuer ensuite continuellement jusqu'au réveil. C'est surtout pendant cette phase d'excitabilité croissante du système nerveux, que surviennent les rêves.

Le **rêve** est une manifestation restreinte de l'activité psychique qui se poursuit pendant le sommeil, ou qui, après un arrêt momentané, réapparaît avec le retour de l'excitabilité nerveuse qui suit le premier sommeil. Le caractère des rêves, en général, c'est l'absence de suite, l'incohérence dans les images et les idées qui se succèdent, et qui résultent d'un travail cérébral incomplet et désordonné, du fonctionnement partiel et inégal des centres cérébraux, au lieu de l'enchaînement logique des idées, des jugements raisonnés, du processus normal de la pensée, qui, lui, est le résultat du concours harmonique de toutes les parties du cerveau.

L'activité cérébrale restreinte du rêve n'est pas toujours irrationnelle, et la mémoire, l'imagination, le jugement, le raisonnement peuvent rester, dans certains cas, intacts. De même que le penseur, qui concentre sa pensée sur un point donné, peut s'isoler du monde extérieur et ne conserver dans l'acte de sa méditation qu'une conscience vague de sa personnalité, de même dans certaines conditions de sommeil, l'engourdissement, ou l'inactivité fonctionnelle, pourra ne porter que sur le système cérébro-spinal excito-réflexe, laissant intact le mécanisme acquis de la pensée et la faculté de rappeler et de combiner les idées, par association du centre préfrontal avec les divers centres de mémoire, comme dans le langage intérieur et l'acte de la pensée, lorsque ces opérations s'accomplissent d'une façon consciente et volontaire. Dans cette sorte de rêve, l'esprit a d'autant plus de puissance qu'il n'est pas distrait dans son travail par les impressions sensorielles, suspendues dans le silence et l'obscurité de la nuit, ainsi que par l'engourdissement de leurs organes nerveux centraux. C'est ainsi que nous pouvons accomplir pendant le sommeil des travaux de la pensée que nous avions été incapables de produire pendant la veille [1]. De même que les sensations que nous ressentons dans le rêve, sans causes réelles objectives, sont des hallucinations, de même également les mouvements que nous croyons exécuter (locomotion, parole, écriture) sont des incitations de la volonté non suivies d'effet en général.

Cependant beaucoup de personnes parlent en rêvant, et il en est quelques autres qui peuvent exécuter des actes très compliqués, tels que l'action de se lever, de se vêtir, de marcher, d'ouvrir des portes, d'écrire, etc., etc., avec la même coordination qu'à l'état de veille. C'est là ce qui constitue le *somnambulisme,* lequel consiste, comme on voit, dans le fonctionnement automatique du système cérébro-spinal et dans une activité cérébrale restreinte, l'intelligence et les sens restant fermés à toutes les impressions extérieures, en dehors du point particulier dont le sujet est préoccupé dans son rêve. L'analyse physiologique du sommeil et des rêves, que chacun peut faire sur soi-même, est une étude des plus intéressantes, comme celle du somnambulisme, mais qui ne saurait nous arrêter plus longtemps dans un traité élémentaire de physiologie.

Sommeil provoqué. — Hypnotisme. — Il en est de même du déterminisme des conditions qui président au développement de ces états bizarres et restés si long-temps mystérieux, qu'on a appelés le *magnétisme animal,* le *somnambulisme provo-qué,* l'*hypnotisme,* le *braidisme,* etc., mais qui commence à être établi avec une rigueur vraiment scientifique, depuis que les physiologistes et les cliniciens s'en sont occupés. Il n'est guère douteux, en effet, que la plupart des hypnotisés et des magnétisés ne soient des malades dont l'étude relève, par conséquent. de la patho-logie nerveuse plutôt que de la physiologie. Le sommeil magnétique est provoqué par une excitation faible et continue de la face (passes magnétiques), par la fixation du regard sur un objet brillant (métal, yeux du magnétiseur, etc.), par la pression de certains points de la peau (*zones hypnogènes*), etc., et non par l'émission d'un fluide magnétique particulier, qui n'existe pas.

Sous ces influences, l'individu magnétisé tombe dans un état tout à fait compa-rable à celui du somnambule. Il ne peut plus se réveiller spontanément. Le réveil s'obtient en général par un léger souffle sur le front ou sur les paupières ou par la pression de certains points *hypnofuges.* Les sujets magnétisables présentent, même en dehors de leur sommeil magnétique, des troubles de la sensibilité (stigmates hys-tériques, anesthésie, dysesthésie, hyperesthésie). Mais en outre, pendant le sommeil provoqué, on peut leur suggérer, soit par la parole, soit par des attouchements, des anesthésies, des paralysies, des aphasies, des contractures (catalepsie), des halluci-nations, etc., qui peuvent persister un certain temps après le réveil, et des actes dont l'exécution aura lieu à une date fixée souvent très éloignée du moment de la suggestion. Pour plus de détails dans l'étude de ces phénomènes qui dénotent une altération plus ou moins profonde des fonctions cérébrales, nous renvoyons aux travaux de Charcot, Pitres, Beaunis, Bernheim, etc.

[1] Voltaire fit dans le sommeil un chant de la *Henriade,* Tartini la sonate du *Diable,* Burdach plusieurs découvertes scientifiques.

CIRCULATION CÉRÉBRALE

Liquide céphalo-rachidien. — Mouvements du cerveau.

Dans le chapitre de la circulation, en exposant les conditions générales du mouvement du sang dans les organes, nous avons vu que le cours du fluide sanguin est continu dans l'intimité des tissus, mais que, par influence nerveuse, il peut s'accélérer ou se ralentir, suivant l'état de fonctionnement ou de repos de nos organes.

La continuité du courant sanguin dans les petits vaisseaux est, nous le savons, le résultat de l'élasticité et de la dilatation artérielles. Or, le cerveau et ses vaisseaux sont contenus avec le liquide céphalo-rachidien dans la boîte cranienne inextensible et de capacité invariable. Quel est le mécanisme au moyen duquel les artères encéphaliques peuvent subir l'expansion systolique, nécessaire au mouvement continu du sang dans le cerveau, et au fonctionnement cérébral?

D'un autre côté, le cerveau n'étant pas un organe *unitaire*, mais une agrégation d'organes divers, à fonctions spéciales, pouvant par conséquent ne pas fonctionner tous en même temps, nous devons nous demander quelles sont les dispositions au moyen desquelles peuvent être opérées ces circulations locales. Tel est l'objet de ce paragraphe qui va nous faire connaître, en même temps, le rôle du liquide encéphalique dans la circulation cérébrale, et la non-réalité des mouvements du cerveau.

Expansion pulsatile des artères encéphaliques. — La continuité du courant sanguin dans l'intimité des tissus, condition de leur fonctionnement, étant la conséquence de la dilatation artérielle, il semble que la circulation intra-organique n'est possible qu'à la condition que nos organes puissent se prêter à l'expansion de leurs vaisseaux, par des changements correspondants dans leur volume. C'est cette considération qui a fait admettre formellement, par les physiologistes, les *mouvements cérébraux*, chaque afflux du sang artériel produisant une expansion du cerveau, le retrait consécutif des artères produisant l'affaissement de la pulpe cérébrale ; ces mouvements alternatifs de l'encéphale renfermé dans la boîte cranienne inextensible, étant d'ailleurs rendus possibles par un écoulement du liquide céphalo-rachidien de la cavité cranienne, dans la cavité rachidienne, et *vice versa*, ainsi que par un renforcement systolique du courant sanguin veineux encéphalique en dehors du crâne, par les sinus.

Dans les conditions normales chez l'adulte, ces mouvements, dit-on, échappent à l'observation ; mais quand les parois craniennes sont encore molles, comme chez le nouveau-né, ou chez l'homme, lorsque le cerveau est mis à nu par trépanation, ces mouvements se manifesteraient par les expansions et les retraits alternatifs, synchrones aux systoles et aux diastoles cardiaques, qu'on observe aux fontanelles et sur la dure-mère ou le cerveau mis à nu, mouvements devenant ainsi sensibles au doigt et à la vue, et pouvant être enregistrés par les procédés graphiques ordinaires.

Cette théorie, qui enchaîne les modifications pulsatiles nécessaires du calibre des vaisseaux à des changements correspondants du volume des organes, est manifestement fausse pour le cerveau, pas ou peu élastique, et dont l'inertie de sa masse, non plus que son fonctionnement ne se prêterait à ces variations rapides.

Jolyet, au moyen des données anatomiques connues, et par l'institution d'expériences physiologiques et hydrauliques, explique la circulation cérébrale, sans admettre de changements de volume de l'encéphale proprement dit.

Pour cette explication il importe au préalable de bien se représenter, au point de vue anatomique et physique, la situation du cerveau, des vaisseaux et du liquide céphalo-rachidien, dans la cavité cranienne inextensible, et pour simplifier les choses on peut supposer la respiration suspendue et un régime circulatoire régulier établi, et produisant un écoulement continu du sang dans les petits vaisseaux encéphaliques. Si donc, à chaque systole cardiaque, le sang artériel augmente, le liquide encéphalique devra diminuer d'une façon correspondante (on verra plus loin que l'équilibration se fait également aux dépens du sang veineux).

On sait que le **liquide céphalo-rachidien**[1] a ses sources dans les parties les plus intimes des centres nerveux, dans les gaines lymphatiques des artérioles corticales

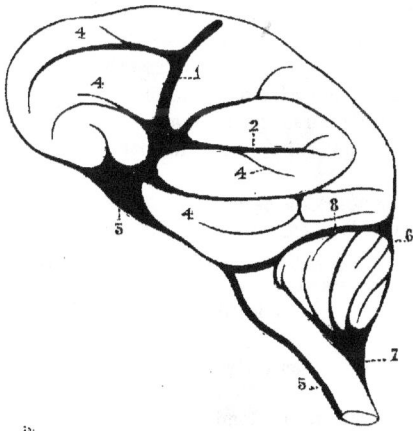

Fig. 372. — Flumina de la face externe des hémisphères cérébraux (d'après Duret).

1, flumen rolandien; — 2, flumen sylvien; — 3, lac sylvien; — 4, 4, rivi tributaires des flumina; — 5, lac bulbo-spinal; — 6, lac cérébelleux supérieur; — 7, lac cérébelleux inférieur; — 8, canal péripédonculaire faisant communiquer le lac cérébelleux supérieur avec le lac central.

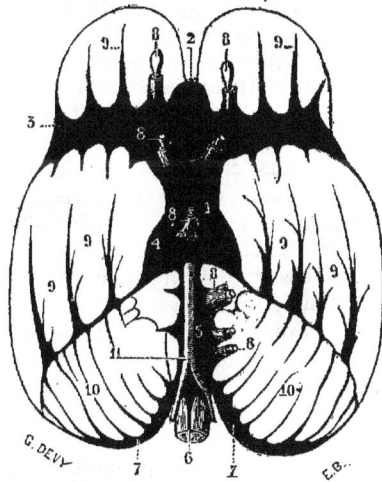

Fig. 373. — Lacs et flumina de la base du cerveau (d'après Duret).

1, lac central; — 2, lac calleux; — 3, lac sylvien; — 4, canaux péripédonculaires; — 5, canal basilaire; — 6, canal médullaire antérieur; — 7, prolongements latéraux du lac cérébelleux inférieur; — 8, 8, 8, canaux arachnoïdiens accompagnant les nerfs craniens et la tige pituitaire; — 9, flumina de la base du cerveau; — 10, flumina cérébelleux; — 11, tronc basilaire et artères vertébrales.

et médullaires. Ces gaines s'ouvrent, à la surface du cerveau, dans les aréoles de la pie-mère. Issu de ces sources, le liquide sous-arachnoïdien se rassemble dans les sillons des circonvolutions, en formant successivement des *rivuli*, des *rivi*, des *flumina* (fig. 372 et 373), qui débouchent, ceux de la face externe des hémisphères dans les lacs sylviens, ceux de la face interne dans le lac calleux. Ces lacs s'unissent pour former le lac central qui, par l'intermédiaire des canaux péripédonculaires et du lac cérébelleux supérieur, reçoit, d'autre part, le liquide céphalo-rachidien des flumina

[1] Le liquide céphalo-rachidien est un liquide transparent, très fluide et très mobile, d'une densité de 1008 à 1015. Sa quantité, chez l'homme, est de 100 à 150 grammes; elle augmente avec l'âge par suite de l'atrophie des centres nerveux. Sa réaction est alcaline, et sa saveur salée.

Il renferme pour cent de liquide 98 parties d'eau, 0,8 de chlorure de sodium (comme la

de la partie inférieure et postérieure des hémisphères ; et il a lui-même son débouché médullaire dans le sillon central de la moelle et la pie-mère rachidienne. Le lac bulbo-spinal auquel aboutissent également les flumina du cervelet, et le liquide ventriculaire, grâce à l'*extensibilité partielle de ses parois*[1] constitue donc la voie d'*échappement* du liquide sous-arachnoïdien encéphalique et ventriculaire.

Les artères du cerveau, les vertébrales et les carotides, pénètrent dans la cavité cranienne par les voies d'échappement du liquide encéphalique (et du sang veineux), et, remontant en quelque sorte le courant de ce liquide, elles vont se ramifier à la surface des circonvolutions, en formant les arborisations de la pie-mère, pour, de là, pénétrer dans la substance corticale et médullaire, avec les gaines lymphatiques, jusque dans les parties les plus profondes du centre ovale.

Ces notions rappelées, d'après Duret, voici comment les choses se passent. Le sang qui afflue dans les artères encéphaliques les dilate à chaque systole cardiaque, mais ce qu'il faut bien savoir, c'est que cette dilatation se fait ici comme dans toutes les autres artères, par la production d'une onde qui se propage rapidement le long des vaisseaux, à la manière d'une vague circulaire, qui atteint successivement les diverses sections du système artériel encéphalique, pour les dépasser ensuite, en se fractionnant comme les vaisseaux jusqu'aux dernières ramifications artérielles intra-cérébrales, où elle vient mourir en s'aplanissant, par suite de l'écoulement continu du sang au travers du système capillaire.

L'onde pulsatile et sa propagation dans les artères du cerveau, plongées dans le liquide céphalo-rachidien, ne peut se produire qu'à la condition de développer dans ce liquide une *onde parallèle et opposée* qui amènera, dans la cavité encéphalique inextensible, le dégagement graduel, mais extrêmement rapide, de la pression intra-cérébrale, au fur et à mesure de la pénération de l'onde pulsatile et de la dilatation artérielle.

L'ébranlement ondulatoire du liquide céphalo-rachidien est rendu possible par ce

solution physiologique qui maintient l'intégrité des éléments anatomiques qui y baignent), 0,05, de carbonate de soude et phosphate de chaux, 047 d'osmazone, des traces de glycose, d'albumine. Cette composition du liquide encéphalique, qui rappelle celle du sérum sanguin, moins l'albumine, montre qu'il est formé par exhalation des vaisseaux pie-mériens et nourriciers. Sa reproduction très rapide (moins de vingt-quatre heures après soustraction complète chez le chien) explique les écoulements abondants de ce liquide chez l'homme (1 litre en trente-six ou quarante-huit heures) après certaines fractures du crâne. Il peut s'écouler par le nez, après rupture du plancher supérieur des fosses nasales, le plus souvent par le conduit auditif externe, à cause de la fréquence des fractures de la base du crâne au niveau du rocher; l'écoulement est très rare après fracture de la voûte. L'absence de trouble, par l'ébullition et les acides, du liquide écoulé, et l'absence de la coagulation en masse servent à établir le diagnostic entre les écoulements de sérum sanguin et le liquide encéphalique.

La pression du liquide céphalo-rachidien (et par suite celle des centres nerveux qui y baignent) est de 10 à 15 centimètres d'eau. Aussi sort-il par un petit jet, lorsqu'on pique la membrane occipito-altoïdienne, jet renforcé à chaque mouvement d'expiration. Les troubles cérébraux et de la locomotion qui suivent sa soustraction, s'expliquent par les troubles circulatoires encéphaliques qui en résultent, et par l'affaissement du cerveau qui n'est plus en suspension et à l'abri des ébranlements dans le liquide où il perdait les $\frac{98}{100}$ de son poids.

Le liquide augmente beaucoup dans l'hydrorachis et l'hydrocéphalie.

[1] Le liquide encéphalique peut refluer, de la cavité cranienne inextensible, dans la cavité rachidienne, par suite de la distension et de la saillie de ses membranes et ligaments élastiques (Richet). En outre, l'existence des plexus veineux rachidiens compressibles, et aussi le tissu cellulaire péri-méningien qui peut refluer au dehors par les trous de conjugaison, contribuent au même résultat.

fait que les artères du cerveau pénètrent dans la cavité cranienne du côté des issues du liquide encéphalique. L'onde pulsatile qui se produit d'abord dans les vertébrales, puis le tronc basilaire, les carotides et se propage à leurs ramifications successives, produira donc un échappement ondulatoire correspondant du liquide encéphalique, des canaux vertébraux et basilaires, des lacs, des affluents des lacs, et cela *jusque dans le liquide des gaines lymphatiques des artères corticales et médullaires*[1].

Dans l'exposition ci-dessus du mécanisme de propagation de l'onde pulsatile dans les artères du cerveau, il n'a été parlé que de l'ébranlement correspondant du liquide encéphalique, qui en produit l'échappement du côté du rachis. Mais il est facile de comprendre, comme le montrent les expériences schématiques et physiologiques, que les veines cérébrales plongées dans le liquide sous-arachnoïdien, contribuent pour une large part, et par un mécanisme identique, à l'échappement de la pression intra-cranienne, par un renforcement pulsatile de l'écoulement du sang qu'elles renferment, en dehors du crâne, par les sinus. C'est ainsi que lorsqu'on prend la pression sanguine, simultanément avec celle de la carotide, dans le sinus longitudinal et la jugulaire au sortir du crâne, sans interrompre la continuité de ces conduits, on constate des oscillations systoliques de la colonne manométrique, avec un léger retard de la pulsation du sinus sur celle de la carotide. La pression du sinus resté libre est en moyenne de 25 à 30 centimètres d'eau, au maximum, et à tous les moments, supérieure à celle de la jugulaire, preuve que le sang veineux encéphalique ne subit pas un mouvement rétrograde à chaque systole des artères encéphaliques, comme on l'avait admis.

Absence des mouvements du cerveau. — Bien qu'il soit difficile, dans l'ampliation pulsatile des artères encéphaliques, de faire la part qui revient aux artères intra-craniennes, situées en dehors de la pulpe cérébrale, de celle qui appartient aux artérioles extrêmement réduites et presque capillarisées de la substance cérébrale, on peut néanmoins affirmer que la disposition et le développement du système artériel péri-cérébral (flexuosités, courbures artérielles, etc.), a pour effet de réduire au minimum la pulsation des artères nourricières du cerveau, l'excédent de pression qui peut pénétrer dans ces artères trouvant d'ailleurs son débouché par le liquide des gaines péri-vasculaires.

Il résulte de là que les battements des fontanelles, chez l'enfant, ou de la dure-mère mise à nu par trépanation, chez l'adulte, sont le résultat d'un transport à un

---

[1] Cette théorie de la circulation cérébrale qui explique l'ampliation artérielle, sans qu'il y ait de changement de volume de l'encéphale proprement dit, sans choc par conséquent sur l'élément nerveux à chaque systole cardiaque est seule compatible avec un fonctionnement cérébral normal. Physiquement, Jolyet en a démontré la réalité en étudiant sur des schémas reproduisant les dispositions anatomiques et physiques des vaisseaux dans la cavité cranienne la propagation de l'onde pulsatile dans des tubes élastiques renfermés dans des gaines remplis de liquide, comparativement avec celle qui se produit dans le liquide du manchon. Dans le cas d'afflux intermittents, les deux ondes sont parallèles et opposées, et produisent, par l'ajutage du tube élastique, un écoulement continu et régulier. L'écoulement devient intermittent si on ferme la voie d'échappement du liquide de la gaine ou si on la transporte à l'extrémité opposée.

La nature du liquide a une influence très marquée sur la propagation de l'onde, et par suite sur la régularité de l'écoulement par l'ajutage du tube élastique, ainsi que sur le débit. Le liquide céphalo-rachidien, par sa grande fluidité et la mobilité de ses molécules, semble se prêter mieux que tout autre liquide à la propagation de l'onde, pour produire un débit régulier et maximum. (Voir Jolyet. — *Du rôle du liquide céphalo-rachidien dans la circulation cérébrale; Société de Biologie*, et *Travaux du laboratoire de Physiologie*, F. Jolyet, 1893.)

point de moindre résistance, de l'onde pulsatile produite dans le liquide sous-arachnoïdien par la pulsation des artères péri-cérébrales, et non d'une expansion du cerveau proprement dit. Au point de vue de cette affirmation, l'expérience de Bourgougnon, passée sous silence ou mal interprétée par les physiologistes, est capitale et tout à fait démonstrative. Je la rappellerai d'abord.

Après avoir trépané le crâne d'un chien, Bourgougnon fixe, perpendiculairement à l'ouverture, un tube en verre portant un robinet dans son milieu. La partie inférieure du tube renferme un levier coudé, mobile sur un axe transversal, et dont la petite branche horizontale porte une plaque qui repose sur la surface de la dure-mère ou du cerveau mis à nu, de façon à transmettre les mouvements qui lui sont imprimés, à la longue branche verticale qui les amplifie.

Le tube étant exactement rempli d'eau, jusqu'au-dessus du robinet, Bourgougnon constate, lorsque celui-ci est ouvert, des oscillations de la colonne liquide et de la branche verticale du levier, isochrones aux pulsations du cœur. Mais venait-on à fermer le robinet, immédiatement les oscillations du levier s'arrêtaient pour reprendre aussitôt ensuite, avec celles du liquide, à chaque ouverture nouvelle du robinet.

Jolyet a vérifié l'exactitude des observations de Bourgougnon, et modifié son appareil, de façon à permettre d'enregistrer les phases des mouvements du levier. Pour cela, le gros tube de verre vertical fixé au crâne, porte au-dessous du robinet un petit tube soudé perpendiculairement, et dont l'orifice extérieur rétréci est fermé par une membrane de caoutchouc. On transfixe la membrane par une longue tige de verre effilé, et on en articule l'extrémité intérieure au tube, dans un trou d'une lame d'aluminium qui surmonte la plaque reposant à la surface du cerveau. L'extrémité libre de la longue branche du levier ainsi formé, inscrit ses oscillations, simultanément avec les pulsations de la carotide, sur le cylindre enregistreur, lorsque le robinet est ouvert; elle trace une ligne droite lorsqu'il est fermé. Toujours les oscillations sont plus accentuées lorsque le levier est directement appliqué sur le cerveau à nu, après excision de la dure-mère. C'est dans ces conditions aussi que directement, sans appareil spécial, on constate facilement *de visu* le déploiement systolique du bourgeon cérébral herniaire, déploiement attribué à tort, comme nous allons le démontrer, à une turgescence de ces vaisseaux propres.

Pour l'interprétation des faits signalés ci-dessus, il faut distinguer le cas où le levier repose sur la dure-mère intacte, de celui où il est appliqué directement sur le cerveau mis à nu.

Lorsque la dure-mère est intacte et que le cerveau et ses vaisseaux baignent dans le liquide sous-arachnoïdien, les battements de la membrane constatés dans l'expérience, comme ceux des fontanelles, sont, avons-nous dit, le résultat du transport à un point de moindre résistance, de l'onde produite dans le liquide encéphalique, par le développement pulsatile des artères intra-craniennes. C'est cette onde qui est transmise dans l'expérience de Bourgougnon et de Jolyet, répétée et variée par Boyé, à la colonne liquide et au levier qui reposent sur la dure-mère. Sa constatation ne prouve rien pour ou contre les mouvements du cerveau. Quand on ferme le robinet, les mouvements du levier s'arrêtent, parce que l'onde encéphalique reprend les voies normales qu'elle a dans le crâne intact et rigide, et trouve son débouché par l'échappement du liquide sous-arachnoïdien et du sang veineux. Mais ce qui démontre l'absence des mouvements du cerveau, c'est la suppression instantanée des oscillations du levier reposant directement sur le cerveau, à chaque fermeture du robinet, et leur réapparition immédiate, à chaque ouverture. Il est évident que, si les mouvements du levier constatés dans le cas du robinet ouvert, étaient dus à des expansions rythmées du cerveau, produites par le déploiement correspondant de ses artères nourricières, il n'y a, physiquement, aucune raison pour qu'ils ne continuent pas quand on ferme le robinet ; or, instantanément, ils s'arrêtent ; instantanément ils reprennent à chaque nouvelle ouverture.

Voici l'explication bien simple du phénomène, comme d'ailleurs celle de la production du bourgeon cérébral herniaire, et de son déploiement systolique, à la suite de la trépanation. La surface du cerveau ainsi mise à nu est soumise à une pression moindre. A chaque expansion systolique des artères encéphaliques péri-cérébrales, battant au sein du liquide sous-arachnoïdien, l'onde parallèle de pression développée dans ce liquide, se fait sentir sur toute la surface du cerveau, comme le montre l'échappement ondulatoire du sang des veines cérébrales du côté des issues, dans les sinus. Cette onde produira donc un *échappement du cerveau*, qui fera hernie à l'orifice cranien accidentel représenté par la couronne du trépan, d'autant plus facilement qu'en ce point la pression est nulle, alors que partout ailleurs, du côté des sinus, comme du côté du lac bulbo-spinal, elle est au contraire toujours positive. Le bourgeon cérébral battra donc à chaque systole cardiaque, subissant un déploiement extérieur correspondant, non pas par le fait d'une expansion de son tissu, mais parce qu'il est chassé à l'orifice cranien, par les pressions rythmées exercées à la surface du cerveau. Vient-on à supprimer la voie artificielle d'échappement du cerveau, comme dans l'expérience ci-dessus, par la fermeture du robinet, instantanément les battements cessent, et bientôt aussi le déploiement extérieur du bourgeon cérébral.

Circulations régionales. — Le cerveau, avons-nous dit, n'est pas un organe unitaire, mais une agrégation d'organes divers, à fonctions spéciales, comme nous l'a montré l'étude des localisations corticales motrices, sensorielles, psychiques. Il importait donc que les circulations des divers départements dont le cerveau se compose, fussent plus ou moins indépendantes les unes des autres, afin que l'irrigation sanguine pût s'activer ou se ralentir, ici ou là, selon l'état fonctionnel ou de repos des centres. Les circulations régionales sont donc la raison de la localisation des fonctions cérébrales, comme elles sont la raison de la localisation des lésions corticales (foyers d'hémorragie ou de ramollissement), produisant des troubles déterminés dans ces fonctions.

L'anatomie a confirmé les données de la physiologie et de la clinique, en montrant l'autonomie des territoires vasculaires du cerveau, non seulement des grands territoires, mais encore des départements secondaires en lesquels les premiers se divisent, et qui correspondent aux ramifications artérielles de deuxième et de troisième ordre.

La circulation intra-cérébrale comprend deux grands systèmes, celui de l'écorce et celui des noyaux gris centraux. Ces deux systèmes, d'origine commune, sont absolument indépendants l'un de l'autre, et ne communiquent pas entre eux à leur terminaison (Duret). Cette disposition crée dans le cerveau une zone neutre, moins fournie de vaisseaux; aussi est-elle surtout le siège des ramollissements (Charcot).

C'est du cercle de Willis, directement en dedans, et des cérébrales moyennes et postérieures, latéralement et en dehors, que naissent les artères des ganglions centraux. Elles s'en détachent sous forme de vaisseaux très fins qui se capillarisent dès leur entrée dans la substance cérébrale.

Le deuxième système est formé par les artères cérébrales antérieures, moyennes et postérieures qui se décomposent, en formant des ramifications de deuxième, troisième ordre, fournissant chacune des arborisations primitives, secondaires, tertiaires (fig. 374). Ces arborisations, qui s'observent

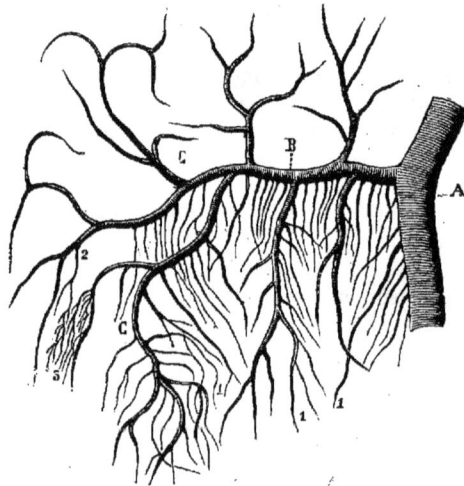

Fig. 374.

A, artère principale; — B, arborisation primitive; — C C, arborisations secondaires; — 1 1 1, artères médullaires. — 2 2, artères corticales. — 3, réseaux des artères corticales dans la pulpe cérébrale (Duret).

surtout à la surface des circonvolutions, sont formées par des artérioles flexueuses et onduleuses qui ne s'anastomosent pas entre elles (Duret) ou dont les anastomoses au moins sont extrêmement rares, surtout pour les arborisations secondaires. Il résulte de là que le plus souvent l'oblitération d'une branche secondaire aura pour conséquence la mortification d'une région très limitée de l'écorce, point capital pour les localisations cérébrales, lorsque la lésion ainsi limitée correspondra à une circonvolution, ou à un groupe de circonvolutions, douées de propriétés spéciales, et qui se traduira par des troubles particuliers déterminés de la motilité, de la sensibilité ou de la mémoire. Ces circulations locales et leurs troubles sont surtout importants à étudier dans le domaine de la sylvienne, région dans laquelle l'expérimentation a localisé les centres moteurs, et la clinique, aidée de l'anatomie pathologique, le siège des fonctions du langage.

La figure 375 montre la distribution de l'artère sylvienne à la surface externe du cerveau. L'artère S pénètre dans la scissure de Sylvius, dont les lèvres ont été écartées pour montrer le vaisseau. Elle fournit tout d'abord les artères perforantes destinées au corps strié; puis, au fond de la scissure, au niveau de l'insula, l'artère se divise en cinq branches qui se distribuent sur un certain nombre de circonvolutions de la face externe de l'hémisphère, en formant autant de petits territoires secondaires correspondant à chacune de ces circonvolutions.

La première branche (1, fig. 375) est l'artère de la circonvolution de Broca. Son oblitération produit le ramollissement limité au seul territoire de la troisième frontale, et plus spécialement à sa partie postérieure (Charcot).

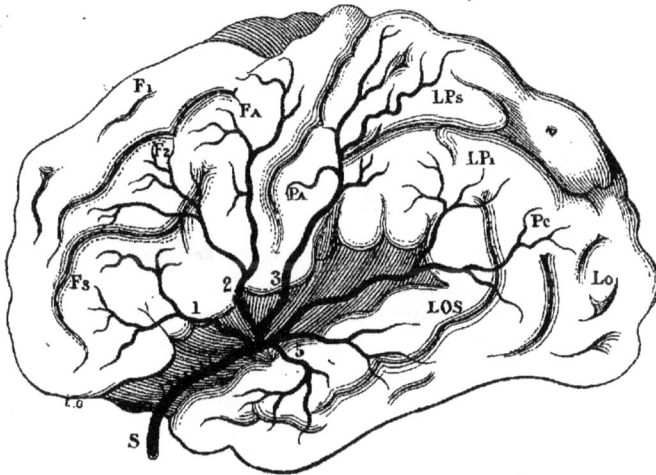

Fig. 375. — Distribution de l'artère sylvienne (figure demi-schématique).

S, tronc de l'artère sylvienne qui pénètre dans la scissure de Sylvius, et dont les branches divergent entre les circonvolutions de l'insula; — P, branches perforantes destinées aux noyaux gris centraux; — 1, artère de la circonvolution de Broca, ou frontale externe et inférieure; — 2, artère frontale ascendante; — 3, artère parié-tale ascendante; — 4 et 5, artères pariéto-sphénoïdales et sphénoïdales; — F₁, F₂, F₃, les trois circonvolutions frontales; — FA et PA, frontale et pariétale ascendante; — LPs, lobule pariétal supérieur; — LPi, lobule parié-tal inférieur; — Pc, pli courbe; — Lo, pli occipital.

La deuxième branche (2, même figure) irrigue la frontale ascendante; la troi-sième branche (3), la pariétale ascendante, de concert avec les ramifications de la branche moyenne de la cérébrale antérieure, qui se rend aussi au lobule paracentral : ces artères sont ainsi les artères nourricières des régions mo-trices du cerveau.

La quatrième branche de la sylvienne (4) se rend au pli courbe, centre de la mémoire visuelle verbale. La cinquième est l'artère nourricière de la pre-mière temporale, centre de la mémoire auditive des mots.

Les lobes préfrontaux reçoivent leurs artères des ramifications des branches antérieure et moyenne de l'artère cérébrale antérieure; le cuneus et les cir-convolutions de la pointe occipitale, centres de la vision commune, et le lobule lingual, de la cérébrale postérieure, qui fournit aussi les artères nour-ricières de la partie postérieure de la couche optique, premier centre optique, avec le tubercule quadrijumeau antérieur.

SYSTÈME NERVEUX PÉRIPHÉRIQUE

Spécialisation des nerfs. — Les fibres nerveuses possédant la propriété de transmettre les excitations dans les deux directions (voir *Physiologie générale des nerfs*), il est évident que leur fonction physiologique est le résultat exclusif de leurs connexions anatomiques centrales et périphériques. On a donné le nom d'*énergie spécifique* à cette activité spéciale des nerfs qui résulte de leurs connexions anatomiques.

Les différents nerfs de l'économie peuvent être classés en un certain nombre de groupes qui ont certains caractères communs et des caractères distinctifs. Ces groupes sont les suivants :

1° Les nerfs à *conduction centrifuge :*

    a. Les nerfs moteurs pour les muscles striés ;
    b.   —   —   —   lisses ;
    c.   —   électriques chez certains poissons ;
    d.   —   sécrétoires ou glandulaires ;
    e.   —   trophiques (?) ;
    f.   —   inhibitoires ou d'arrêt ;
    g.   —   vaso-dilatateurs ;

2° Les nerfs à *conduction centripète*, renfermant :

    a. Les nerfs de sensibilité générale ;
    b.   —   des sens spéciaux ;
    c.   —   excito-réflexes admis par quelques auteurs ;

3° Les nerfs ou *fibres intercentrales.*

I. — NERFS RACHIDIENS

Fonctions des racines des nerfs rachidiens. — Loi de Magendie. — Nous connaissons déjà le rôle trophique exercé par la cellule nerveuse sur ses divers prolongements (cylindraxile et protoplasmiques). Il suffira de rappeler ici le rôle du corps du neurone pour les prolongements nerveux qui constituent les racines et les nerfs rachidiens. Les fibres des racines antérieures sont formées par les prolongements cylindraxiles des cellules radiculaires des cornes antérieures, celles de la racine postérieure représentant les prolongements cylindraxiles des cellules du ganglion spinal; si on coupe les racines nerveuses avant leur coalescence (la racine postérieure entre le ganglion intervertébral et la moelle), *s*, figures 376 et 377, on constate pour la racine antérieure que le bout périphérique seul s'altère, tandis que le bout qui tient à la moelle reste inaltéré. Pour la racine postérieure, c'est le bout qui tient au ganglion qui reste inaltéré, alors que le bout central s'altère. Si la section est faite au delà du ganglion, le bout périphérique du nerf, c'est-à-dire les prolongements protoplasmiques du corps cellulaire spinal s'altèrent, mais non le bout central attenant au ganglion (*s*, fig. 378). La conclusion c'est donc que les cellules radiculaires de la moelle sont les

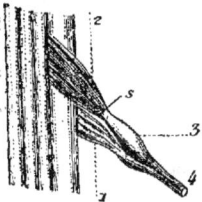

Fig. 376.
Racine antérieure.

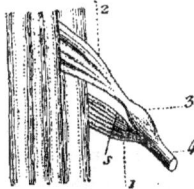

Fig. 377.
Racine postérieure.

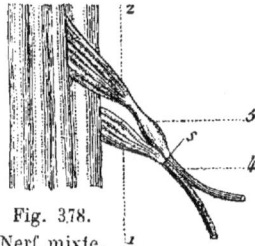

Fig. 378.
Nerf mixte.

Dégénération des racines rachidiennes après section. Les parties foncées sont dégénérées.

centres trophiques des fibres des racines antérieures, les cellules du ganglion spinal réglant la nutrition des fibres des racines postérieures et des prolongements périphériques protoplasmiques de ces racines.

Ch. Bell entrevit, en 1811, la nature différente des fonctions des racines antérieures et des racines postérieures des nerfs rachidiens, qu'il interpréta d'ailleurs faussement. C'est Magendie qui la démontra par des expériences positives en 1822. La différenciation fonctionnelle des racines ou loi de Magendie (désignée souvent, mais à tort, sous le nom de loi de Bell) est la suivante : *les racines antérieures sont motrices, les racines postérieures sont sensitives.*

La démonstration des fonctions différentes des racines rachidiennes peut se faire soit chez les vertébrés inférieurs (grenouille), soit chez les animaux supérieurs (chien). Pour cela on met à découvert, dans la région lombaire, par exemple, une (ou plusieurs) paire nerveuse, et on isole la racine postérieure et la racine antérieure qui la constituent. On coupe la racine postérieure, l'animal s'agite et manifeste une vive douleur. Mais tandis que l'excitation du bout central, par le moindre attouchement, provoque une vive sensibilité, manifestée par les cris et les mouvements généraux de l'animal, l'excitation du bout périphérique par le pincement ou par l'électricité est sans effet.

On coupe ensuite la racine antérieure correspondante : un soubresaut se produit dans des muscles déterminés du membre postérieur du même côté, sans manifestation aucune de douleur. Mais tandis que l'excitation du bout central ou médullaire est sans effet, l'excitation du bout périphérique par le pincement provoque un soubresaut dans les muscles de la patte; le choc d'induction, une secousse musculaire; le courant tétanisant un tétanos de ces mêmes muscles, comme s'il était appliqué sur le nerf moteur ou le muscle lui-même. Si on sectionne toutes les racines postérieures qui vont au membre postérieur gauche, et toutes les racines antérieures qui vont au membre postérieur droit, on constate que tandis que le membre gauche a perdu toute sensibilité, mais peut se mouvoir, le membre postérieur droit, au contraire, est paralysé de tous les mouvements, mais reste sensible (Magendie).

Les racines antérieures sont donc motrices, c'est-à-dire conduisent les incitations motrices volontaires (ou excito-réflexes) des cellules des cornes antérieures où les fibres de ces racines prennent naissance, aux muscles qui entrent en contraction sous cette influence; les racines postérieures sont sensitives, c'est-à-dire conduisent de la périphérie aux centres, les innervations centripètes (sensibles ou excito-réflexes).

Sensibilité récurrente. — Si au lieu de faire l'expérience des racines de la paire rachidienne, relatée plus haut, en commençant la section et l'excitation des bouts, non plus par la racine postérieure, mais par la racine antérieure, et si on opère sur un chien vigoureux et non épuisé, on constate que la section de la racine antérieure donne en plus naissance à des manifestations générales d'une sensibilité plus ou moins vive, mais, à l'inverse de la racine postérieure dans l'expérience ci-dessus relatée, c'est le bout périphérique de la racine antérieure sectionnée qui est sensible, l'excitation du bout central restant sans effet. Cette sensibilité de la racine antérieure est une sensibilité d'*emprunt*, qui lui vient de la racine postérieure correspondante; aussi, en coupant cette racine, fait-on disparaître instantanément la sensibilité de la racine antérieure. Les fibres sensitives de cette racine proviennent des enveloppes fibreuses de la moelle et de celles de la racine elle-même, et l'on a appelé *récurrente* la sensibilité d'emprunt de la racine antérieure pour exprimer le trajet *centrifuge* des impressions sensitives dans les fibres sensitives contenues dans la racine motrice, tant que ces fibres et les impressions qui y cheminent n'ont pas repris leur trajet centripète normal, au delà de la coalescence des racines. On appelle également récurrente la sensibilité que présentent les nerfs craniens moteurs dès leur sortie du crâne, et qui leur vient des anastomoses qu'ils reçoivent des nerfs sensitifs encéphaliques; par exemple, la sensibilité des diverses branches du nerf facial, empruntée à la 5e paire, et qu'on fait disparaître instantanément par la section du nerf trijumeau dans le crâne.

Fonctions spéciales des nerfs rachidiens. — La physiologie spéciale des nerfs rachidiens ne peut être séparée de l'étude de leur distribution anatomique, et c'est dans les Traités d'anatomie qu'on la trouvera. Disons seulement que ces nerfs sont tous mixtes, c'est-à-dire qu'ils contiennent toutes les espèces de fibres *centrifuges* et *centripètes* que nous avons énumérées au commencement de ce chapitre, sauf les fibres sensorielles qu'on ne rencontre que dans certains nerfs craniens.

II. — NERFS CRANIENS

PREMIÈRE PAIRE : NERF OLFACTIF

La physiologie de ce nerf est faite à l'article *Odorat*.

DEUXIÈME PAIRE : NERF OPTIQUE

C'est le nerf de la vision et son étude est faite avec le sens de la vue et avec les centres sensoriels corticaux.

TROISIÈME PAIRE : NERF MOTEUR OCULAIRE COMMUN

C'est un nerf essentiellement moteur. Il possède une triple action :
1° Sur les mouvements de la paupière supérieure et du globe de l'œil;
2° Sur la pupille ;
3° Sur l'accommodation.

1° **Action sur les mouvements de la paupière supérieure et du globe de l'œil.** — Le nerf moteur oculaire commun se distribue au releveur de la paupière supérieure, au droit supérieur, au droit interne, au droit inférieur et au petit oblique.

Par le filet du releveur, il préside au relèvement de la paupière supérieure.

Par les nerfs qu'il fournit aux muscles du globe oculaire, il tient sous sa dépendance les mouvements qui portent l'œil en haut, en dedans, en bas et ceux qui le font tourner autour d'un axe antéro-postérieur.

Les muscles droits maintiennent le globe oculaire enchâssé dans la capsule de Ténon et l'empêchent d'être repoussé en avant par la pression des parties situées en arrière de cette capsule et par l'action du muscle de Müller.

Les paralysies du nerf, sa compression par une tumeur, sa section ou son arrachement ont pour conséquence la chute de la paupière supérieure, la déviation du globe oculaire en dehors par l'action combinée du droit externe et du grand oblique, la diplopie *croisée*, la position plus élevée de l'image fournie par le côté paralysé, l'inclination de l'extrémité supérieure de cette image vers la ligne médiane, l'abolition des mouvements de rotation de l'œil autour d'un axe antéro-postérieur lorsque la tête s'incline du côté opposé au côté lésé, ou plutôt lorsque le regard se porte obliquement en haut et en dehors, la saillie assez prononcée du globe en avant.

2° **Action sur la pupille.** — Le nerf moteur oculaire commun envoie au ganglion ophtalmique une branche très courte qui aborde ce ganglion par sa partie postéro-inférieure et qu'on désigne sous le nom de *racine motrice*. C'est dans cette racine que sont contenus tous les filets nerveux qui innervent le constricteur de la pupille. L'excitation ou la galvanisation intra-cranienne du tronc nerveux pendant la vie ou immédiatement après la mort produisent un rétrécissement de la pupille. La section ou la paralysie du nerf amènent la dilatation persistante de la pupille, qui ne peut plus se rétrécir sous l'influence de la lumière. L'atropine, en paralysant les fibres intra-oculaires de la 3e paire, produit le même effet.

3° **Action sur l'accommodation.** — Le nerf moteur oculaire commun envoie des filets nerveux au muscle ciliaire; ces nerfs passent par la racine motrice du ganglion ophtalmique, le ganglion et les nerfs ciliaires.

Trautvetter, en excitant le tronc du nerf, a vu se produire des variations de l'image par réflexion de la face antérieure du cristallin, comme il s'en produit dans l'accommodation. Il n'a pu constater ces phénomènes que chez les oiseaux. L'excitation directe des nerfs ciliaires, faite par Hensen et Wœlckers, amène une saillie de la face antérieure du cristallin.

Dans la paralysie complète du nerf, l'accommodation ne se fait plus.

Le nerf moteur oculaire commun n'est pas sensible à son origine. Il ne le devient qu'après son anastomose avec l'ophtalmique ; d'après Cl. Bernard, le tronc de ce nerf, dans son trajet intra-cranien, présente des signes évidents de sensibilité récurrente due à l'ophtalmique.

Le nerf moteur oculaire commun s'anastomose, pendant son passage à travers la paroi externe du sinus caverneux, avec le grand sympathique. Cette anastomose lui fournit probablement des vaso-moteurs pour les vaisseaux musculaires.

QUATRIÈME PAIRE : NERF PATHÉTIQUE

Le nerf pathétique est un nerf essentiellement moteur. Il innerve un seul muscle : le grand oblique. Il est donc l'agent des mouvements qui portent la pupille en bas et en dehors.

Après sa section ou sa paralysie, l'œil se porte en haut et en dehors par l'action du petit oblique. La diplopie existe ; mais les images sont homonymes. Celle de gauche correspond à l'œil gauche, celle de droite à l'œil droit. L'image qui correspond au côté lésé est située au-dessous de celle du côté sain, et son extrémité inférieure se trouve plus éloignée de la face. Quand la tête s'incline du côté sain, les deux images se rapprochent. Le phénomène contraire se produit quand la tête s'incline du côté lésé. On observe également l'abolition de la rotation de l'œil lorsque la tête s'incline du côté lésé ou lorsque le regard se porte en bas et en dehors.

Cl. Bernard attribue au pathétique la sensibilité récurrente, mais il n'a pu la vérifier expérimentalement.

CINQUIÈME PAIRE : NERF TRIJUMEAU

L'origine apparente du nerf trijumeau se voit sur la protubérance annulaire à l'union de la face inférieure et des faces latérales de cet organe. Le nerf naît par deux racines : une grosse racine ou racine sensitive, une petite racine ou racine motrice. Arrivée sur la face antérieure du rocher, la grosse racine se renfle en un ganglion appelé *ganglion de Gasser*. La petite racine ne prend aucune part à la formation de ce ganglion. Elle est située au-dessous de lui.

De la partie antérieure du ganglion de Gasser partent trois nerfs : l'ophtalmique de Willis, le maxillaire supérieur et le maxillaire inférieur.

La racine motrice va tout entière se jeter dans le nerf maxillaire inférieur.

L'ophtalmique de Willis et le maxillaire supérieur sont des nerfs sensitifs. Le maxillaire inférieur est un nerf mixte. Toutes les branches du trijumeau contiennent des filets sensitifs, des filets sécréteurs, des filets vaso-moteurs. L'ophtalmique de Willis contient les filets dilatateurs de la pupille. Par suite de son union avec la petite racine du trijumeau, le maxillaire inférieur renferme, outre ses filets sensitifs, des filets moteurs. Ces filets vont se distribuer à tous les muscles masticateurs, d'où le nom de nerf masticateur donné au maxillaire inférieur. A chacune des branches du trijumeau est annexé un ganglion, à l'ophtalmique de Willis le ganglion ophtalmique, au maxillaire supérieur le ganglion sphéno-palatin, au maxillaire inférieur le ganglion otique. De plus, sur le trajet du nerf lingual se trouve le ganglion sous-maxillaire.

Nous étudierons successivement : 1° les filets communs à toutes les branches du trijumeau ; 2° les filets dilatateurs de la pupille contenus dans l'ophtalmique de Willis ; 3° les filets moteurs du maxillaire inférieur ; 4° les différents ganglions annexés aux branches du trijumeau.

I. Filets communs à toutes les branches du trijumeau. — 1° *Filets sensitifs.* — Par ses filets sensitifs, le trijumeau tient sous sa dépendance la sensibilité de la peau de toute la face, de la partie antérieure du pavillon de l'oreille et du conduit auditif externe, des muqueuses suivantes : conjonctive, conduits lacrymaux, sac lacrymal, canal nasal, pituitaire, muqueuse pharyngienne, palatine, du sinus maxillaire, des gencives, de la lèvre supérieure, de la trompe d'Eustache, de la face interne des joues, du plancher buccal, de toute la partie de la muqueuse linguale située en avant du V lingual, d'une partie de la muqueuse de la caisse du tympan, du périoste des os de la face, des dents, enfin des muscles innervés par le nerf facial et le nerf masticateur.

La section du trijumeau dans le crâne abolit la sensibilité dans toutes ces régions.

Les filets sensitifs de l'ophtalmique de Willis et du maxillaire supérieur sont le point de départ des réflexes qui produisent la sécrétion des glandes nasales, palatines et probablement de celles du voile du palais.

Ceux du maxillaire inférieur produisent, par action réflexe, la sécrétion de la salive et des glandes buccales. Ils sont également le point de départ des mouvements de succion chez le nouveau-né, de la mastication et de la déglutition.

Pathologiquement, l'irritation de ces nerfs peut déterminer des actes réflexes divers, tels que crampes, convulsions, etc., etc. On peut se rendre compte de ces effets en excitant ou en sectionnant les différentes branches du trijumeau.

La section du lingual pratiquée plusieurs fois chez l'homme abolit le sens du goût dans les deux tiers antérieurs du côté correspondant de la langue. Mais ces fibres gustatives n'appartiennent probablement pas au nerf lingual même.

2° *Filets sécrétoires et vaso-dilatateurs du trijumeau.* — L'excitation du bout périphérique du nerf lacrymal, chez le lapin, le chien ou le mouton, produit une sécrétion abondante de larmes. Il en est de même du rameau temporo-malaire du maxillaire supérieur.

Le trijumeau contient aussi des filets sécréteurs et vaso-dilatateurs directs pour les glandes et la muqueuse du nez et des parois buccales. C'est ainsi que l'excitation du nerf maxillaire supérieur uni aux filets venus du ganglion sphéno-palatin produit, par action directe, l'hypersécrétion des glandes nasales (J.-L. Prévost), et la rubéfaction très intense des muqueuses nasale, labiale, gingivale supérieure et palatine, en même temps que l'augmentation de la température des régions congestionnées (Jolyet et Laffont). L'excitation du nerf buccal chez le chien produit de même par action directe la sécrétion de la glande de Nuck, celle des glandules géniennes et labiales inférieures ; en même temps la glande sous-zygomatique devient turgide, ses vaisseaux s'injectent, et le sang sort rutilant de ses veines ; la muqueuse de la joue et de la lèvre inférieure subit les mêmes effets congestifs que ceux constatés sur la lèvre supérieure par l'excitation du maxillaire supérieur (Jolyet et Laffon. Voir p. 402).

Ces nerfs vaso-dilatateurs de provenance sympathique (Dastre et Morat) qu'on constate dans tous les rameaux du trijumeau y arrivent par le tronc de ce nerf. Leur mise en jeu par action réflexe, comme celle des fibres sécrétoires qui les accompagnent, par excitation physiologique ou pathologique, en particulier des rameaux sensitifs du trijumeau que ces fibres accompagnent, rend bien compte des congestions et hypersécrétions observées dans les névralgies de la 5e paire.

3° *Filets vaso-constricteurs.* — L'ophtalmique contient les vaso-moteurs de l'iris, de la choroïde et de la rétine. Ces nerfs lui viennent des anastomoses avec le grand sympathique. Le maxillaire supérieur fournit les vaso-moteurs qui accompagnent les artères de la cavité buccale. Ils proviennent des anastomoses du trijumeau avec le grand sympathique, et par conséquent du ganglion cervical supérieur.

4° *Fibres trophiques.* — On attribue les troubles trophiques, observés du côté de la cornée, de la conjonctive, etc. (kératite, ulcérations) à la suite de la section du trijumeau dans le crâne, à d'autres causes que celle de la section des nerfs trophiques non démontrés et agissant directement sur la nutrition des tissus. Pour Snellen, les troubles oculaires constatés seraient dus à des actions mécaniques (poussières, corps étrangers) agissant sur l'œil devenu insensible, et resté découvert (abolition du clignement), à la suite de la section du nerf. On a reconnu, contrairement à Snellen, que le recouvrement de l'œil avec l'oreille correspondante, n'empêchait pas les altérations de se produire. On ne saurait non plus attribuer les altérations soit au dessèchement de la cornée par l'air, soit à la diminution de la sécrétion lacrymale, puisqu'on ne les observe pas quand on enlève la glande lacrymale, et qu'on supprime le clignement par la section du facial.

D'après Cl. Bernard, on doit rapporter les troubles trophiques à la section des fibres vaso-dilatatrices contenues dans le tronc de la 5e paire. La section du nerf avant le ganglion amène les troubles oculaires, sans que les fibres soient dégénérées par les altérations de la nutrition causées par l'action, qui n'est plus contrebalancée, des vaso-constricteurs.

Duval a vu les lésions oculaires se produire par la section intra-bulbaire de la racine inférieure du trijumeau.

II. **Fibres dilatatrices de la pupille.** — L'ophtalmique de Willis renferme les filets nerveux qui président à la dilatation de la pupille. Ces filets lui viennent en partie de la moelle par le sympathique, en partie du cerveau. (Voir l'*Innervation de l'iris.*)

III. **Filets moteurs du maxillaire inférieur.** — Le nerf maxillaire inférieur innerve le temporal, le masséter, les deux ptérygoïdiens, le ventre antérieur du digastrique : le mylo-hyoïdien et le péristaphylin externe. Il commande donc les mouvements suivants : élévation, abaissement, diduction de la mâchoire inférieure, tension du plancher buccal. En résumé, le nerf maxillaire inférieur préside au phénomène de la mastication. L'excitation directe ou la section du nerf rendent compte de ces faits. Après la section du tronc du trijumeau, ou du maxillaire inférieur des deux côtés, la mâchoire reste pendante et l'animal ne peut ni mâcher ni avaler. Quand la section a été faite d'un seul côté, la mâchoire est déviée et attirée du côté sain.

Le maxillaire inférieur innerve de plus le muscle interne du marteau. Ce filet nerveux passe par le ganglion otique. Politzer et Ludwig ont obtenu des contractions du muscle interne du marteau par l'excitation intra-crânienne du trijumeau.

IV. **Ganglions annexés aux branches du trijumeau.** — 1° *Ganglion ophtalmique.* — Nous avons vu que le moteur oculaire commun donne au ganglion ophtalmique sa racine motrice. La racine sensitive provient du nasal, la racine végétative du sympathique.

L'ablation du ganglion produit immédiatement l'insensibilité de la cornée.

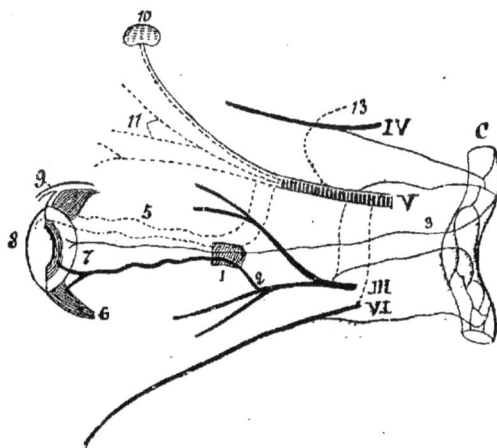

Fig. 379. — Innervation de l'œil (Beaunis).

III, nerf oculo-moteur commun; — IV, nerf pathétique; — V, nerf ophtalmique de Willis; — VI, nerf oculo-moteur externe; — C, plexus carotidien; — 1, ganglion ophtalmique et ses racines : motrice 2, sympathique 3, sensitive 4; — 5, nerfs ciliaires directs; — 6, muscle ciliaire; — 7, iris; — 8, cornée; — 9, conjonctive; — 10, glande lacrymale; — 11, nerf frontal; — 12, nerf nasal; — 13, filet récurrent.

Les nerfs ciliaires contiennent des filets moteurs, des filets sensitifs et des filets vaso-moteurs déjà étudiés. Tous les nerfs ciliaires ne proviennent pas du ganglion ophtalmique. Le nasal envoie au globe oculaire des filets nerveux, qu'on appelle ciliaires directs, par opposition à ceux qui passent par le ganglion et qu'on appelle ciliaires indirects.

D'après Cl. Bernard, les nerfs ciliaires directs se rendent à l'iris et à la conjonctive, les ciliaires indirects à l'iris et à la cornée. En effet, lorsqu'on sectionne le bulbe, la cornée reste plus longtemps sensible que la conjonctive. La mort par la strychnine produit des résultats inverses. Dans un cas de paralysie du trijumeau l'œil était complètement insensible à l'exception de la cornée (Demaux).

La sensibilité de la cornée et celle de la conjonctive sembleraient donc jusqu'à un certain point indépendantes.

2° *Ganglion sphéno-palatin.* — Ce ganglion reçoit ses racines sensitives du tronc du maxillaire inférieur, sa racine motrice du facial par le grand pétreux superficiel, sa racine sympathique du plexus carotidien par le grand pétreux profond. Ces deux dernières branches arrivent au ganglion par le nerf vidien. Son extirpation a été tentée par Alcock, Cl. Bernard, Prévost. Elle n'est pas douloureuse, ne s'accompagne d'aucune modification de nutrition de la muqueuse nasale dont la sensibilité reste intacte, d'aucun symptôme du côté de l'odorat ou du goût.

Prévost a également essayé l'action de l'électricité sur ce ganglion, mais il n'a observé qu'un écoulement de mucus par la narine correspondante et une augmentation de température.

Les filets sensitifs fournis par le ganglion sphéno-palatin vont se distribuer aux muqueuses nasale et palatine. D'après Cl. Bernard les nerfs sphéno-palatins et palatins tirent leur origine du tronc du maxillaire supérieur et ne font que traverser le ganglion. Le nerf naso-palatin provient au contraire des cellules du ganglion.

Les filets moteurs fournis par le ganglion viennent du facial et vont innerver les muscles péristaphylin interne et palato-staphylin.

3° *Ganglion otique.* — La racine motrice vient du maxillaire inférieur, la racine sensitive du glosso-pharyngien par le nerf de Jacobson, le petit pétreux profond externe, le petit pétreux superficiel. La racine sympathique vient du plexus qui accompagne l'artère méningée moyenne.

Les filets sensitifs fournis par le ganglion vont à la muqueuse de la caisse du tympan.

Les filets moteurs innervent le péristaphylin externe et le muscle interne du marteau.

Le ganglion donne des filets sécréteurs à la parotide. Ces filets proviennent du facial. (Voir *Sécrétion parotidienne.*)

4° *Ganglion sous-maxillaire.* — Ce ganglion reçoit des filets nerveux de la corde du tympan et du grand sympathique. On a vu, à propos de la sécrétion salivaire, quelle était l'action de ces filets nerveux.

Il reçoit de plus des filets du nerf lingual.

D'après Bidder, ces filets sont de deux sortes : les uns viennent du bout central du lingual et fournissent la sensibilité à la langue, les autres proviennent du bout périphérique et n'offrent pas de dégénérescence après la section du lingual. Ces derniers filets transmettent au ganglion les excitations de la muqueuse linguale et déterminent la salivation sans l'intermédiaire d'un centre réflexe cérébro-spinal. Une expérience de Cl. Bernard tend en effet à démontrer que le ganglion sous-maxillaire peut agir comme centre réflexe, sans l'intervention du système cérébro-spinal. Après la section du lingual, au-dessus et au-dessous du ganglion sous-maxillaire et celle du sympathique, l'excitation du bout périphérique du nerf coupé produit la salivation, et cependant toutes les connexions qui unissent normalement le ganglion au système cérébro-spinal sont rompues. Si on excite la muqueuse linguale après avoir coupé le nerf au-dessous du ganglion, la salivation se produit aussi. Si on coupe le lingual entre la langue et le ganglion, la salivation ne se produit plus. Schiff et Eckard ont attaqué l'opinion de Cl. Bernard.

SIXIÈME PAIRE : NERF MOTEUR OCULAIRE EXTERNE

Le nerf moteur oculaire externe est un nerf essentiellement moteur. Il n'innerve qu'un seul muscle : le droit externe.

Par sa galvanisation intra-cranienne l'œil est dévié en dehors.

À la suite de sa section ou de sa paralysie, l'œil est dévié en dedans (strabisme convergent). Il y a aussi de la diplopie. Les images doubles sont homonymes. Sa sensibilité est nulle.

Septième paire : NERF FACIAL

Le facial est un nerf moteur. Insensible à son origine, il possède la sensibilité récurrente à partir du trou stylo-mastoïdien. Deux de ses branches, la corde du tympan et le petit pétreux superficiel, exercent une action incontestable sur la

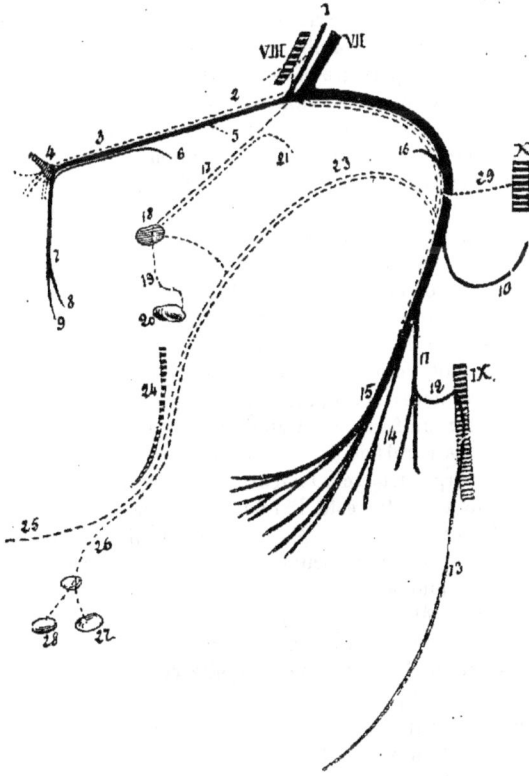

Fig. 380. — Schéma du nerf facial (Beaunis).

1, nerf de Wrisberg ; — 2, grand pétreux superficiel ; — 3, nerf vidien ; — 4, ganglion de Meckel ; — 5, anastomose du grand pétreux avec le nerf de Jacobson ; — 6, rameau sympathique ; — 7, nerf palatin postérieur ; — 10, rameau auriculaire ; — 11, rameau du stylo-hyoïdien et du digastrique ; — 12, anastomose avec le glosso-pharyngien ; — 13, rameau du stylo-pharyngien ; — 14, rameau pour la langue ; — 15, rameaux terminaux ; — 16, rameau du muscle *stapedius* ; — 17, petit pétreux superficiel ; — 18, ganglion otique ; — 19, filets pour la parotide 20 ; — 23, corde du tympan ; — 24, nerf lingual ; — 25, rameaux gustatifs de la corde ; — rameaux sécrétoires pour les glandes sous-maxillaire 27, sublinguale 28.

sécrétion des glandes salivaires. La corde du tympan possède aussi des fibres gustatives.

Nous examinerons donc ce nerf : 1° au point de vue de la motilité ; 2° au point de vue de la sensibilité ; 3° au point de vue de son action sécrétoire ; 4° au point de vue de son action gustative.

I. Action motrice. — Le nerf facial innerve : 1° tous les muscles peauciers de la face et du crâne.

Par là, il tient sous sa dépendance les mouvements d'expression de la face, l'occlusion des paupières et le clignement, les mouvements des lèvres et des joues, les mouvements des narines, les mouvements du pavillon de l'oreille.

Les paralysies, la section intra-cranienne du nerf telle qu'elle a été pratiquée par Jolyet et Laffont, Vulpian, son arrachement pratiqué par Cl. Bernard chez le lapin rendent parfaitement compte de son action.

Voici le procédé dont se sont servis MM. Jolyet et Laffont chez le chien : après avoir fait une incision derrière l'oreille, on met à nu la portion d'os comprise entre la ligne courbe occipitale supérieure et le condyle. On enlève cette portion d'os. On pénètre dans le crâne avec un instrument tranchant que l'on dirige vers l'œil du côté opposé. On ne tarde pas à sentir la saillie formée par la face postérieure du rocher. En raclant cette face postérieure, on parvient à couper le nerf. Inutile de dire qu'on sectionne en même temps l'auditif et l'intermédiaire de Wrisberg.

L'arrachement du facial ne peut se faire chez le chien, à cause de la densité du tissu conjonctif. Il réussit assez bien chez le lapin.

A la suite de ces diverses opérations, on observe les phénomènes suivants :

Les muscles peauciers de la face étant paralysés, celle-ci devient immobile du côté où le nerf a été coupé, elle suit passivement les mouvements de la moitié intacte. Aussi les traits paraissent-ils déviés vers le côté sain. D'après Cl. Bernard, chez le lapin et le chien, les traits sont déviés du côté paralysé.

L'orbiculaire des paupières étant paralysé, l'occlusion de l'œil est impossible. Les larmes ne s'étalent plus uniformément au-devant de la cornée, parce que le clignement ne se fait plus. La paralysie du muscle de Horner entraine le larmoiement. Les poussières et les corps étrangers restent en contact avec la cornée, ce qui peut amener, mais très rarement du reste, l'inflammation de cet organe.

Les muscles des lèvres ne pouvant plus agir, la mastication est très gênée. L'action de souffler, le jeu des instruments à vent, sont empêchés chez l'homme. Le courant d'air soulève la joue à chaque expiration.

Les muscles des narines étant paralysés, l'action de flairer devient impossible. Chez le cheval qui ne peut pas respirer par la bouche la section des deux nerfs faciaux est mortelle.

Par suite de la paralysie des muscles de l'oreille, celle-ci reste pendante et ne peut exécuter aucun mouvement ;

2° Le facial innerve le ventre postérieur du digastrique et le stylo-hyoïdien (11). Le facial sert ainsi à l'élévation de l'os hyoïde et de la base de la langue ;

3° D'après L. Hirschfeld et Sappey, il donne un filet nerveux aux muscles stylo-glosse et glosso-staphylin (14) ;

4° Quand le siège d'une paralysie faciale se trouve situé en avant du ganglion géniculé, la luette est déviée du côté sain et le voile du palais présente du côté malade une flaccidité qui contraste avec la courbure régulière du côté sain.

Nuhn, sur un décapité et Davaine, chez les animaux, ont constaté des mouvements du voile du palais par l'excitation galvanique du tronc du facial. Le facial envoie donc des filets nerveux au voile du palais. Ces filets se rendent spécialement au péristaphylin interne (8) et au palato-staphylin (9). Pour arriver à ces muscles, ils suivent le trajet suivant : ils partent du tronc du facial au niveau du ganglion géniculé, passent dans le grand pétreux superficiel, le ganglion de Meckel et les nerfs palatins postérieurs (7);

5° Le facial innerve également le muscle de l'étrier (16).

II. Sensibilité récurrente. — Wrisberg, Bischoff, considéraient le facial comme un nerf mixte. Sa racine sensitive était représentée pour eux, par l'intermédiaire de Wrisberg, auquel se trouvait annexé le ganglion géniculé.

Magendie et Cl. Bernard ont constaté d'une façon certaine que le facial est insensible à son origine.

Ce nerf est cependant sensible à sa sortie du trou stylo-mastoïdien. Une remarquable expérience de Cl. Bernard montre qu'il doit cette sensibilité à son anastomose avec le rameau auriculaire du pneumogastrique. Cl. Bernard sectionne le facial au-dessous de son anastomose avec le pneumogastrique et constate la sensibilité du bout central, aussi bien que celle du bout périphérique. Il coupe alors le rameau auriculaire du pneumogastrique et dès lors toute sensibilité a disparu dans le bout central.

Après sa sortie du trou stylo-mastoïdien, le facial contracte des anastomoses avec l'auriculo-temporal et les diverses branches du trijumeau. C'est à ces anastomoses qu'est due la sensibilité récurrente constatée par Cl. Bernard sur les divers rameaux du facial. Si on coupe un de ces rameaux, le bout périphérique est sensible. Après la section du trijumeau, cette sensibilité disparaît.

III. Action sur la sécrétion salivaire. — Le facial agit sur la sécrétion salivaire par la corde du tympan, qu'il envoie à la glande sous-maxillaire et par le petit pétreux superficiel qu'il donne à la parotide. Cette action du facial sur la sécrétion de la salive doit être étudiée avec les glandes salivaires.

IV. Action sur la gustation. — V. *Physiologie du goût.*

Nerf intermédiaire de Wrisberg. — Avant de terminer, disons quelques mots de l'intermédiaire de Wrisberg. La nature de ce nerf est peu connue.

Wrisberg, Bischoff en faisaient la racine sensitive du facial, à laquelle se trouvait annexé, comme aux racines postérieures des nerfs rachidiens, un ganglion, le ganglion géniculé.

Longet croit que ses filets vont se rendre au muscle de l'étrier et au muscle interne du marteau. Aussi le nomme-t-il nerf moteur tympanique. Nous avons vu que le muscle interne du marteau était innervé par le maxillaire inférieur.

Cl. Bernard le regarde comme provenant du grand sympathique. Pour cet auteur, il se rendrait dans les nerfs pétreux et la corde du tympan. Il agirait sur les muqueuses. Le facial serait le nerf des mouvements de relation : l'intermédiaire de Wrisberg, le nerf des mouvements organiques.

Nous connaissons l'opinion de Lussana, d'après laquelle les filets gustatifs passeraient par le nerf de Jacobson, qui se trouverait ainsi rattaché au glosso-pharyngien.

HUITIÈME PAIRE : NERF AUDITIF

Pour la physiologie du nerf auditif, voir le chapitre *Ouïe*.

NEUVIÈME PAIRE : NERF GLOSSO-PHARYNGIEN

Le nerf glosso-pharyngien prend son origine réelle dans le bulbe par un double noyau : un noyau moteur situé sur la colonne de substance grise qui prolonge dans le bulbe la tête de la corne antérieure de la moelle épinière ; un noyau sensitif, situé au niveau du plancher du quatrième ventricule, sur le prolongement de la base de la corne postérieure. Cette double origine nous explique la nature du nerf.

Le glosso-pharyngien est un nerf mixte.

La sensibilité des racines du nerf a été constatée par la généralité des expérimentateurs.

Il y a plus d'obscurité au sujet de son action motrice. Cependant, par l'excitation de ses racines, Chauveau a obtenu des contractions dans les muscles du pharynx. Volkmann et Klein en ont vu dans le stylo-pharyngien et le constricteur supérieur.

Longet considérait le glosso-pharyngien comme un nerf sensitif à son origine. Les propriétés motrices qu'il présentait plus tard étaient dues à ses anastomoses avec le facial et autres nerfs craniens.

Mais si les expériences sur les animaux sacrifiés ne permettent pas toujours de constater les propriétés motrices du nerf dès son origine, cela tient à la rapidité avec laquelle ses racines perdent leur excitabilité.

Nous étudierons le glosso-pharyngien : 1° au point de vue sensitif ; 2° au point de vue moteur ; 3° au point de vue de son action sur la sécrétion ; 4° au point de vue de son action sur le goût ; 5° enfin, nous dirons quelques mots du rameau de Jacobson.

I. **Action sensitive.** — Le nerf glosso-pharyngien envoie des filets sensitifs au V lingual, et à toute la partie de la muqueuse linguale située en arrière du V lingual, aux piliers, à la face antérieure de l'épiglotte, à l'amygdale. Il fournit également des filets sensitifs au plexus pharyngien.

Par ces fibres centripètes, il devient le point de départ de nombreux réflexes, en particulier de la nausée et du vomissement, d'où le nom de nerf nauséeux qu'on lui a donné. Après la section du glosso-pharyngien, la nausée et le vomissement ne se

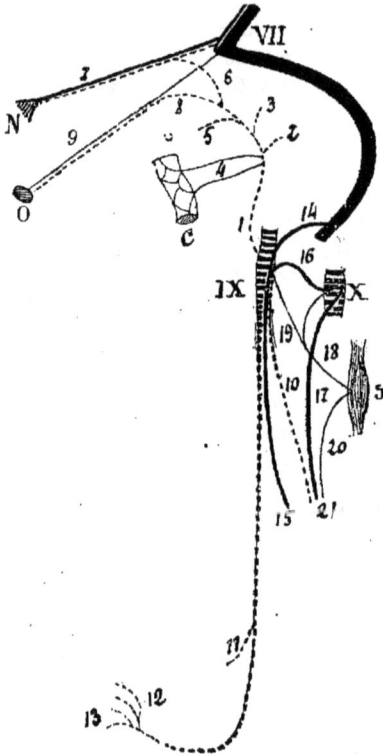

Fig. 381. — Nerf glosso-pharyngien
(Beaunis).

C, plexus carotidien ; — N, ganglion de Meckel ; — O, ganglion otique ; — 1, nerf de Jacobson et les rameaux qu'il envoie à : 2, fenêtre ronde ; 3, fenêtre ovale ; 4, plexus carotidien ; 5, trompe ; 6, grand pétreux superficiel ; 8, petit pétreux superficiel ; — 10, rameau pharyngien ; — 11, rameau lingual ; — 12, rameaux tonsillaires ; — 13, rameaux terminaux ; — 14, anastomose du facial VII avec le ganglion d'Andersh IX ; — 15, rameau du stylo-pharyngien ; — 16, anastomose avec le pneumogastrique X ; — 17, rameau pharyngien du pneumogastrique ; — 19, rameau fourni au ganglion d'Andersh par le ganglion cervical supérieur S.

produisent plus par l'excitation de la partie postérieure de la langue, des piliers ou du pharynx.

L'excitation du bout central du glosso-pharyngien, pratiquée par Waller et Prévost sur les animaux, produit des mouvements de déglutition. Ludwig et Rahn ont également vu se produire, par l'excitation du bout central du glosso-pharyngien, une salivation abondante.

Si, sur des chats on coupe le trijumeau et qu'on leur donne de la quinine dans du lait, il se produit une salivation abondante. Si, dans la suite, on coupe le glosso-pharyngien et qu'on recommence l'administration de la quinine, la salivation ne se produit plus (Stannius).

II. Action motrice. — Les expériences de Chauveau, Volkmann et Klein, déjà citées, montrent l'action du glosso-pharyngien sur les muscles du pharynx.

Son action sur le voile du palais est incertaine. Si on coupe le nerf à sa sortie du trou déchiré postérieur, la galvanisation du bout phériphérique ne produit pas de contractions dans les muscles du voile du palais, celle du bout central produit des contractions réflexes de ces muscles.

Une expérience de Cl. Bernard démontre son action sur les piliers. Il coupe le facial à son entrée dans le conduit auditif interne. Il excite ensuite le glosso-pharyngien et obtient des contractions des muscles des piliers. Il ne peut en constater dans ceux du voile du palais.

III. Action sur la sécrétion salivaire. — Nous avons déjà vu que le glosso-pharyngien agissait par action réflexe sur la sécrétion de la salive. A-t-il une action directe sur la sécrétion de la salive parotidienne? Voir l'article de la *Sécrétion salivaire*.

IV. Action sur la gustation. — Le glosso-pharyngien donne la sensibilité gustative au V lingual et à toute la partie de la muqueuse linguale située en arrière du V lingual. Sa section est suivie de l'abolition du goût dans ces parties.

Le glosso-pharyngien semble nous mettre en rapport principalement avec les substances amères.

Pour Carl, le glosso-pharyngien serait le nerf exclusif du goût.

V. Rameau de Jacobson. — Par ce rameau, le glosso-pharyngien donne la sensibilité à la muqueuse de la caisse du tympan, des fenêtres ronde et ovale, des cellules mastoïdiennes et de la trompe jusqu'à son orifice œsophagien.

Mais le nerf de Jacobson et ses branches ne contiennent pas seulement des filets nerveux provenant du ganglion d'Andersh. Les filets nerveux provenant du nerf de Jacobson forment une espèce de plexus dans lequel on trouve aussi des fibres provenant du facial, du plexus carotidien et du trijumeau. Toutes ces fibres ne s'épuisent pas dans la caisse du tympan. La plus grande partie ne fait que traverser la caisse en passant du tronc nerveux dans un autre.

Le glosso-pharyngien renferme des vaso-dilatateurs pour la base de la langue. En excitant le bout périphérique de ce nerf, Vulpian a constaté la dilatation des vaisseaux du côté correspondant de cet organe.

DIXIÈME PAIRE : NERF PNEUMOGASTRIQUE

Le nerf pneumogastrique naît du bulbe par deux noyaux, un noyau qui continue la tête de la corne antérieure de la moelle épinière, noyau moteur, un noyau qui se trouve sur le plancher du quatrième ventricule et qui continue la base de la corne postérieure, noyau sensitif.

Cette double origine nous explique la nature du nerf. Le pneumogastrique est un nerf mixte.

Sa sensibilité à l'intérieur du crâne a été constatée par Cl. Bernard. L'action motrice de ses racines a été vue par Chauveau, Cl. Bernard, Jolyet. Longet considérait le nerf pneumogastrique comme exclusivement sensitif à son origine. Ses filets moteurs provenaient des anastomoses qu'il contractait avec d'autres nerfs, le spinal, en particulier.

Digestion, respiration, circulation, telles sont les trois grandes fonctions influencées par le pneumogastrique. Nous allons voir son action sur chacune d'elles.

I. Action sur la digestion. — Le pneumogastrique étend son action depuis le voile du palais et la base de la langue jusqu'à l'intestin et au foie.

1° *Voile du palais, Base de la langue. Pharynx.* — Le pneumogastrique donne des filets sensitifs à ces trois organes. L'excitation des filets qui partent de la base de la langue sert à transmettre aux centres nerveux l'impression qui provoque le réflexe de la déglutition. L'expérience suivante montre que ce réflexe ne peut se produire par toute espèce d'excitants. Si, après avoir fait la trachéotomie, on dépose, en passant par la trachée, des morceaux de viande dans l'intervalle des replis glosso-épiglottiques, le réflexe de la déglutition se produit. Si on touche ces parties avec une pince, on observe de la nausée ou du vomissement, mais le réflexe de la déglutition ne se produit plus.

L'excitation des racines du pneumogastrique amène des contractions dans les muscles constricteurs du pharynx et dans quelques muscles du voile du palais : azygos, péristaphylin interne et pharyngo-staphylin ;

2° *Œsophage.* — Le pneumogastrique fournit des filets sensitifs à la muqueuse de l'œsophage. Ces filets, comme tous ceux qui naissent du nerf, au-dessous de l'origine du laryngé supérieur, ne possèdent qu'une sensibilité très obscure. Après la section du pneumogastrique, si on excite son bout périphérique, on obtient une contraction en masse de l'œsophage. La section des deux pneumogastriques abolit le troisième temps de la déglutition par paralysie des muscles de l'œsophage. Chauveau et Ranvier ont observé le phénomène suivant : lorsque la déglutition est commencée, elle se poursuit, même quand l'œsophage est tétanisé par l'excitation du pneumogastrique ;

3° *Estomac.* — Les filets sensitifs que le pneumogastrique donne à cet organe ne possèdent qu'une sensibilité très obtuse.

L'excitation du bout périphérique du pneumogastrique provoque des contractions de l'estomac. La section des deux pneumogastriques n'abolit pas complètement ses mouvements. D'après Longet, l'action motrice du pneumogastrique sur l'estomac ne se fait sentir que quand cet organe est rempli d'aliments. Quant à l'action du pneumogastrique sur la sécrétion du suc gastrique, les expériences entreprises par les divers auteurs n'ont encore donné aucun résultat certain ;

4° *Intestin grêle.* — D'après V. Braam-Honckgeest, l'excitation du bout périphérique du pneumogastrique amène des contractions, non seulement dans l'estomac, mais aussi dans l'intestin grêle. Pour Chauveau, l'action motrice du pneumogastrique s'arrête à l'estomac ;

5° *Foie.* — L'excitation du bout central du pneumogastrique produit la glycosurie probablement par l'excitation d'un centre vaso-dilatateur ;

6° *Rein.* — L'action du pneumogastrique sur le rein paraît douteuse. Cependant, par l'excitation de ce nerf au-dessous du diaphragme, Cl. Bernard a constaté de la congestion rénale et une augmentation d'urine. Eckard n'a pu constater aucune action du pneumogastrique sur le rein.

7° *Rate.* — L'excitation du bout périphérique du pneumogastrique produit, d'après Œhl, des contractions des fibres musculaires lisses de la rate. Rochefontaine n'a pu constater ces contractions que par l'excitation du bout central du nerf.

Stiling croit avoir vu des contractions de la vessie par l'excitation des racines du pneumogastrique; Kilian, des contractions de l'utérus. Ces expériences ont besoin d'être vérifiées.

II. Action sur la respiration. — Le pneumogastrique innerve, par le laryngé externe, le muscle crico-thyroïdien. Lorsqu'on sectionne ce filet nerveux, la voix devient rauque par suite de la laxité des cordes vocales. Le laryngé externe provient-il réellement du pneumogastrique ? La question n'est pas absolument tranchée. Chauveau a constaté que l'excitation intra-cranienne du pneumogastrique produisait des contractions dans le muscle crico-thyroïdien. On trouvera, à propos du spinal, une expérience de Burckhardt qui semble prouver que le laryngé externe provient en réalité de ce dernier nerf.

Le pneumogastrique innerve les muscles lisses des bronches, dont la contractilité a été mise hors de doute par les expériences de Williams et de Bert.

Le pneumogastrique donne la sensibilité à toute la muqueuse des voies aériennes. Cette sensibilité diffère dans les différentes voies respiratoires.

Au-dessus de la glotte (vestibule sus-glottique) la sensibilité du larynx est très grande. Tout ce qui entre en contact avec la muqueuse de cette partie du larynx, produit une sensation très pénible, sensation suivie de toux. Cette muqueuse semble ne pouvoir supporter que le contact de l'air et de quelques corps volatils.

Au-dessous de la glotte, la sensibilité de la muqueuse est presque nulle. On peut la pincer, la brûler, la piquer, remplir d'eau la trachée et les bronches, sans que l'animal en expérience présente aucun signe de douleur.

D'après Fr. Franck, les filets sensitifs de la trachée et des grosses bronches passent par le nerf récurrent et l'anastomose de Galien, pour gagner le laryngé supérieur. Les filets sensitifs pulmonaires remontent dans le tronc même du pneumogastrique.

Le pneumogastrique contient les fibres centripètes qui président au réflexe de la respiration. En effet, si on sectionne les deux pneumogastriques, on observe les phénomènes suivants : les mouvements respiratoires se ralentissent; leur nombre peut tomber à la moitié ou au quart du chiffre normal. Les inspirations deviennent lentes et profondes. La pause expiratoire augmente de durée. Au début, la rareté des respirations étant compensée par leur profondeur, il entre dans le même temps autant d'air dans les poumons qu'avant la section. Mais au bout d'un certain temps, on observe un affaiblissement des échanges gazeux. L'exhalation d'acide carbonique et l'inhalation d'oxygène sont moindres, la coloration du sang est plus foncée, la température baisse.

D'après Fr. Franck, le ralentissement de la respiration qu'on observe immédiatement après l'opération est dû à l'allongement de l'inspiration. Ce n'est qu'après un certain laps de temps que l'inspiration devient plus brève et que l'expiration s'allonge de façon à produire une longue pause expiratoire.

La section des deux pneumogastriques est mortelle pour les animaux. Les jeunes succombent au bout d'un ou deux jours, les vieux au bout de deux à six jours. La cause de la mort peut être due à des phénomènes inflammatoires qui se manifestent du côté des bronches et du poumon. Ces lésions reconnaissent-elles pour cause, comme le prétend Traube, la pénétration des corps étrangers tels que matières alimentaires, salive, mucosités pharyngiennes dans les bronches ? Cette pénétration exerce une certaine action sur la production des accidents, mais elle n'agit pas seule, car si on adapte un tube à la trachée pour empêcher cette pénétration, on n'empêche point la production des phénomènes.

Schiff admet que la section des filets vaso-moteurs amène une inflammation vaso-paralytique du poumon.

Pour Longet, la paralysie des muscles lisses des bronches a pour résultat l'expulsion incomplète des mucosités bronchiques. Dans ces cas, en effet, on trouve toujours une grande quantité d'écume bronchique.

La section d'un seul pneumogastrique entraîne simplement une diminution des mouvements respiratoires du côté lésé et les animaux continuent à vivre.

Nous venons de voir que le pneumogastrique présidait au réflexe de la respiration. Il s'agit maintenant de savoir de quelle façon s'exerce cette action. Pour cela les physiologistes ont excité le nerf dans les différents points de son trajet. Mais ils ne s'accordent pas sur les phénomènes produits par ces excitations, et trois opinions sont en présence :

Première opinion. — C'est celle de Rosenthal, Traube, Eckhard et de la plupart des physiologistes allemands.

Pour ces auteurs le point de départ de l'excitation exerce une influence prépondérante sur les effets produits :

1° Lorsque l'excitation porte au-dessous de l'origine du laryngé supérieur, si elle est faible, il y a simple accélération des mouvements respiratoires; si elle est forte, on observe un véritable tétanos du diaphragme, et un relâchement complet des muscles expiratoires. Cet arrêt en inspiration peut durer plus de trente secondes;

2° Lorsque l'excitation porte au-dessus de l'origine du laryngé supérieur; si elle est faible, les mouvements respiratoires se ralentissent; si elle est forte, on observe un véritable tétanos des muscles expiratoires, de la fermeture de la glotte et un relâchement complet du diaphragme. La respiration s'arrête en expiration.

D'après cette théorie, il y aurait donc dans le pneumogastrique deux sortes de fibres centripètes produisant sur la respiration des effets absolument opposés : les unes, contenues dans le nerf avant l'origine du laryngé supérieur et provenant du poumon, exciteraient le centre inspirateur et paralyseraient le centre expirateur; les autres, contenues dans le laryngé supérieur, exciteraient le centre expirateur et paralyseraient le centre inspirateur.

Les rapports du laryngé supérieur avec le centre expirateur expliquent la toux qui se produit par l'excitation de la muqueuse du larynx. Waller et Prévost ont constaté la production de la toux par l'excitation directe du laryngé supérieur chez les animaux narcotisés.

A l'état normal, c'est le sang chargé d'acide carbonique qui est l'excitant des extrémités nerveuses des filets pulmonaires du pneumogastrique.

Deuxième opinion. — D'après P. Bert, le point du nerf où porte l'excitation est indifférent. Seule l'intensité de l'excitation a de l'influence sur les phénomènes respiratoires. En effet :

1° Si l'excitation est faible, les mouvements respiratoires sont accélérés;

2° Si l'excitation est forte, les mouvements respiratoires sont ralentis;

3° Si l'excitation est très forte, les mouvements respiratoires sont arrêtés.

Dans certains cas d'excitation très forte il peut y avoir mort subite.

L'arrêt de la respiration se fait tantôt en inspiration, tantôt en expiration, suivant le moment où tombe l'excitation.

Troisième opinion. — D'après F. Franck, l'excitation du pneumogastrique, du laryngé supérieur ou des autres nerfs sensitifs produit toujours une inspiration brusque et profonde. A cette inspiration succède un arrêt de la respiration dû au resserrement actif du poumon et des parois thoraciques.

III. Action sur la circulation. — Pour l'action du pneumogastrique sur le cœur et la circulation, voir l'article consacré au cœur et à la circulation.

Remarque. — Nous avons vu que le pneumogastrique envoyait au facial un rameau dit rameau auriculaire. Ce rameau renferme non seulement des filets sensitifs allant du pneumogastrique au facial, mais il paraît aussi contenir des filets moteurs allant du facial au pneumogastrique.

ONZIÈME PAIRE : NERF SPINAL

Le nerf spinal est un nerf moteur. Dans sa partie intra-cranienne, il présente la sensibilité récurrente.

Nous l'étudierons sous ces deux points de vue.

I. Action motrice. — Immédiatement après sa sortie du trou déchiré postérieur, le spinal se partage en deux branches : une branche externe et une branche interne.

1° La branche *externe* ou *médullaire* va innerver le sterno-cléido-mastoïdien et le trapèze, concurremment avec le plexus cervical. Aussi sa section n'abolit-elle pas les mouvements de ces muscles;

2° La branche *interne* ou *bulbaire* va tout entière se jeter dans le plexus gangliforme du pneumogastrique. Cette branche interne exerce, en réalité, son action sur le pharynx, l'œsophage, le cœur et le larynx.

A). *Action de la branche interne du spinal sur le pharynx et l'œsophage.* — L'excitation de la branche interne du spinal amène des contractions dans la partie supérieure du constricteur supérieur (Chauveau), l'œsophage (Jolyet) après l'arrachement du spinal (arrachement qui réussit bien chez le chat et le lapin, mais qui est impossible chez le chien, une grande partie des filets nerveux fournis au pharynx et à l'œsophage par le pneumogastrique est dégénérée (Burckhardt) et le pneumogastrique a perdu en grande partie son action sur l'œsophage (Jolyet, Vulpian).

B). *Action de la branche interne du spinal sur le cœur.* — Le premier, Waller a observé qu'après l'arrachement du spinal, si on donne aux fibres nerveuses le temps de dégénérer, l'excitation du pneumogastrique n'a plus d'action sur le cœur du côté où le spinal a été arraché. De l'autre côté, au contraire, cette action se produit.

Burckhardt a vu qu'après l'arrachement du spinal toutes les fibres cardiaques du pneumogastrique étaient dégénérées.

Heidenhain, Jolyet, Vulpian ont constaté l'accélération des battements du cœur après l'arrachement des deux spinaux. Schiff et Eckhard n'ont pu constater cette accélération.

La branche interne du spinal est donc la source des nerfs d'arrêt du cœur. Mais est-elle la seule? Schiff et Eckhard n'ayant pu constater l'accélération des battements du cœur après l'arrachement des deux spinaux, on peut se demander si des nerfs autres que le spinal n'envoient pas des fibres d'arrêt au cœur.

C). *Action de la branche interne du spinal sur le larynx, la phonation et la respiration.* (Voir p. 648.)

II. Sensibilité récurrente. — D'après Cl. Bernard, le spinal possède dans sa partie intra-rachidienne la sensibilité récurrente qu'il doit à ses anastomoses avec les racines postérieures cervicales.

Le spinal est sensible dans sa partie extra-cranienne. Le pincement du bout central détermine de la douleur.

Douzième paire : NERF GRAND HYPOGLOSSE

Le grand hypoglosse est un nerf essentiellement moteur à son origine. Il innerve tous les muscles de la langue ainsi que le génio-hyoïdien et le thyro-hyoïdien.

Sa faradisation produit des secousses convulsives dans la langue.

On sait que la langue possède deux sortes de mouvements : des mouvements qui la font changer de forme et des mouvements qui la déplacent en totalité. Ces derniers mouvements sont dus à l'élévation ou à l'abaissement de l'os hyoïde. Lorsqu'on a sectionné le grand hypoglosse, les mouvements qui font changer la forme de la langue sont abolis. Par suite, la déglutition devient très difficile. Chez le chien l'action de laper devient impossible.

L'action du grand hypoglosse sur les muscles de la région sous-hyoïdienne est encore douteuse. En excitant les racines de l'hypoglosse, Volkmann n'a pu produire que très rarement des contractions très faibles dans les muscles de la région sous-hyoïdienne, qui reçoivent par conséquent leur innervation principale du plexus cervical.

Insensible à son origine, le grand hypoglosse présente plus loin des signes de sensibilité récurrente, qu'il doit à ses anastomoses avec le pneumogastrique et les nerfs cervicaux.

Le grand hypoglosse envoie à la jugulaire interne et au diploé des filets vaso-moteurs qu'il doit à son anastomose avec le grand sympathique.

III. — NERF GRAND SYMPATHIQUE

Nature du grand sympathique. — Le grand sympathique est l'ensemble des nerfs qui se distribuent aux viscères, aux parenchymes, aux vaisseaux, en un mot aux divers organes de la vie végétative. Il consiste en une série de ganglions disposés de chaque côté de la colonne vertébrale, réunis entre eux par des cordons et communiquant, d'une part, avec la moelle épinière par des filets, les *rami communicantes*; d'autre part, avec les organes auxquels ils envoient des nerfs. Dans la cavité abdominale, ces nerfs forment de grands plexus entremêlés de ganglions. Enfin, dans l'intérieur même des viscères, cœur, vessie, intestin, etc., les filets sympathiques présentent sur leur trajet de nombreux ganglions microscopiques, regardés comme de petits *centres périphériques*. Entre l'opinion de Bichat qui en faisait un système absolument indépendant et autonome, affecté spécialement aux fonctions de nutrition, et celle de quelques auteurs modernes qui lui refusent, au contraire, toute action propre et n'en parlent même pas dans leurs ouvrages (Foster, par exemple), doit se placer, au moins provisoirement, l'opinion mixte de ceux qui, bien que rattachant étroitement ce système aux centres cérébro-spinaux, auxquels il emprunte, par les *nerfs communicants*, ses actions vaso-motrices, accélératrices des mouvements du cœur, etc., lui reconnaissent cependant le pouvoir de produire à lui seul, et après séparation ou destruction complète des centres cérébro-rachidiens, les mouvements du cœur, les contractions péristaltiques de l'intestin et de beaucoup d'organes viscéraux, conduits excréteurs, etc. Le nerf sympathique contient donc des fibres centripètes et centrifuges appartenant en réalité au système cérébro-spinal et des fibres émanées des cellules de ses propres ganglions.

Cette réserve faite, le nerf sympathique se montre comme un nerf très semblable aux autres, et il répond aux mêmes excitants que les nerfs cérébro-spinaux, électricité, agents chimiques, etc. ; mais l'excitant physiologique *volonté* n'a pas d'action sur lui, et tous les mouvements qui se produisent dans sa sphère, sont *involontaires*. A l'état physiologique, les excitations portées sur les nerfs sympathiques ne sont pas perçues par la conscience, la sensibilité consciente y est donc nulle, du moins très obtuse, mais elle peut se développer considérablement dans les cas pathologiques. Les impulsions nerveuses traversant le sympathique sont donc : 1° centripètes ou excito-réflexes ; 2° centrifuges ou motrices réflexes, sécrétoires réflexes.

Fonction du grand sympathique. — La physiologie du sympathique a déjà été faite à propos des nerfs vasomoteurs (p. 387), de l'innervation cardiaque (p. 368), de l'innervation pupillaire (p. 387), et nous n'avons pas à y revenir. Nous ne pouvons en faire qu'une simple énumération pour mémoire.

Le sympathique comprend quatre portions : céphalique, cervicale, thoracique et abdominale.

1° *Portion céphalique.* — Représentée par les ganglions en connexion avec quelques-uns des nerfs craniens et dont il est parlé plus haut. (V. *Ganglions opthalmique, sphéno-palatin, otique et sous-maxillaire.*)

2° *Portion cervicale.* — Formée de trois ganglions et des cordons qui les réunissent. Ses fonctions ont été bien étudiées, grâce à la possibilité d'observer, à ce niveau, les effets de la section et de l'excitation. La section et l'excitation produisant l'une et l'autre, mais en sens inverse des effets oculo-pupillaires, vasomoteurs et calorifiques, on en conclut que le sympathique cervical contient des fibres irido-dilatatrices, des fibres motrices pour les muscles lisses de l'orbite, des fibres vaso-motrices pour la tête. (V. p. 387, l'étude détaillée des *fonctions du sympathique cervical.*)

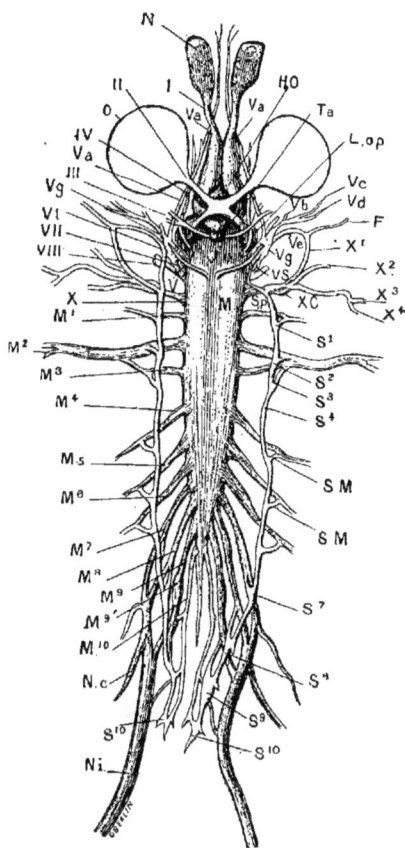

Fig. 382. — Systèmes nerveux sympathique et cérébro-rachidien de la grenouille.

SM, SM, *rami communicantes*; — S¹ à S¹⁰, ganglions de la chaîne sympathique; — M¹ à M¹⁰, nerfs rachidiens; — I à X, nerfs craniens ; — M, moelle épinière (Huxley).

3° *Portion thoracique.* — Elle contient des fibres accélératrices pour le cœur, le nerf dépresseur de Cyon (voy. p. 393 et suiv.), les nerfs splanchniques qui sont les nerfs vaso-moteurs de l'intestin, et, de plus, inhibiteurs des contractions intestinales, enfin, des fibres inhibitoires pour la sécrétion rénale.

4° *Portion abdominale.* — Elle fournit, par ses nombreux plexus qui entourent les artères, les fibres vaso-motrices des organes abdominaux et des membres inférieurs, et, par ses ganglions extra ou intra-viscéraux, les nerfs moteurs et excito-réflexes, de l'utérus, de la vessie, des vésicules séminales, du gros intestin.

PHYSIOLOGIE DE L'ESPÈCE

I. — FONCTION DE REPRODUCTION

Définition. Divers modes de génération. — La vie ne se maintient à la surface du globe que par la *reproduction* des êtres vivants. La reproduction ou *génération* est donc cette fonction par laquelle les êtres vivants (animaux et plantes) se multiplient et donnent naissance à des êtres semblables à eux.

Il y a chez les animaux deux formes de génération, la génération *asexuée* spéciale aux êtres les plus inférieurs, et la génération *sexuée*. Quant à la génération *spontanée* longtemps admise, elle n'existe pas et son étude n'a plus qu'un intérêt historique. (Lire : Pasteur, Tyndall, etc.) La génération asexuée comprend trois variétés : le *bourgeonnement*, la *fissiparité* et la génération par *spores*. (Voir les traités de zoologie et les considérations morphologiques sur la cellule, p. 24 et suiv.)

La *génération sexuée*, la seule qui nous intéresse, est l'unique mode de reproduction des organismes un peu perfectionnés. Elle exige le concours de deux éléments différents, l'*ovule* et le *spermatozoïde* portés soit par le même individu, *bisexué* ou *hermaphrodite* (nombreux invertébrés, quelques rares poissons), soit par deux individus distincts appelés l'un *mâle*, l'autre *femelle*, c'est-à-dire ayant chacun un *sexe* différent.

L'homme naît d'un ovule fécondé par un spermatozoïde et sa génération, dégagée aujourd'hui du caractère mystérieux qu'elle a longtemps gardé, obéit aux mêmes lois que celle des animaux supérieurs chez lesquels l'étude en est plus facile. Le sommaire du chapitre indique l'ordre que nous allons suivre dans cette étude écrite pour des étudiants en médecine et où l'on ne trouvera aucun des développements que l'on rencontre dans les physiologies à l'usage des gens du monde.

I. — ORIGINE DES ÉLÉMENTS REPRODUCTEURS

Sexualité blastodermique. — S'il existe des éléments dont le rôle soit identique dans toute la série animale, ce sont à coup sûr l'ovule et le spermatozoïde. Partant de la théorie des feuillets blastodermiques, dans laquelle on admet que, d'une façon générale, un même feuillet donne naissance à des organes homologues dans toute la série, on a admis que les deux éléments générateurs dérivaient toujours du même feuillet blastodermique. D'après une seconde hypothèse, certains auteurs ont voulu faire naître l'ovule d'un feuillet toujours différent de celui qui produisait le spermatozoïde (théorie de la *sexualité des feuillets*).

Voyons quels sont les faits les mieux connus à cet égard. Chez les Cœlentérés les produits des deux sexes naissent, suivant les genres, soit dans le feuillet externe, soit dans le feuillet interne (il n'y a ici que deux feuillets), ou bien encore l'élément mâle naît dans l'ectoderme, l'élément femelle dans l'endoderme. Kleinenberg et Balfour pensent que ces différences d'origine, qui semblent enlever toute sa valeur à la théorie des feuillets blastodermiques, peuvent s'expliquer par la migration des produits sexuels dans un feuillet autre que celui qui leur a donné naissance. Ils croient que les éléments des deux sexes naissent primitivement dans l'ectoderme, puis que l'un ou l'autre de ces éléments ou tous les deux ont émigré vers le feuillet interne (cavité digestive) pour se trouver dans des conditions plus favorables de nutrition.

Chez certains vers (Chœtognathes) les éléments générateurs sont tout d'abord représentés par les deux grosses cellules occupant une position déterminée dans l'hypoblaste[1]. Plus tard, chacune d'elles se segmente et donne naissance à un ovule et à un spermatozoïde. Dans ce cas, du moins, il est facile de constater que les éléments des deux sexes peuvent avoir une même origine blastodermique.

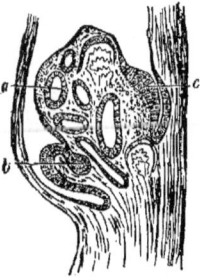

Fig. 383. — Bandelette génitale (poulet du cinquième jour).

a, coupe des canalicules du corps de Wolff; — *b*, rudiment du canal de Müller; — *c*, épithélium germinatif contenant des ovules primordiaux (Waldeyer).

Les éléments générateurs apparaissent de très bonne heure chez l'embryon des vertébrés (chez le poulet au cinquième jour, chez le lapin au douzième). Au niveau de la racine du mésentère, vers la partie postérieure du corps, l'épithélium qui tapisse la cavité générale (formée par le clivage du mésoblaste) s'épaissit de manière à former deux bandelettes saillantes. A ce moment, chez les mammifères et les oiseaux, le corps de Wolff (rein primitif) fait déjà saillie dans la cavité générale, de sorte que les *bandelettes génitales* constituées par l'*épithélium germinatif* (Waldeyer) se développent sur sa face interne qui regarde le mésentère. Parmi la masse des cellules polyédriques de cet épithélium germinatif, quelques-unes s'hypertrophient, affectent une forme plus ou moins arrondie, leur protoplasma est clair, leur noyau gros et granuleux. Ces phénomènes se produisent, d'après Waldeyer, quel que doive être le sexe de l'embryon; à ce moment-là l'embryon est *neutre*, il est simplement préparé pour la différenciation sexuelle.

[1] *Synonymie des feuillets du blastoderme* : Ectoderme, ectoblaste ou épiblaste = *feuillet externe*; endoderme, entoblaste, ou hypoblaste = *feuillet interne*; mésoderme ou mésoblaste = *feuillet moyen*.

A. — TYPE FEMELLE. — DÉVELOPPEMENT DE L'OVAIRE ET DE L'ŒUF

Développement de l'ovaire. — Le tissu conjonctif embryonnaire, sur lequel repose l'épithélium germinatif, envoie à travers cette masse épithéliale, de fines travées qui la divisent en un certain nombre de lobes, distincts tout d'abord seulement par leur extrémité profonde, encore confondus entre eux à la périphérie. Les travées connectives continuant à s'accroître tendent à arriver jusqu'à la périphérie de la glande génitale (ovaire), mais là elles rencontrent la couche épithéliale superficielle formée de cellules prismatiques pressées les unes contre les autres; elles se recourbent au-dessous de cette barrière et forment là par leur réunion une lame connective continue, rudiment de l'albuginée de l'ovaire. Chacun des lobes déterminés par les cloisons connectives

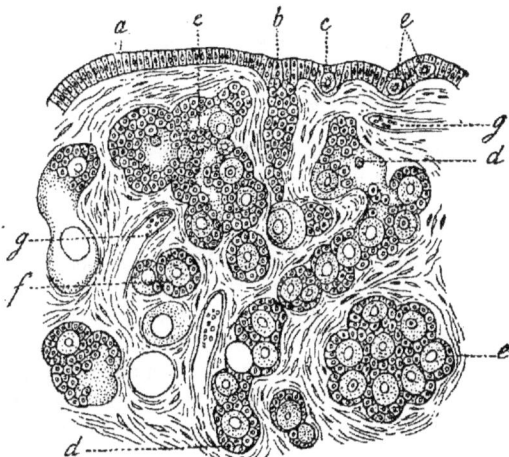

Fig. 384. — Coupe de l'ovaire d'un enfant nouveau-né.

a, épithélium germinatif; — *b*, bourgeon épithélial; — *c, c*, ovules intra-épithéliaux; — *d, d*, cordon; — *e, e*, groupes d'ovules en voie de se séparer en follicules; — *f*, follicules déjà isolées; — *g, g*, vaisseaux (Waldeyer).

primitives est à son tour subdivisé en lobules ou petites masses épithéliales par des cloisons secondaires émanées des cloisons primitives. N'oublions pas que là, comme ailleurs, le tissu conjonctif embryonnaire se vascularise, de sorte que la lobulation de la masse épithéliale primitive a pour conséquence immédiate sa vascularisation.

Voici pour le développement général de l'ovaire. Pour préciser un certain nombre de détails importants, nous allons décrire un ovaire d'*embryon humain d'environ cinq mois*. A la surface de cet ovaire, on voit une couche d'épithélium prismatique limité à sa partie profonde par une mince couche connective, rudiment de l'albuginée. Les cellules épithéliales sont disposées, en général, sur une seule couche, leur protoplasma est clair, leur noyau ovoïde, granuleux, nucléolé. Parmi ces cellules prismatiques on en observe fréquemment d'autres, plus ou moins arrondies, comme hypertrophiées, à noyaux plus granuleux et gros nucléole (ovules intra-épithéliaux). De la face profonde de l'épithélium, on voit quelquefois partir des bourgeons coniques ou piriformes dans lesquels les cellules

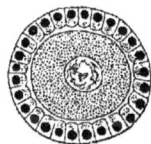

Fig. 385. — Follicule primitif plus grossi.

Le follicule est recouvert par une couche de cellules épithéliales prismatiques, la *membrane granuleuse*. — L'ovule remplit la cavité du follicule. Il est entouré par une mince membrane et contient un noyau, la *vésicule germinative* avec son réseau *chromatique* (Klein).

également pressées de tous côtés sont devenues polyédriques. Par leur face profonde, ces bourgeons sont toujours séparés du tissu ovarique par l'albuginée rudimentaire. Au-dessous de celle-ci se massent des couches nombreuses de cellules épithéliales qui constituent les trois quarts de l'épaisseur totale de l'ovaire. Le bulbe, formé par une lame connective supportant les vaisseaux, aborde la base de cette masse épithéliale et envoie dans son épaisseur des travées conjonctives déterminant une sorte de lobulation de l'organe. Ces travées, relativement épaisses à leur base, vont en s'amincissant vers la périphérie où elles se terminent en formant l'albuginée. Les lobes sont d'autant plus distincts que l'on considère des couches plus profondes, plus voisines du hile. On observe même à ce niveau des ilots épithéliaux entièrement isolés des trainées de cellules en voie d'isolement.

Les cellules épithéliales, constituant la masse de cet ovaire embryonnaire, sont arrondies, à protoplasma clair, à gros noyaux granuleux, en tout semblables aux cellules hypertrophiées incluses dans l'épithélium prismatique. Un certain nombre paraissent en voie de division.

Vers la périphérie, toutes ces cellules sont à peu près de même taille; il n'y a pas, à proprement parler, d'ovules différenciés. Mais dans les couches plus profondes, on voit des cellules qui, tout en conservant les mêmes caractères anatomiques, ont acquis une taille considérable qui les fait de suite distinguer. Ces cellules hypertrophiées (que nous pouvons maintenant désigner sous le nom d'*ovules primordiaux*) sont d'autant plus nombreuses et d'autant plus grosses que l'on se rapproche davantage du bulbe de l'ovaire. Cette hypertrophie est une conséquence de la vascularisation plus riche de ces couches profondes. On voit à ce niveau, en effet, des vaisseaux d'un volume relativement considérable, et les cloisons de tissu conjonctif plus épaisses et plus complètes limitent des lobes ou des cordons épithéliaux plus ou moins complètement isolés. Dans ces lobes et ces cordons, il existe toujours un grand nombre d'ovules primordiaux. Les plus jeunes de ces ovules (c'est-à-dire les plus petits et les plus périphériques) présentent généralement, appliquées à leur surface, quelques cellules en forme de calotte (sur les coupes en forme de croissant). Chez les ovules plus âgés, la forme de ces cellules est modifiée, elles deviennent cubiques. Ces cellules sont de nature épithéliale, comme le démontre leur évolution. L'ovule entouré de sa couronne de cellules épithéliales, constitue un *ovisac* ou *follicule ovarien*.

Chez le *nouveau-né*, le tissu conjonctif et le système vasculaire de l'ovaire ont pris un développement considérable. On peut se représenter l'ovaire comme formé par un stroma fibreux creusé d'une multitude d'alvéoles, de formes diverses, généralement allongées et disposées par séries plus ou moins régulières qui divergent du centre à la périphérie. Ces alvéoles sont remplies par des amas d'ovules primordiaux entourés de leur couronne de petites cellules épithéliales. Vers les parties profondes de l'ovaire, on voit qu'un certain nombre d'ovisacs, entièrement séparés des autres par des cloisons fibreuses, ont évolué en vésicules de Graaf. (Voy. plus loin la description de cette vésicule.) Il existe donc chez la femme des vésicules de Graaf dès la naissance et peut-être avant.

Théorie de Pflüger. — Le développement de l'ovaire, tel que nous venons de l'exposer d'après les recherches de Waldeyer, Foulis, Balfour, E. d'Autin et nos propres observations sur l'ovaire des embryons de l'homme et du chat, diffère considérablement de la théorie généralement exposée dans les ouvrages classiques français et qui est l'ancienne théorie de Pflüger plus ou moins modifiée. Dans cette manière de voir, on admet que, de la face profonde de l'épithélium ovarien, partent des bourgeons épithéliaux contenant des ovules, bourgeons qui pénètrent de plus en plus dans le stroma conjonctif de l'ovaire, par suite de la multiplication des ovules qui se disposent en séries linéaires ou *cordons de Pflüger*. Ces cordons de Pflüger seraient ensuite segmentés en tronçons par la prolifération du tissu conjonctif ambiant. Chacun des tronçons, constitué par un ovule central entouré par une couronne de cellules épithéliales, évoluerait dans la suite en vésicule de Graaf.

Quelques faits paraissent, à première vue, favorables à cette théorie comme, par exemple, l'existence des petits bourgeons épithéliaux émanés de l'épithélium de la surface ovarique et que l'on observe chez l'embryon humain, dans l'ovaire adulte du lapin, du chat, etc. Mais ces bourgeons sont formés par des amas de petites cellules polyédriques toutes semblables entre elles ; très rarement ils renferment des ovules ; ils sont séparés des couches profondes de l'ovaire par l'albuginée, enfin leur nombre est toujours trop petit pour qu'on leur attribue la formation de l'énorme quantité d'ovules contenus dans un ovaire. Ils ne paraissent pas avoir d'importance fonctionnelle. Ce sont, en quelque sorte, les derniers produits de l'activité formatrice de l'épithélium germinatif, qui, comme nous l'avons vu, peut également continuer à former des ovules primordiaux, alors même qu'il est isolé du reste de l'ovaire par l'albuginée. Ces ovules intra-épithéliaux peuvent s'observer chez les chattes âgées de plusieurs mois, dont l'ovaire possède une albuginée fort nette. La théorie de Pflüger assigne bien aux ovules et à leur enveloppe épithéliale leur véritable origine, mais elle attribue à l'épithélium qui recouvre l'ovaire, des fonctions qu'il n'a pas, du moins chez les vertébrés supérieurs. Chez eux, en effet, la couche épithéliale superficielle de l'ovaire perd rapidement ses propriétés primitives de prolifération.

D'après ces données, on voit que c'est la prolifération de l'élément fibro-vasculaire, non la multiplication des ovules, qui détermine l'augmentation de volume de l'ovaire.

Nombre des ovules. — A partir d'une certaine époque, évidemment difficile à préciser, mais qu'il nous paraît falloir placer dans la vie fœtale, le nombre des ovules va en diminuant. Certains auteurs (Pflüger, Kölliker, Balbiani) ont prétendu que les ovules se multipliaient dans les ovaires des femelles, jeunes ou adultes, et principalement aux époques du rut, soit par suite de formation de tubes de Pflüger, soit par multiplication directe d'un ovule déjà formé. Le fait est possible, mais il est probablement exceptionnel. Le *nombre* des jeunes ovisacs, inclus dans les ovaires d'animaux nouveau-nés, est énorme. Sappey l'a estimé à 400,000 dans un seul ovaire d'une petite fille de trois ans. S'ils se multipliaient activement, l'ovaire augmenterait beaucoup de volume, ce qui n'a pas lieu. Loin de proliférer, un grand nombre d'ovisacs *s'atrophient*, disparaissent. Il faut bien qu'il en soit ainsi pour qu'un ovaire, contenant à la naissance des milliers d'ovules, n'en renferme plus vers cinquante ou soixante ans. En admettant chez la femme une période sexuelle de trente ans et l'émission d'un ovule à chaque menstruation, 300 à 400 ovules seraient éliminés par ce procédé, soit une moyenne de 200 pour chaque ovaire.

Après la naissance, et même pendant les derniers temps de la vie fœtale, l'ovaire est donc plutôt un magasin d'ovules, qu'un lieu de production. Les ovisacs ne s'y forment pas, ils s'y développent et y arrivent à maturité. La couche des jeunes ovisacs, la *réserve ovulaire*, est située immédiatement au-dessous de l'albuginée qui la sépare de l'épithélium ovarien. C'est cette couche qui a reçu de Sappey le nom de couche *ovigène* et qui serait mieux nommée *ovigère*. Les ovisacs plus développés sont situés plus profondément, ce qui avait fait croire à une migration des ovules des couches périphériques dans les couches profondes de l'ovaire. Ce qui est vrai, c'est que les ovisacs les plus profonds sont les plus vieux, ou plutôt ce sont les premiers que le tissu conjonctif, support des vaisseaux nourriciers, ait isolés de la masse épithéliale primitive. Quand ils ont été éliminés, ceux qui viennent immédiatement au-dessus d'eux se trouvent être, à leur tour, les mieux nourris et se développent, de sorte que les vésicules en voie de maturation sont toujours les plus profondes.

Cette *maturation* des vésicules de de Graaf, est le fait essentiel de la puberté, mais elle a souvent lieu bien avant. M. de Sinéty a montré que l'on trouvait fréquemment des vésicules de de Graaf entièrement développées chez le nouveau-né et même chez le fœtus de huit à neuf mois. Il pense qu'il se produit, au moment de la naissance, un peu plus tôt ou un peu plus tard, suivant les sujets, des phénomènes d'hypernutrition du côté des organes génitaux internes, de même qu'il y en a du côté des mamelles. On sait, en effet, que ces dernières donnent fréquemment du lait véritable chez le nouveau-né de l'un et l'autre sens.

Follicules de de Graaf. — Avant d'étudier la transformation des follicules primitifs en vésicules de de Graaf, nous allons déterminer les caractères de ces vésicules à l'état de maturité, et décrire l'ovule adulte.

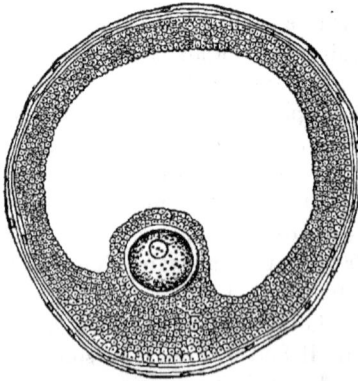

Comme son nom l'indique, la *vésicule de de Graaf* (R. de Graaf, 1668) ou *follicule ovarien* est une petite vésicule, une petite poche sphérique formée d'une enveloppe de tissu conjonctif qui contiént l'ovule entouré d'un amas de cellules épithéliales, et un liquide, l'*ovarine*.

La vésicule de de Graaf a, chez la femme, un diamètre de 7 à 8 millimètres à son maximum de développement.

Fig. 386.—Follicule de de Graaf de la chatte.

1° *Membrane externe ou conjonction.* — Elle se distingue du stroma ambiant par la direction concentrique de ses fibres et leur tassement. Elle est formée de fibres conjonctives entre lesquelles on observe des cellules du tissu conjonctif et des élements plus volumineux, granuleux, quelquefois chargés de gouttelettes graisseuses. Ce sont les *cellules interstitielles* décrites par Tourneux dans le stroma des glandes génitales mâle et femelle. Elles jouent un rôle fort important dans la formation des *corps jaunes*. Parmi ces divers éléments de la membrane externe rampent de nombreux vaisseaux sanguins et lymphatiques qui forment un riche réseau nourricier au contenu de la vésicule. Les artères abordent le follicule par la partie qui regarde le hile de l'ovaire puisque c'est de là qu'elles viennent, leurs ramifications vont en s'atténuant vers le pôle opposé; il en résulte qu'il existe là une zone moins vasculaire que le reste de la membrane externe, et que l'on appelle la *macula* ou *stigmate*. C'est là que se fera la rupture du follicule.

2° *Membrane granuleuse.* — La membrane externe est doublée par une sorte d'épithélium pavimenteux stratifié, la *membrane granuleuse*, qui présente en un point un épaississement considérable, *cumulus proliger*, formé par un amas de cellules englobant l'ovule. Fait important, le cumulus proliger, et, par conséquent, l'ovule lui-même siège toujours au pôle opposé de la *macula*, c'est-à-dire au point où les vaisseaux abordent la vésicule.

Ovule. — L'*ovule* est une grosse cellule de $0^{mm},1$ à $0^{mm},2$, constituée par une masse protoplasmique, un noyau nucléolé et une membrane d'enveloppe. On peut dire que c'est une cellule *enkystée*, car la formation d'une membrane développée autour du protoplasma ovulaire présente une analogie frappante avec la période d'enkystement d'êtres tout à fait inférieurs, des monères (*protomyxa aurantiaca*), que l'on voit à un moment donné s'entourer d'une membrane hyaline et passer à l'état de véritable ovule pour se diviser ensuite et donner naissance à un grand nombre d'individus nouveaux (voir fig. 12, p. 26).

La *membrane ovulaire* ou *membrane vitelline* est relativement épaisse, transparente. Chez les poissons osseux, notamment les salmonides, elle présente une perforation appelée *micropyle*, qui permet l'entrée des spermatozoïdes dans l'œuf. La membrane vitelline des mammifères ns présente pas de mycropyle, mais de très fines stries disposées radiairement et dans lesquelles certains auteurs ont voulu voir de petits canaux donnant accès dans l'ovule.

Fig. 387. — Ovule de lapin avec cellules du disque proligère restées adhérentes (Waldeyer).

Le *protoplasma* ovulaire ou *vitellus* est semi-liquide et rempli de granulations dont la plupart sont de nature albuminoïde et quelques-unes de nature graisseuse.

Le noyau ou *vésicule germinative*, limité par une paroi propre, est parfaitement sphérique, clair, non granuleux; les réactifs le colorent vivement (*chromatine*). Il renferme un nucléole (*tache germinative*) souvent entouré de quelques granulations plus petites (*corpuscules pseudo-nucléaires*).

M. Balbiani a décrit dans l'ovule d'un grand nombre d'espèces animales très diverses une sorte de second noyau généralement plus petit et moins net que la vésicule germinative. Ce corps porte le nom de *vésicule embryogène*. Il est généralement entouré d'une atmosphère de granulations particulièrement abondantes. M. Balbiani le considère comme formé par une des cellules de la capsule folliculaire qui

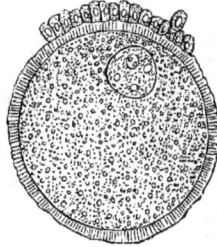

aurait pénétré l'ovule et pourrait exercer sur lui une influence fécondante, très limitée chez les animaux supérieurs, c'est-à-dire ne pouvant déterminer que les premiers phénomènes de segmentation, mais suffisante chez certains invertébrés pour amener un développement complet (*parthénogénèse*). De fait, on ne sait rien de certain sur les fonctions de ce corpuscule; le nom d'embryogène est tout au moins prématuré.

Ovules holoblastes et méroblastes. — On peut distinguer deux substances différentes dans la partie protoplasmique de l'ovule : 1° le *protoplasma ovulaire*, qui est la partie essentielle destinée à se segmenter après la fécondation; 2° le *vitellus nutritif*, représenté par les granulations albuminoïdes et graisseuses déjà mentionnées. Chez les mammifères, ces deux substances sont mélangées et les granulations du vitellus nutritif uniformément réparties dans la masse du protoplasma ovulaire. La segmentation

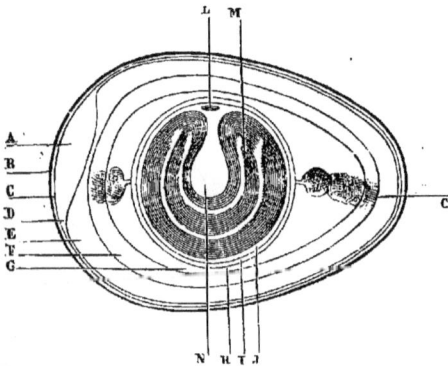

Fig. 388. — Œuf de poule (méroblastique).

A à *G*, coquille et couche d'albumine formées dans l'oviducte; — *I* à *N*, jaune formant l'ovule; — *I*, membrane vitelline; — *L*, cicatricule ou vitellus plastique; — *J*, *M*, *N*, vitellus nutritif ou jaune.

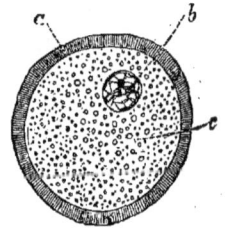

Fig. 389. — Ovule de la chatte (holoblastique très grossi).

a, membrane vitelline; — *b*, vésicule germinative avec son réseau de chromatine; — *c*, vitellus plastique.

porte également sur toute la masse de l'ovule. Chez les batraciens, il y a un commencement de séparation entre les deux substances : le protoplasma ovulaire est plus abondant à l'un des pôles de l'œuf, le vitellus nutritif domine au pôle opposé; aussi, à ce pôle, la segmentation est-elle beaucoup moins active qu'au premier. Le jaune de l'œuf doit être regardé comme le résultat de la séparation complète du protoplasma ovulaire et du vitellus nutritif, celui-ci ayant pris un développement exceptionnel, facile à expliquer. L'œuf ovarien de l'oiseau a la même origine que celui du mammifère, il est primitivement représenté comme lui par une cellule nue; mais les conditions de sa transformation en embryon ne sont pas les mêmes. Il se transforme en dehors du corps maternel et par conséquent ne peut lui emprunter à ce moment les matériaux de nutrition nécessaires. Il faut donc que ces matériaux lui soient fournis avant son expulsion des organes génitaux de la mère. Aussi la cellule ovulaire de l'oiseau se charge-t-elle, dans l'ovaire, d'une énorme quantité de matériaux nutritifs représentés par les globules du jaune d'œuf. Ces globules ne sont que des granulations vitellines hypertrophiées et qu'on a pu, pour cette raison, comparer à des cellules. Ils constituent le vitellus de nutrition. Une petite partie seulement de l'énorme cellule constituée par le jaune d'œuf prend part directement à la formation de l'embryon; c'est la tache blanche appelée *cicatricule* dans laquelle on retrouve la vésicule germinative. Seule, la cicatricule se segmente. Les œufs à segmentation *partielle* (oiseaux, reptiles, phagiostomes, téléostéens) sont appelés *œufs méroblastiques;* les œufs à segmentation *totale* (mammifères, batraciens, cyclostomes) sont dits *œufs holoblastiques.* Il y a tous les intermédiaires possibles entre les œufs vraiment holoblastiques et ceux vraiment méroblastiques.

Maturation des ovisacs. — Revenons sur la transformation de l'ovisac embryonnaire en vésicule de de Graaf. — Nous savons déjà que ce développement, qui a lieu surtout après la puberté, peut se faire ausi avant, surtout à la naissance; que les ovules en voie de développement apparaissent toujours dans les parties les plus profondes, les plus vascularisées de la région corticale (réserve ovulaire). Toutes les parties essentielles de la vésicule de de Graaf se retrouvent dans l'ovisac embryonnaire : cellule centrale qui est l'ovule primordial, et, appliquée à sa surface, une capsule de petites cellules d'abord aplaties, puis s'épaississant graduellement pour devenir cubiques, puis cylindriques. L'ensemble ainsi formé est entouré par le tissu conjonctif qui se modifiera plus tard pour constituer la membrane nourricière de la vésicule. La condition du développement de l'ovisac est justement la *vascularisation* de sa membrane conjonctive. En même temps que ces vaisseaux se développent, on voit apparaître, aux environs de l'ovisac, des amas de *cellules interstitielles* (Tourneux). Ces cellules qui se logent dans les mailles du tissu conjonctif paraissent émigrer, du hile de l'ovaire vers les vésicules en voie de développement, et jouent probablement un rôle dans les phénomènes de nutrition dont ces vésicules sont alors le siège. Quoi qu'il en soit, nous savons qu'elles entrent dans la constitution de la capsule vasculoconjonctive de la vésicule. Du côté de la capsule épithéliale de l'ovule, on voit les cellules primitivement plates de cette capsule devenir cubiques, puis allongées radiairement autour de l'ovule. A un moment donné, elles se segmentent en deux parties : l'une périphérique, qui double la membrane conjonctive et constitue dès lors la membrane granuleuse; l'autre centrale, qui reste adhérente à l'ovule et forme alors la *couronne radiée de Bischoff,* futur cumulus proliger. Entre les deux zones cellulaires ainsi constituées se forme l'*ovarine,* liquide chargé de granulations et de débris cellulaires.

Pendant que se développent ainsi la capsule conjonctive et les épithéliums périovulaires, l'ovule lui-même a subi plusieurs ordres de modifications : augmentation de volume d'abord, puisque de 20 à 25 μ, son diamètre primitif, il acquerra graduellement de 150 à 200 μ. On voit en outre apparaître à sa périphérie une membrane limitante, d'abord extrêmement mince, origine de la zone pellucide. Enfin le protoplasma ovulaire se charge de granulations albumineuses et de granulations graisseuses chez certains animaux (chatte).

Un grand nombre d'ovisacs n'arrive pas à maturité et disparaît par des procédés divers. Pflüger a observé la dégénérescence graisseuse chez les jeunes chattes. Rouget a vu dans la zone des follicules primordiaux des masses réfringentes, aplaties, ovoïdes ou fusiformes, qu'il considère comme des ovules dégénérés. Nous croyons, en effet, qu'il s'agit, dans ce cas, d'ovules dont la zone pellucide s'est hypertrophiée et rétractée, comprimant et détruisant le protoplasma ovulaire.

Slavianski a décrit, sous le nom d'atrésie folliculaire, une atrophie de vésicules de de Graaf développées pendant la période intermenstruelle, soit physiologiquement, soit à la suite d'intoxications ou de fièvres graves.

Corps jaunes. — Après émission de l'ovule (voir plus loin), une petite hémorrhagie se produit à l'intérieur de la vésicule et ce qui reste de cette vésicule donne lieu à la formation d'un *corps jaune*.

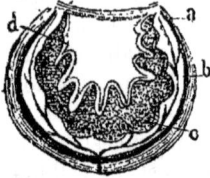

Fig. 390. — Coupe d'un corps jaune récent (schéma).

a, stroma de l'ovaire; — *b*, feuillet fibreux du follicule de de Graaf; — *c*, feuillet interne hypertrophié et plissé; — *d*, restes de la *granulosa*; — *e*, vaisseaux du follicule. (Balbiani.)

Le corps jaune est une sorte de néoplasme physiologique, qui à son état de complet développement, peut atteindre un diamètre de 2 centimètres et fait alors saillie à la surface de l'ovaire qu'il déforme. A la coupe, le corps jaune se montre formé par une membrane plissée, très épaisse, de coloration jaunâtre, présentant une sorte de cicatrice au niveau du point qui a livré passage à l'ovule. La cavité circonscrite par cette membrane contient d'abord un caillot sanguin qui disparaît dans la suite, pour faire place à un noyau fibro-vasculaire de forme étoilée, envoyant ses prolongements entre les replis de la membrane.

Structure des corps jaunes. — Le microscope révèle dans cette membrane un stroma très délicat, formé par un tissu conjonctif analogue à du tissu réticulé et parcouru par de nombreux capillaires.

Les mailles du stroma sont occupées par de grosses cellules chargées de granulations jaunâtres, et dont le nombre, le volume et la coloration déterminent l'épaisseur et la couleur de la membrane. Des cellules plus petites accompagnent les capillaires. Le corps jaune est essentiellement vasculaire, il possède deux systèmes de vaisseaux sanguins, l'un central, l'autre périphérique. Au centre, existent des lacs veineux, à la périphérie un riche réseau artériel; ces deux ordres de vaisseaux communiquent par de très nombreux capillaires qui traversent la membrane du corps jaune. Il existe également un double système lymphatique central et périphérique.

On a considéré la membrane du corps jaune, comme résultant d'une multiplication des cellules de la membrane granuleuse restée à l'intérieur de la vésicule. Pour Robin, au contraire, la membrane du corps jaune n'est autre que l'enveloppe vasculo-conjonctive du follicule, hypertrophiée et plissée par suite de cette hypertrophie. Cette manière de voir paraît justifiée par l'analogie qui existe entre les grandes cellules des corps jaunes et les cellules interstitielles de la membrane externe du follicule. Quant à la cause du développement des corps jaunes, il est permis de supposer qu'à la suite de l'émission de l'ovule les matériaux nutritifs continuant à affluer par le riche système vasculaire de la vésicule, mais ne trouvant plus, pour ainsi dire, de débouché du côté de l'ovule, sont utilisés par les cellules interstitielles qui, dès lors, augmentent de nombre et de volume.

L'hyperémie ovarique qui accompagne la grossesse, expliquerait ainsi la plus grande durée des corps jaunes dans ce cas.

Régression des corps jaunes. — Les corps jaunes subissent une évolution différente, suivant que la grossesse a ou n'a pas suivi l'émission de l'ovule. Dans le cas de grossesse, le corps jaune (*corps jaune de la grossesse*) atteint un développement et une durée plus considérables. Il a tout son développement au deuxième mois, le conserve jusqu'au sixième, décroît à partir de ce moment pour ne disparaître que plusieurs mois après l'accouchement. Dans le second cas le corps jaune, dit *corps jaune de menstruation*, atteint tout son développement en trois semaines, puis diminue à partir de la quatrième. La régression des corps jaunes est due à une atrophie des grosses cellules granuleuses et à une sclérose progressive de la membrane dont ils font partie. Dans les vieux corps jaunes, celle-ci n'est plus représentée que par une lame mince, plissée, réfringente, dont la rétraction détermine les cicatrices qui dépriment la surface de l'ovaire chez les femmes âgées.

Migration de l'ovule. — Quand, par suite de l'amincissement progressif de sa partie saillante, la vésicule s'est rompue, l'ovule est projeté avec l'ovarine et il semble *a priori* qu'il devrait tomber dans la cavité péritonéale, puisque la trompe n'est pas, d'une façon constante du moins, en rapport immédiat avec l'ovaire. Normalement, cependant, l'ovule arrive dans la trompe, mais par un mécanisme très différent, suivant les diverses espèces animales. Chez la grenouille femelle, il existe, sur le péritoine de la paroi anté-

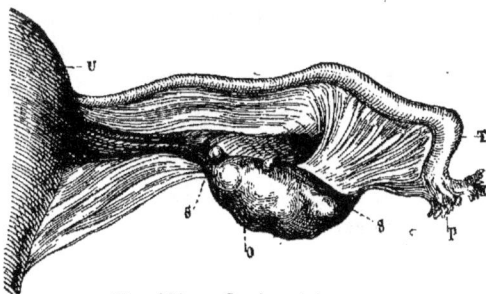

Fig. 391. — Ovaire et trompe.

U, utérus ; — T, trompe ; — P, son pavillon ; — O, ovaire ; S, follicules près de se rompre.

rieure de l'abdomen, des traînées de cellules à cils vibratiles dont le courant se dirige vers les ouvertures des oviductes. Tiry et M. M. Duval ont montré que ces cils avaient pour fonction de conduire dans le pavillon de la trompe, les œufs tombés dans la cavité péritonéale. M. Duval, s'appuyant sur l'existence d'un épithélium vibratile à la surface du ligament tubo-ovarique et sur la possibilité du développement de cils vibratiles autour de l'ovaire, lors de la menstruation, suppose que le mécanisme du passage de l'ovule dans la trompe pourrait se faire chez la femme, par le procédé qu'il a observé chez la grenouille. Ce mécanisme, néanmoins, ne peut être considéré comme tout à fait général chez les vertébrés. Il est évident qu'on ne peut l'admettre chez les oiseaux. C'est surtout pour l'œuf volumineux des oiseaux que M. Rouget a montré le rôle de l'appareil musculaire lisse annexé aux trompes. Il a fait remarquer également que, chez la plupart des mammifères, la dernière portion de la trompe décrit une grande circonvolution qui ramène le pavillon vers l'ovaire. Pendant la période d'ovulation, la trompe viendrait coiffer l'ovaire par suite de la contraction des fibres musculaires de l'aileron de la trompe, de l'aileron de l'ovaire et du ligament tubo-ovarique. On comprend dès lors que des adhérences anormales de la trompe ou de l'ovaire, par suite de péritonite, puissent causer la stérilité.

Parvenu dans la trompe, l'ovule la parcourt grâce à l'action des cils vibratiles qui tapissent celle-ci, et, peut-être, aux mouvements péristaltiques que lui permet sa structure musculaire. La progression de l'ovule dans la trompe paraît très lente, mais il est difficile de préciser le temps nécessaire à la traversée entière de la trompe. C'est là un phénomène dont l'observation directe n'est guère possible. On admet qu'il peut s'écouler douze à quinze jours entre la rupture de la vésicule de de Graaf et l'arrivée de l'ovule dans l'utérus. Nous déterminerons plus loin en quel point de ce trajet se fait la rencontre de l'ovule et des spermatozoïdes, c'est-à-dire la fécondation.

Menstruation. — Au moment de la chute de l'ovule ou des ovules, les femelles sont aptes à être fécondées; aussi l'ovulation détermine-t-elle l'éveil des désirs génésiques, appelé *rut* chez les femelles des mammifères. Il est facile de comprendre toute l'importance du synchronisme de l'ovulation et du rut. On admet généralement que la chute d'un ovule est, chez la femme, le signal de la *menstruation*, c'est-à-dire d'un ensemble de phénomènes périodique analogue au rut. Cependant, depuis quelques années déjà, cette théorie a été vivement contestée. Voyons d'abord en quoi consiste le phénomène de la menstruation.

La menstruation est *temporaire* et *périodique*, elle ne s'accomplit que pendant une certaine époque de la vie (époque de la vie sexuelle) et pendant cette époque elle revient périodiquement à intervalles réguliers (*règles*). Le phénomène apparent de la menstruation est un écoulement de sang par la vulve, accompagné d'un retentissement général sur l'organisme : congestion des seins, douleurs vagues dans les reins, le bassin, etc. La menstruation s'établit en général peu à peu; elle s'annonce par des douleurs périodiques dans le ventre, du gonflement des seins, un écoulement de mucus par la vulve, etc.

Puberté. — La première irruption des règles est généralement plus précoce chez les races des pays chauds que chez celles des pays froids. Chez les premières, les règles paraissent entre onze et quinze ans; chez les races des pays tempérés, entre douze et dix-huit, enfin entre treize et vingt et un chez celles des pays froids. La bonne alimentation, la richesse physiologique avancent l'époque des règles; la misère, le travail excessif, la retardent. L'âge de la *puberté* se traduit encore chez la femme par d'autres signes extérieurs que la menstruation : les seins se développent, les poils apparaissent autour des parties génitales, la voix se modifie, les instincts changent, de nouvelles aptitudes se révèlent; en un mot, l'enfant devient femme.

Ménopause. — La menstruation se continue jusque vers l'âge de quarante-cinq ans environ dans nos climats, époque où elle cesse, en même temps que se produisent, dans l'état de la femme, un certain nombre de phénomènes corrélatifs, en rapport avec la perte des fonctions sexuelles. C'est là l'âge de la *ménopause* (cessation des règles); en général, cet arrêt de la menstruation ne se fait pas brusquement. Il y a d'abord cessation momentanée des règles, puis elles reparaissent au bout de quelques mois, pour disparaître enfin définitivement. On voit exceptionnellement des femmes réglées jusqu'à cinquante, soixante et même soixante-dix ans. Du reste, l'âge de la ménopause est encore plus variable que celui de la puberté. Les femmes chez lesquelles la puberté a été la plus précoce sont aussi celles chez lesquelles la ménopause est la plus tardive : elles ont donc une durée de vie sexuelle plus longue que les autres femmes.

Périodicité des règles. — Les règles se reproduisent en moyenne tous les vingt-huit jours. Il y a également des différences à ce sujet ; on peut trouver des femmes réglées tous les vingt jours, d'autres tous les mois seulement. L'écoulement menstruel est intermittent, il dure de trois à six jours. On peut le diviser en trois phases. Au début des règles, on voit apparaître des mucosités, riches en cellules épithéliales et plus ou moins colorées par le sang ; peu à peu la proportion du sang augmente jusqu'à ce qu'il s'écoule du sang presque pur. Enfin le sang disparaît peu à peu, l'écoulement redevient à peu près ce qu'il était au début, sauf une moindre proportion d'éléments épithéliaux.

La *quantité de sang* émise à chaque période menstruelle est en général de 100 à 200 grammes, mais il y a de très grandes différences individuelles à cet égard. Le sang des règles est du sang veineux, très riche en acide carbonique ; il n'est pas acide, comme on l'a cru longtemps, il donne par la coagulation un caillot mou. Outre ses éléments normaux, ce sang contient un certain nombre de cellules cylindriques de la muqueuse utérine.

Toute cause de dépense physiologique anormale a pour effet la suspension des règles. Parmi ces causes, on peut citer les maladies aiguës, la grossesse, l'allaitement. D'après de Sinéty, le retour des règles ne s'accompagnerait pas, en général, d'une altération du lait, comme on l'admet communément.

Un fait très curieux est que l'hémorrhagie menstruelle peut être complétée ou même remplacée par des hémorrhagies se produisant au niveau de toute autre muqueuse que la muqueuse utérine ; on a notamment observé, à l'époque des règles, des hémorrhagies nasales, pulmonaires, intestinales.

Les phénomènes qui déterminent l'hémorrhagie menstruelle, ont en outre un retentissement plus ou moins fort sur tout l'organisme de la femme : douleurs vagues ou plutôt sentiment de pesanteur ou de malaise dans les lombes, le bassin, congestion des seins, névralgies, migraines, en un mot, *indisposition* au moral comme au physique.

Mécanisme de la menstruation. — Nous venons de décrire les manifestations extérieures de la menstruation, mais ce ne sont là que des signes des phénomènes importants dont les organes génitaux de la femme sont le siège, à cette époque.

Rouget a montré qu'aux époques menstruelles le système musculaire à fibres lisses, si développé dans les organes génitaux de la femme, entrait en contraction, comprimait les riches plexus veineux de ces organes, de manière à ralentir le cours du sang dans les veines. Les artères, grâce à l'épaisseur de leurs parois, sont à l'abri de la compression ; elles présentent même alors des phénomènes de vaso-dilatation, grâce auxquels l'apport du sang dans le système veineux de la région est augmenté. Il en résulte une sorte d'érection des organes génitaux femelles ; nous retrouvons ici les deux causes qui déterminent l'érection : vaso-dilatation artérielle, obstacle au retour du sang veineux par des muscles lisses entrant en contraction. L'érection porte sur tous les organes génitaux de la femme : utérus, qui augmente de 1/3 ou 1/4, trompes, ovaires, ligaments larges qui deviennent bosselés et que l'on peut quelquefois sentir par la palpation.

Parallèlement à ces phénomènes d'érection de cause *musculaire*, se produisent d'autres phénomènes qui portent essentiellement sur le *système épithélial* de l'utérus. La muqueuse utérine se ramollit, s'épaissit, se plisse, ses glandes s'hypertrophient, son stroma est infiltré d'éléments embryonnaires, puis l'épithélium se détache par petits lambeaux. Cette desquamation ne porte que sur les parties superficielles de cet épithélium, qui se reforme rapidement au-dessous des parties éliminées. La chute de l'épithélium utérin est loin d'être totale, sauf les cas pathologiques, où il se détache tout entier à la fois sous forme d'une véritable caduque (*dysménorrhée membraneuse exfoliante*). Ce sont les débris épithéliaux de l'utérus qui forment, avec les produits de sécrétion suractivée des glandes utérines, les mucosités qui précèdent les règles. Quant à l'hémorrhagie menstruelle, elle est due à une rupture des capillaires superficiels distendus par l'érection des organes génitaux. — D'après de Sinéty, les trompes participent probablement à l'hémorrhagie menstruelle, mais leur épithélium ne se détache pas. La muqueuse du col de l'utérus ne participe ni à l'hémorrhagie, ni aux phénomènes épithéliaux.

Théories de la menstruation. — Nous avons admis, en parlant de l'ovule, que sa chute était déterminée par la congestion ovarique accompagnant le développement du follicule de de Graaf, et coïncidant avec la congestion générale des organes génitaux, à l'époque de la menstruation. Ainsi, l'ovulation et la menstruation seraient deux phénomènes connexes. Le premier serait même la cause déterminante du second. MM. Küss et Duval admettent que « l'essence même de la menstruation est une mue épithéliale, sympathique du développement épithélial ovarique, d'où résulte la chute des ovules ». Ils s'appuient sur ce qu'une mue semblable a lieu chez les femelles de mammifères à l'époque du rut. Pflüger relie également les deux phénomènes, quand il prétend que la mue épithéliale de l'utérus a pour but d'offrir à l'ovule une surface en voie de prolifération, sur laquelle il viendrait se greffer. Cette théorie de la corrélation des deux phénomènes est confirmée par les recherches de Rouget d'après lesquelles l'ovulation a lieu en général dans les derniers jours de la menstruation ; les nécropsies de femmes mortes pendant leurs règles montrent aussi qu'il existe le plus souvent à la surface de l'un des deux ovaires un follicule rompu ou sur le point de se rompre.

Cependant un certain nombre de faits prouvent que l'ovulation et la menstruation ne sont pas nécessairement liées l'une à l'autre. Ashwell, dans trois nécropsies de femmes mortes pendant l'époque menstruelle, n'a trouvé sur leurs ovaires ni corps jaunes ni trace aucune de rupture d'un follicule de de Graaf. Goodman a rassemblé vingt-sept cas d'ovariotomie double dans dix desquels il y eut conservation de la menstruation. Parker a constaté des grossesses trois et quatre ans après la cessation des règles. En un mot, il peut y avoir menstruation sans ovulation et ovulation sans menstruation ; l'un des deux phénomènes ne serait donc pas la cause de l'autre. De Sinéty en conclut « que l'ovulation et la menstruation sont deux faits ordinairement connexes, mais non liés l'un à l'autre » ; il ajoute que toute théorie sur leur nature est actuellement prématurée.

Influence sur la production de CO^2. — La menstruation a sur l'exhalation de l'acide carbonique une action bien connue depuis les recherches d'Andral et Gavarret. Ils ont montré que la quantité d'acide carbonique exhalée, qui est à peu près la même chez le jeune garçon non pubère et chez la fille non réglée (à poids égal), va en augmentant avec l'âge chez le garçon tandis qu'elle devient brusquement stationnaire chez la fille à partir des premières règles ; elle reste donc stationnaire de la puberté à la ménopause ; à partir de cette dernière époque, elle augmente pendant quelques années pour diminuer ensuite par le fait de la vieillesse. Toute cessation des règles (grossesse, etc.) s'accompagne d'une augmentation dans la quantité d'acide carbonique exhalé.

B. — TYPE MALE. — DÉVELOPPEMENT DU TESTICULE ET DES SPERMATOZOÏDES

Développement du testicule. — Nous avons vu que la bandelette génitale développée sur le côté interne du corps de Wolff (genre uro-génital) n'était, à son origine, ni un ovaire ni un testicule, mais une sorte d'organe neutre pouvant évoluer vers le type mâle ou le type femelle, sous une influence encore inconnue. Chez l'embryon destiné à devenir un mâle on voit, d'après Waldeyer, un arrêt se manifester dans la production des ovules primordiaux qui parsèment l'épithélium germinatif.

Dès le septième jour chez le poulet, vers le quatorzième chez le lapin, chez l'embryon humain de 30 à 40 millimètres, on aperçoit, dans le testicule rudimentaire, des cordons cellulaires droits ou légèrement flexueux, ébauche de tubes séminifères.

Quelle est l'origine de ces cordons ?

Origine des éléments spermatogènes. — Valentin et Remak croyaient à une simple différenciation sur place des cellules du stroma de la glande.

Waldeyer admet que les tubes séminifères proviennent d'une prolifération des tubes supérieurs du corps de Wolff; cette opinion n'est probablement vraie qu'appliquée à la formation du *rete testis*.

Pour Kölliker il se produit une migration d'ovules venus de l'épithélium germinatif dans le stroma, et un développement excentrique des tubes du corps de Wolff qui iraient englober ces ovules.

Bornhaupt admet que, chez le poulet, les tubes testiculaires se forment par des invaginations dans le stroma sous-jacent des cellules rondes que Waldeyer a signalées après lui dans l'épithélium germinatif. Les éléments spermatogènes auraient donc la même origine que les ovules de la femelle.

Egli a constaté les mêmes faits chez le lapin. Chez les reptiles, Max Braun a également vu (chez l'embryon mâle) une pénétration des éléments de l'épithélium germinatif dans le stroma sous-jacent.

Les meilleurs arguments en faveur de l'origine des éléments spermatogènes dans l'épithélium germinatif sont fournis par l'étude du testicule des plagiostomes (Semper, Balfour, Balbiani, Tourneux).

Tous ces auteurs sont d'accord pour reconnaître la pénétration des cellules de l'épithélium germinatif dans le stroma testiculaire chez l'embryon. Chez l'adulte, il persiste même une bande d'épithélium germinatif (pli progerminatif) au niveau de laquelle se produisent toute la vie de nouvelles invaginations épithéliales. Elles ne donnent pas naissance à des tubes, mais à des *ampoules* formées chacune d'une grosse cellule centrale entourée d'une couche de petites cellules.

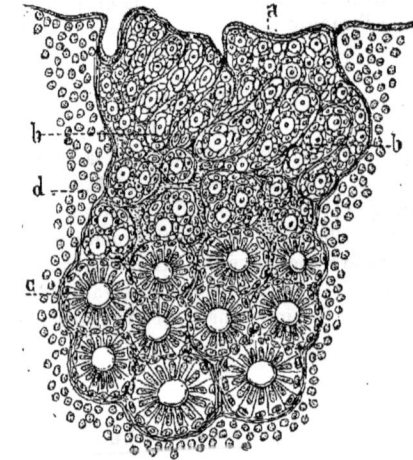

Fig. 392. — Coupe du testicule d'une raie adulte.

a, ovules primordiaux entourés d'épithélium ; — *b*, cordons de l'Pflüger mâles ; — *c*, jeunes ampoules séminifères ; — *d*, stroma (Balbiani).

On ne peut s'empêcher de comparer l'ampoule testiculaire ainsi formée aux jeunes follicules que l'on trouve dans les couches périphériques de l'ovaire. Chez les animaux qui ont des tubes séminifères au lieu d'ampoules, on retrouve également, surtout dans le jeune âge, les deux formes d'éléments, la grosse cellule d'apparence ovulaire et les petites cellules épithéliales qui l'entourent.

A chacune de ces deux formes on a voulu attribuer une évolution différente. Mais l'accord n'est pas fait sur la destinée spéciale de chaque catégorie de cellules. Ainsi, pour la Valette Saint-Georges, les tubes séminifères renferment deux éléments : 1° les *spermatogonies* (cellules ovulaires), d'où naîtraient les spermatozoïdes à la suite de transformations ; 2° les *cellules folliculaires* (petites cellules), auxquelles il n'assigne pas de rôle bien précis, rôle accessoire, en tout cas. M. Balbiani admet aussi deux formes cellulaires, mais, à l'inverse de la Valette Saint-Georges, il fait provenir les éléments mâles des petites cellules (cellules folliculaires), les ovules mâles étant destinés à disparaître. La théorie de M. Balbiani mérite d'être exposée. Il admet que la glande sexuelle mâle ou femelle renferme des éléments générateurs des deux sexes : l'ovule représentant l'élément femelle, la cellule folliculaire l'élément mâle. En un mot, la glande génitale est hermaphrodite, bisexuée, chaque sexe étant représenté par un élément. Dans l'ovaire, c'est l'ovule qui arrive à maturité, dans le testicule cet ovule subit la dégénérescence graisseuse et c'est la cellule épithéliale qui se transforme en spermatozoïde.

Spermatogenèse. — Malgré le nombre considérable de travaux parus sur la spermatogenèse (v. les importants travaux de M. Prenant), il est encore difficile d'exposer d'une façon claire et suffisamment générale les phénomènes de la spermatogenèse chez les vertébrés. C'est que le spermatozoïde est le résultat d'une évolution beaucoup plus compliquée que celle de l'ovule. Celui-ci, à sa maturité, n'est autre que la cellule de l'épithélium germinatif grossie et enkystée. Au contraire, les cellules des tubes séminifères subissent une série de modifications de forme, avant de constituer l'élément dans lequel naîtra le spermatozoïde. Dans la genèse de celui-ci, il faudra donc étudier d'abord la formation de la cellule mère des spermatozoïdes, à laquelle on a donné longtemps le nom d'*ovule mâle*, ensuite celle du spermatozoïde dans cette cellule. — Nous venons de voir que sur le premier point il existe deux manières de voir, l'une faisant provenir l'élément mâle des ovules primordiaux inclus dans les tubes séminifères, l'autre lui donnant pour origine les petites cellules périovulaires. Cette seconde théorie est celle de l'hermaphrodisme histologique de la glande génitale (Balbiani), elle est loin d'être démontrée vraie, et les observations qui nous paraissent le mieux établies, telles que celles de la Valette Saint-Georges et de M. Duval, sur le testicule de la grenouille, font provenir les spermatozoïdes des ovules mâles et non des cellules périovulaires. Quant à ces dernières, ce sont peut-être tout simplement des éléments jeunes, de futurs ovules, peut-être aussi des cellules indifférentes et à rôle accessoire, analogues à celles qui constituent le *cumulus proliger* du follicule de de Graaf. — Ce qui est encore mal connu, ce sont les intermédiaires entre l'ovule mâle et le spermatozoïde, c'est la formation du spermatoblaste. Les éléments qui remplissent les tubes séminifères sont essentiellement polymorphes; avec cela ils sont très délicats et difficiles à fixer par les réactifs. Enfin la diversité des noms qu'on leur a imposés, surtout en Allemagne, a encore contribué à obscurcir la question et nulle synonymie n'est plus complexe et plus embrouillée que celle-ci. Le meilleur moyen pour s'y reconnaître est d'employer la nomenclature de M. Duval qui a bien exposé la question dans son récent *Précis d'histologie* auquel nous renvoyons.

Spermatogenèse chez la grenouille. — Pour fixer les idées, décrivons la spermatogenèse chez la grenouille où la fonction soumise à de longues intermittences est beaucoup plus facile à étudier que chez les mammifères où elle est plus continue. Pendant les mois de mars et d'avril, on observe dans les culs-de-sac séminifères la formation, aux dépens des cellules pariétales, de grosses cellules (ovules mâles, cellules de Henle). De nombreux noyaux apparaissent bientôt par karyokinèse dans l'intérieur de l'ovule mâle, qui augmente graduellement de volume, et que l'on désigne alors sous le nom de cellule de Kölliker, *kysté spermatique*. Vers la fin de l'été, on voit les noyaux se disposer régulièrement à la périphérie du kyste dont le centre reste occupé par une masse protoplasmique granuleuse. Peu à peu apparaissent dans cette masse, des traînées de granulations dont l'extrémité effilée se trouve au centre du kyste, dont la base, plus large, correspond à un des noyaux de la périphérie. Chaque noyau avec sa traîne de granulations est l'ébauche d'un spermatozoïde. Plus tard, le kyste semble s'ouvrir comme une figue trop mûre ou plutôt les *cellules filles* provenant de la cellule de

Kölliker s'individualisent tout en restant unies en une sorte de grappe, et les spermatozoïdes font alors saillie dans le cul-de-sac séminifère. Ils restent disposés par grappes réunies par leurs têtes qui regardent la paroi à laquelle les relie encore un pédicule protoplasmique. Plus tard, ce pédicule se rompt, et les faisceaux spermatiques s'engagent dans les canaux excréteurs où ils commencent à se dissocier. Ces phénomènes sont terminés en octobre, et, dès le mois suivant, on voit les petites cellules pariétales se développer de manière à constituer de nouvelles cellules de Henle qui seront le siège de la spermatogenèse pendant le printemps suivant. Chez les sélaciens, l'étude de la spermatogenèse est aussi relativement facile et la série des phénomènes se rapproche de ceux que présente la grenouille.

D'après Benda, les canaux séminifères sont tapissés par deux espèces de cellules : 1º les cellules fixes ou végétatives (anciens spermatoblastes) ; 2º les cellules germina-

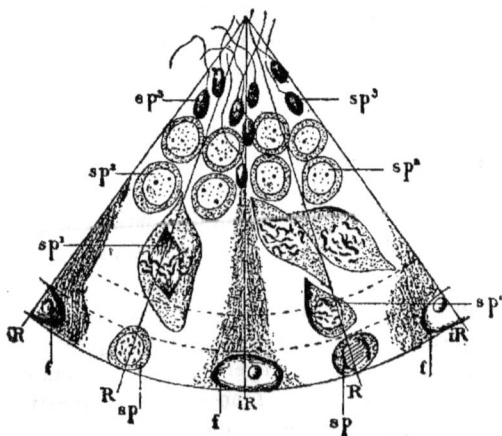

Fig. 393. — Segment d'une coupe demi-schématique du tube séminifère (d'après Prenant).

R, rayons; — iR, inter-rayons ; — F, spermatoblastes ou cellules fixes. Dans les rayons, la lignée séminale est représentée de dehors en dedans par les spermatogonies sp, les spermatocytes sp^1, les spermatides sp^2, et les spermatozoïdes sp^3.

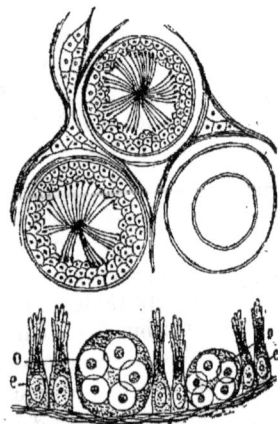

Fig. 394.

Partie supérieure : tubes séminifères du chien avec faisceaux de spermatozoïdes saillants dans le tube (Klein).
Partie inférieure : spermatogenèse du chat (théorie de Balbiani).

tives. Celles-ci sont dans un état continuel d'évolution et de segmentation, parcourant, de la périphérie au centre du canal, une série régulière de phases qui les font passer de l'état de *spermatogonies* à celui de *spermatocytes*, et de celui-ci à l'état de *spermatides* et, enfin, de ce dernier, à l'état de *spermatozoïdes*, par une suite de divisions cellulaires compliquées de différenciations. La figure 393 schématise ce processus.

La transformation de la spermatide en spermatozoïde a lieu sans division; non exclusivement aux dépens du noyau (Kölliker), mais aux dépens de tout l'élément (Platner). Le noyau de la spermatide s'allonge et se condense pour former, avec le corpuscule polaire, la tête du spermatozoïde; le protoplasma de la spermatide, allongé aussi et condensé, donne la gaine du filament axile. Les spermatozoïdes provenant d'un groupe de spermatides restent accolés en faisceau et ne s'isolent que dans l'épididyme.

Spermatogenèse chez les mammifères. — Chez les mammifères la simultanéité et la rapidité des phénomènes rendent la constatation des faits beaucoup plus difficile ; il est néanmoins très probable qu'ils sont essentiellement
les mêmes, bien qu'ils diffèrent notablement en apparence. Ainsi, chez les
mammifères, en particulier chez le rat, Sertoli découvrit, en 1877, des éléments à forme très particulière, cellules ramifiées, cellules en candélabre,
auxquels Ebner, quelques années plus tard, attribua le nom et le rôle de *spermatoblastes*, c'est-à-dire d'éléments formateurs des spermatozoïdes. Ces éléments, de grandes dimensions, présentent une base élargie contenant un
gros noyau et appliquée contre la paroi du tube séminifère. A cette base fait
suite une tige protoplasmique qui la relie à l'extrémité centrale de la cellule,
extrémité découpée en lobes, *dont chacun renferme un noyau.* C'est à chacun
de ces lobes, évolution des *cellules de Kölliker*, qu'il faut réserver le nom
de spermatoblaste, bien que certains auteurs désignent ainsi, mais à tort,
l'élément tout entier. Chacun d'eux, en effet, va donner naissance à un spermatozoïde. Le *noyau* du spermatoblaste forme la *tête* du spermatozoïde ; le
corps cellulaire forme le *segment caudal*, le *filament*, et les annexes tels
que la collerette, etc., dont le spermatozoïde est quelquefois pourvu et qui ne
sont que des organes *vecteurs.*

Entre les grandes cellules en candélabre se présentent de nombreuses cellules de formes variées, représentant les diverses phases de l'évolution des
cellules pariétales en *cellules de Henle, cellules de Kölliker, cellules de Sertoli* portant les spermatoblastes.

Spermatozoïdes. — Les spermatozoïdes qu'on ne considère plus aujour-
d'hui comme des *animalcules*, mais comme des éléments anatomiques, des
cellules pourvues d'un cil plus ou moins long, sont formés de deux parties
principales : 1° la *tête*, partie essentielle, agent fécondateur qui en représente
le noyau formé de chromatine ; 2° le *filament caudal*, ou *queue*, organe de
locomotion qui est le protoplasma cellulaire.

Chez l'homme, la tête du spermatozoïde est piriforme, à petite extrémité
dirigée en avant. Elle a 5 μ de long sur 3 μ de large. La queue, longue d'environ 45 μ, va en s'amincissant de son extrémité adhérente à son extrémité
libre. Son extrémité adhérente est souvent un peu renflée, on la désigne sous
le nom de *segment intermédiaire ;* et son extrémité libre, d'après Retzius,
présenterait un *segment terminal* nettement distinct. Toutes ces parties sont
de forme et de dimensions variables chez les divers animaux.

La substance du spermatozoïde n'est pas homogène, mais nettement *struc-
turée*, comme on le voit à de forts grossissements. La queue notamment se
compose d'une gaine renfermant un *filament axile* formé lui-même de plusieurs fibrilles accolées.

La fonction spéciale des spermatozoïdes est la fécondation de l'œuf. Il faut
donc que le spermatozoïde sorti des organes génitaux mâles aille jusqu'au
contact des organes reproducteurs femelles. Pour accomplir ce trajet dans
les liquides des voies génitales femelles, ou même dans l'eau (poissons,

batraciens), il doit présenter des mouvements propres. Ces mouvements sont dus aux vibrations de leur queue, analogue au flagellum de beaucoup d'infusoires. Ces vibrations se font dans le sens latéral, par conséquent la natation du spermatozoïde peut être comparée à celle d'un serpent. La tête est toujours la partie poussée en avant. Dans un liquide suffisamment dilué, la *vitesse* de progression des éléments spermatiques est d'environ 3 millimètres par minute. Leur longueur totale étant d'environ 50 μ, on voit qu'en une seconde ils progressent d'une quantité égale à leur propre longueur. Quant à la *direction* du mouvement des spermatozoïdes, placés dans les voies génitales femelles, elle paraît se faire impulsivement vers l'ovule en vertu d'une sorte d'instinct que, par analogie avec les phénomènes d'*héliotropisme* par exemple, on pourrait qualifier d'*ootropisme positif*.

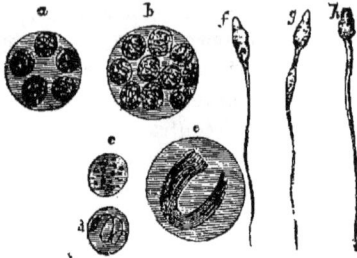

Fig. 395. — Spermatozoïdes.

a, b, c, d, ancienne théorie de la spermatogenèse ; *f, g, h*, spermatozoïdes de l'homme.

Après la mort de l'organisme qui les renferme, les spermatozoïdes continuent à se mouvoir pendant un certain temps, leur *survie* est plus longue que celle d'aucun autre élément anatomique. On a trouvé des spermatozoïdes encore capables de mouvement dans le canal déférent d'un taureau tué depuis six jours, et dans des testicules de suppliciés deux ou trois jours après la mort, ce qui permettrait, au moyen de procédés artificiels, la fécondation posthume. Dans le col de l'utérus de la femme, on peut trouver, d'après Haussmann, des spermatozoïdes mobiles sept jours et demi après le coït. Chez les invertébrés, les spermatozoïdes peuvent se conserver pendant une période beaucoup plus longue : plus de trois ans dans le réceptacle séminal de la reine (femelle) des abeilles.

Il ne faut pas confondre la motilité avec la *vitalité* des spermatozoïdes. Celle-ci peut être conservée alors que les mouvements sont abolis. Ainsi les spermatozoïdes des mammifères sont immobilisés par le maintien suffisamment prolongé à une température inférieure à 30° ; mais ils reprennent leurs mouvements si on les ramène à leur température normale. Du reste, ils peuvent supporter, sans périr, une température assez basse. D'après Mantegazza, du sperme refroidi à 0° peut reprendre ses mouvements s'il est ramené à 37°. Le sperme des animaux à sang froid peut être porté jusqu'à — 12° (de Quatrefages, expérience sur le brochet) et recouvrer ensuite ses mouvements. L'élévation de la température est, par contre, plus rapidement mortelle pour le sperme des animaux à sang froid que pour celui des animaux à sang chaud. D'après M. Balbiani, les spermatozoïdes de la truite sont tués par une température de + 40°. Ceux de l'homme, d'après Leuckart, ne meurent que vers 53° centigrades.

Vivant normalement dans un milieu légèrement alcalin (liquides des voies génitales mâles et femelles), les spermatozoïdes des vertébrés supérieurs meurent rapidement dans un milieu acide ou trop alcalin. C'est ainsi que l'acidité du mucus vaginal dans certaines maladies peut être une cause d'infécondité. Des solutions acides extrêmement faibles, par exemple l'acide chlorhydrique à $\frac{1}{7500}$, suffisent pour les tuer. L'eau pure arrête immédiatement leurs mouvements, du moins chez les vertébrés supérieurs. Il n'en est pas de même pour les poissons dont la fécondation se fait dans l'eau et dont les spermatozoïdes restent normalement en contact pendant quelque temps avec ce liquide. Les alcalis concentrés tuent les spermatozoïdes ; à faibles doses au contraire (solutions à $\frac{1}{100}$ ou $\frac{1}{1000}$), ils activent leurs mouvements et peuvent même les faire reparaître s'ils ont cessé.

Le *nombre* des spermatozoïdes est immense. Chez l'homme il est de 66,000 par millimètre cube. Un seul coït introduit donc plusieurs centaines de millions de spermatozoïdes pour féconder *un seul* ovule mûr, rarement deux.

II. — MISE EN PRÉSENCE DES ÉLÉMENTS GÉNÉRATEURS. — COPULATION

Copulation. — Chez les animaux à fécondation *extérieure* la rencontre est le fait du hasard ou de l'instinct. Chez les animaux à fécondation *intérieure* et chez l'homme la mise en présence des éléments générateurs ne peut avoir lieu que par le transport volontaire des éléments mâles dans les voies génitales femelles où ils rencontrent l'ovule. Ce transport a lieu par le rapprochement des sexes que l'on nomme accouplement, copulation, coït. Les deux sexes présentent donc des organes congruents destinés à cette fonction et qui sont la verge ou organe d'*intromission* chez le mâle, le vagin ou organe de *réception* chez la femelle. La verge chez l'homme, pendante et molle à l'état habituel, doit, pour pénétrer dans le vagin, se redresser et se raidir. C'est là le phénomène de l'*érection* rendu possible par la présence dans la verge d'un tissu spécial dit *érectile*.

Érection. — Les organes érectiles de l'homme sont constitués par les corps caverneux et la portion spongieuse de l'urèthre avec le bulbe et le gland. Les organes érectiles doivent surtout leurs propriétés à ce fait que leurs artères communiquent avec les veines au moyen de larges sinus, dont l'ensemble forme une cavité cloisonnée, un réservoir multiloculaire. Ces sinus ne sont autre chose que des capillaires extrêmement dilatés, ainsi que le démontre l'observation du développement des organes érectiles. Là, comme ailleurs, les capillaires forment un réseau, aussi les diverses loges des trames érectiles communiquent-elles très largement ensemble. Les trabécules et les lamelles qui cloisonnent ces loges sont formées de fibres connectives et élastiques avec une forte proportion de fibres musculaires lisses. Elles viennent s'appuyer extérieurement sur les membranes fibreuses qui limitent les parties érectiles. L'enveloppe fibreuse des corps caverneux est particulièrement résistante. Elle renferme très peu de fibres élastiques.

Les artères qui fournissent le sang aux mailles des organes érectiles sont remarquables par l'épaisseur de leur tunique musculaire et leur disposition en hélice. Quant aux veines, elles naissent non de toute l'épaisseur de ces organes, mais seulement de leur périphérie ; les troncs qu'elles forment par leur réunion cheminent également à la surface des parties érectiles (veine dorsale de la verge).

Mécanisme de l'érection. — Deux faits caractérisent l'érection : *turgescence* et *rigidité ;* ce dernier phénomène est plus marqué du côté des corps caverneux. Pendant l'érection, l'urèthre est dilaté de la fosse naviculaire au bulbe, c'est-à-dire dans toute l'étendue de la gaine spongieuse.

De Graaf, en incisant la verge, liée à sa base, d'un chien en érection, et montrant qu'elle revient à ses dimensions primitives après un abondant écoulement de sang, a prouvé que l'érection est due à une accumulation de sang dans les organes érectiles. Ce sang est du sang artériel. De Graaf admettait une rétention du sang due à la compression exercée sur les veines du pénis par les divers muscles du périnée. L'érection peut être, en effet, déterminée par une compression du plexus de Santorini par la vessie pleine (érection matinale, érection des prostatiques), mais ce n'est pas là une érection complète utilisable.

Bœckel a pensé que les veines efférentes des corps caverneux pouvaient être comprimées, dans leur trajet oblique à travers l'enveloppe fibreuse des corps caverneux, quand ceux-ci sont gorgés de sang, à peu près comme l'embouchure en bec de flûte de l'uretère est fermée par la pression de l'urine que contient la vessie. Mais la rétention du sang veineux n'est pas tout dans l'érection.

Eckard a montré que la ligature des veines du pénis ne la détermine pas. L'érection est, en réalité, un phénomène actif ; pendant sa durée, la pression est augmentée dans les veines dorsales (Loven), le sang veineux est rouge et contient plus d'oxygène que le sang veineux ordinaire(Lannegrâce). Tout tend à démontrer qu'il y a un apport plus considérable de sang artériel, cette hyperhémie est sous la *dépendance du système nerveux.* Eckard (1862) excitant, chez un chien, le bout périphérique des nerfs sacrés avec un courant interrompu, a vu la circulation du pénis s'activer et amener la turgescence de l'organe. La section des nerfs du pénis amène bien une turgescence, mais moins considérable ; il y a donc, dans l'érection, une *véritable vaso-dilatation active* (voir p. 404). La ligature des veines efférentes augmente la rigidité de la verge, elle est réalisée sur le vivant par la contraction des muscles du périnée (bulbo-caverneux) et par celle des trabécules musculaires lisses des parties érectiles. En résumé, la *turgescence* est due à l'afflux sanguin ; la *rigidité* à la contraction musculaire.

Phénomènes nerveux. — L'érection est un *phénomène réflexe ;* il n'est soumis qu'indirectement à l'empire de la volonté qui est impuissante à l'empêcher quand des causes suffisantes viennent à le déterminer. La *voie centripète* du réflexe est normalement le nerf sensitif de la verge (nerf dorsal). Mais on peut dire que tous les nerfs de sensibilité spéciale ou générale de l'économie sont susceptibles de servir de voie centripète au réflexe de l'érection. Il peut également avoir son point de départ dans le cerveau (imagination, souvenirs, associations d'idées, lectures, etc., etc.). Le *centre* de ce réflexe est situé dans la moelle épinière, au niveau de la quatrième lombaire chez le chien (Budge). (Voir les *Fonctions de la moelle.*) — Les *voies centrifuges* sont les nerfs érecteurs d'Eckard dont nous avons déjà parlé et les fibres qui innervent les muscles bulbo-caverneux, ischio-caverneux, de Wilson, etc., et les muscles lisses des cloisons des parties érectiles.

Érection chez la femme. — Il existe chez la femme, comme chez l'homme, un appareil érectile ; mais son développement est bien moindre et son fonctionnement beaucoup moins nécessaire dans le coït que celui de l'appareil mâle. Il est constitué : 1° par le *clitoris* analogue des corps caverneux de l'homme ; chacune des racines du clitoris est également entourée par l'ischiocaverneux ; 2° par le *bulbe* du vagin, analogue des corps spongieux de l'urèthre. Chacun des deux bulbes n'est pas réuni à celui du côté opposé sur la ligne médiane, ils sont séparés par la vulve. Aussi le muscle bulbo-caverneux est-il divisé en deux parties, l'une droite, l'autre gauche, dont chacune embrasse la moitié correspondante du bulbe. — Le clitoris et le bulbe ont la même structure que les organes qu'ils représentent chez l'homme. Le clitoris ne se redresse pas, comme la verge, pendant l'érection ; son extrémité antérieure (improprement appelée gland), tend au contraire à se recourber davantage vers la vulve et par conséquent à s'appliquer sur la face dorsale de la verge pendant le coït. Le bulbe du vagin, comprimé par le constricteur du vagin (bulbo-caverneux), tend à rétrécir l'orifice vulvaire et par suite à embrasser étroitement la verge. Enfin les grandes lèvres possèdent un plexus veineux très riche, qui permet sinon leur érection, du moins leur turgescence pendant le coït.

Phénomènes nerveux du coït. — Le phénomène essentiel de l'érection est l'exagération de sensibilité que possèdent alors les organes érectiles. Il y a même, pourrait-on dire, à ce moment-là, développement d'une *sensibilité spéciale* qui ne se retrouve dans aucune surface sensible de l'économie. Mais la sensibilité du gland ou du clitoris n'a pas en réalité d'excitant spécial comme les organes qui possèdent une véritable sensibilité spéciale (organe des sens) ; elle est mise en jeu par toutes les impressions tactiles, et normalement par le contact de l'autre sexe.

Les sensations voluptueuses dont sont le siège les organes érectiles pendant le coït, ont pour but d'assurer la reproduction de l'espèce, en faisant de la copulation, chez les animaux et chez l'homme, l'acte dont le désir s'impose avec le plus de force. L'érection est surtout importante chez le mâle, car elle se termine chez lui par l'éjaculation du sperme qui est un des éléments essentiels de la fécondation.

Éjaculation. — L'éjaculation est la sortie par jets saccadés et rapides du sperme hors du canal de l'urèthre du mâle, sous l'influence de l'orgasme vénérien. Mais le sperme destiné à l'éjaculation a parcouru, avant d'arriver dans le canal de l'urèthre, un chemin très considérable. Un spermatozoïde venu de l'extrémité distale d'un canalicule séminifère n'aurait pas parcouru (d'après les mensurations de Sappey) moins de 5 à 7 mètres. (Le canal de l'épididyme déroulé est long d'environ 6 mètres ; la longueur moyenne d'un canalicule séminifère est de 0^m,75.)

Le système des voies spermatiques peut être comparé, au point de vue de l'hydro-dynamique, à un système veineux ; les canicules séminifères représenteraient les capillaires allant par des réunions successives (réunion des canalicules d'un même lobe, réseau de Haller, vaisseaux efférents) se condenser en un seul canal (épididyme et canal déférent). Le sperme progressant du testicule vers le canal, il est évident que le maximum de pression des voies spermatiques existe au niveau du testicule, le minimum à l'orifice des conduits éjaculateurs dans le canal de l'urèthre. La *pression intra-testiculaire* est due à plusieurs causes : — 1° à la formation continuelle d'éléments spermatiques nouveaux qui chassent devant eux les éléments déjà formés (*vis a tergo*) ; — 2° à la congestion sanguine de ces organes sous l'influence des excitations génitales ; — 3° aux secousses imprimées par le crémaster lors du coït, et à la pression des fibres lisses du dartos.

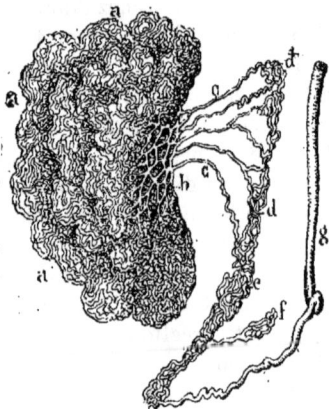

Fig. 396. — Voies spermatiques de l'homme.

a, lobes du testicule ; — *b, rete testis* ; — *c*, efférents ; — *d, e*, épididyme ; — *f, vas aberrans* ; — *g*, canal déférent.

On ne peut faire entrer en ligne comme cause de progression des spermatozoïdes leurs mouvements propres ; ces mouvements n'existent pas dans le testicule, le sperme testiculaire est une masse pâteuse, les spermatozoïdes sont comme agglutinés les uns aux autres. Dans l'épididyme les cils vibratiles de l'épithélium doivent contribuer à faire progresser les spermatozoïdes ; mais, à partir de l'origine de l'épididyme, les fibres lisses qui entrent dans la structure des conduits vecteurs du sperme permettent des mouvements vermiculaires dont l'importance est très grande dans la progression du sperme. Au niveau de l'ampoule du canal déférent, la paroi de ce canal renferme de petites glandes dont la sécrétion fait subir une première dilution au sperme. C'est probablement cette ampoule qui remplit le rôle de réservoir du sperme souvent attribué aux vésicules séminales ; l'accumulation du sperme dans les vésicules est difficile à comprendre, vu la réunion à angle aigu du conduit excréteur des vésicules et du canal déférent.

Le sperme est versé dans le canal de l'urèthre par les orifices extrêmement étroits des conduits appelés à tort *éjaculateurs*. Le peu de force de leurs parois, pauvres en éléments musculaires, ne permet pas de leur attribuer un rôle actif dans l'éjaculation. C'est dans la portion prostatique de l'urèthre sur les lèvres de l'orifice de l'utricule prostatique et au niveau de la partie moyenne du *veru montanum*, que s'ouvrent les conduits éjaculateurs. On croit généralement que, pendant l'érection, le veru-montanum subit lui aussi une turgescence qui lui permet d'oblitérer le canal de l'urèthre en arrière de l'orifice des conduits éjaculateurs, ce qui expliquerait pourquoi la miction est impossible pendant l'érection et pourquoi le sperme ne reflue pas dans la vessie. Robin et Cadiat, s'appuyant sur leurs recherches anatomiques, ont nié la possibilité d'érection du veru-montanum.

Le *Muscle de Wilson*, qui embrasse la partie membraneuse de l'urèthre, est, comme nous l'avons vu, contracté pendant l'érection. Entre le veru-montanum érigé et l'étranglement du canal de l'urèthre dû au muscle de Wilson, il existe donc, d'après M. Mathias Duval, une sorte de loge où le sperme s'accumule à haute pression pendant le coït, sous l'influence des secousses imprimées au testicule par le crémaster et des mouvements vermiculaires du canal déférent. A ce moment, le sperme est dilué par le liquide des vésicules séminales et celui de la prostate ; il est donc suffisamment fluide pour être projeté sous forme de jet, à travers le canal de l'urèthre, béant pendant l'érection. L'éjaculation, dans ces conditions, serait produite par une série de brusques relâchements, suivis chacun d'une courte contraction du muscle de Wilson qui seul fait obstacle à la sortie du sperme accumulé au niveau de la prostate. Ce muscle joue le rôle d'une « écluse livrant par saccades passage au liquide retenu en arrière d'elle ». La surface sensible dont l'excitation amène le réflexe de l'éjaculation est donc la muqueuse de la portion prostatique de l'urèthre, impressionnée par la présence du sperme à une tension suffisante. — Le muscle bulbo-caverneux est aussi généralement considéré comme agissant par ses contractions rythmiques dans l'éjaculation qu'il accélère ou renforce quand elle est commencée. Enfin les vésicules séminales se contracteraient aussi par l'intermédiaire d'un filet sympathique qui va les innerver (Rémy).

Le *centre éjaculateur* ou génito-spinal est situé, comme nous l'avons dit, dans la moelle lombaire.

Sperme éjaculé. — Le sperme éjaculé est constitué par la *sécrétion sèche* (spermatozoïdes) du testicule, diluée par les liquides des diverses glandes échelonnées le long des voies spermatiques. Ces liquides sont : 1° liquide des glandes du canal déférent, visqueux, de couleur brunâtre ; 2° liquide des vésicules séminales, crémeux, grisâtre, riche en albumine, contenant des cellules épithéliales et des *sympexions* de nature azotée ; 3° liquide prostatique blanc, contenant des gouttelettes de graisse, des matières albuminoïdes, du chlorure de sodium ; 4° liquide des glandes de Cowper, clair, filant, donne au sperme sa viscosité ; 5° liquide des glandes de Littre, peu connu (mucus uréthral). Le sperme testiculaire est épais, sans odeur, à peine alcalin ; l'odeur particulière du sperme éjaculé n'appartiendrait en propre, d'après Ch. Robin, à aucun des liquides sécrétés dans les voies spermatiques ; elle ne se développerait qu'à la suite du mélange de ces liquides.

La *quantité* de sperme émis dans une éjaculation varie de 1 à 8 grammes selon les sujets, et, pour le même sujet, elle varie aussi dans un rapport considérable suivant les circonstances.

On entend, par *éjaculation de la femme*, une hypersécrétion des glandes du col de l'utérus vers la fin du coït. Le liquide excrété aurait encore pour fonction de diluer le sperme et de permettre des mouvements plus faciles aux spermatozoïdes. On a aussi appelé *éjaculation* de la femme, la *sécrétion des glandes de Bartholin* au début du coït. Cette sécrétion, qui peut se faire en *jets* dans le cas de volupté intense, a principalement pour but de faciliter le glissement de la verge, elle est plus comparable à l'éjaculation de l'homme que la sécrétion exagérée des glandes du col de l'utérus.

III. — FÉCONDATION. — IMPRÉGNATION DE L'OVULE

Imprégnation de l'ovule. — L'imprégnation de l'ovule, c'est-à-dire sa pénétration par *un* spermatozoïde et les premiers phénomènes qui résultent

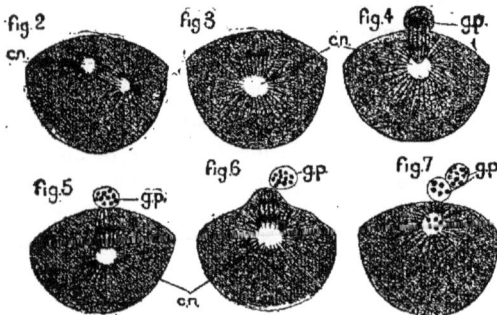

Fig. 397. — Formation par karyokinèse des globules polaires chez l'oursin (Hertwig).

Fig. 2. *Premier amphiaster* provenant directement de la vésicule germinative. — Fig. 3. *Plaque équatoriale* formée de substance chromatique. — Fig. 4. La plaque équatoriale s'est clivée en deux moitiés dont la supérieure s'élimine formant le *premier globule polaire*. — Fig. 5. La moitié inférieure de la plaque forme une deuxième plaque équatoriale qui se clive à son tour en deux moitiés (fig. 6), dont la supérieure forme le *deuxième globule polaire* (fig. 7). — La figure 7 montre les deux globules formés de chromatine, et l'aster restant contenant le reste de la chromatine de la vésicule germinative primitive devient le *pronucléus femelle*.

de cette pénétration, constitue l'acte essentiel de la fécondation, le but de la copulation et des phénomènes qui l'accompagnent. On peut supposer la fécondation réduite à la mise en présence de l'ovule et du spermatozoïde, c'est du reste à peu près ce qui a lieu chez les animaux inférieurs et même chez les poissons, dont les mâles viennent simplement expulser leur sperme sur les grappes d'œufs déposées par les femelles autour des plantes aquatiques.

Les récents travaux de Herman Fol, de O. Hertwig, de Selenka, de Van Beneden, etc., ont jeté un jour tout nouveau sur l'imprégnation de l'ovule et les phénomènes dont l'ovule est le siège avant sa segmentation, phénomènes déjà vus, mais d'une façon incomplète, par Ch. Robin. On peut les diviser en : A), *phénomènes antérieurs à l'imprégnation de l'ovule*, indépendants de cette imprégnation ; — B), *imprégnation*.

A). L'œuf de l'*Asterias glacialis*, étudié par H. Fol, présente une membrane vitelline molle et mucilagineuse, un vitellus granuleux, une vésicule germinative avec sa tache germinative. Peu de temps après la mise en liberté de cet œuf dans l'eau de mer, la vésicule germinative se rapproche de la surface du vitellus, elle change de forme et ses contours perdent leur netteté. La tache germinative disparaît, puis la vésicule germinative déformée s'allonge en un fuseau, à direction variable par rapport à la surface de l'œuf.

Ce fuseau est formé de traînées protoplasmiques (*filaments bipolaires*), à chacune de ses extrémités, les réactifs permettent de distinguer un *aster*, petite figure étoilée constituée par des radiations protoplasmiques ; l'ensemble du fuseau et des asters constitue un amphiaster. Cet amphiaster se rapproche de plus en plus de la surface de l'œuf et l'un des asters va soulever le vitellus en un point de cette surface. La petite bosse ainsi formée, parfaitement transparente, se pédiculise et enfin se détache. C'est là le premier *globule polaire*. Après son émission l'amphiaster, réduit à l'un de ses asters, se reforme bientôt et il y a émission d'un second globule polaire formé comme le premier. Ces globules polaires sont de véritables noyaux *filles* nés par karyokinèse du noyau mère de l'ovule et contenant une partie des éléments chromatiques ou *chromosomes* de celui-ci.

Après l'émission du second globule polaire, il reste dans l'œuf un aster qui représente une partie de la vésicule germinative. Cet aster prend la forme d'un petit noyau arrondi qui regagne la partie centrale de l'ovule et que l'on désigne sous le nom de *pronucléus femelle*.

B). Imprégnation. — Elle a été étudiée par H. Fol et Sélenka, sur des œufs d'oursin mis en présence des éléments mâles. Ceux-ci s'avancent en droite ligne vers la couche périphérique de l'œuf. Arrivés dans cette couche molle et mucilagineuse, ils y restent englués, seuls les plus vigoureux d'entre eux parviennent à se frayer un passage. Peut-être il y a-t-il là une lutte inconsciente de vitesse ou de vigueur entre les spermatozoïdes et une sélection au profit du plus fort. Quoi qu'il en soit, dès que l'un des éléments mâles est arrivé à une distance suffisamment petite de la surface du vitellus, celui-ci émet à la rencontre du spermatozoïde un petit prolongement que Fol désigne sous le nom de *cône d'attraction*. Dès que ce prolongement a pris contact avec la tête du spermatozoïde, il se rétracte dans le vitellus, entraînant avec lui l'élément fécondateur. La tête seule de cet élément pénètre dans le vitellus, la queue reste englué dans la membrane vitelline. Parvenue dans le vitellus, la tête du spermatozoïde se gonfle, forme un noyau clair qui se rapproche du centre de l'œuf en s'entourant de radiations protoplasmiques qui en font un *aster mâle*. Celui-ci marche à la rencontre du pronucléus femelle ; arrivé à son voisinage, il perd une partie de ses rayons et transformé alors en *pronucléus mâle* il s'accole, puis se confond avec le pronucléus femelle qui s'est creusé en gouttière pour le recevoir. Le produit de la fusion des deux pronucléi est le noyau *vitellin*, point de départ de la segmentation. — Ainsi l'ovule est fécondé par un seul spermatozoïde. Au moment où le contact s'établit entre le cône d'attraction et la tête du spermatozoïde, la couche hyaline qui entoure le vitellus se transforme en une véritable mem-

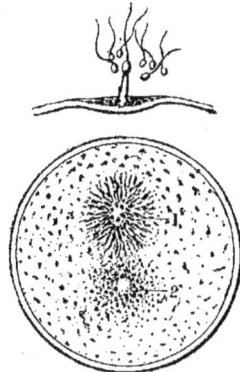

Fig. 398. — Imprégnation chez l'oursin.

Spermatozoïdes et cône d'attraction ; — le pronucléus mâle 1 va vers le pronucléus femelle 2. (Fol.)

brane, interdisant l'accès à tout autre élément mâle. Au niveau du cône d'attraction il existe dans cette membrane un petit orifice à travers lequel la substance du cône se continue avec le vitellus et que H. Fol désigne sous le nom de *micropyle d'occasion*.

On peut se demander quelle est la *signification des globules polaires*, éléments dont on ne voit pas l'utilité puisqu'ils disparaissent après leur émission. Comme tous les organes inutiles (organes témoins) les globules sont probablement des vestiges d'un mode d'évolution primitif de l'œuf, probablement de l'évolution parthénogénésique. Balfour suppose qu'après l'émission des globules polaires ce qui reste de la vésicule germinative dans l'intérieur de l'œuf est incapable de se développer davantage sans l'addition de la partie nucléaire de l'élément mâle ; s'il ne se formait pas de globules polaires la parthénogénèse pourrait exister. Par conséquent l'excrétion de ces globules serait un perfectionnement en rapport avec la fécondation sexuelle.

Les principes de l'anatomie générale permettent d'étendre aux vertébrés, et même aux vertébrés supérieurs, les faits observés chez les invertébrés. Du reste, les recherches récentes de Van Beneden (sur la lapine et la chauve-souris) ont montré qu'il existait une très grande similitude entre la fécondation chez les mammifères et chez l'*Astérias glacialis*. Il a également constaté qu'un seul spermatozoïde suffisait à la fécondation d'un ovule. Quand il y a pénétration de deux spermatozoïdes, ainsi que l'ont montré Fol et Selenka, le noyau vitellin formé par la fusion des deux pronucléi mâles avec le pronucléus femelle est plus gros que normalement et il donne naissance, non à un amphiaster, mais à un tétraster de segmentation. C'est là probablement qu'il faut rechercher l'origine des monstres doubles, et non dans la fusion de deux embryons primitivement distincts.

Temps et lieu où s'opère la fécondation de l'ovule. — Nous avons dit que l'ovule mettait probablement de douze à quinze jours pour traverser la trompe. Dans les deux tiers internes de ce conduit il se recouvre d'une couche albumineuse et ne peut être par conséquent fécondé dans cette partie de son trajet. C'est donc sur l'ovaire ou dans le premier tiers de la trompe que la fécondation peut avoir lieu. Coste, en tuant des animaux qu'il avait fait accoupler après l'époque du rut (alors qu'il y avait des ovules dans toute la longueur des oviductes), a constaté qu'aucun spermatozoïde n'avait pénétré jusqu'à la membrane vitelline des ovules situés dans les deux tiers internes de la trompe, ces ovules étant entourés d'une couche albumineuse.

D'autre part, Bischoff, puis Wagner et Barry ont trouvé des spermatozoïdes sur des ovaires de chiennes vingt heures après l'accouplement. De ces diverses observations on peut conclure que c'est *sur l'ovaire même* ou *dans le premier tiers de la trompe qu'a lieu la fécondation* ; conclusion qui est confirmée encore par les exemples de grossesses tubaires, ovariques et péritonéales.

Comment les spermatozoïdes arrivent-ils des culs-de-sac vaginaux et des environs du col de l'utérus, où les porte l'éjaculation, jusque sur les ovaires ? On a invoqué un grand nombre de causes pour expliquer ce cheminement des éléments séminaux : 1° par une aspiration du col de l'utérus sur le sperme, aspiration produite soit simplement par l'érection de l'utérus pendant le coït et l'écartement de ses parois, soit par une série de bâillements rapides du museau de tanche au moment de l'orgasme vénérien. Ce dernier fait a été observé chez une femme atteinte de chute de la matrice. — 2° D'après Coste, le transfert des spermatozoïdes serait un phénomène de capillarité, comparable à l'ascension d'un liquide entre deux lames de verre accolées. Une expérience de Liégeois confirme cette opinion : il enlève les organes génitaux d'une lapine et met du sperme à l'entrée du vagin ; quelques heures après, il constate que des spermatozoïdes, vivants ou morts, se retrouvent jusqu'à l'extrémité des trompes. — 3° L'opinion la plus vraisemblable est celle qui attribue le transfert des spermatozoïdes à leurs mouvements propres, sans admettre, du reste, que ces mouvements soient dirigés vers l'ovaire grâce à une sorte d'instinct. Les spermatozoïdes se dirigent dans tous les sens ; au bout de quelques heures, on peut en trouver dans toutes les parties des voies génitales. Il faut remarquer que ceux qui pénètrent dans les trompes ont à remonter le courant vibratile dirigé de l'ovaire vers l'utérus. Cette dernière manière de voir sur le cheminement des spermatozoïdes est confirmée par les observations de fécondation, chez la femme, par simple dépôt de sperme à l'orifice vulvaire.

Fécondations multiples. Jumeaux. — Le rapport numérique des grossesses multiples aux grossesses simples, chez la femme, est de plus de 1 p. 100 en moyenne. Presque toutes ces grossesses multiples sont des grossesses gémellaires, car si les grossesses *triples* s'observent quelquefois (2,623 cas sur 19,698,322, statistique de Wappœus), les grossesses quadruples et quintuples sont excessivement rares. D'après les statistiques, c'est en Bohême (1 sur 51 accouchements), puis en Angleterre (1 sur 63) que les grossesses gémellaires sont les plus fréquentes. Ensuite viennent l'Allemagne (1 sur 84) et la France (1 sur 92). — Les *conditions* de la multiparité sont : 1° l'âge de la femme et le nombre de ses grossesses ; c'est de vingt-trois à vingt-neuf ans que les femmes donneraient le plus de jumeaux ; les multipares en donnent plus fréquemment que les primipares ; 2° l'hérédité. Les femmes jumelles accouchent souvent de jumeaux. Il existe des familles chez lesquelles les grossesses gémellaires sont communes, d'autres où l'on n'en observe pas.

Les *causes* des grossesses gémellaires sont : 1° deux vésicules de Graaf appartenant soit à un seul ovaire, soit à chacun des deux ovaires, arrivent simultanément à maturité et laissent échapper leurs ovules en même temps ; 2° une seule vésicule de Graaf contient deux ovules ; 3° une seule vésicule de Graaf contient un ovule à deux germes. Ces deux dernières causes ne sont que des hypothèses.

Superfécondation. — La superfécondation est la fécondation *successive* de deux ovules appartenant à une même période d'ovulation. Elle ne diffère donc du premier cas ci-dessus indiqué de la grossesse gémellaire qu'en ce qu'il y a deux fécondations au lieu d'une seule. La superfécondation ne peut guère se distinguer de ce cas de grossesse double que si les deux jumeaux ne sont pas de la même couleur, ce qui arrive si une femme blanche a eu des rapports presque simultanés avec un blanc et un nègre.

Superfétation. — C'est la fécondation à des intervalles plus ou moins éloignés de deux ovules appartenant à des périodes diverses d'ovulation. Le second ovule est fécondé alors que le premier est déjà un embryon. Il faut donc : 1° que l'ovulation se manifeste au moins une fois après que le premier ovule a été fécondé, c'est-à-dire après le début de la grossesse ; 2° que le sperme arrive dans la trompe entre la caduque utérine et la caduque ovulaire (ces deux caduques se soudent au quatrième mois de la vie embryonnaire). La première condition (menstruation pendant la grossesse) n'a pas été scientifiquement constatée. Beaucoup d'exemples d'enfants mis au monde alors qu'un premier accouchement avait déjà eu lieu quatre mois, trois mois, un mois auparavant, sont sans doute peu authentiques. Il en est cependant quelques-uns relatifs à des enfants vivants et viables nés à des époques assez éloignées (deux ou trois mois), qui ne peuvent être expliqués d'une manière satisfaisante que par la superfétation.

Dans le cas d'*utérus double*, malformation quelquefois observée, il serait très facile d'expliquer la superfétation apparente qui serait plutôt en réalité une *juxtafétation*.

II. — FONCTION D'ÉVOLUTION

LES MÉTAMORPHOSES DE L'HOMME

I. — PÉRIODE CELLULAIRE

L'OVULE FÉCONDÉ

Individualité de l'ovule fécondé. — L'ovule fécondé représente bien un être nouveau, un individu qui peut se développer et vivre de sa vie propre, comme cela a lieu chez les innombrables êtres *ovipares* de la création. Dès que l'œuf du poisson a été fécondé par le spermatozoïde, il n'a plus besoin de personne pour se développer et vivre. Le fait que, chez les animaux supérieurs, cet œuf doit emprunter les matériaux de son développement à l'organisme d'un autre être qu'on appelle sa *mère*, aux dépens duquel il vit en *parasite*, ne détruit pas l'individualité de l'être nouveau pas plus que la *vie parasitaire* de certains invertébrés ne peut les faire confondre avec l'organisme qui les nourrit.

L'homme existe donc, à titre d'individu distinct, dès que la cellule ovulaire est fécondée, et cette cellule contient en elle, dès ce moment, le principe mystérieux (ψύχη, archée, âme, vie) de toute son évolution ultérieure. Cette *cellule-homme* passera par toutes les phases qu'ont suivies eux-mêmes les organismes dont elle provient, phases dont la variété est si grande qu'on peut les comparer aux *métamorphoses* que nous présentent par exemple les insectes. On comprend que, chez l'homme, l'impossibilité de pratiquer des expériences et des vivisections, ait longtemps caché la réalité de ces métamorphoses. Mais les hasards de la clinique gynécologique ont fourni peu à peu aux embryologistes des œufs humains de presque tous les âges et leur ont permis de constater que le développement du roi de la création est absolument comparable à celui des brutes.

Segmentation du vitellus (*Morula*[1]). — C'est principalement aux recher-

[1] Hæckel a donné les noms de *Morula*, *Blastula*, *Gastrula* aux phases typiques que présentent les premiers développements de l'œuf fécondé chez un grand nombre de formes animales. La *morula*, c'est l'amas des sphères de segmentation du vitellus ; la *blastula*, c'est la

ches de Bischoff, de Coste et de E. Van Beneden que l'on doit de connaître les premières phases du développement des mammifères. La description suivante se rapporte à l'œuf du lapin étudié par Van Beneden

Peu après la rencontre des éléments mâle et femelle, alors que l'œuf se trouve dans la partie externe de la trompe, le noyau vitellin s'allonge, devient fusiforme, puis se divise par karyomitose. Pendant cette division, le protoplasma ovulaire (contenant les granulations du vitellus nutritif dans les œufs holoblastes, tels que ceux des mammifères) se creuse superficiellement d'un sillon dit *sillon vertical*, dirigé suivant le *plan de segmentation*, qui est lui-même perpendiculaire au grand axe du noyau vitellin en voie de division. Le premier sillon vertical se creusant de plus en plus arrive à diviser l'œuf en deux globes accolés contenant chacun un noyau résultant de la division du noyau vitellin. De ces deux globes l'un est un peu plus gros et plus transparent que l'autre, on le nomme globe *épiblastique* ou *ectodermique*, d'après la nature des parties qu'il formera plus tard ; l'autre est le globe *hypoblastique* ou *endodermique*. Un second sillon vertical (deuxième stade) perpendiculaire au premier détermine la formation de quatre globes, deux épiblastiques, deux hypoblastiques. A ce stade de quatre succède un stade de huit (troisième stade) dû à la bipartition de chacun des globes par un sillon *équatorial* ou *horizontal*. Au quatrième stade il existe douze globes seulement, car les quatre globes épiblastiques du stade précédent se sont divisés avant les globes hypoblastiques. Au cinquième stade il y a seize globes, au sixième il y en a vingt-quatre. La segmentation des globes épiblastiques marche donc plus vite que celle des globes hypoblastiques : ils se disposent en une couche continue qui enveloppe partiellement la masse hypoblastique ; cet enveloppement n'est jamais complet, l'hypoblaste reste à découvert par une petite ouverture de la couche épiblastique appelée *blastopore* (V. Beneden).

Tous ces phénomènes demandent environ *trois jours* ; c'est à peu près à cette époque, que, chez le lapin, l'œuf arrive dans l'utérus. Le blastopore se ferme, une *cavité* étroite apparaît entre la couche épiblastique et la masse

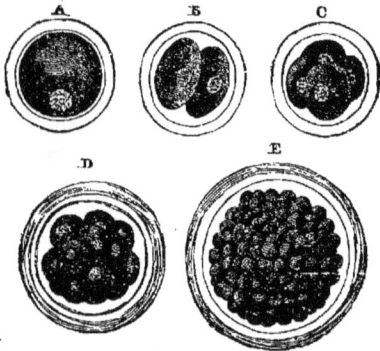

Fig. 399. — Segmentation de l'ovule des mammifères (*Morula*).

vésicule blastodermique formée d'un seul plan de cellules ; la *gastrula*, c'est la phase dans laquelle le pôle végétatif de la *blastula* s'invagine peu à peu dans la cavité de celle-ci et finit par venir s'accoler à la surface profonde de la partie ectodermique non invaginée. En même temps l'orifice d'invagination ou *blastopore* se rétrécit de plus en plus. La cavité invaginée forme l'*intestin primitif*. La paroi de la gastrula comprend alors deux feuillets, l'épiblaste et l'hypoblaste. C'est chez l'amphioxus et les vertébrés inférieurs que se voient le mieux tous ces faits. Chez les mammifères, les données acquises sont beaucoup plus obscures.

hypoblastique; elle sépare les deux sortes d'éléments, sauf au point précédemment occupé par le blastopore, au niveau duquel ils restent en contact.

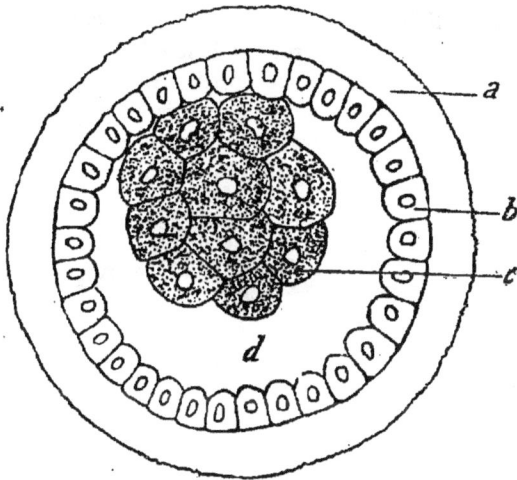

Fig. 400. — OEuf de lapine 70 heures après la fécondation.
a, membrane vitelline ; — *b*, épiblaste ; — *c*, masse hypoblastique ; — *d*, cavité en voie de formation (V. Beneden).

La cavité remplie du *liquide blastodermique* augmente peu à peu de capacité par suite de l'extension que prend sa paroi épiblastique.

FORMATION DU BLASTODERME

Vésicule blastodermique (*Blastula*). — Il résulte des phénomènes que nous venons de décrire, la formation d'une vésicule, la *vésicule blastodermique* d'environ 0mm,3 chez le lapin au troisième jour. Elle est constituée par une couche cellulaire *simple* (épiblaste ou ectoderme) appliquée à la face interne de la membrane vitelline (enveloppe primitive de l'œuf). Au point précédemment occupé par le blastopore, une petite masse cellulaire, l'hypoblaste, est accolée à la face interne de l'épiblaste. La vésicule blastodermique grandit rapidement, la masse hypoblastique s'étale en couche mince à la face interne de l'épiblaste; sa partie centrale présente deux couches cellulaires, sa partie périphérique est formée d'une seule couche qui prolifère et s'étend de plus en plus loin sous l'épiblaste. On appelle *aire embryonnaire* ou *région tridermique* la partie de la vésicule blastodermique qui présente au-dessous de l'épiblaste les deux feuillets constituant la partie centrale de l'hypoblaste. La *région didermique* entoure la région tridermique; elle est formée par l'épiblaste et le feuillet unique qui forme la périphérie de l'hypoblaste. Le reste de la vésicule blastodermique est seulement constitué par l'épiblaste : *région monodermique.*

Au cinquième jour, l'épaississement hypoblastique central (aire embryonnaire) est nettement divisé en deux couches. La couche *inférieure* (hypoblaste proprement dit feuillet interne du blastoderme), en continuité avec l'hypoblaste périphérique, est formée de *cellules aplaties;* la couche *supérieure* (mésoblaste, feuillet moyen du blastoderme), de petits *éléments arrondis.* Les cellules plates de l'épiblaste deviennent cylindriques par pression réciproque; de cette déformation résulte un allongement qui fait qu'elles se

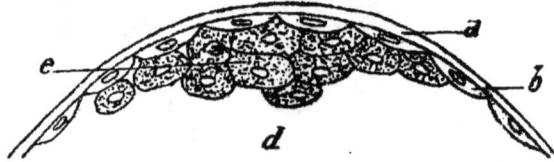

Fig. 401. — Ovule de lapine de 94 heures. — Aire embryonnaire.

a, membrane vitelline; — *b*, épiblaste ; — *c*, hypoblaste; — *d*, cavité blastodermique (V. Beneden).

mettent en rapport par leur extrémité profonde avec les cellules du mésoblaste sous-jacent et paraissent se confondre avec lui, du moins dans la partie antérieure de l'aire embryonnaire. La suite de l'histoire du cinquième jour est assez mal connue.

Quoi qu'il en soit, vers la fin du sixième jour l'aire embryonnaire, primitivement circulaire, devient ovale. Dans sa partie antérieure, on trouve seulement deux couches cellulaires (épiblaste et hypoblaste), mais dans sa partie postérieure il existe entre les deux feuillets précédents un mésoblaste. Ce mésoblaste est probablement le reste du mésoblaste d'origine hypoblastique dont nous avons parlé plus haut et qui, pendant le cinquième jour, paraît se confondre au niveau de la partie antérieure de l'aire embryonnaire avec l'épiblaste.

Le septième jour, l'aire embryonnaire devient piriforme, à grosse extrémité antérieure. Vers son extrémité postérieure apparaît la *ligne primitive* qui, en se creusant, forme le *sillon primitif.*

Pendant le huitième jour, en avant de la ligne primitive et sur son prolon-

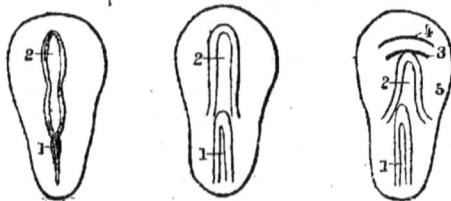

Fig. 402. — Ligne et sillon primitifs. — Replis médullaires.

gement, dans la partie de l'aire embryonnaire qui ne présente momentanément que deux feuillets, apparaît un sillon médian (sillon médullaire) peu profond, limité par deux replis. Ces replis (replis médullaires) décrivent un fer à cheval très allongé, dont l'ouverture, tournée en arrière, correspond à la partie antérieure de la ligne primitive. Ils constituent la première trace définie de l'embryon (future moelle épinière), le sillon primitif étant destiné à disparaître. Le mésoblaste, qui primitivement n'occupait que la partie postérieure de l'aire embryonnaire, gagne graduellement en étendue et finit par occuper toute l'aire embryonnaire qui est alors, dans toutes ses parties, composée de trois feuillets. Cependant au niveau du sillon, ou gouttière médullaire, il n'existe pas de mésoblaste. En ce point, l'épiblaste est directement appliqué sur l'hypoblaste. Ce dernier, formé de cellules aplaties dans le reste de son étendue, est, au niveau de la gouttière médullaire, constitué par des éléments cylindriques.

Clivage du feuillet moyen. — Vers la même époque (lapin, huitième jour), le mésoblaste, alors constitué par plusieurs couches cellulaires contiguës les unes aux autres, *se clive en deux lames* superposées, séparées par un espace virtuel comme le sont les deux feuillets d'une séreuse et également mobiles l'une sur l'autre. Les parties du mésoblaste adjacentes au sillon médullaire ne se clivent pas ; à ce niveau, les deux feuillets mésoblastiques se continuent

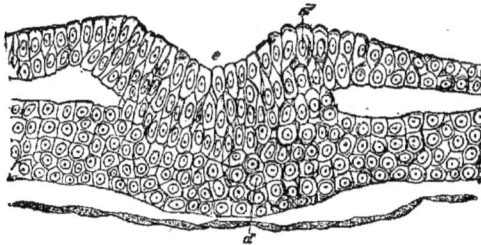

Fig. 403. — Division du mésoblaste en deux feuillets.

l'un sur l'autre et s'épaississent considérablement pour former les *masses latérales* situées de part et d'autre de la gouttière médullaire et destinés à former les corps vertébraux et les muscles moteurs des vertèbres. Des deux feuillets formés par le clivage du mésoblaste, l'un — *feuillet fibro-cutané, mésoblaste somatique* — s'accole à l'épiblaste pour former la *somato-pleure* (paroi thoraco-abdominale, paroi du corps); l'autre — *feuillet fibro-intestinal mésoblaste splanchnique* — s'accole à l'hypoblaste pour constituer la *splanchnopleure* (paroi de l'intestin). Entre la somatopleure et la splanchnopleure existe la cavité virtuelle dont nous venons de parler et qui n'est autre que la cavité pleuro-péritonéale (ou *cœlome*), plus tard cloisonnée par le diaphragme.

La formation du feuillet moyen et la provenance des organes qui y prennent naissance est une des questions les plus embrouillées de l'embryologie. Aussi règne-t-il, à cet égard, des opinions entièrement contradictoires qu'il nous est impossible de discuter ici. Pour Kölliker, le mésoblaste vient d'une prolifération des cellules de l'ectoderme ; pour Hertwig, au contraire, il se développe aux dépens d'une évagination de l'endoderme ou hypoblaste. Quoi qu'il en soit, il se clive ensuite en deux lames comme nous l'avons dit plus haut.

L'*épiblaste* donne le système nerveux central, l'épiderme et les formations épidermiques ainsi que les épithéliums des organes des sens.

L'*hypoblaste* produit l'épithélium du tube digestif et des glandes endodermiques. Le *mésoblaste* donne naissance, pour la plupart des auteurs, à tous les autres tissus et organes. Mais d'après His, il ne mériterait pas le nom de feuillet *vasculaire* qu'il a longtemps porté, car le système vasculaire (ainsi que les tissus de substance conjonctive) n'en proviendrait pas. Ils seraient même étrangers au blastoderme et viendraient du *parablaste*, ensemble de cellules formant le vitellus blanc et émigrées du *cumulus proliger* du follicule de Graaf dans l'ovule primordial ! Pour Waldeyer, qui admet le rôle du parablaste, ses éléments viennent d'une segmentation secondaire du vitellus et sont homologues des autres éléments de l'*archiblaste* de His, c'est-à-dire du blastoderme.

II. — PÉRIODE EMBRYO-FŒTALE OU LARVAIRE

FORMATION DES ORGANES DE NUTRITION

Ainsi différenciés, les feuillets du blastoderme vont, par une série de *divisions* et de *différenciations cellulaires*, d'*invaginations*, de *bourgeonnements*, etc., donner naissance à deux ordres de formations physiologiquement distinctes : 1° les organes qui servent à la nutrition de l'embryon, c'est-à-dire à l'absorption nutritive, à la circulation embryonnaire et aux excrétions ; 2° les organes destinés à fonctionner chez l'adulte (poumons, organes des sens, système musculaire, système osseux, etc., en un mot, la masse du corps de l'embryon).

Nous étudierons seulement les organes de la première catégorie qui seuls ont trait directement à la *physiologie de l'embryon*. L'étude des autres organes et de la forme même du *têtard humain* se rattachant à l'anatomie, nous renvoyons, pour le développement de ces organes et de cette forme aux traités d'embryologie.

Membranes de l'œuf. — L'*embryon* est un organisme greffé sur un autre organisme aux dépens duquel il se nourrit. Cette nutrition se fait par absorption, à travers les membranes embryonnaires, des principes fournis par le sang maternel. Ces membranes sont donc les premiers organes à étudier. D'une façon générale, elles ont reçu le nom de *chorion*. Mais il faut distinguer entre le *chorion primitif*, qui n'est autre chose que la *membrane vitelline* de l'œuf, et les *second* et *troisième chorions*, qui dérivent des feuillets du blastoderme.

La nutrition par absorption de principes fournis par la mère, au fur et à mesure des besoin de l'embryon, n'est pas le seul mode de nutrition de cet embryon ; il fait même défaut chez les ovipares, dont l'embryon se nourrit aux dépens des éléments accumulés lors du développement de l'œuf (jaune de l'œuf dans les œufs méroblastiques). Nous avons vu que, dans l'œuf des mammifères et dans l'œuf humain (œufs holoblastiques), il existe une petite quantité de vitellus *nutritif*, quantité qui augmente par absorption dans les premiers jours du développement de l'œuf, de manière à constituer une sorte de réserve alimentaire tout à fait comparable au jaune de l'œuf de poule. Ce vitellus nutritif est contenu dans la *vésicule ombilicale*, qui n'est autre chose qu'une partie développée et différenciée de la vésicule blastodermique.

Chorion vitellin. — Que l'œuf soit ou non fécondé, les premiers échanges nutritifs qui s'accomplissent entre lui et le terrain où il se développe (trompe, puis utérus maternel) ont pour siège la membrane vitelline. La muqueuse utérine, lors de l'ovulation, s'hypertrophie, forme des replis plus ou moins profonds ; c'est dans un de ces replis que vient se loger l'œuf à sa sortie de la trompe. Au point de contact de l'œuf, il se produit, par voie réflexe, une hypérémie et une suractivité de nutrition de la muqueuse, qui bourgeonne autour de l'œuf, de manière à l'envelopper complètement en formant la *caduque réfléchie* sur laquelle nous aurons à revenir. La membrane vitelline émet alors de petites *villosités* homogènes qui plongent dans le tissu de la muqueuse comme les racines d'un végétal dans le sol qui le nourrit, et qui ont pour effet d'augmenter l'étendue des surfaces absorbantes. Le rôle de ces villosités est fort actif jusqu'au moment de la formation de la vésicule ombilicale et de son système vasculaire.

Vésicule ombilicale. — Dès les premiers temps de son apparition, l'aire embryonnaire forme une légère saillie à la surface de la vésicule blastodermique. On peut la comparer à une petite nacelle à concavité tournée du côté de la vésicule. Ses bords s'incurvant du côté ventral de l'embryon qui se forme dans sa partie médiane, tandis que ses deux extrémités se rapprochent l'une de l'autre, il en résulte une cavité en partie circonscrite par l'embryon, mais ouverte du côté de la vésicule blastodermique. C'est là la future cavité intestinale de l'embryon. La cavité primitive de la vésicule blastodermique se trouve donc divisée en deux parties dont la plus petite est la cavité intestinale primitive (partie moyenne du tube digestif), la plus grande constitue la *cavité ombilicale*. Ces deux cavités communiquent par l'ombilic intestinal qui va se rétrécissant et s'allongeant de plus en plus sous les noms de *conduit vitellin* ou *omphalo-mésentérique*. A ce moment, le mésoblaste a subi le clivage en mésoblaste somatique et mésoblaste splanchnique. Il en résulte que la partie juxta-embryonnaire de la vésicule ombilicale a pour paroi la splanchnopleure, c'est-à-dire l'hypoblaste et le mésoblaste splanchnique, tandis que, au moment de la formation, le reste de cette vésicule n'est limité que par l'hypoblaste. La totalité de la vésicule ombilicale et l'embryon lui-même sont en outre entourés par l'épiblaste. Plus tard, le mésoblaste splanchnique continuant à se développer par sa partie périphérique en s'insinuant entre l'épiblaste et l'hypoblaste, toute l'étendue de la vésicule ombilicale est limitée par le double feuillet de la splanchnopleure.

C'est dans le feuillet externe de la splanchnopleure (mésoblaste splanchnique) ou dans une couche spéciale de ce feuillet que se développent les *vaisseaux omphalo-mésentériques* destinés à absorber le contenu de la vésicule ombilicale au moyen de l'épithélium hypoblastique qui limite immédiatement cette cavité, de même que, plus tard, les racines de la veine porte absorberont les matériaux nutritifs contenus dans l'intestin au moyen de l'épithélium intestinal dérivé de l'hypoblaste. La vésicule ombilicale se forme chez l'homme vers la fin de la deuxième semaine, ses vaisseaux apparaissent vers le quinzième jour. Ses fonctions sont très transitoires chez les

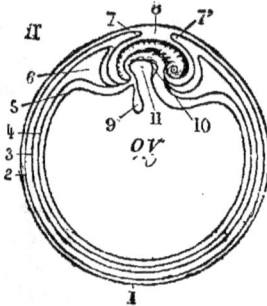

Fig. 404. — Coupe longitudinale de l'œuf.

OV, vésicule ombilicale ; — 1, membrane vitelline ou chorion ; — 2, épiblaste ; — 3, lame externe du mésoblaste (feuillet fibro-cutané ; — 4, lame interne fibro-intestinale) ; — 5, hypoblaste ; — 6, cœlome externe ; — 7, capuchon amniotique caudal ; — 7', capuchon céphalique ; — 8, ombilic amniotique ; — 9, allantoïde ; — 10, cavité intestinale.

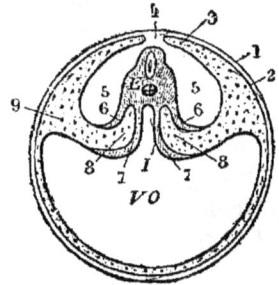

Fig. 405. — Coupe transversale de l'œuf.

1, m. vitelline ; — 2, épiblaste ; — 3, capuchon amniotique ; — 4, ombilic dorsal ; — 5, cavité amniotique ; — 6, somatopleure ; — 7, splanchnopleure ; — 8, cœlome interne ; — 9, cœlome externe ; — VO, vésicule ombilicale ; — 1, gouttière intestinale.

mammifères ; elle est bientôt remplacée par l'allantoïde, qui constitue l'organe d'absorption nutritive pendant tout le reste de la vie embryonnaire.

Amnios. — L'incurvation des bords (lames ventrales) et des deux extrémités de l'embryon a pour effet de déterminer, tout autour de cet embryon, la formation d'une sorte de gouttière creusée à la surface du feuillet externe du blastoderme et séparant l'embryon du reste de cette surface. Le repli de l'épiblaste qui limite cette gouttière extérieurement à l'embryon, apparait d'abord en avant de l'extrémité antérieure de celui-ci (repli céphalique), il forme un croissant à concavité postérieure. Puis apparait le repli caudal tourné en sens inverse. La continuité entre ces deux replis s'établit bientôt par les replis latéraux, et tout l'embryon se trouve entouré par un repli circulaire formé par la réflexion de la somatopleure (épiblaste et mésoblaste somatique) sur la face dorsale de l'embryon. Par suite du développement de cette membrane les replis céphalique, caudal et latéraux marchent à la rencontre l'un de l'autre vers un point idéal situé au milieu de la face dorsale de l'embryon en circonscrivant une ouverture de plus en plus petite (ombilic amniotique) dont les lèvres finissent par se souder. L'embryon se trouve ainsi enveloppé dans un sac limité intérieurement par l'épiblaste invaginé, doublé extérieurement par le mésoblaste somatique ; ce sac est l'amnios. Quant à la partie du feuillet externe qui n'a pas pris part à la formation de l'amnios, elle n'est pas doublée de mésoblaste somatique. Le pédicule qui existe après la soudure de l'ombilic amniotique, entre l'amnios et la portion non réfléchie du feuillet externe, ne tarde pas à se résorber, et alors l'embryon avec l'amnios et la vésicule ombilicale se trouvent inclus dans une vésicule formée par l'épiblaste et appelée deuxième chorion. — Lors de sa formation, l'amnios est exactement appliquée sur la surface externe de l'embryon, plus tard il est séparé par le liquide amniotique. La paroi amniotique est mince, assez résistante, elle est constituée par une couche interne épithéliale qui représente la portion réfléchie de l'épiblaste et par une couche externe fibreuse renfermant des faisceaux conjonctifs, une substance amorphe et des cellules étoilées analogues à celles de la gélatine de Wharton et dérivant du mésoblaste somatique. Cette couche fibreuse renferme en outre des éléments musculaires lisses auxquels l'amnios doit une contractilité marquée. Les nerfs de l'amnios ne sont pas connus. D'après les recherches de Waldeyer, de Dastre, etc., il y existe quelques vaisseaux.

Liquide amniotique. — L'amnios contient un liquide dont la quantité va en augmentant jusqu'à la fin de la grossesse, où il peut en exister un litre. Clair au début, ce liquide devient blanchâtre dans les derniers temps de la grossesse. Il est formé par une forte proportion d'eau (985 parties en moyenne) tenant en solution des sels (chlorure de sodium, de potassium, lactate de soude), un peu d'albumine et de mucosine, un peu de glucose, enfin des produits excrémentitiels (créatine, créatinine, urée). En fait d'éléments figurés on y rencontre principalement des cellules épidermiques desquamées.

Le liquide amniotique provient-il de la mère ou du fœtus ? Il est probable qu'il a une double origine. En effet l'hydramnios, c'est-à-dire la production de liquide amniotique en quantité exagérée, coïncide fréquemment avec l'ascite de la mère ; quand il se produit un décollement de la caduque, la paroi utérine, mise à nu en ce point, sécrète continuellement de la sérosité. D'autre part, il paraît assez difficile de nier que l'urine du fœtus soit excrétée dans le liquide amniotique et contribue ainsi à sa formation, si l'on remarque que l'oblitération de l'urètre chez le fœtus produit presque toujours une distension énorme de la vessie et des uretères. Enfin, d'après Prochownick, la quantité d'urée contenue dans le liquide amniotique serait proportionnelle à l'âge et au poids du fœtus, autre argument en faveur de l'excrétion de l'urine fœtale dans les eaux de l'amnios. Quoi qu'il en soit, tout en attribuant au liquide amniotique une double origine, il est probable que la plus grande partie est fournie par le fœtus. Chez les oiseaux et les reptiles il est uniquement produit par ce dernier.

L'amnios peut être comparé à une *séreuse*, mais c'est une séreuse distendue par un liquide qui joue un rôle mécanique très considérable ; il forme autour de l'embryon un coussinet qui le protège contre les chocs, vu la transmission égale en tous sens des pressions par les masses liquides.

Deuxième chorion. (Partie extra-embryonnaire non réfléchie du feuillet externe.) — Après la fermeture de l'ombilic amniotique et la rupture du cordon cellulaire qui réunit la partie réfléchie de l'épiblaste (ou plutôt de la somatopleure) avec la partie non réfléchie, l'embryon tout entier, y compris l'amnios et les formations splanchnopleuriques embryonnaires (c'est-à-dire la vésicule ombilicale et plus tard l'allantoïde), est entouré par le feuillet externe appliqué au-dessous de la membrane vitelline primitive : c'est là le *deuxième chorion.* Ce deuxième chorion se fusionne avec le premier chorion (membrane vitelline), qui cesse d'être distinct. — D'après Dastre, le deuxième chorion serait formé non seulement par l'épiblaste, mais encore par le mésoblaste somatique, qui lui formerait une sorte de derme. Plus tard quand l'allantoïde se développe et vient s'appliquer sur la face interne du deuxième chorion, il ne fait que lui fournir des anses vasculaires. En un mot, le deuxième chorion serait le chorion définitif, l'allantoïde ne fait que le vasculariser.

Avant d'avoir reçu les vaisseaux allantoïdiens, le deuxième chorion émet des *villosités non vasculaires* qui pénètrent la caduque. Ces villosités se développent sur toute la surface du chorion ; plus tard, la plupart s'atrophient, elles ne persistent qu'au niveau du placenta.

Vésicule allantoïde et troisième chorion. — L'*origine* de la vésicule allantoïde, diversement interprétée, a été vue d'une façon certaine par Mathias

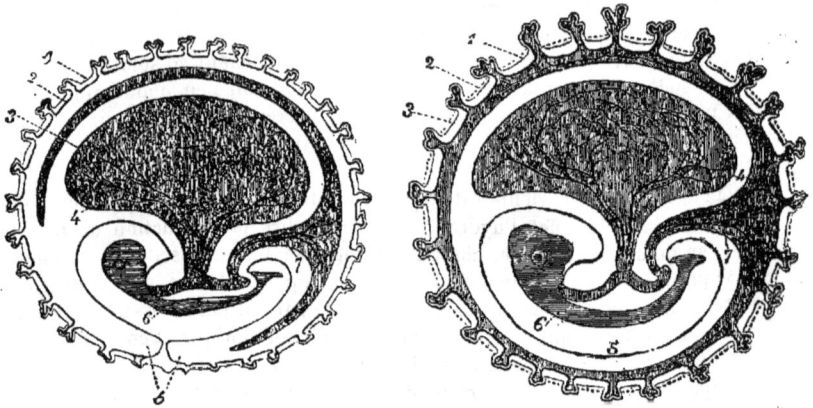

Fig. 406-407. — Développement de l'allantoïde.

1, chorion externe ; — 2, épiblaste ; — 3, allantoïde ; — 4, vésicule ombilicale et ses vaisseaux ; — 5, 5, amnios ; 6, embryon ; — 7, pédicule de l'allantoïde.

Duval chez le poulet. Elle y apparaît vers la fin du deuxième jour sous la forme d'une invagination de l'hypoblaste qui pénètre dans le mésoblaste au-dessous de l'extrémité caudale de l'embryon et se dirige tout d'abord en arrière. Puis par suite de l'incurvation de l'extrémité postérieure de l'embryon, cette invagination hypoblastique que nous pouvons appeler désormais cul-de-sac allantoïdien, décrit un arc de cercle et tend à se porter de plus en plus en avant, de manière qu'elle devient inférieure puis antérieure. En même temps elle se creuse de plus en plus en refoulant devant elle le mésoblaste splanchnique ; elle forme ainsi une sorte de mamelon qui fait saillie entre la splanchnopleure et la somatopleure extra-embryonnaires, dans le prolongement de la cavité pleuro-péritonéale ou cœlome externe. La vésicule allantoïdienne constituée intérieurement par l'hypoblaste (couche épithéliale) extérieurement par le mésoblaste splanchnique (couche connective) s'insinue entre le pédicule de la vésicule ombilicale et l'amnios, puis va s'appliquer à la face interne du deuxième chorion dans une étendue qui varie avec les espèces animales. Chez l'homme, le mésoblaste splanchnique de l'allantoïde (sa partie hypoblastique ne tardant pas à s'atrophier) s'étend de manière à envelopper complètement l'embryon. Il se fusionne avec le deuxième chorion de manière à former le *troisième chorion* ou *chorion vasculaire*. Le mésoblaste allantoïdien devient très vasculaire (artères allantoïdiennes ou ombilicales provenant de la partie postérieure de l'aorte), il émet des bourgeons contenant chacun une artère et une veine (racine des veines ombilicales réunies par un réseau capillaire) bourgeons qui, revêtus de l'épithélium du deuxième chorion (feuillet externe), pénètrent la caduque utérine pour former la *portion fœtale du placenta*.

Le cul-de-sac par lequel débute l'allantoïde se montre avant que la cavité intestinale ne soit fermée par suite de la soudure des splanchnopleures sur la ligne médiane. Une fois cette soudure effectuée, l'allantoïde née d'une invagination de la splanchnopleure au niveau de la partie caudale de l'embryon, représentera une vésicule communiquant avec l'intestin postérieur; c'est ce qui permet de dire que l'allantoïde est un cul-de-sac de cet intestin, mais en réalité son origine est antérieure à celle de la cavité intestinale. Chez les mammifères la portion inférieure de l'allantoïde devient la vessie.

L'allantoïde apparaît probablement pendant la 3e semaine, chez l'homme. A la 5e semaine le chorion est vasculaire dans toute son étendue. Puis les villosités vasculaires disparaissent, sauf au niveau du placenta.

L'allantoïde contient un *liquide* dit *allantoïdien* qui a la propriété d'émulsionner les graisses et qui renferme de l'albumine, de l'urée et du glucose.

Membranes fœtales. — Nous avons vu que l'ovule, reçu dans un des replis de la muqueuse utérine, était bientôt complètement encastré dans ces replis et que, outre cette enveloppe d'origine maternelle, il présentait successivement le premier chorion et les deuxième et troisième chorions confondus. Que deviennent ces diverses membranes avec les progrès du développement de l'embryon?

1° *Membranes d'origine maternelle, membrane externe de l'œuf* ou *membranes caduques.* — a). *Caduque réfléchie ou péri-ovulaire.* — La caduque est constituée par les

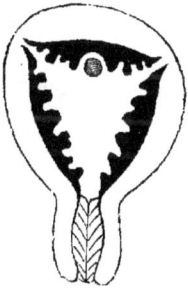 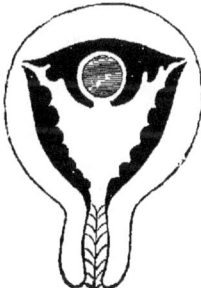 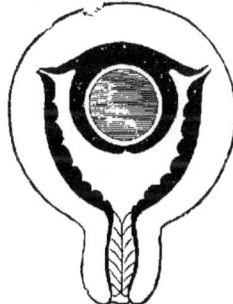

Fig. 408.   Fig. 409.   Fig. 410.

Mode de formation de la caduque (Dalton).

replis de la muqueuse qui bourgeonnent autour de l'œuf de manière à l'envelopper entièrement. La face interne est pénétrée par les villosités du chorion, elle ne présente pas de glandes. La face externe lisse est d'abord séparée du reste de la muqueuse utérine par un espace rempli d'un mucus appelé *hydropérion*. Par suite du développement de l'embryon, cet espace diminue peu à peu et la caduque réfléchie arrive au contact de la muqueuse pariétale de l'utérus ou *caduque vraie*. Vers le cinquième ou le sixième mois, ces deux membranes commencent à se souder, elles sont entièrement confondues à la fin de la grossesse. Les vaisseaux de la caduque réfléchie s'atrophient rapidement, ils disparaissent vers le troisième mois.

b). Caduque vraie. Caduque utérine. — Pendant les deux premiers mois de la gestation, l'hypertrophie, dont la muqueuse utérine est le siège lors de l'ovulation, se continue. Elle s'infiltre d'éléments embryonnaires, ses vaisseaux sanguins se dilatent, se contournent, ses veines forment des sortes de lacs sanguins. Les glandes deviennent très longues et très flexueuses; leurs orifices se dilatent; l'épithélium cylindrique vibratile se desquame, il est remplacé par un épithélium pavimenteux stratifié (Ch. Robin).

A son tour, après le deuxième mois de la gestation, cet épithélium pavimenteux se détache, les vaisseaux sanguins diminuent de volume, la muqueuse subit une sorte de dégénérescence fibreuse, de sorte qu'elle est très amincie quand la caduque réfléchie, qui a subi une atrophie encore plus accentuée, vient se souder à elle. Sous la caduque en voie d'atrophie, se développe une muqueuse utérine de nouvelle formation qui remplace la muqueuse évacuée lors de l'accouchement.

2° Membranes d'origine fœtale. — Chorion. — Le chorion définitif est constitué par le deuxième chorion et le corps de l'allantoïde. D'après Dastre, le deuxième chorion ne serait pas seulement formé par la partie extra-embryonnaire de l'épiblaste, mais en outre par la partie correspondante du mésoblaste somatique représentant le derme du deuxième chorion; en un mot, le deuxième chorion serait constitué par la somatopleure extra-embryonnaire. L'épiblaste est représenté par une couche de cellules polyédriques infiltrées de granulations graisseuses qui entoure extérieurement le chorion. Quant à la portion fibreuse sous-jacente de cette membrane, elle aurait une double origine : 1° le mésoblaste somatique; 2° le mésoblaste splanchnique formant le corps de l'allantoïde. Cette couche fibreuse est constituée par des fibres connectives et des cellules fusiformes et étoilées. Nous avons vu que les artères du chorion proviennent des artères ombilicales et les villosités vasculaires qui occupent primitivement toute l'étendue du chorion, disparaissent peu à peu, sauf au niveau où la caduque réfléchie se continue avec la caduque utérine (placenta).

Enfin l'amnios qui, par suite de son développement, vient se mettre en contact avec la face profonde du chorion et engaine le pédicule de l'allantoïde, celui de la vésicule ombilicale alors atrophiée et les vaisseaux ombilicaux, forme à l'embryon une dernière membrane d'enveloppe.

Cordon ombilical. — Le cordon ombilical est, d'abord, représenté par le pédicule de la vésicule ombilicale et ses quatre vaisseaux omphalo-mésentériques. Bientôt le pédicule de l'allantoïde comprenant les quatre vaisseaux ombilicaux primitifs, s'insinue dans le cordon; ce sont ces vaisseaux ombilicaux (*deux artères et une veine*) qui en constituent la partie essentielle en reliant le fœtus au placenta. Le pédicule de la vésicule allantoïde et celui de la vésicule ombilicale disparaissent et le cordon est définitivement constitué par les vaisseaux ombilicaux entourés par une gaine de tissu conjonctif embryonnaire (gélatine de Wharton); cette gaine est elle-même limitée extérieurement par la gaine amniotique qui lui adhère d'une façon intime. La longueur du cordon est en moyenne de 45 à 60 centimètres, sa grosseur est variable. Il est en général inséré au milieu du placenta, quelquefois près de l'un des bords (insertion marginale ou en raquette).

Placenta. — Le placenta est l'organe par l'intermédiaire duquel s'établissent définitivement les échanges nutritifs entre la mère et le fœtus. Il se présente sous la forme d'une sorte de gâteau de forme ovalaire ou discoïde, large de 15 à 20 centimètres, épais de 1 à 3, inséré sur la paroi utérine par une de ses faces qui est spongieuse et saignante, tandis que l'autre est lisse et donne attache au cordon ombilical. Il est essentiellement formé par les vaisseaux auxquels l'allantoïde sert de tissu vecteur, vaisseaux qui, refoulant la partie épiblastique du chorion, constituent des villosités vasculaires allant s'enraciner dans la muqueuse utérine qui prend en ce point le nom de *muqueuse utéro-placentaire*. Les vaisseaux capillaires de cette muqueuse se

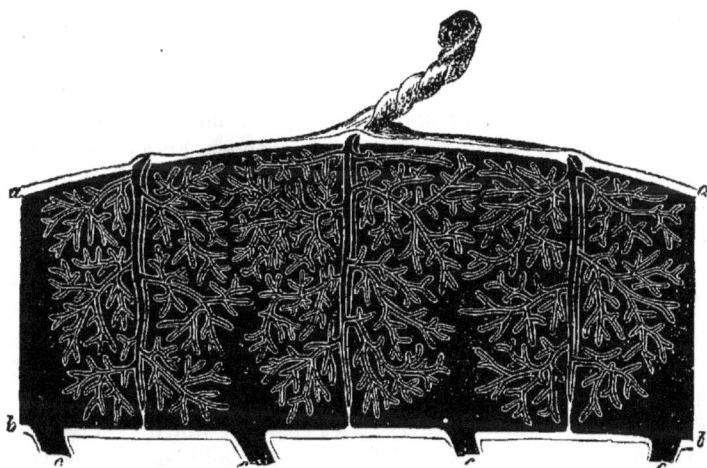

Fig. 411. — Coupe schématique du placenta (Dalton).

a, face fœtale ; — *b*, face utérine ; — *c*, orifices des lacs dans lesquels plongent les villosités allantoïdiennes.

dilatent de manière à former des lacs sanguins dans lesquels plongent les villosités choriales. Telle est la disposition générale du placenta; on voit qu'il est formé d'une partie appartenant au fœtus et d'une partie appartenant à la mère.

a). *Placenta fœtal.* — Les villosités vasculaires de l'allantoïde en se développant et se subdivisant forment des masses villeuses appelées *cotylédons* qui sont, par rapport au placenta, ce que les lobules hépatiques sont par rapport au foie. Chaque villosité est constituée par une artériole et une veinule centrale réunies par un réseau capillaire et entourées par une atmosphère de tissu muqueux peu abondant. La surface de la villosité est recouverte par un épithélium cylindrique provenant du feuillet externe.

Le tissu de la muqueuse utéro-placentaire bourgeonne et croît autour de chaque villosité de manière à l'entourer dans toute sa partie libre. Langhans a signalé deux sortes de villosités : les plus nombreuses, vasculaires, se divisent en fins prolongements, vraies racines absorbantes qui plongent dans les lacs sanguins maternels; les autres seraient privées de vaisseaux et iraient se fixer solidement dans le tissu même de la muqueuse utérine.

b). *Placenta maternel.* — Nous venons de voir que le tissu de la muqueuse utéro-placentaire envoie des cloisons entre les villosités fœtales. Un phénomène plus important encore consiste dans les modifications vasculaires dont cette muqueuse est le siège. Dès les premiers mois de la grossesse les capillaires de la caduque utéro-placentaire se dilatent de manière à former une sorte de système caverneux, puis de véritables lacs sanguins dans lesquels plongent les villosités choriales. Au niveau de ces villosités, l'endothélium vasculaire qui limite les lacs sanguins fait défaut d'après Léopold, de sorte que les villosités fœtales sont en contact direct avec le sang maternel, tout comme les villosités intestinales avec les liquides nutritifs que renferme l'intestin.

D'après ce qui précède on voit qu'il n'y a pas d'anastomoses entre les vaisseaux du fœtus et ceux de la mère. C'est ce que démontrent toutes les expériences et la seule observation suffirait à le prouver. En effet, pendant plus de la moitié de la vie intra-utérine, les globules du sang du fœtus sont nucléés, or à aucune époque de la gestation, on ne trouve de globules à noyau dans le sang de la mère.

FONCTIONS DE L'EMBRYON ET DU FŒTUS

CIRCULATION; SES TROIS PHASES. — L'appareil circulatoire ayant pour fonction de porter dans l'intimité des tissus les éléments nutritifs et respiratoires absorbés au niveau de surfaces spéciales (vésicule ombilicale, placenta, intestin, poumon, branchies), il est évident que la disposition anatomique de cet appareil sera en rapport avec les divers modes de nutrition et de respiration. Or, l'embryon est un organisme qui subit une évolution rapide ayant pour effet de le faire passer de la forme cellulaire primitive (ovule) à celle beaucoup plus complexe nécessitée par la vie dans le monde extérieur [1]. Dans le cours de cette évolution chez les mammifères, les échanges nutritifs et respiratoires avec la mère passent par trois états successifs : 1º jusqu'à la formation de la vésicule ombilicale, il y a absorption des principes fournis par la mère au moyen des seules parois de l'œuf et *sans système vasculaire;* 2º période d'absorption des matériaux nutritifs accumulés dans la *vésicule ombilicale* par l'appareil de la *première circulation;* 3º période d'absorption des matériaux nutritifs et respiratoires contenus dans le sang du *placenta maternel* par le sang du placenta fœtal (2º *circulation* ou circulation placentaire); 4º période extra-embryonnaire : le *tube* digestif et les poumons entrent en activité et par suite le *système circulatoire pulmonaire* et le *système porte* commencent à fonctionner, c'est là la *circulation définitive.*

Première circulation. *C. Ombilicale.* — Dans l'aire vasculaire (aire opaque) de l'embryon, les divers parties du système circulatoire apparaissent

---

[1] Nous ne considérons ici que les animaux arrivés à un degré complexe d'organisation et spécialement les Vertébrés.

sous forme d'ilots cellulaires discontinus qui s'organisent sur place, en *vaisseaux* ou en *cœur*. Il ne faudrait donc pas considérer les vaisseaux comme des produits de bourgeonnement de la paroi cardiaque; le cœur est, même, à l'origine, complètement isolé des vaisseaux en voie de formation, de même que ceux-ci sont alors formés de segments discontinus. Le système vasculaire est d'origine mésoblastique (en effet, l'épiblaste et l'hypoblaste forment des épithéliums, lesquels sont dépourvus de vaisseaux). Les premiers vaisseaux apparaissent dans le mésoblaste splanchnique, ce qu'on expliquera

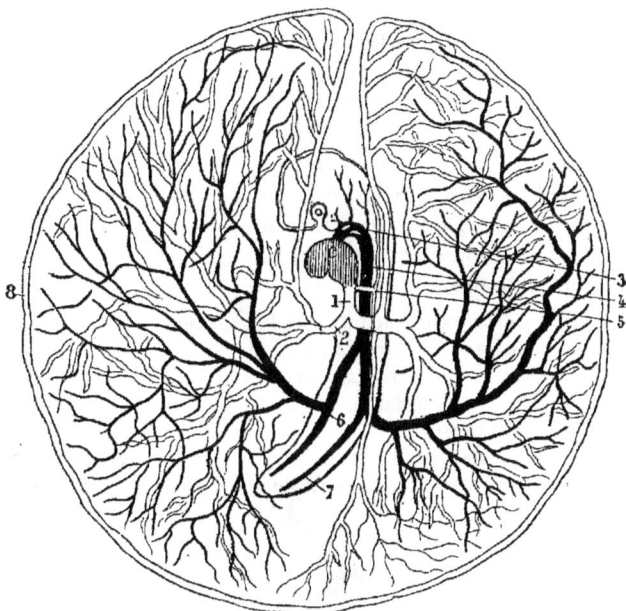

Fig. 412. — Schéma de la 1re circulation. (Poulet du 3e jour.)
c, cœur ; — 1, sinus veineux ; — 2, veines omphalo-mésentériques ; — 3, arcs aortiques ; — 4, aorte descendante déjà unique à cet endroit ; — 5, canal de Cuvier avec les veines cardinales antérieure et postérieure ; — 6, artères omphalo-mésentériques ; — 7, branches terminales des aortes ; — 8, sinus terminal. (Foster et Balfour.)

facilement si l'on songe que leur fonction est d'absorber le contenu de la vésicule ombilicale limitée par ce mésoblaste splanchnique doublé d'hypoblaste (épithélium absorbant comme l'épithélium intestinal qui en dérive).

Cœur. — Le cœur apparaît (pendant la deuxième semaine chez l'homme) sous la forme de deux amas cellulaires situés de part et d'autre de la ligne médiane (Dareste) au côté ventral du pharynx immédiatement en arrière des arcs viscéraux (dont l'apparition est postérieure). Ces deux noyaux primitifs du cœur s'unissent sur la ligne médiane, puis les éléments qui les constituent se différencient : les plus externes en couche musculaire, les moyens en épithélium de l'endocarde, les plus internes en globules sanguins (?). Le cœur est alors représenté par un tube impair et médian, il est animé déjà de battements irréguliers. Le tube cardiaque ne tarde pas à s'incurver en S, de façon que sa partie antérieure artérielle se porte en avant et s'abaisse en même temps qu'elle s'incline à droite ; sa partie postérieure, veineuse, se porte à gauche et en arrière de la partie artérielle. Tel est le cœur de la première circulation, on voit qu'il n'est composé que d'une oreillette et d'un ventricule. L'oreillette (chambre postérieure du cœur) reçoit les deux *veines omphalo-mésentériques* qui ramènent au cœur le sang d'un réseau veineux recouvrant toute la surface de la vésicule ombilicale. Le ventricule (chambre antérieure) émet par son extrémité antérieure (bulbe) *deux arcs aortiques*, qui se recourbent en arrière pour aller se réunir en une aorte impaire située au-dessous de la corde dorsale. Après un court trajet, cette aorte se bifurque (artères iliaques primitives futures) et de chacune des branches de bifurcation naissent les artères *omphalo-mésentériques* qui vont former un réseau serré à la surface de la vésicule ombilicale. C'est là un système circulatoire tout à fait élémentaire et que l'on peut théoriquement se représenter comme un cercle vasculaire en un point duquel se trouve un organe d'impulsion (cœur) du liquide sanguin.

Deuxième circulation. *C. Placentaire*. — La formation du placenta et la division en deux loges distinctes de la cavité ventriculaire primitive sont les deux principaux éléments de la transformation de cette première circulation embryonnaire (circulation ombilicale) en circulation embryonnaire définitive ou circulation placentaire.

Le *cloisonnement du ventricule* débute par l'apparition dans le fond de la cavité ventriculaire d'un repli semi-lunaire, qui, s'accroissant de plus en plus, forme une *cloison* inter-ventriculaire *complète*. La division en deux canaux distincts (aorte et artère pulmonaire) du tronc artériel unique primitif est un fait corrélatif de la segmentation du ventricule. Chaque cavité ventriculaire communique avec l'un des orifices artériels, le ventricule gauche avec l'aorte, le droit avec l'artère pulmonaire. Chez l'homme, le cloisonnement du ventricule et du tronc artériel primitif est terminé vers la huitième semaine.

Arcs aortiques. — Le *système artériel* est, pendant la même période, le siège de très importantes modifications également en rapport avec le nouveau système de circulation qui est en train de s'établir. Au-dessous des deux premiers arcs aortiques, déjà décrits à propos de la première circulation, se développent sous forme d'anastomoses transversales entre les branches ascendante et descendante des crosses aortiques, quatre nouveaux arcs aortiques (2e, 3e, 4e, et 5e). Ces *cinq paires* d'arcs artériels ne coexistent pas, les anciennes disparaissent au fur et à mesure que les nouvelles se forment. Le *premier* et le *second* arc de chaque côté (les plus antérieurs) disparaissent sans laisser de traces. Le *troisième* forme le point de bifurcation de la carotide primitive. Le *quatrième* forme à droite la sous-clavière ; à gauche, il se dilate pour former la crosse de l'aorte et, plus en dehors, la sous-clavière gauche. Le *cinquième* arc disparaît à droite, chez les mammifères ; à gauche, il va tout d'abord s'unir au quatrième pour former l'aorte descendante. Dans son trajet il émet deux branches primitivement faibles, allant chacune se distribuer à l'un des poumons en voie de formation. Plus tard ces deux branches prennent un développement considérable, de même que le segment du cinquième arc (artère pulmonaire), compris entre le cœur et leur point d'émergence. Elles forment alors les deux branches de bifurcation de l'artère pulmonaire. Quant à la partie du cinquième arc qui s'étend entre elles et l'aorte descendante, elle se développe beaucoup moins et porte le nom de *canal artériel*. Ce canal artériel s'oblitère quelque temps après la naissance, on voit qu'il constitue une anastomose étendue entre l'aorte et l'artère pulmonaire.

Le sang du fœtus est apporté au placenta par les *artères ombilicales* ou *allantoïdiennes*. Ces artères au nombre de deux sont chez l'embryon les branches terminales de l'aorte abdominale, les artères qui vont aux membres inférieurs étant alors très peu développées.

Le sang revient du placenta par la *veine ombilicale*. Il y a primitivement deux veines ombilicales réunies près de cœur, en un tronc unique; elles se jettent dans le tronc commun des veines omphalo-mésentériques. Bientôt la veine ombilicale droite disparaît, les veines omphalo-mésentériques diminuent de volume par suite de la résorption graduelle de la vésicule ombilicale, elles paraissent alors se jeter dans la veine ombilicale qui vient se placer à peu près sur la ligne médiane. Dès les premiers temps de son apparition, la veine ombilicale est entourée presque immédiatement au-dessous du cœur, par des bourgeons cellulaires, sortes de glandes en tube qu'émet la paroi intestinale et qui formeront la partie glandulaire du foie. Dans le réseau formé par l'anastomose de ces cordons cellulaires, se développe un système vasculaire qui entre en communication avec la veine ombilicale par deux groupes de canaux : les uns sont situés au-dessous du foie, ils conduisent donc dans cet organe une partie du sang de la veine ombilicale (vaisseaux afférents) et représentent les branches de la *veine porte*; les autres situés au-dessus du foie ramènent dans la veine ombilicale le sang qui a traversé le foie (vaisseaux efférents) : ils deviendront plus tard les *veines sus-hépatiques*.

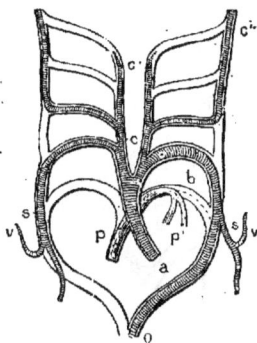

Fig. 413. — Transformation des arcs aortiques chez l'homme.

a, tronc aortique gauche; — *e*, carotides primitives; — *c'* carot. interne; — *c''*, carot. externe; — *P*, art. pulmonaire; — *p'*, ses branches; — *s*, sous-clavière; — *v*, artère vertébrale; — *b*, canal artériel; — *o*, aorte descendante. (Rathke.)

Quant à la portion de la veine ombilicale qui est comprise entre l'abouchement des vaisseaux afférents et celui des vaisseaux efférents, elle constitue le canal *veineux d'Aranzi* et représente la voie directe du placenta au cœur.

Oreillette. — L'oreillette primitive commence à se cloisonner quand la division du ventricule est complète (huitième semaine). La segmentation est déterminée par la formation d'un repli falciforme dont le rebord antérieur s'insère sur la paroi antérieure de la cavité auriculaire, et dont le bord postérieur concave regarde en arrière. Le *sinus veineux*, formé par la réunion du canal d'Aranzi et des veines sus-hépatiques avec la veine cave inférieure encore peu développée, vient s'ouvrir dans la partie droite de la cavité auriculaire; il se continue dans cette cavité par une sorte de demi-canal ouvert en haut et limité par deux bords saillants; le bord droit se continue avec l'éperon inférieur (valvule d'Eustache) du repli semi-lunaire inter-auriculaire, de sorte que l'orifice du sinus est en partie séparé de l'oreillette droite et s'abouche plus directement dans l'oreillette gauche. On appelle *trou de Botal* l'orifice de communication des deux oreillettes.

La *valvule d'Eustache* et le *trou de Botal* ont une importance capitale dans la circulation du fœtus. Ils sont rendus nécessaires par le non-fonctionnement du poumon fœtal, et voici comment : le ventricule gauche est le point de départ de l'aorte, artère nourricière de tout le corps. Il faut donc que ce ventricule gauche contienne du sang oxygéné; pendant la vie extra-embryonnaire, les veines pulmonaires lui fournissent ce sang. Mais, chez le fœtus, ce n'est pas le poumon, c'est le placenta qui est l'organe de l'hématose. Or, la veine du placenta (veine ombilicale), qui joue le rôle de veines pulmonaires, aboutit à l'oreillette droite par le sinus veineux. On voit maintenant l'importance du rôle de la valvule d'Eustache qui guide le sang oxygéné à travers le trou de Botal jusque dans l'oreillette gauche, d'où il passe dans le ventricule du même côté. Le remplacement au point de vue physiologique du poumon par le placenta chez le fœtus et, comme dispositions anatomiques corrélatives, l'existence de la valvule d'Eustache et du trou de Botal, telles sont les différences principales qui existent entre la circulation fœtale et la circulation définitive.

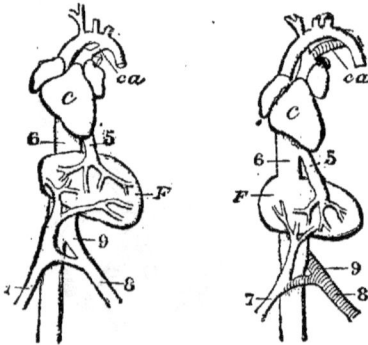

Fig. 414. — Disposition vasculaire avant (1) et après (11) la naissance.

c, cœur ; — F, foie ; — c a, canal artériel ; — 5, veines sus-hépatiques ; — 6, v. omphalo-mésentérique (future V. porte) ; — 8, v. ombilicale ; — 9, canal veineux. Les parties ombrées de la figure II sont les vaisseaux oblitérés à la naissance.

Vaisseaux du foie. — Le placenta n'est pas seulement le lieu de l'*hématose du sang fœtal*, c'est aussi la *surface absorbante des éléments nutritifs* du sang maternel ; il représente donc à la fois la muqueuse pulmonaire et la muqueuse intestinale et la veine ombilicale est à la fois une veine pulmonaire et une veine porte. Arrivé au foie, le sang de la veine ombilicale se divise en deux parts : l'une se rend directement dans le sinus veineux par le canal d'Aranzi, l'autre s'y rend également après avoir traversé le système porte du foie. Ce dernier reçoit aussi le sang de la veine mésentérique, qui se jette dans la veine hépatique afférente droite. Le lobe droit du foie reçoit donc un sang mélangé (sang veineux de la veine mésentérique et sang hématosé de la veine ombilicale), tandis que le lobe gauche reçoit du sang hématosé pur, d'où sa prédominance de volume chez le fœtus.

Au-dessus du foie le sinus veineux contient un sang mélangé formé par le sang hématosé du canal d'Aranzi et le sang veineux des veines sus-hépatiques et de la veine cave inférieure (veines des membres inférieurs, veines rénales, etc.). C'est ce sang encore riche en oxygène et en matériaux nutritifs que la valvule d'Eustache guide à travers le trou de Botal dans l'oreillette gauche et qui, parvenu dans le ventricule, est lancé par lui dans la crosse de l'aorte. Les sous-clavières et les carotides le portent dans le membre supérieur et dans la tête, et, devenu veineux, il revient dans l'oreillette droite par la veine cave supérieure, qui reçoit aussi les veines vertébrales (veines azygos). De l'oreillette droite il passe dans le ventricule droit, qui le lance dans l'artère pulmonaire ; une très faible quantité va aux poumons, qui ne fonctionnent pas encore, la majeure partie passe par le canal artériel et va se mêler au sang aortique *au-dessous* de la sous-clavière. Le segment de l'aorte qui fournit aux membres inférieurs contient donc un sang peu riche en oxygène, aussi le train postérieur de l'embryon se développe-t-il beaucoup moins vite que le train antérieur. C'est du reste ce sang aortique qui, passant en partie par les artères ombilicales, va s'hématoser de nouveau et se charger de matériaux nutritifs dans le placenta. Les artères ombilicales remplissent donc à la fois le rôle physiologique de l'artère pulmonaire et des artères mésentériques.

Troisième circulation. — La troisième circulation ou *circulation définitive* qui s'établit par le fait de la naissance est caractérisée par la suppression de la circulation placentaire, d'où oblitération et atrophie des vaisseaux afférents et efférents du placenta (artères ombilicales d'une part, veine ombilicale et canal veineux d'autre part), et par l'établissement de la circulation pulmonaire d'où développement des artères et veines pulmonaires et oblitération des voies de dérivation qui empêchaient le sang d'aller de l'oreillette droite dans le poumon (trou de Botal et canal artériel).

Respiration. — La présence de l'urine (résidu d'oxydation des matières albuminoïdes) dans les excrétions du fœtus, les mouvements de celui-ci (cœur, etc.), sa chaleur propre (voy. *Calorification*), l'augmentation croissante d'acide carbonique exhalé par la mère, du début à la fin de la grossesse (Andral et Gavarret), démontrent que le fœtus absorbe de l'oxygène et exhale de l'acide carbonique, c'est-à-dire qu'il *respire*.

a) Respiration diffuse. — Dans les premiers jours du développement, quand l'œuf ne possède pas encore de vaisseaux, il ne respire pas autrement qu'un élément anatomique quelconque ; entouré par une muqueuse hypérémiée (caduque), il absorbe l'oxygène contenu dans le sang de cette muqueuse.

b). Respiration vitello-choriale. — L'apparition du système vasculaire est en rapport avec l'augmentation de volume de l'embryon. En effet, l'absorption de l'oxygène par le tégument externe devient rapidement insuffisante, puisque la masse de l'embryon s'accroît suivant une progression géométrique, sa surface suivant une progression arithmétique seulement. Un appareil qui transporte l'oxygène dans le sein des tissus devient donc nécessaire : cet appareil est le système circulatoire, le globule rouge est le véhicule de l'oxygène (oxyhémoglobine). Dès que le système vasculaire de la vésicule ombilicale fonctionne, les globules de l'embryon absorbent l'oxygène des globules maternels (à travers le chorion) et vont le porter dans les divers organes embryonnaires. Il faut remarquer le lien physiologique qui unit l'apparition du globule rouge, véhicule de l'oxygène, et celle du premier organe qui travaille (*primum movens*), qui dépense de l'oxygène pour autre chose que la simple nutrition, le *cœur*.

c). Respiration placentaire. — La vésicule ombilicale disparaissant rapidement chez les mammifères, le placenta devient bientôt le lieu des échanges gazeux entre la mère et le fœtus. Ce n'est que pendant la phase placentaire, état définitif de la respiration fœtale, que cette respiration est bien connue. Dans les stades antérieurs, les expériences ne sont pas possibles vu la petitesse de l'embryon, on est forcé de s'en tenir au raisonnement ; mais, à partir de la phase placentaire, la plupart des conditions de la respiration fœtale peuvent être étudiées expérimentalement.

Preuves de la respiration fœtale. — Le fait que le placenta est bien la surface respiratoire du fœtus est démontré par les effets de la ligature du cordon ombilical ; cette ligature amène très rapidement la mort du fœtus, qui présente toutes les lésions de l'*asphyxie*.

L'examen des vaisseaux du cordon permet de constater que le sang des artères ombilicales (remplaçant physiologiquement l'artère pulmonaire) est plus noir que celui de la veine ombilicale (veines pulmonaires) ; le sang que cette dernière ramène au fœtus s'est donc oxygéné dans le placenta.

La présence d'oxyhémoglobine dans le sang du fœtus a été démontrée d'une façon plus précise par Hoppe-Seyler et Zweifel. Ils ont examiné au spectroscope le cordon, dans des cas où la ligature de ce dernier avait été faite avant la première inspiration du fœtus, où, par suite, le sang fœtal n'avait pu être oxygéné par la respiration à l'air libre. Ils ont très nettement constaté la présence des raies d'absorption de l'oxyhémoglobine.

Rapidité des échanges gazeux. — Zweifel a fait d'autres expériences qui permettent de constater diverses conditions de la respiration fœtale, notamment de préciser la rapidité des échanges gazeux entre la mère et le fœtus. Ces expériences consistent à ouvrir dans une solution saline faible chauffée à $+ 38°$ l'utérus d'une lapine pleine, à la trachée de laquelle on a adapté une canule permettant de la faire respirer artificiellement ou d'arrêter la respiration. Quand la mère respire, les artères ombilicales sont noires, la veine rouge. Si on arrête sa respiration, elle présente, au bout de trois minutes, des phénomènes d'asphyxie, le sang de la veine ombilicale devient foncé, le fœtus *fait des mouvements inspiratoires*. Il faut en conclure que les échanges gazeux entre la mère et le fœtus sont *très rapides*, le fœtus s'asphyxiant presque en même temps qu'elle.

Quant aux mouvements inspiratoires du fœtus, en voici la cause. On sait que le *centre inspiratoire*, situé dans le bulbe, est excité par la présence dans le sang de l'acide carbonique en trop grande quantité. Tant que cette quantité ne dépasse pas une certaine limite, le centre inspirateur ne transmet pas d'incitation motrice aux muscles inspirateurs ; c'est pour cela que le fœtus, recevant de l'oxygène du sang maternel, ne fait pas de mouvements respiratoires. Mais si la mère s'asphyxie et ne fournit plus d'oxygène au fœtus, l'acide carbonique s'accumule dans le sang de celui-ci ; il en résulte une excitation du centre inspirateur et des efforts d'inspiration. Aussi, dans l'accouchement, quand le cordon est lié, le fœtus ne recevant plus d'oxygène du sang maternel commence à respirer. On voit qu'il y a un vrai antagonisme entre le poumon et le placenta, le fonctionnement de celui-ci est la condition d'inactivité du premier. Inversement, si, dans l'expérience de Zweifel, on mettait le fœtus en communication avec l'air libre et que l'on parvînt à lui faire faire des mouvements inspiratoires, les échanges gazeux placentaires cesseraient ou diminueraient.

Mécanisme de l'absorption de l'oxygène par le sang fœtal. — Il est donc bien démontré que le fœtus respire et qu'il absorbe son oxygène au niveau du placenta, de même qu'il y élimine son acide carbonique. C'est en vertu des différences de tension qu'il éprouve que l'oxygène du sang maternel où cette tension est forte, pénètre dans le sang fœtal où au contraire elle est faible. La respiration du fœtus rentre, à ce point de vue, dans la règle générale de la *respiration des tissus*. (Voir p. 453.) Il en est de même pour le CO^2.

Ces échanges, il faut le dire, sont relativement peu actifs. Le fœtus se trouve dans des conditions jusqu'à un certain point comparables à celles du mammifère en état de sommeil hibernal. Ce dernier ne travaille pas, sa respiration est très peu active : cependant les phénomènes de cicatrisation des tissus se font plus rapidement qu'à l'état de veille. Cl. Bernard l'a constaté sur des marmottes endormies auxquelles il avait pratiqué la section du grand sympathique cervical. Ch. Legros a vu un loir, auquel il avait coupé la queue, se refaire cet appendice pendant la période de léthargie. Ces faits sont encore inexpliqués, mais il est bon de les rapprocher de la puissance de croissance des tissus fœtaux ; ils sont probablement dus à des conditions analogues de nutrition.

Nutrition du fœtus. — Deux choses sont à étudier au sujet de la nutrition fœtale : 1° les divers procédés d'absorption que présente le fœtus suivant qu'il est à l'état d'ovule, qu'il possède une vésicule ombilicale ou un placenta ; 2° les aliments dont il se nourrit, leur nature, leur quantité, leur mode d'emploi.

a). *Nutrition diffuse.* — L'ovule, la vésicule blastodermique se nourrissent au contact des liquides maternels sans organes d'absorption différenciés connus.

b). *Nutrition vitelline.* — Dès que l'œuf a acquis un certain volume, des appareils spéciaux de nutrition deviennent nécessaires et apparaissent sous la forme de la vésicule ombilicale. Chez l'oiseau cette vésicule renferme toute la masse du jaune (vitellus nutritif) qu'elle absorbe peu à peu au moyen de ses vaisseaux propres, jusqu'à la fin de la vie fœtale. Chez les mammifères, les matériaux nutritifs que renferme la vésicule ombilicale ne sont emmagasinés qu'après la fécondation, lorsque l'ovule a commencé à se développer. En effet, l'ovule a un diamètre de $0^{mm},2$; quand l'œuf humain a une vésicule ombilicale, il mesure un demi-centimètre, il lui a donc fallu absorber les éléments qui lui ont permis d'augmenter de volume. De même, après que la vésicule ombilicale est formée, et tout le temps qu'elle fonctionne (les cinq premières semaines), alors qu'il n'y a pas de placenta, le fœtus continue d'absorber par le chorion. En effet, pendant ce laps de temps, il augmente de 5 millimètres à 2 centimètres et demi. Sa nutrition semble donc se faire en deux temps : 1° absorption par le deuxième chorion des liquides maternels ; 2° distribution de ces matériaux à la masse de l'œuf par les vaisseaux de la première circulation. La vésicule ombilicale est alors comparable à la cavité digestive, et les vaisseaux omphalo-mésentériques à à la veine porte.

c). *Nutrition placentaire.* — Vers la sixième semaine, la vésicule ombilicale se flétrit, son rôle cesse, le fœtus entre dans une nouvelle phase d'absorption définitive.

C'est désormais le placenta qui sera l'organe de cette absorption et il nous suffira de le démontrer pour réfuter, du même coup, les opinions anciennes d'après lesquelles le fœtus se serait nourri du liquide amniotique (liquide d'excrétion), soit en l'avalant, soit en l'absorbant par les lymphatiques cutanés.

Comment se fait l'absorption au niveau du placenta ? Puisqu'il n'y a pas d'anastomoses entre les vaisseaux maternels et les vaisseaux fœtaux, il ne peut y avoir que des *échanges osmotiques*, en d'autres termes il ne peut passer que des matériaux dissous. De fait on a inutilement tenté de retrouver dans le sang fœtal des poudres à l'état de division extrême (vermillon, encre de chine, etc.) et même des bactéries injectées dans le sang de la mère (Davaine, Böllinger).

Cependant, certaines bactéries extrêmement petites peuvent traverser le placenta. Le Dr Chambrelent, de Bordeaux, pour expliquer comment la variole pouvait se transmettre de la mère au fœtus, inocula à des lapines pleines du sang de lapin mort du choléra des poules. Les femelles pleines ayant succombé à la maladie au bout d'environ douze heures, on recueillit le sang des fœtus avec les précautions voulue, une partie fut inoculée à des lapins, une autre fut soumise à la culture dans du bouillon de poulet. Les lapins inoculés moururent du choléra des poules, mais au bout de vingt-quatre heures environ seulement, presque tous les ballons cultivèrent. Il faut donc admettre que le filtre placentaire n'est pas parfait et laisse passer, bien qu'en petit nombre, certains éléments figurés très ténus. Cela explique les cas de variole fœtale et comment la vaccination de la femme enceinte peut procurer au fœtus l'immunité vaccinale.

Comme le font remarquer Tarnier et Chantreuil, le sang du fœtus est toujours plus hydrémié, plus dilué que le sang maternel, ce qui fait facilement comprendre l'énergie avec laquelle il absorbe les matériaux dissous dans le plasma maternel. Il est même possible que, pour cette raison, il se fasse très peu ou même pas d'échange de substances solides dissoutes, du fœtus à la mère, tandis qu'il se fait des échanges gazeux dans ce sens.

C'est pour cela, peut-être, que l'on voit, dès l'origine, le fœtus posséder des *organes excréteurs* en activité (corps de Wolff, reins) et s'entourer d'un réservoir dans lequel il excrète les déchets impropres à la vie. On sait en effet que ces déchets contiennent des substances toxiques au plus haut degré (leucomaïnes), qui déterminent les accidents dits *urémiques* quand elles s'accumulent dans le sang.

Une preuve directe du passage, à travers le placenta, des principes contenus dans le sang de la mère est la constatation, dans l'urine ou le sang du fœtus, de *substances médicamenteuses* données à la mère. Benicke a expérimenté dans ce but l'acide salicylique. L'ayant administré à la mère quarante minutes avant l'accouchement, il l'a retrouvé au bout de très peu de temps dans l'urine du nouveau-né. Gusserow a constaté le passage de l'iodure de potassium ; il croyait ce phénomène très lent, mais Porak a trouvé, de son côté, qu'il suffisait de l'administrer à la mère vingt minutes avant le moment où l'on devait le chercher chez le nouveau-né.

Gillette rapporte des cas dans lesquels après injection de morphine ou d'atropine à des femmes enceintes, on put constater l'action de ces alcaloïdes sur les nouveau-nés (ralentissement du pouls, dilatation de la pupille). Enfin Fehling a démontré le passage de l'acide carbonique et du chloroforme.

En somme, il est bien prouvé que les substances dissoutes dans le plasma maternel passent, à travers le placenta, dans le plasma fœtal. Reste à déterminer quelles sont les substances que la mère doit fournir au fœtus pour son accroissement et en quelle quantité.

Un fait domine la nutrition du fœtus : il s'accroît très rapidement et ne produit pas ou très peu de travail mécanique. On en peut conclure qu'il aura besoin de beaucoup d'aliments histogènes, plastiques (albuminoïdes) et de peu d'aliments dynamogènes ou thermogènes (graisses, hydrocarbures). Ainsi formulée, cette conclusion n'est pas entièrement exacte. Si le fœtus consomme peu de graisses, il en emmagasine beaucoup puisque le nouveau-né est gras. L'oxydation des hydrocarbures produit du CO^2, ce CO^2 du fœtus passe dans le sang de la mère et se retrouve dans les produits de son expiration ; or, nous avons vu que la quantité de CO^2 exhalée augmente légèrement à mesure que le terme approche.

Sécrétions du fœtus. — *Sécrétion urinaire.* — L'oxydation des matières albuminoïdes produit en dernier terme de l'urée. D'après Prochownick, le liquide amniotique renferme toujours de l'urée à partir de la sixième semaine. Cette urée est produite par le fœtus et excrétée tant par la peau que par les reins.

La *quantité d'urée* excrétée pendant le troisième tiers de la grossesse est certainement proportionnelle à la taille et au poids du fœtus ; il est probable que le même rapport existe pour les autres périodes. De la sixième à la vingtième semaine on trouve 16 milligrammes d'urée pour 100 centimètres cubes du liquide, la trente-huitième semaine 15 à 17 milligrammes ; la quarantième semaine, 18 à 19 milligrammes, ce qui fait 19 centigrammes pour la quantité d'urée contenue dans le liquide amniotique, si l'on évalue la quantité de celui-ci à un litre. — Tous ces chiffres et ceux qu'a donnés Prochownick ne permettent pas de calculer quelle quantité d'urée excrète le fœtus par kilogramme de son poids et en un temps donné ; malgré cela, on peut voir combien cette excrétion est faible par rapport à celle de l'adulte qui est de 1 gramme par kilogramme et par vingt-quatre heures.

Si minime qu'elle soit, cette quantité d'urée ne paraît pas provenir exclusivement du fœtus. Ainsi, dans les cas d'hydropisie de l'amnios, la proportion d'urée par 100 centimètres cubes de liquide amniotique s'élève de 22 à 34 milligrammes. Dans ces cas-là cependant, le fœtus est moins développé que normalement et doit avoir excrété une plus petite quantité d'urée. Il faut donc admettre que dans ces conditions du moins, une partie de l'urée du liquide amniotique provient de l'organisme maternel.

Le liquide amniotique renferme donc la principale sécrétion du fœtus, l'urée excrétée par le rein (sous forme d'urine) et peut-être aussi par la peau alors très vasculaire.

Sécrétion biliaire. — Une autre sécrétion fœtale est celle de la bile formant le *méconium* (mélange jaune de bile, de mucus et de débris épithéliaux) qui s'accumule dans le gros intestin depuis la fin du cinquième mois.

Sécrétion cutanée. — Enfin on peut aussi regarder comme une sécrétion l'enduit visqueux blanchâtre (*vernix caseosa*) qui recouvre la peau du fœtus et résulte de la desquamation des cellules épidermiques infiltrées de graisse et macérées par le liquide amniotique.

Bilan nutritif. — En somme, la détermination du *bilan nutritif* du fœtus c'est-à-dire des entrées de substances alimentaires et des sorties de produits excrémentitiels, est loin d'être entièrement faite. Au sujet des entrées, nous ne pouvons consulter que l'alimentation de la mère. On sait seulement que, bien que l'appétit de cette dernière ne soit pas toujours augmenté, et puisse même être diminué, les fonctions d'assimilation sont plus actives dans la grossesse. Ainsi, d'après les recherches de Gassner, l'augmentation de poids total pendant les trois derniers mois serait de 1,500 à 3,500 grammes par chaque mois et porterait non seulement sur l'œuf de l'utérus, mais sur l'organisme tout entier. Les plus importantes modifications du sang maternel portent sur la fibrine dont la quantité diminue pendant les six premiers mois et augmente dans les trois derniers.

Ce que l'on sait de plus précis sur l'*assimilation fœtale* est dû à Fehling. D'après lui, l'augmentation journalière proportionnelle des substances albuminoïdes irait en s'accentuant jusqu'au quatrième mois, puis diminuerait jusqu'au neuvième ; au contraire, l'augmentation des matières grasses est plus intense au huitième et au neuvième mois que vers le quatrième.

Les substances albuminoïdes passent très probablement à l'état de peptones dissoutes dans le plasma fœtal. Les substances grasses doivent passer aussi à l'état dissous. En effet, Ahlfeld, en nourrissant des chiennes pleines avec du lard, constata que le sang des fœtus ne contenait pas de gouttelettes de graisse, bien qu'il y en eût dans le sang maternel. La graisse à l'état d'émulsion ne traverse donc pas le placenta.

Glycogénie fœtale. — Dans ses recherches sur la glycogénie, Cl. Bernard avait constaté que cette fonction du foie ne commence que vers le milieu de la vie fœtale. Le glycogène ou plutôt le sucre qui en dérive étant nécessaire au développement d'un grand nombre de tissus, il fallait ou bien admettre qu'il était fourni par la mère ou bien qu'un autre organe que le foie le produisait chez le fœtus. La première hypothèse n'était pas admissible étant donné que le glycogène existe à l'état de granulations contenues dans des cellules spéciales (où on le reconnaît par l'emploi de la teinture d'iode acidulée qui le colore en rouge vineux) et qu'il ne peut sous cette forme traverser le placenta. Cl. Bernard chercha alors le glycogène dans les organes transitoires de l'embryon. Il le découvrit tout d'abord dans le placenta des *rongeurs* (cobaye et lapin) où les cellules glycogéniques s'étalent en couches entre la portion maternelle et la portion fœtale du placenta. Chez les *ruminants*, ce n'est pas dans le placenta, mais à la face interne de l'amnios que se trouvent les cellules glycogéniques. Elles se montrent sous la forme de villosités ou de plaques résultant de la prolifération locale de l'épiderme amniotique (ectoderme). Chez les *oiseaux*, les cellules glycogéniques forment de petits amas qui occupent les mailles du réseau capillaire de l'aire vasculaire dès sa formation. Ainsi la fonction glycogénique de l'embryon commence avec la vie de celui-ci, avant que le foie se développe et possède ses fonctions. Mais, dès que les cellules hépatiques produisent du glycogène, c'est-à-dire vers le milieu environ de la vie fœtale (ruminants), on voit des plaques glycogéniques de l'amnios subir la dégénérescence graisseuse.

La matière glycogène paraît nécessaire au développement du protoplasma tant végétal qu'animal. Ainsi les graines (grains de blé, pommes de terre) renferment toujours des matières amylacées ou sucrées. Cependant il faut remarquer que tous les tissus de l'organisme animal ne contiennent pas de glycogène pendant leur période histogénique. En se plaçant à ce point de vue, Cl. Bernard a divisé les tissus embryonnaires en deux classes.

1° *Tissus limitants, surfaces cutanées et muqueuses. Épithélium. Peau.* — La substance glycogène se trouve à l'état diffus dans les cellules de l'épiderme et le derme ; dans les sabots des ruminants on en trouve également, on constate qu'elle disparaît dans les parties entièrement formées. Elle disparaît assez rapidement de la peau.

Sur toute l'étendue de la muqueuse intestinale on trouve des cellules glycogéniques. Il n'existe pas de glycogène dans les glandes, mais il en existe dans leurs conduits. Dans le poumon, les voies aériennes (bronches et leurs ramifications) qui représentent des conduits glandulaires, possèdent seules des cellules à glycogène. Il en existe également dans les voies génito-urinaires, jusque dans le rein.

2° *Tissus développés, profonds.* — Les tissus nerveux et osseux ne renferment de glycogène à aucune époque. — Quand les éléments musculaires striés sont en forme de tubes, les granulations qui remplissent ces tubes sont du glycogène. Quand la fibre musculaire est complètement développée, la substance glycogène y existe à l'état diffus.

Il existe également du glycogène dans les muscles lisses. Le glycogène disparaît très rapidement des muscles après la naissance, par suite des mouvements de l'animal. Sur un petit chat au moment de la naissance, Cl. Bernard en a trouvé dans les muscles. Sur un autre, le lendemain, il n'y en avait plus.

Chez l'adulte, il n'existe plus de glycogène que dans le foie. Cependant on peut en voir se développer dans un muscle inactif (après section du nerf), surtout si l'animal est bien nourri.

Chez les animaux en hibernation, il y a une très grande quantité de glycogène dans le foie ; il peut même y en avoir dans le poumon et les muscles. C'est là un fait à rapprocher de la rapidité de génération des tissus chez ces animaux.

Fonctions de relation du fœtus. — *Mouvements.* — Bien que le cerveau et la moelle aient, chez le fœtus, un développement relativement plus considérable que chez l'adulte puisqu'ils représentent environ 14 p. 100 de son poids total, leurs fonctions sont nulles et la vie de relation de l'enfant dans le sein maternel se réduit à quelques mouvements évidemment réflexes qu'il exécute à partir du cinquième mois et que la mère perçoit. Placé à l'abri de toute excitation extérieure, le fœtus est plongé dans une sorte de sommeil et, bien que ses sens existent déjà en puissance, aucun excitant ne venant agir sur eux, ils ne peuvent donner lieu à aucune impression.

DURÉE ET FIN DE LA VIE EMBRYONNAIRE. — ACCOUCHEMENT

Chez l'homme, la vie embryonnaire dure en moyenne deux cent soixante-quinze jours, c'est-à-dire quarante semaines environ ou neuf mois, comptés à partir de la fin de la dernière menstruation. Mais l'impossibilité (sauf dans quelques cas certains d'un rapprochement unique[1]) de fixer en général l'époque précise de la conception fait que, dans la pratique, les accoucheurs admettent une limite de variation de vingt jours au delà du terme indiqué plus haut (un retard analogue s'observe fréquemment chez la vache), et la loi reconnaît la légitimité de l'enfant né 299 jours après la dissolution du mariage. Inversement, le terme normal de la vie embryonnaire peut aussi être considérablement avancé par des causes diverses sans que l'enfant cesse d'être viable. Et aujourd'hui, avec l'emploi des *couveuses* maintenues à la température de 30° environ, on arrive assez facilement à faire vivre des enfants nés à sept mois et même à six mois et demi.

Accouchement. — On trouvera dans les Traités d'accouchement la description et les caractères de la grossesse chez la femme; nous n'avons pas à en parler ici. Nous ne voulons pas davantage étudier le mécanisme de l'accouchement, bien que ce soit une fonction naturelle. Nous dirons seulement quelques mots des causes et de la nature de cet acte. — A mesure que l'œuf se développe entouré des enveloppes que lui a fournies l'utérus (caduques), les parois de l'utérus lui-même s'hypertrophient et se vascularisent considérablement. Les fibres musculaires utérines subissent un développement énorme et deviennent très contractiles. Cependant elles ne se contractent que lorsque le terme de la vie embryonnaire est arrivé. A ce moment seulement, elles entrent en jeu et expulsent, après un travail de plusieurs heures, le fœtus d'abord, puis ses enveloppes rompues préalablement sous leur effort. Ces contractions peuvent être enregistrées au moyen d'appareils inscripteurs et se montrent en tout semblables à celles des muscles lisses.

La contraction des fibres qui arrive à être très violentes (*douleurs, coliques*) se fait d'une *façon réflexe ;* le fœtus étant l'excitant et la moelle lombaire, le centre de ce réflexe. La volonté n'intervient qu'à titre d'adjuvant par la contraction des muscles abdominaux ; elle n'est pas indispensable. En effet, la section de la moelle dorsale chez les chiennes pleines n'empêche pas la parturition, non plus que l'anesthésie chloroformique ou le coma éclamptique chez la femme. La nature réflexe des contractions utérines est bien mise en évidence par l'influence des excitations (frictions abdominales, introduction d'éponges vinaigrées) appliquées sur ou dans l'utérus après l'accouchement pour prévenir les hémorrhagies par inertie. De même l'ergotine agit directement sur le centre médullaire lui-même, comme aussi certains états asphyxiques du sang. Ajoutons enfin que, comme tous les autres, le réflexe de l'accouchement peut être *inhibé* par certaines influences telles par exemple que la présence d'un étranger dans la chambre de l'accouchée, etc.

Le caractère rythmique des contractions utérines (ou systoles), séparées par des pauses (diastoles) comme les contractions d'un cœur qui battrait très lentement (106 secondes en moyenne), a fait supposer que ce rythme pouvait être, comme pour le cœur, une propriété de la fibre musculaire ou au moins de ganglions nerveux intra-utérins. Et, en effet, on a pu voir l'utérus se contracter même après la destruction complète de la moelle.

Quant à la cause qui fait que l'utérus, bien que depuis longtemps contractile, n'entre en contraction, c'est-à-dire n'est excité par le fœtus qu'au bout de 275 jours et non au bout de 260 par exemple (sauf les cas pathologiques), elle est inconnue

[1] Même dans ce cas, il peut y avoir une variation de plusieurs jours, la fécondation de l'ovule n'étant pas absolument simultanée avec le rapprochement sexuel. (V. p. 896.)

malgré les nombreuses hypothèses faites à cet égard. Elle rentre dans la catégorie des caractères propres à chaque espèce animale et fixés par une longue hérédité. Pourquoi la vie embryonnaire, qui dure 275 à 280 jours chez l'homme et le bœuf, dure-t-elle 360 jours chez le cheval et l'âne, 150 chez le mouton, 60 chez le chien, 30 chez le lapin ? Pourquoi l'incubation est-elle de 25 jours chez le canard, de 21 seulement chez le poulet, etc. ? Il est évidemment difficile de le dire et peut-être inutile de le chercher.

III. — PÉRIODE D'ACCROISSEMENT POST-EMBRYONNAIRE OU LIBRE

La **naissance** est la venue au jour de l'enfant jusque-là contenu dans l'organisme maternel et y vivant en parasite. La première manifestation de son indépendance est dans l'établissement de la *respiration pulmonaire* (avec les modifications circulatoires qu'elle entraîne). Mais au point de vue de la *nutrition*, l'enfant devenu libre n'est pas encore apte (chez l'homme et chez les mammifères) à vivre d'une vie absolument indépendante et, quoique séparé *organiquement* de sa mère, il lui reste *fonctionnellement* uni par la nécessité de lui emprunter un aliment approprié, le *lait*, indispensable à son premier développement post-embryonnaire.

Première enfance. — De la naissance à l'éruption des premières dents (septième mois en moyenne). Nous n'avons pas l'intention de passer en revue, d'une façon complète, la physiologie des différents âges, mais d'en signaler seulement quelques traits distinctifs. Dans la première enfance, c'est la vie végétative qui prédomine. Téter et dormir sont les deux grandes fonctions de cet âge. Les mouvements sont presque exclusivement réflexes. (V. les Traités d'hygiène infantile.) Le caractère de cette période de la vie, c'est l'énergie et la rapidité du métabolisme nutritif qui, d'une part, fournit à tous les organes les matériaux de leur rapide accroissement (prédominance des organes digestifs, lymphatiques, hémato-poiétiques) et fournit, d'autre part, la quantité de chaleur nécessaire pour maintenir une température égale à celle de l'adulte, malgré une plus grande déperdition calorique due à une surface cutanée proportionnellement plus grande.

Deuxième enfance. — Du septième mois à l'éruption des premières dents de remplacement, vers l'âge de sept ans environ. Prédominance de la vie végétative ; manifestations de plus en plus prononcées de la vie de relation ; apparition des mouvements volontaires, coordination de ces mouvements, premiers pas (au commencement de la deuxième année), apparition du langage articulé, plasticité intellectuelle, etc.

Jeunesse. — De l'âge de sept ans jusqu'à la puberté (quinze ans). Continuation du développement organique et psychique.

Adolescence. — De l'âge de quinze ans jusqu'à l'âge adulte (vingt-deux ans environ). Apparition de la puberté, c'est-à-dire des signes d'aptitude à la reproduction ; changements physiques (voir p. 866) et psychiques (psychologie de l'amour). Fin de la croissance organique. L'individu atteint la plénitude de ses caractères spécifiques par l'arrêt de la croissance en hauteur (dû à la soudure des épiphyses)

IV. — PÉRIODE D'ÉQUILIBRE ORGANIQUE

Age adulte. — De vingt-deux ans à quarante-cinq ou cinquante ans (suivant les individus). — Le caractère de cette période où l'assimilation peut l'emporter encore sur la désassimilation jusque vers l'âge de trente-cinq ans (en dehors de toute obésité) est cependant l'équilibre entre les recettes et les pertes de l'organisme ; à partir de trente-cinq ans jusque vers quarante-cinq ans cet équilibre se maintient plus ou moins exactement suivant les conditions de régime alimentaire, d'exercice, etc. C'est la période où l'homme jouit de la plénitude de ses facultés physiques et morales. C'est l'âge mûr.

V. — PÉRIODE DE DÉCROISSANCE

Vieillesse. — Cette période, suivant de nombreuses conditions, aussi bien morales que physiques, commence plus tôt ou plus tard, et, pour les mêmes raisons, n'a pas non plus de terme fixe. A âge égal, le poids des années ne se fait pas également sentir pour tous les hommes. Tel est usé et vieux à quarante ans, tel autre encore vert et vigoureux à soixante. Mais la caractéristique de cette phase de la vie, c'est la prédominance, plus ou moins accentuée, de la désassimilation sur l'assimilation.

Est-il nécessaire de faire un tableau de la vieillesse ? Qui ne la connaît ? Au point de vue physiologique, deux mots la résument : c'est l'affaiblissement de la nutrition et la diminution de l'irritabilité de tous les éléments anatomiques, d'où la diminution progressive, l'atrophie des organes et par suite l'affaiblissement de toutes les fonctions.

Mort. — De même que ce que nous appelons la vieillesse traduit la *résultante* de toutes les atrophies élémentaires qui se produisent dans l'intimité de nos tissus ; de même la mort n'est que la résultante de l'épuisement fonctionnel et de l'arrêt de trois organes : le poumon, le cœur, le cerveau (bulbe) dont les anciens physiologistes avaient justement fait le *trépied vital*. La suppression des fonctions d'un de ces trois organes amène rapidement la mort. Toutefois celui dont la survie sur les deux autres paraît lui conférer la prééminence dans cette trinité, c'est le cœur, appelé pour cette raison l'*ultimum moriens*. Quand le cœur est définitivement arrêté, la mort est con-sommée.

Quant aux autres organes, suivant les cas, leur mort *locale* peut précéder ou suivre seulement à un intervalle plus ou moins long, la mort proprement dite, ou mort *générale* de l'individu ; mais, dès que celle-ci est constante, la mort moléculaire, caractérisée par les processus purement chimiques de la putréfaction, s'empare, au bout d'un court espace de temps, variable suivant leur nature, de tous les éléments anatomiques, et ce qui fut un être vivant retombe sous l'empire des seules forces physiques et fait retour au monde minéral.

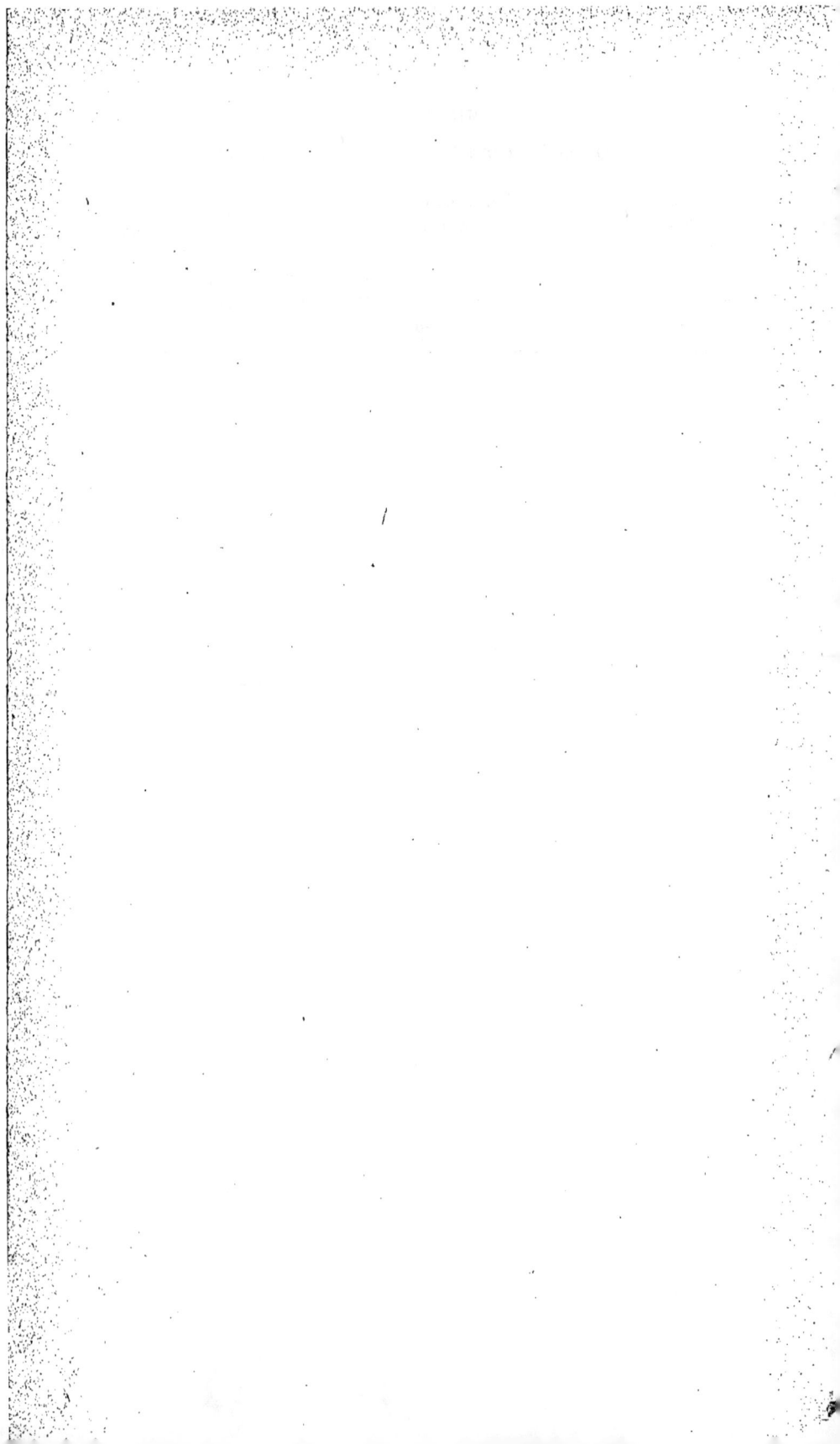

TABLE MÉTHODIQUE DES MATIÈRES

PRÉLIMINAIRES DE BIOLOGIE

PHYSIOLOGIE GÉNÉRALE

PHYSIOLOGIE SPÉCIALE

DE L'ORGANISME (OU DE L'INDIVIDU)

I. — FONCTIONS DE NUTRITION

PHYSIOLOGIE DE L'ESPÈCE

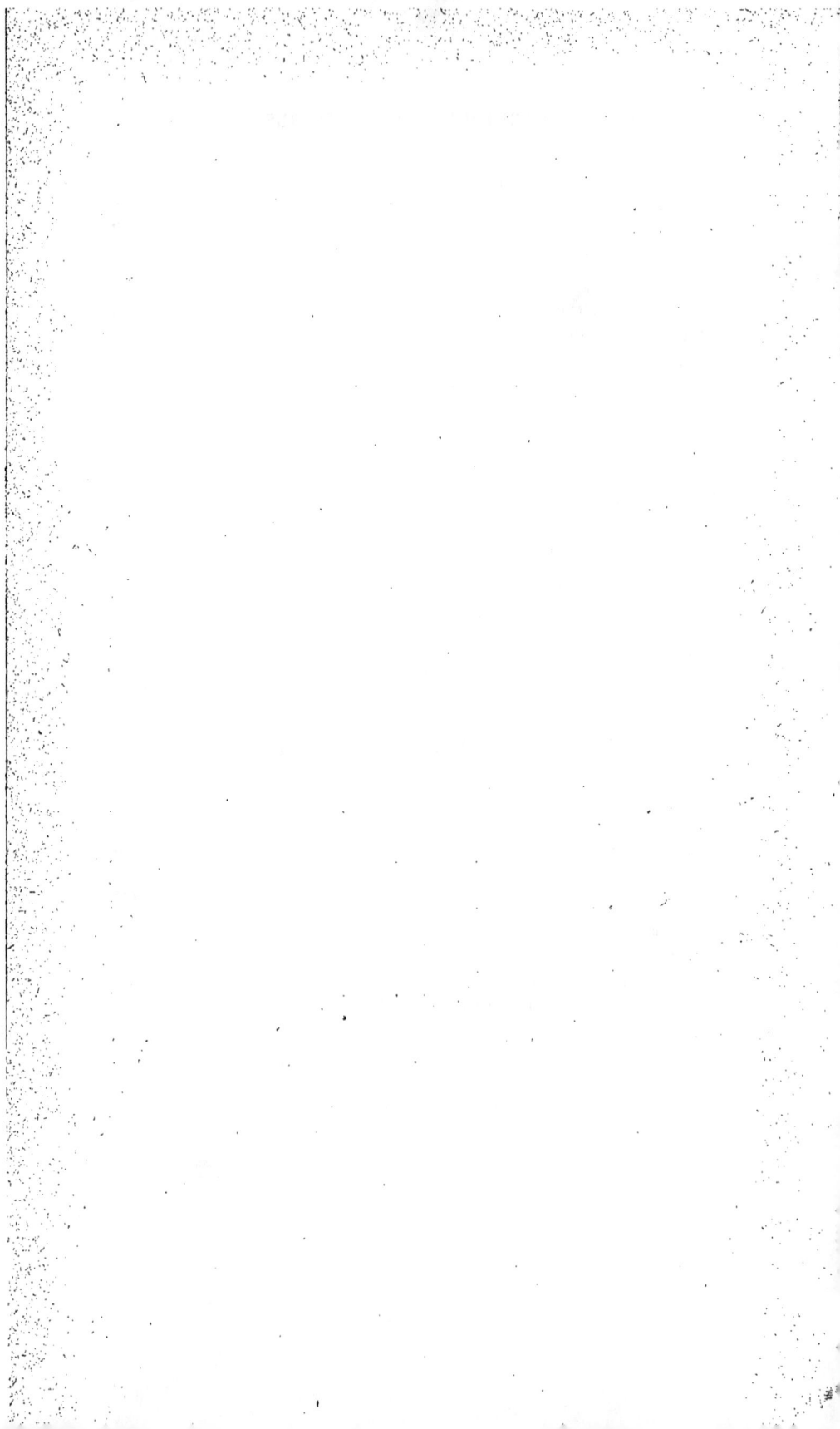

INDEX ANALYTIQUE DES MATIÈRES

D

E

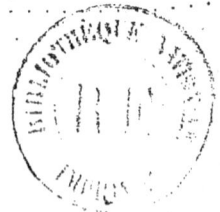

ÉVREUX, IMPRIMERIE DE CHARLES HÉRISSEY

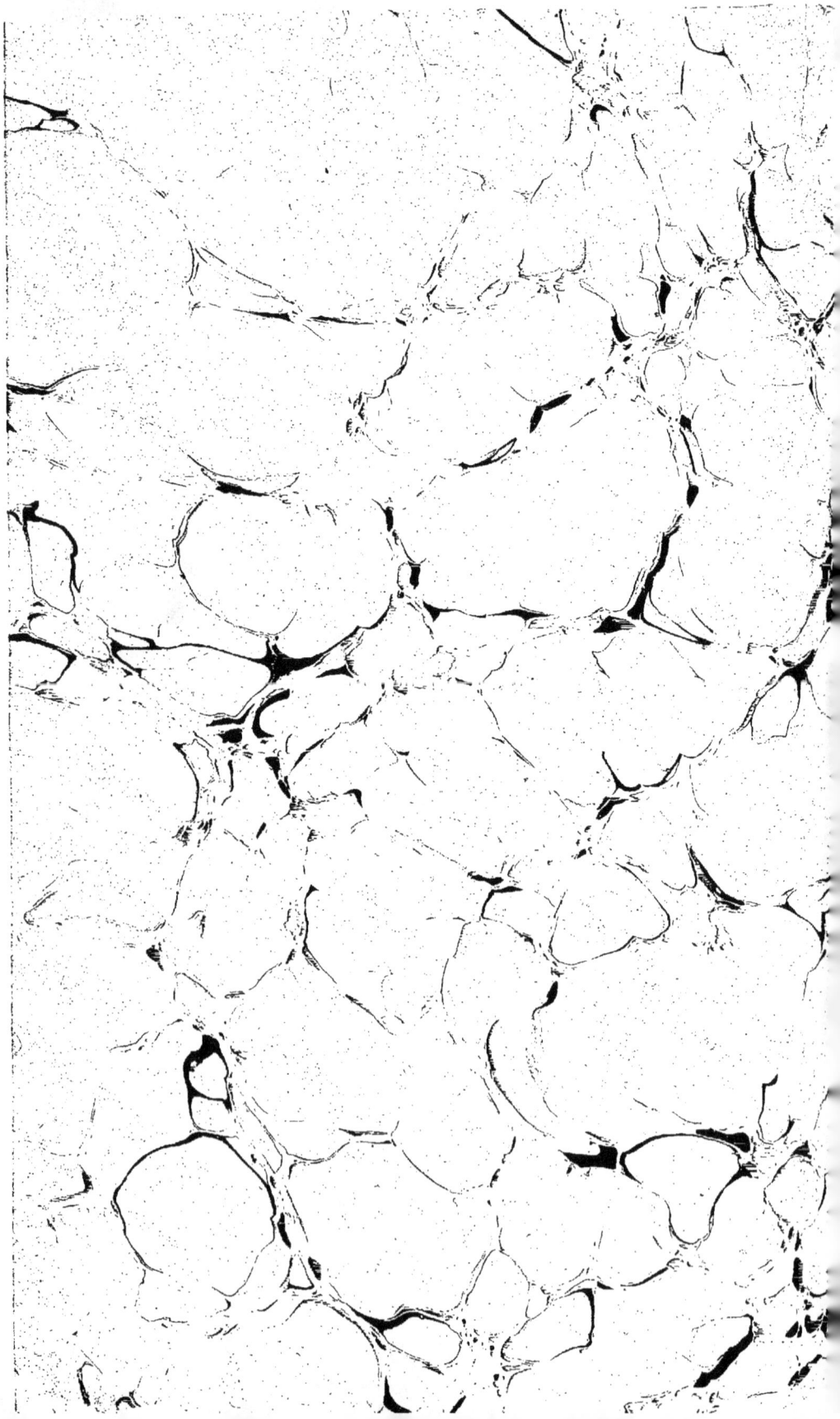

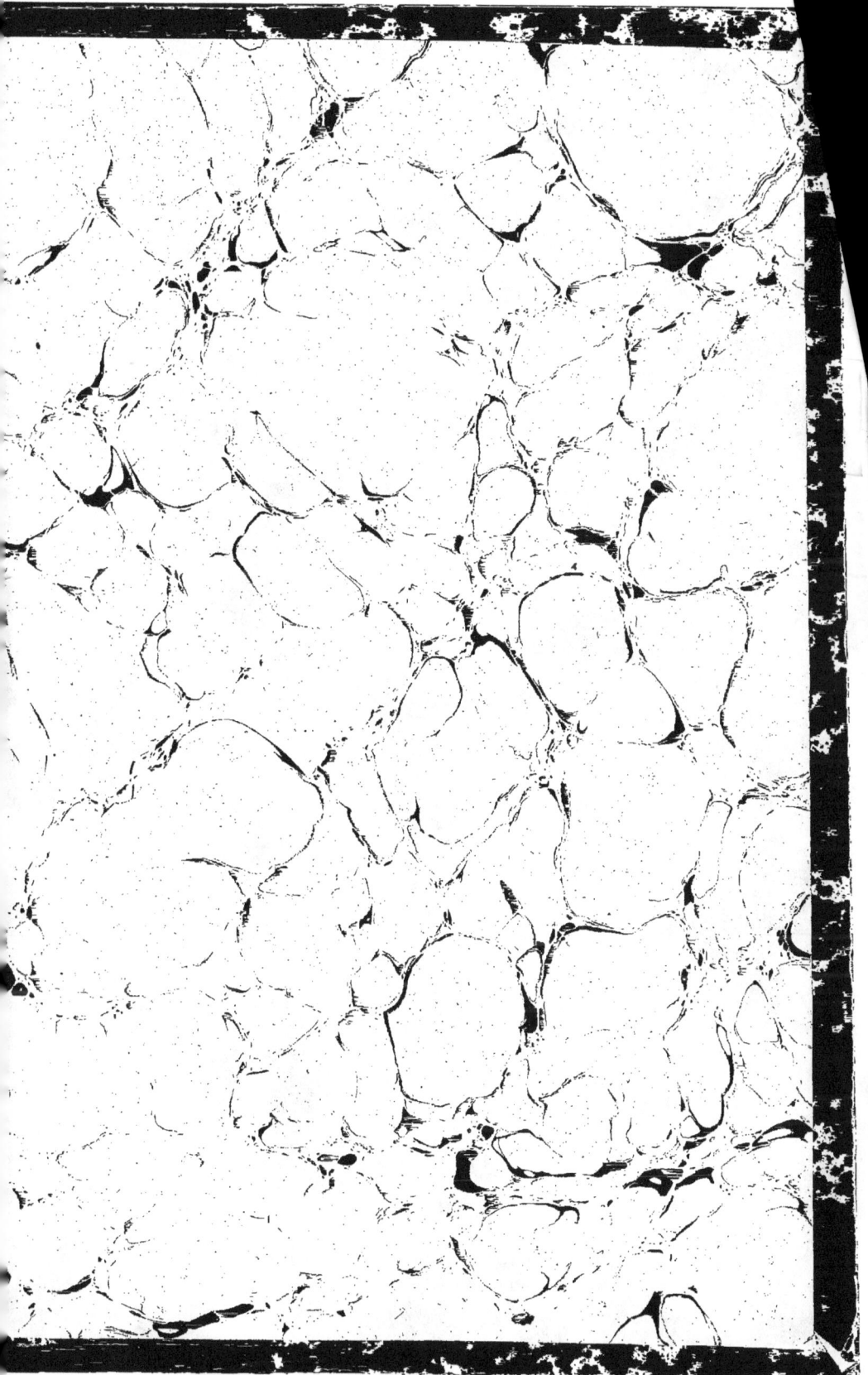